用药交代

主编◎黄萍　卢晓阳

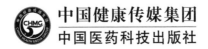

中国健康传媒集团
中国医药科技出版社

内 容 提 要

  本书依据不同疾病系统用药分类，对临床常用药品的安全用药注意事项、最佳用药时间、特殊人群用药、药物不良反应、药物过量处置方式、合并用药注意事项、特殊装置用药等内容进行简要阐述，并选取临床常见病种，从疾病角度出发，结合药物治疗，整理归纳相关患者宣教材料，为广大一线窗口药师日常用药交代工作提供参考，适用于各级医疗机构的调剂药师学习，也可供临床药师参考使用。

图书在版编目（CIP）数据

用药交代指南 / 黄萍，卢晓阳主编 . — 北京：中国医药科技出版社，2023.7
ISBN 978-7-5214-2910-7

Ⅰ.①用…　Ⅱ.①黄…②卢…　Ⅲ.①用药法—指南　Ⅳ.① R452-62

中国版本图书馆 CIP 数据核字（2022）第 022398 号

美术编辑　陈君杞
版式设计　也　在

出版　**中国健康传媒集团** | 中国医药科技出版社
地址　北京市海淀区文慧园北路甲 22 号
邮编　100082
电话　发行：010-62227427　邮购：010-62236938
网址　www.cmstp.com
规格　787×1092mm $\frac{1}{16}$
印张　49 $\frac{3}{4}$
字数　1239 千字
版次　2023 年 7 月第 1 版
印次　2023 年 7 月第 1 次印刷
印刷　三河市万龙印装有限公司
经销　全国各地新华书店
书号　ISBN 978-7-5214-2910-7
定价　**180.00 元**

获取新书信息、投稿、为图书纠错，请扫码联系我们。

⎯《《《 编 委 会 》》》⎯

陈立颖　陈丽佳　陈欣欣　陈建秋　陈海娇　陈翠微
邵　芸　范　伟　林正锋　易　成　周　璇　郑涌泉
赵　艳　赵世锋　胡　雁　胡晨泽　相晓辰　俞忻璐
俞婷婷　施俊超　莫灿锋　钱梦兰　徐　欣　徐素芳
徐梦莎　翁约约　高向波　高雪平　桑妍蕾　曹铭希
章　晔　章　颖　章煌杰　葛乐乐　董　瑞　蒋志杰
韩祺炜　蓝　天　楼伟建　詹云云

校对人员（按姓氏笔画排序）

王丹仙　王玉珍　仇雅菊　方　云　孔丽敏　朱淑珍
任　燕　孙　洁　孙华瑜　阳　平　李　璐　吴秀华
汪　毅　张　平　张　维　张利丹　张若英　张晓玲
陆美斐　陈　男　林　帆　金钦阳　郑庆辉　郑雅娟
俞文芹　宣宁昕　徐　强　黄益澄　梅紫薇　章德军
楼　颖　戴燕青

编写单位（按笔画排序）

义乌市中心医院	浙江中医药大学附属第二医院
东阳市人民医院	浙江中医药大学附属第三医院
宁波市医疗中心李惠利医院	浙江医院
宁波市鄞州第二医院	浙江省人民医院
丽水市中心医院	浙江省中医院
台州恩泽医疗中心	浙江省立同德医院
杭州市红十字会医院	浙江省舟山医院
杭州市第一人民医院	浙江省肿瘤医院
绍兴市人民医院	湖州市中心医院
浙江大学医学院附属儿童医院	温州市中心医院
浙江大学医学院附属妇产科医院	温州医科大学附属第一医院
浙江大学医学院附属邵逸夫医院	温州医科大学附属第二医院
浙江大学医学院附属第一医院	嘉兴市第二医院
浙江大学医学院附属第二医院	衢州市人民医院

前 言

用药交代是医院药学服务中重要的一部分内容。用药交代是药师的职责，准确、合适的用药交代不仅体现了高质量的药学服务，更能够提高患者的用药依从性，保证药物治疗效果，减少药物不良反应的发生。目前，用药交代这项工作在很多地区普遍存在不提供或提供不到位的情况。2020年浙江省《用药交待规范》地方标准发布，为进一步推广标准化用药交代，更好地实施同质化管理，促进合理用药，助力医院药学服务发展，我们编写了本书。

本书内容主要分为常见药品用药交代要点、常见疾病交代要点，以及特殊人群、特殊剂型用药交代要点。常见药品用药交代要点按用药系统分类，选取临床常用药品，从专业出发，以通俗易懂的语言形式，对药品的适应证、用法用量、用药注意事项、药品居家保存、妊娠期与哺乳期妇女分级、药物漏服、药物过量、药物合用等多个方面进行阐述。常见疾病交代要点一章，选取临床常见16个慢性病病种，对疾病的典型症状、患者自我监测指标、长期用药注意事项、生活方式建议等方面进行归纳总结，旨在提高慢病患者的自我管理能力。特殊人群、特殊剂型交代要点一章汇集了孕妇、儿童、老年人等特殊人群用药，胰岛素笔、眼用制剂、耳用制剂等特殊装置，以及阿片类、皮试药物使用注意事项，旨在为药师提供必要的用药相关知识储备。本书适用于各级医疗机构调剂药师，也可供临床药师参考使用。

本书试图为广大一线药师提供有关常见药物和疾病的宣教材料，各章节对各类药物和疾病提供了最基本、简明而公认的阐述，但不可能面面俱到。以药物相互作用为例，因篇幅所限，本书仅罗列较常见或具有重要临床意义的药物相互作用。

医学是一门不断发展的学科，随着循证医学和临床经验的积累，对疾病的认识在不断深入，药物治疗策略也相应需要做出适当的改变。作为药师，应养成阅读有关参考文献的习惯，特别对于常见疾病的常用药物治疗，及时更新相关信息，掌握行业发展动态。

《用药交代指南》编委会组织汇集浙江省28家大型三级甲等医院具有丰富窗口实践经验的一线药师对本书进行编写，并邀请资深专科临床药师、临床医师对全书内容进行审核。在编写过程中，我们借鉴和参考了《中华人民共和国药典临床用药须知》《中国国家处方集》和药品说明书等相关资料，并得到各参编单位的大力支持，在此一并表示衷心的感谢。

限于自身水平和能力，尽管对本书付出了巨大的努力和时间，仍然难免存在疏漏不妥之处，恳请广大读者和专家给予宽容与指正，以便修订完善。

《用药交代指南》编委会

2023 年 6 月

目 录

V

第一章

绪论

用药错误严重危害人类健康，并给患者和社会带来沉重的经济负担。据调查用药错误发生率，美国为 24.7%、英国为 22.2%、荷兰为 21.4%、澳大利亚为 19.7%、加拿大为 17.3%、新西兰为 9.1%。美国医疗机构每年因用药错误而引发死亡的患者达数千例，每年增加医疗机构成本费用达几十亿美元。合理用药国际网络（International Network for the Rational Use of Drugs，INRUD）中国中心组临床安全用药组成立 2 年共收到来自全国 5000 余例用药错误的报告。

用药错误可发生在药品流通的各个环节，导致用药错误的重要原因是患者未充分理解和遵守药物治疗方案。药学服务的概念由美国学者 Hepler 和 Strand 在 20 世纪 90 年代明确提出，具体是指：药师与患者面对面交流，为患者直接提供与药物治疗有关的专业性的用药服务。用药交代是药师在核对发药工作中，用语言和（或）文字的方式，将调配药品的用法、用量、禁忌及其注意事项明确、详细地告诉患者或其家属，帮助患者更好地理解遵守药物治疗方案，保护患者用药安全。此为基层药学工作者药学服务的主要内容。

目前国内外已出台相关法律政策，要求加强医疗机构用药交代，保障用药安全。1990 年美国颁布《综合预算调节法案》（*Omnibus Budget Reconciliation Act of 1990*），条款规定：未提供或提供了不正确、不完整的患者教育和咨询的药师要追究法律责任。我国 2007 年发布《处方管理办法》，第 33 条规定：药师向患者交付药品时，按照药品说明书或处方用法，进行用药交代与指导，包括每种药品的用法、用量、注意事项等。2011 年我国发布《医疗机构药事管理规定》，第 28 条规定：药学专业技术人员发出药品时应当告知患者用法用量和注意事项，指导患者合理用药。

虽已有立法保障，但我国用药交代现状仍存在不足。一项面向全国 64 家医疗机构的调查发现：仅 32.39% 的患者经常接受来自药师的用药交代服务，只有 18.93% 的患者向药师咨询，然而仅 25.08% 的药师认为自己有提供用药交代服务的能力。探究原因如下：①药学专业人员自身因素：药师经验不足或知识掌握不够，用药交代信息过于简单，存在关键信息未交代甚至交代错误现象。②患者因素：部分患者对用药交代过程缺乏重视，导致关键信息遗漏或错误。部分患者委托代理人取药，可能存在代理人转达信息错误的现象。不同患者对用药交代的接受和理解程度也存在显著差异。③医疗机构因素：部分医疗机构患者众多，一张处方的调剂配发时间甚至不超过一分钟，因此无法对患者进行较长时间的用药交代，某些特殊药物使用不能得到详细交代。

目前医疗机构推进、完善用药交代已经得到广泛重视。《国际药学联合会（FIP）医院药学未来发展的巴塞尔共识（2015 版）》指出：医院药师需对患者或监护人进行用药教育，并提供合理用药的书面材料，确保住院患者和门诊患者安全、正确地使用药物，达到最佳治疗效果。2019 年浙江省市场监督管理局批准发布《用药交代规范》省级地方标准，用于指导地方用药交代工作。

基于此现状，现归纳总结用药交代所涉及的药品知识、注意事项、沟通技巧等，形成本书，帮助医疗机构药学工作者更好地为患者提供药学服务。

参考文献

［1］合理用药国际网络（INRUD）中国中心组临床安全用药组，中国药理学会药源性疾病学专业委员会，中国药学会医院药学专业委员会，等．中国用药错误管理专家共

识［J］. 药物不良反应杂志，2014，16（6）：321-326.

［2］合理用药国际网络中国中心组临床安全用药组专业委员会，中国药理学会药源性疾病学专业委员会，中国药学会医院药学专业委员会，等. 医疗机构药物咨询环节用药错误防范指导原则［J］. 药物不良反应杂志，2016，18（6）：401-404.

［3］Hepler CD, Strand LM. Opportunities and responsibilities in pharmaceutical care［J］. Am J Hosp Pharm, 1990，47（3）：533-543.

［4］胡晋红. 医院药学技术人员核心能力调查与分析［J］. 药学服务与研究，2015，15（5）：321-328.

［5］翟所迪，郭代红，朱珠. 国际药学联合会（FIP）医院药学未来发展的巴塞尔共识（2015版）释义：中国思考与实践［M］. 北京：北京大学医学出版社，2018：16-32.

第二章

常见药品用药交代要点

第一节　神经与精神系统疾病用药

本节重点介绍神经与精神系统疾病用药，如治疗失眠症、癫痫、精神病、抑郁症和焦虑症等疾病的药物。神经或精神系统疾病的用药与其他系统用药雷同者，如有些解热镇痛药，请参阅其他相应系统用药内容。

一、镇静催眠药

镇静催眠药是一类对中枢神经系统具有抑制作用的药物，小剂量时可引起安静或思睡状态，表现为镇静作用；较大剂量时可诱导入睡、延长睡眠时间，即产生催眠作用。某些药物还具有抗惊厥作用和麻醉作用。本节主要涉及的药物有下列几类：①苯二氮䓬类；②巴比妥类；③其他类。

（一）苯二氮䓬类药物

地西泮（2.5mg）

❖ **本药用于治疗哪些疾病？**

主要用于抗焦虑、镇静催眠，还可用于抗癫痫和抗惊厥。

❖ **本药如何服用，何时服用最合适？**

请谨遵医嘱服用本药，勿自行增加用药剂量、服药次数和用药疗程。

抗焦虑：一次 2.5~10mg，每日 2~4 次。

镇静：一次 2.5~5mg，每日 3 次。

催眠：5~10mg 睡前服。

❖ **使用本药期间需要注意什么？**

1. 连续服用一段时间后如果需要停药请遵照医师指示慢慢减量，突然停药可能会引发戒断症状。

2. 服用本药期间可能会感到困倦、警觉性和动作协调能力降低，进而影响驾驶车辆、操作重机械或其他具有一定危险性的活动，请尽量避免从事此类活动。

3. 吸烟会降低本药的药效，请勿吸烟。

4. 酒精会增强本药的镇静作用，请不要饮用含酒精的饮料。

5. 请定期复诊，确保手边有足够的药量。

6. 如果有肝病、肾病请事先告知医师。

7. 本药可能会产生以下不良反应：话多、不安、焦虑、亢奋、发抖、肌肉痉挛、睡眠质量差，如果发生，请停药就医。

8. 如果服药期间发生嗜睡、肌肉不协调、疲倦、意识不清、头晕、虚弱等症状且持续数日，请告知医师。

❖ **本药如何居家保存？**

密封保存。请将本药置于儿童无法取得的场所。

❖ **妊娠期妇女与哺乳期妇女用药注意事项：**

妊娠期妇女应在专科医师或药师的监督指导下使用；哺乳期妇女应避免使用。

❖ **忘记用药时怎么办？**

用于催眠时发生漏服：若是规律性服用此药，发现忘记服药时剩余睡眠时间小于7~8小时，此时补服药物次日发生驾驶障碍或精神运动损害的风险会升高，请务必谨慎补服；如果第二天发现前一天漏服药，请于下次服药时间服用一次的剂量即可，切勿一次或短期间服用两次剂量。

用于镇静时发生漏服：若是规律性服用此药，则于发现忘记服药时立即服药。但若发现忘记服药时已接近下次服药时间，请按原计划服用下次之剂量即可，切勿一次或短时间内服用两次剂量。

❖ **用药过量怎么办？**

药物过量时可能会引发持续的精神错乱、严重嗜睡、抖动、语言不清、蹒跚、心跳异常减慢、呼吸短促或困难、严重乏力。

如出现以上症状，请立即就诊。

❖ **与其他药物合用需注意什么？**

1. 与中枢神经抑制药合用可增强呼吸抑制作用。

2. 与易成瘾和其他可能成瘾药合用时，成瘾的危险性增加。

3. 与含酒精的饮料及全麻药、可乐定、镇痛药、吩噻嗪类、单胺氧化酶A型抑制药和三环类抗抑郁药合用时，可彼此增效，应在医师指导下调整用量。

4. 葡萄柚汁可能会使本药的药效增强，因此服药期间应避免服用葡萄柚汁。

艾司唑仑（1mg）

❖ **本药用于治疗哪些疾病？**

主要用于抗焦虑、失眠。也用于缓解紧张、恐惧及抗癫痫和抗惊厥。

❖ **本药如何服用，何时服用最合适？**

1. 镇静，一次1~2mg，每日3次。

2. 催眠，1~2mg，睡前服。

3. 抗癫痫、抗惊厥，一次2~4mg，每日3次。

❖ **使用本药期间需要注意什么？**

1. 服用本药期间可能会感到困倦、警觉性和动作协调能力降低，进而影响驾驶车辆、操作重机械或其他具有一定危险性的活动，请尽量避免从事此类活动。

2. 此药可能导致神经衰弱、头晕、嗜睡或者运动减少。

3. 如果发生过度镇静或者协调功能受损的症状请告知医师。老年患者可能更容易出现这些反应。

4. 避免突然停药。

5. 用药期间不应饮酒。

❖ **本药如何居家保存？**

遮光，密封保存。

❖ **妊娠期妇女与哺乳期妇女用药注意事项：**

妊娠期妇女禁用，哺乳期妇女应慎用。

❖ **忘记用药时怎么办？**

用于催眠时发生漏服：若是规律性服用此药，发现忘记服药时剩余睡眠时间小于 7~8 小时，此时补服药物次日发生驾驶障碍或精神运动损害的风险会升高，请务必谨慎补服；如果第二天发现前一天漏服药，请于下次服药时间服用一次的剂量即可，切勿一次或短期间服用两次剂量。

用于镇静时发生漏服：若是规律性服用此药，则于发现忘记服药时立即服药。但若发现忘记服药时已接近下次服药时间，请按原计划服用下次剂量即可，切勿一次或短时间内服用两次剂量。

❖ **用药过量怎么办？**

药物过量时可能会引发持续的精神错乱、严重嗜睡、抖动、语言不清、蹒跚、心跳异常减慢、呼吸短促或困难、严重乏力。

如出现以上症状，请立即就诊。

❖ **与其他药物合用需注意什么？**

与含酒精的饮料及全麻药、可乐定、镇痛药、吩噻嗪类、单胺氧化酶 A 型抑制药和三环类抗抑郁药合用时，可彼此增效，应在医师指导下调整用量。

（二）巴比妥类药物

苯巴比妥（30mg）

❖ **本药用于治疗哪些疾病？**

主要用于治疗焦虑、失眠、癫痫及运动障碍；也可用作抗高胆红素血症药。

❖ **本药如何服用，何时服用最合适？**

催眠，30~100mg，睡前服。

镇静，一次 15~30mg，每日 2~3 次。

抗惊厥，每日 90~180mg，睡前服；或一次 30~60mg，每日 3 次。

抗高胆红素血症，一次 30~60mg，每日 3 次。

请谨遵医嘱服用本药，勿自行增加用药剂量、服药次数和用药疗程。

❖ **使用本药期间需要注意什么？**

1. 需避免从事需要精神警觉或协调的活动，因为药物可能引起头晕、轻度头痛或嗜睡。

2. 该药若与口服避孕药同时服用，可能降低后者有效性，推荐采用其他方式避孕。

3. 该药可能引起嗜睡、便秘、恶心、呕吐、头痛、失眠、焦虑、应激和紧张，若症状严重或持续不能缓解，请就医咨询。

4. 突然停药或减量可能出现戒断症状，如需停药请在医师指导下进行。

❖ **本药如何居家保存？**

密封保存。

❖ **妊娠期妇女与哺乳期妇女用药注意事项：**

妊娠期妇女应在专科医师或药师的监督指导下使用本药。哺乳期妇女慎用。

❖ **忘记用药时怎么办？**

用于催眠时发生漏服：若是规律性服用此药，发现忘记服药时剩余睡眠时间小于 7~8 小时，此时补服药物次日发生驾驶障碍或精神运动损害的风险会升高，请务必谨慎补服；

如果第二天发现前一天漏服药，请于下次服药时间服用一次的剂量即可，切勿一次或短期间服用两次剂量。

用于镇静时发生漏服：若是规律性服用此药，则于发现忘记服药时立即服药。但若发现忘记服药时已接近下次服药时间，请按原计划服用下次剂量即可，切勿一次或短时间内服用两次剂量。

❖ **用药过量怎么办？**

药物过量可能会引发中枢神经系统相关症状，轻度中毒时，会有头胀、眩晕、头痛、语言迟钝、动作不协调、嗜睡、感觉障碍、瞳孔缩小等。重度中毒时，患者可有一段兴奋期，可能发生狂躁、谵妄、幻觉、惊厥、瞳孔散大（有时缩小）、肌肉松弛，以及角膜、咽、腱反射消失，昏迷逐渐加深。如出现过量症状，请立即就医。

❖ **与其他药物合用需注意什么？**

本药与多种药物存在相互作用，特别是长期应用本药可能会加速一些药物的代谢。用药期间若合并使用其他药物，请告知医师或药师。

（三）其他类药物

唑吡坦（10mg）

❖ **本药用于治疗哪些疾病？**

失眠。

❖ **本药如何服用，何时服用最合适？**

一般一次 1 片，每日 1 次，或按照医师处方剂量服药。

本药应在临睡前或上床后服用。

请谨遵医嘱服用本药，勿自行增加用药剂量、服药次数和用药疗程。

❖ **使用本药期间需要注意什么？**

1. 服用本药期间可能会感到困倦、警觉性和动作协调能力降低，进而影响驾驶车辆、操作重机械或其他具有一定危险性的活动，请尽量避免从事此类活动。

2. 请定期复诊评估，不建议长期使用该药。

3. 有肝病、肾病、肺病、呼吸功能障碍、重症肌无力、睡眠呼吸中止、精神疾病病史、药物滥用倾向的患者，请事先告知医师。

4. 服用本药期间如果发生以下症状请尽快就医：精神错乱、焦虑、躁动、动作不协调、出现自杀倾向、心跳加快、呼吸困难、其他不正常行为（如梦游）等。

5. 服药期间可能发生头晕、头痛、嗜睡、口干或有苦味、消化不良、肠胃不适、便秘等，如果以上症状持续或者加重，请告知医师。

6. 服用本药可能引发治疗后次日早晨出现困倦的风险。为了使风险降至最低，建议整晚睡眠（7~8 小时）。

❖ **本药如何居家保存？**

密封保存，避免高温、高湿。请置于儿童无法接触的场所。

❖ **妊娠期妇女与哺乳期妇女用药注意事项：**

妊娠期妇女、哺乳期妇女慎用。如果已妊娠、计划妊娠或处于哺乳期请事先告知医师。

❖ **忘记用药时怎么办？**

若是规律性服用此药，发现忘记服药时剩余睡眠时间小于 7~8 小时，此时补服药物次日发生驾驶障碍或精神运动损害的风险会升高，请务必谨慎补服；如果第二天发现前一天漏服药，请于下次服药时间服用一次的剂量即可，切勿一次或短期间服用两次剂量。

❖ **用药过量怎么办？**

服用过量时，可能发生意识损伤甚至昏迷和更为严重的症状，应及时就医，对症治疗。

❖ **与其他药物合用需注意什么？**

1. 酒精：不建议同时饮酒或含酒精饮料。药物与酒精同时使用可能增强镇静作用。

2. 在合并使用抗精神病药物如安眠药、抗焦虑药/镇静剂、抗抑郁药、麻醉性镇痛药、抗癫痫药、麻醉药和镇静抗组胺药时可能会加重中枢抑制作用。本药与这些药物合并使用时可能会增加嗜睡和精神运动功能受损的风险。在使用麻醉性镇静药时也可能发生欣快感增强，导致精神依赖增强。如有合用药物，请在专科医师或药师的监督指导下使用本药。

右佐匹克隆（1mg，2mg，3mg）

❖ **本药用于治疗哪些疾病？**

失眠症。

❖ **本药如何服用，何时服用最合适？**

本药应个体化给药，成人推荐起始剂量为入睡前 1mg。如有临床需求，剂量可增至 2mg 或 3mg。

❖ **使用本药期间需要注意什么？**

1. 若发生了过敏症和（或）血管神经性水肿的症状，建议立即就医。

2. 服用本药未完全清醒时，可能引起睡眠综合征行为，包括梦游驾车、梦游做饭和吃东西等潜在危险行为。服用本药时饮酒或合用其他中枢神经系统抑制剂，发生上述行为的风险增高。

3. 本药起效迅速，仅在准备睡觉前服用或已经上床但睡眠困难时服用。服药期间应避免进行需要精神警觉性及协调性的危险性活动。为了使风险降至最低，建议整晚睡眠（7~8 小时）。

4. 本药可能导致头痛、消化不良、恶心、焦虑、嗜睡等不良反应。

5. 如果失眠加重或出现持续超过 7~10 日的失眠，请告知医师。

6. 如果有异常的想法或行为（例如意识障碍、躁动、幻觉、自杀想法、新发或加重的抑郁症）、失忆或焦虑，请告知医师。

7. 用药时不应同时食用高脂食物。

8. 仅在失眠时服药。若不存在失眠，则不应定期服用该药。

9. 服用该药时不应饮酒。

❖ **本药如何居家保存？**

密封，在干燥处保存。

❖ **妊娠期妇女与哺乳期妇女用药注意事项：**

妊娠期妇女及哺乳期妇女慎用。

❖ **忘记用药时怎么办？**

若是规律性服用此药，发现忘记服药时剩余睡眠时间小于 7~8 小时，此时补服药物次日发生驾驶障碍或精神运动损害的风险会升高，请务必谨慎补服；如果第二天发现前一天漏服药，请于下次服药时间服用一次的剂量即可，切勿一次或短期间服用两次剂量。

❖ **用药过量怎么办？**

服用过量时可能出现服用中枢神经系统抑制剂过量的症状和体征。意识损伤的程度为从嗜睡到昏迷不醒等。

如出现过量症状，请立即告知医师或药师，并到医院就诊。

❖ **与其他药物合用需注意什么？**

用药期间若合并使用其他药物，请告知医师或药师。

扎来普隆（5mg）

❖ **本药用于治疗哪些疾病？**

成人入睡困难的短期治疗。

❖ **本药如何服用，何时服用最合适？**

一次 5~10mg，每日 1 次，睡前服。睡前或夜间觉醒后难眠时服用。持续用药时间限制在 7~10 日。

❖ **使用本药期间需要注意什么？**

1. 出现过敏症和（或）血管神经性水肿的症状时，建议立即就医。

2. 应避免从事需要精神警觉性或协调性的活动，因服用本药后可能导致协调能力受损、眩晕。

3. 本药可能引起头痛、腹痛、恶心、嗜睡、记忆障碍和遗忘。

4. 应向医师报告异常的想法或行为（例如，混乱、激动、幻觉、自杀想法），记忆丧失或焦虑。

5. 避免突然停药，特别是在夜间使用持续 1 周或更长时间后。

6. 应在就寝前或上床后立即服用此药。

7. 不应在食高脂肪餐后立即服用此药。

8. 建议服用此药时不要饮酒或使用其他中枢神经系统抑制剂。

❖ **本药如何居家保存？**

遮光、密封、置阴凉干燥处保存。

❖ **妊娠期妇女与哺乳期妇女用药注意事项：**

妊娠期妇女、哺乳期妇女禁用。

❖ **忘记用药时怎么办？**

若是规律性服用此药，发现忘记服药时剩余睡眠时间小于 7~8 小时，此时补服药物次日发生驾驶障碍或精神运动损害的风险会升高，请务必谨慎补服；如果第二天发现前一天漏服药，请于下次服药时间服用一次的剂量即可，切勿一次或短期间服用两次剂量。

❖ **用药过量怎么办？**

在临床前研究中注意到，过量用药有中枢神经系统抑制作用的表现，轻微的症状有瞌睡、昏睡及意识模糊等。严重的症状有共济失调、肌张力减退、低血压、有时昏迷直至死亡。

如出现服药过量症状，请立即就医。

❖ **与其他药物合用需注意什么？**

用药期间如加用其他药物，需提前告知医师或药师。

二、抗癫痫药与抗惊厥药

癫痫是不同病因引起的一种慢性脑疾病，其特点是大脑神经元反复地过度放电所致的发作性短暂的脑功能障碍。

乙琥胺（0.25g）

❖ **本药用于治疗哪些疾病？**

用于失神发作、癫痫小发作。

❖ **本药如何服用，何时服用最合适？**

口服。开始一次 0.25g，每日 2 次，4~7 日后一次增加 0.25g，直至控制发作。一日最大剂量不超过 1.5g。

❖ **使用本药期间需要注意什么？**

1. 本药可能引起厌食、恶心、胃痉挛等胃肠道症状，为减少胃部刺激，可与食物或牛奶同服。

2. 本药可能导致头晕、嗜睡和疲劳，在药物起效期间，应避免进行需要精神警觉或协调的活动。

3. 停药时须逐步减量，以免出现失神发作持续状态或小发作癫痫。

4. 当用于代替其他抗癫痫药时应逐步增量。

❖ **本药如何居家保存？**

在 20~25℃、遮光、密封保存。

❖ **妊娠期妇女与哺乳期妇女用药注意事项：**

妊娠期妇女和哺乳期妇女应在专科医师或药师的监督指导下使用本药。

❖ **忘记用药时怎么办？**

若是规律性服用此药，则于发现忘记服药时立即服药。但若发现忘记服药时已接近下次服药时间，请按原计划服用下次剂量即可，切勿一次或短时间内服用两次剂量。

❖ **用药过量怎么办？**

如出现过量症状，请立即告知医师或药师，并到医院就诊。

❖ **与其他药物合用需注意什么？**

与氟哌啶醇合用时可改变癫痫发作形式和频率，与三环类抗抑郁药及吩噻嗪类抗精神病药合用时，抗癫痫作用减弱。如需合用药物，请咨询医师或药师。

苯妥英钠（0.1g）

❖ **本药用于治疗哪些疾病？**

用于癫痫、三叉神经痛，以及洋地黄中毒所致的室性及室上性心律失常。

❖ **本药如何服用，何时服用最合适？**

口服。抗癫痫：开始一次 0.1g，每日 2 次，1~3 周内增加至每日 250~300mg，分 3 次口服。极量一次 0.3g，一日 0.5g。

抗心律失常：一次 0.1~0.3g，每日 1~3 次。

谨遵医嘱服药，请勿自行更改剂量或服药时间。非经医师指示请勿擅自停药，突然停药可能引起癫痫发作。

❖ **使用本药期间需要注意什么?**

1. 为了减轻胃肠道反应，应在饭后立即服用或与牛奶同服。

2. 糖尿病患者需测定尿糖和血糖。

3. 本药可导致头晕、动作不协调、视线模糊、复视、困倦，驾车、操纵机器或从事需要非常警觉的工作时要谨慎。

4. 注意口腔卫生，清洁牙齿，以防止齿龈出血和肿胀。

5. 不应喝含酒精性饮料；非经医师同意，请勿自行服用任何药品、保健食品、中草药及维生素制剂。

6. 一般在开始治疗后观察 9~14 日，当不能耐受或有过敏反应时，须立即停药就医。

7. 需进行手术治疗时，应向医师说明病史和用药情况。

❖ **本药如何居家保存?**

遮光，密封保存。

❖ **妊娠期妇女与哺乳期妇女用药注意事项:**

妊娠期妇女、计划妊娠妇女请事先告知医师，在专科医师或药师的监督指导下使用本药。

服用本药期间应避免哺乳。

❖ **忘记用药时怎么办?**

若是规律性服用此药，则于发现忘记服药时立即服药。但若发现忘记服药时已接近下次服药时间，请按原计划服用下次剂量即可，切勿一次或短时间内服用两次剂量。

❖ **用药过量怎么办?**

服药过量可引发视物模糊或复视，行为笨拙或步态不稳和步态蹒跚、精神紊乱，严重的会出现眩晕或嗜睡，以及幻觉、恶心、语言不清。

如出现过量症状，请立即告知医师或药师，并到医院就诊。

❖ **与其他药物合用需注意什么?**

1. 与含镁、铝或碳酸钙药物合用时，可能降低本药的生物利用度，两者应相隔 2~3 小时服用。

2. 与降糖药或胰岛素合用时，需调整两药用量。

3. 服药期间如加用其他药物，需提前告知医师或药师。

卡马西平（0.1g，0.2g）

❖ **本药用于治疗哪些疾病?**

用于部分型、全身型和混合型癫痫，也可用于三叉神经痛或双相障碍（躁狂 – 抑郁症）。

❖ **本药如何服用，何时服用最合适?**

口服。抗癫痫：单药治疗，初始剂量一次 0.1~0.2g，每日 1~2 次，逐渐增加剂量直至达到最佳疗效（通常为一次 0.4g，每日 2~3 次）。

三叉神经痛：初始剂量每日 0.2~0.4g，逐渐增加至疼痛缓解（通常为一次 0.2g，每日 3~4 次）。

本药可在用餐时、用餐后，或两餐之间用少量液体送服。

谨遵医嘱服药，请勿自行更改剂量或服用时间。非经医师指示请勿擅自停药，突然停药可能引起癫痫发作。

❖ **使用本药期间需要注意什么？**

1. 如有严重皮肤反应、抑郁症恶化、自杀意念或行为的异常变化、骨髓抑制症状请及时告知医师。

2. 建议避免进行需要精神警觉或协调的活动，因为服用本药可能引起头晕和嗜睡。

3. 口服副作用可能包括恶心、呕吐、便秘、瘙痒、口干、虚弱、共济失调、视物模糊、眼球震颤、低血压或思维混乱，若症状持续且严重，请告知医师。

4. 请定时复诊，接受评估。

5. 服药期间请勿吃葡萄柚或饮用葡萄柚汁。

❖ **本药如何居家保存？**

遮光，密封保存。

❖ **妊娠期妇女与哺乳期妇女用药注意事项：**

妊娠期妇女、哺乳期妇女应在专科医师或药师的监督指导下使用本药。

❖ **忘记用药时怎么办？**

若是规律性服用此药，则请于忘记服药时立即服药或一日内分次补服。但若已接近下次服药时间，请直接服用下次的剂量即可，切勿一次或短期间服用两次剂量。

❖ **用药过量怎么办？**

服药过量引起的体征和症状，主要发生在中枢神经系统：如中枢抑制、定向力障碍、嗜睡、激越、幻觉、昏迷、视物模糊、发音含糊、构音障碍、眼球震颤、共济失调、运动障碍、初期反射亢进，后期出现反射减弱、惊厥、精神运动性障碍、肌阵挛、体温过低、瞳孔散大。

如出现服药过量症状，请立即告知医师或药师，并到医院就诊。

❖ **与其他药物合用需注意什么？**

1. 本药会降低酒精耐受性，治疗期间应戒酒。

2. 本药可能降低避孕药的效果及出现阴道大出血，应采用其他避孕方式。

3. 本药与多种药物会产生相互作用，服药期间如加用其他药物，需提前告知医师或药师。

奥卡西平（片：0.15g，0.3g，0.6g；口服混悬液：60mg/ml）

❖ **本药用于治疗哪些疾病？**

癫痫。

❖ **本药如何服用，何时服用最合适？**

口服。通常起始剂量为每日 8~10mg/kg，分 2 次给药。逐渐增加剂量至控制症状，每日维持剂量一般为 0.6~2.4g。本药剂量及用法可能因人及疾病不同而异。请依照医师指示按时服药，勿自行增减药量或任意停药。突然停药会引起癫痫发作。

可在饭前或饭后服用；口服混悬液使用前须摇晃均匀再量取需要的量，直接口服或先与一杯温水混合再服用，服用后关紧瓶盖，用干燥清洁的纸巾擦拭取药器外部。

❖ **使用本药期间需要注意什么？**

1. 如果有发热，呼吸、吞咽困难，皮肤瘙痒，脸、眼睛、嘴唇、舌头红肿，类似肝炎症状如黄疸（皮肤和眼睛变黄），请立即就医。

2. 使用时可能会引发头晕、动作不协调、视线模糊、困倦，在未确定药品是否有此影响之前请勿开车或操作危险机械。从事具潜在危险的活动（如开车、骑机车/脚踏车、游泳等）时应有人陪同。

3. 本药可能会引起皮肤相关严重不良反应，若出现皮肤反应，应当立即停药，及时就医。

4. 可能发生低钠血症，特别是在治疗期间的前 3 个月，但也可能发生于治疗开始 1 年后，应监测电解质。

5. 请勿突然停药，突然停药可能会导致癫痫发作。

6. 由于酒精可能增加镇静作用，请勿饮酒或含酒精饮料。

7. 如果有肝病、肾脏病，正在服用其他药品（如利尿剂）或曾有药品不良反应史（特别是抗癫痫药），请事先告知医师。

8. 本药可能会产生以下不良反应，如话多、不安、焦虑、亢奋、发抖、肌肉痉挛、睡眠质量差，如果发生，请停药就医。

9. 如果服药期间发生嗜睡、肌肉不协调、疲倦、意识不清、头晕、虚弱等症状且持续数日，请告知医师。

❖ **本药如何居家保存?**

片剂：30℃以下避光密封保存。

混悬液：应保存于 30℃以下，贮放于原来的包装中。超过包装上标示的有效期限时请勿使用。口服混悬液首次开瓶后，于 7 周内服用。

请将本药置于儿童无法取得的场所。

❖ **妊娠期妇女与哺乳期妇女用药注意事项：**

妊娠期妇女应在专科医师或药师的监督指导下使用。

哺乳期妇女不得给予本药治疗。

妊娠期、计划妊娠、哺乳期请事先告知医师。

❖ **忘记用药时怎么办?**

若是规律性服用此药，则于发现忘记服药时立即服药。但若发现忘记服药时已接近下次服药时间，请按原计划服用下次剂量即可，切勿一次或短时间内服用两次剂量。

❖ **用药过量怎么办?**

服药过量时可能出现嗜睡、头晕、恶心、呕吐、运动过度、低钠血症、共济失调和眼球震颤。

如出现服药过量症状，请立即就医。

❖ **与其他药物合用需注意什么?**

1. 与炔雌醇和左炔诺孕酮合用时，可能会使避孕药效果丧失，建议使用非激素类避孕药。

2. 本药与多种药物合用会产生相互作用，非经医师同意，请勿自行服用任何药品、保健食品、中草药及维生素制剂。服药期间如加用其他药物，需提前告知医师或药师。

丙戊酸钠（缓释片：0.5g）

❖ **本药用于治疗哪些疾病?**

癫痫、躁狂症。

❖ **本药如何服用，何时服用最合适?**

口服。起始剂量通常为每日 10~15mg/kg，分 1~2 次服用。如病情控制，可每日服药

1次。请谨遵医嘱服用本药，勿自行更改用药剂量、服药时间。

请勿擅自停药，突然停药会引起癫痫发作。

本药应整片吞服，也可以对半掰开服用，但不能研碎或咀嚼。

❖ **使用本药期间需要注意什么？**

1. 用药前、用药后及用药时应监测全血细胞计数、出凝血时间、肝肾功能，肝功能在最初半年内宜每1~2个月复查1次，半年后复查间隔时间可酌情延长；必要时监测血浆丙戊酸钠浓度。

2. 如果有发热，呼吸、吞咽困难，皮肤瘙痒，脸、眼睛、嘴唇、舌头红肿，类似肝炎症状如黄疸（皮肤和眼睛变黄），请立即就医。

3. 本药可能会引发困倦，对驾车、操作重机械或其他危险活动可能会造成影响，宜尽量避免。

4. 服用本药出现腹痛、恶心、呕吐时应及时就医。

5. 用药期间禁止饮酒。

6. 停药时应逐渐减量。

❖ **本药如何居家保存？**

密封，置25℃以下干燥处保存。

❖ **妊娠期妇女与哺乳期妇女用药注意事项：**

妊娠期妇女不宜服用。

哺乳期妇女应在专科医师或药师的监督指导下使用。

❖ **忘记用药时怎么办？**

若是规律性服用此药，则于发现忘记服药时立即服药。但若发现忘记服药时已接近下次服药时间，请按原计划服用下次剂量即可，切勿一次或短时间内服用两次剂量。

❖ **用药过量怎么办？**

当急性超大剂量服药时，通常出现的症状包括伴有肌张力低下的昏迷、反射低下、瞳孔缩小、呼吸功能障碍、代谢性酸中毒。

如出现过量症状，请立即就诊。

❖ **与其他药物合用需注意什么？**

在服用本药且同时服用可诱导发作的药物，或降低发作阈值的药物时应仔细考量，这类药物主要包括大多数抗抑郁药（丙米嗪、SSRI）、安定药（吩噻嗪和苯丁酮类药物）、丁环螺酮、曲马多等。涉及与此类药物合用请咨询医师或药师。

托吡酯（15mg，25mg，100mg）

❖ **本药用于治疗哪些疾病？**

用于辅助治疗局部癫痫发作，预防偏头痛。

❖ **本药如何服用，何时服用最合适？**

口服。初始剂量：每晚25~50mg；可每隔1周按照每日25~50mg的梯度增加剂量，直至达到常用的维持剂量每日200~400mg，分2次服用。

整片吞服，不要掰开、研碎或咀嚼。

❖ **使用本药期间需要注意什么？**

1. 如果有发热，呼吸吞咽困难，皮肤瘙痒，脸、眼睛、嘴唇、舌头红肿，类似肝炎症状如黄疸（皮肤和眼睛变黄），请立即就医。

2. 服药期间请注意监测是否出现出汗减少或体温升高，当进行剧烈运动或处于炎热环境中时要特别注意是否出现身体不适症状。

3. 因该药可能导致头晕、嗜睡或视力问题，避免进行需要精神警觉性及协调性的活动，直至药效完全消失。

4. 应及时报告深度近视、突发眼痛、视物模糊、视敏度下降的症状。

5. 可能发生的副作用包括厌食症、味觉异常、疲劳、感觉异常、精神运动减慢、记忆力或注意力障碍、认知功能障碍、情感障碍、面红。

6. 应及时报告新发或加重的抑郁症、自杀念头或行为，或情绪/行为的异常改变。

7. 建议维持足够的液体摄入量，以将发生肾结石的风险降到最低。

8. 建议勿突然停药，因其可能导致癫痫发作的活动性增加。

9. 本药可导致吸收问题和中枢神经系统抑制，用药期间应避免摄入含酒精的饮料。

❖ **本药如何居家保存？**

避光、干燥、室温密闭保存。

❖ **妊娠期妇女与哺乳期妇女用药注意事项：**

妊娠期妇女应在专科医师或药师的监督指导下使用。

哺乳期妇女用药应权衡利弊，用药期间应停止哺乳。

❖ **忘记用药时怎么办？**

若是规律性服用此药，则于发现忘记服药时立即服药。但若发现忘记服药时已接近下次服药时间，请按原计划服用下次剂量即可，切勿一次或短时间内服用两次剂量。若不止一次剂量被漏掉，则应咨询医师。

❖ **用药过量怎么办？**

曾有服用本药过量的报告，引发的症状和体征包括惊厥、困倦、言语障碍、视物模糊、复视、精神损害、昏睡、共济失调、木僵、低血压、腹痛、激越、眩晕和抑郁。

如出现服药过量症状，请立即告知医师或药师，并到医院就诊。

❖ **与其他药物合用需注意什么？**

避免与乙酰唑胺等其他碳酸酐酶抑制药合用；与丙戊酸合用，出现高氨血症的风险增加；因本药可导致含雌激素避孕药的有效性降低，建议采取其他的避孕措施。

左乙拉西坦（0.25g，0.5g，1.0g）

❖ **本药用于治疗哪些疾病？**

用于部分性发作及继发性全面发作的加用治疗。

❖ **本药如何服用，何时服用最合适？**

口服。成人起始剂量为一日 1g，分 2 次服用，以后每 2 周增加一日 1g。维持量为一日 1~4g，每日 2 次。

❖ **使用本药期间需要注意什么？**

1. 如有新发或恶化的抑郁症，自杀意念或行为，精神病症状，或情绪及行为的异常变化（如攻击性行为、躁动、愤怒、焦虑，或冷漠），请及时就诊、上报医师。

2. 本药可能导致眩晕、嗜睡，以及协调困难，因此在药效消失前，应避免从事需要保持警觉性或协调性的工作。

3. 不良反应可能包括乏力、易怒、头痛、鼻塞、鼻咽炎、食欲减退和感染。

4. 切忌突然停药，因可能增加癫痫的发作频率。

5. 如果发生严重皮肤反应症状，请及时就诊、上报医师。

❖ **本药如何居家保存？**

室温（25℃或以下）贮藏。

❖ **妊娠期妇女与哺乳期妇女用药注意事项：**

妊娠期妇女应在专科医师或药师的监督指导下使用。

不建议患者在服药时哺乳。

❖ **忘记用药时怎么办？**

若是规律性服用此药，则于发现忘记服药时立即服药。但若发现忘记服药时已接近下次服药时间，请按原计划服用下次剂量即可，切勿一次或短时间内服用两次剂量。

❖ **用药过量怎么办？**

如有嗜睡、激动、攻击性、意识水平下降、呼吸抑制及昏迷症状，请立即就医。

❖ **与其他药物合用需注意什么？**

用药期间若合并使用其他药物，请告知医师或药师。

拉莫三嗪（25mg，50mg，100mg）

❖ **本药用于治疗哪些疾病？**

用于单纯及复杂部分性发作及继发性全面强直－阵挛性发作患者单药治疗，以及难治性癫痫的加用治疗。

❖ **本药如何服用，何时服用最合适？**

口服。单用：通常服用方法为初始剂量 25mg，每日 1 次，连服 2 周，随后 50mg，每日 1 次，连服 2 周，此后每 1~2 周增加剂量，最大增加量为 50~100mg，直至达到最佳疗效。通常最佳疗效维持剂量为每日 100~200mg，每日 1~2 次。

请遵医嘱服药，勿自行更改用药剂量或服药时间。

❖ **使用本药期间需要注意什么？**

1. 可引起严重的、致命的皮肤反应。与丙戊酸类合用，出现皮肤反应的风险增加。本药相关的致命的皮肤反应在用药开始后的 2~8 周内发生。一般在皮肤反应最初的体征出现，又未能发现其他的病因时即应停药。

2. 2~16 岁的患者使用本药，发生严重皮疹的概率较高。

3. 如发生发热、皮疹或淋巴结肿大，应尽早向医师报告。

4. 服药期间若发生月经周期改变的情况，如突发性出血，应尽早向医师报告。

5. 避免突然停药，防止癫痫发作增加的可能。

6. 服药期间，避免从事需要精神警觉性或协调性的活动。

7. 请勿饮酒或含酒精饮料。

❖ **本药如何居家保存？**

30℃以下、干燥处保存。

❖ **妊娠期妇女与哺乳期妇女用药注意事项：**

应在专科医师或药师的监督指导下使用。

❖ **忘记用药时怎么办？**

若是规律性服用此药，则于发现忘记服药时立即服药。但若发现忘记服药时已接近下次服药时间，请按原计划服用下次剂量即可，切勿一次或短时间内服用两次剂量。

❖ **用药过量怎么办？**

服药过量会引起眼球震颤、共济失调、意识受损和昏迷等症状。

如出现服药过量症状，请立即就诊。

❖ **与其他药物合用需注意什么？**

1. 若正服用其他药物，如丙戊酸钠、苯妥英钠、卡马西平、苯巴比妥和扑米酮等，请提前告知医师，可能需要调整用药剂量。

2. 本药可能降低避孕药的效果，请改用其他避孕方式。

氯硝西泮（2mg）

❖ **本药用于治疗哪些疾病？**

用于控制癫痫或阵挛；解除焦虑、恐慌。

❖ **本药如何服用，何时服用最合适？**

口服。成人开始时一次0.5mg，每日3次，每3日增加0.5~1mg，直至控制病情。成人每日最大量不超过20mg。

用量应个体化，请遵医嘱服药，勿自行更改用药剂量或服药时间。

❖ **使用本药期间需要注意什么？**

1. 应避免进行需要精神警觉性或协调性的活动。

2. 本药可能导致唾液过度分泌、共济失调、头晕、认知功能受损、癫痫、病情加重、嗜睡、抑郁症、神经质或呼吸抑制。若症状持续请告知医师。

3. 非经医师同意请勿擅自停药。突然停药可能会引起过度兴奋、不安、失眠、发抖、出汗、肌肉痉挛、呕吐、癫痫发作。

4. 服用该药时勿饮酒。

❖ **本药如何居家保存？**

遮光、密封保存。

❖ **妊娠期妇女与哺乳期妇女用药注意事项：**

妊娠期妇女应禁用。

本药可分泌入乳汁，哺乳期妇女应禁用。

❖ **忘记用药时怎么办？**

若是规律性服用此药，则于发现忘记服药时立即服药。但若发现忘记服药时已接近下次服药时间，请按原计划服用下次剂量即可，切勿一次或短时间内服用两次剂量。

❖ **用药过量怎么办？**

服药过量可出现持续的精神错乱、严重嗜睡、抖动、语言不清、蹒跚、心跳异常减慢、呼吸短促或困难、严重乏力。

如出现服药过量症状，请立即到医院就诊。

❖ **与其他药物合用需注意什么？**

本药与多种药物会产生相互作用，服药期间如加用其他药物，需提前告知医师或药师。

加巴喷丁（0.1g，0.3g）

❖ **本药用于治疗哪些疾病？**

用于癫痫辅助治疗、疱疹感染后神经痛。

❖ **本药如何服用，何时服用最合适？**

口服，成人第一天一次 0.3g，每日 1 次，第二天一次 0.3g，每日 2 次，第三天一次 0.3g，每日 3 次。随后，根据缓解疼痛需要，可逐渐增加剂量至一日 1.8g，分 3 次服用。

请谨遵医嘱服用本药，勿自行更改用药剂量、服药时间。

❖ **使用本药期间需要注意什么？**

1. 服药期间应避免从事需要精神警觉或协调力的活动，因为本药可能导致眩晕和嗜睡。

2. 本药可能产生副作用包括困倦、头痛、嗜睡、视物模糊、颤抖、焦虑、眼球不正常活动，如果以上症状持续或严重，请立即就医。

3. 如果发生皮疹、运动或呼吸困难、共济失调、发热、类似感冒的症状、心跳不正常、癫痫发作，请立即就医。

4. 糖尿病患者使用期间需经常监测血糖，如必要，随时调整降糖药剂量。

5. 避免立即停药，因为可能会导致癫痫发作频率增加。

❖ **本药如何居家保存？**

密闭保存。

❖ **妊娠期妇女与哺乳期妇女用药注意事项：**

妊娠期妇女和哺乳期妇女应在专科医师或药师的监督指导下使用。

❖ **忘记用药时怎么办？**

若是规律性服用此药，则于发现忘记服药时立即服药。但若发现忘记服药时已接近下次服药时间，请按原计划服用下次剂量即可，切勿一次或短时间内服用两次剂量。

❖ **用药过量怎么办？**

如出现过量症状，请立即告知医师或药师，并到医院就诊。

❖ **与其他药物合用需注意什么？**

1. 饮酒或与中枢抑制药合用会使中枢抑制作用增强。

2. 与制酸剂合用会减少本药吸收，服用制酸剂须间隔 2 小时以上才可服用本药。

3. 与其他药物合用时请咨询医师。

三、抗帕金森病药及治疗其他运动障碍性疾病药

运动障碍性疾病包括以帕金森病为代表的震颤、运动迟缓、肌强直及姿势步态障碍，以及以亨廷顿病为代表的异常不自主运动。本节涉及的药物有下列几类：①抗帕金森药；②治疗其他运动障碍性疾病药。

（一）抗帕金森病药

金刚烷胺（0.1g）

❖ **本药用于治疗哪些疾病？**

用于治疗帕金森病、药物诱发的锥体外系疾病、A 型流感病毒所引起的呼吸道感染。

❖ **本药如何服用，何时服用最合适?**

口服。成人一般一次 0.1g，每日 1~2 次，一日最大剂量为 0.4g。

服药期间，医师会根据需要调整用药频次和剂量，请谨遵医嘱，勿擅自停药或更改用法用量。

每日最后一次服药时间应在下午 4 时前，以避免失眠。

❖ **使用本药期间需要注意什么?**

1. 服药期间避免进行需要精神警觉或协调能力的活动，包括驾驶，因为药物可能导致视物模糊和精神疲劳。

2. 建议报告神经阻滞剂恶性综合征的症状或戒断症状。及时报告头晕或晕眩症状。

3. 在治疗期间避免接种活疫苗。

4. 在用药期间避免饮酒。

5. 由卧位或坐位起身时，请尽量放慢速度，以减少晕眩。

6. 用药期间不可突然停药。

❖ **本药如何居家保存?**

遮光、密封保存。

❖ **妊娠期妇女与哺乳期妇女用药注意事项:**

本药可通过胎盘，妊娠期妇女慎用。

本药可由乳汁排泄，哺乳期妇女禁用。

❖ **忘记用药时怎么办?**

若是规律性服用此药，则于发现忘记服药时立即服药。但若发现忘记服药时已接近下次服药时间，请按原计划服用下次剂量即可，切勿一次或短时间内服用两次剂量。

❖ **用药过量怎么办?**

服药超剂量时，可见排尿困难、心律失常、低血压、躁动，精神错乱、谵妄、幻觉等，严重者可出现昏迷与惊厥，甚至死亡。

如出现服药过量症状，请立即告知医师或药师，并到医院就诊。

❖ **与其他药物合用需注意什么?**

与氯化钾、乙醇、抗胆碱药、中枢兴奋药合用请告知医师。

多巴丝肼（左旋多巴 200mg：苄丝肼 50mg）

❖ **本药用于治疗哪些疾病?**

用于治疗帕金森病。

❖ **本药如何服用，何时服用最合适?**

1. 本药最适宜的日用量须由医师根据患者的情况而定。请谨遵医嘱，勿擅自停药或更改用法。口服。成人一般一次 1/2 片，每日 3 次，之后每周增加 1/2 片，直至病情稳定。有效剂量一般为每日 2~4 片。

2. 尽可能在餐前 30 分钟或餐后 1 小时服用。胃肠道不良反应主要出现在治疗早期，可通过同服液体或同进低蛋白食物（例如糕点）或缓慢调整剂量来减轻胃肠道不良反应。

3. 突然停药可能导致严重不良反应，非经医师同意，请勿擅自停药。

❖ **使用本药期间需要注意什么?**

1. 本药可能会使患者产生疲倦感或无预警地睡着，对驾驶和操作机器的能力产生影响，应尽量避免上述活动。

2. 首次服药或剂量改变时，可能导致直立性低血压，当需改变姿势时（如起床或起立），动作宜缓慢以免跌倒。

3. 本药可能导致体液（如唾液、尿液、汗液）变色（红棕或深色），造成衣物染色，若有困扰请告知医师。

4. 如有运动障碍，药效消失或药效波动的状况（突然动弹不得、不自主的运动，如颜面抽搐、手脚乱动或抽筋等），请立即就医。

5. 服药期间避免高蛋白饮食。

❖ **本药如何居家保存？**

遮光、密闭，在阴凉（不超过 20℃）干燥处保存。

❖ **妊娠期妇女与哺乳期妇女用药注意事项：**

妊娠期禁用。

哺乳期应在专科医师或药师的监督指导下使用。

育龄期妇女服药期间应采用有效避孕措施避免妊娠。

如有妊娠计划请提前告知医师。

❖ **忘记用药时怎么办？**

若是规律性服用此药，则于发现忘记服药时立即服药。但若发现忘记服药时已接近下次服药时间，请按原计划服用下次剂量即可，切勿一次或短时间内服用两次剂量。

❖ **用药过量怎么办？**

药物过量可导致：心血管不良反应（如心律失常）、精神障碍（如精神错乱和失眠）、胃肠道反应（如恶心和呕吐）以及异常的不自主运动。

如出现过量症状，请立即告知医师或药师，并到医院就诊。

❖ **与其他药物合用需注意什么？**

与苯海索（安坦）、硫酸亚铁、甲氧氯普胺、多潘立酮合用请告知医师。

卡左双多巴（控释片：卡比多巴 50mg：左旋多巴 200mg）

❖ **本药用于治疗哪些疾病？**

用于治疗原发性帕金森病、症状性帕金森综合征、脑炎后帕金森综合征。

❖ **本药如何服用，何时服用最合适？**

口服。本药 50mg/200mg 可整片或半片服用。此服法可维持药片控释释放特性，不能咀嚼和碾碎药片。服用本药时，除左旋多巴外还可继续服用其他标准抗帕金森病药物，但需调整剂量。未接受过左旋多巴治疗的患者：一次半片，每日 2 次。

❖ **使用本药期间需要注意什么？**

1. 如有严重心血管疾病、心律失常、近期心肌梗死、肺部疾病、支气管哮喘、肾病、肝病、内分泌疾病、消化系统溃疡、惊厥、开角型青光眼请提前告知医师。

2. 18 岁以下儿童不宜使用。

3. 本药可能导致嗜睡和突然入睡，药物疗效完全发挥之前应避免从事需要精神警觉性或协调性的活动。

4. 可能使唾液、汗液或尿液变色为深红色、棕色或黑色，衣物可能也会变色。

5. 服药期间应避免高蛋白饮食，因高蛋白饮食可能会延迟药物吸收。

❖ **本药如何居家保存?**

30℃以下保存，避免光照和潮湿。

❖ **妊娠期妇女与哺乳期妇女用药注意事项:**

妊娠期妇女与哺乳期妇女应在专科医师或药师的监督指导下使用本药。

❖ **忘记用药时怎么办?**

若是规律性服用此药，则于发现忘记服药时立即服药。但若发现忘记服药时已接近下次服药时间，请按原计划服用下次剂量即可，切勿一次或短时间内服用两次剂量。

❖ **用药过量怎么办?**

如出现过量症状，请立即告知医师或药师，并到医院就诊。

❖ **与其他药物合用需注意什么?**

抗高血压药、抗抑郁药与本药同时使用时应谨慎。

苯海索（2mg）

❖ **本药用于治疗哪些疾病?**

用于治疗帕金森病，或改善其他药物引起的运动障碍。

❖ **本药如何服用，何时服用最合适?**

口服。成人初始一日 1~2mg，以后每 3~5 日增加 2mg，至病情稳定。一般一日不超过 10mg，分 3~4 次服用。须长期服用。一日剂量最高 20mg。

请谨遵医嘱服用本药，勿自行更改用药剂量、服药次数和用药疗程。

❖ **使用本药期间需要注意什么?**

1. 在药物发挥疗效时，应避免从事协调性活动，因为药物可导致头晕或视物模糊。

2. 药物可损害体温调节。建议从事引起体核温度升高的活动（如剧烈运动、暴露于极热或脱水的环境中）的患者慎用。

3. 此药可引起恶心、口腔干燥症、神经过敏或定向障碍。

4. 药物可加重迟发性运动障碍的症状。应报告相应症状或体征，包括肌肉阵挛性运动、做鬼脸或面肌抽搐、四肢随意运动。

5. 应报告抗精神病药恶性综合征的体征或症状（出汗、发热、昏迷、血压不稳定、肌肉强直、自主神经功能紊乱），因为这在药物减量或突然停药期间可发生。

6. 药物减量太快或突然停药可能会出现流汗、发热、麻木、血压异常、肌肉僵硬等症状，请勿自行减量或停药。

7. 若因过量分泌唾液影响生活质量，可饭后服用；若因口腔干燥影响生活质量，可饭前服用。

8. 服药期间避免饮酒。

❖ **本药如何居家保存?**

密封保存。

❖ **妊娠期妇女与哺乳期妇女用药注意事项:**

妊娠期妇女与哺乳期妇女慎用。具体请咨询医师或者药师。

❖ **忘记用药时怎么办?**

若是规律性服用此药，则于发现忘记服药时立即服药。但若发现忘记服药时已接近下次服药时间，请按原计划服用下次剂量即可，切勿一次或短时间内服用两次剂量。

❖ **用药过量怎么办?**

超剂量时,可见瞳孔散大、眼压增高、心悸、心动过速、排尿困难、无力、头痛、面红、发热或腹胀。有时伴有精神错乱、谵妄、妄想、幻觉等中毒性精神病症状。

如出现过量症状,请立即告知医师或药师,并到医院就诊。

❖ **与其他药物合用需注意什么?**

本药与多种药物如金刚烷胺、抗胆碱药、单胺氧化酶抑制药、氯丙嗪等合用会产生相互作用,服药期间如加用其他药物,需提前告知医师或药师。

吡贝地尔(缓释片:50mg)

❖ **本药用于治疗哪些疾病?**

用于治疗帕金森病和帕金森综合征。

❖ **本药如何服用,何时服用最合适?**

口服一次 50mg,第 1 周一日 1 次,第 2 周一日 2 次,第 3 周一日 3 次,餐后服用。维持剂量为一日 150mg,最大剂量一日不超过 250mg。本药应整药吞服,不可嚼碎,否则失去缓释作用。

❖ **使用本药期间需要注意什么?**

1. 在使用本药进行治疗的患者中有出现昏睡和突然进入睡眠状态的情况,特别是帕金森患者。曾经出现过昏睡或突然入睡的患者不可驾驶车辆或进行机器操作。

2. 在使用多巴胺能激动剂特别是本药进行治疗的帕金森患者中已有病态赌博(强迫性赌博)、性欲亢进,以及性欲增加病例的报道,如有发生请及时就医。

3. 服药期间不能饮酒,可能会增加镇静作用。

❖ **本药如何居家保存?**

遮光,密闭保存。

❖ **妊娠期妇女与哺乳期妇女用药注意事项:**

不建议妊娠期妇女和哺乳期妇女使用。

❖ **忘记用药时怎么办?**

若是规律性服用此药,则于发现忘记服药时立即服药。但若发现忘记服药时已接近下次服药时间,请按原计划服用下次剂量即可,切勿一次或短时间内服用两次剂量。

❖ **用药过量怎么办?**

过量表现:①血压不稳定(动脉性高血压或低血压);②消化道症状(恶心、呕吐)。

过量处理:这些症状在停止用药和对症治疗后消失,如症状持续不能缓解请及时就医。

❖ **与其他药物合用需注意什么?**

避免与中枢多巴胺受体拮抗药合用。合用其他药物请咨询医师。

普拉克索(0.25mg,1.0mg)

❖ **本药用于治疗哪些疾病?**

用于帕金森病或帕金森综合征,以及不宁腿综合征。

❖ **本药如何服用,何时服用最合适?**

口服。起始剂量为一次 0.125mg,每日 3 次;第 2 周为一次 0.25mg,每日 3 次;第 3 周为一次 0.5mg,每日 3 次。如需进一步增量,可每周加量一次,一次日剂量增加

0.75mg，以达到满意疗效，一日最大剂量为 4.5mg。

❖ **使用本药期间需要注意什么？**

1.应避免需要精神警觉或协调性的活动，因为药物可能会导致眩晕或嗜睡（有时突然入睡）。

2.从坐位或躺位应慢慢起来，因为药物可能会导致直立性低血压。

❖ **本药如何居家保存？**

密封，30℃以下避光保存。

❖ **妊娠期妇女与哺乳期妇女用药注意事项：**

妊娠期妇女：应在专科医师或药师的监督指导下使用。

哺乳期妇女：如果必须应用本药，应中止哺乳。

❖ **忘记用药时怎么办？**

若是规律性服用此药，则于发现忘记服药时立即服药。但若发现忘记服药时已接近下次服药时间，请按原计划服用下次剂量即可，切勿一次或短时间内服用两次剂量。

❖ **用药过量怎么办？**

过量表现：没有关于药物过量的临床经验，可能会出现恶心、呕吐、运动功能亢进、幻觉、激动和低血压。

过量处理：用药过量可能需要一般的支持性处理措施，以及胃灌洗、静脉输液和心电监护等措施。如遇药物过量，请及时就医。

❖ **与其他药物合用需注意什么？**

1.与西咪替丁和金刚烷胺同时应用时，请咨询医师或药师，可能需要减少本药的剂量。

2.应避免与抗精神病药物联用。

司来吉兰（5mg）

❖ **本药用于治疗哪些疾病？**

用于治疗原发性帕金森病，或早期帕金森病。

❖ **本药如何服用，何时服用最合适？**

口服，开始剂量为早晨 5mg，慢慢可增至每日 10mg，于早晨 1 次服用或早、中 2 次服用。

❖ **使用本药期间需要注意什么？**

1.应避免需要精神警觉或协调性的活动，直至药效消失，因为药物可能会导致眩晕或嗜睡（有时突然入睡），在未确定药品对患者的影响之前，请勿开车或操作危险机械，从事具有潜在危险的活动（骑电瓶车/自行车、游泳）应有人陪同。

2.服药期间避免饮用含有酒精的饮料。

3.从坐位或卧位应慢慢起来，因为药物可能会导致直立性低血压。

4.因本药戒断症状严重，切勿突然停药。

5.本药可能导致高血压危象，服药期间避免食用富含酪胺的食物。

❖ **本药如何居家保存？**

室温 25℃下贮存。

❖ **妊娠期妇女与哺乳期妇女用药注意事项：**

妊娠期妇女与哺乳期妇女不推荐使用。

❖ **忘记用药时怎么办？**

若是规律性服用此药，则于发现忘记服药时立即服药。但若发现忘记服药时已接近下次服药时间，请按原计划服用下次剂量即可，切勿一次或短时间内服用两次剂量。

❖ **用药过量怎么办？**

如遇服药过量发生严重不良反应请及时就医。

❖ **与其他药物合用需注意什么？**

由于有高血压风险，因此本药不得与拟交感神经药合并用药。本药可能与单胺氧化酶抑制剂及抗抑郁药有相互作用，过去 2 周内使用过上述药品者请告知医师。

恩他卡朋（0.2g）

❖ **本药用于治疗哪些疾病？**

用于治疗帕金森病。

❖ **本药如何服用，何时服用最合适？**

口服。应与左旋多巴/苄丝肼或左旋多巴/卡比多巴同时服用。

本药可与食物同时或不同时服用。

剂量：每次服用左旋多巴/多巴脱羧酶抑制剂时给予本药 0.2g，建议最高剂量不超过每日 1600mg。

❖ **使用本药期间需要注意什么？**

1. 从坐位或卧位应慢慢起来，因为药物可能会导致直立性低血压。

2. 长期腹泻或结肠炎症状请就医咨询。

3. 药物可能导致日常活动中出现困倦或入睡，应避免需要精神警觉或协调性的活动。

4. 副作用可能包括恶心、腹痛、呕吐、口干、运动过度或运动障碍，如果症状严重且持续，请告知医师。

5. 本药可能会使尿液变色（棕橘色），属于正常现象。

6. 报告精神状态或行为（幻觉、精神病）、强迫行为或冲动控制受损的变化。

7. 因为突然停药可能出现帕金森症状，请避免突然停药。

❖ **本药如何居家保存？**

室温（10~30℃）保存。避免儿童误取。

❖ **妊娠期妇女与哺乳期妇女用药注意事项：**

没有本药用于妊娠期妇女的经验，故不推荐妊娠期妇女使用。在本药治疗期间应停止哺乳。

❖ **忘记用药时怎么办？**

若是规律性服用此药，则于发现忘记服药时立即服药。但若发现忘记服药时已接近下次服药时间，请按原计划服用下次剂量即可，切勿一次或短时间内服用两次剂量。

❖ **用药过量怎么办？**

急性过量请尽快就医，对症治疗。

❖ **与其他药物合用需注意什么？**

本药与多种药物合用会产生相互作用，服药期间如加用其他药物，需提前告知医师或药师。

（二）治疗其他运动障碍性疾病药

阿罗洛尔（10mg）

❖ **本药用于治疗哪些疾病？**

用于治疗原发性高血压、心绞痛、室上性快速心律失常、原发性震颤。

❖ **本药如何服用，何时服用最合适？**

口服。成人从每日 10mg 开始给药。疗效不充分时，可按照一次 10mg，每日 2 次的维持量口服。根据患者年龄、症状等适当增减，但不得超过每日 30mg。

❖ **使用本药期间需要注意什么？**

1. 长期给药时，须定期进行心功能检查（心率、血压、心电图、X 线片等）。

2. 无医师指示时，不可自行停药。

3. 手术前 48 小时不宜服药。

4. 在驾驶汽车等伴有危险的机械作业中予以注意。

❖ **本药如何居家保存？**

密封，室温保存。

❖ **妊娠期妇女与哺乳期妇女用药注意事项：**

妊娠期妇女禁用，服药期间应避免哺乳。

❖ **忘记用药时怎么办？**

若是规律性服用此药，则于发现忘记服药时立即服药。但若发现忘记服药时已接近下次服药时间，请按原计划服用下次剂量即可，切勿一次或短时间内服用两次剂量。

❖ **用药过量怎么办？**

用于原发性震颤患者时，与用于高血压患者相比，多见心动过缓、眩晕、低血压等不良反应，故应充分观察，出现症状时，采取减量或停药等适当处理，及时就医。

❖ **与其他药物合用需注意什么？**

与利血平或降糖药、降压药、洋地黄制剂合用时请咨询医师。

巴氯芬（10mg）

❖ **本药用于治疗哪些疾病？**

肌张力障碍。

❖ **本药如何服用，何时服用最合适？**

口服。小剂量开始，一日量 5~10mg，分 1~2 次服。可逐增剂量，最大日剂量为 80mg，分 3~4 次。请遵照医师指示服药，勿自行更改剂量及服药时间。

❖ **使用本药期间需要注意什么？**

1. 有镇静作用，服用本药品可能使患者感觉困倦，用药后驾车需注意，且从事具有潜在危险的活动（骑电瓶车 / 自行车、游泳）时应有人陪同。

2. 停药前应逐渐减量。

3. 服药期间，应避免饮酒。

4. 用药期间，及时复诊，保证手边有足够的药量。

❖ **本药如何居家保存？**

25℃以下防潮保存。避免儿童误取。

❖ **妊娠期妇女与哺乳期妇女用药注意事项：**

慎用。具体请咨询医师或者药师。

❖ **忘记用药时怎么办？**

若是规律性服用此药，则于发现忘记服药时立即服药。但若发现忘记服药时已接近下次服药时间，请按原计划服用下次剂量即可，切勿一次或短时间内服用两次剂量。

❖ **用药过量怎么办？**

出现嗜睡、知觉受损、昏迷、呼吸抑制症状时请立即就医。

❖ **与其他药物合用需注意什么？**

与其他中枢抑制药或乙醇合用时，可增加镇静作用。

硫必利（50mg，100mg）

❖ **本药用于治疗哪些疾病？**

舞蹈症、投掷症、抽动秽语综合征、迟发性运动障碍、肌张力障碍。

❖ **本药如何服用，何时服用最合适？**

口服。成人一日 100~600mg，分次服，最大日剂量不超过 800mg。根据年龄和症状，剂量应适当增减。

❖ **使用本药期间需要注意什么？**

肝肾功能不全、癫痫、严重心血管疾病、造血功能不全或粒细胞减少、嗜铬细胞瘤等患者慎用。

❖ **本药如何居家保存？**

遮光，密封保存。

❖ **妊娠期妇女与哺乳期妇女用药注意事项：**

妊娠期妇女与哺乳期妇女慎用。

❖ **忘记用药时怎么办？**

若是规律性服用此药，则于发现忘记服药时立即服药。但若发现忘记服药时已接近下次服药时间，请按原计划服用下次剂量即可，切勿一次或短时间内服用两次剂量。

❖ **用药过量怎么办？**

如出现过量症状，立即就医。

❖ **与其他药物合用需注意什么？**

可与镇痛药、镇静药、催眠药、安定药、抗抑郁药、抗震颤麻痹药及抗癫痫药合用，但在治疗开始时，应减少合用中枢抑制药剂量。

甲钴胺（0.5mg）

❖ **本药用于治疗哪些疾病？**

周围神经病。

❖ **本药如何服用，何时服用最合适？**

口服。通常成人一次 1 片（0.5mg），一日 3 次，可根据年龄、症状酌情增减。

❖ **使用本药期间需要注意什么？**

1. 如果服用一个月以上无效，则无需继续服用。

2. 从事与汞及其化合物相关的工作人员，不宜长期大量服用本药。

3. 若出现皮疹等过敏反应时，应立即停止给药。

❖ **本药如何居家保存？**

遮光、密封，10~25℃保存。本药见光易分解，故存放时应置于阴凉避光处或冰箱中，取出后应马上服用。

❖ **妊娠期妇女与哺乳期妇女用药注意事项：**

妊娠期妇女可以使用本药，但应在医师指导下服用。哺乳期妇女慎用。

❖ **忘记用药时怎么办？**

若是规律性服用此药，则于发现忘记服药时立即服药。但若发现忘记服药时已接近下次服药时间，请按原计划服用下次剂量即可，切勿一次或短时间内服用两次剂量。

❖ **用药过量怎么办？**

如果发生药物过量，请立即就医，对症处理。

四、抗偏头痛药

偏头痛是一种由神经－血管功能障碍所致的反复发作的一侧搏动性头痛，是临床常见的原发性头痛。偏头痛的对症疗法包括使用非阿片类口服镇痛药，如非甾体类抗炎药或对乙酰氨基酚；使用曲坦类药物、止吐药或不常用的双氢麦角胺。

阿司匹林、布洛芬、对乙酰氨基酚见"解热镇痛抗炎药、抗风湿药以及抗痛风药"。

去痛片
（**氨基比林** 150mg：**非那西丁** 150mg：**咖啡因** 50mg：**苯巴比妥** 15mg）

❖ **本药用于治疗哪些疾病？**

用于发热及轻、中度的疼痛。

❖ **本药如何服用，何时服用最合适？**

需要时服用，一次 1~2 片，每日 1~3 次。

❖ **使用本药期间需要注意什么？**

1. 不宜长期使用，以免发生中性粒细胞缺乏，用药超过 1 周要定期检查血象。

2. 长期服用可造成依赖性，并产生耐受。

❖ **本药如何居家保存？**

密封，置干燥处保存。

❖ **妊娠期妇女与哺乳期妇女用药注意事项：**

禁用。

❖ **用药过量怎么办？**

如出现过量症状，请立即告知医师或药师，并到医院就诊。

❖ **与其他药物合用需注意什么？**

本药与多种药物合用会产生相互作用，服药期间如加用其他药物，需提前告知医师或药师。

罗通定（30mg）

❖ **本药用于治疗哪些疾病？**

用于头痛、月经痛以及助眠等。

❖ **本药如何服用，何时服用最合适?**

口服。镇痛，成人一次 60~120mg；助眠，成人一次 30~90mg；每日 3 次。

❖ **使用本药期间需要注意什么?**

1. 本药为对症治疗药，用于止痛不超过 5 日，症状未缓解，请咨询医师或药师。

2. 驾驶机、车、船，从事高空作业、机械作业及操作精密仪器者工作期间慎用。

❖ **本药如何居家保存?**

遮光，密封保存。

❖ **妊娠期妇女与哺乳期妇女用药注意事项:**

慎用。

❖ **用药过量怎么办?**

如出现过量症状，请立即告知医师或药师，并到医院就诊。

❖ **与其他药物合用需注意什么?**

1. 与其他中枢抑制剂同服，可引起嗜睡及呼吸抑制现象。

2. 如与其他药物同时使用可能会发生药物相互作用，详情请咨询医师或药师。

双氢麦角胺（1mg）

❖ **本药用于治疗哪些疾病?**

与麦角胺的适应证相似，主要用于中到重度偏头痛发作期的治疗，以及难治性偏头痛和丛集性头痛的治疗。

❖ **本药如何服用，何时服用最合适?**

口服。一次 2~3mg，必要时 30~60 分钟后重复用药，一日量不超过 10mg。

❖ **使用本药期间需要注意什么?**

1. 有心脑血管病风险者慎用。

2. 口服吸收不佳，治疗偏头痛多采用注射给药，但冠心病患者限于口服给药。

3. 儿科患者使用的安全性和有效性未建立。

4. 服药期间避免吸烟，因可能会增加药物副作用的风险。

❖ **本药如何居家保存?**

密封保存。

❖ **妊娠期妇女与哺乳期妇女用药注意事项:**

禁用。

❖ **忘记用药时怎么办?**

若是规律性服用此药，则于发现忘记服药时立即服药。但若发现忘记服药时已接近下次服药时间，请按原计划服用下次剂量即可，切勿一次或短时间内服用两次剂量。

❖ **用药过量怎么办?**

如出现过量症状，请立即告知医师或药师，并到医院就诊。

❖ **与其他药物合用需注意什么?**

本药与多种药物会产生相互作用，服药期间如加用其他药物，需提前告知您的医师或药师。

舒马普坦（25mg）

❖ **本药用于治疗哪些疾病？**

用于成人有先兆或无先兆中、重度的偏头痛的急性发作。

❖ **本药如何服用，何时服用最合适？**

口服。一次 50mg，用水送服，若服用 1 次后无效，不必再加服。

如果在首次服药后有效，但症状仍持续发作者可于 2 小时后再加服一次。若服用后症状消失，但之后又复发者，应待前次给药 24 小时后方可再次用药。一次口服最大剂量 100mg。24 小时内的总剂量不得超过 200mg。

❖ **使用本药期间需要注意什么？**

1. 对于存在冠心病风险因素的患者，首次使用须在医师的监护之下进行，并应同时进行心电图的监测及心血管功能的评价。

2. 可能导致胸部不适、颌及颈部紧缩感和心绞痛的症状，对出现此症状的患者立即就医排除冠心病和心绞痛后方可再次给药。

3. 服药后如果出现其他症状或体征提示动脉血流量下降，如肠缺血综合征或雷诺综合征，应排除动脉硬化和血管痉挛。

4. 对于尚未确诊为偏头痛或者偏头痛症状不典型者，用药前须排除潜在的严重神经系统病变。对有偏头痛发作的患者，如果舒马普坦首剂使用无效，再次用药前应重新考虑偏头痛的诊断。

❖ **本药如何居家保存？**

密封保存（30℃以下）。

❖ **妊娠期妇女与哺乳期妇女用药注意事项：**

不推荐妊娠期妇女和哺乳期妇女使用。

❖ **忘记用药时怎么办？**

若是规律性服用此药，则于发现忘记服药时立即服药。但若发现忘记服药时已接近下次服药时间，请按原计划服用下次剂量即可，切勿一次或短时间内服用两次剂量。

❖ **用药过量怎么办？**

如果一旦服用本药过量，应持续观察至少 12 小时以上或者直至症状消失。

❖ **与其他药物合用需注意什么？**

与单胺氧化酶抑制药、选择性 5- 羟色胺摄取抑制剂合用时，需提前告知医师或药师。

佐米曲普坦（2.5mg）

❖ **本药用于治疗哪些疾病？**

用于伴有或不伴有先兆症状的偏头痛的急性治疗。

❖ **本药如何服用，何时服用最合适？**

口服。成人推荐剂量为 2.5mg，在第一次给药后 2 小时或更长时间后服用第 2 剂，如果需要，在 24 小时内不超过 15mg。

请遵照医师指示服用，勿任意增减药物剂量或者自行停药。

❖ **使用本药期间需要注意什么?**

1. 本药仅应用于已诊断明确的偏头痛患者。要注意排除其他严重潜在性神经科疾病。

2. 使用本药不会损害患者驾驶及机械操纵的能力,但仍要考虑到本药可能引起嗜睡。

3. 服药后 24 小时内应避免服用麦角胺、麦角类、$5-HT_1$ 激动剂类药物。

❖ **本药如何居家保存?**

密封,凉暗处保存。

❖ **妊娠期妇女与哺乳期妇女用药注意事项:**

妊娠期妇女请咨询医师或者药师。哺乳期妇女慎用。

❖ **忘记用药时怎么办?**

若是规律性服用此药,则于发现忘记服药时立即服药。但若发现忘记服药时已接近下次服药时间,请按原计划服用下次剂量即可,切勿一次或短时间内服用两次剂量。

❖ **用药过量怎么办?**

如出现过量症状,请立即告知医师或药师,并到医院就诊。

❖ **与其他药物合用需注意什么?**

1. 服用本药期间,若同时服用 $5-HT_{1D}$ 激动剂、司来吉兰、西咪替丁等,请提前告知医师或药师。

2. 本药与多种药物会产生相互作用,服药期间如加用其他药物,需提前告知医师或药师。

五、治疗脑血管病药

脑血管病是神经系统疾病中最常见的疾病,结合本书主题,本节涉及的药物主要为脑血管舒张药。

银杏叶提取物(滴剂:30ml;片:40mg)

❖ **本药用于治疗哪些疾病?**

用于脑部、外周和冠状动脉血液循环障碍。

❖ **本药如何服用,何时服用最合适?**

片剂:一次 1~2 片,每日 2~3 次。

滴剂:一次 1~2ml,每日 2~3 次,或遵医嘱。可滴入少许温水中服用。

请遵照医师指示服用,勿任意增减药物剂量或者自行停药。

❖ **使用本药期间需要注意什么?**

手术前应告知医师,由医师评估是否停用本药。

❖ **本药如何居家保存?**

遮光,密封保存。

❖ **妊娠期妇女与哺乳期妇女用药注意事项:**

妊娠期妇女不建议使用此药。哺乳期妇女请咨询医师或者药师。

❖ **忘记用药时怎么办?**

若是规律性服用此药,则于发现忘记服药时立即服药。但若发现忘记服药时已接近下次服药时间,请按原计划服用下次剂量即可,切勿一次或短时间内服用两次剂量。

❖ **用药过量怎么办?**

如出现过量症状，请立即告知医师或药师，并到医院就诊。

❖ **与其他药物合用需注意什么?**

与抗凝药、抗血小板药合用，出血的风险增加，如有药物合用请及时告知医师或药师。

倍他司汀（6mg）

❖ **本药用于治疗哪些疾病?**

眩晕症。

❖ **本药如何服用，何时服用最合适?**

口服。通常成人一次 1~2 片，每日 3 次，饭后服用。

❖ **使用本药期间需要注意什么?**

1. 有消化道溃疡史者或活动期消化道溃疡的患者、支气管哮喘、嗜铬细胞瘤、肝脏疾病，请提前告知医师。

2. 服药期间如果出现皮疹、过敏、呼吸困难、胸痛、发热、严重恶心、呕吐、腹痛、极度虚弱、黑便、血便、呕吐物中有血或咖啡色物体，请立即就医。

3. 本药可能引起头痛、恶心、呕吐等不良反应，饭后服用可改善消化道相关症状，若症状持续或严重请告知医师。

❖ **本药如何居家保存?**

遮光，密封保存。

❖ **妊娠期妇女与哺乳期妇女用药注意事项:**

应在专科医师或药师的监督指导下使用本药。

❖ **忘记用药时怎么办?**

若是规律性服用此药，则于发现忘记服药时立即服药。但若发现忘记服药时已接近下次服药时间，请按原计划服用下次剂量即可，切勿一次或短时间内服用两次剂量。

❖ **用药过量怎么办?**

如出现过量症状，请立即告知医师或药师，并到医院就诊。

❖ **与其他药物合用需注意什么?**

与抗组胺药、单胺氧化酶抑制剂合用时应咨询医师或药师。

地芬尼多（25mg）

❖ **本药用于治疗哪些疾病?**

多种疾病引起的眩晕与呕吐、手术麻醉后的呕吐；对晕动病有预防和治疗作用。

❖ **本药如何服用，何时服用最合适?**

口服。成人一次 25~50mg，每日 3 次；预防晕动病应在出发前 30 分钟服药。

❖ **使用本药期间需要注意什么?**

青光眼、胃肠道或泌尿道梗阻性疾病、窦性心动过速患者慎用。

❖ **本药如何居家保存?**

遮光，密封保存。

❖ **妊娠期妇女与哺乳期妇女用药注意事项:**

妊娠期妇女与哺乳期妇女慎用，具体请咨询医师或者药师。

❖ **忘记用药时怎么办？**

若是规律性服用此药，则于发现忘记服药时立即服药。但若发现忘记服药时已接近下次服药时间，请按原计划服用下次剂量即可，切勿一次或短时间内服用两次剂量。

❖ **用药过量怎么办？**

如出现过量症状，请立即告知医师或药师，并到医院就诊。

❖ **与其他药物合用需注意什么？**

如与其他药物如对乙酰氨基酚、甲基多巴同时服用，可能会发生药物相互作用，详情请咨询医师或药师。

氟桂利嗪（5mg）

❖ **本药用于治疗哪些疾病？**

典型（有先兆）或非典型（无先兆）偏头痛的预防性治疗。由前庭功能紊乱引起的眩晕的对症治疗。

❖ **本药如何服用，何时服用最合适？**

口服。成人开始治疗时可给予每晚 10mg，65 岁以上患者每晚 5mg。

❖ **使用本药期间需要注意什么？**

1. 极个别患者在治疗过程中乏力现象可能会逐渐加剧，此时应停止治疗。

2. 请在推荐剂量下使用。医师应定期（特别是在维持治疗期间）观察患者，这样可保证在出现锥体外系症状或抑郁症状时能及时停药。如果在维持剂量时疗效下降，亦应停止治疗。

3. 由于可能引起困倦（尤其在服药初期），驾驶车辆或操纵机器者应注意。

4. 本药可能会引发锥体外系症状、抑郁症和帕金森病，尤其是有此类病症发病倾向的患者如老年患者，所以此类患者应慎用。

❖ **本药如何居家保存？**

遮光，密封保存。

❖ **妊娠期妇女与哺乳期妇女用药注意事项：**

妊娠期妇女请咨询医师或药师；哺乳期妇女服用本药期间不应哺乳。

❖ **忘记用药时怎么办？**

若是规律性服用此药，则于发现忘记服药时立即服药。但若发现忘记服药时已接近下次服药时间，请按原计划服用下次剂量即可，切勿一次或短时间内服用两次剂量。

❖ **用药过量怎么办？**

服药过量时可能会出现镇静作用和虚弱、嗜睡、激越和心动过速等症状。

如出现过量症状，请立即就诊。

❖ **与其他药物合用需注意什么？**

当本药与酒精、催眠药或镇静药合用时可出现过度镇静作用。

尼莫地平（30mg）

❖ **本药用于治疗哪些疾病？**

预防和治疗各种原因的蛛网膜下隙出血后的脑血管痉挛和急性脑血管病恢复期的血液循环改善；治疗老年性脑功能障碍。

❖ **本药如何服用，何时服用最合适？**

急性脑血管病恢复期：一次 30~60mg，每日 3 次，连续服药间隔不少于 4 小时。

老年性脑功能障碍：一次 30mg，每日 3 次。

❖ **使用本药期间需要注意什么？**

1. 本药可能引起头痛、腹泻、恶心和心动过缓。

2. 应注意低血压的体征和症状。

3. 最好在饭前 1 小时或饭后 2 小时口服本药。

4. 服用本药时不宜吃葡萄柚或饮用葡萄柚汁。

5. 服药期间可能出现的头晕会影响操作（驾驶）和使用机械的能力，应避免操作。

❖ **本药如何居家保存？**

遮光，密封保存。

❖ **妊娠期妇女与哺乳期妇女用药注意事项：**

妊娠期妇女请咨询医师或者药师。哺乳期妇女服药期间应避免哺乳。

❖ **忘记用药时怎么办？**

若是规律性服用此药，则于发现忘记服药时立即服药。但若发现忘记服药时已接近下次服药时间，请按原计划服用下次剂量即可，切勿一次或短时间内服用两次剂量。

❖ **用药过量怎么办？**

急性过量中毒的症状表现为明显的血压下降、心动过缓或心动过速、胃肠道不适和恶心。

如出现过量症状，请立即告知医师或药师，并到医院就诊。

❖ **与其他药物合用需注意什么？**

高血压患者应用尼莫地平可起到降压作用，可增强其他药物（如抗高血压药、抗精神病药等）的降压作用。本药与其他多种药物存在明显相互作用。在使用新药（包括非处方药和草药）之前请咨询医师或药师。

蚓激酶（60 万单位）

❖ **本药用于治疗哪些疾病？**

缺血性脑血管病。

❖ **本药如何服用，何时服用最合适？**

口服。一次 1 粒，每日 3 次或遵医嘱。饭前半小时服用。每 3~4 周为一疗程。可连服 2~3 个疗程，也可连续服用至症状消失。

❖ **使用本药期间需要注意什么？**

1. 本药须饭前服用。

2. 有出血倾向请告知医师，用药期间如果出现不明原因出血症状请立即就医。

❖ **本药如何居家保存？**

密封保存。

❖ **妊娠期妇女与哺乳期妇女用药注意事项：**

妊娠期妇女及哺乳期妇女慎用。

❖ **忘记用药时怎么办？**

若是规律性服用此药，则于发现忘记服药时立即服药。但若发现忘记服药时已接近

下次服药时间，请按原计划服用下次剂量即可，切勿一次或短时间内服用两次剂量。

❖ **用药过量怎么办？**

如药物过量可能出现出血，请尽快就医。

❖ **与其他药物合用需注意什么？**

本药与抗血小板药物有协同作用，如有合用药物请提前咨询医师或药师。

丁苯酞（0.1g）

❖ **本药用于治疗哪些疾病？**

轻、中度急性缺血性脑卒中。

❖ **本药如何服用，何时服用最合适？**

口服。成人一次 0.2g，每日 3~4 次，餐前服用。

❖ **使用本药期间需要注意什么？**

1. 对本药过敏者及对芹菜过敏、肝功能不全、肾功能不全、有精神症状者请提前告知医师。

2. 用药过程中请定期复查，接受评估。

❖ **本药如何居家保存？**

密封，在阴凉处（不超过 20℃）保存。

❖ **妊娠期妇女与哺乳期妇女用药注意事项：**

本药尚未对妊娠期妇女和哺乳期妇女的疗效和安全性进行研究，请咨询医师或药师。

❖ **忘记用药时怎么办？**

若是规律性服用此药，则于发现忘记服药时立即服药。但若发现忘记服药时已接近下次服药时间，请按原计划服用下次剂量即可，切勿一次或短时间内服用两次剂量。

六、脑功能改善药（促智药）与抗记忆障碍药

阿尔茨海默病和卒中后认知障碍、血管性痴呆已成为社会各阶层中重要的负担性疾病。结合本书主题，本节涉及的药物为改善学习记忆的药物。

吡拉西坦（0.4g）

❖ **本药用于治疗哪些疾病？**

①急性脑血管病及脑外伤后记忆和轻中度脑功能障碍；②儿童发育迟缓；③酒精中毒性脑病，肌阵挛性癫痫，镰状红细胞贫血神经并发症的辅助治疗。

❖ **本药如何服用，何时服用最合适？**

口服。一次 0.8~1.2g，每日 3 次，4~8 周为 1 个疗程。

❖ **使用本药期间需要注意什么？**

1. 有下列情形请事先告知医师：怀孕或准备怀孕、曾有药物过敏、其他疾病（脑出血史、肝脏、肾脏疾病、亨廷顿舞蹈病）。

2. 本药会影响血小板聚集，因此如果需要接受手术治疗请告知医师正在服用本药。

3. 如果发生皮肤过敏或产生幻觉请立即就医。

4. 本药可能引起以下副作用：运动功能亢进、失眠或嗜睡、体重增加、抑郁、腹痛、恶心、腹泻、呕吐、眩晕，若症状持续请告知医师。

❖ **本药如何居家保存？**

遮光、密封保存。

❖ **妊娠期妇女与哺乳期妇女用药注意事项：**

妊娠期妇女禁用。哺乳期妇女请咨询医师或药师。

❖ **忘记用药时怎么办？**

若是规律性服用此药，则于发现忘记服药时立即服药。但若发现忘记服药时已接近下次服药时间，请按原计划服用下次剂量即可，切勿一次或短时间内服用两次剂量。

❖ **用药过量怎么办？**

若服药过量出现严重不良反应请立即就医。

❖ **与其他药物合用需注意什么？**

用华法林抗凝治疗，产生稳定的抗凝作用后，如再加用本药，可使凝血酶原时间延长，合用期间请注意有无不明原因出血，密切监测凝血功能。

奥拉西坦（0.4g）

❖ **本药用于治疗哪些疾病？**

轻中度血管性痴呆、老年性痴呆以及脑外伤等症引起的记忆与智能障碍。

❖ **本药如何服用，何时服用最合适？**

口服。一次 0.8g，每日 2~3 次，或遵医嘱。

❖ **使用本药期间需要注意什么？**

1. 服药期间出现精神兴奋和睡眠异常表现时，请就医咨询。

2. 如果有肾功能不全请提前告知医师。

❖ **本药如何居家保存？**

遮光，密闭，在阴凉（不超过 20℃）干燥处保存。

❖ **妊娠期妇女与哺乳期妇女用药注意事项：**

不推荐妊娠期妇女和哺乳期妇女使用。

❖ **忘记用药时怎么办？**

若是规律性服用此药，则于发现忘记服药时立即服药。但若发现忘记服药时已接近下次服药时间，请按原计划服用下次剂量即可，切勿一次或短时间内服用两次剂量。

❖ **用药过量怎么办？**

服药过量可能会引起兴奋、失眠等不良反应，一般在停药或减少剂量后上述症状可逐渐消失。

甲磺酸二氢麦角碱缓释片（2.5mg）

❖ **本药用于治疗哪些疾病？**

慢性脑血管病者后期的脑功能减退；轻中度血管性痴呆；老年人精神退缩者；血管性头痛。

❖ **本药如何服用，何时服用最合适？**

饭后口服。一次 1 片，每日 2 次（早晚），或遵医嘱。本药为缓释片，应整片吞服。

❖ **使用本药期间需要注意什么？**

1. 本药可能会导致皮肤潮红、皮疹、恶心、呕吐、头痛、视物模糊或鼻窦阻塞。

2. 应该报告心动过缓的体征/症状。

❖ **本药如何居家保存?**

遮光、密封保存。

❖ **妊娠期妇女与哺乳期妇女用药注意事项:**

禁用。

❖ **忘记用药时怎么办?**

若是规律性服用此药,则于发现忘记服药时立即服药。但若发现忘记服药时已接近下次服药时间,请按原计划服用下次剂量即可,切勿一次或短时间内服用两次剂量。

❖ **用药过量怎么办?**

过量服用时可致直立性低血压、恶心和胃部不适等症状,严重时有血管痉挛,惊厥和意识障碍等。

如出现过量症状,请立即告知医师或药师,并到医院就诊。

❖ **与其他药物合用需注意什么?**

1. 服用抗凝血药物和抗高血压药物,可能会引起本药的活性增强。

2. 服用其他麦角碱类药物可能会加重不良反应。

3. 如需合并用药请咨询医师或药师。

胞磷胆碱钠(0.2g)

❖ **本药用于治疗哪些疾病?**

颅脑损伤或脑血管意外所引起的神经系统后遗症。

❖ **本药如何服用,何时服用最合适?**

口服。一次 0.2g,每日 3 次,温开水送服。

❖ **使用本药期间需要注意什么?**

可能会出现恶心、腹泻等胃肠道相关不良反应,一般症状轻微且持续时间较短,无需就诊。

❖ **本药如何居家保存?**

遮光、密封保存。

❖ **妊娠期妇女与哺乳期妇女用药注意事项:**

目前尚无妊娠期妇女及哺乳期妇女应用的资料。

❖ **忘记用药时怎么办?**

若是规律性服用此药,则于发现忘记服药时立即服药。但若发现忘记服药时已接近下次服药时间,请按原计划服用下次剂量即可,切勿一次或短时间内服用两次剂量。

❖ **用药过量怎么办?**

迄今未见有过量症状的报告。服药过量时请及时咨询医师或药师,或及时就诊。

❖ **与其他药物合用需注意什么?**

本药不可与有甲氯芬酯的药物合用。

石杉碱甲(0.05mg)

❖ **本药用于治疗哪些疾病?**

对良性记忆障碍;阿尔茨海默病、血管性痴呆和脑器质性病变引起的记忆障碍;痴呆患者和脑器质性病变引起的记忆障碍有改善作用。

❖ **本药如何服用，何时服用最合适？**

口服。成人一次 0.1~0.2mg，每日 2 次，一日量不得超过 0.45mg。

❖ **使用本药期间需要注意什么？**

1. 如果有心动过缓、支气管哮喘、癫痫、肾功能不全、肠梗阻或心绞痛，请提前告知医师。

2. 服药期间可能发生头晕、恶心、胃肠道不适、乏力等反应，一般可自行消失，反应明显时减量或停药后会缓解、消失。

3. 本药用量有个体差异，一般应从小剂量开始，逐渐增量。

❖ **本药如何居家保存？**

遮光、密封，在阴凉干燥处保存。

❖ **妊娠期妇女与哺乳期妇女用药注意事项：**

尚不明确。

❖ **忘记用药时怎么办？**

若是规律性服用此药，则于发现忘记服药时立即服药。但若发现忘记服药时已接近下次服药时间，请按原计划服用下次剂量即可，切勿一次或短时间内服用两次剂量。

多奈哌齐（10mg）

❖ **本药用于治疗哪些疾病？**

阿尔茨海默症。

❖ **本药如何服用，何时服用最合适？**

口服。初始剂量一般一次 5mg，每日 1 次。可逐渐增加剂量至一次 10mg，每日 1 次。睡前服用。

请谨遵医嘱服药，勿自行更改用药剂量或用药频率。

非经医师指示，请勿擅自停药

❖ **使用本药期间需要注意什么？**

1. 如果怀孕、计划怀孕、哺乳，有肝脏疾病、心脏病、胃溃疡、癫痫、排尿障碍、气喘或其他呼吸系统疾病，正在服用其他药品或曾对药品有不良反应，请事先告知医师。

2. 本药可能引起腹泻、厌食、恶心、呕吐、肌肉痉挛、失眠或疲劳，如果症状持续不能缓解或加重请告知医师。

3. 如果服药期间发生以下症状请立即就医：皮疹、呼吸或吞咽困难、气喘、血便、黑便、呕吐物中有血或咖啡色物体、尿频、尿失禁或排尿困难、癫痫、不正常出血、胸痛、心律不齐或心动过缓。

4. 开始服用药物或增加药物剂量时，本药可能引起乏力、头晕和肌肉痉挛，应在医师评估影响后操作驾驶或机器。

❖ **本药如何居家保存？**

常温贮存。

❖ **妊娠期妇女与哺乳期妇女用药注意事项：**

妊娠期妇女禁用。哺乳期妇女服用本药时不能哺乳。

❖ **忘记用药时怎么办？**

若是规律性服用此药，则于发现忘记服药时立即服药。但若发现忘记服药时已接近下次服药时间，请按原计划服用下次剂量即可，切勿一次或短时间内服用两次剂量。

❖ **用药过量怎么办？**

服药过量表现包括：癫痫发作、唾液分泌增加、发汗、低血压、肌肉无力、严重恶心呕吐、心动过缓、呼吸困难等。如果怀疑或已经服药过量请立即就医。

❖ **与其他药物合用需注意什么？**

1. 如果正在服用解热镇痛药，请留心消化道出血症状，如血便、黑便、胃痛、呕吐物中有血或咖啡色物体。

2. 本药可能与其他药品发生相互作用，在您需要接受手术（包括口腔手术）时，请提前告知医师您正在服用本药。

3. 非经医师同意，请勿自行服用任何药品、保健品、中草药等制剂。

美金刚（10mg）

❖ **本药用于治疗哪些疾病？**

阿尔茨海默症。

❖ **本药如何服用，何时服用最合适？**

口服。成人一般每日 1 次，治疗前 3 周按每周递增 5mg 剂量的方法逐渐达到维持剂量，每日最大剂量 20mg。

可空腹服用，也可随餐服用。

请谨遵医嘱服药，勿自行更改用药剂量或用药频率。

❖ **使用本药期间需要注意什么？**

1. 如果怀孕、计划怀孕、哺乳，有肝脏疾病、肾脏疾病、癫痫、排尿障碍，正在服用其他药品或曾对药品有不良反应，请事先告知医师。

2. 如果服药期间发生以下症状请立即就医：面部/手部/下肢肿胀、视物模糊、严重头痛、头晕、心动过速或过缓、胸痛、尿频、尿失禁或排尿困难、幻觉、意识不清。

3. 服药期间可能发生紧张、疲劳、恶心、呕吐、腹泻、便秘或高血压，如果症状持续不能缓解或加重请告知医师。

4. 如果发生泌尿系统感染，请立即告知医师。

❖ **本药如何居家保存？**

密封，室温（10~30℃）保存。

❖ **妊娠期妇女与哺乳期妇女用药注意事项：**

除非明确需要，妊娠期妇女不应服用本药。哺乳期妇女服用本药时应停止哺乳。

❖ **忘记用药时怎么办？**

若是规律性服用此药，则于发现忘记服药时立即服药。但若发现忘记服药时已接近下次服药时间，请按原计划服用下次剂量即可，切勿一次或短时间内服用两次剂量。

❖ **用药过量怎么办？**

过量表现：疲倦、虚弱、腹泻、中枢神经系统症状（混乱、睡意、嗜睡、眩晕、兴奋、攻击行为、幻觉和步态异常）、胃肠道反应（呕吐和腹泻）。

如出现过量症状，请立即就医。

❖ **与其他药物合用需注意什么？**

1. 在合并使用左旋多巴、多巴胺受体激动剂、抗胆碱能药物、巴比妥类和神经阻滞剂、抗痉挛药物（如丹曲林或巴氯芬）等药物时，可能需要对用药剂量进行调整。

2. 如有合并用药请提前咨询医师或药师。

3. 非经医师同意，请勿自行服用任何药品、保健品、中草药等制剂。

加兰他敏（5mg）

❖ **本药用于治疗哪些疾病？**

阿尔茨海默症。

❖ **本药如何服用，何时服用最合适？**

口服。一次 5mg，每日 4 次；3 日后改为一次 10mg，每日 4 次。须随餐服用。

请谨遵医嘱服药，勿自行更改用药剂量或用药频率。

非经医师指示，请勿擅自停药

❖ **使用本药期间需要注意什么？**

1. 本药可能引起头晕、嗜睡，会影响驾驶及操作机械的能力，特别是在服药的第一个星期内，因此建议服药期间避免驾驶和机械操作。

2. 需定期测量体重，有体重减轻的情形时，请告知医师。

3. 本药可能减慢心搏，如果您有相关病史或正在服用可能减慢心搏的药物请告知医师。

4. 服用本药期间请注意补充水分。

❖ **本药如何居家保存？**

遮光，密闭保存。

❖ **妊娠期妇女与哺乳期妇女用药注意事项：**

妊娠期妇女使用本药前请咨询医师或者药师。哺乳期妇女不推荐使用本药。

❖ **忘记用药时怎么办？**

若是规律性服用此药，则于发现忘记服药时立即服药。但若发现忘记服药时已接近下次服药时间，请按原计划服用下次剂量即可，切勿一次或短时间内服用两次剂量。

若漏服药物 3 天以上，患者应联系医疗专业人员寻求帮助，因为药物需要从最低剂量开始重新服起。

❖ **用药过量怎么办？**

服药过量可能引起排尿疼痛或困难、恶心、呕吐、腹痛、食欲不振、体重减轻、抑郁、失眠等症状，症状持续或严重时，请告知医师。

❖ **与其他药物合用需注意什么？**

1. 与奎尼丁、氟西汀、帕罗西汀等药物合用时，加兰他敏的剂量要降低。

2. 与 β 受体拮抗剂等可显著降低心率的药物合用，出现心动过缓和房室传导阻滞的风险增加。

3. 与非甾体抗炎药合用，出现活动性溃疡或隐匿性胃肠道出血的风险增加。

卡巴拉汀（1.5mg，3.0mg）

❖ **本药用于治疗哪些疾病？**

治疗轻、中度阿尔茨海默型痴呆的症状。

❖ **本药如何服用，何时服用最合适？**

本药须一天服用 2 次。早晚进餐时与食物同服，胶囊需吞服。

口服。成人一般初始剂量为每日 3mg，每隔 2 周可增加剂量。每日不应超过 12mg。请谨遵医嘱服药，勿自行更改用药剂量或用药频率。

非经医师指示，请勿擅自停药。

❖ **使用本药期间需要注意什么？**

1. 本药可能会让患者觉得困倦或平衡失调，对驾车、操作重机械或其他危险活动可能会造成影响，宜尽量避免。

2. 可能发生胃肠道异常，如恶心、呕吐和腹泻，无法耐受时请及时咨询医师或药师。

3. 请勿饮用含酒精饮料。

4. 因本药可能与手术中使用的药品发生相互作用，接受手术前（包括口腔手术）请告诉医师或牙医。

❖ **本药如何居家保存？**

30℃以下保存。

❖ **妊娠期妇女与哺乳期妇女用药注意事项：**

妊娠期妇女应在专科医师或药师的监督指导下使用本药。建议服用本药的哺乳期妇女停止授乳。

❖ **忘记用药时怎么办？**

若是规律性服用此药，则于发现忘记服药时立即服药。但若发现忘记服药时已接近下次服药时间，请按原计划服用下次剂量即可，切勿一次或短时间内服用两次剂量。

如果中断用药超过 3 天，应从最低每日剂量重新开始治疗。

❖ **用药过量怎么办？**

服药过量可能出现的症状：恶心、呕吐、腹泻、腹痛、头晕、震颤、头痛、嗜睡、心动过缓、意识模糊、多汗、萎靡、高血压和幻觉。

如出现过量症状，请立即就医。

❖ **与其他药物合用需注意什么？**

1. 服用本药期间不建议同时使用甲氧氯普胺。

2. 同时用胆碱能系统药物、琥珀酰胆碱型肌松剂等药物时应告知医师或药师。

尼麦角林（5mg，10mg，15mg，30mg）

❖ **本药用于治疗哪些疾病？**

①急性或慢性脑血管障碍或脑代谢功能不良；②慢性脑部功能不全引起的行动不便、语言障碍、耳鸣、头晕目眩、视力障碍、感觉迟钝、头痛、失眠、记忆力减退、注意力不集中、精神抑郁、不安、激动及老年期痴呆。

❖ **本药如何服用，何时服用最合适？**

口服。成人一日 20~60mg，分 2~3 次服用。勿咀嚼。至少连续服用 6 个月，6 个月后由医师决定是否继续给药。

　　请谨遵医嘱服药，勿自行更改用药剂量或用药频率。

　　非经医师指示，请勿擅自停药。

❖ **使用本药期间需要注意什么?**

　　1. 酒精可增加出现中枢神经系统不良作用的风险，服药期间请勿饮酒或酒精性饮料。

　　2. 如果有高血压、高尿酸血症、痛风、肾功能不全，请提前告知医师。

　　3. 服药期间，有可能会出现血压降低，请注意监测血压。

❖ **本药如何居家保存?**

　　遮光、密封保存。

❖ **妊娠期妇女与哺乳期妇女用药注意事项:**

　　妊娠期妇女应在专科医师或药师的监督指导下使用本药。哺乳期妇女不建议使用本药。

❖ **忘记用药时怎么办?**

　　若是规律性服用此药，则于发现忘记服药时立即服药。但若发现忘记服药时已接近下次服药时间，请按原计划服用下次剂量即可，切勿一次或短时间内服用两次剂量。

❖ **用药过量怎么办?**

　　摄入高剂量的尼麦角林可能引起血压的暂时下降，一般不需治疗，平卧休息几分钟即可。

❖ **与其他药物合用需注意什么?**

　　如果需要合并使用抗高血压药、β 受体拮抗剂、抗凝药、抗血小板药等，请提前咨询医师或者药师。

甘露特钠（150mg）

❖ **本药用于治疗哪些疾病?**

　　阿尔茨海默病，改善患者认知功能。

❖ **本药如何服用，何时服用最合适?**

　　口服。一次 450mg，每日 2 次。可空腹服用或与食物同服。

❖ **使用本药期间需要注意什么?**

　　1. 请在医师指导下服用本药。

　　2. 服用本药的患者应有可靠的照料者并且能够经常监督患者的服药情况。

　　3. 如果有肝功能不全或肾功能不全，请提前告知医师，并应定期回访，接受评估。

　　4. 如果服药期间出现心血管系统异常，请立即就医。

❖ **本药如何居家保存?**

　　在 25℃ 以下密封保存。

❖ **妊娠期妇女与哺乳期妇女用药注意事项:**

　　妊娠期妇女由医师权衡利弊是否使用。哺乳期妇女慎用。

❖ **忘记用药时怎么办?**

　　若是规律性服用此药，则于发现忘记服药时立即服药。但若发现忘记服药时已接近下次服药时间，请按原计划服用下次剂量即可，切勿一次或短时间内服用两次剂量。

❖ **用药过量怎么办？**

一旦发生药物过量，应立即停药就医。

❖ **与其他药物合用需注意什么？**

如果需要合用免疫抑制剂、影响肠道菌群的药物（比如抗菌药物），请咨询医师或药师。

七、抗重症肌无力药

重症肌无力是由于神经肌肉接头传递障碍所致的以随意肌易疲劳无力为主要临床特征的自身免疫性疾病。结合本书主题，本节涉及的药物为抗胆碱酯酶药物。

溴吡斯的明（60mg）

❖ **本药用于治疗哪些疾病？**

重症肌无力，手术后功能性肠胀气及尿潴留等。

❖ **本药如何服用，何时服用最合适？**

口服。一般成人为 60~120mg，每 3~4 小时口服一次。

本药可与食物或牛奶一同服用以减少胃刺激。

非经医师指示请勿擅自停药。

❖ **使用本药期间需要注意什么？**

1. 本药可能影响视觉，服药期间应避免从事要求较高视觉清晰度的活动（比如驾车、操作重机械）。

2. 如果怀孕、计划怀孕、哺乳、有气喘、心脏疾病、前列腺增生、肠梗阻、尿路梗阻，请提前告知医师。

3. 本药可引起发汗、腹泻、流涎过多、恶心、呕吐、胃痉挛、肌肉痉挛、虚弱的症状，一般于治疗开始时出现，症状可能逐渐消失，如果症状持续不能缓解或加重，请告知医师。

4. 如发生以下症状请立即就医：皮疹、面/口/喉肿胀或刺痛、视野模糊、抽筋、动作笨拙、步态不稳、严重腹泻、肌肉无力（特别是手臂、脖子、肩膀、舌头）、严重胃痉挛、抽搐、呼吸急促、严重恶心呕吐、呼吸困难、气喘或胸闷、心动过缓、意识不清、易怒、紧张。

5. 如发现肌无力症状加重，应及时向医师汇报，因为这可能是药物不足或胆碱能危象的迹象（药物过量）。

6. 当发生心动过缓时，及时向医师汇报。

7. 服用本药时不应饮酒或酒精性饮料。

❖ **本药如何居家保存？**

避光，密封保存。

❖ **妊娠期妇女与哺乳期妇女用药注意事项：**

应在专科医师或药师的监督指导下使用本药。

❖ **忘记用药时怎么办？**

若是规律性服用此药，则于发现忘记服药时立即服药。但若发现忘记服药时已接近下次服药时间，请按原计划服用下次剂量即可，切勿一次或短时间内服用两次剂量。

❖ **用药过量怎么办？**

服药过量可能会发生肌肉无力等症状。如怀疑服药过量或已发生服药过量，请立即就医。

❖ **与其他药物合用需注意什么？**

1. 非经医师同意，请勿自行服用任何药品、保健品、中草药等制剂。

2. 正在服用其他药物如倍他米松、阿托品、倍他洛尔等药品时请提前告知医师。

八、抗精神病药

精神障碍（精神疾病）有精神性和非精神性两种，抗精神病药主要是以治疗精神分裂症等精神病性障碍的药物。可以分为两类：第一代抗精神病药（典型抗精神病药），第二代抗精神病药（非典型抗精神病药）。

氯丙嗪（25mg）

❖ **本药用于治疗哪些疾病？**

精神分裂症、躁狂症或其他精神病性障碍；也可用来预防和治疗恶心、呕吐，缓解严重的打嗝。

❖ **本药如何服用，何时服用最合适？**

口服。成人一般一次 25~50mg，每日 2~3 次，每隔 2~3 日增量一次至稳定病情。一日最高剂量为 400~600mg。

请遵照医师指示服用，勿任意增减药物剂量或者自行停药。

❖ **使用本药期间需要注意什么？**

1. 如果长期用药请定期检查眼睛。

2. 应定期检查肝功能和白细胞计数。

3. 服用本药可能会让患者感到困倦，请避免驾车、操作重机械或其他危险活动。

4. 酒精会增强本药的镇静作用，请勿饮酒或含酒精饮料。

5. 有心脏病、肝病、肾病、青光眼、前列腺增生、排尿障碍、气喘、肺部疾病、癫痫病史、血液系统疾病、红斑狼疮等疾病的患者，请提前告知医师。

6. 曾经对其他精神稳定剂有不良反应的患者请提前告知医师。

7. 本药会影响患者的体温调节功能，请勿暴露于过冷或过热的场所，如果患者将进行可导致体温升高的活动（例如剧烈运动、暴露于高温、脱水）时，请谨慎用药。

8. 经本药长期治疗需停药时，请在医师指导下逐渐减少剂量，避免突然停药。

9. 本药可能导致对光的敏感；患者应使用防晒霜，并尽量避免长时间日晒；如果出现皮肤颜色改变请告知医师。

❖ **本药如何居家保存？**

避光，密封保存。

❖ **妊娠期妇女与哺乳期妇女用药注意事项：**

妊娠期妇女慎用。哺乳期妇女使用本药期间应停止哺乳。

❖ **忘记用药时怎么办？**

若是规律性服用此药，则于发现忘记服药时立即服药。但若发现忘记服药时已接近下次服药时间，请按原计划服用下次剂量即可，切勿一次或短时间内服用两次剂量。

❖ **用药过量怎么办?**

本药使用过量时可能会表现为:①表情淡漠、烦躁不安、吵闹不停、昏睡,严重时可出现昏迷;②严重锥体外系反应,比如肌肉痉挛、静坐不能、癫痫或颤抖;③心血管系统:心悸、四肢发冷、血压下降、休克,甚至心搏骤停。

如出现过量症状,立即就医。

❖ **与其他药物合用需注意什么?**

本药与多种药物存在较强的相互作用:①与中枢神经抑制药(如安眠药、抗焦虑药和镇痛药等)合用时,镇静作用会增加;②与抗酸药或止泻药合用时,本药的吸收会减少;③本药会降低抗帕金森药左旋多巴的药效;④本药与一些特殊药物(如抗心律失常药、一些抗过敏药、胃肠动力药)合用有增加心律失常风险的可能。如果正在服用其他药物,或者服用本药期间需要加用其他药物,请告知医师。

奋乃静(2mg)

❖ **本药用于治疗哪些疾病?**

精神分裂症或其他精神病性障碍,止呕。

❖ **本药如何服用,何时服用最合适?**

口服。成人一般从小剂量开始,一次 2~4mg,每日 2~3 次。每隔 1~2 日增加 6mg 直至稳定病情。一般一日 20~60mg。

请遵照医师指示服用,勿任意增减药物剂量或者自行停药。

❖ **使用本药期间需要注意什么?**

1. 本药可能导致视物模糊、头晕和嗜睡,因此服药期间应该避免需要视觉清晰度、警觉性或协调性的活动(如驾车或操作重机械)。

2. 本药可能导致直立性低血压,建议从坐/卧低位缓慢起立。

3. 本药可能会引起阳光敏感。建议避免过度暴露在阳光下。

4. 本药可能会损害体温热调节。建议在进行导致核心体温升高的活动时谨慎用药,如剧烈运动,暴露于极热环境中或脱水。

5. 如果出现心律失常,锥体外系障碍,迟发性运动障碍(肌肉运动、舌痉挛、面部瘙痒/抽搐、四肢随意运动)或神经安定性恶性综合征(出汗、发热、昏迷、血压不稳、肌肉僵硬、自主神经功能紊乱)等症状和体征请及时就医。

6. 本药可能影响眼部,长期使用本药应定期回访接受检查评估。

❖ **本药如何居家保存?**

避光,密封保存。

❖ **妊娠期妇女与哺乳期妇女用药注意事项:**

妊娠期妇女慎用。哺乳期妇女使用本药期间应停止哺乳。

❖ **忘记用药时怎么办?**

若是规律性服用此药,则于发现忘记服药时立即服药。但若发现忘记服药时已接近下次服药时间,请按原计划服用下次剂量即可,切勿一次或短时间内服用两次剂量。

❖ **用药过量怎么办?**

本药使用过量时可能会表现为:①表情淡漠、烦躁不安、吵闹不停、昏睡,严重时可出现昏迷;②严重锥体外系反应,比如肌肉痉挛、静坐不能、癫痫或颤抖;③心血管系统：心悸、四肢发冷、血压下降、休克，甚至心搏骤停。

如出现过量症状，立即就医。

❖ **与其他药物合用需注意什么？**

本药与酒精、中枢神经抑制药、苯丙胺类药物、制酸药等药物合用会产生相互作用，服药期间如加用其他药物，需告知医师或药师。

硫利达嗪（25mg）

❖ **本药用于治疗哪些疾病？**

①精神分裂症。②治疗精神躯体障碍所致焦虑和紧张状态。③治疗儿童行为问题。

❖ **本药如何服用，何时服用最合适？**

口服。成人一般初始剂量为一次 50~100mg，每日 3 次，严重病情每日剂量可达 800mg。

请遵照医师指示服用，勿任意增减药物剂量或者自行停药。

❖ **使用本药期间需要注意什么？**

1. 本药可能引起头晕或嗜睡，服药期间应避免进行需要保持精神警觉或协调的活动。

2. 本药可能导致直立性低血压，从坐位／仰卧位站起时应缓慢。

3. 本药可能引起低血压、抗胆碱能作用、静坐不能、肌张力障碍、上皮角膜病变、色素性视网膜炎或鼻塞。

4. 如果发生心律失常或迟发性运动障碍的迹象／症状（肌肉运动不能持续、舌痉挛、面部瘙痒／抽搐、四肢随机运动），请立即就医。

5. 服用本药期间应避免饮酒。

❖ **本药如何居家保存？**

避光，密封保存。

❖ **妊娠期妇女与哺乳期妇女用药注意事项：**

妊娠期妇女应经由医师权衡利弊决定是否使用本药。哺乳期妇女不应使用本药。

❖ **忘记用药时怎么办？**

若是规律性服用此药，则于发现忘记服药时立即服药。但若发现忘记服药时已接近下次服药时间，请按原计划服用下次剂量即可，切勿一次或短时间内服用两次剂量。

❖ **用药过量怎么办？**

长期服用大剂量后，可有色视改变如蓝绿色盲或发生黄视。急性中毒者可发生震颤、嗜睡、血压降低，脉搏减慢及直立性舒张压升高、癫痫发作。

如出现过量症状，请立即就医。

❖ **与其他药物合用需注意什么？**

1. 本药可增强镇痛药、催眠药、抗组胺药、麻醉药及酒精的中枢抑制作用。

2. 不宜与奎尼丁合用。

本药与多种药物存在显著的药物相互作用。在使用新药（包括非处方药和草药）之前应咨询医师或药师。

舒必利（100mg）

❖ **本药用于治疗哪些疾病？**

精神分裂症、抑郁症，也可用于止呕。

❖ **本药如何服用，何时服用最合适？**

口服。成人一般初始剂量为一次 100mg，每日 2~3 次，可逐渐增加剂量至一日 600~1200mg。

请遵照医师指示服用，勿任意增减药物剂量或者自行停药。

❖ **使用本药期间需要注意什么？**

1. 出现过敏性皮疹及恶性症状群应立即停药就医。

2. 本药可能会引起困倦，请尽量避免驾车、操作重机械等需要保持精神警觉或协调的活动。

3. 本药可能引起血压升高，请高血压患者注意监测血压变化，如有嗜铬细胞瘤请告知医师。

4. 服药期间如果发生不正常的运动现象，如发抖、肌肉僵硬、坐不稳、不自主运动等，请告知医师。

5. 服药期间如果发生过敏、乳汁分泌、月经异常、异常疲倦、眼白或皮肤变黄等，请尽快就医。

6. 服药期间如果发生嗜睡、眩晕、头痛、睡眠障碍、肠胃不适（口干、恶心、便秘）、视物模糊、体重增加，症状持续且严重时，请告知医师。

7. 怀孕、计划怀孕、哺乳，或患有心血管、肝脏、肾脏等疾病，或曾有药品不良反应，请告知医师。

❖ **本药如何居家保存？**

避光，密封保存。

❖ **妊娠期妇女与哺乳期妇女用药注意事项：**

妊娠期妇女慎用。哺乳期妇女使用本药期间应停止哺乳。

❖ **忘记用药时怎么办？**

若是规律性服用此药，则于发现忘记服药时立即服药。但若发现忘记服药时已接近下次服药时间，请按原计划服用下次剂量即可，切勿一次或短时间内服用两次剂量。

❖ **用药过量怎么办？**

服药过量可出现以下症状：

1. 中枢神经系统症状：严重意识障碍，从嗜睡、注意力不集中到昏睡，最后进入昏迷。检查时可发现瞳孔缩小，对光反应迟钝。同时伴有中枢性体温过低。

2. 心血管系统症状：直立性低血压、心率加快、脉细数、偶见心律不齐，严重时导致低血容量性休克。

3. 血液系统症状：中性粒细胞减少、过敏性紫癜。

如果出现药物过量症状，请就医咨询。

❖ **与其他药物合用需注意什么？**

除氯氮平外，几乎所有抗精神病药和中枢抑制药如与本药合用均可增强中枢抑制作用，应充分注意，如需要合用药物，请咨询医师或药师。

氯氮平（25mg）

❖ **本药用于治疗哪些疾病?**

精神分裂症。

❖ **本药如何服用，何时服用最合适?**

口服。成人：开始一次 25mg，每日 2~3 次，然后每日增加 25~50mg。如耐受良好，在开始治疗的 2 周末将一日总量增至 300~450mg。

❖ **使用本药期间需要注意什么?**

1. 本药可能造成严重的血液问题，请定期做血液检查，若有疲倦、虚弱、发热或喉咙痛现象请立即就医。

2. 本药可能会引起困倦、视线模糊或引起痉挛，对驾车、操作机械或其他危险活动（如登山、游泳）可能会造成影响，宜尽量避免。

3. 本药可能引起头晕、眩晕，尤其是突然起床或站立时，请告知医师。

4. 应报告心脏骤停、低血压、晕厥、心动过缓、嗜酸性粒细胞增多、便秘等症状。

5. 应定期检查血糖，避免发生糖尿病或酮症酸中毒。

6. 避免突然停药，防止戒断反应。

7. 服药期间避免饮酒。

❖ **本药如何居家保存?**

避光，密封保存。

❖ **妊娠期妇女与哺乳期妇女用药注意事项：**

妊娠期妇女应在专科医师或药师的监督指导下使用本药。哺乳期妇女使用本药期间应停止哺乳。

❖ **忘记用药时怎么办?**

若是规律性用此药，则于发现忘记服药时立即服药。但若发现忘记服药时已接近下次服药时间，请按原计划服用下次剂量即可，切勿一次或短时间内服用两次剂量。

❖ **用药过量怎么办?**

最常见谵妄、昏迷、心动过速、低血压、呼吸抑制或衰竭、唾液分泌过多等症状，也有发生癫痫的报道。

如出现过量症状，请立即就医。

❖ **与其他药物合用需注意什么?**

本药与多种药物如苯二氮䓬类药物、降压药物、阿托品类药物、抗抑郁类药物等会产生相互作用，服药期间如加用其他药物，需告知医师或药师。

利培酮（1mg，2mg）

❖ **本药用于治疗哪些疾病?**

精神分裂症。

❖ **本药如何服用，何时服用最合适?**

口服。成人一般初始剂量为一次 1mg，每日 2 次，可逐渐增加剂量至一次 2mg，每日 2 次。

请遵医嘱按时服用，勿自行改变剂量、用法或任意停药。

❖ **使用本药期间需要注意什么？**

1. 传统的抗精神病药会降低癫痫的发作阈值，故癫痫患者应慎用本药。

2. 已有显著的体重增加报告，用药期间应进行体重监测。

3. 在精神分裂患者中糖尿病的患者应监测血糖和糖尿病症状。

4. 如发生血压过低现象，立即就医。

5. 本药会降低体温调节能力，请勿暴露于过冷或过热的场所。

6. 本药可能会损害判断、思考或运动技能，在操作危险器械（包括汽车）时谨慎。

7. 服药期间应避免饮酒。

❖ **本药如何居家保存？**

密封保存。

❖ **妊娠期妇女与哺乳期妇女用药注意事项：**

妊娠期妇女应在专科医师或药师的监督指导下使用本药。哺乳期妇女禁用。

❖ **忘记用药时怎么办？**

若是规律性服用此药，则于发现忘记服药时立即服药。但若发现忘记服药时已接近下次服药时间，请按原计划服用下次剂量即可，切勿一次或短时间内服用两次剂量。

❖ **用药过量怎么办？**

如出现过量症状，如嗜睡、镇静、心跳加速、心律不齐、皮疹、抑郁、行动困难、肌肉痛、流汗、不自主行动、吞咽困难等，请立即就医。

❖ **与其他药物合用需注意什么？**

本药与多种药物会产生相互作用，服药期间如加用其他药物，需告知医师或药师。

奥氮平（5mg，10mg）

❖ **本药用于治疗哪些疾病？**

精神心理障碍，中、重度躁狂发作，精神分裂症。

❖ **本药如何服用，何时服用最合适？**

1. 精神分裂症：口服。建议起始剂量为一日 5~10mg，每日 1 次，与进食无关。

2. 躁狂发作：口服。单独用药起始剂量为每日 15mg，合并治疗时每日 10mg。

❖ **使用本药期间需要注意什么？**

1. 如出现皮疹、发热等症状，请及时告知医师。

2. 本药可能损伤体温调节系统，如出现过热及脱水的症状，请及时告知医师。

3. 本药可损害判断、思考或运动能力，服药期间应避免进行需要精神警觉性或协调性的活动。

4. 本药可能导致体重增加、食欲增加、头痛、便秘、头晕、口干、腹痛、剧痛或疲乏等不良反应，严重或持续时，请告知医师。

5. 如果发生直立性低血压的症状，请告知医师。

6. 接受本药治疗期间应避免饮酒

❖ **本药如何居家保存？**

避光，15~30℃密封保存。

❖ **妊娠期妇女与哺乳期妇女用药注意事项：**

妊娠期妇女如需使用本药请经过医师评估，权衡利弊；哺乳期妇女使用此药较为安全。具体请咨询医师或者药师。

❖ **忘记用药时怎么办?**

若是规律性服用此药,则于发现忘记服药时立即服药。但若发现忘记服药时已接近下次服药时间,请按原计划服用下次剂量即可,切勿一次或短时间内服用两次剂量。

❖ **用药过量怎么办?**

服药过量时,最常见的症状包括心动过速、激越/攻击行为、构音障碍、各种锥体外系症状以及觉醒水平的降低(由镇静直至昏迷)。

其他重要表现还包括谵妄、痉挛、昏迷、可疑的抗精神药物恶性综合征、呼吸抑制、呼吸急促、高血压或低血压、心律不齐和心肺功能抑制等。

如出现过量症状,请立即告知医师或药师,并到医院就诊。

❖ **与其他药物合用需注意什么?**

本药可与多种药物产生相互作用,服药期间如加用其他药物,需告知医师或药师。

喹硫平(25mg,0.1g,0.2g)

❖ **本药用于治疗哪些疾病?**

精神分裂症和双相情感障碍的躁狂发作。

❖ **本药如何服用,何时服用最合适?**

口服。成人每日2次,饭前或饭后服用。治疗初期的日总剂量为:第一日50mg,第二日100mg,第三日200mg,第四日300mg。从第四日以后,将剂量逐渐增加到有效剂量范围,一般为每日300~450mg。可根据临床反应和耐受性将剂量调整为每日150~750mg。

❖ **使用本药期间需要注意什么?**

1. 本药可能引起头晕或嗜睡,药物发挥作用前,建议避免从事需要精神警觉性或协调性的活动。

2. 本药可能影响体温调节,从事升高中枢温度的活动(包括重体力活动、暴露于极高温或脱水)的患者慎用。

3. 本药可能导致直立性低血压,从坐位或卧位站起时需缓慢。

4. 本药可能导致体重增加、食欲增加、口干、便秘、恶心、呕吐、消化不良、疲劳、构音困难和衰弱等不良反应。

5. 如出现抑郁恶化、自杀观念或不正常的行为变化,请告知医师,尤其是起始用药或更改剂量时,儿童和青少年在用药的最初几个月内风险更高。

6. 如出现迟发性运动障碍的症状/体征(肌肉抽搐、吐舌习惯、做鬼脸/咬嘴、肢体随意运动)或抗精神病药恶性综合征(出汗、发热、木僵、血压不稳定、肌肉强直、自主神经功能紊乱),请告知医师。

7. 糖尿病患者应监测高血糖症的症状/体征,并在血糖控制困难时告知医师。

8. 避免突然停药,以免引起停药症状。

9. 用药期间避免饮酒。

❖ **本药如何居家保存?**

30℃以下密封保存。

❖ **妊娠期妇女与哺乳期妇女用药注意事项：**

妊娠期妇女慎用。哺乳期妇女服药期间应避免哺乳。

❖ **忘记用药时怎么办？**

若是规律性服用此药，则于发现忘记服药时立即服药。但若发现忘记服药时已接近下次服药时间，请按原计划服用下次剂量即可，切勿一次或短时间内服用两次剂量。

❖ **用药过量怎么办？**

服药过量可导致困倦和镇静、心动过速、低血压、抗胆碱能作用、Q-T间期延长、癫痫发作、癫痫持续状态、横纹肌溶解、呼吸抑制、尿潴留、意识模糊、谵妄。

如出现过量症状，请立即告知医师或药师，并到医院就诊。

❖ **与其他药物合用需注意什么？**

1. 由于喹硫平会对主要中枢神经系统产生作用，喹硫平与其他作用于中枢神经系统的药品合用时应小心。喹硫平慎用于接受其他抗胆碱能（毒蕈碱）作用药物的患者。另外，也不推荐在服用喹硫平治疗时饮用西柚汁。

2. 本药与许多药物均存在药物相互作用，使用新药物前应告知医师或药师（包括非处方药、营养补品、维生素和草药）。

阿立哌唑（5mg，10mg，15mg）

❖ **本药用于治疗哪些疾病？**

治疗精神分裂症。

❖ **本药如何服用，何时服用最合适？**

口服。成人：起始剂量一次10~15mg，每日1次。不受进食影响。2周后，一次剂量最大可增加至30mg。

❖ **使用本药期间需要注意什么？**

1. 本药可能引起直立性低血压。

2. 本药品可能引起困倦，对驾车、操作重机械或其他危险活动可能会造成影响，宜尽量避免。从事具有潜在危险的活动（骑电瓶车/自行车、游泳）应有人陪同。

3. 服药期间避免饮用含酒精性饮料，酒精会增强此药的镇静作用。

4. 本药可能会降低体温调节能力，请勿暴露于过冷或过热的场所。

❖ **本药如何居家保存？**

遮光，密封保存。

❖ **妊娠期妇女与哺乳期妇女用药注意事项：**

妊娠期妇女请咨询医师或者药师。哺乳期妇女如需服用本药应停止哺乳。

❖ **忘记用药时怎么办？**

若是规律性服用此药，则于发现忘记服药时立即服药。但若发现忘记服药时已接近下次服药时间，请按原计划服用下次剂量即可，切勿一次或短时间内服用两次剂量。

❖ **用药过量怎么办？**

本药服用过量可能发生的不良反应包括呕吐、嗜睡和震颤、血压上升、心跳过速。

如出现过量症状，请立即告知医师或药师，并到医院就诊。

❖ **与其他药物合用需注意什么？**

1. 鉴于本药对中枢神经系统的作用，在与其他作用于中枢系统的药物和酒精合用时应慎重。

2. 因其拮抗肾上腺素能受体，故本药有增强某些降压药作用的可能性。

齐拉西酮（20mg，40mg，60mg，80mg）

❖ **本药用于治疗哪些疾病**？

精神分裂症。

❖ **本药如何服用，何时服用最合适**？

口服。成人一次 20mg，每日 2 次，餐时服用。视病情可逐渐增加到一次 80mg，每日 2 次。

❖ **使用本药期间需要注意什么**？

1. 如出现严重皮肤反应的症状，请告知医师。

2. 如出现心律失常的症状，请告知医师。

3. 因为本药可能引起嗜睡、视力改变和运动技能受损，服药期间应避免从事需要注意力集中或者协调的活动。

4. 如出现抗精神病药物恶性综合征或者迟发性运动障碍的症状，请告知医师。

5. 本药可能导致呼吸道感染、锥体外系症状、头晕、静坐不能、虚弱、直立性低血压或者呕吐等不良反应。

6. 将本药同食物一起服用，可增强本药的吸收。

7. 应密切留意高血糖症状（如多食、多饮、多尿等），若出现高血糖症状时，应立即测量血糖值。

❖ **本药如何居家保存**？

30℃以下室温保存。

❖ **妊娠期妇女与哺乳期妇女用药注意事项**：

妊娠期妇女请咨询医师或者药师。哺乳期妇女服用本药时不应哺乳。

❖ **忘记用药时怎么办**？

若是规律性服用此药，则于发现忘记服药时立即服药。但若发现忘记服药时已接近下次服药时间，请按原计划服用下次剂量即可，切勿一次或短时间内服用两次剂量。

❖ **用药过量怎么办**？

服药过量可出现锥体外系症状（发声困难、流口水、失去平衡感等）、嗜睡、震颤和焦虑等症状。

如出现过量症状，请立即就医。

❖ **与其他药物合用需注意什么**？

本药与延长 Q-T 间期药物、酒精、多巴胺能、酮康唑、西咪替丁、制酸剂等多种药物会产生相互作用，服药期间如加用其他药物，需告知医师或药师。

帕利哌酮（3mg，6mg，9mg）

❖ **本药用于治疗哪些疾病**？

精神分裂症急性期和维持期的治疗，双相情感障碍躁狂发作急性期。

❖ **本药如何服用，何时服用最合适**？

口服。成人一次 6mg，每日 1 次，早上服用。须整片随水吞服，不能咀嚼、拆分或压碎。用于中、重度肾功能损伤患者的最大剂量为一日3mg。

❖ **使用本药期间需要注意什么？**

1. 当开始或重新开始本药治疗，或增加药物剂量时，直立性低血压风险增加。从坐姿/仰卧位起身时需缓慢。

2. 由于本药可能导致判断力、思维能力或运动能力受损，在本药效果消失前，应避免需要精神警觉或协调的活动。

3. 本药可能会损害体热调节机制。如果从事导致中心体温升高的活动，如剧烈运动、过度暴露于高热或脱水环境，建议谨慎使用。

4. 由于本药片剂外壳和核成分不溶于水，不必担心粪便中偶尔出现的类似片剂的东西。

5. 对于患有痴呆症的老年人，本药可能会增加脑血管事件（中风、短暂性脑缺血发作）的风险。

6. 应密切留意高血糖症状（如多食、多饮、多尿等），若出现高血糖症状，应立即测量血糖值。

7. 本药可能引起静坐不能和锥体外系障碍。

8. 服药期间应避免饮酒。

❖ **本药如何居家保存？**

15~30℃密闭保存。

❖ **妊娠期妇女与哺乳期妇女用药注意事项：**

请咨询医师或者药师。

❖ **忘记用药时怎么办？**

若是规律性服用此药，则于发现忘记服药时立即服药。但若发现忘记服药时已接近下次服药时间，请按原计划服用下次剂量即可，切勿一次或短时间内服用两次剂量。

❖ **用药过量怎么办？**

服药过量可能出现锥体外系症状（发声困难、流口水、失去平衡感、静坐不能等）和步态不稳等症状。

如出现过量症状，请告知医师或药师，并到医院就诊。

❖ **与其他药物合用需注意什么？**

本药与多种药物会产生相互作用，服药期间如加用其他药物，需告知医师或药师。

氨磺必利（0.2g）

❖ **本药用于治疗哪些疾病？**

以阳性症状和阴性症状为主的精神分裂症。

❖ **本药如何服用，何时服用最合适？**

口服。成人若每日剂量小于或等于400mg，应一次服完，若每日剂量超过400mg，应分为2次服用。

❖ **使用本药期间需要注意什么？**

1. 肾功能不全时谨慎用药。

2. 癫痫患者谨慎用药。

3. 帕金森病，同时使用多巴胺（受体）激动剂的患者谨慎用药。

4. 对其他苯甲酰胺衍生物（舒必利、甲氧氯普胺、硫必利、舒托必利）存在超敏反应时，应谨慎用药。

5. 老年患者（不良反应风险增加，有肾功能减退时可能需要调整剂量）应谨慎用药。

6. 如发生头晕、便秘、消化不良、胃不适、口干、体重增加、失眠、焦虑、嗜睡等症状，严重时请联系医师。

7. 突然停药可能会引起停药症状，应逐渐停药。

8. 服药期间应避免饮酒。

❖ **本药如何居家保存？**

低于 30℃ 条件下室温保存。

❖ **妊娠期妇女与哺乳期妇女用药注意事项：**

妊娠期妇女应在专科医师或药师的监督指导下使用本药。哺乳期妇女禁用。

❖ **忘记用药时怎么办？**

若是规律性服用此药，则于发现忘记服药时立即服药。但若发现忘记服药时已接近下次服药时间，请按原计划服用下次剂量即可，切勿一次或短时间内服用两次剂量。

❖ **用药过量怎么办？**

服药过量可能发生困倦、镇静、低血压和锥体外系症状和昏迷。

如出现过量症状，请立即告知医师或药师，并到医院就诊。

❖ **与其他药物合用需注意什么？**

如果需要合用抗心律失常药、精神镇静类药、左旋多巴、高血压药物，请务必咨询医师或药师。

九、抗抑郁药

抑郁症常以持续的心境恶劣与情绪低落、兴趣缺失、精力不足等为主要临床特征，常伴随认知，或精神运动障碍，或躯体症状等。

阿米替林（25mg）

❖ **本药用于治疗哪些疾病？**

抑郁症，焦虑性或激动性抑郁症。

❖ **本药如何服用，何时服用最合适？**

口服。成人一般初始剂量为一次 25mg，每日 2~3 次，后可逐渐增至一日 100~200mg，一日 3 次。一日最高剂量不超过 300mg。建议饭后服药，以减少胃部刺激。

谨遵医嘱服药，请勿自行更改剂量或服药时间。

❖ **使用本药期间需要注意什么？**

1. 开始服用时多先出现镇静作用，抗抑郁作用在 1~4 周后出现。

2. 维持治疗（每日 50~100mg）时，可每晚一次用药，但老年、青少年与心脏病患者仍宜分次服用，请遵医嘱。

3. 非经医师指示请勿擅自停药，突然停药可能引起撤药反应。临床表现有睡眠障碍、易醒、噩梦；情绪不稳、易激惹、焦虑和轻躁狂；胃肠道不适、腹泻；运动障碍等。如需停药请在医师指导下进行。

4. 停药后，本药的作用至少可持续 7 日，所以停药期间仍应继续观察其临床反应。

5. 本药可引起光敏感性增加，所以应避免长时间暴露于阳光，或穿保护性衣服。

6. 用药期间不宜驾驶车辆、操作机械或高空作业。

❖ **本药如何居家保存？**

遮光，密封保存。

❖ **妊娠期妇女与哺乳期妇女用药注意事项：**

妊娠期妇女慎用。哺乳期妇女使用期间应停止哺乳。

❖ **忘记用药时怎么办？**

若是规律性服用此药，则于发现忘记服药时立即服药。但若发现忘记服药时已接近下次服药时间，请按原计划服用下次剂量即可，切勿一次或短时间内服用两次剂量。

❖ **用药过量怎么办？**

服药过量可出现烦躁不安、谵妄、昏迷、严重的抗胆碱能反应或癫痫发作。心脏毒性可致传导障碍、心律失常、心力衰竭。

如出现过量症状，请立即告知医师或药师，并到医院就诊。

❖ **与其他药物合用需注意什么？**

已用单胺氧化酶抑制剂者，至少停药 2 周后才能用本药。本药与舒托必利、可乐定、阿托品类药物等多种药物会产生相互作用，服药期间如加用此类药物，需提前告知医师或药师。

氯米帕明（25mg）

❖ **本药用于治疗哪些疾病？**

各种抑郁症；强迫症；恐惧症。

❖ **本药如何服用，何时服用最合适？**

口服。①治疗抑郁症：开始一次 25mg，每日 2~3 次，以后逐渐增加剂量，门诊患者一日不超过 250mg，住院患者一日不超过 300mg。②治疗强迫症：开始一日 25mg，前 2 周逐渐增加至一日 100mg，数周后可继续增加，一日不超过 250mg。

❖ **使用本药期间需要注意什么？**

1. 用药时剂量宜个体化。

2. 宜在饭后服用，以减少对胃部刺激作用。

3. 开始服药时常先出现镇静作用，一般在用药 2 周以上才产生抗抑郁作用。

4. 不宜突然停药，宜在 1~2 个月内逐渐减量。

5. 如有便秘、肝脏疾病、甲状腺功能亢进、肾上腺髓质肿瘤、新近发生心肌梗死请提前告知医师。

6. 用药期间不宜驾驶车辆、操作机械或高空作业。

❖ **本药如何居家保存？**

遮光，密封保存。

❖ **妊娠期妇女与哺乳期妇女用药注意事项：**

妊娠期妇女慎用。哺乳期妇女使用本药期间应停止哺乳或停药。

❖ **忘记用药时怎么办？**

若是规律性服用此药，则于发现忘记服药时立即服药。但若发现忘记服药时已接近下次服药时间，请按原计划服用下次剂量即可，切勿一次或短时间内服用两次剂量。

❖ **用药过量怎么办？**

服药过量可出现困倦、视线模糊、口干、胃肠不适（便秘、腹泻、恶心/呕吐）、大量出汗、少汗、无尿等症状。

如出现过量症状请立即就医。

❖ **与其他药物合用需注意什么？**

服用单胺氧化酶抑制药的患者停药2周后，才能使用本药。

本药与多种药物（如利尿剂、中枢神经系统抑制剂、抗胆碱能药物等）会产生相互作用，服药期间如加用这些药物，需提前告知医师或药师。

氟西汀（20mg）

❖ **本药用于治疗哪些疾病？**

抑郁症、强迫症、神经性贪食症。

❖ **本药如何服用，何时服用最合适？**

1. 抑郁症：口服。成人每日早晨服20mg，一日最大量不超过80mg。

2. 强迫症：口服。一日20~60mg。

3. 神经性贪食症：口服。成人一日60mg。老年人减量或减少给药次数。

非经医师指示请勿擅自停药，突然停药可出现严重撤药症状。

❖ **使用本药期间需要注意什么？**

1. 不建议同时服用酒精或含酒精饮料。

2. 出现皮疹时必须停药并就诊。

3. 驾驶车辆、高空作业、操作机械人员应慎用。

4. 停药时可能发生撤药反应，应在至少1~2周内逐渐减少用量。

5. 本药可能影响血糖浓度，服药期间应注意监测。

❖ **本药如何居家保存？**

15~25℃室温保存。

❖ **妊娠期妇女与哺乳期妇女用药注意事项：**

妊娠期妇女慎用。哺乳期妇女如果必须服用氟西汀，应停止母乳喂养。

❖ **忘记用药时怎么办？**

若是规律性服用此药，则于发现忘记服药时立即服药。但若发现忘记服药时已接近下次服药时间，请按原计划服用下次剂量即可，切勿一次或短时间内服用两次剂量。

❖ **用药过量怎么办？**

单独过量服用氟西汀通常症状比较轻微。过量的症状包括恶心、呕吐、痉挛发作、心血管功能失调（从无症状的心律不齐到心搏停止）、肺功能障碍和中枢神经系统功能紊乱（从兴奋到昏迷）。

如出现过量症状，请立即就医。

❖ **与其他药物合用需注意什么？**

不可与单胺氧化酶抑制药合用，对服用单胺氧化酶抑制药的患者必须停药2周后方可服用本药；反之，服用氟西汀的患者至少停药5周后才可服用单胺氧化酶抑制药。请勿自行服用任何中枢抑制药。

本药与多种药物会产生相互作用，服药期间如加用其他药物，需提前告知医师或药师。

帕罗西汀（20mg）

❖ **本药用于治疗哪些疾病？**

抑郁症、强迫症、惊恐障碍、社交恐怖症/社交焦虑症。

❖ **本药如何服用，何时服用最合适？**

口服。抑郁症：成人每日 20mg，一日最大量不超过 50mg。老年人或肝肾功能不全者，可从 10mg 开始，一日最大量不超过 40mg。

与食物同服可避免胃部刺激，建议每日早餐顿服，药片应完整吞服，勿咀嚼。

非经医师指示请勿擅自停药，突然停药可出现撤药症状。应至少服用 6 个月巩固治疗。

❖ **使用本药期间需要注意什么？**

1. 停药后，帕罗西汀的作用还可持续 5 周，故停药后仍需继续观察所有临床作用。

2. 服药期间避免饮酒。

3. 出现皮疹时必须停药。

4. 停药 2 周后，才可换用单胺氧化酶抑制药。反之亦然。

5. 若服药期间由抑郁转为躁狂时应停药，立即就医。

6. 如有癫痫病史请提前告知医师。

7. 刚开始服药时操作危险机械、驾驶应特别谨慎，直至确定本药不会干扰活动能力。

❖ **本药如何居家保存？**

遮光、密封，在干燥处保存。

❖ **妊娠期妇女与哺乳期妇女用药注意事项：**

妊娠期妇女和哺乳期妇女应在专科医师或药师的监督指导下使用本药。

❖ **忘记用药时怎么办？**

若是规律性服用此药，则于发现忘记服药时立即服药。但若发现忘记服药时已接近下次服药时间，请按原计划服用下次剂量即可，切勿一次或短时间内服用两次剂量。

❖ **用药过量怎么办？**

服药过量可出现嗜睡、昏迷、恶心等症状。

如出现药物过量症状请及时就医。

❖ **与其他药物合用需注意什么？**

请勿自行服用任何中枢抑制药。

本药与多种药物如色氨酸、单胺氧化酶抑制剂、华法林、曲坦类药物等产生相互作用，服药期间如加用其他药物，需提前告知医师或药师。

舍曲林（50mg）

❖ **本药用于治疗哪些疾病？**

抑郁症、强迫症。

❖ **本药如何服用，何时服用最合适？**

口服。成人有效剂量为一次 50mg，每日 1 次。疗效不佳者可增加剂量，最大为一日 200mg。早晚服用均可，也可随餐服用。

❖ **使用本药期间需要注意什么？**

1. 服药期间不宜饮酒。

2. 服药期间可发生乏力、警觉性下降，驾驶车辆、操作机械应谨慎。建议患者避免从事精神上需要警觉性和协调性的活动。

3. 本药可能引起射精失败、口干、出汗增加、嗜睡、头晕、震颤、疲劳、腹泻、消化不良、恶心、失眠或性欲下降等症状，如果症状持续不能缓解或加重请就医咨询。

4. 本药可能须持续服药数周以上，才能达到最佳药效，请谨遵医嘱服药。

5. 避免突然停药，因为这可能引起焦虑情绪、易怒、激动、头晕、感觉障碍、困惑、头痛、昏睡、情绪不稳、失眠或轻度躁狂。

6. 本药可能影响血压、血糖，服药期间请注意检测血压、血糖，如果观察到明显波动请告知医师。

❖ **本药如何居家保存？**

密封保存。

❖ **妊娠期妇女与哺乳期妇女用药注意事项：**

妊娠期妇女及哺乳期妇女慎用。

❖ **忘记用药时怎么办？**

若是规律性服用此药，则于发现忘记服药时立即服药。但若发现忘记服药时已接近下次服药时间，请按原计划服用下次剂量即可，切勿一次或短时间内服用两次剂量。

❖ **用药过量怎么办？**

服药过量可能出现嗜睡、胃肠不适（如恶心和呕吐）、心动过速、震颤、激越、头晕甚至昏迷等症状。

如出现过量症状，请立即告知医师或药师，并到医院就诊。

❖ **与其他药物合用需注意什么？**

本药与多种药物会产生相互作用，服药期间如加用其他药物（如单胺氧化酶抑制剂、抗凝药、抗生素、止痛药等），需提前告知医师或药师。

马来酸氟伏沙明（50mg）

❖ **本药用于治疗哪些疾病？**

抑郁症、强迫症。

❖ **本药如何服用，何时服用最合适？**

口服。成人一日 50~100mg，分 1~2 次服用。疗效不佳者可增加剂量，一日最大量300mg。

❖ **使用本药期间需要注意什么？**

1. 本药可导致头晕或嗜睡，用药期间应避免进行需要精神警觉性或协调性的活动，直至药效消退。

2. 请勿突然停药。突然停药可能引起头痛、头晕、恶心、焦虑等。

3. 应密切留意高血糖症状（如多食、多饮、多尿等），若出现高血糖症状时，应立即测量血糖值。

❖ **本药如何居家保存？**

避光，在 25℃下密封保存。

❖ **妊娠期妇女与哺乳期妇女用药注意事项：**

妊娠期妇女及哺乳期妇女经医师评估后可谨慎使用。

❖ **忘记用药时怎么办？**

若是规律性服用此药，则于发现忘记服药时立即服药。但若发现忘记服药时已接近下次服药时间，请按原计划服用下次剂量即可，切勿一次或短时间内服用两次剂量。

❖ **用药过量怎么办？**

服药过量可能出现胃肠道症状（恶心、呕吐以及腹泻）、昏迷、低钾血症、低血压、呼吸困难、嗜睡以及心动过速等症状。

如出现过量症状，请立即就医。

❖ **与其他药物合用需注意什么？**

本药与多种药物（如血小板药、解热镇痛药等）会产生相互作用，服药期间如加用其他药物，需提前告知医师或药师。禁止与单胺氧化酶抑制剂（MAOI）合用，停用MAOI 2周后，才可用本药；反之亦然。

艾司西酞普兰（5mg，10mg）

❖ **本药用于治疗哪些疾病？**

抑郁症，伴或不伴广场恐怖的惊恐障碍，广泛性焦虑障碍。

❖ **本药如何服用，何时服用最合适？**

口服。可以与食物同服。

1.抑郁障碍：一日1次，常用剂量一日10mg，最大剂量可用至一日20mg。通常用药2~4周起效。

2.惊恐障碍：一日1次，建议5mg起始，一周后可加至一日10mg，最大可用至一日20mg。

请遵照医师指示服用，切勿自行改变用法或擅自停药。应至少服用6个月巩固治疗。

❖ **使用本药期间需要注意什么？**

1.如果发生高烧、躁动、混乱、幻觉、反射亢进、恶心、呕吐、腹泻，请及时就医。

2.避免需要精神警觉或协调的活动，因为本药可能损害判断、思维和运动技能。

3.本药可能导致恶心、嗜睡、失眠、疲劳或性功能障碍（性欲下降、厌食症或射精障碍），如果症状持续不能缓解或加重请就医咨询。

4.本药可能须持续服药数周以上，才能达到改善的效果，治疗期间请按照指示服药，以确保本药的疗效。及时报告抑郁恶化、自杀意念或行为异常变化，特别是初始剂量和剂量变化时。

5.及时报告低钠血症迹象（头痛、注意力不集中、精神错乱、记忆障碍、虚弱或不稳定）。

6.建议不要突然停药。

7.服药期间不要饮酒。

❖ **本药如何居家保存？**

30℃以下保存。

❖ **妊娠期妇女与哺乳期妇女用药注意事项：**

妊娠期妇女经医师评估后谨慎使用。哺乳期妇女在服药期间应停止哺乳。

❖ **忘记用药时怎么办？**

若是规律性服用此药，则于发现忘记服药时立即服药。但若发现忘记服药时已接近下次服药时间，请按原计划服用下次剂量即可，切勿一次或短时间内服用两次剂量。

❖ **用药过量怎么办？**

服药过量可出现轻度至中度毒性，如激动、混乱、震颤、恶心、呕吐、反射亢进、偶发阵挛和肌阵挛、低血糖、高血压和心动过缓等症状。

如出现过量症状，应保持呼吸道通畅、确保足够的氧摄取和呼吸功能，并立即就医。

❖ **与其他药物合用需注意什么？**

本药与多种药物合用会产生相互作用，服药期间如加用其他药物如单胺氧化酶抑制剂、司来吉兰等，需提前告知医师或药师。

文拉法辛缓释胶囊（75mg，150mg）

❖ **本药用于治疗哪些疾病？**

抑郁症，广泛性焦虑症。

❖ **本药如何服用，何时服用最合适？**

口服。成人一般一次 75mg，每日 1 次。

胶囊应该整体服下避免分开、压碎、咀嚼或溶解后服用，宜在早晨或晚间一个相对固定时间和食物同时服用。

请遵照医师指示服用，切勿自行改变用法或擅自停药。

❖ **使用本药期间需要注意什么？**

1. 如发生高血压，请停药就医咨询。

2. 本药可能须持续服药数周以上，才能达到改善的效果，治疗期间请按照指示服药，以确保本药的疗效。

3. 为防止撤药反应，不应突然停药。应逐渐减量，时间不少于 2 周。

4. 用药期间避免饮酒。

5. 本药可能导致眩晕或嗜睡，服药期间应避免进行需要精神警觉或协调性的活动。

6. 本药可能会引起出汗、抗胆碱能作用、厌食、恶心、便秘、虚弱、梦幻障碍、精神安定药物恶性综合征（发热、昏迷、血压不稳定、肌肉僵硬、自主神经功能障碍）、头痛、嗜睡、失眠和紧张等症状。

7. 本药可能会引起头晕、直立性低血压，尤其是治疗初期或调高剂量时，请缓慢转换姿势。

❖ **本药如何居家保存？**

25℃以下室温、干燥处保存。

❖ **妊娠期妇女与哺乳期妇女用药注意事项：**

妊娠期妇女经医师评估后谨慎使用。哺乳期妇女在服药期间应停止哺乳

❖ **忘记用药时怎么办？**

若是规律性服用此药，则于发现忘记服药时立即服药。但若发现忘记服药时已接近下次服药时间，请按原计划服用下次剂量即可，切勿一次或短时间内服用两次剂量。

❖ **用药过量怎么办？**

药物过量多发生在与其他药物/酒精合用时。可能的表现为心动过速、意识水平改变

（从嗜睡到昏迷）、瞳孔扩大、癫痫发作和呕吐。

如出现过量症状，请保证气道通畅和适当的吸氧及换气，立即告知医师或药师，并到医院就诊。

❖ **与其他药物合用需注意什么？**

避免服用增加出血风险的药物，如阿司匹林、布洛芬、萘普生等。

本药与多种药物会产生相互作用，服药期间如加用其他药物（如西咪替丁、地西泮），需提前告知医师或药师。单胺氧化酶抑制药停药 2 周后才可用本药；反之亦然。

米氮平（30mg）

❖ **本药用于治疗哪些疾病？**

抑郁症。

❖ **本药如何服用，何时服用最合适？**

口服。成人一般一日 15~45mg，每日 1 次（可睡前顿服）。应随水吞服，不应嚼碎。

请遵照医师指示服用，切勿自行改变用法或擅自停药。应连续服药，推荐在症状完全消失 4~6 个月后逐渐停药。

❖ **使用本药期间需要注意什么？**

1. 本药可能须持续服药数周以上，才能达到改善的效果，治疗期间请按照指示服药，以确保本药的疗效。

2. 本药可能引起头晕、嗜睡、疲倦，对驾车、操作重机械或其他危险活动可能会造成影响，宜尽量避免。

3. 突然停药可发生严重的撤药症状，停药时应逐渐减量。

4. 本药有可能会使白细胞数目减少，增加感染风险，需留意感染症状。

5. 如持续出现困倦、头晕、焦虑、精神错乱、体重及食欲增加、口干、便秘、恶心等症状时，请告知医师。

❖ **本药如何居家保存？**

30℃以下避光、干燥保存。

❖ **妊娠期妇女与哺乳期妇女用药注意事项：**

妊娠期妇女应在专科医师或药师的监督指导下使用本药。哺乳期妇女不建议服用本药。

❖ **忘记用药时怎么办？**

若是规律性服用此药，则于发现忘记服药时立即服药。但若发现忘记服药时已接近下次服药时间，请按原计划服用下次剂量即可，切勿一次或短时间内服用两次剂量。

❖ **用药过量怎么办？**

服药过量可出现定向力障碍、瞌睡、记忆力损伤和心动过速等症状。

如出现过量症状，请立即告知医师或药师，并到医院就诊。

❖ **与其他药物合用需注意什么？**

本药与多种药物会产生相互作用，服药期间如加用其他药物（如卡马西平），需提前告知医师或药师。停用单胺氧化酶抑制剂 2 周后才可用本药；反之亦然。

曲唑酮（25mg，50mg）

❖ **本药用于治疗哪些疾病？**

抑郁症。

❖ **本药如何服用，何时服用最合适？**

口服。成人推荐剂量第一次 25~50mg，睡前服用，次日开始每日 100~150mg，分次服用。待疗效显著后，可逐步降至最小有效量，维持数月。

请遵照医师指示服用，切勿自行改变用法或擅自停药。

❖ **使用本药期间需要注意什么？**

1. 停用单胺氧化酶抑制剂 2 周后才可用本药；反之亦然。

2. 停药时应逐渐减量，不可突然停药。

3. 若持续出现困倦、嗜睡、头晕、视物模糊、视力改变（如对焦困难）、头痛、口干等症状时，请告知医师。

4. 在药效消失前，应避免驾驶或进行其他需要保持精神警觉或协调的活动。

❖ **本药如何居家保存？**

避光、密闭室温保存。

❖ **妊娠期妇女与哺乳期妇女用药注意事项：**

妊娠期妇女与哺乳期妇女慎用。

❖ **忘记用药时怎么办？**

若是规律性服用此药，则于发现忘记服药时立即服药。但若发现忘记服药时已接近下次服药时间，请按原计划服用下次剂量即可，切勿一次或短时间内服用两次剂量。

❖ **用药过量怎么办？**

单独过量服用本药最严重的不良反应是阴茎异常勃起、呼吸停止、癫痫发作和心电图异常。常见的不良反应是嗜睡和呕吐。

如出现过量症状，请立即告知医师或药师，并到医院就诊。

❖ **与其他药物合用需注意什么？**

本药与多种药物如卡马西平、地高辛、苯妥英、华法林等会产生相互作用，服药期间如加用其他药物，需提前告知医师或药师。

安非他酮（75mg）

❖ **本药用于治疗哪些疾病？**

抑郁症。

❖ **本药如何服用，何时服用最合适？**

口服。成人一般起始剂量为一次 75mg，每日 2 次，连续服药三天后可增加至一次 75mg，每日 3 次。后视病情可增加至每日 300mg。

请遵照医师指示服用，切勿自行改变用法或擅自停药。

❖ **使用本药期间需要注意什么？**

1. 禁止与单胺氧化酶抑制剂合用，停用单胺氧化酶抑制剂 2 周后才可用本药；反之亦然。

2. 药品可能须持续服药 4 周以上，才能达到改善的效果，治疗期间请按照指示服药，以确保疗效。

3. 停药时应逐渐减量，避免突然停药。

4. 若出现过敏反应（皮疹、瘙痒、脸肿、喉头水肿、呼吸困难等），立即停药并就医。

5. 服药期间避免饮酒（可能导致癫痫发作）。

6. 如出现视物模糊、眩晕、疲劳、口干、食欲减退、肌肉或关节痛、恶心、呕吐、腹泻、便秘、体重改变等症状，复诊时请告知医师。

7. 应避免睡前用药，以减少失眠。

❖ **本药如何居家保存**？

室温（10~30℃）、密封、干燥处保存。

❖ **妊娠期妇女与哺乳期妇女用药注意事项**：

请咨询医师或者药师权衡利弊后决定是否使用。

❖ **忘记用药时怎么办**？

若是规律性服用此药，则于发现忘记服药时立即服药。但若发现忘记服药时已接近下次服药时间，请按原计划服用下次剂量即可，切勿一次或短时间内服用两次剂量。

❖ **用药过量怎么办**？

服药过量可出现呕吐、视物模糊、头晕、思维混乱、昏睡、神经过敏等症状，甚至诱发癫痫、幻觉、意识丧失等。

如出现过量症状，请立即告知医师或药师，并到医院就诊。

❖ **与其他药物合用需注意什么**？

与苯巴比妥、苯妥英、氯吡格雷等药合用时需提前告知医师或药师。

度洛西汀（30mg，60mg）

❖ **本药用于治疗哪些疾病**？

抑郁症，广泛性焦虑障碍，糖尿病外周神经性疼痛。

❖ **本药如何服用，何时服用最合适**？

口服。成人一日量30~60mg（一次30~60mg，每日1次；或一次30mg，每日2次）。应将度洛西汀肠溶胶囊（片）整体吞服，不能嚼碎或压碎。

❖ **使用本药期间需要注意什么**？

1. 服用本药可出现恶心、口干、便秘、食欲不振、多汗症、尿潴留和直立性低血压等不良反应。

2. 如出现5-羟色胺综合征的症状，请告知医师。

3. 不要突然停药以防戒断症状。

4. 本药可能须持续服药数周以上，才能达到改善的效果，治疗期间请按照指示服药，以确保疗效。

5. 服药期间避免饮酒。

6. 本药可能会影响血压、血糖，用药期间应监测血压与血糖。

7. 本药可能引起眩晕和嗜睡，服药期间应避免需要精神警觉或协调的活动。

❖ **本药如何居家保存**？

15~30℃室温保存。

❖ **妊娠期妇女与哺乳期妇女用药注意事项：**

妊娠期妇女应在专科医师或药师的监督指导下使用本药。哺乳期妇女用药期间应避免哺乳。

❖ **忘记用药时怎么办？**

若是规律性服用此药，则于发现忘记服药时立即服药。但若发现忘记服药时已接近下次服药时间，请按原计划服用下次剂量即可，切勿一次或短时间内服用两次剂量。

❖ **用药过量怎么办？**

服药过量可出现（单独服用或与其他药物合用）嗜睡、昏迷、5-羟色胺综合征、癫痫发作、昏厥、心动过速、低血压、高血压和呕吐等症状和体征。

如出现过量症状，请立即告知医师或药师，并到医院就诊。

❖ **与其他药物合用需注意什么？**

与氟伏沙明、西咪替丁、喹诺酮类（如环丙沙星和依诺沙星）、氟西汀、帕罗西汀等合用时需提前告知医师或药师。

可能存在潜在出血风险，服药期间如需使用阿司匹林或非甾体类抗炎药请咨询医师。

十、抗焦虑药

抗焦虑药主要是用于减轻焦虑、紧张、恐惧、稳定情绪兼有镇静催眠作用的药物。

阿普唑仑（0.4mg）

❖ **本药用于治疗哪些疾病？**

焦虑、紧张，激动。可用于催眠或焦虑的辅助用药，也可作为抗惊恐药，并能缓解急性酒精戒断症状。

❖ **本药如何服用，何时服用最合适？**

1. 抗焦虑：口服。开始一次 0.4~1.2mg，每日 2 次。最大限量一日可达 4mg。

2. 镇静催眠：口服。一次 0.4~0.8mg，睡前服。

3. 抗恐惧：口服。一次 0.4mg，每日 3 次，需要时逐渐增加剂量，一日最大量可达 10mg。

❖ **使用本药期间需要注意什么？**

1. 服药期间，应避免从事需要保持警觉性及协调能力的工作。

2. 本药可能引起食欲增加、体重改变、便秘、头晕、构音障碍、记忆功能障碍、嗜睡症、抑郁症或性欲减退，如果症状持续不能缓解或加重请就医咨询。

3. 建议家属监测患者用药时是否发生神志混淆，尤其是老年患者。

4. 避免突然停药，以预防戒断症状的发生。

5. 用药时应避免饮酒。

6. 用药时应避免食用西柚或饮用西柚汁。

❖ **本药如何居家保存？**

避光，密封保存。

❖ **妊娠期妇女与哺乳期妇女用药注意事项：**

妊娠期妇女及哺乳期妇女慎用。

❖ **忘记用药时怎么办？**

若是规律性服用此药，则于发现忘记服药时立即服药。但若发现忘记服药时已接近下次服药时间，请按原计划服用下次剂量即可，切勿一次或短时间内服用两次剂量。

❖ **用药过量怎么办？**

服药过量可出现持续的精神错乱、严重嗜睡、抖动、语言不清、蹒跚、心跳异常减慢、呼吸短促或困难、严重乏力等症状。

如出现过量症状，请立即告知医师或药师，并到医院就诊。

❖ **与其他药物合用需注意什么？**

本药与多种药物如中枢抑制药、西咪替丁、左旋多巴等会产生相互作用，服药期间如加用其他药物，需提前告知医师或药师。

劳拉西泮（0.5mg，1.0mg，2.0mg）

❖ **本药用于治疗哪些疾病？**

焦虑障碍的治疗，或用于缓解焦虑症状以及与抑郁症状相关的焦虑的短期治疗。

❖ **本药如何服用，何时服用最合适？**

口服。成人一般一日 2~6mg，分次服用。

请遵照医师指示服用，勿任意增减药物剂量或者自行停药。

❖ **使用本药期间需要注意什么？**

1. 由于本药可能引起嗜睡，服药期间避免从事需要保持精神警觉或协调性的活动。

2. 服药期间应避免妊娠。

3. 服用本药可出现中枢神经系统或呼吸抑制、头晕、虚弱、躁动、乏力、困惑、抑郁、衰弱或眩晕等不良反应。

4. 避免突然停药。

5. 用药期间避免饮酒或服用其他中枢神经系统抑制剂。

❖ **本药如何居家保存？**

25℃以下避光保存。

❖ **妊娠期妇女与哺乳期妇女用药注意事项：**

妊娠期妇女慎用。哺乳期妇女服药期间应避免哺乳。

❖ **忘记用药时怎么办？**

若是规律性服用此药，则于发现忘记服药时立即服药。但若发现忘记服药时已接近下次服药时间，请按原计划服用下次剂量即可，切勿一次或短时间内服用两次剂量。

❖ **用药过量怎么办？**

本药为苯二氮䓬类药物，服药过量症状通常表现为对中枢神经系统不同程度的抑制（从嗜睡到昏迷）。

如出现过量症状，请立即告知医师或药师，并到医院就诊。

❖ **与其他药物合用需注意什么？**

本药与多种药物如中枢神经抑制剂、丙磺舒等会产生相互作用，服药期间如加用其他药物，需提前告知医师或药师。

奥沙西泮（15mg）

❖ **本药用于治疗哪些疾病？**

短期缓解焦虑、紧张、激动，也可用于催眠，焦虑伴有精神抑郁的辅助用药，并能缓解急性酒精戒断症状。

❖ **本药如何服用，何时服用最合适？**

口服。成人一般一次 15~30mg，每日 3~4 次。如用于一般性失眠，15mg 睡前服。

❖ **使用本药期间需要注意什么？**

1. 本药可能导致头晕或嗜睡，服药期间应避免进行需要精神警觉性或协调性的活动。

2. 本药可能导致头痛。

3. 本药可能导致低血压、反常兴奋、镇静等，尤其是老年患者。

4. 如出现抑郁症恶化、自杀观念或异常行为改变等，请告知医师。

5. 请勿突然停药，尤其是大剂量用药或长期用药者。

6. 服药期间不应饮酒。

❖ **本药如何居家保存？**

遮光，密封保存。

❖ **妊娠期妇女与哺乳期妇女用药注意事项：**

妊娠期妇女禁用。哺乳期妇女慎用。

❖ **忘记用药时怎么办？**

若是规律性服用此药，则于发现忘记服药时立即服药。但若发现忘记服药时已接近下次服药时间，请按原计划服用下次剂量即可，切勿一次或短时间内服用两次剂量。

❖ **用药过量怎么办？**

如出现过量症状，请立即告知医师或药师，并到医院就诊。

❖ **与其他药物合用需注意什么？**

本药与多种药物会产生相互作用，服药期间如加用其他药物，需提前告知医师或药师。

丁螺环酮（5mg）

❖ **本药用于治疗哪些疾病？**

焦虑症。

❖ **本药如何服用，何时服用最合适？**

口服。通常成人一次 5mg，每日 2~3 次，第二周可增加至一次 10mg，每日 2~3 次。请依照医师指示服药，不可自行调整剂量或增加服药次数。

❖ **使用本药期间需要注意什么？**

1. 本药可能需要一到两周才出现效果，治疗期间请耐心依照医嘱服药。

2. 如有药物过敏或是有其他疾病，特别是癫痫、肝肾功能不良病史，请告知医师。

3. 本药可能会引起晕眩、嗜睡，服药期间请勿开车或操作危险机械。

4. 服药期间请勿饮酒，酒精会增强本药的镇静作用。

5. 服药期间可能发生头晕、恶心、头痛等不良反应，但一般都不严重，若症状持续无法忍受或加重请及时就医。

6. 服药期间请勿食用西柚汁。

❖ **本药如何居家保存?**

遮光,密封保存。

❖ **妊娠期妇女与哺乳期妇女用药注意事项:**

妊娠期妇女及哺乳期妇女慎用。

❖ **忘记用药时怎么办?**

若是规律性服用此药,则于发现忘记服药时立即服药。但若发现忘记服药时已接近下次服药时间,请按原计划服用下次剂量即可,切勿一次或短时间内服用两次剂量。

❖ **用药过量怎么办?**

如服药过量,请尽快就医。

❖ **与其他药物合用需注意什么?**

本药与多种药物会产生相互作用,服药期间如加用其他药物(包含非处方药),特别是单胺氧化酶抑制剂、镇静安眠药、曲唑酮等,需提前告知医师或药师。

坦度螺酮(5mg,10mg)

❖ **本药用于治疗哪些疾病?**

焦虑症。

❖ **本药如何服用,何时服用最合适?**

口服。成人一次 10~20mg,每日 3 次。根据病情适当增减剂量,一日最大剂量不得超过 60mg。

❖ **使用本药期间需要注意什么?**

1. 本药可引起嗜睡、眩晕等,故服用本药过程中不得从事伴有危险的机械性作业。

2. 如有肝脏或肾脏疾病,请提前告知医师。

❖ **本药如何居家保存?**

室温保存。

❖ **妊娠期妇女与哺乳期妇女用药注意事项:**

妊娠期妇女应经由医师权衡利弊是否可以使用;本药不建议用于哺乳期妇女,如果必须服药应停止哺乳。

❖ **忘记用药时怎么办?**

若是规律性服用此药,则于发现忘记服药时立即服药。但若发现忘记服药时已接近下次服药时间,请按原计划服用下次剂量即可,切勿一次或短时间内服用两次剂量。

❖ **用药过量怎么办?**

目前尚无本药过量的临床资料。若服药过量应尽快就诊。

❖ **与其他药物合用需注意什么?**

1. 如患者用过或者正在使用苯二氮䓬类镇静催眠药(比如地西泮、艾司唑仑),应提前告知医师,以判断是否减量或停药。

2. 本药与钙拮抗药(如硝苯地平、氨氯地平等)类降压药合用时可增强降压作用。请注意监测血压。

本药与多种药物会产生相互作用,服药期间如加用其他药物,需提前告知医师或药师。

氟哌噻吨美利曲辛片（氟哌噻吨 0.5mg∶美利曲辛 10mg）

❖ **本药用于治疗哪些疾病？**

轻、中度抑郁症和焦虑症。

❖ **本药如何服用，何时服用最合适？**

口服。成人一般每日 2 片，早餐和中午时各 1 片。每日最大用量为 4 片。

请谨遵医嘱服药，勿自行更改用药剂量和服药时间。非经医师同意请勿自行停药。

❖ **使用本药期间需要注意什么？**

1. 如果患有帕金森症、肝脏或肾脏、心血管、青光眼、癫痫、血液、前列腺等疾病，或曾有药物不良反应，请提前告知医师。

2. 本药可能会改变胰岛素和葡萄糖耐量，糖尿病患者服用本药时应根据血糖变化调整降糖药剂量。

3. 长期服药应定期检查心理和神经状态、血细胞计数和肝功能。

4. 服药期间请勿饮酒或含酒精饮料。

5. 本药可能引起头晕、嗜睡、疲倦，影响注意力及专注力，尽量避免驾车、操作重机械等活动。

6. 服药期间可能发生体重增加、震颤、失眠、不安、视物模糊、口干、便秘、抽搐、耳鸣等不良反应，如果症状持续不能缓解或加重请及时就医。

❖ **本药如何居家保存？**

在 25℃以下保存。

❖ **妊娠期妇女与哺乳期妇女用药注意事项：**

妊娠期妇女与哺乳期妇女最好不要服用本药。

❖ **忘记用药时怎么办？**

若是规律性服用此药，则于发现忘记服药时立即服药。但若发现忘记服药时已接近下次服药时间，请按原计划服用下次剂量即可，切勿一次或短时间内服用两次剂量。

❖ **用药过量怎么办？**

服药过量时最早出现的是美利曲辛引起的严重抗胆碱症状（如视物模糊、口干、便秘等），氟哌噻吨过量可引起锥体外系运动症状比如肌肉痉挛、静坐不能、癫痫或颤抖等。

如出现过量症状，请立即告知医师或药师，并到医院就诊。

❖ **与其他药物合用需注意什么？**

本药与多种药物（如单胺氧化酶抑制剂、中枢神经抑制剂等）会产生相互作用，服药期间如加用其他药物，需提前告知医师或药师。

十一、心境稳定药

心境稳定药既往称为抗躁狂药，主要用于双相情感障碍躁狂状态，因对躁狂和抑郁具有双向调节、稳定病情、预防复发的作用，故名心境稳定药。

丙戊酸钠、卡马西平请参见"抗癫痫与抗惊厥药"。

碳酸锂（片：0.1g，0.25g；缓释片：0.3g）

❖ **本药用于治疗哪些疾病？**

躁狂症，反复发作的抑郁症，分裂–情感性精神病。

❖ **本药如何服用，何时服用最合适？**

口服。成人常用剂量为一日0.6~2g，分2~3次服用。宜餐后服用。

请谨遵医嘱服药，勿自行更改用药剂量和服药时间。非经医师同意请勿自行停药。

❖ **使用本药期间需要注意什么？**

1. 服药期间请确保摄入足够的盐分和水分。

2. 如有怀孕、计划怀孕、哺乳，有肾脏、心血管、甲状腺、神经系统疾病，有电解质失衡史，请提前告知医师。

3. 请定期回访，接受检查和评估。

4. 如果发烧、腹泻或出汗严重会影响本药药效，请告知医师。

5. 本药可能引起头晕、疲倦，影响注意力及专注力，尽量避免驾车、操作重机械等活动。

6. 就医时请告知医师正在服用本药。

❖ **本药如何居家保存？**

密封保存。

❖ **妊娠期妇女与哺乳期妇女用药注意事项：**

妊娠期妇女前3个月禁用；哺乳期妇女服用本药期间应停止哺乳。

❖ **忘记用药时怎么办？**

若是规律性服用此药，则于发现忘记服药时立即服药。但若发现忘记服药时已接近下次服药时间，请按原计划服用下次剂量即可，切勿一次或短时间内服用两次剂量。

❖ **用药过量怎么办？**

服药过量早期表现为恶心、呕吐、腹泻、厌食等消化道症状，继而出现肌无力，四肢震颤、共济失调、嗜睡、意识模糊或昏迷。

如出现过量症状，请立即告知医师或药师，并到医院就诊。

❖ **与其他药物合用需注意什么？**

非经医师同意请勿自行服用任何药品、保健品、中草药制剂，以避免药物相互作用。

本药与多种药物会产生相互作用，如果服用本药期间需要加用其他药物（比如降压药、利尿药、抗癫痫药等），需提前告知医师或药师。

十二、精神兴奋药

精神兴奋药指能提高中枢神经系统机能活动的药物。本节涉及的药物为治疗注意缺陷多动障碍的药物。

哌甲酯缓释片（18mg，36mg）

❖ **本药用于治疗哪些疾病？**

注意缺陷多动障碍。

❖ **本药如何服用，何时服用最合适？**

口服。每日1次，本药给药后作用可持续12小时，应在早晨服药。

本药要整片用水送下，不能咀嚼、掰开或压碎。本药可于餐前或餐后服用。

剂量可根据患者个体需要及疗效而定。每次可增加剂量 18mg，直至最高剂量为 54mg（每日 1 次，晨服）。通常约每周调整 1 次剂量。

❖ **使用本药期间需要注意什么？**

1. 应遵照医嘱服药，不得自行增减剂量。本药可能影响睡眠，请勿于傍晚之后服用，以免影响睡眠。

2. 上课学习期间用药，周末和假期停药，以减少耐药性及避免对生长发育的影响。

3. 如服药后胃部不适可用牛奶送服。

4. 如果出现异常行为、情绪激动易怒、敌意、自杀或死亡想法、幻觉等，请即刻就医。

❖ **本药如何居家保存？**

密封保存。

❖ **妊娠期妇女与哺乳期妇女用药注意事项：**

妊娠期妇女与哺乳期妇女慎用。

❖ **忘记用药时怎么办？**

若是规律性服用此药，则于发现忘记服药时立即服药。但若发现忘记服药时已接近下次服药时间，请按原计划服用下次剂量即可，切勿一次或短时间内服用两次剂量。

❖ **用药过量怎么办？**

服药过量的症状和体征主要来自于中枢神经过度兴奋和过度的拟交感神经作用，包括呕吐、激越、肌肉抽搐、惊厥、癫痫大发作、意识模糊状态、幻觉［幻听和（或）幻视］、多汗、头痛、发热、心动过速、心悸、心率加快、窦性心律失常、高血压、瞳孔散大以及口干。

如出现过量症状，请立即告知医师或药师，并到医院就诊。

❖ **与其他药物合用需注意什么？**

1. 本药不应用于正在使用或在 2 周内使用过单胺氧化酶抑制剂的患者。

2. 本药可能引起血压升高，与升压药合用要谨慎。

3. 本药可能抑制香豆素类抗凝剂、抗惊厥药（如苯巴比妥、苯妥英）和一些抗抑郁药（三环类和选择性 5- 羟色胺再摄取抑制剂）的代谢。如与本药合用，应在医师指导下减少上述药物剂量。

托莫西汀（10mg，25mg，40mg）

❖ **本药用于治疗哪些疾病？**

儿童和青少年的注意缺陷/多动障碍（ADHD）。

❖ **本药如何服用，何时服用最合适？**

口服。体重低于 70kg 的患者，托莫西汀的起始剂量为按体重一日 0.5mg/kg，3 天后逐渐增加至一日总目标剂量 1.2mg/kg，可每日早晨顿服或早晨、傍晚分 2 次服药。体重超过 70kg 的患者，托莫西汀的起始剂量为一日 40mg，3 天后逐渐加至目标剂量一日 80mg，可每日早晨顿服或早晨傍晚分 2 次服药，如连续使用 2~4 周后疗效不佳，最大剂量可增加到一日 100mg。

❖ **使用本药期间需要注意什么？**

1. 当出现自杀想法、抑郁、行为异常变化或上述情况加重时，家人及照顾者应及时告知医师。

2. 出现攻击行为或敌对行为增加时，请告知医师。

3. 服药后应小心驾车或操作其他危险机械。

4. 如果正在服用或计划服用其他药物，应向医师咨询。

5. 不要打开胶囊，应整粒吞服。

❖ **本药如何居家保存？**

室温保存（15~30℃）。

❖ **妊娠期妇女与哺乳期妇女用药注意事项：**

妊娠期妇女不应使用本药。哺乳期妇女应避免使用本药。

❖ **忘记用药时怎么办？**

若是规律性服用此药，则于发现忘记服药时立即服药。但若发现忘记服药时已接近下次服药时间，请按原计划服用下次剂量即可，切勿一次或短时间内服用两次剂量。24 小时内，用量不应超过本药全天的处方量。

❖ **用药过量怎么办？**

服药过量可出现胃肠道症状、嗜睡、头晕、震颤、行为异常、多动和激动。

如出现过量症状，请立即告知医师或药师，并到医院就诊。

❖ **与其他药物合用需注意什么？**

本药可能影响血压，与抗高血压药、血管收缩药或升压药合用，请提前咨询医师，并密切监测血压。

本药与多种药物会产生相互作用，如服用本药期间需要加用其他药物（如单胺氧化酶抑制剂、氟西汀、帕罗西汀等），需提前告知医师或药师。

第二节　呼吸系统疾病用药

呼吸系统疾病常用药物包括的种类很多，如镇咳药、平喘药、呼吸兴奋药、抗感染药、抗肿瘤药、抗炎药、免疫抑制剂等。本章就镇咳、祛痰和平喘三类药物分别加以叙述，其他药物请参阅有关章节。

一、镇咳药

咳嗽是一种保护性反射活动，可将呼吸道内的黏痰和异物排出，轻度而不频繁的咳嗽，只要痰液或异物排出就可自行缓解，不必应用镇咳药。对于多数有痰的咳嗽应同时应用祛痰药，单独应用镇咳药无益而有害。无痰或少痰而过于频繁剧烈的咳嗽，增加患者痛苦，影响休息，应适当应用镇咳药。

磷酸可待因片（30mg）

❖ **本药用于治疗哪些疾病？**

1. 各种原因引起的较剧的频繁干咳，尤适用于伴有胸痛的剧烈干咳。

2. 中等疼痛的镇痛。

3. 局麻或全麻时的镇静。

❖ **本药如何服用，何时服用最合适？**

口服。一次 15~30mg，一日 30~90mg；极量：一次 100mg，一日 250mg。请依照医师指示服药，不可自行调整剂量或增加服药次数。

❖ **使用本药期间需要注意什么？**

1. 患者如有药物过敏或是其他疾病请告知医师或药师，如甲状腺功能低下、严重呼吸抑制、哮喘发作、肝肾功能异常、慢性肺部疾病伴有心脏功能不全、痉挛状态及急性酒精中毒等。

2. 本药长期应用可产生耐受性、成瘾性。典型的症状为：鸡皮疙瘩、食欲减退、腹泻、牙痛、恶心呕吐、流涕、寒战、打喷嚏、打哈欠、睡眠障碍、胃痉挛、多汗、衰弱无力、心率增速、情绪激动或不明原因的发热等。

3. 本药可能产生药物依赖性，未经医师指示，请勿长期服用。如果连续服用一段时间后要停药请遵照医师指示逐渐减量，突然停药可能引发戒断症状（如疼痛反弹性增加）。

4. 患者如需手术或拔牙，请事先将服药情况告知医师或药师。

5. 服药期间请勿驾驶机、车、船、从事高空作业、机械作业及操作精密仪器。

6. 如有下列症状，请尽快就医：过敏反应（皮疹、荨麻疹或口腔破皮肿胀）、呼吸抑制（呼吸变慢、变浅）。

❖ **本药如何居家保存？**

遮光、密封储存，请勿冷藏或冷冻。请将药品置于儿童触及不到的地方。

❖ **妊娠期妇女与哺乳期妇女用药注意事项：**

妊娠期应用本药可透过胎盘使胎儿成瘾，引起新生儿戒断症状，如腹泻、呕吐、打哈欠、过度啼哭等。哺乳期妇女禁用。

❖ **忘记用药时怎么办？**

若是规律性服用此药，则于发现忘记服药时立即服药。但若发现忘记服药时已接近下次服药时间，请按原计划服用下次剂量即可，切勿一次或短时间内服用两次剂量。

❖ **用药过量怎么办？**

服药过量时临床表现为：头晕、嗜睡、不平静、精神错乱、瞳孔缩小如针尖、癫痫、低血压、心率过缓、呼吸微弱、神志不清等。超大剂量可导致死亡。应密切观察，及时就医。

❖ **与其他药物合用需注意什么？**

用药期间如同时使用或加用其他药物，特别是镇静安眠类药品（如艾司唑仑、阿普唑仑等，会导致中枢神经系统和呼吸抑制效应累加）、单胺氧化酶抑制剂（如司来吉兰、雷沙吉兰等，会导致昏迷、严重高血压或低血压、重度呼吸抑制、抽搐、恶性高热、兴奋、周围血管萎缩等）等，请提前告知医师或药师。如已合并出现不适症状，请及时到医院就诊。

氨酚双氢可待因片（对乙酰氨基酚/酒石酸双氢可待因：500mg/10mg）

❖ **本药用于治疗哪些疾病？**

各种疼痛，还可用于各种剧烈咳嗽，尤其是非炎性干咳及感冒引起的头痛、发热和咳嗽症状。

❖ **本药如何服用，何时服用最合适？**

口服。成人，每 4~6 小时 1~2 片，每次不得超过 2 片，一日最大剂量为 8 片。

❖ **使用本药期间需要注意什么？**

1. 如果患者有明显的肝肾功能损害，建议在用药期间定期监测肝肾功能。

2. 在服药期间有可能出现便秘，此时不需要停药，可口服乳果糖口服液等对症处理。

3. 服用本药期间忌酒。

❖ **本药如何居家保存？**

遮光、密封储存，请勿冷藏或冷冻。请将药品置于儿童触及不到的地方。

❖ **妊娠期妇女与哺乳期妇女用药注意事项：**

妊娠期妇女及哺乳期妇女应在医师或药师指导下使用。分娩期妇女禁用。

❖ **忘记用药时怎么办？**

若是规律性服用此药，则于发现忘记服药时立即服药。但若发现忘记服药时已接近下次服药时间，请按原计划服用下次剂量即可，切勿一次或短时间内服用两次剂量。

❖ **用药过量怎么办？**

因本药含有对乙酰氨基酚，过量可引起肝损害。早期治疗应包括：洗胃、盐酸纳洛酮治疗，同时辅助呼吸，通过给氧缓解呼吸抑制。急性对乙酰氨基酚过量，应马上按标准治疗方案用蛋氨酸或乙酰半胱氨酸治疗。

❖ **与其他药物合用需注意什么？**

用药期间如同时使用或加用其他药物，特别是多潘立酮、甲氧氯普胺、抗凝药物等，请提前告知医师或药师。如已合并出现不适症状，请及时就医。

复方磷酸可待因口服溶液

（每 5ml 含马来酸溴苯那敏 2mg、磷酸可待因 4.5mg、盐酸麻黄碱 5mg、愈创木酚甘油醚 100mg）

❖ **本药用于治疗哪些疾病？**

无痰干咳以及剧烈、频繁的咳嗽。

❖ **本药如何服用，何时服用最合适？**

口服。成人一次 10~15ml，每日 3 次。儿童用量酌减。

❖ **使用本药期间需要注意什么？**

1. 痰多黏稠不易咳出者不宜使用。

2. 用药期间不宜驾驶车辆、管理机器及高空作业。

❖ **本药如何居家保存？**

遮光、密封储存，请勿冷藏或冷冻。请将药品置于儿童触及不到的地方。

❖ **妊娠期妇女与哺乳期妇女用药注意事项：**

妊娠期妇女及哺乳期妇女慎用。

❖ **忘记用药时怎么办？**

若是规律性服用此药，则于发现忘记服药时立即服药。但若发现忘记服药时已接近下次服药时间，请按原计划服用下次剂量即可，切勿一次或短时间内服用两次剂量。

❖ **用药过量怎么办？**

服药过量后，如有精神紊乱、头晕、嗜睡等症状时，应马上停止服用并请示主治医师。

❖ **与其他药物合用需注意什么？**

用药期间如同时使用或加用其他药物，特别是单胺氧化酶抑制剂（如呋喃唑酮等，会影响血压），请提前告知医师或药师，停服此类药物两星期后方可服用本药。如已合并出现不适症状，请及时就医。

复方磷酸可待因糖浆（100ml 含磷酸可待因 0.2g、盐酸异丙嗪 0.125g）

❖ **本药用于治疗哪些疾病？**

感冒、流行性感冒等引起的咳嗽。

❖ **本药如何服用，何时服用最合适？**

口服。一次 1.25~10ml，每日 3 次，剂量因体重不同而异，遵医嘱即可。请依照医师指示剂量按时服药，勿自行增减药量或任意停药。

❖ **使用本药期间需要注意什么？**

1. 本药长期使用可引起依赖性。

2. 操作机械或驾驶需谨慎。

3. 如患者有严重肝肾功能损害，请及时告知医师调整剂量。

❖ **本药如何居家保存？**

遮光、密封储存，并置于阴凉处。请勿冷藏或冷冻。请将药品置于儿童触及不到的地方。

❖ **妊娠期妇女与哺乳期妇女用药注意事项：**

妊娠期妇女及哺乳期妇女慎用。

❖ **忘记用药时怎么办？**

若是规律性服用此药，则于发现忘记服药时立即服药。但若发现忘记服药时已接近下次服药时间，请按原计划服用下次剂量即可，切勿一次或短时间内服用两次剂量。

❖ **用药过量怎么办？**

服药过量后，如有精神紊乱、头晕、嗜睡等症状时，应马上停止服用并请示主治医师。

❖ **与其他药物合用需注意什么？**

用药期间如同时使用或加用其他药物，特别是单胺氧化酶抑制剂（建议首次剂量小量使用以便观察本药是否过量及与单胺氧化酶抑制剂的相互作用如何），请提前告知医师或药师。如已合并出现不适症状，请及时就医。

氢溴酸右美沙芬

（片/胶囊/颗粒：15mg；缓释片：30mg；糖浆：0.2%；口服溶液：0.15%）

❖ **本药用于治疗哪些疾病？**

干咳，适用于上呼吸道感染（如普通感冒）、急性或慢性支气管炎支气管哮喘、咽喉炎、肺结核等引起的咳嗽。

❖ **本药如何服用，何时服用最合适？**

1. 片剂、胶囊：口服。成人一次 1~2 片/粒，每日 3~4 次。

2. 颗粒：温水冲服。7~12 岁儿童，一次 0.5 包；12 岁以上儿童及成人，一次 1~2 包，每日 3~4 次。

3. 缓释片：口服。成人一次 1 片，每日 2 次。

4. 糖浆：口服。一次 2.5~20ml，每日 3 次，剂量因体重不同而异，遵医嘱即可。

5. 口服溶液：口服。12 岁以上儿童及成人，一次 10~20ml，每日 3~4 次。

❖ **使用本药期间需要注意什么？**

1. 本药可能引起嗜睡，服药期间不得驾驶机、车、船、从事高空作业、机械作业及操作精密仪器。

2. 服用本药 7 天，症状未缓解，请咨询医师或药师。

❖ **本药如何居家保存？**

室温、遮光、密闭储存，请勿冷藏或冷冻。请将药品置于儿童触及不到的地方。

❖ **妊娠期妇女与哺乳期妇女用药注意事项：**

妊娠 3 个月内妇女及哺乳期妇女禁用。

❖ **忘记用药时怎么办？**

若是规律性服用此药，则于发现忘记服药时立即服药。但若发现忘记服药时已接近下次服药时间，请按原计划服用下次剂量即可，切勿一次或短时间内服用两次剂量。

❖ **用药过量怎么办？**

过量可引起神志不清、支气管痉挛、呼吸抑制。一旦出现呼吸抑制或过敏症状，应马上停药，立即就医。

❖ **与其他药物合用需注意什么？**

本药不宜与酒精及其他中枢神经系统抑制药物并用，因可增强对中枢的抑制作用。用药期间如同时使用或加用其他药物，特别是单胺氧化酶抑制剂（如雷沙吉兰、司来吉兰、呋喃唑酮等，会致高烧、昏迷等症状，建议停用单胺氧化酶抑制剂 14 日后方可使用本药）、抗抑郁药（如氟西汀、帕罗西汀等，可加重本药的不良反应），请提前告知医师或药师。如已合并出现不适症状，请及时就医。

枸橼酸喷托维林（片/滴丸：25mg；糖浆：0.25%）

❖ **本药用于治疗哪些疾病？**

各种原因引起的干咳。

❖ **本药如何服用，何时服用最合适？**

1. 片剂、滴丸：口服。成人一次 1 片/丸，每日 3~4 次。5 岁以上儿童一次 1/4 片 ~ 1/2 片，每日 2~3 次。

2. 糖浆：口服。成人一次 10ml，每日 3~4 次。5 岁以上儿童一次 5ml，每日 2~3 次。

❖ **使用本药期间需要注意什么？**

1. 本药性状发生改变时禁止使用。

2. 本药无祛痰作用，痰量多者宜与祛痰药合并使用。

3. 服药期间不得驾驶机、车、船、从事高空作业、机械作业及操作精密仪器。

4.本药仅为对症治疗药，如应用 7 日症状无明显好转，应马上就医。

❖ **本药如何居家保存？**

干燥处，密封储存，请勿冷藏或冷冻。请将药品置于儿童触及不到的地方。

❖ **妊娠期妇女与哺乳期妇女用药注意事项：**

妊娠期妇女及哺乳期妇女禁用。

❖ **忘记用药时怎么办？**

若是规律性服用此药，则于发现忘记服药时立即服药。但若发现忘记服药时已接近下次服药时间，请按原计划服用下次剂量即可，切勿一次或短时间内服用两次剂量。

❖ **用药过量怎么办？**

过量服用可能会有以下不良反应：便秘、轻度头痛、头晕、口干、恶心、腹泻等。密切观察精神状态，暂停服用药物，对症处理不良反应。

❖ **与其他药物合用需注意什么？**

用药期间如同时使用或加用其他药物（如羧甲司坦，可导致稀化的痰液堵塞气道），请提前告知医师或药师。如已合并出现不适症状，请及时就医。

喷托维林氯化铵

（**糖浆：每** 1ml **含喷托维林** 2.5mg，**氯化铵** 30mg；**片：喷托维林** 25mg **与氯化铵** 300mg）

❖ **本药用于治疗哪些疾病？**

各种原因引起的咳嗽、咳痰。

❖ **本药如何服用，何时服用最合适？**

1.糖浆：口服。成人一次 10ml，每日 3~4 次。5 岁以上儿童一次 2.5~5ml，每日 2~3 次。

2.片剂：口服。成人一次 1 片，每日 3~4 次。饭后服用。

❖ **使用本药期间需要注意什么？**

1.本药性状发生改变时禁止使用。

2.服用本药 7 天，症状未缓解，请咨询医师或药师。

3.服药期间不得驾驶机、车、船、从事高空作业、机械作业及操作精密仪器。

❖ **本药如何居家保存？**

干燥处，密封储存，其中糖浆剂应置于阴凉处，避光保存。请勿冷藏或冷冻。请将药品置于儿童触及不到的地方。

❖ **妊娠期妇女与哺乳期妇女用药注意事项：**

妊娠期妇女和哺乳期妇女慎用。如需服用，应在医师指导下使用。

❖ **忘记用药时怎么办？**

若是规律性服用此药，则于发现忘记服药时立即服药。但若发现忘记服药时已接近下次服药时间，请按原计划服用下次剂量即可，切勿一次或短时间内服用两次剂量。

❖ **用药过量怎么办？**

过量服用可能会有以下不良反应：便秘、轻度头痛、头晕、嗜睡、口干、恶心、腹胀、皮肤过敏等。密切观察精神状态，暂停服用药物，对症处理不良反应。

❖ **与其他药物合用需注意什么？**

用药期间如同时使用或加用其他药物（如苯丙胺，可增加尿中苯丙胺的排泄，从而降低苯丙胺的药理作用），请提前告知医师或药师。如已合并出现不适症状，请及时就医。

那可丁片（10mg）

❖ **本药用于治疗哪些疾病？**

干咳。

❖ **本药如何服用，何时服用最合适？**

口服。成人一次1~2片，每日3次。

❖ **使用本药期间需要注意什么？**

1. 服用本药7天，症状未缓解，应马上就医。

2. 本药无祛痰作用，痰多患者应在医师指导下使用。

❖ **本药如何居家保存？**

密封储存，请勿冷藏或冷冻。本药性状发生改变时禁止使用。请将药品置于儿童触及不到的地方。

❖ **妊娠期妇女与哺乳期妇女用药注意事项：**

不推荐妊娠期妇女及哺乳期妇女使用。

❖ **忘记用药时怎么办？**

若是规律性服用此药，则于发现忘记服药时立即服药。但若发现忘记服药时已接近下次服药时间，请按原计划服用下次剂量即可，切勿一次或短时间内服用两次剂量。

❖ **用药过量怎么办？**

服药过量可见恶心、头痛、嗜睡等不良反应。大剂量可能兴奋呼吸，引起支气管痉挛。应密切观察，及时就医。

❖ **与其他药物合用需注意什么？**

用药期间如同时使用或加用其他药物，请提前告知医师或药师。如已合用并出现不适症状，请及时就医。

复方甲氧那敏胶囊

（每粒含盐酸甲氧那明12.5mg：那可丁7mg：氨茶碱25mg：马来酸氯苯那敏2mg）

❖ **本药用于治疗哪些疾病？**

支气管哮喘和喘息性支气管炎，以及其他呼吸系统疾病引起的咳嗽、咳痰、喘息等症状。

❖ **本药如何服用，何时服用最合适？**

口服。15岁以上，一次2粒，每日3次；8岁以上15岁未满，一次1粒，每日3次。饭后服用。可根据年龄与病情作适当的增减。

❖ **使用本药期间需要注意什么？**

1. 服用本药后出现皮疹、发红、呕吐、食欲不振、眩晕、排尿困难等症状时，应停止服药并就医。

2. 有心脏疾患、高血压或高龄者，青光眼、甲状腺功能亢进、排尿困难者及正在接受治疗者需遵医嘱服用。

3. 服用本药后，有时引起困倦，故不要驾驶或操作机械。

4. 发热中的儿童及有痉挛史的儿童应在医师指导下服用。

❖ **本药如何居家保存？**

遮光、密封储存，请勿冷藏或冷冻。请将药品置于儿童触及不到的地方。

❖ **妊娠期妇女与哺乳期妇女用药注意事项：**

哺乳期妇女禁用，妊娠妇女慎用。

❖ **忘记用药时怎么办？**

若是规律性服用此药，则于发现忘记服药时立即服药。但若发现忘记服药时已接近下次服药时间，请按原计划服用下次剂量即可，切勿一次或短时间内服用两次剂量。

❖ **用药过量怎么办？**

本药为复方制剂，如服用过量可能会引起茶碱样毒性反应。应密切观察，及时就医。

❖ **与其他药物合用需注意什么？**

用药期间如同时使用或加用其他药物，特别是镇咳祛痰药、抗感冒药、抗组胺药、镇静药等（请勿合用），请提前告知医师或药师。如已合并出现不适症状，请及时就医。

福尔可定片（5mg：10mg：15mg）

❖ **本药用于治疗哪些疾病？**

剧烈干咳和中等度疼痛。

❖ **本药如何服用，何时服用最合适？**

口服。成人一次 5~15mg，每日 3~4 次；5 岁以上儿童一次 2.5~5mg，每日 3~4 次；1~5 岁儿童一次 2~2.5mg，每日 3 次。

❖ **使用本药期间需要注意什么？**

本药可致依赖性，请在医师或药师的指导下服用。

❖ **本药如何居家保存？**

遮光、密封储存。请将药品置于儿童触及不到的地方。

❖ **妊娠期妇女与哺乳期妇女用药注意事项：**

妊娠期妇女及哺乳期妇女能否使用尚不明确，请咨询医师或药师。

❖ **忘记用药时怎么办？**

若是规律性服用此药，则于发现忘记服药时立即服药。但若发现忘记服药时已接近下次服药时间，请按原计划服用下次剂量即可，切勿一次或短时间内服用两次剂量。

❖ **用药过量怎么办？**

服药过量可能引起或加重恶心、嗜睡、呼吸抑制等副作用。过量服用请密切观察，及时就医。

❖ **与其他药物合用需注意什么？**

用药期间如同时使用或加用其他药物，请提前告知医师或药师。如已合用并出现不适症状，请及时医院就诊。

复方福尔可定糖浆
（100ml 含福尔可定 0.1g：盐酸麻黄碱 0.2g：愈创木酚甘油醚 0.25g）

❖ **本药用于治疗哪些疾病？**

治疗急性支气管炎、慢性支气管炎急性发作、呼吸道感染等引起的咳嗽、咳痰。

❖ **本药如何服用，何时服用最合适？**

口服。成人一次 10~15ml，每日 3 次，儿童用量酌减或遵医嘱。

❖ **使用本药期间需要注意什么？**

服用本药不应超过 5 日，服药后若症状仍无改善，应及时就医。

❖ **本药如何居家保存？**

遮光、密封储存，请勿冷藏或冷冻。请将药品置于儿童触及不到的地方。

❖ **妊娠期妇女与哺乳期妇女用药注意事项：**

妊娠期妇女、哺乳期妇女慎用。

❖ **忘记用药时怎么办？**

若是规律性服用此药，则于发现忘记服药时立即服药。但若发现忘记服药时已接近下次服药时间，请按原计划服用下次剂量即可，切勿一次或短时间内服用两次剂量。

❖ **用药过量怎么办？**

服药过量可能引起恶心、嗜睡、乏力、兴奋、共济失调、呼吸抑制等症状。药物过量的治疗包括：催吐、洗胃，严重者可用盐酸纳洛酮解毒治疗。

❖ **与其他药物合用需注意什么？**

用药期间如同时使用或加用其他药物（如中枢性抗抑郁药，会加重嗜睡及镇静作用），请提前告知医师或药师。如已合用并出现不适症状，请及时就医。

复方福尔可定口服溶液

（**每 5ml 含福尔可定 5mg：盐酸曲普利啶 0.6mg：盐酸伪麻黄碱 15mg：愈创木酚甘油醚 50mg**）

❖ **本药用于治疗哪些疾病？**

伤风、流感、咽喉及支气管刺激所引起的咳嗽、痰多咳嗽、干咳、敏感性咳、流涕、鼻塞和咽喉痛。

❖ **本药如何服用，何时服用最合适？**

口服。2 岁以下儿童一次 2.5ml，每日 3~4 次；2~6 岁儿童一次 5ml，每日 3~4 次；6 岁以上儿童及成人一次 10ml，每日 3~4 次。

❖ **使用本药期间需要注意什么？**

1. 服用本药后需谨慎操作机械或驾驶。

2. 患者如有肝、肾功能损害，请告知医师，并在医师的指导下调整剂量。

3. 运动员慎用。

❖ **本药如何居家保存？**

常温（10~30℃），遮光储存，请勿冷藏或冷冻。请将药品置于儿童触及不到的地方。

❖ **妊娠期妇女与哺乳期妇女用药注意事项：**

妊娠期妇女及哺乳期妇女慎用。

❖ **忘记用药时怎么办？**

若是规律性服用此药，则于发现忘记服药时立即服药。但若发现忘记服药时已接近下次服药时间，请按原计划服用下次剂量即可，切勿一次或短时间内服用两次剂量。

❖ **用药过量怎么办？**

服药过量会导致神经紧张、头晕或失眠；可洗胃、服用地西泮或对症治疗。

❖ **与其他药物合用需注意什么？**

用药期间如同时使用或加用其他药物，特别是单胺氧化酶抑制剂（如呋喃唑酮、利奈唑胺等，可能致血压升高，避免合用）、其他拟交感神经药（如抗充血剂、食欲抑制剂、苯丙胺、抗高血压药及其他抗组胺药），请提前告知医师或药师。如已合用并出现不适症状，请及时就医。

二、祛痰药

在正常情况下，呼吸道内不断有小量分泌物生成，形成一薄层黏液，起到保护作用，并参与呼吸道的清除功能。这些分泌物不断被黏膜上皮纤毛定向运动运送到喉头，然后被咽下，一般并不感觉有痰。在呼吸道炎症等病理情况下，分泌物发生质和量的改变，刺激黏膜下感受器使咳嗽加重；大量痰液还可阻塞呼吸道引起气急，甚至窒息；由于痰液是良好的培养基，有利于病原体滋生引起继发性感染；此时促使痰液排出就是重要治疗措施之一。祛痰药主要包括：①刺激性祛痰药（又称恶心性祛痰药）；②黏液溶解剂。

（一）刺激性祛痰药

氯化铵片（0.3g）

❖ **本药用于治疗哪些疾病？**

痰液黏稠不易咳出者。也用于泌尿系统感染需酸化尿液时。

❖ **本药如何服用，何时服用最合适？**

口服。祛痰：一次 0.3~0.6g（1~2 片），每日 3 次。酸化尿液：一次 0.6~2g，每日 3 次。

❖ **使用本药期间需要注意什么？**

1. 为评估药物的影响及疗效，患者在用药期间需定期检查，包括酸碱平衡分析指标、血氯、钾、钠浓度测定等。医师会根据具体情况安排检测时间。

2. 用药 7 天后症状未缓解，请及时就医。

❖ **本药如何居家保存？**

干燥处，密封保存。请将药品置于儿童触及不到的地方。

❖ **妊娠期妇女与哺乳期妇女用药注意事项：**

对妊娠期妇女及哺乳妇女的影响尚未明确，如需用药请咨询医师或药师。

❖ **忘记用药时怎么办？**

若是规律性服用此药，则于发现忘记服药时立即服药。但若发现忘记服药时已接近下次服药时间，请按原计划服用下次剂量即可，切勿一次或短时间内服用两次剂量。

❖ **用药过量怎么办？**

过量和长期服用可造成酸中毒和低钾血症。应密切观察，及时就医。

❖ **与其他药物合用需注意什么？**

用药期间如同时使用或加用其他药物，请提前告知医师或药师；如已合用并出现不适症状，请及时就医。

复方愈创木酚磺酸钾口服溶液
（100ml 含盐酸异丙嗪 0.05g：愈创木酚磺酸钾 1.25g：氯化铵 0.5g）

❖ **本药用于治疗哪些疾病？**

感冒及过敏性支气管炎引起的咳嗽多痰。

❖ **本药如何服用，何时服用最合适？**

口服。一次 10~20ml，每日 3~4 次。

❖ **使用本药期间需要注意什么？**

1. 用药期间饮酒可能增强异丙嗪的疗效，请避免饮酒或含有酒精的饮料。

2. 服药后可能出现困倦，用药期间请尽量避免驾驶、高空作业、机械作业及操作精密仪器。

3. 如果用药 3~7 天后症状无明显好转，请立即就医。

❖ **本药如何居家保存？**

避光处，密封保存。请将药品置于儿童触及不到的地方。

❖ **妊娠期妇女与哺乳期妇女用药注意事项：**

妊娠期妇女需经医师评估后使用，在临产前 1~2 周应停用本药。

哺乳期妇女应用本药时需权衡利弊。

❖ **忘记用药时怎么办？**

若是规律性服用此药，则于发现忘记服药时立即服药。但若发现忘记服药时已接近下次服药时间，请按原计划服用下次剂量即可，切勿一次或短时间内服用两次剂量。

❖ **用药过量怎么办？**

过量或长期服用可能造成酸中毒和低钾血症（因氯化铵所致），用量过大出现手脚动作笨拙、面色潮红、发热、心率加快等。应密切观察，及时就医。

❖ **与其他药物合用需注意什么？**

用药期间如同时使用或加用其他药物，特别是氨基糖苷类抗生素等耳毒性药（可能掩盖其耳毒性症状）、降压药（溴苄胺、异喹胍或胍乙啶，可能增强降压效应）、肾上腺素（可能阻断 α 受体作用，而使 β 受体作用占优势）、乙醇或其他中枢神经抑制剂（可能增强中枢作用）等，请提前告知医师或药师；如已合用并出现不适症状，请及时就医。

（二）黏液溶解剂

盐酸氨溴索
（片/胶囊：30mg；口服溶液/糖浆：100ml：0.6g；缓释胶囊：75mg）

❖ **本药用于治疗哪些疾病？**

伴有痰液分泌异常或排痰功能不良的急、慢性呼吸系统疾病的祛痰治疗，例如：慢性支气管炎急性发作、喘息性支气管炎、支气管哮喘等病症引起的痰液黏稠、咳痰困难。

❖ **本药如何服用，何时服用最合适？**

1. 片剂：口服。一次 1~2 片，每日 3 次，饭后服用。

2. 胶囊：口服。成人和 12 岁以上儿童一次 1 粒，每日 3 次，饭后服用；长期服用者可减为每日 2 次。

3. 口服溶液/糖浆：口服。成人及 12 岁以上的儿童一次 10ml，每日 2 次，最好在进餐时间服用。

4.缓释胶囊：口服。一次 1 粒，每日 1 次，以大量水整粒吞服，切勿打开或咀嚼，可与或不与食物同服。

❖ **使用本药期间需要注意什么？**

1.本药仅对咳痰症状有一定作用，在使用时应注意咳嗽、咳痰的原因，如使用 7 日后未见好转，应及时就医。

2.缓释胶囊服用期间，粪便中可偶见缓释载体小丸，其所含活性药物已在通过消化系统时释放，故已无药效。

❖ **本药如何居家保存？**

30℃以下、遮光、密封储存，请勿冷藏或冷冻。请将药品置于儿童触及不到的地方。

❖ **妊娠期妇女与哺乳期妇女用药注意事项：**

妊娠期妇女及哺乳期妇女慎用。

❖ **忘记用药时怎么办？**

若是规律性服用此药，则于发现忘记服药时立即服药。但若发现忘记服药时已接近下次服药时间，请按原计划服用下次剂量即可，切勿一次或短时间内服用两次剂量。

❖ **用药过量怎么办？**

氨溴索过量可能导致皮疹、瘙痒、恶心、胃部不适、腹痛、腹泻等不良反应。应密切观察，及时就医。

❖ **与其他药物合用需注意什么？**

服药期间应避免同时使用中枢性镇咳药（如右美沙芬等），以免稀化的痰液堵塞气道。与抗生素（阿莫西林、头孢呋辛、红霉素、多西环素）同时服用，可能导致抗生素在肺组织浓度升高。请提前告知医师或药师，如已合用并出现不适症状，请及时到医院就诊。

吸入用盐酸氨溴索溶液（2ml：15mg）

❖ **本药用于治疗哪些疾病？**

急慢性呼吸道疾病，如急慢性支气管炎、肺炎等引起的痰液黏稠、排痰困难。

❖ **本药如何使用，何时使用最合适？**

雾化吸入。每日 1~2 次。12 岁以上儿童及成人一次 2~3ml，2~12 岁儿童一次 2ml，6 个月~2 岁儿童一次 1ml。

使用方法（图 2-2-1）：将单剂量容器两端弯曲（步骤 1），再从中心分离（步骤 2），从条板上撕下一支药瓶。按箭头指示方向扭转顶部的翅片，打开药物（步骤 3）。在单剂量小瓶瓶壁上施加适量压力，将药液挤入雾化器的药皿内（步骤 4）。安装好雾化器，雾化吸入药物。吸入完成后，清洗雾化器。

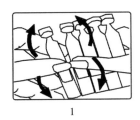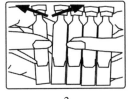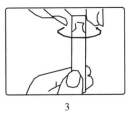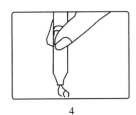

| 1 | 2 | 3 | 4 |

图 2-2-1 吸入用盐酸氨溴索溶液使用方法

❖ **使用本药期间需要注意什么?**

1. 在气溶胶深度吸入时可能出现咳嗽刺激,因此吸入期间需正常吸气和呼气。

2. 若在吸入给药 4~5 日后症状恶化或无改善,需咨询医师。

3. 本药只能配合雾化设备吸入,不能口服或注射。

4. 本药应与 0.9% 氯化钠注射液按 1∶1 比例混合使用以获得最佳加湿空气。

5. 本药不含防腐剂,为防止细菌污染,在单剂量小瓶打开后应立即使用且每次吸入治疗时应使用一新的单剂量小瓶。部分使用后的、已开瓶的或有破损的单剂量小瓶应丢弃。

❖ **本药如何居家保存?**

遮光、密封,室温(1~30℃)存放。请将药品置于儿童触及不到的地方。

❖ **妊娠期妇女与哺乳期妇女用药注意事项:**

妊娠期妇女用药均应遵守常规预防措施,妊娠期尤其头 3 个月内不推荐使用本药。哺乳期妇女不推荐使用。

❖ **忘记用药时怎么办?**

若是规律性使用此药,则于发现忘记用药时立即用药。但若发现忘记用药时已接近下次用药时间,请按原计划服用下次剂量即可,切勿一次或短时间内使用两次剂量。

❖ **用药过量怎么办?**

氨溴索过量可能导致皮疹、瘙痒、恶心、胃部不适、腹痛、腹泻等不良反应。应密切观察,及时就医。

❖ **与其他药物合用需注意什么?**

用药期间如同时使用或加用其他药物,特别是镇咳药(可能因咳嗽反射减少而出现分泌物堵塞气道的危险)、抗生素(如红霉素、头孢氨苄、土霉素、阿莫西林、头孢呋辛、多西环素,可能导致抗生素在支气管肺分泌物和咳痰中浓度升高)等,请提前告知医师或药师;如已合用并出现不适症状,请及时就医。

盐酸溴己新片(8mg)

❖ **本药用于治疗哪些疾病?**

慢性支气管炎、哮喘等引起的黏痰不易咳出的患者。

❖ **本药如何服用,何时服用最合适?**

口服。一次 1~2 片,每日 3 次。

❖ **使用本药期间需要注意什么?**

1. 如患者出现支气管运动功能受阻和大量分泌物时(例如罕见的恶性纤毛综合征)应慎用本药,否则可能导致分泌物阻塞。

2. 建议定期监测肝功能,尤其是在长期治疗的情况下。

3. 本药含乳糖,罕见的遗传性半乳糖不耐受、乳糖酶缺乏或葡萄糖－半乳糖吸收不良症患者不得服用本药。

❖ **本药如何居家保存?**

密封保存。请将药品置于儿童触及不到的地方。

❖ **妊娠期妇女与哺乳期妇女用药注意事项:**

妊娠期妇女只有医师判断治疗收益大于危险时才能使用本药,妊娠早期不推荐使用本药,哺乳期妇女不推荐使用本药。

❖ **忘记用药时怎么办？**

若是规律性服用此药，则于发现忘记服药时立即服药。但若发现忘记服药时已接近下次服药时间，请按原计划服用下次剂量即可，切勿一次或短时间内服用两次剂量。

❖ **与其他药物合用需注意什么？**

用药期间如同时使用或加用其他药物，特别是联合使用止咳药（可能会抑制咳嗽反射而形成分泌物堵塞气道的风险）、抗菌药物（四环素、阿莫西林，可能增加抗菌药物的疗效）等，请提前告知医师或药师；如已合用并出现不适症状，请及时就医。

乙酰半胱氨酸（颗粒：0.2g；泡腾片：0.6g）

❖ **本药用于治疗哪些疾病？**

分泌大量浓稠痰液的慢性阻塞性肺疾病（COPD）、慢性支气管炎（CB）、肺气肿（PE）等慢性呼吸系统感染。

❖ **本药如何服用，何时服用最合适？**

1. 颗粒：临用前加少量温水溶解，混匀服用，或直接口服。成人：一次1包，每日3次；2岁以上儿童：一次半包，每日2~4次。

2. 泡腾片：成人一次1片，每日1~2次，以温开水（≤40℃）溶解后服用。

❖ **使用本药期间需要注意什么？**

1. 如果出现支气管痉挛，请立即停药。

2. 泡腾片中含有阿司帕坦（即阿斯巴甜）成分，加水溶解后可形成苯丙氨酸。如患者确诊患有苯丙酮尿症，因不能正常代谢苯丙氨酸，最好不要服用泡腾片。

3. 本药可能有硫黄气味。为正常现象，请放心服用。

4. 用药初期因气管内的黏痰被稀释，痰量可能增加，请注意排痰，避免同时服用强力镇咳药。如果不能及时排痰可能阻塞气道。

5. 连续用药7天，如果未见症状好转，请及时就医。

❖ **本药如何居家保存？**

避光、阴凉干燥处，密封保存。乙酰半胱氨酸与铁、铜、橡胶接触后可能失效。请不要将本药与这些制品（如铁杯）接触。请将药品置于儿童触及不到的地方。

❖ **妊娠期妇女与哺乳期妇女用药注意事项：**

不建议妊娠期妇女使用。哺乳妇女最好不要使用，如需用药，建议将用药后30小时内的乳汁丢弃。

❖ **忘记用药时怎么办？**

若是规律性服用此药，则于发现忘记服药时立即服药。但若发现忘记服药时已接近下次服药时间，请按原计划服用下次剂量即可，切勿一次或短时间内服用两次剂量。

❖ **与其他药物合用需注意什么？**

用药期间如同时使用或加用其他药物，特别是强力镇咳药（可能阻塞气道）、活性炭或酸性药物（可能降低乙酰半胱氨酸的疗效）、硝酸甘油（可能出现低血压）等，请提前告知医师或药师；如已合用并出现不适症状，请及时就医。本药能增加金制剂的排泄。应避免与抗菌药物在同一个溶液内混合服用。

吸入用乙酰半胱氨酸溶液（3ml：0.3g）

❖ **本药用于治疗哪些疾病？**

浓稠黏液分泌物过多的呼吸道疾病，如急性支气管炎、慢性支气管炎及其病情恶化者、肺气肿、黏稠物阻塞症以及支气管扩张症。

❖ **本药如何使用，何时使用最合适？**

雾化吸入。一次 1 安瓿（3ml），每日 1~2 次，持续 5~10 日，由于本药有良好的安全性，医师可根据患者的临床反应和治疗效果对用药的相关剂量和次数进行调整。不必区别成人和儿童的使用剂量。

使用方法（图 2-2-2）：请将药物加入雾化器中（步骤 1），戴上面罩或含住吸嘴（步骤 2），用口尽量深呼吸。用药时可轻敲面罩，使凝结的药液滴落回喷雾器中。

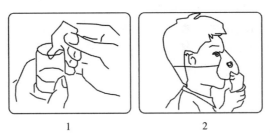

图 2-2-2　吸入用乙酰半胱氨酸溶液使用方法

❖ **使用本药期间需要注意什么？**

1. 用药初期由于气管内的黏痰被稀释，痰液量可能增加，请注意排痰。如果不能及时排痰，可能阻塞气道。如患者患有支气管哮喘，用药期间需密切观察，如出现支气管痉挛，请立即停药就医。

2. 本药打开时会闻到硫黄气味，倒入雾化器药杯中后，药液可能呈粉红色。为正常现象，请放心使用。

3. 本药与铁、铜、橡胶接触后可能发生反应。吸入给药时请使用塑料或玻璃制的雾化装置。

4. 每次雾化后请将雾化器冲洗干净并晾干，以防止管道堵塞，减少微生物污染。

5. 如果本药与支气管扩张剂或其他药物混合时，应立即使用，不能存放。

❖ **本药如何居家保存？**

室温下，密封保存。吸入用溶液开启后请立即使用。如果不能立即使用，可在冰箱内保存 24 小时。请将药品置于儿童触及不到的地方。

❖ **妊娠期妇女与哺乳期妇女用药注意事项：**

妊娠期妇女和哺乳期妇女只有在非常必要时，在医师指导下才可使用。

❖ **忘记用药时怎么办？**

若是规律性使用此药，则于发现忘记用药时立即服药。但若发现忘记用药时已接近下次用药时间，请按原计划使用下次剂量即可，切勿一次或短时间内使用两次剂量。

❖ **用药过量怎么办？**

患者接受全身大剂量用药时未观察到中毒症状和体征，局部大剂量用药可使黏液脓性分泌物大量液化，特别是对于不能自行咳嗽、咳痰的患者，需要用吸痰器将痰液吸出。

❖ 与其他药物合用需注意什么？

可以与支气管扩张剂和血管收缩剂等药物合用。用药期间最好不要同时使用镇咳药。合用硝酸甘油（可能出现低血压），同时使用或加用其他药物请提前告知医师或药师；如已合用并出现不适症状，请及时到医院就诊。

愈创甘油醚（片：0.2g；糖浆：10ml：200mg；颗粒：0.8g）

❖ 本药用于治疗哪些疾病？

呼吸道感染引起的咳嗽、多痰。

❖ 本药如何服用，何时服用最合适？

1. 片剂：口服。成人一次 1 片，每日 3~4 次。

2. 糖浆：口服。12 岁以上儿童成人一次 5~10ml，每日 3 次。饭后服用。12 岁以下儿童在医师指导下使用。

3. 颗粒：口服或冲服。成人一次 1/4 包，每日 4 次。饭后服用。

❖ 使用本药期间需要注意什么？

1. 如果患者确诊患有肺出血、肾炎、急性胃肠炎，禁用本药。

2. 连续用药 7 日，未见症状缓解，请及时就医。

❖ 本药如何居家保存？

避光、干燥处，密封保存。请将药品置于儿童触及不到的地方。

❖ 妊娠期妇女与哺乳期妇女用药注意事项：

妊娠 3 个月内妇女禁用，妊娠期妇女及哺乳期妇女慎用。

❖ 忘记用药时怎么办？

若是规律性服用此药，则于发现忘记服药时立即服药。但若发现忘记服药时已接近下次服药时间，请按原计划服用下次剂量即可，切勿一次或短时间内服用两次剂量。

❖ 与其他药物合用需注意什么？

如与其他药物同时使用可能会发生药物相互作用，请咨询医师或药师。

愈酚甲麻那敏糖浆

（120ml：愈创甘油醚 600mg：盐酸甲麻黄碱 120mg：马来酸氯苯那敏 12mg）

❖ 本药用于治疗哪些疾病？

因感冒、支气管炎等引起的支气管充血性咳嗽、咳痰。

❖ 本药如何服用，何时服用最合适？

口服。一日 3~4 次。本药剂量及用法因人及疾病不同而异。请依照医师指示按时服药。

❖ 使用本药期间需要注意什么？

患有心脏病、高血压、甲状腺功能亢进者慎用，密切观察。

❖ 本药如何居家保存？

避光处，密封保存。请将药品置于儿童触及不到的地方。

❖ 妊娠期妇女与哺乳期妇女用药注意事项：

妊娠期妇女及哺乳期妇女慎用。

❖ **忘记用药时怎么办？**

若是规律性服用此药，则于发现忘记服药时立即服药。但若发现忘记服药时已接近下次服药时间，请按原计划服用下次剂量即可，切勿一次或短时间内服用两次剂量。

❖ **用药过量怎么办？**

药物过量可引起震颤、焦虑、失眠、头痛、心悸、出汗等不良反应。应密切观察，及时就医。

❖ **与其他药物合用需注意什么？**

用药期间如同时使用或加用其他药物，特别是解痉药、酚妥拉明、洋地黄苷类等，请提前告知医师或药师，不宜合用；如已合用并出现不适症状，请及时就医。

羧甲司坦

（片：0.25g；口服溶液：每 1ml 含羧甲司坦 20mg 或 50mg；颗粒：0.2g，0.5g）

❖ **本药用于治疗哪些疾病？**

慢性支气管炎、支气管哮喘等疾病引起的痰液黏稠、咳痰困难患者。

❖ **本药如何服用，何时服用最合适？**

口服。一日 3 次，部分儿童可一日 4 次。本药剂量及用法因年龄及疾病不同而异，请依照医师指示按时服药。

❖ **使用本药期间需要注意什么？**

用药 7 天后症状无明显好转，请及时就医。

❖ **本药如何居家保存？**

阴凉、干燥、避光处，密封保存。请将药品置于儿童触及不到的地方。

❖ **妊娠期妇女与哺乳期妇女用药注意事项：**

妊娠期妇女及哺乳期妇女慎用。

❖ **忘记用药时怎么办？**

若是规律性服用此药，则于发现忘记服药时立即服药。但若发现忘记服药时已接近下次服药时间，请按原计划服用下次剂量即可，切勿一次或短时间内服用两次剂量。

❖ **与其他药物合用需注意什么？**

用药期间如同时使用或加用其他药物，特别是强镇咳药（可能引起痰液堵塞气道）等，请提前告知医师或药师；如已合用并出现不适症状，请及时就医。

福多司坦（片/胶囊：0.2g；颗粒：0.4g）

❖ **本药用于治疗哪些疾病？**

支气管哮喘、慢性喘息性支气管炎、支气管扩张、肺结核、尘肺、慢性阻塞性肺气肿、非典型分枝杆菌病、肺炎、弥漫性泛细支气管炎等呼吸道疾病的祛痰治疗。

❖ **本药如何服用，何时服用最合适？**

口服。成人一次 0.4g，每日 3 次，餐后服用。

❖ **使用本药期间需要注意什么？**

1.肝功能损害患者慎用，密切监测。

2.心功能障碍患者慎用，密切监测。

❖ **本药如何居家保存?**

阴凉、避光干燥处，密封保存。请将药品置于儿童触及不到的地方。

❖ **妊娠期妇女与哺乳期妇女用药注意事项:**

对于妊娠期妇女和可能怀孕的妇女，只有在判断治疗益处大于危险性时才能给予本药。哺乳期妇女用药时应停止哺乳。

❖ **忘记用药时怎么办?**

若是规律性服用此药，则于发现忘记服药时立即服药。但若发现忘记服药时已接近下次服药时间，请按原计划服用下次剂量即可，切勿一次或短时间内服用两次剂量。

❖ **用药过量怎么办?**

尚无本药药物过量使用的经验，如出现急性药物过量，应仔细观察病情变化，予以对症处理并采取支持疗法。

❖ **与其他药物合用需注意什么?**

用药期间如同时使用或加用其他药物，请提前告知医师或药师；如已合用并出现不适症状，请及时就医。

桉柠蒎肠溶软胶囊（0.3g）

❖ **本药用于治疗哪些疾病?**

本药为黏液溶解性祛痰药，主要适用于急、慢性鼻窦炎、急慢性支气管炎、肺炎、支气管扩张、肺脓肿、慢性阻塞性肺疾病、肺部真菌感染、肺结核和矽肺等呼吸道疾病，亦可用于支气管造影术后，促进造影剂的排出。

❖ **本药如何服用，何时服用最合适?**

急性患者一次 0.3g（1 粒），每日 3~4 次；慢性患者一次 0.3g（1 粒），每日 2 次。宜餐前半小时，凉开水送服，禁用热开水；不可打开或嚼破后服用。

❖ **本药如何居家保存?**

阴凉处（不超过 20℃），密封保存。请将药品置于儿童触及不到的地方。

❖ **妊娠期妇女与哺乳期妇女用药注意事项:**

妊娠期妇女及哺乳期妇女慎用。

❖ **忘记用药时怎么办?**

若是规律性服用此药，则于发现忘记服药时立即服药。但若发现忘记服药时已接近下次服药时间，请按原计划服用下次剂量即可，切勿一次或短时间内服用两次剂量。

❖ **与其他药物合用需注意什么?**

用药期间如同时使用或加用其他药物，请提前告知医师或药师；如已合用并出现不适症状，请及时就医。

三、平喘药

能缓解支气管哮喘的药物称为平喘药，本节除支气管平滑肌松弛药外，尚包括了酮替芬等有抗过敏作用的药物。本节主要药物包括：①茶碱类；②β 受体激动药；③抗胆碱药；④吸入用糖皮质激素；⑤白三烯受体拮抗剂。

（一）茶碱类

茶碱（缓释片/缓释胶囊：100mg）

❖ **本药用于治疗哪些疾病？**

本药具有平喘、扩张支气管的作用，主要用于缓解喘息症状，如支气管哮喘、喘息型支气管炎、阻塞性肺气肿、心源性肺水肿引起的喘息。

❖ **本药如何服用，何时服用最合适？**

1. 缓释片：一次 1~2 片，每日 2 次，早晚用 100ml 温开水送服。日剂量不超过 9 片。不可以压碎或咀嚼。

2. 缓释胶囊：①成人：一次 0.2g（2 粒），每日 1 次，病情较重者或慢性患者加服 1 次。最大用量不宜超过每日 0.6g（6 粒），剂量较大时，可每日早晚 2 次分服；②3 岁以上儿童可按 0.1g（1 粒）开始，每日最大剂量不应超过 10mg/kg。不可咀嚼胶囊，应整粒吞服或将胶囊中的小丸倒入温水或流体食物中吞服。

❖ **使用本药期间需要注意什么？**

1. 若每日只需服用 1 次，由于哮喘常在凌晨发作或加重，可在晚上 8~9 点服药。若每日需服用 2 次，可在早晚 8~9 点服药。

2. 食物可减轻茶碱对胃肠道的刺激，因此最好在餐后 30 分钟左右服用。

3. 应避免吸烟，吸烟可能增加肝脏对茶碱的代谢。同时应避免大量饮酒，用药期间大量饮酒可能导致茶碱血药浓度升高。

4. 请勿食用含咖啡因的食物，如可乐、巧克力等，因茶碱可能引起易激动、失眠，含咖啡因的食物或饮料可能加重这些副作用。

5. 用药期间定期监测血清茶碱浓度、心率和心脏节律。

❖ **本药如何居家保存？**

遮光、密封储存，请勿冷藏或冷冻。请将药品置于儿童触及不到的地方。

❖ **妊娠期妇女与哺乳期妇女用药注意事项：**

妊娠期妇女及哺乳期妇女慎用。

❖ **忘记用药时怎么办？**

若是规律性服用此药，则于发现忘记服药时立即服药。但若发现忘记服药时已接近下次服药时间，请按原计划服用下次剂量即可，切勿一次或短时间内服用两次剂量。

❖ **用药过量怎么办？**

服药过量会出现恶心、呕吐、易激动、失眠、发热、脱水、惊厥等不良反应，应密切观察，及时就医。

❖ **与其他药物合用需注意什么？**

用药期间如同时使用或加用其他药物，特别是地尔硫䓬或维拉帕米（可干扰茶碱代谢，合用会增加茶碱血药浓度和毒性）、西咪替丁或某些抗菌药物（如大环内酯类红霉素、罗红霉素、克拉霉素、氟喹诺酮类、克林霉素、林可霉素等可降低茶碱清除率，合用时应适当减量）、苯巴比妥、苯妥英、利福平（可诱导肝药酶，加快茶碱的肝清除率，茶碱也干扰苯妥英的吸收，两者血药浓度均下降）、锂盐（可使锂的肾排泄增加）等，请告知医师或药师；如已合用并出现不适症状，请及时就医。

氨茶碱（片/缓释片：100mg）

❖ **本药用于治疗哪些疾病？**

本药具有平喘作用，主要用于缓解哮喘、支气管炎、阻塞性肺疾病、心功能不全等引起的喘息症状。

❖ **本药如何服用，何时服用最合适？**

1. 片剂：口服。①成人：一次 1~2 片，每日 3~6 片；极量：一次 5 片，每日 10 片。②小儿：一次按体重 3~5mg/kg，每日 3 次。

2. 缓释片：整片吞服。一次 1~2 片，每日 2 次。

❖ **使用本药期间需要注意什么？**

1. 缓释片需完整吞服，不要咀嚼或压碎。

2. 请避免吸烟，吸烟可能影响氨茶碱的疗效。同时应避免大量饮酒，用药期间大量饮酒可能导致茶碱血药浓度升高。

3. 请勿食用含咖啡因的食物，如茶、可乐、巧克力等，因食用咖啡因可增加氨茶碱的副作用（如神经紧张、发抖和心动过速）。

4. 用药期间定期监测血清茶碱浓度、心率和心脏节律。

❖ **本药如何居家保存？**

避光、密封储存，请勿冷藏或冷冻。请将药品置于儿童触及不到的地方。

❖ **妊娠期妇女与哺乳期妇女用药注意事项：**

妊娠期妇女及哺乳期妇女慎用。

❖ **忘记用药时怎么办？**

若是规律性服用此药，则于发现忘记服药时立即服药。但若发现忘记服药时已接近下次服药时间，请按原计划服用下次剂量即可，切勿一次或短时间内服用两次剂量。

❖ **用药过量怎么办？**

服药过量会出现恶心、呕吐、易激动、失眠、心动过速、发热、脱水、惊厥等不良反应，应密切观察，及时就医。

❖ **与其他药物合用需注意什么？**

用药期间如同时使用或加用其他药物，特别是地尔硫䓬或维拉帕米（可干扰茶碱代谢，合用会增加茶碱血药浓度和毒性）、西咪替丁或某些抗菌药物（如大环内酯类红霉素、罗红霉素、克拉霉素、氟喹诺酮类、克林霉素、林可霉素等可降低茶碱清除率，合用时应适当减量）、苯巴比妥、苯妥英、利福平（可诱导肝药酶，加快茶碱的肝清除率，茶碱也干扰苯妥英的吸收，两者血药浓度均下降）、锂盐（可使锂的肾排泄增加）等，请告知医师或药师；如已合用并出现不适症状，请及时就医。

二羟丙茶碱片（0.1g，0.2g）

❖ **本药用于治疗哪些疾病？**

支气管哮喘、喘息型支气管炎等具有喘息症状者。

❖ **本药如何服用，何时服用最合适？**

口服。成人一次 0.1~0.2g，每日 3 次。

❖ **使用本药期间需要注意什么？**

1. 哮喘急性发作时使用本药无效。

2. 用药期间请不要食用含咖啡因的食物或饮料（如可乐），因咖啡因可增加本药的毒副作用。

3. 用药期间注意监测心率和心律。

❖ **本药品如何保存?**

密封，干燥处储存，请勿冷藏或冷冻。请将药品置于儿童触及不到的地方。

❖ **妊娠期妇女与哺乳期妇女用药注意事项：**

妊娠期妇女及哺乳期妇女慎用。

❖ **忘记用药时怎么办?**

若是规律性服用此药，则于发现忘记服药时立即服药。但若发现忘记服药时已接近下次服药时间，请按原计划服用下次剂量即可，切勿一次或短时间内服用两次剂量。

❖ **用药过量怎么办?**

服药过量可出现恶心、呕吐、易激动、失眠、心动过速、心律失常、发热、脱水、惊厥等不良反应，严重者甚至呼吸、心搏骤停，应密切观察，及时就医。预防镇静药可防止大剂量所致的中枢兴奋。

❖ **与其他药物合用需注意什么?**

用药期间如同时使用或加用其他药物，特别是红霉素、林可霉素、克林霉素以及某些喹诺酮类（可减少本药的清除、引起血药浓度的增加）、碳酸锂（可加速本药清除，引起疗效降低）等，请告知医师或药师；如已合用并出现不适症状，请及时就医。

多索茶碱（片：0.3g；胶囊：0.2g）

❖ **本药用于治疗哪些疾病?**

支气管哮喘、喘息型慢性支气管炎及其他气管痉挛引起的呼吸困难。

❖ **本药如何服用，何时服用最合适?**

1. 片剂：口服。成人一次1~2片，每日2次，饭前或饭后3小时服用。

2. 胶囊：口服。成人一次1.5~2粒，每日2次。

❖ **使用本药期间需要注意什么?**

1. 建议不要同时饮用含咖啡因的饮料及同食含咖啡因食品。

2. 注意监测茶碱血药浓度。

❖ **本药品如何保存?**

密闭、干燥处储存，请勿冷藏或冷冻。请将药品置于儿童触及不到的地方。

❖ **妊娠期妇女与哺乳期妇女用药注意事项：**

妊娠期妇女和哺乳期妇女避免使用。

❖ **忘记用药时怎么办?**

若是规律性服用此药，则于发现忘记服药时立即服药。但若发现忘记服药时已接近下次服药时间，请按原计划服用下次剂量即可，切勿一次或短时间内服用两次剂量。

❖ **用药过量怎么办?**

服药过量的初期中毒症状为严重心律不齐、阵发性痉挛等。出现上述症状应停药，并监测血药浓度。

❖ **与其他药物合用需注意什么？**

用药期间如同时使用或加用其他药物，特别是其他黄嘌呤类药物（不宜合用）、氟喹诺酮类药物（如环丙沙星、依诺沙星，合用宜减量）等，请告知医师或药师；如已合用并出现不适症状，请及时就医。

（二）β_2 受体激动药

硫酸沙丁胺醇

（片/胶囊：2.4mg 含沙丁胺醇 2.0mg；缓释胶囊：9.6mg 相当于沙丁胺醇 8mg；

控释片：9.6mg 相当于沙丁胺醇 8mg）

❖ **本药用于治疗哪些疾病？**

支气管哮喘或喘息型支气管炎等伴有支气管痉挛的呼吸道疾病。

❖ **本药如何服用，何时服用最合适？**

1. 片剂、胶囊：口服。一次 1~2 片，每日 3 次。

2. 缓释胶囊：口服。一次 1 粒，每日 2 次。

3. 控释片：口服。一次 1 片，每日 2 次。用水整片吞服，不能咀嚼。

❖ **使用本药期间需要注意什么？**

1. 本药仅有支气管扩张作用，作用持续时间约 4 小时，不能过量使用。一般应用 3 日后症状仍不见缓解，应咨询医师或药师。

2. 本药可能导致血糖升高，请按照医师的建议监测血糖。

❖ **本药品如何保存？**

片剂、胶囊剂和缓释胶囊应遮光、密封保存；控释片需遮光、密闭、在阴凉处保存。请勿冷藏或冷冻。请将药品置于儿童触及不到的地方。

❖ **妊娠期妇女与哺乳期妇女用药注意事项：**

妊娠期妇女禁用。哺乳期妇女慎用。

❖ **忘记用药时怎么办？**

若是规律性服用此药，则于发现忘记服药时立即服药。但若发现忘记服药时已接近下次服药时间，请按原计划服用下次剂量即可，切勿一次或短时间内服用两次剂量。

❖ **用药过量怎么办？**

服药过量可引起胸闷、头晕、持续严重的头痛、严重高血压、持续恶心、呕吐、持续心率增加或心搏强烈，情绪烦躁不安等，应立即停药，对症处理。

❖ **与其他药物合用需注意什么？**

用药期间如同时使用或加用其他药物，特别是与茶碱类（可增强松弛支气管平滑肌的作用，也可能增加不良反应）、单胺氧化酶抑制剂和三环类抗抑郁药（正在使用或停用 2 周内，需警惕心血管不良反应）、β 受体激动剂、β 受体拮抗剂（如普萘洛尔）等，请告知医师或药师；如已合用并出现不适症状，请及时医院就诊。

硫酸沙丁胺醇

（气雾剂：100μg/ 揿；吸入粉雾剂：200μg/ 吸；溶液：2.5ml：5mg）

❖ **本药用于治疗哪些疾病？**

哮喘或慢性阻塞性肺疾病（可逆性气道阻塞性疾病）患者的支气管痉挛、急性预防运动诱发的哮喘或其他过敏原诱发的支气管痉挛。

❖ **本药如何使用，何时服用最合适？**

1.气雾剂：经口腔吸入。一次 1~2 揿。预防过敏原或运动诱发的症状时在运动前或接触过敏原前 10~15 分钟给药。随需要而使用本药，24 小时内不得超过 8 揿。

使用方法（图 2-2-3，注意：首次使用前或每次当气雾剂已超过一星期未被使用时，先向空气中试喷）：①轻轻挤压盖边，移开咬嘴的盖。拿着气雾剂，用力摇匀（步骤 1）。

②轻轻地呼气直到不再有空气可以从肺内呼出（步骤 2）。

③然后立即将咬嘴放进口内，并合上嘴唇含着咬嘴。在开始通过口部深而缓慢地吸气后，马上按下药罐，并继续吸气（步骤 3）。

④屏息 10 秒或在没有不适的感觉下尽量屏息久些，然后缓慢呼气（步骤 4）。

⑤若需要多吸 1 揿，应等待至少 1 分钟后再重复 2~4 的步骤。

⑥用后，将盖套回咬嘴上。

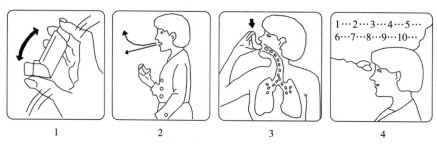

图 2-2-3　硫酸沙丁胺醇气雾剂使用方法

2. 粉雾剂：口腔吸入。常规剂量 1~2 吸，需要时，几分钟后可重复用药。阻止运动或过敏原引起的支气管痉挛在运动或暴露于过敏原之前 15~30 分钟内吸入。24 小时内最大用药剂量为 4 吸。

使用方法（图 2-2-4）：①取出吸入器，移走防尘帽（步骤 1），上下垂直充分振摇吸入器 4~5 次，让粉末流动均匀，剂量正确（步骤 2）。振摇时不要按压。

②垂直握住吸入器，将其置于拇指与食指之间。压下吸入器直到听到"咔"声（只能按压一次，步骤 3），待吸入器顶盖恢复原位时，吸入粉末已经释出并进入吸嘴。

③先正常呼气，将吸入器吸嘴置于嘴中上下牙之间，以免粉末留在牙齿上，紧闭双唇，使其包裹住吸嘴，用嘴深深吸气（步骤 4）。不要向吸入器呼气。

④从嘴中拿开吸入器，屏住呼吸 5 秒，即完成一次吸入动作。若需多剂量用药，则重复 2~4 步骤。

⑤吸入给药完成后立即将防尘帽放回吸嘴上。

⑥用药后请用清水漱口，并将其吐出。

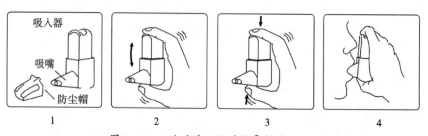

图 2-2-4　硫酸沙丁胺醇粉雾剂使用方法

3. 吸入用溶液：置于雾化器中雾化吸入，成人 2.5~5mg，某些患者可能需要较高剂量达 10mg；12 岁以下儿童最小起始剂量 2.5mg，某些儿童可能需要较高剂量达 5mg，每日可重复 4 次。

使用方法：配备适宜的雾化器，可通过面罩、T 形装置或气管导管吸入已经雾化的溶液，建议在通气良好的房间中使用（图 2-2-5）。

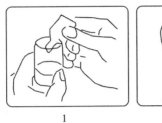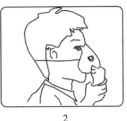

图 2-2-5　硫酸沙丁胺醇吸入用溶液使用方法

❖ **使用本药期间需要注意什么？**

1. 如本药使用正常剂量不起作用、症状变严重或症状缓解时间维持不足 3 小时，可能对本药产生了耐药性，请立即就医。

2. 用药期间需要定期监测肺功能、血压、心率、血糖、血钾、哮喘症状、动脉或毛细血管血气分析。

3. 粉雾剂中含有乳糖成分，对牛奶蛋白过敏、乳糖不耐受或缺乏乳糖酶的患者不应使用。

4. 粉雾剂：吸入时会感觉嘴中有甜味，表明已经吸入药物粉末。当剂量指示器数字变成红色时提示药物快使用完，应与医师联系更换新的吸入器。请定期（至少每周一次）用干布擦拭吸入器的吸嘴，不应用水清洗，以防药物受潮。

5. 气雾剂：请定期（至少每周一次）将药瓶拔出后用温水彻底清洗吸入剂并晾干。不可将药罐浸入水中。

❖ **本药品如何保存？**

气雾剂应遮光、密闭、阴凉处保存，装置为压力装置，请避免受冻、受热、撞击或在瓶上戳刺，即使用完也请避免以上行为。粉雾剂需放置于 25℃以下干燥保存。吸入用溶液需于 30℃以下遮光保存。请勿冷藏或冷冻。请将药品置于儿童触及不到的地方。

❖ **妊娠期妇女与哺乳期妇女用药注意事项：**

妊娠期妇女和哺乳期妇女慎用。

❖ **用药过量怎么办？**

使用超过推荐剂量会有危险。过量可引起心动过速、中枢神经系统刺激、肌肉震颤、低钾血症和血糖升高等。药品过量时停用药品，及时就诊。对于出现心脏症状（如心动过速、心悸等）的患者，对症治疗可给予静脉注射心脏选择性 β 受体拮抗剂。

❖ **与其他药物合用需注意什么？**

用药期间如同时使用或加用其他药物，特别是黄嘌呤衍生物、类固醇、利尿剂、茶碱类药物（可增强松弛支气管平滑肌的作用，也可能增加不良反应）、单胺氧化酶抑制剂和三环类抗抑郁药（正在使用或停用 2 周内，需警惕心血管不良反应）等，请告知医师或药师；如已合用并出现不适症状，请及时就医。

硫酸特布他林（片：2.5mg；胶囊：1.25mg）

❖ **本药用于治疗哪些疾病？**

支气管哮喘、慢性支气管炎、肺气肿和其他伴有支气管痉挛的肺部疾病。

❖ **本药如何服用，何时服用最合适？**

1. 片剂：口服。①成人：开始1~2周一次0.5片，每日2~3次。以后可加至一次1片，每日3次。②儿童：按体重一次0.065mg/kg（但一次总量不应超过1.25mg），每日3次。

2. 胶囊：口服。①成人：开始1~2周一次1粒，每日2~3次。以后可加至一次2粒，每日3次。②儿童：按体重一次0.065mg/kg，分3次服用。

❖ **使用本药期间需要注意什么？**

1. 可能会引起血糖升高，糖尿病患者用药期间应注意监测血糖。

2. 长期用药可能产生耐药性，导致药效降低，请遵医嘱随诊。

❖ **本药品如何保存？**

避光、密封储存，请勿冷藏或冷冻。请将药品置于儿童触及不到的地方。

❖ **妊娠期妇女与哺乳期妇女用药注意事项：**

妊娠期妇女和哺乳期妇女慎用。

❖ **忘记用药时怎么办？**

若是规律性服用此药，则于发现忘记服药时立即服药。但若发现忘记服药时已接近下次服药时间，请按原计划服用下次剂量即可，切勿一次或短时间内服用两次剂量。

❖ **用药过量怎么办？**

1. 轻微至中度服药过量：减少剂量即可。

2. 重度服药过量：需活性炭灌胃冲洗。检查酸碱平衡、血糖和电解质，特别是血清钾浓度。监测心率、心律和血压。纠正代谢异常。建议用心脏选择性 β 受体拮抗剂来治疗心律失常所引起的血流动力学异常改变。

❖ **与其他药物合用需注意什么？**

用药期间如同时使用或加用其他药物，特别是黄嘌呤衍生物、类固醇、利尿剂等（可能加重低钾血症）、茶碱类（可能增加心悸）、单胺氧化酶抑制剂和三环类抗抑郁药（正在使用或停用2周内，需警惕心血管不良反应）等，请告知医师或药师；如已合用并出现不适症状，请及时就医。

硫酸特布他林

（气雾剂：250μg/喷；吸入粉雾剂：500μg/吸；吸入用溶液：2ml：5mg）

❖ **本药用于治疗哪些疾病？**

支气管哮喘、慢性喘息性支气管炎、阻塞性肺气肿和其他伴有支气管痉挛的肺部疾病。

❖ **本药如何使用，何时使用最合适？**

1. 气雾剂：喷雾吸入。一次1~2喷，每日3~4次，严重者一次可增至6喷，24小时内的总量不超过24喷。

使用方法（图2-2-6）：①取下保护盖，充分振摇，使其混匀。

②将接口端平放入双唇间，通过接口端平静呼气。

③在吸气开始的同时，按压气雾剂顶部使之喷药，经口缓慢且深深吸入。

④尽可能长地屏住呼吸，最好 10 秒钟，然后再呼气。

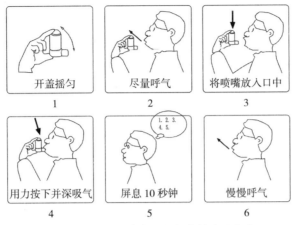

开盖摇匀	尽量呼气	将喷嘴放入口中
1	2	3
用力按下并深吸气	屏息 10 秒钟	慢慢呼气
4	5	6

图 2-2-6　硫酸特布他林气雾剂使用方法

2. 吸入粉雾剂：经口吸入。常规单次剂量 250~500μg，4~6 小时一次。24 小时内最高吸入量成人不能大于 12 吸，12 岁以下 5 岁以上儿童不能大于 8 吸。

使用方法：①临用前，取胶囊 1 粒放入专用吸入器的刺孔槽内，用手撅压两侧按钮，胶囊两端分别被细针刺孔。

②先呼气，勿对着吸嘴呼气，然后将口吸器放入唇间，用力吸气，药粉随吸入气流进入呼吸道。

③如果一次超过 1 个剂量，则间隔 2~3 分钟，再重复上述操作。

④每次用药后应漱口。

3. 吸入用溶液：通过雾化器给药。成人及 20kg 以上儿童：一次 1 支，每日 3 次；20kg 以下儿童：一次 0.5 支，每日最多可给药 4 次。

使用方法（图 2-2-7）：握住单剂量小瓶，使瓶口向上，拧动瓶盖以开启瓶盖（步骤1）。将小瓶中溶液挤入雾化器贮液器中（步骤 2），可在雾化器中稳定存放 24 小时。只能通过雾化器给药（步骤 3）。

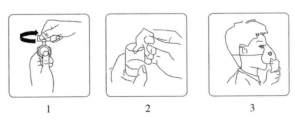

图 2-2-7　硫酸特布他林吸入用溶液使用方法

❖ **使用本药期间需要注意什么？**

1. 气雾剂为密封的耐压容器，不能损坏阀门，避免阳光直接照射和 40℃以上高温。

2. 请定期用温水清洗气雾剂塑料壳，待完全干燥后再将气雾剂铝瓶放入。

3. 粉雾剂每次使用后应漱口，吸入器需保持清洁和干燥。

4. 如果同时应用甾体类吸入剂，应先使用特布他林吸入剂以开放气道，再直接使用甾体类吸入剂。

5.吸入用溶液内袋开封后，其中的单剂量药液应在 3 个月内使用。

❖ **本药品如何保存？**

气雾剂应避光、密闭，阴凉处保存；吸入粉雾剂需避光、密闭保存；吸入用溶液需密封、阴凉干燥处保存；请勿冷藏或冷冻。请将药品置于儿童触及不到的地方。吸入用溶液每个单包装需要在打开后 24 小时内使用。

❖ **妊娠期妇女与哺乳期妇女用药注意事项：**

妊娠期妇女和哺乳期妇女慎用。

❖ **忘记用药时怎么办？**

若是规律性使用此药，则于发现忘记用药时立即服药。但若发现忘记用药时已接近下次用药时间，请按原计划使用下次剂量即可，切勿一次或短时间内使用两次剂量。

❖ **用药过量怎么办？**

活性炭灌胃冲洗。检查酸碱平衡、血糖和电解质，特别是血清钾浓度。监测心率、心律和血压。纠正代谢异常。可以用心脏选择性 β 受体拮抗剂来治疗心律失常所引起的血流动力学异常改变。

❖ **与其他药物合用需注意什么？**

用药期间如同时使用或加用其他药物，特别是黄嘌呤衍生物、类固醇、利尿剂等（可能加重低钾血症）、茶碱类（可能增加心悸）、单胺氧化酶抑制剂和三环类抗抑郁药（正在使用或停用 2 周内，需警惕心血管不良反应）等，请告知医师或药师；如已合用并出现不适症状，请及时就医。

盐酸克仑特罗吸入粉雾剂（20µg/ 粒）

❖ **本药用于治疗哪些疾病？**

缓解支气管哮喘以及喘息型慢性支气管炎所致的支气管痉挛。

❖ **本药如何使用，何时使用最合适？**

吸入给药。一般作为临时用药，有哮喘发作预兆或哮喘发作时使用。一次 20µg（1粒），每日 3 次，每次给药间隔不得少于 4 小时。

使用方法（图 2-2-8）：

1.从盒中取出吸入器，检查吸入器是否清洁，确认无上次使用后残留的胶囊碎片和药粉。用左手握住吸口，右手握住药仓，两手分别缓慢向相反方向旋转，直至不能转动为止。转动顺畅表示吸入器正常，方可使用（步骤 1）。

2.将吸入器的带孔方块向上，从铝塑板中取出一粒胶囊，细端向前，平稳插入吸入器的带孔方块孔内，直到胶囊另一端与方块齐平（步骤 2）。

3.左手和右手分别握住吸入器的两端，装胶囊方孔在水平上方，且与白点对齐，右手轻轻反复转动 3~4 次，每次转至不能再转动时，向反方向转动，此时可听到胶囊的破碎声，整个操作过程应保持水平（步骤 3、4）。

4.尽可能向外呼气，以舒适为度。

5.手握吸入器，使呈水平状态，将吸入器的吸口放入牙齿和嘴唇之间，闭上嘴唇，但无需咬住吸入器（步骤 5）。

6.吸入时，尽可能又快又深的吸气。

7. 吸气完毕，屏住呼吸，从口中取出吸入器。继续屏住呼吸，以舒适为度（步骤6）。

8. 如果药粉未吸尽，可按上述方法，再吸一次。

9. 使用完吸入器后，应将吸入器的两端拆开，弃去胶囊碎片和残粉，合上吸入器，放入盒中保存。

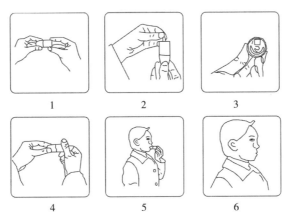

图 2-2-8　盐酸克仑特罗吸入粉雾剂使用方法

❖ **使用本药期间需要注意什么？**

1. 不应超过推荐剂量使用。不应擅自增加使用剂量或使用次数。

2. 按照规定的操作步骤正确使用本药装置，胶囊应在临用时插入带孔方块的孔中，不用药时不可插入。

3. 吸入制剂对口腔、咽喉可能有刺激作用，用药后应进行深部漱口。

4. 吸入器应始终保存在盒中，以保持清洁。

❖ **本药如何居家保存？**

密封储存，并将药品置于儿童触及不到的地方。

❖ **妊娠期妇女与哺乳期妇女用药注意事项：**

妊娠期妇女只有在潜在效益高于风险时才能使用。哺乳期妇女能否使用尚不明确。

❖ **用药过量怎么办？**

克仑特罗滥用可能引起心脏停搏甚至死亡，过量请及时就医。

❖ **与其他药物合用需注意什么？**

用药期间如同时使用或加用其他药物，特别是其他拟交感神经类药物（如肾上腺素、异丙肾上腺素等，发生心血管不良反应的风险增加）、β 受体拮抗剂（如普萘洛尔等，与本药相互抑制）、利尿剂［如呋塞米等，诱发心电图变化和（或）低钾血症急速恶化］、单胺氧化酶抑制剂或三环类抗抑郁药（如呋喃唑酮或阿米替林等，加强心血管系统的作用）等，请提前告诉您的医师或药师。如已合用并出现不适症状，请及时医院就诊。

氨溴特罗口服液（每 1ml 含盐酸氨溴索 1.5mg 与盐酸克仑特罗 1μg）

❖ **本药用于治疗哪些疾病？**

治疗急、慢性呼吸道疾病（如急、慢性支气管炎、支气管哮喘、肺气肿等）引起的咳嗽、痰液黏稠、排痰困难、喘息等。

❖ **本药如何服用，何时服用最合适?**

小儿（12 岁以下）：口服。一次 2.5~15ml，每日 2 次。根据年龄及体重调整剂量，请遵医嘱。

12 岁以上儿童及成人：口服。一次 20ml，每日 2 次；症状明显好转后可减至一次 10ml，每日 2~3 次；对严重呼吸困难患者，最初 2~3 天，口服一次 20ml，每日 3 次。

❖ **使用本药期间需要注意什么?**

1. 本药剂量及用法因人及体重不同而异。请依照医师指示按时服药，勿自行增减药量或任意停药。

2. 低氧血症患者，血清钾的降低对心律的影响更大，应监测血清钾水平。

❖ **本药如何居家保存?**

常温（10~30℃）、密封储存，勿冷藏或冷冻。请将药品置于儿童触及不到的地方。

❖ **妊娠期妇女与哺乳期妇女用药注意事项:**

妊娠期妇女及哺乳期妇女慎用。

❖ **忘记用药时怎么办?**

若是规律性服用此药，则于发现忘记服药时立即服药。但若发现忘记服药时已接近下次服药时间，请按原计划服用下次剂量即可，切勿一次或短时间内服用两次剂量。

❖ **用药过量怎么办?**

长期过量用药可致心律不齐或心麻痹，一般停药后即消失。过量使用应密切观察，及时就医。

本药解毒剂为心脏选择性 β 受体拮抗剂。

❖ **与其他药物合用需注意什么?**

用药期间如同时使用或加用其他药物，特别是其他拟交感神经类药物（如肾上腺素、异丙肾上腺素等）、β 受体拮抗剂（如普萘洛尔等）、利尿剂（如呋塞米等）、黄嘌呤类药物（如茶碱等）、甾体类药物（如糖皮质激素等）、单胺氧化酶抑制剂（如呋喃唑酮等）或三环类抗抑郁药（如阿米替林等）等，请提前告知医师或药师。如已合用并出现不适症状，请及时就医。

盐酸丙卡特罗（片/胶囊/颗粒：25μg；口服溶液：每 1ml 含盐酸丙卡特罗 5μg）

❖ **本药用于治疗哪些疾病?**

支气管哮喘、喘息性支气管炎、伴有支气管反应性增高的急性支气管炎、慢性阻塞性肺部疾病。

❖ **本药如何服用，何时服用最合适?**

1. 片/胶囊/颗粒：①成人：一次 50μg，每日 1 次，睡前服用；或每日 2 次，清晨及睡前服用。②6 岁以上儿童：一次 25μg，服用方法同成人。儿童可依据年龄、症状和体重适当增减。

2. 口服溶液：①6 岁以上儿童：每日 1 次，睡前口服，或每日 2 次，早、晚睡前口服，一次 25μg。②不满 6 岁的幼儿：每日 2 次，早、晚睡前口服或每日 3 次，早、中、晚睡前口服，一次 1.25μg/kg。可根据年龄、症状适当增减。

❖ **使用本药期间需要注意什么?**

1. 注意不可过量用药。

2. 本药有抑制过敏引起的皮肤反应作用，故进行皮肤试验时，应提前 12 小时中止给药。

3. 按用法用量正确使用未见疗效时，可认为本药不适用，应中止给药，建议及时就医，以调整用药。

❖ **本药如何居家保存？**

遮光、密封储存。胶囊剂、颗粒剂须放置于阴凉干燥（不超过 20℃）处；口服溶液放置于 10~30℃ 的地方保存。请将药品置于儿童触及不到的地方。

❖ **妊娠期妇女与哺乳期妇女用药注意事项：**

妊娠期妇女或有可能妊娠的妇女应权衡利弊方可服用。哺乳期妇女服药期间避免哺乳。

❖ **忘记用药时怎么办？**

若是规律性服用此药，则于发现忘记服药时立即服药。但若发现忘记服药时已接近下次服药时间，请按原计划服用下次剂量即可，切勿一次或短时间内服用两次剂量。

❖ **用药过量怎么办？**

服药过量时可能造成心律不齐、心动过速、血压降低、震颤、神经过敏、低钾血症、高血糖等。请密切观察，及时就医。

❖ **与其他药物合用需注意什么？**

用药期间如同时使用或加用其他药物，特别是儿茶酚胺制剂（如肾上腺素、异丙肾上腺素等，会导致心律不齐、有时有引起心跳停止的危险）、黄嘌呤衍生物（如茶碱等，有时会增强降血钾等副作用）、甾体制剂及利尿剂（如糖皮质激素、呋塞米等，有时会增强降血钾作用）等，请告知医师或药师；如已合用并出现不适症状，请及时就医。

盐酸丙卡特罗粉雾剂（10μg/ 吸）

❖ **本药用于治疗哪些疾病？**

缓解下列疾病以气流受限为基础的各种症状：支气管哮喘、慢性支气管炎、慢性阻塞性肺病。治疗哮喘仅限于哮喘发作。

❖ **本药如何使用，何时使用最合适？**

口腔吸入。成人一次吸入 20μg（2 吸），儿童一次吸入 10μg（1 吸）。可根据年龄和症状适当增减剂量。每日用药不得超过 4 次（成人不超过 8 吸，儿童不超过 4 吸）。

使用方法（图 2-2-9）：

1. 双手水平拿起给药器，两端同时下压，打开透明盖子（步骤 1）。

2. 计数指示窗朝上，上下垂直摇动给药器 3~4 次（步骤 2）。

3. 向吸嘴方向按下尾部按钮 1 次（步骤 3）。

4. 呼气（勿对吸嘴），并屏住呼吸（步骤 4）。

5. 将吸嘴放在齿间，合上嘴唇包住吸嘴，尽量快速且深深的用嘴吸气，然后屏气 10 秒以上，缓慢呼气（步骤 5）。

6. 再次按下尾部按钮，使给药器回到可使用状态（步骤 6）。

7. 使用后盖上盖子。

8. 如需再次给药，请重复步骤 2~6。

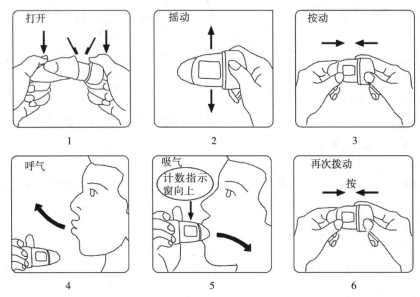

图 2-2-9 盐酸丙卡特罗粉雾剂使用方法

❖ **使用本药期间需要注意什么？**

1. 为了确保充分发挥药效，应正确使用本药装置。吸入时无感觉，但不影响治疗效果。

2. 不可超剂量用药，用药过程需要充分观察。

3. 若本药未有疗效而继续使用，可能造成用药过量，应停用本药并及时就医，以改为其他合适的治疗方法。

4. 疾病严重发作且经吸入给药效果不理想时，应尽早就医。

5. 本药对过敏原引起的皮肤反应具有抑制作用，因此应在皮试前 12 小时停用本药。

6. 应使用干燥纸巾把吸嘴擦拭干净，不得用水清洗或使用湿物擦拭吸嘴。防止剧烈碰撞和拆卸给药装置。

❖ **本药如何居家保存？**

放置于环境温度 25℃以下的地方储存。请将药品置于儿童触及不到的地方。

❖ **妊娠期妇女与哺乳期妇女用药注意事项：**

妊娠期妇女或有可能妊娠的妇女应权衡利弊方可用药。哺乳期妇女用药期间应避免哺乳。

❖ **用药过量怎么办？**

过量使用本药存在发生心律失常（室性心动过速、室颤等）、心脏骤停等严重不良反应的危险性，因此用药时注意用量，并密切观察，及时就医。

❖ **与其他药物合用需注意什么？**

用药期间如同时使用或加用其他药物，特别是儿茶酚胺制剂（如肾上腺素、异丙肾上腺素等，可能引起心律不齐，某些情况下可引起心脏骤停）、黄嘌呤衍生物（如茶碱、氨茶碱、二羟丙茶碱等，可能加重不良反应如低钾血症、心动过速、心律失常等）、糖皮质激素及利尿剂（如泼尼松、氢化可的松、倍他米松、呋塞米等，可能使血钾降低，引起低钾血症所致的心律失常）等，请提前告知医师或药师；如已合用并出现不适症状，请及时就医。

盐酸班布特罗（片/胶囊/颗粒/口服溶液：10mg）

❖ **本药用于治疗哪些疾病？**

支气管哮喘、慢性哮喘性支气管炎、阻塞性肺气肿和其他伴有支气管痉挛的肺部疾病。

❖ **本药如何服用，何时服用最合适？**

每晚睡前口服 1 次。12 岁以上儿童及成人：推荐起始剂量为 10mg，根据临床效果，在用药 1~2 周后可增至 20mg。

❖ **使用本药期间需要注意什么？**

1. 患有潜在严重心脏疾病（如缺血性心脏病、心律失常或重度心力衰竭）的患者，使用本药期间若出现胸痛或心脏病恶化等其他症状，请及时就医。

2. 本药可能引起血糖升高，伴有糖尿病的哮喘患者应加强血糖控制。

3. 哮喘急性发作期间，不得增加本药剂量。

❖ **本药如何居家保存？**

遮光，密封/密闭储存。胶囊剂应放置于阴凉（不超过 20℃）处保存，颗粒剂应放置于环境温度 30℃ 以下的地方保存。请将药品置于儿童触及不到的地方。

❖ **妊娠期妇女与哺乳期妇女用药注意事项：**

妊娠期前三个月内慎用。哺乳期妇女在权衡利弊后，确需使用本药，则应停止哺乳。

❖ **忘记用药时怎么办？**

若是规律性服用此药，则于发现忘记服药时立即服药。但若发现忘记服药时已接近下次服药时间，请按原计划服用下次剂量即可，切勿一次或短时间内服用两次剂量。

❖ **用药过量怎么办？**

服药过量有可能导致头痛、焦虑、震颤、强直性肌肉痉挛、心悸、心律不齐等，有时会发生血压下降、高血糖及乳酸中毒的情况。通常不需要治疗，严重药物过量请立即就医。

❖ **与其他药物合用需注意什么？**

用药期间如同时使用或加用其他药物，特别是其他拟交感胺类药（如肾上腺素、异丙肾上腺素等，使本药作用增强，毒性增加）、β 受体拮抗剂（如普萘洛尔，作用与本药相反）、肌松药（如琥珀胆碱，本药能延长其肌松作用）、血清钾消减药物（如利尿药、甲基黄嘌呤如茶碱、糖皮质激素，可能增加低钾血症风险）、氟烷麻醉药（可增加心律失常风险）等，请提前告知医师或药师；如已合用并出现不适症状，请及时就医。

昔萘酸沙美特罗气雾剂（25μg/揿）

❖ **本药用于治疗哪些疾病？**

慢性支气管哮喘的维持治疗和预防，特别适用于防治夜间哮喘发作；也用于慢性阻塞性肺疾病（包括肺气肿和慢性支气管炎）伴气道痉挛时的治疗。

❖ **本药如何使用，何时使用最合适？**

喷雾吸入。一次 1~2 揿，每日 2 次。

使用方法（图 2-2-10）：除去罩帽，将瓶倒置，把罩壳衔入口中，对准咽喉并在用力吸气的同时立即揿压喷雾头，药液即成雾状喷出，然后再屏气片刻，以便药液雾粒吸入附着在支气管和肺部，发挥作用。

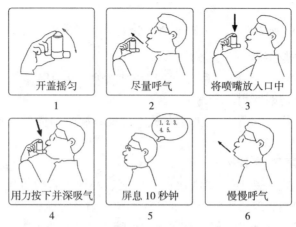

开盖摇匀	尽量呼气	将喷嘴放入口中
1	2	3
用力按下并深吸气	屏息 10 秒钟	慢慢呼气
4	5	6

图 2-2-10　昔萘酸沙美特罗气雾剂使用方法

❖ **使用本药期间需要注意什么？**

1. 本药不可取代口服或吸入糖皮质激素药物的作用，正在使用其他预防药物（如吸入糖皮质激素）的患者在开始使用本药时应继续使用预防药物，不可停用或减量。

2. 由于本药起效相对较慢，故急性哮喘发作时不适用。

3. 切勿超过推荐剂量使用。

4. 本药是受压容器，切勿拆启、受热，并避免撞击。

❖ **本药如何居家保存？**

室温，干燥、避光储存。请将药品置于儿童触及不到的地方。

❖ **妊娠期妇女与哺乳期妇女用药注意事项：**

妊娠期妇女及哺乳期妇女慎用。

❖ **忘记用药时怎么办？**

若是规律性使用此药，则于发现忘记用药时立即用药。但若发现忘记用药时已接近下次用药时间，请按原计划使用下次剂量即可，切勿一次或短时间内使用两次剂量。

❖ **用药过量怎么办？**

切勿超剂量使用，12~20 倍于推荐剂量时有死亡事件发生。过量使用请密切观察，及时就医。

❖ **与其他药物合用需注意什么？**

用药期间如同时使用或加用其他药物，特别是非选择性 β 受体拮抗剂（如普萘洛尔等）、单胺氧化酶抑制剂（如呋喃唑酮等）及三环类抗抑郁药（如阿米替林等）等，请告知医师或药师，不宜同时使用；如已合用并出现不适症状，请及时医院就诊。

富马酸福莫特罗片（40μg）

❖ **本药用于治疗哪些疾病？**

缓解由下列疾病所致的呼吸道阻塞引起的呼吸困难等症状：支气管哮喘，急、慢性支气管炎，喘息性支气管炎，肺气肿。

❖ **本药如何服用，何时服用最合适？**

口服。成人一次 1~2 片，每日 2 次。可根据年龄、症状的不同适当增减。12 岁以下小儿一日 4μg/kg，分 2~3 次，剂量请遵医嘱。

❖ **使用本药期间需要注意什么？**

1. 儿童用药，必须保证正确的使用方法并密切观察治疗经过。

2. 本药剂量及用法因人及体重不同而异。请依照医师指示按时服药，勿自行增减药量或任意停药。

❖ **本药如何居家保存？**

室温、密封储存。请将药品置于儿童触及不到的地方。

❖ **妊娠期妇女与哺乳期妇女用药注意事项：**

妊娠期妇女或可能妊娠的妇女，仅当获益大于风险时才可服用。

❖ **忘记用药时怎么办？**

若是规律性服用此药，则于发现忘记服药时立即服药。但若发现忘记服药时已接近下次服药时间，请按原计划服用下次剂量即可，切勿一次或短时间内服用两次剂量。

❖ **用药过量怎么办？**

持续过量使用会明显加重不良反应，如震颤、麻木、头痛、恶心、呕吐等，并可能引起心律不齐。一旦发生药物过量反应，应停止服药，必要时应给予适当的对症治疗。

❖ **与其他药物合用需注意什么？**

用药期间如同时使用或加用其他药物，特别是儿茶酚胺制剂（肾上腺素、异丙肾上腺素等，会引起心律不齐、有时有引起心跳停止的危险）、黄嘌呤衍生物（如茶碱、氨茶碱等，可能由于低血钾而导致心律不齐）、固醇类制剂及利尿剂（如糖皮质激素及呋塞米等，可能由于低血钾而导致心律不齐）等，请告知医师或药师；如已合用并出现不适症状，请及时就医。

富马酸福莫特罗

（吸入粉雾剂：4.5μg/ 吸；粉吸入剂：12μg/ 粒，按无水富马酸福莫特罗计）

❖ **本药用于治疗哪些疾病？**

治疗和预防可逆性气道阻塞。在维持治疗中，也适用于作为抗炎药治疗时的附加药物。

❖ **本药如何使用，何时使用最合适？**

吸入给药。尽量使用最低有效剂量。哮喘夜间发作，可于晚间给药 1 次。

1. 吸入粉雾剂：成人常规剂量为一次 4.5~9μg，每日 1~2 次，早晨和（或）晚间给药；须提高剂量者，一次 9~18μg，一日最多 36μg。

多剂量吸入器使用方法（图 2-2-11）：①拧开多剂量吸入器（步骤 1）并取下盖子。当旋开盖子时，能够听到"咔嗒"声。

②蓝绿色旋柄在下，吸入器在上，握住吸入器呈直立状。当旋转手柄时，不要握住吸嘴。向任一方向旋转旋柄至最大，然后再向反方向旋转至最大，使吸入器载入一次剂量。操作过程中可听到"咔嗒"声（步骤 2）。

③呼气（勿对吸嘴）。

④吸嘴轻轻放在上下牙齿之间，双唇包住吸嘴，用嘴用力深吸气。不要咀嚼或用力咬吸嘴（步骤 3）。

⑤呼气前，从口中取出吸入器。

⑥若处方需要给予多次剂量，重复步骤 2~3。

⑦盖好盖子并拧紧。

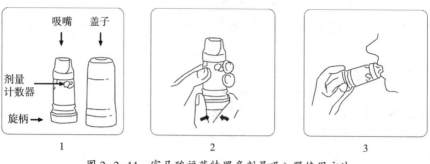

图 2-2-11 富马酸福莫特罗多剂量吸入器使用方法

2. 粉吸入剂：成人常规剂量为一次 12μg，每日 1~2 次，早晨和（或）晚间给药；须提高剂量者，一次 12~24μg，一日最多 48μg。

胶囊型粉雾剂装置使用方法（图 2-2-12）：①按下针刺按钮，拉开装置的防尘罩（步骤 1）。打开装置的吸嘴（步骤 2）。

②从包装中取出 1 粒胶囊，将胶囊置于胶囊腔中（步骤 3）。将吸嘴关闭严密保持防尘罩打开（步骤 4）。

③手持装置使吸嘴向上，将刺针按钮缓慢按到底，然后松开，以保证药物可随吸入的气体达到肺部（步骤 5）。

④吸入药物前，彻底呼气（先做一次深呼吸）（步骤 6）。

⑤彻底呼气后，手持装置放到嘴边，用嘴唇紧紧含住吸嘴，保持头部垂直，深吸气，吸气速度应足以使胶囊高速旋转（可以听到胶囊的振动）（步骤 7）。彻底吸气后，屏住呼吸片刻，一次吸入用药结束。如有必要可再重复 4~7 步骤。

⑥用药结束后，再次将吸嘴打开，倒出空胶囊壳。用微潮的纸巾清洁吸嘴后再关闭吸嘴及防尘罩（步骤 8）。

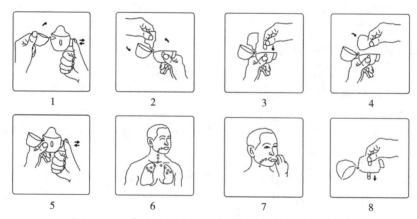

图 2-2-12 富马酸福莫特罗胶囊型粉雾剂装置使用方法

❖ **使用本药期间需要注意什么？**

1. 吸入粉雾剂：①每次给药含极少量粉末。吸入时药粉直接吸入肺部，因此经吸嘴吸入时一定要用力并深吸气。

②吸嘴固定在吸入器上，请勿试图取下吸嘴。吸嘴可旋转，但在非必要情况下请勿转动。

③由于药粉剂量很少，每次吸入时可能感觉不到，但只要按照上述指导操作，可确保吸入所需剂量。

④剂量计数器会显示吸入器中的剩余剂量，装满时显示 60。如果在用药前错误的不止一次实施装药操作，仍只能接受一个剂量，但剂量计数器会显示所有装载剂量。当显示窗中间显示 0 时，表明应丢弃本吸入器。

⑤摇动吸入器所听到的声音不是药物产生的，而是干燥剂的声音。

⑥定期（每周 1 次）用干纸巾擦拭吸嘴的外部。严禁用水或其他液体清洗吸嘴。

2. 粉吸入剂：①切勿吞服胶囊；临用时从铝塑板中取出，开封后注意防潮；必须使用专用吸入器吸入给药，并保证正确使用该吸入器。

②在使用过程中都不应向吸嘴内呼气；使用时不得使吸嘴内壁潮湿；禁止用后的胶囊残留在装置内。

③使用后，口腔中可能残留少许空白乳糖载体颗粒，但不影响疗效。

④建议每使用 10 次后清洁装置。打开装置各部位，用温水全面淋洗，将本装置用纸巾吸去水分后晾干。必须保证装置使用前完全干燥。建议装置使用 60 次后更换。

3. 糖尿病患者应注意监测血糖。

❖ **本药如何居家保存？**

吸入粉雾剂应放置于环境温度 30℃以下的地方储存，保存时应将盖子旋紧；粉吸入剂应遮光、密封保存。请将药品置于儿童触及不到的地方。

❖ **妊娠期妇女与哺乳期妇女用药注意事项：**

妊娠期妇女除特殊情况外应慎用，特别是妊娠期前 3 个月和分娩前。哺乳期妇女不应使用。

❖ **忘记用药时怎么办？**

若是规律性使用此药，则于发现忘记用药时立即用药。但若发现忘记用药时已接近下次用药时间，请按原计划使用下次剂量即可，切勿一次或短时间内使用两次剂量。

❖ **用药过量怎么办？**

用药过量时可能导致震颤、头痛和心悸和心动过速。个别病例报告有高血糖、低钾血症、Q-Tc 间期延长、心律失常、恶心和呕吐。过量使用请密切观察，及时就医，对患者应给予辅助治疗和缓解症状治疗。

❖ **与其他药物合用需注意什么？**

用药期间如同时使用或加用其他药物，特别是其他拟交感神经药（如麻黄碱、肾上腺素等）、黄嘌呤衍生物（如茶碱等）、甾体类或利尿剂（如糖皮质激素、呋塞米等）、抗组胺药（如咪唑斯汀等）、抗心律失常药（如奎尼丁、普鲁卡因胺等）、红霉素、三环类抗抑郁药（如阿米替林等）、非选择性 β 受体拮抗剂（如普萘洛尔等）等，请告知医师或药师；如已合用并出现不适症状，请及时医院就诊。

马来酸茚达特罗吸入粉雾剂（150μg/ 粒）

❖ **本药用于治疗哪些疾病？**

成人慢性阻塞性肺疾病（COPD）患者的维持治疗。不能用于支气管痉挛急性发作的急救治疗。

❖ **本药如何使用，何时使用最合适？**

本药仅用于吸入给药。一次吸入 1 粒（150μg）胶囊的内容物，每日 1 次。应在每日相同时间使用。

使用方法（图 2-2-13）：

1. 取下吸入器吸嘴（步骤 1）。握牢吸入器的底部，并斜扳吸嘴部分，便可打开吸入器（步骤 2）。

2. 在立即使用之前，擦干双手，从泡罩中取出一粒胶囊（步骤 3）。将胶囊放入胶囊槽内，不得将胶囊直接放入吸嘴中（步骤 4）。关闭吸入器直至听到"咔嗒"声（步骤 5）。

3. 竖直握住吸入器，吸嘴口向上，同时用力按压两侧的按钮刺穿胶囊，仅需按一次（步骤 6）。在刺穿胶囊时，可以听到"咔嗒"声，然后完全放开两侧的按钮（步骤 7）。

4. 在把吸嘴放进口腔之前，先尽量的呼气。不得向吸嘴内呼气（步骤 8）。

5. 握住吸入器，侧面的按钮应该对着左、右方向，不得按压两侧的按钮；将吸嘴放入口中，用嘴唇紧包着吸嘴，快速且稳定的吸气，尽可能深吸气（步骤 9）。在用吸入器吸入药物时，胶囊在槽内旋转，可以听到飕飕的轻微噪音（步骤 10）。当药物进入肺部，会感到有甜香味。

6. 吸气完毕将吸入器从口中取出后，屏气至少 5~10 秒，如无不适也可以更长些（步骤 11），然后呼气。打开吸入器，检查胶囊中是否遗留药物粉末。

7. 再次打开吸入器，倒出空胶囊，可将空胶囊弃于家庭垃圾中。关闭吸入器并盖上吸嘴盖（步骤 12）。

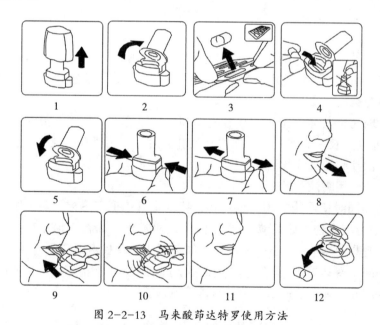

图 2-2-13 马来酸茚达特罗使用方法

❖ **使用本药期间需要注意什么？**

1. 如果病情处于急性加重状态，不应使用本药来缓解症状，也不可随意增加剂量来缓解症状。

2. 本药不得口服，将胶囊保存在泡罩内仅于使用前取出。

3. 不宜超过日推荐剂量使用。

4. 不得用水清洗吸入器，如果想清洗吸入器，可使用干净的不含棉绒的干布擦拭吸嘴。应保持吸入器干燥。

❖ **本药如何居家保存**？

室温（10~30℃）下储存。请将药品置于儿童触及不到的地方。

❖ **妊娠期妇女与哺乳期妇女用药注意事项**：

仅在预期受益明显大于潜在风险时，才可用于妊娠期妇女。应权衡母乳喂养婴儿和哺乳女性的受益情况，确定停止母乳喂养或是停用本药。

❖ **忘记用药时怎么办**？

如果漏用一次，下次仍应在次日相同时间用药。不应使用双倍剂量弥补漏用剂量。

❖ **用药过量怎么办**？

用药过量可引起或加重不良反应，如咽痛、高血压或低血压、心动过速、心律失常、紧张、头痛、颤抖、口干、心悸、肌肉痉挛、恶心、眩晕、疲乏、乏力、低钾血症、高血糖、代谢性酸中毒和失眠等，甚至心搏骤停或死亡。用药过量的治疗包括停用本药以及给予适当的对症和支持治疗，推荐给予心电图监护，可以考虑慎用心脏选择性 β 受体拮抗剂。

❖ **与其他药物合用需注意什么**？

用药期间如同时使用或加用其他药物，特别是其他拟交感神经药物或其他长效 β_2 受体激动药（如福莫特罗、沙美特罗，不宜合用）、黄嘌呤衍生物（如茶碱等）、糖皮质激素、利尿剂（如呋塞米等）、非选择性 β 受体拮抗剂（如普萘洛尔等）、单胺氧化酶抑制剂（如呋喃唑酮等）、三环类抗抑郁药（如阿米替林等），请告知医师或药师；如已合用并出现不适症状，请及时就医。

（三）抗胆碱药

异丙托溴铵（吸入气雾剂：20μg/ 揿；吸入用溶液：2ml∶500μg）

❖ **本药用于治疗哪些疾病**？

本药为支气管痉挛维持期治疗的支气管扩张剂，适用于慢性支气管炎、肺气肿、哮喘等慢性阻塞性肺疾病。

❖ **本药如何使用，何时使用最合适**？

1. 气雾剂：经口吸入。2 揿 / 次，每日 4 次。需要增加药物剂量者，一般每日的剂量不宜超过 12 揿。

使用方法（图 2-2-14）：①除去防尘盖，每次使用前摇匀（步骤 1）。

②深呼气。手持定量气雾器，嘴唇合拢咬住喷嘴，容器基底部箭头应指向上方而喷嘴指向下。尽量深吸气，同时用力按动气雾器的基底部，以保证释放一个定量。屏住呼吸数秒钟，然后从口中取出喷嘴，缓慢呼气（步骤 2）。重复以上动作吸入第二揿。

③用完后重新拧上防尘盖。

注意：初次使用或超过 3 天未用定量气雾器前应先将气雾器活瓣揿动两次，弃去。

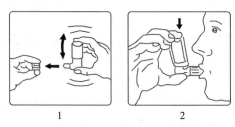

图 2-2-14 异丙托溴铵气雾剂使用方法

2.吸入用溶液：只能通过合适的雾化装置吸入。每次 1 个单剂量小瓶。成人和 12 岁以上青少年，维持剂量每日 3~4 次，急性发作时在病情稳定前可重复给药。给药间隔由医师决定。

使用方法（图 2-2-15）：①从药品条板上撕下单剂量小瓶（步骤 1）。用力扭顶部，打开小瓶（步骤 2）。

②将单剂量小瓶中的药液挤入雾化器药皿中（步骤 3）。

③安装好雾化器，雾化给药。用药完毕后弃去雾化器药皿中剩余药液并将雾化器清洗干净。

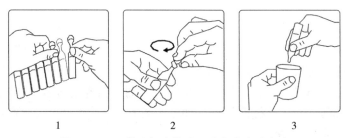

图 2-2-15 异丙托溴铵吸入用溶液使用方法

❖ **使用本药期间需要注意什么？**

1.气雾剂吸入时最好坐下或站立。容器内部有压力，请勿用暴力打开容器；因为容器不透明，所以不能看到药物是否用完，但振摇容器可显示是否还有剩余液体；喷嘴应保持清洁，并可用温水清洗。如用肥皂或清洁剂，喷嘴应用清水彻底冲洗干净。

2.吸入用溶液按步骤操作使用，不能口服或注射，注意避免药液或气雾进入眼睛。

3.由于吸入用溶液中不含防腐剂，为防止细菌污染，在药物打开后应立即使用且每次吸入治疗时应使用新的单剂量小瓶。

4.使用过程中如出现瞳孔散大、眼内压增高、狭角性青光眼、眼睛疼痛或不适等，应首先使用缩瞳药并立即求助医师。特别是有青光眼倾向的患者应注意保护眼睛。

5.如果药物治疗不能产生明显的病情改善或患者的状况恶化，应就医以寻求新的治疗计划。若发生急性呼吸困难或呼吸困难迅速恶化，应马上就诊。

6.如果您对大豆卵磷脂或有关的食品如大豆和花生过敏，请主动告知医师或药师，选用不含大豆卵磷脂的剂型。

❖ **本药如何居家保存？**

30℃以下避光保存，请将药品置于儿童触及不到的地方。

❖ **妊娠期妇女与哺乳期妇女用药注意事项：**

妊娠期妇女尤其是妊娠期前三个月，以及哺乳期妇女使用必须谨慎。

❖ **忘记用药时怎么办？**

若是规律性吸入此药，则于发现忘记吸入时立即吸入。但若已接近下次给药时间，直接吸入下次的剂量即可，切勿一次或短期间吸入两次剂量。

❖ **用药过量怎么办？**

未遇到过量引起的特殊症状，轻微的全身性抗胆碱能作用表现，包括口干、视力调节障碍和心动过速等可能出现。应密切观察，及时就医。

❖ **与其他药物合用需注意什么？**

不推荐与其他抗胆碱能药长期合并用药，与沙丁胺醇、特布他林、班布特罗等 β 受体激动剂和氨茶碱、多索茶碱等黄嘌呤类制剂合用能增强支气管扩张作用。当雾化吸入的本药和 β 受体激动剂合用时，有闭角型青光眼病史的患者可能增加急性青光眼发作的危险。

噻托溴铵（粉吸入剂/粉雾剂：18μg/粒；喷雾剂：2.5μg/揿）

❖ **本药用于治疗哪些疾病？**

慢性阻塞性肺疾病（COPD）的维持治疗，包括慢性支气管炎和肺气肿，伴随性呼吸困难的维持治疗及急性发作的预防。

❖ **本药如何使用，何时使用最合适？**

1. 粉吸入剂/粉雾剂：每日 1 次，每次应用专用吸入装置吸入 1 粒胶囊。

使用方法（图 2-2-16）：①为打开防尘帽，完全按下刺孔按钮，再松开，向上拉开防尘帽，然后打开吸嘴（步骤 1、2）。

②从泡罩包装中取出一粒胶囊（临用前取出），将其放入中央室中（步骤 3）。用力合上吸嘴直至听到一声"咔嗒"声，保持防尘帽敞开（步骤 4）。

③手持装置使吸嘴向上将绿色刺孔按钮完全按下，然后松开。这样可在胶囊上刺出许多小孔，以保证吸气时药物完全释放（步骤 5）。

④完全呼气（先做一次深呼吸）。无论何时都应避免呼气到吸嘴中（步骤 6）。

⑤举起装置放到嘴上，用嘴唇紧紧含住吸嘴。保持头部垂直，缓慢地深吸气，其速率应足以能听到或感到胶囊振动。吸气到肺部全充满时，尽可能长时间地屏住呼吸，同时从嘴中取出装置，然后重新开始正常呼吸（步骤 7）。

⑥重复步骤④和⑤一次，胶囊中的药物即可完全吸出。

⑦再次打开吸嘴，倒出用过的胶囊并弃之（步骤 8）。关闭吸嘴和防尘帽。将装置保存起来。

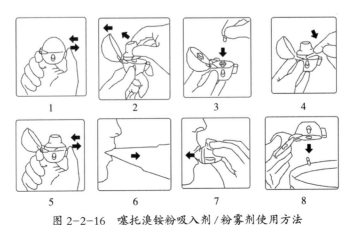

图 2-2-16 噻托溴铵粉吸入剂/粉雾剂使用方法

2.喷雾剂：每日相同时间吸入1次，一次吸入2揿。

初次使用前，使用方法（图2-2-17）：①取下透明底座，保持防尘帽关闭状态。按住保险扣，同时用另一只手用力拔下透明底座（步骤1）。

②将药瓶的细小一端插入吸入器，将吸入器置于稳固平面上，用力向下按压，使其良好对位（步骤2）。药瓶一旦插入吸入器后就不要再将其拆下。

③将透明底座重新装回原来的位置，直到发出咔哒声。请勿再次拆卸透明底座（步骤3）。

④保持防尘帽关闭状态，按照吸入器标签上箭头所示方向旋转透明底座直到发出咔哒声（即旋转半周）（步骤4）。

⑤将防尘帽充分打开（步骤5）。

⑥将吸入器指向地面，按压药物释放按钮，盖上防尘帽。重复步骤4~6，直到看见有水雾喷出。看到水雾喷出后，再重复步骤4~6三次（步骤6）。

这些步骤不会影响本药可提供的药用剂量（揿数）。

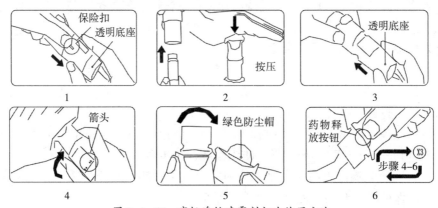

图2-2-17 噻托溴铵喷雾剂初次使用方法

日常使用（图2-2-18）：①旋转：保持防尘帽关闭状态，按照吸入器标签上箭头所示方向旋转透明底座直到发出"咔哒"声（即旋转半周）（步骤1）。

②打开：将防尘帽充分打开（步骤2）。

③按压：缓慢而充分地呼气，然后用嘴唇含住吸嘴末端，但不要堵住通气孔。将吸入器指向咽喉后部。用嘴缓慢地深吸气的同时，按下药物释放按钮，然后继续缓慢且在可承受的情况下尽量长时间吸气，并屏住呼吸10秒钟或在可承受的范围内尽量长时间地屏住呼吸（步骤3）。

④重复步骤1~3，一共吸入2揿。

⑤关闭防尘帽直到再次使用。

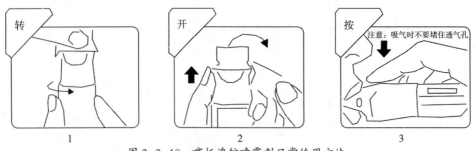

图2-2-18 噻托溴铵喷雾剂日常使用方法

❖ **使用本药期间需要注意什么？**

1. 胶囊仅供吸入，不能口服。

2. 请按步骤操作使用。

3. 避免药物粉末误入眼内，药粉误入眼内可能引起或加重闭角型青光眼、眼睛疼痛或不适、短暂视物模糊、视觉晕轮或彩色影像并伴有结膜充血引起的红眼和角膜水肿的症状。如果出现闭角型青光眼的征象，应停止使用本药并立即去看医师。

4. 粉吸入剂每月清洁一次装置。打开防尘帽和吸嘴，然后向上推起刺孔按钮打开基托，用温水全面淋洗吸入器以除去粉末，将装置用纸巾吸去水分，之后保持防尘帽、吸嘴和基托敞开，置空气中晾干，需 24 小时。因此，应在刚用过之后马上进行清洁，这样可以保证下次使用。必要时吸嘴的外面可以用微潮的而非湿的纸巾清洁。

5. 粉雾剂胶囊应该密封于囊泡中保存，仅在用药时取出，取出后应尽快使用，否则药效降低，暴露于空气中的胶囊应丢弃。

6. 喷雾剂只需用湿布或湿巾纸清洁吸嘴，包括吸嘴内部的金属部分，每周至少一次。如有必要，可用湿布擦拭吸入器外壳。自初次使用三个月后，即使药物尚未用完也应当丢弃。

❖ **本药如何居家保存？**

25℃以下保存，不得冷冻。请将药品置于儿童触及不到的地方。

❖ **妊娠期妇女与哺乳期妇女用药注意事项：**

不应用于妊娠期妇女及哺乳期妇女，除非预期的获益超过可能对未出生的胎儿或婴儿带来的风险。

❖ **忘记用药时怎么办？**

若是规律性吸入此药，则于发现忘记吸入时立即吸入。但若已接近下次给药时间，直接吸入下次的剂量即可，切勿一次或短期间吸入两次剂量。

❖ **用药过量怎么办？**

高剂量的本药可能引起抗胆碱能的症状和体征，如口干、心跳加快、瞳孔散大等。应密切观察，及时就医。

❖ **与其他药物合用需注意什么？**

不推荐与异丙托溴铵等其他抗胆碱能药物合用。

（四）吸入型糖皮质激素

丙酸倍氯米松（吸入气雾剂：50μg/ 揿；吸入用混悬液：2ml：0.8mg）

❖ **本药用于治疗哪些疾病？**

哮喘的治疗和预防，吸入用混悬液还可治疗和预防过敏性鼻炎。不适用于治疗急性支气管痉挛。

❖ **本药如何使用，何时使用最合适？**

1. 气雾剂：肺部吸入，建议剂量范围一日 100~800μg，应为哮喘良好控制的最低剂量。

使用方法（图 2-2-19）：①除去吸入器帽，瓶身倒置，摇匀（步骤 1）。

②缓慢呼气（步骤 2）。将吸入器口含在口中，对准咽喉，在深深吸气的同时马上揿压阀门，使药雾充分吸入（步骤 3）。

③屏息10秒，以便使药物充分发挥作用（步骤4）。如需再次吸入，至少等1分钟后，再重复步骤2~3。

④用药后应漱口。

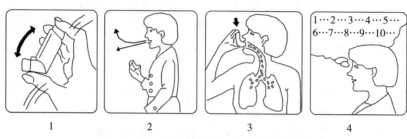

图2-2-19 丙酸倍氯米松气雾剂使用方法

注意：首次使用或用后放置1周以上再使用时，应先向空气中试喷

2. 吸入用混悬液：单剂量药瓶经雾化器给药。成人一次1支，每日1~2次；儿童一次0.5支，每日1~2次。

使用方法（2-2-20）：①沿小瓶与小瓶之间的折线来回轻折，将单支小瓶从药瓶板撕下（步骤1、2）。

②充分振摇小瓶以混匀混悬液，重复操作直到混悬液均匀（步骤3）。

③拧开瓶盖，适度挤压瓶壁，将所需药量挤入雾化器中（步骤4、5）。

④如果仅需0.5支剂量，将瓶盖倒置（步骤6），重新盖住瓶口并于2~8℃贮存，剩余药量必须在第一次开启后12个小时内使用。

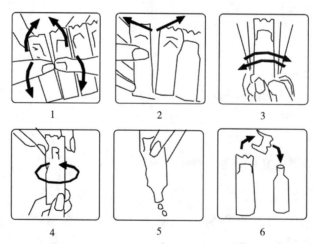

图2-2-20 丙酸倍氯米松吸入用混悬液使用方法

❖ 使用本药期间需要注意什么？

1. 每次用药后应漱口。

2. 药品性状发生改变时禁用。

3. 注意避免以下疾病诱因：花粉、尘螨、动物毛屑、真菌、气味烟雾、温湿变化、情绪变化、饮食刺激。

4. 气雾剂为受压容器，严禁受热、撞击或在瓶上戳刺，即使药物用完也应避免。

5. 连续使用超过3个月，请咨询医师或药师。

6. 不得突然停药，如需停药请立即联系医师。

7. 接受吸入型糖皮质激素长期治疗的儿童，应定期对身高进行监测，如果生长迟缓，应当及时就医。

❖ **本药如何居家保存？**

气雾剂需密闭，置凉暗处保存。吸入用混悬液应 25℃ 以下，按照外包装所示竖直放置。请将药品置于儿童触及不到的地方。

❖ **妊娠期妇女与哺乳期妇女用药注意事项：**

妊娠期妇女、哺乳期妇女最好避免使用本药气雾剂。禁用吸入用丙酸倍氯米松混悬液。

❖ **忘记用药时怎么办？**

若是规律性吸入此药，则于发现忘记吸入时立即吸入。但若已接近下次给药时间，直接吸入下次的剂量即可，切勿一次或短期间吸入两次剂量。

❖ **用药过量怎么办？**

用量过大（＞800μg/d），可出现糖皮质激素的一系列全身性不良反应。应密切观察，必要时及时就医。

❖ **与其他药物合用需注意什么？**

本药可能影响甲状腺对碘的摄取、清除和转化率；胰岛素能与其产生拮抗作用，糖尿病患者应注意调整用药剂量。

布地奈德
（气雾剂：200μg/ 揿；粉吸入剂：100μg/ 吸；吸入粉雾剂：200μg/ 吸；
吸入用混悬液：2ml：1mg）

❖ **本药用于治疗哪些疾病？**

支气管哮喘；粉吸入剂也适用于慢性阻塞性肺病患者（COPD）。

❖ **本药如何使用，何时使用最合适？**

1. 气雾剂：喷雾吸入，每日 2~4 次，一般早晚各 1 次。成人一日 200~1600μg，2~7岁儿童一日 200~400μg，7 岁以上儿童一日 200~800μg。

使用方法（图 2-2-21）：①取下保护盖，充分振摇，使其内容物混匀（步骤 1）。

②握住装置，尽可能地呼出气体，呼气时避免对着接口端（步骤 2）。

③双唇包住接口端，开始吸气的同时按压药罐，使其喷药一次，经口缓慢而深深地吸入（步骤 3、4）。

④尽可能长地屏住呼吸，最好 10 秒钟，然后缓缓呼气（步骤 5、6）。

⑤如果需要进一步用药，可以再次振摇气雾剂后，重复上述步骤 2~4。

⑥每次用药后应漱口。

2. 粉吸入剂：经口吸入。成人一日 100~1600μg，儿童一日 100~800μg，通常分 1~2 次。

使用方法（图 2-2-22）：①旋松盖子并拔出瓶盖（步骤 1）。

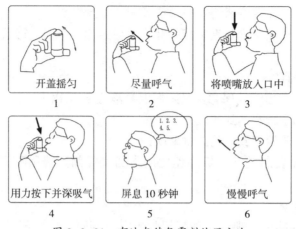

图 2-2-21　布地奈德气雾剂使用方法

②使旋柄朝下，握住吸入器使之直立。旋转旋柄时，不要握住吸嘴。向任一方向尽最大可能旋转旋柄使吸入器负载一个药物剂量，然后向相反方向尽最大可能进行旋转。操作过程中可听到"咔嗒"声（步骤 2、3）。

③握住吸入器远离嘴部，呼气，不可对着吸嘴呼气（步骤 4）。

④轻轻将吸嘴放在上下牙齿之间，双唇包住吸嘴，用力且深长地用嘴吸气，不要咀嚼或用力咬吸嘴（步骤 5）。

⑤将吸入器从嘴部移开，屏气 5~10 秒。若需要给予多个剂量，重复步骤 2~5。

⑥用后将盖子拧紧。吸入完所需剂量后，用水漱口（步骤 6）。

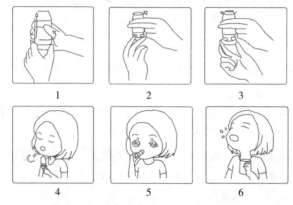

图 2-2-22　布地奈德粉吸入剂使用方法

3. 粉雾剂：经口吸入。一日 1~2 次。12 岁以上儿童及成人一日 200~1600μg，6~12 岁儿童一日 200~800μg。

使用方法（图 2-2-23）：①取出吸入器，移走防尘帽（步骤 1），上下垂直充分振摇吸入器 4~5 次，让粉末流动均匀，剂量正确（步骤 2），振摇时不要按压。

②直立握住吸入器，将其置于拇指与食指之间（步骤 2），压下吸入器直到听到"咔"声（只能按压一次）（步骤 3），待吸入器顶盖恢复原位时，吸入粉末已经释出并进入吸嘴。

③先正常呼气，将吸入器吸嘴置于上下牙之间，以免粉末留在牙齿上，紧闭双唇，使其包裹住吸嘴，用嘴深深吸气（步骤 4），不要向吸入器呼气。

④从嘴中拿开吸入器,屏住呼吸 5 秒,即完成一次吸入动作。若需要给予多个剂量,则重复 2~4 步骤。

⑤吸入给药完成后立即将防尘帽放回吸嘴上。

⑥用药后请用清水漱口,并将其吐出。

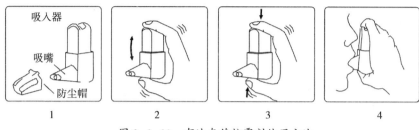

图 2-2-23 布地奈德粉雾剂使用方法

4. 吸入用混悬液:经合适的雾化器给药。成人一次 0.5~2mg,儿童一次 0.25~1mg,每日 2 次。

使用方法(图 2-2-24):①从药板上掰下一小瓶,振摇小瓶(步骤 1)。

②拧开瓶盖(步骤 2)。

③将瓶中药液挤入雾化器的药杯内(步骤 3)。

④未经医师许可,不要将药液稀释。按指导方法使用,确保药杯里的药液全部用尽。

⑤使用后清洗雾化器,用水洗脸并漱口。每次雾化结束后,应用温水淋洗口罩或面罩并晾干。

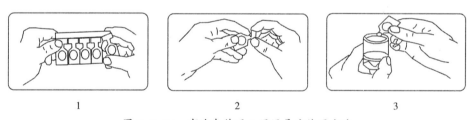

图 2-2-24 布地奈德吸入用混悬液使用方法

本药给药剂量因年龄不同而异,请依照医师指示剂量给药,勿自行增减药量或任意停药。

❖ **使用本药期间需要注意什么?**

1. 不应试图靠吸入本药快速缓解哮喘急性发作,此时仍需吸入短效支气管扩张剂。

2. 为了将真菌性口炎的发生率降到最低,每次吸药后用水漱口。

3. 肺结核患者使用本药需慎重考虑。

4. 请按步骤用药。

5. 遵循医嘱用药,切勿超过处方量。有时为了达到最佳效果,需进行两周的正规治疗。如发现药效明显下降,请及时就诊。

6. 定期拆下气雾剂药瓶,用温水清洗塑料外壳(至少每周一次)。

7. 粉雾剂:吸入时会感觉嘴中有甜味,表明已经吸入药物粉末。用药后请用清水漱口,并将其吐出。当剂量指示器数字变成红色时提示药物快使用完,可与医师联系更换新的吸入器。请定期(至少每周一次)用干布擦拭吸入器的吸嘴,不要用水清洗,以防药物受潮。

8.本药是一种预防治疗药物，在病症不发作时也应该常规使用以获得最佳的治疗效果，不可突然停药。

❖ **本药如何居家保存？**

避光，密闭，在阴凉处保存。请将药品置于儿童触及不到的地方。

❖ **妊娠期妇女与哺乳期妇女用药注意事项：**

妊娠期妇女、哺乳期妇女慎用。

❖ **忘记用药时怎么办？**

若是规律性吸入此药，则于发现忘记吸入时立即吸入。但若已接近下次给药时间，直接吸入下次的剂量即可，切勿一次或短期间吸入两次剂量。

❖ **用药过量怎么办？**

偶尔的过量不会产生任何明显症状，习惯性的过量会引起肾上腺皮质功能亢进和下丘脑 – 垂体 – 肾上腺抑制。过量使用请密切观察，及时就医。

❖ **与其他药物合用需注意什么？**

建议应在使用本药前先用沙丁胺醇、异丙托溴铵等支气管扩张剂以便增加进入支气管树的药量。在使用两种吸入剂之间应间隔几分钟。

丙酸氟替卡松

（吸入气雾剂：50μg/ 揿，125μg/ 揿，250μg/ 揿；**雾化吸入用混悬液**：2ml：0.5mg）

❖ **本药用于治疗哪些疾病？**

1.气雾剂：成人及 1 岁以上儿童（含 1 岁）哮喘的预防性治疗。

2.吸入用混悬液：4~16 岁儿童及青少年轻度至中度哮喘急性发作的治疗。

❖ **本药如何使用，何时使用最合适？**

1.气雾剂：经口腔吸入。一次 2 揿，每日 2 次。

使用方法（图 2-2-25）：①轻轻按住盖两侧移开咬嘴的盖。仔细检查吸入器内外及咬嘴是否有松散异物（步骤 1）。

②充分振摇吸入器确保去除所有的松散异物并使药液混合均匀（步骤 2）。

③将吸入器朝上以拇指持底部（咬嘴下方），拇指和食指握住吸入器。

④轻轻地呼气直到不再有空气可以从肺内呼出后，将咬嘴放进口内置于牙齿间，并合上嘴唇含着咬嘴，注意不要用牙齿咬住咬嘴（步骤 3）。

⑤在开始通过口部深深地、缓慢地吸气后，马上按下药罐将药物释出，并继续吸气（步骤 4、5）。

⑥屏息 10 秒或在没有不适的感觉下尽量屏息久些，在屏住呼吸的同时将吸入器从口中移走，手指松开吸入器的顶部，并且尽可能久的屏住呼吸。然后才缓慢的呼吸（步骤 6）。

⑦若需要多吸 1 剂，应将吸入器朝上等待至少半分钟再重复步骤 2~6。

⑧用药后请用水漱口。

⑨用后，用力将盖套回咬嘴并扣紧。

注意：首次使用前或一周或更长时间未使用时，可轻按盖两侧以去掉咬嘴的盖，摇匀容器，并向空中试喷两揿以确保其操作。

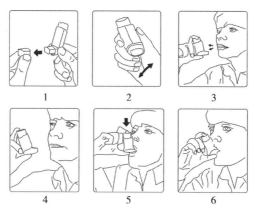

图 2-2-25 丙酸氟替卡松气雾剂使用方法

2. 吸入用混悬液：通过雾化器产生的气雾吸入。4~16 岁儿童及青少年一次 1mg，每日 2 次。

使用方法（图 2-2-26）：①在使用前需将安瓿瓶中的内容物混合均匀。握住瓶盖处使安瓿瓶处于水平位置，"弹"另一末端数次，摇匀。重复该步骤数次（至少 3 次），直至安瓿瓶中的全部内容物完全混匀为止。拧掉安瓿瓶顶部的瓶盖。

②通过雾化器产生的气雾来吸入本药，建议使用咬嘴式雾化，不推荐用超声雾化器来吸入，如果使用面罩给药，为了保护暴露的皮肤，应在吸入药物后彻底清洗面部皮肤。

③每次吸入药物后应漱口。

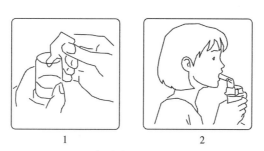

图 2-2-26 丙酸氟替卡松吸入用混悬液使用方法

❖ **使用本药期间需要注意什么？**

1. 每次用药后应漱口。

2. 不可突然中断吸入气雾剂的治疗。

3. 建议气雾剂至少一周清洗一次吸入器，不要将药罐置于水中。

4. 建议定期监测长期接受吸入型糖皮质激素治疗的儿童的身高，如果发现生长减慢，应及时就医。

5. 雾化吸入用混悬液不得用于儿童和青少年重度哮喘急性发作的治疗，因为尚未确定其在该类患者中的有效性。

6. 由于许多雾化器是以持续气流的方式进行给药，雾化药物很可能会被释放至周围环境中。因此，应在通风良好的房间中给予吸入用混悬液雾化治疗，特别是在医院中有几位患者同时应用雾化器的情况下。

7. 应用吸入用混悬液治疗的哮喘患者，在其临床症状加重，或当前使用的药物剂量不能像以往那样起到缓解作用时，不得自行增加用药剂量或给药频率，应及时就医。

❖ **本药如何居家保存？**

避光，直立放置，不超过30℃保存，不得冷冻。请将药品置于儿童触及不到的地方。

❖ **妊娠期妇女与哺乳期妇女用药注意事项：**

妊娠期妇女、哺乳期妇女慎用。

❖ **忘记用药时怎么办？**

若是规律性吸入此药，则于发现忘记吸入时立即吸入。但若已接近下次给药时间，直接吸入下次的剂量即可，切勿一次或短期间吸入两次剂量。

❖ **用药过量怎么办？**

急性吸入高于推荐剂量可导致一过性肾上腺功能抑制，但无需采取紧急措施，肾上腺功能在数天内可恢复，对此可通过检测血浆皮质醇浓度来确认。但是，如果长期使用超过推荐剂量，可能会导致一定程度的肾上腺功能抑制。应监测肾上腺储备功能，一旦使用过量，仍然可以在能够有效控制症状的适合剂量下继续进行治疗。

❖ **与其他药物合用需注意什么？**

应尽量避免将丙酸氟替卡松与利托那韦合用。

（五）β_2 受体激动药/吸入型糖皮质激素

沙美特罗替卡松粉吸入剂

（沙美特罗/丙酸氟替卡松：50μg/250μg/ 吸，50μg/500μg/ 吸，50μg/100μg/ 吸）

❖ **本药用于治疗哪些疾病？**

主要以联合用药形式（支气管扩张剂和吸入皮质激素），用于可逆性阻塞性气道疾病的规则治疗，包括成人和儿童哮喘；50μg/500μg/ 吸规格还适用于 $FEV_1 < 60\%$ 正常预计值（使用支气管扩张剂前）、有反复急性加重病史且使用常规支气管扩张剂治疗后仍有显著症状的慢性阻塞性肺疾病患者的对症治疗，包括慢性支气管炎及肺气肿的常规治疗。50μg/100μg/ 吸规格不适用于患有重度哮喘的成人和儿童。

❖ **本药如何使用，何时使用最合适？**

只供经口吸入使用。一次1吸，每日2次，多种规格分别针对不同人群和疾病，请遵医嘱。哮喘患者如可控制病情，可逐渐减量至每日1次。如果每日1次用药，对于经常在夜间出现症状的患者，应在晚上吸入；对于经常在日间出现症状的患者，应在早晨吸入。

使用方法（图2-2-27）：

1. 一手握住外壳，另一手的拇指放在吸入器的拇指柄上，向外推动拇指直至完全打开鱼嘴型的吸嘴（步骤1）。

2. 向外推动滑动杆，直至发出"咔嗒"声，表明吸入器已做好吸药的准备（步骤2）。

3. 水平握住吸入器，在保证平稳呼吸的前提下，尽量呼气，切记不要将气呼入吸入器中。

4. 平拿吸入器，将吸嘴放入口中，深深的平稳的吸入药物（步骤3）。

5. 将吸入器从口中拿出，请屏气10秒钟，在没有不适的情况下尽量屏住呼吸。10秒钟后缓慢恢复呼气。

6. 用拇指将手柄往后拉，当发出"咔哒"声时，吸入器已经关闭。滑动杆自动复位，吸入器可用于下一次使用。

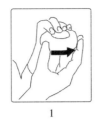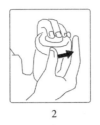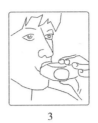

图 2-2-27　沙美特罗替卡松粉吸入剂使用方法

❖ **使用本药期间需要注意什么？**

1. 本药必须每日使用才能获得理想益处，即使无症状时也需坚持用药，不可突然中断本药的治疗。不适用于缓解哮喘急性发作，建议随时携带能够快速缓解哮喘急性发作的药物。

2. 使用完毕后，必须进行漱口，建议早晚刷牙前使用，注意在漱口时，仰起头，深咽喉部漱口。

3. 精确的计数窗显示剩余药量，当数字变红色提示药物快使用完。

4. 保持吸入器干燥；不用的时候，保持关闭状态；不要对着吸入器吹气；只有在准备吸入药物时才可推动滑动杆；不要超过推荐剂量使用。

5. 如果对牛奶过敏，请及时告知医师或药师。

6. 建议定期测量骨密度、进行眼科检查和监测肾上腺皮质功能，长期用药的儿童建议定期检查身高。

❖ **本药如何居家保存？**

30℃以下储存。请将药品置于儿童触及不到的地方。

❖ **妊娠期妇女与哺乳期妇女用药注意事项：**

仅在对母亲的预期获益大于对胎儿或婴儿的可能风险情况下，才能在妊娠期和哺乳期使用，且应将剂量调整至可充分控制哮喘的最低有效剂量。

❖ **忘记用药时怎么办？**

若是规律性使用此药，则于发现忘记用药时立即使用。但若已接近下次用药时间，直接使用下次的剂量即可，切勿一次或短期间使用两次剂量。

❖ **用药过量怎么办？**

沙美特罗过量可能出现震颤、头痛、心动过速、收缩压升高和低钾血症等症状。短时间吸入丙酸氟替卡松超过推荐剂量会导致暂时性下丘脑－垂体肾上腺功能抑制，由于肾上腺功能通常于数日内恢复，无需紧急处理，然而长期持续用量超过推荐剂量，则会导致一定程度的明显的肾上腺轴功能抑制，可能需要监测肾上腺储备。过量使用请密切观察，及时就医。

❖ **与其他药物合用需注意什么？**

用药期间如同时使用或加用其他药物，特别是非选择性 β 受体拮抗剂（如普萘洛尔等）、酮康唑、利托那韦、单胺氧化酶抑制剂（如呋喃唑酮等）、三环类抗抑郁药（如阿米替林等）、利尿剂（如呋塞米等）等，请告知医师或药师；如已合用并出现不适症状，请及时就医。

布地奈德福莫特罗

［吸入粉雾剂（Ⅰ）：布地奈德/富马酸福莫特罗 80μg/4.5μg/ 吸，

吸入粉雾剂（Ⅱ）：布地奈德/富马酸福莫特罗 160μg/4.5μg/ 吸，320μg/9μg/ 吸 **]**

❖ **本药用于治疗哪些疾病？**

需要联合应用吸入型糖皮质激素和长效 β_2 受体激动剂的哮喘患者的常规治疗。吸入粉雾剂（Ⅱ）还适用于使用支气管扩张剂后 FEV_1 < 70% 预计正常值的慢性阻塞性肺疾病患者（包括慢性支气管炎及肺气肿）和尽管规范使用支气管扩张剂治疗仍有急性加重史的患者的对症治疗。

❖ **本药如何使用，何时使用最合适？**

口腔吸入。维持治疗一次 1~2 吸，每日 2 次，80μg/4.5μg/ 吸和 160μg/4.5μg/ 吸规格还可在症状加重时按需使用，320μg/9μg/ 吸规格仅用于维持治疗。多种规格分别针对不同人群和疾病，请遵医嘱。哮喘患者根据病情可一日 1 次给药。

使用方法（图 2-2-28）：

1. 旋松并拔出瓶盖，确保红色旋柄在下方（步骤 1）。

2. 直立握住吸入器底部红色部分和吸入器中间部分，向某一方向转到底；再向其反方向旋转到底，即完成一次装药。在此过程可听到一次"咔哒"声（步骤 2）。

3. 呼气（不可对着吸嘴呼气）（步骤 3）。

4. 轻轻把吸嘴放在上下牙齿之间，双唇完全包住吸嘴，用力且深长的用嘴吸气（步骤 4、5）。

5. 将吸入器从嘴部移开，屏气约 5 秒钟，然后呼气（步骤 6）。

6. 若处方中需要给予多个剂量，重复步骤 2~6。

7. 旋紧盖子（步骤 7）。

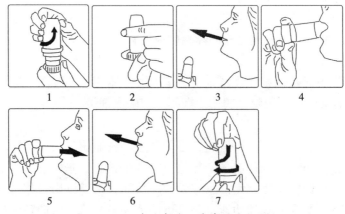

图 2-2-28 布地奈德福莫特罗使用方法

❖ **使用本药期间需要注意什么？**

1. 在每次吸入药物后，必须用清水深部漱口。

2. 严禁对着吸嘴呼气；每次用完应盖好盖子；请勿拆装装置的任何部分。

3. 由于药粉剂量很少，每次吸入时可能感觉不到，但是只要按照指导正确操作，可确保吸入所需剂量。

4. 剂量指示窗可提示吸入器中剩余剂量，每 20 吸有一个数字标识。当红色记号 0 到达指示窗中间时，吸入器将不再给出正确剂量，应被丢弃。

5. 摇动吸入器所听到的声音不是药物产生的，而是干燥剂的声音。

6. 定期（每周一次）用干纸巾擦拭吸嘴的外部。严禁用水或其他液体清洗吸嘴。

7. 停用本药时需要逐渐减少剂量，不能突然停药。

8. 糖尿病患者应注意监测血糖。对于长期使用的儿童，建议定期监测身高情况。

❖ **本药如何居家保存？**

30℃以下，密闭储存。请将药品置于儿童触及不到的地方。

❖ **妊娠期妇女与哺乳期妇女用药注意事项：**

妊娠期妇女和哺乳期妇女，仅在获益大于潜在风险时使用本药。

❖ **忘记用药时怎么办？**

若是规律性使用此药，则于发现忘记用药时立即用药。但若已接近下次用药时间，直接使用下次的剂量即可，切勿一次或短期间使用两次剂量。

❖ **用药过量怎么办？**

福莫特罗过量可能导致震颤、头痛和心悸；个别病例报告有心动过速、高血糖症、低钾血症、Q-Tc间期延长、心律失常、恶心和呕吐。布地奈德急性过量时，即使极大过量，也不会有临床问题；长期过量使用可能会出现肾上腺皮质激素的全身作用，如肾上腺皮质功能亢进和肾上腺皮质功能抑制。过量使用请密切观察，及时就医。

❖ **与其他药物合用需注意什么？**

用药期间如同时使用或加用其他药物，特别是酮康唑、伊曲康唑、伏立康唑、泊沙康唑、克拉霉素、泰利霉素、奈法利酮等、非选择性β受体拮抗剂（如普萘洛尔等）、抗组胺药（如特非那定等）、抗心律失常药（如奎尼丁、普鲁卡因胺等）、三环类抗抑郁药（如阿米替林等）、左甲状腺素、缩宫素、左旋多巴、单胺氧化酶抑制剂（如呋喃唑酮等）、黄嘌呤衍生物（如茶碱等）、糖皮质激素、利尿剂（如呋塞米等）等，请告知医师或药师；如已合用并出现不适症状，请及时就医。

倍氯米松福莫特罗吸入气雾剂
（丙酸倍氯米松/富马酸福莫特罗：100μg/6.0μg/揿）

❖ **本药用于治疗哪些疾病？**

哮喘规律治疗。不推荐用于哮喘急性发作的治疗。

❖ **本药如何使用，何时使用最合适？**

仅供吸入使用。应根据疾病的严重程度进行调整，使用最小有效剂量。

本药中超细颗粒丙酸倍氯米松100μg相当于非超细颗粒配方中丙酸倍氯米松250μg。18岁及以上成人：一次1或2揿，每日2次。一日最大剂量为4揿。

使用方法（图2-2-29）：

1. 去掉喷嘴保护帽并进行检查，喷嘴应干净、无灰尘、无污垢或其他异物（步骤1）。

2. 尽可能慢而深的呼气（步骤2）。

3. 垂直握住铝瓶，瓶体向上，将喷嘴放入口中。勿咬喷嘴（步骤3）。

4. 同时用嘴慢而深的吸气，在开始吸气后按压吸入装置顶部揿出一揿（步骤4）。

5. 尽可能长的屏住呼吸，最后从口中取出吸入装置，慢慢呼气，勿对吸入装置呼气。

6. 如果需要第2揿，保持吸入装置于垂直位置约半分钟，重复步骤2~5。

7. 用完后盖上保护帽。

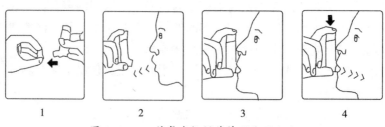

图 2-2-29　倍氯米松福莫特罗使用方法

注意：第一次使用前，或在 14 天或更长时间没有使用本装置后再次使用，应向空气中试揿一揿，以保证吸入装置工作良好

❖ **使用本药期间需要注意什么？**

1. 即使没有哮喘症状，也应每日使用本药。

2. 吸入完毕后需要清洗口腔，用水漱口或刷牙。

3. 步骤 2~5 不应进行太快。如果吸入后从吸入装置或口侧出现气雾，应从步骤 2 重复操作。

4. 如果单手无法操作，可以双手握住吸入装置，此时食指应放在吸入装置顶部，两个拇指放在吸入装置底部。

5. 常规清洁吸入装置时，应取下喷嘴保护帽，用干布擦净喷嘴内外侧。不能用水或其他液体清洗喷嘴。

6. 不可无故突然中断本药治疗。

7. 糖尿病患者应监测血糖。对于长期使用的儿童，建议定期监测身高情况。

8. 应随身携带短效支气管扩张剂以治疗哮喘急性发作。

❖ **本药如何居家保存？**

25℃以下储存，时间不超过 5 个月，禁止暴露于 50℃以上的温度或刺穿铝瓶体。请将药品置于儿童触及不到的地方。

❖ **妊娠期妇女与哺乳期妇女用药注意事项：**

妊娠期妇女或哺乳期妇女，仅在预期获益大于潜在风险时才可谨慎使用。

❖ **忘记用药时怎么办？**

若是规律性使用此药，请于发现忘记用药时立即用药。但若已接近下次用药时间，直接使用下次的剂量即可，切勿一次或短期间使用两次剂量。

❖ **用药过量怎么办？**

哮喘患者连续吸入达 12 揿（总计丙酸倍氯米松 1200μg，福莫特罗 72μg）未引起生命体征异常，也未观察到严重或重度不良事件。过量使用请密切观察，及时就医。

❖ **与其他药物合用需注意什么？**

用药期间如同时使用或加用其他药物，请告知医师或药师；本药含有酒精，请注意与抗菌药物的合用；如已合用并出现不适症状，请及时就医。

糠酸氟替卡松维兰特罗

［**吸入粉雾剂（Ⅱ）：糠酸氟替卡松/三苯乙酸维兰特罗（以维兰特罗计）**100μg/25μg/吸；

吸入粉雾剂（Ⅲ）：糠酸氟替卡松/三苯乙酸维兰特罗（以维兰特罗计）200μg/25μg/吸］

❖ **本药用于治疗哪些疾病？**

成人哮喘的维持治疗，100μg/25μg/吸规格也适用于吸入支气管扩张剂后$FEV_1 < 70\%$正常预计值，且规律应用支气管扩张剂治疗情况下，仍有急性加重史的成人慢性阻塞性肺疾病（COPD）的维持治疗。

❖ **本药如何使用，何时使用最合适？**

经口吸入。每日1次吸入1吸。应在每日相同的时间给药。

使用方法（图2-2-30）：

1.取出吸入器，请勿摇晃吸入器。打开盖，向下滑动盖，直到听到"咔哒"声，计量显示器递减1即确认药物已经释放（步骤3）。

2.将吸入器远离口鼻，尽量呼气，但不要呼到吸入器内。

3.将吸嘴置于上下唇之间，双唇紧包住吸嘴，请勿用手堵住通气孔。长而平稳地深吸一口气，屏住呼吸至少3~4秒（步骤4）。

4.将吸入器从口中撤出，缓慢地、轻轻地呼气。

5.将吸入器盖尽量往上滑，直到盖住吸嘴（步骤5）。

6.使用后用水漱口，请勿吞咽。

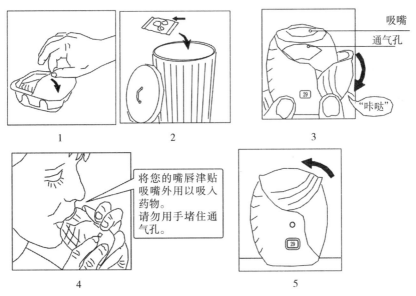

图2-2-30 糠酸氟替卡松维兰特罗使用方法

注意：吸入器可以立即直接使用；吸入器装在铝箔盒中，只有在您准备吸入一剂药物时才打开铝箔，铝箔含有干燥剂小袋，用于除湿，丢弃干燥剂小袋，不得开启、使用或吸入干燥剂（步骤1、2）

❖ **使用本药期间需要注意什么？**

1.为了维持控制哮喘症状，需每日规律用药，即便没有症状，也应继续使用。

2.在正确使用吸入器的情况下，可能不能尝到或感觉到药物。

3. 可以在吸入器标签空白处写下"丢弃"日期，"丢弃"日期是首次打开铝箔盒后 6 周，该日期之后不可再使用该吸入器。

4. 如需清洗吸嘴，请在关闭吸入器盖前使用干纸巾擦拭清洁。

5. 具有半乳糖不耐症、Lapp 乳糖酶缺乏症或者葡萄糖－半乳糖吸收不良的罕见遗传性疾病的患者不应使用。

6. 如果在开始应用本药治疗后，哮喘症状仍未控制或有加重，应该寻求医师建议并继续治疗。

7. 用药后应深部漱口，以帮助降低口咽念珠菌病感染风险。

❖ **本药如何居家保存？**

密封，不超过 25℃ 干燥处保存。将吸入器保存在密封盒内，以免受潮，仅在开始使用前取出。如果冷藏，则至少在首次使用前 1 小时将吸入器恢复至室温，使用后不超过 25℃ 干燥处保存。请将药品置于儿童触及不到的地方。

❖ **妊娠期妇女与哺乳期妇女用药注意事项：**

妊娠期妇女、哺乳期妇女慎用。

❖ **忘记用药时怎么办？**

如果漏用了一剂药物，应在次日的平时用药时间吸入下一剂量。不可以使用双倍剂量以弥补漏用剂量。

❖ **用药过量怎么办？**

如果药物过量，必要时患者应接受适当监测的支持性治疗，并进行适当监测。

❖ **与其他药物合用需注意什么？**

应尽量避免与普萘洛尔等非选择性和选择性 β_2 受体拮抗剂、酮康唑、利托那韦等强效 CYP3A4 抑制剂以及班布特罗、福莫特罗等其他长效 β_2 受体激动剂或含有 β_2 受体激动剂的药品同时使用。

（六）抗胆碱药 /β_2 受体激动药

吸入用复方异丙托溴铵溶液
（2.5ml，含异丙托溴铵 0.500mg：硫酸沙丁胺醇 3.013mg）

❖ **本药用于治疗哪些疾病？**

需要多种支气管扩张剂联合应用的患者，用于治疗气道阻塞性疾病有关的可逆性支气管痉挛。

❖ **本药如何使用，何时使用最合适？**

通过合适的雾化器或间歇正压通气机给药。急性发作期：大部分情况下 1 个小瓶即能缓解症状。严重者可使用 2 个小瓶，但患者须尽快医院就诊。维持治疗期：一次 1 个小瓶，每日 3~4 次。

使用方法（图 2-2-31）：

1. 拆开锡箔袋，从药品条板上撕下一个小瓶（步骤 1）。

2. 用力扭小瓶顶部，打开小瓶（步骤 2）。

3. 将小瓶中的药液挤入雾化器药皿中（步骤 3）。

4. 安装好雾化器用药。雾化器使用完毕后，弃去雾化器药皿中剩余药液并将雾化器清洗干净，以备下次使用。

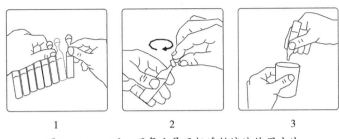

图 2-2-31 吸入用复方异丙托溴铵溶液使用方法

❖ **使用本药期间需要注意什么？**

1. 不能口服或其他途径给药，雾化时不需要稀释。

2. 在药瓶打开后应马上使用，每次吸入治疗时应使用新的小药瓶，已开瓶或有破损的药瓶应丢弃，不宜使用。

3. 不应与其他药品混在同一雾化器中使用。

4. 使用过程中如出现瞳孔散大、眼内压增高、狭角性青光眼、眼睛疼痛或不适等症状，应首先使用缩瞳药并立即求助医师。特别是有青光眼倾向的患者应注意保护眼睛。

5. 可能会迅速发生过敏反应，如荨麻疹、血管水肿、皮疹、支气管痉挛和口咽部水肿等。

6. 治疗期间可能会出现不良反应，如头晕、调节障碍、瞳孔散大和视物模糊。因此，在驾驶汽车或操纵机械时应引起注意。

❖ **本药如何居家保存？**

25℃以下避光保存，请将药品置于儿童触及不到的地方。

❖ **妊娠期妇女与哺乳期妇女用药注意事项：**

建议妊娠期前三个月避免使用，哺乳期妇女使用本药应特别慎重，不能排除其对新生儿或婴幼儿产生的风险。

❖ **忘记用药时怎么办？**

若是规律性吸入此药，请于发现忘记吸入时立即吸入。但若已接近下次给药时间，直接吸入下次的剂量即可，切勿一次或短期间吸入两次剂量。

❖ **用药过量怎么办？**

服药过量时副作用主要由沙丁胺醇所致。最常见的症状为心动过速、心悸、震颤、高血压、呼吸急促、低血压、心跳加快、心绞痛、心律失常、躁动、恶心、呕吐、低钾血症、高血糖和面色潮红。过量使用沙丁胺醇可致代谢性酸中毒。异丙托溴铵过量的症状（如口干、视力调节障碍）轻微而短暂。应当终止服药，密切观察，及时就医。

❖ **与其他药物合用需注意什么？**

不推荐与噻托溴铵、异丙托溴铵等其他抗胆碱能药物长期合并用药，与沙丁胺醇、特布他林、班布特罗等 β 受体激动剂和多索茶碱、氨茶碱等黄嘌呤类制剂合用能增强支气管扩张作用；与地高辛联合使用时需谨慎，建议在此种情况时监测血钾水平。

格隆溴铵福莫特罗吸入气雾剂（格隆溴铵/富马酸福莫特罗：7.2μg/5.0μg/揿）

❖ **本药用于治疗哪些疾病？**

慢性阻塞性肺疾病（COPD），包括慢性支气管炎和（或）肺气肿的维持治疗，以缓解症状。不适用于缓解急性支气管痉挛或哮喘。

❖ **本药如何使用，何时使用最合适？**

仅用于口腔吸入。一次 2 吸，每日 2 次。

使用方法（图 2-2-32）：首次使用前，必须预充吸入器：取下吸嘴盖，使用前，检查吸嘴是否正常；垂直握住吸入器，与面部保持距离，并摇匀；用力按压剂量计数器的中心，直到罐在揿压器内停止移动，从吸嘴中释放出 1 喷药，使用期间剂量计数器数值减少，所以可能听到"咔哒"声；重复 3 次上述步骤；每次开始揿压前请摇匀；预充 4 次后，剂量计数器指向最大数值的右侧，表明预充完成，可以使用吸入器。

1. 从吸嘴上取下盖子（步骤 1）。使用前请检查吸嘴内部是否有物体。

2. 每次使用前均应摇匀吸入器（步骤 2）。

3. 握住吸入器，并尽可能舒适地通过嘴呼气（步骤 3）。

4. 嘴唇包住吸嘴，然后向后倾斜头部，使舌头保持在吸嘴下方（步骤 4）。

5. 在深而缓慢吸气的同时，向下按压剂量指示器的中心，直到滤罐在揿压器中停止移动并且释放了一个剂量（步骤 4），然后停止按压剂量指示器。

6. 完成吸气后，取下吸嘴。尽可能舒适地屏住呼吸，最多 10 秒钟。

7. 轻轻地呼气（步骤 5）。

8. 重复步骤 2~5，吸入第二吸。

9. 使用后立即将盖重新装在吸嘴上（步骤 6）。

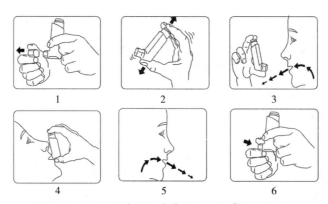

图 2-2-32　格隆溴铵福莫特罗吸入气雾剂使用方法

❖ **使用本药期间需要注意什么？**

1. 不应超过推荐频率和推荐剂量用药。

2. 每周清洁吸入器 1 次。保持吸入器清洁非常重要，保证药物就不会积聚并阻止通过吸嘴的喷雾。

3. 本药不用于缓解急性症状，即不能用于急性支气管痉挛发作的急救疗法。

4. 如果患者患有心血管疾病，尤其是冠状动脉供血不足、心律不齐或高血压等，建议密切观察和监测心率、血压、心电图等。

5. 用药期间注意观察排尿情况，特别是患者如有前列腺增生，当出现排尿困难、排尿疼痛等情况，及时就医。

6. 糖尿病患者应监测血糖。

❖ **本药如何居家保存？**

25℃以下，密闭储存。请将药品置于儿童触及不到的地方。

❖ **妊娠期妇女与哺乳期妇女用药注意事项：**

建议正在使用本药的妇女，如发生妊娠应咨询医师或药师。分娩期间，仅在预期获益超过潜在风险的情况下，才可考虑使用。哺乳期妇女慎用。

❖ **忘记用药时怎么办？**

若是规律性使用此药，请于发现忘记用药时立即用药。但若已接近下次用药时间，直接使用下次的剂量即可，切勿一次或短期间使用两次剂量。

❖ **用药过量怎么办？**

用药过量可能导致恶心、呕吐、头晕、视物模糊、眼内压升高、顽固便秘或排尿困难、癫痫发作、心绞痛、高血压、低血压、心律失常、震颤、头痛、心悸、肌肉痉挛、眩晕、睡眠障碍、代谢性酸中毒、高血糖、低钾血症等。过量使用请密切观察，及时就医，建议进行心电监护。

❖ **与其他药物合用需注意什么？**

用药期间如需同时使用其他药物时，特别是其他肾上腺素能药物（福莫特罗，交感作用可能增强），黄嘌呤衍生物、类固醇或利尿剂（可能增加低血钾风险），单胺氧化酶抑制剂、三环抗抑郁药（可能增强心血管系统作用），Q-Tc延长药物（可能增加室性心律失常风险），β受体拮抗剂、抗胆碱药等，请告知医师或药师；如已合用并出现不适症状，请及时就医。

茚达特罗格隆溴铵吸入粉雾剂用胶囊
（马来酸茚达特罗/格隆溴铵：110μg/50μg/粒）

❖ **本药用于治疗哪些疾病？**

成人慢性阻塞性肺疾病（COPD）（包括慢性支气管炎和肺气肿）患者维持性支气管扩张治疗以缓解症状。

❖ **本药如何使用，何时使用最合适？**

每日1次，一次吸入1粒胶囊的药物，采用随附的药粉吸入器给药。

使用方法（图2-2-33）：

1. 打开吸入器帽盖。紧握住吸入器底部，侧扳吸嘴部分，便可打开吸入器（步骤1、2）。

2. 顺齿孔撕裂泡罩板，取下一个泡罩。揭开背面的保护箔纸，露出胶囊（步骤3）。不要将胶囊挤出箔纸。胶囊应该总是保存在泡罩内，仅于立即使用之前才取出。擦干双手，从泡罩中取出胶囊（步骤4）。不得吞咽胶囊。

3. 将胶囊放入吸入器胶囊槽内，关闭吸入器直至听到一次"咔嗒"声（步骤5、6）。

4. 垂直握住吸入器，吸嘴口向上，同时稳定地按压两侧按钮，当胶囊被刺破时应可听到"咔嗒"声（步骤7）。只按压一次，然后完全松开两侧的按钮（步骤8）。

5. 在将吸嘴部分放入口中之前，先深呼气，不得将气吹入吸嘴内（步骤9）。

6. 握住吸入器，侧面的按钮对着左、右方向，不得按压侧面按钮。将吸嘴放入口中，用嘴唇紧包吸嘴，快速稳定的吸气，尽可能深吸气（步骤10）。吸入时，胶囊会在槽内旋转，应可听到呼呼的噪音（步骤11）。

7. 将吸入器从口中取出时，屏住呼吸至少 5~10 秒，或者如无不适尽可能长一点，随后呼气（步骤 12）。

8. 打开吸入器，检查胶囊是否有残留粉末，如果有，则关闭吸入器，重复步骤 5~7。

9. 完成每日的吸入给药后，打开吸嘴，取出空胶囊丢弃，关闭吸入器，并盖上帽盖（步骤 13）。

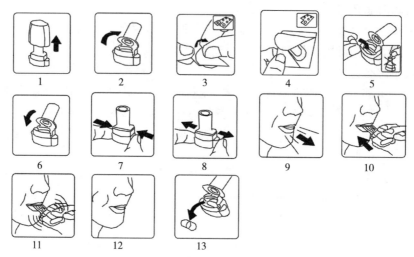

图 2-2-33　茚达特罗格隆溴铵吸入粉雾剂使用方法

❖ **使用本药期间需要注意什么？**

1. 本药不适用于治疗哮喘、支气管痉挛急性发作。

2. 当本药吸入肺部时，将会感到有香甜味。

3. 罕见的遗传性半乳糖不耐受症患者、Lapp 乳糖酶缺乏症或葡萄糖 – 半乳糖吸收障碍患者不应使用本药。

4. 治疗中可能导致矛盾性支气管痉挛，并且可能危及生命。如果出现这种情况，应该停用本药，立即就诊。

5. 如有肾功能损害，建议用药期间需要密切观察是否出现不适症状。

❖ **本药如何居家保存？**

密封，防潮，不超过 25℃保存。胶囊应该保存在泡罩内，仅于使用前取出。请将药品置于儿童触及不到的地方。

❖ **妊娠期妇女与哺乳期妇女用药注意事项：**

妊娠期妇女及哺乳期妇女慎用。

❖ **忘记用药时怎么办？**

如果遗漏了一次用药剂量，应在同一天尽快补用，并应按照常规时间使用下一次剂量。不可在一天内使用双倍剂量来弥补漏用剂量。

❖ **用药过量怎么办？**

用药过量可能导致心动过速、震颤、心悸、头痛、恶心、呕吐、嗜睡、室性心律失常、代谢性酸中毒、低钾血症和高血糖，或可能诱导抗胆碱能效应，例如眼压升高（造成眼睛疼痛、视力异常或眼睛发红）、便秘或排尿困难。可采用支持治疗和对症治疗。

❖ **与其他药物合用需注意什么？**

不推荐与 β 受体拮抗剂（如普萘洛尔等）、抗胆碱能药物（如噻托溴铵、异丙托溴铵等）、拟交感神经药物（如肾上腺素、去甲肾上腺素、麻黄碱）合用。

乌美溴铵维兰特罗吸入粉雾剂
［乌美溴铵/三苯乙酸维兰特罗（以维兰特罗计）：62.5µg/25µg/吸］

❖ **本药用于治疗哪些疾病？**

慢性阻塞性肺疾病（COPD）的长期维持治疗，一日 1 次用于缓解 COPD 患者的症状。

❖ **本药如何使用，何时使用最合适？**

一次吸入 62.5µg/25µg（1 吸），每日 1 次。

使用方法（图 2-2-34）：

1. 取出吸入器，请勿摇晃吸入器。打开盖，向下滑动盖，直到听到"咔哒"声，计量显示器递减 1 即确认药物已经释放（步骤 3）。

2. 将吸入器远离口鼻，尽量呼气，但不要呼到吸入器内。

3. 将吸嘴置于上下唇之间，双唇紧包住吸嘴，请勿用手堵住通气孔。长而平稳地深吸一口气，屏住呼吸至少 3~4 秒（步骤 4）。

4. 将吸入器从口中撤出，缓慢地、轻轻地呼气。

5. 将吸入器盖尽量往上滑，直到盖住吸嘴（步骤 5）。

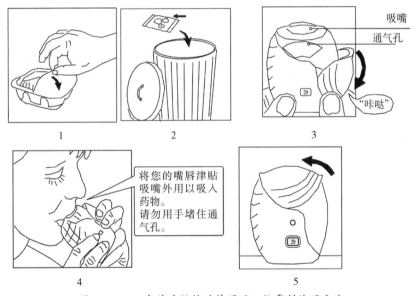

图 2-2-34　乌美溴铵维兰特罗吸入粉雾剂使用方法

注意：吸入器可以立即直接使用；吸入器装在铝箔盒中，只有在准备吸入一剂药物时才打开铝箔，铝箔含有干燥剂小袋，用于除湿，丢弃干燥剂小袋，不得开启、使用或吸入干燥剂（步骤 1、2）。

❖ **使用本药期间需要注意什么？**

1. 本药禁用于儿童，禁用于治疗哮喘。

2. 在正确使用吸入器的情况下，可能不能尝到或感觉到药物。

3. 可以在吸入器标签空白处写下"丢弃"日期，"丢弃"日期是首次打开铝箔盒后 6 周，该日期之后不可再使用该吸入器。

4. 如需清洗吸嘴，请在关闭吸入器盖前使用干纸巾擦拭清洁。

5. 如果在吸入本药后出现急性支气管痉挛，应立即使用吸入性短效支气管扩张剂治疗并立即停用本药。

6. 建议监测心率、血压等，如心率、舒张压和收缩压增加，或症状加重应停用本药。

7. 如出现眼睛疼痛或不适、视物模糊、与结膜充血所致红眼病相关的视物光晕或有色影像、角膜水肿、排尿困难、排尿疼痛，应立即咨询医师。

❖ **本药如何居家保存?**

密封，不超过 30℃ 干燥处保存。将吸入器保存在密封盒内，以免受潮，仅在开始使用前取出。如果冷藏，则至少在首次使用前 1 小时将吸入器恢复至室温，使用后不超过 30℃ 干燥处保存。请将药品置于儿童触及不到的地方。

❖ **妊娠期妇女与哺乳期妇女用药注意事项:**

妊娠期妇女及哺乳期妇女慎用。

❖ **忘记用药时怎么办?**

若是规律性吸入此药，请于发现忘记吸入时立即吸入。但若已接近下次给药时间，直接吸入下次的剂量即可，切勿一次或短期间吸入两次剂量。

❖ **用药过量怎么办?**

用药过量可能导致不良反应，如口干、视觉调节障碍、心动过速、心律不齐、震颤、头痛、心悸、恶心、高血糖和低钾血症等。应密切观察，及时就医。

❖ **与其他药物合用需注意什么?**

与普萘洛尔、拉贝洛尔等药物合用，维兰特罗的作用可能被减弱或拮抗；与酮康唑、克拉霉素、伊曲康唑、利托那韦、泰利霉素合用，维兰特罗的代谢会被抑制。

噻托溴铵奥达特罗吸入喷雾剂（噻托铵/奥达特罗：2.5μg/2.5μg/揿）

❖ **本药用于治疗哪些疾病?**

慢性阻塞性肺疾病（COPD，包括慢性支气管炎和肺气肿）患者的长期维持治疗，以缓解症状。

❖ **本药如何使用，何时使用最合适?**

每日 1 次，一次吸入 2 揿，每日应在相同的时间内给药。

初次使用前使用方法（图 2-2-35）：

1. 取下透明底座，保持防尘帽关闭状态。按住保险扣，同时用另一只手用力拔下透明底座（步骤 1）。

2. 将药瓶的细小一端插入吸入器，将吸入器置于稳固平面上，用力向下按压，使其良好对位（步骤 2）。药瓶一旦插入吸入器后就不要再将其拆下。

3. 将透明底座重新装回原来的位置，直到发出咔哒声。请勿再次拆卸透明底座（步骤 3）。

4. 保持防尘帽关闭状态，按照吸入器标签上箭头所示方向旋转透明底座直到发出咔哒声（即旋转半周）（步骤 4）。

5. 将防尘帽充分打开（步骤 5）。

6. 将吸入器指向地面，按压药物释放按钮，盖上防尘帽。重复步骤 4~6，直到看见有水雾喷出。看到水雾喷出后，再重复步骤 4~6 三次（步骤 6）。

上述步骤不会影响本药可提供的药用剂量（揿数）。

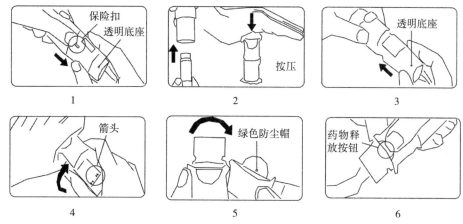

图 2-2-35　噻托溴铵奥达特罗吸入喷雾剂初次使用方法

日常使用（图 2-2-36）：

1. 旋转：保持防尘帽关闭状态，按照吸入器标签上箭头所示方向旋转透明底座直到发出"咔哒"声（即旋转半周）。

2. 打开：将防尘帽充分打开。

3. 按压：缓慢而充分地呼气，然后用嘴唇含住吸嘴末端，但不要堵住通气孔。将吸入器指向咽喉后部。用嘴缓慢地深吸气的同时，按下药物释放按钮，然后继续缓慢且在可承受的情况下尽量长时间吸气，并屏住呼吸 10 秒钟或在可承受的范围内尽量长时间地屏住呼吸。

4. 重复步骤 1~3，一共吸入 2 揿。

5. 关闭防尘帽直到再次使用。

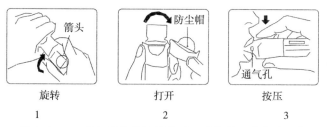

图 2-2-36　噻托溴铵奥达特罗吸入喷雾剂日常使用方法

❖ **使用本药期间需要注意什么?**

1. 每日使用次数不得多于 1 次。

2. 胶囊仅供吸入，不能口服。

3. 如果超过 7 天未使用该品，应先朝地面释放 1 揿。如果超过 21 天未使用该品，使用前详细阅读说明书上的操作指南，按照"初次使用前的准备"操作。

4. 当药物剂量指示计指针进入刻度的红色区域时，需要更换一个新的吸入器，此时大约还剩余 7 天的药量（14 揿）。

5. 请勿触碰透明底座内的针刺器。

6. 自初次使用本药后 3 个月，即使药物尚未用完也应当丢弃。

7. 应使用湿布或湿纸巾清洁吸嘴，包括吸嘴内部的金属部分，每周至少 1 次。

8. 在驾驶汽车或操纵机械时慎用本药。

❖ **本药如何居家保存？**

密闭保存，不得冷冻。请将药品置于儿童触及不到的地方。

❖ **妊娠期妇女与哺乳期妇女用药注意事项：**

妊娠期妇女、哺乳期妇女最好避免使用。

❖ **忘记用药时怎么办？**

若是规律性吸入此药，请于发现忘记吸入时立即吸入。但若已接近下次给药时间，直接吸入下次的剂量即可，切勿一次或短期间吸入两次剂量。

❖ **用药过量怎么办？**

应密切观察，必要时及时就医。停用本复方制剂的治疗，并考虑进行支持治疗和对症治疗。严重病例则应住院治疗。

❖ **与其他药物合用需注意什么？**

不推荐与噻托溴铵等其他抗胆碱能药物合用。慎用肾上腺素能药物（如肾上腺素）、非保钾利尿剂（如呋塞米等）和单胺氧化酶抑制剂（如呋喃唑酮）或三环类抗抑郁药（如苯乙肼、阿米替林、多塞平等）。

（七）吸入型糖皮质激素/抗胆碱药/β_2 受体激动药

布地格福吸入气雾剂

（布地奈德/格隆溴铵/富马酸福莫特罗：160μg/7.2μg/4.8μg/ 吸）

❖ **本药用于治疗哪些疾病？**

COPD 患者的维持治疗。不适用于治疗急性期的支气管痉挛或治疗 COPD 急性加重（即不用于急救治疗）。

❖ **本药如何使用，何时使用最合适？**

仅经口吸入。一次 2 吸，每日 2 次。

铝罐装使用方法（图 2-2-37）：首次使用前，必须预充吸入器。取下吸嘴盖，使用前，检查吸嘴是否正常；垂直握住吸入器，与面部保持距离，并摇匀；用力按压剂量计数器的中心，直到罐在揿压器内停止移动，从吸嘴中释放出 1 喷药，使用期间剂量计数器数值减少，所以可能听到"咔哒"声，重复 3 次上述步骤。每次开始揿压前请摇匀，预充 4 次后，剂量计数器指向最大数值的右侧，表明预充完成，可以使用吸入器。

1. 取下吸嘴盖，每次使用前摇匀吸入器（步骤 1、2）。

2. 握住吸入器，在感到舒适的情况下尽可能用口深呼气（注意呼气不要对着吸嘴）（步骤 3）。

3. 嘴唇包住吸嘴，头向后仰，舌抵住吸嘴下方（步骤 4）。

4. 在缓慢深吸气的同时，按压剂量计数器的中心部位，直到罐在揿压器内停止移动，释放出 1 喷药物（步骤 4），然后停止按压剂量计数器。

5. 完成吸气后，从口中移出吸嘴。在感到舒适的情况下尽可能屏住呼吸，保持至 10 秒。

6. 轻轻呼气（步骤 5）。重复步骤 1~5，吸入第 2 喷药物。

7. 使用后立即盖上吸嘴（步骤 6）。

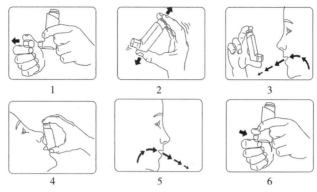

图 2-2-37 布地格福吸入气雾剂使用方法

❖ **使用本药期间需要注意什么？**

1. 吸入后需用水漱口，清除多余药物，请勿吞咽。

2. 注意不要超过标准剂量用药。

3. 即使在用药后也不可打碎、刺破或燃烧铝罐。

4. 每周清洁一次揿压器。保持塑料揿压器清洁非常重要，以免药物淤积而堵塞吸嘴。将铝罐从揿压器上取下，不得清洗铝罐或弄湿铝罐；取下吸嘴，将揿压器放在水龙头下方用温水冲洗约 30 秒，翻转揿压器，再次用温水冲洗揿压器约 30 秒；尽可能甩干揿压器中多余水分；检查揿压器和吸嘴，以确保淤积的药物被完全冲洗掉；将揿压器风干一整夜，请勿将铝罐放入未完全干燥的揿压器内。每次清洁后或停药超过 7 天，须重新预充吸入器（摇匀并按压 2 次剂量计数器中心部位）。

5. 剂量计数器显示窗将显示剩余的喷数，每次按下剂量计数器的中心时释放 1 喷药物，剂量计数器每使用 10 喷移动 1 次。

6. 应持续接受治疗，以控制症状和帮助预防急性加重，在没有医师的指导下不应停用。

❖ **本药如何居家保存？**

25℃以下，密闭储存。请将药品置于儿童触及不到的地方。

❖ **妊娠期妇女与哺乳期妇女用药注意事项：**

妊娠期妇女或哺乳期妇女，仅在预期获益大于潜在风险时才可考虑使用。

❖ **忘记用药时怎么办？**

如果遗漏了一次剂量，应尽快在同一天补用，并应按照常规时间使用下一次剂量。不可在同一天使用 2 次用药剂量。

❖ **用药过量怎么办？**

用药过量可能导致视物模糊、口干、恶心、肌肉痉挛、震颤、头痛、心悸和收缩期高血压。持续过量使用时可诱发心律失常、心搏骤停。如果发生药物过量，患者应接受对症和（或）支持治疗，必要时给予适当的监护。过量使用请密切观察，及时就医。

❖ **与其他药物合用需注意什么？**

用药期间如同时使用或加用其他药物，特别是 CYP3A4 抑制剂（如伊曲康唑、HIV 蛋白酶抑制剂和含可比司他制剂，可能会增加全身性副作用的风险）、西咪替丁（可能使格隆溴铵总体全身暴露量增加，肾脏消除率降低）、某些药物（如非保钾利尿剂、黄嘌呤类药物、全身性激素类等，可能会加重低钾血症）、β受体拮抗剂（包括滴眼剂，可减弱或抑制福莫特罗疗效）、可延长 Q-Tc 间期药物（谨慎合用），请告知医师或药师；如已合用并出现不适症状，请及时医院就诊。

氟替美维吸入粉雾剂

［**糠酸氟替卡松/乌美溴铵/三苯乙酸维兰特罗（以维兰特罗计）：100μg/62.5μg/25μg/ 吸**］

❖ **本药用于治疗哪些疾病？**

慢性阻塞性肺疾病（COPD）的维持治疗，每日 1 次使用。不适用于减轻急性支气管痉挛或治疗哮喘。

❖ **本药如何使用，何时使用最合适？**

仅用于经口吸入。一次 1 吸，每日 1 次，应在每日同一时间使用。

使用方法（图 2-2-38）：

1. 取出吸入器，请勿摇晃吸入器。打开盖，向下滑动盖，直到听到"咔哒"声，计量显示器递减 1 即确认药物已经释放（步骤 3）。

2. 将吸入器远离口鼻，尽量呼气，但不要呼到吸入器内。

3. 将吸嘴置于上下唇之间，双唇紧包住吸嘴，请勿用手堵住通气孔。长而平稳地深吸一口气，屏住呼吸至少 3~4 秒（步骤 4）。

4. 将吸入器从口中撤出，缓慢地、轻轻地呼气。

5. 将吸入器盖尽量往上滑，直到盖住吸嘴（步骤 5）。

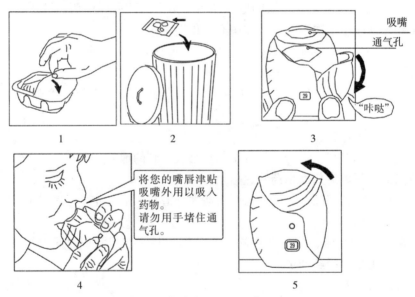

图 2-2-38　氟替美维吸入粉雾剂使用方法

注意：吸入器可以立即直接使用；吸入器装在铝箔盒中，只有在准备吸入一剂药物时才打开铝箔，铝箔含有干燥剂小袋，用于除湿，丢弃干燥剂小袋，不得开启、使用或吸入干燥剂（步骤 1、2）。

❖ **使用本药期间需要注意什么？**

1. 本药每日使用不要超过 1 次。

2. 用药后，应用清水深部漱口，以减少口咽部念珠菌病的风险。

3. 在正确使用吸入器的情况下，可能不能尝到或感觉到药物。

4. 可在吸入器标签空白处写下"丢弃"日期，"丢弃"日期是首次打开铝箔盒后 6 周，该日期之后不可再使用该吸入器。

5. 如需清洗吸嘴，请在关闭吸入器盖前使用干纸巾擦拭清洁。

6. 中至重度肝功能损害患者，用药后应密切监测肝功能和观察有无不适症状。

7. 牛奶蛋白重度过敏患者，吸入时可能发生过敏反应，因此不建议使用。

8. 糖尿病患者应密切监测血糖。

9. 出现视物模糊或其他视觉障碍等症状，请及时就医。

❖ **本药如何居家保存?**

密封，不超过 30℃干燥处保存。将吸入器保存在密封盒内，以免受潮，仅在开始使用前取出。如果冷藏，则至少在首次使用前 1 小时将吸入器恢复至室温，使用后不超过 30℃干燥处保存。请将药品置于儿童触及不到的地方。

❖ **妊娠期妇女与哺乳期妇女用药注意事项:**

只用当预期获益超过对胎儿或婴儿的潜在危险时，才能考虑妊娠期妇女或哺乳期妇女使用。若用于哺乳期妇女，则必须停止哺乳。

❖ **忘记用药时怎么办?**

若是规律性吸入此药，请于发现忘记吸入时立即吸入。但若已接近下次给药时间，直接吸入下次的剂量即可，切勿一次或短期间吸入两次剂量。

❖ **用药过量怎么办?**

用药过量可能导致不良反应，如库欣综合征、库欣样特征、肾上腺抑制、骨密度降低、口干、视觉调节障碍、心动过速、心律失常、震颤、头痛、心悸、恶心、高血糖和低钾血症等。没有针对过量的特殊治疗，如用药过量应密切观察，及时就医，加强监测。仅在严重过量效应具有临床相关性且支持治疗无效时，才考虑谨慎使用心脏选择性 β 受体拮抗剂。

❖ **与其他药物合用需注意什么?**

用药期间如同时使用或加用其他药物，特别是 CYP3A4 抑制剂（如酮康唑、伊曲康唑、利托那韦和含可比司他制剂，可能会增加不良反应的风险）、其他长效抗胆碱药和长效 β_2 受体激动药（可能增强不良反应，不推荐合用）、单胺氧化酶抑制剂或三环类抗抑郁药或可延长 Q-Tc 间期药物（此类药物停药后 2 周内合用维兰特罗须非常谨慎，可能增强心血管系统影响）、某些药物（如非保钾利尿剂、黄嘌呤类药物、全身性激素类等，可能会加重低钾血症）、β 受体拮抗剂（可减弱或抑制维兰特罗疗效），请告知医师或药师；如已合用并出现不适症状，请及时就医。

（八）白三烯受体拮抗剂

孟鲁司特钠（片：10mg；咀嚼片：4mg，5mg；颗粒：0.5g∶4mg）

❖ **本药用于治疗哪些疾病?**

哮喘的预防和长期治疗，减轻过敏性鼻炎引起的症状。

❖ **本药如何服用，何时服用最合适?**

口服，咀嚼片应嚼服；颗粒可直接服用，与一勺室温或冷的软性食物（如苹果酱）

混合服用，或溶解于一茶匙室温或冷的婴儿配方奶粉或母乳服用。每日 1 次，一次 1 片/袋，给药剂量因年龄不同而异，请依照医师指示剂量服药，勿自行增减药量或任意停药。哮喘患者应在睡前服用，过敏性鼻炎患者可在需要时服药，同时患有哮喘和季节性过敏性鼻炎的患者应每晚用药 1 次。

❖ **使用本药期间需要注意什么？**

1. 本药不应用于治疗急性哮喘发作，患者应准备适当的抢救用药。

2. 不应用本药突然替代吸入或口服糖皮质激素。

3. 颗粒在服用时才能打开包装袋。打开包装袋以后应马上服用全部的剂量（15 分钟内）。与食物、婴儿配方奶粉或母乳混合后的药品不能再贮存至下次继续服用。不应溶解于除婴儿配方奶粉或母乳外的其他液体中服用，但是服药后可以饮水。

❖ **本药如何居家保存？**

15~30℃室温保存，防潮和遮光。请将药品置于儿童触及不到的地方。

❖ **妊娠期妇女与哺乳期妇女用药注意事项：**

妊娠期妇女、哺乳期妇女尽量避免使用。

❖ **忘记用药时怎么办？**

若是规律性服用此药，请于忘记服药时立即服药。但若已接近下次服药时间，直接服用下次剂量即可，切勿一次或短期间服用两次剂量。

❖ **用药过量怎么办？**

安全性较高，未出现有临床意义的不良事件。若出现不良反应症状，请及时就医。

❖ **与其他药物合用需注意什么？**

如需合用请咨询医师或药师。

（九）其他药物

酮替芬（片/分散片/胶囊：1mg）

❖ **本药用于治疗哪些疾病？**

过敏性鼻炎、过敏性支气管哮喘。

❖ **本药如何服用，何时服用最合适？**

口服，分散片可含于口中吮吸或加水分散后服用。一次 1 片（1mg），每日 2 次，早晚服。

❖ **使用本药期间需要注意什么？**

服药期间不得驾驶机、车、船，不得从事高空作业、机械作业及操作精密仪器。

❖ **本药如何居家保存？**

遮光，密封/密闭储存。请将药品置于儿童触及不到的地方。

❖ **妊娠期妇女与哺乳期妇女用药注意事项：**

妊娠期妇女慎用。哺乳期妇女应在医师指导下使用。

❖ **忘记用药时怎么办？**

若是规律性服用此药，则于发现忘记服药时立即服药。但若发现忘记服药时已接近下次服药时间，请按原计划服用下次剂量即可，切勿一次或短时间内服用两次剂量。

❖ **用药过量怎么办？**

服药过量有可能导致或加重嗜睡、倦怠、口干、恶心、头痛、头晕、迟钝等症状。

过量服用请密切观察，及时就医。

❖ **与其他药物合用需注意什么？**

用药期间如同时使用或加用其他药物，特别是多种中枢神经抑制剂或酒精（增加本药的镇静作用，避免合用）、口服降血糖药等，请告知医师或药师；如已合用并出现不适症状，请及时就医。

第三节　消化系统疾病用药

本章重点介绍酸相关性疾病、胃肠道黏膜损伤、动力异常、肠道非特异性感染、消化道内环境紊乱、肝胆系统疾病的相关治疗药物。消化系统疾病的发病机制和致病因素是多方面综合作用的结果，因此，临床治疗上可能需要多种药物联合使用，以达到全面、有效治疗消化系统疾病的目的。

一、抗酸药

抗酸药主要用于中和胃酸以达到降低胃酸的作用。

复方氢氧化铝片（含氢氧化铝 0.245g）

❖ **本药用于治疗哪些疾病？**

缓解胃酸过多引起的胃痛、胃灼热感（烧心）、反酸，也可用于慢性胃炎。

❖ **本药如何服用，何时服用最合适？**

1. 慢性胃炎：饭前半小时口服。成人一日 3 次，一次 2~4 片。

2. 胃痛、胃灼热感（烧心）、反酸时：嚼碎后服用。

❖ **使用本药期间需要注意什么？**

1. 本药长期大剂量服用，可致严重便秘，粪结块可引起肠梗阻，应注意预防便秘，必要时服用通便药物。

2. 老年人长期服用，可能会导致骨质疏松，应注意定期复查，必要时补充钙剂和维生素 D 预防。

3. 本药连续使用不得超过 7 天，若症状未缓解，请咨询医师或药师。

❖ **本药如何居家保存？**

干燥处（10~30℃）密封保存。请将药品置于儿童触及不到的地方。

❖ **妊娠期妇女与哺乳期妇女用药注意事项：**

妊娠期妇女及哺乳期妇女应在专科医师或药师的监督指导下使用本药；哺乳期妇女若服用建议停止授乳。

❖ **忘记用药时怎么办？**

若是规律性服用此药，则于发现忘记服药时立即服药。但若发现忘记服药时已接近下次服药时间，请按原计划服用下次剂量即可，切勿一次或短时间内服用两次剂量。

❖ **用药过量怎么办？**

若服药过量出现严重便秘、严重腹痛等症状时，应立即就医。

❖ **与其他药物合用需注意什么？**

服药后一个小时内应避免服用其他药物。本药与肠溶片同服，可使肠溶片加快溶解，不应同用。

氢氧化铝凝胶（以氧化铝计 4g）

❖ **本药用于治疗哪些疾病？**

缓解胃酸过多引起的胃痛、胃灼热感（烧心）、反酸。

❖ **本药如何服用，何时服用最合适？**

口服。成人一日 3 次，一次 5~8ml。餐前 1 小时服用，用前摇匀。

❖ **使用本药期间需要注意什么？**

1. 本药可导致便秘，应注意预防便秘，必要时服用通便药物。

2. 老年人长期服用，可能会导致骨质疏松，应注意定期复查，必要时补充钙剂和维生素 D 预防。

3. 本药连续使用不得超过 7 天，若症状未缓解，请咨询医师或药师。

❖ **本药如何居家保存？**

密封，防冻保存。请将药品置于儿童触及不到的地方。

❖ **妊娠期妇女与哺乳期妇女用药注意事项：**

妊娠期妇女及哺乳期妇女应在专科医师或药师的监督指导下使用本药；哺乳期妇女若服用，建议停止授乳。

❖ **忘记用药时怎么办？**

若是规律性服用此药，则于发现忘记服药时立即服药。但若发现忘记服药时已接近下次服药时间，请按原计划服用下次剂量即可，切勿一次或短时间内服用两次剂量。

❖ **用药过量怎么办？**

如服药过量出现严重便秘等症状时，应立即就医。

❖ **与其他药物合用需注意什么？**

服药后一个小时内应避免服用其他药物，因氢氧化铝可与其他药物结合而降低吸收，影响疗效。本药与肠溶片同服，可使肠溶片加快溶解，不应同用。

碳酸氢钠片（0.5g）

❖ **本药用于治疗哪些疾病？**

碱化尿液及酸血症，也可用于胃酸过多。

❖ **本药如何服用，何时服用最合适？**

口服。一日 3 次，一次 0.5~4g。

❖ **使用本药期间需要注意什么？**

1. 本药连续使用不得超过 7 天，若症状未缓解或消失，请咨询医师或药师。长时间服用本药，可能会出现肌肉无力或痉挛。

2. 本药可能引起嗳气及继发性胃酸分泌增加，出现胃疼、胃胀现象。

3. 服用本药可能会出现水肿，请及时就诊询问医师或药师。

4. 高血压患者服用本药可能加重病情。

❖ **本药如何居家保存？**

密封、干燥处。

❖ **妊娠期妇女与哺乳期妇女用药注意事项：**

妊娠期妇女应在专科医师或药师的监督指导下使用本药。本药可经乳汁分泌，哺乳期妇女使用请停止授乳。

❖ **忘记用药时怎么办？**

若是规律性服用此药，则于发现忘记服药时立即服药。但若发现忘记服药时已接近下次服药时间，请按原计划服用下次剂量即可，切勿一次或短时间内服用两次剂量。

❖ **用药过量怎么办？**

若服药过量出现严重水肿、高血压不能控制等情况时请立即告知医师或药师，并及时就医。

❖ **与其他药物合用需注意什么？**

1. 本药可加速酸性药物的排泄（如阿司匹林）。

2. 本药可降低胃蛋白酶、维生素 E 的疗效。

3. 本药与大量牛奶、钙制剂合用可能会出现高钙血症、高尿酸症等，应充分观察，出现上述情况应停药。

三硅酸镁片（0.3g）

❖ **本药用于治疗哪些疾病？**

缓解胃酸过多引起的胃痛、胃灼热感（烧心）、反酸。

❖ **本药如何服用，何时服用最合适？**

口服。一日 3~4 次，一次 1~3 片。

❖ **使用本药期间需要注意什么？**

1. 本药有轻泻作用。

2. 长期大量服用本药，可能会出现肾结石。

3. 本药连续使用不得超过 7 天，若症状未缓解，请咨询医师或药师。

4. 肾功能不全患者或长期大剂量服用者可出现眩晕、惊厥、心律失常或精神症状，以及异常疲乏无力。

❖ **本药如何居家保存？**

遮光，密封保存。请将药品置于儿童触及不到的地方。

❖ **妊娠期妇女与哺乳期妇女用药注意事项：**

妊娠期头三个月者慎用。哺乳期妇女应在专科医师或药师的监督指导下使用本药，若服用建议停止授乳。

❖ **忘记用药时怎么办？**

若是规律性服用此药，则于发现忘记服药时立即服药。但若发现忘记服药时已接近下次服药时间，请按原计划服用下次剂量即可，切勿一次或短时间内服用两次剂量。

❖ **用药过量怎么办？**

若服药过量出现严重腹泻、眩晕、异常疲乏无力等症状时，请立即告知医师或药师，并到医院就诊。

❖ **与其他药物合用需注意什么?**

本药与其他药物合用可能会减低其他药物的疗效，如阿托品类药物、地高辛、安定类药物等，需提前告知医师或药师，以便及时调整服药剂量。

二、胃黏膜保护药

胃黏膜保护药可保护胃黏膜，促进组织修复和溃疡愈合。

吉法酯片（50mg）

❖ **本药用于治疗哪些疾病?**

胃及十二指肠溃疡。

❖ **本药如何服用，何时服用最合适?**

口服。一般疗程为一个月，病情严重者需二至三个月。

1. 成人用药：一次 2 片，每日 3 次。

2. 儿童用药：一次 1~2 片，每日 3 次。

❖ **使用本药期间需要注意什么?**

偶见口干、恶心、心悸、便秘等症状，严重者应立即停止服用。

❖ **本药如何居家保存?**

室温、干燥处。

❖ **妊娠期妇女与哺乳期妇女用药注意事项:**

妊娠期妇女和哺乳期妇女应在专科医师或药师的监督指导下使用本药。

❖ **忘记用药时怎么办?**

若是规律性服用此药，则于发现忘记服药时立即服药。但若发现忘记服药时已接近下次服药时间，请按原计划服用下次剂量即可，切勿一次或短时间内服用两次剂量。

❖ **用药过量怎么办?**

如意外大量服用出现严重荨麻疹样的皮肤症状，请立即停药并就诊。

❖ **与其他药物合用需注意什么?**

服药期间加用其他药物，需提前告知医师或药师，以便及时调整服药剂量。

铝碳酸镁咀嚼片（0.5g）

❖ **本药用于治疗哪些疾病?**

胆酸相关性疾病；急、慢性胃炎；反流性食管炎；消化性溃疡；与胃酸有关的胃部不适症状，如胃痛、胃灼热、酸性嗳气、饱胀等；预防非甾体类药物的胃黏膜损伤。

❖ **本药如何服用，何时服用最合适?**

1. 成人：饭后 1~2 小时，睡前或胃部不适时嚼服 1~2 片，或遵医嘱。

2. 推荐服法：一日 3~4 次，一次 1~2 片，嚼服。

3. 治疗胃和十二指肠溃疡时：一日 4 次，一次 2 片，嚼服。在症状缓解后，至少维持 4 周。

❖ **使用本药期间需要注意什么?**

1. 大剂量服用可导致软糊状便和大便次数增多，偶见便秘、口干和食欲不振。

2. 不建议长期服用。

❖ **本药如何居家保存？**

密封保存，请将本药放在儿童接触不到的地方。

❖ **妊娠期妇女与哺乳期妇女用药注意事项：**

妊娠期妇女应在专科医师或药师的监督指导下使用本药；哺乳期妇女使用，请停止授乳。

❖ **忘记用药时怎么办？**

若是规律性服用此药，则于发现忘记服药时立即服药。但若发现忘记服药时已接近下次服药时间，请按原计划服用下次剂量即可，切勿一次或短时间内服用两次剂量。

❖ **用药过量怎么办？**

如服药过量出现严重过敏反应、急性腹泻呕吐等症状时，请马上就医。

❖ **与其他药物合用需注意什么？**

本药与其他药物合用时建议间隔 1~2 小时。

硫糖铝口服混悬液（120ml：24g）

❖ **本药用于治疗哪些疾病？**

胃和十二指肠溃疡的治疗。

❖ **本药如何服用，何时服用最合适？**

口服，服用时请摇匀。一日 2~4 次，一次 5~10ml（1~2g）。疗程 4~6 周，或遵医嘱。

❖ **使用本药期间需要注意什么？**

1. 服用时请摇匀。

2. 可有便秘或腹泻现象。

3. 不宜长期大剂量服用本药。

❖ **本药如何居家保存？**

遮光，密封、阴凉干燥处保存（不超过 20℃）。

❖ **妊娠期妇女与哺乳期妇女用药注意事项：**

妊娠期妇女及哺乳期妇女应在专科医师或药师的监督指导下使用本药。

❖ **忘记用药时怎么办？**

若是规律性服用此药，则于发现忘记服药时立即服药。但若发现忘记服药时已接近下次服药时间，请按原计划服用下次剂量即可，切勿一次或短时间内服用两次剂量。

❖ **用药过量怎么办？**

如服药过量出现严重便秘、胃痉挛等症状时，请立即就医。

❖ **与其他药物合用需注意什么？**

本药与其他药物合用时建议间隔 1~2 小时。

枸橼酸铋钾片（含枸橼酸铋钾 0.3g）

❖ **本药用于治疗哪些疾病？**

胃及十二指肠溃疡、胃炎（特别是与幽门螺旋杆菌相关的消化性溃疡）。

❖ **本药如何服用，何时服用最合适？**

1. 胃及十二指肠溃疡、胃炎：口服。成人一次 1 片，一日 4 次，前 3 次于三餐前半小时，第 4 次于晚餐后 2 小时服用。

2. 幽门螺旋杆菌感染：口服。一日 2 次，早晚各服 2 片。

❖ **使用本药期间需要注意什么？**

1. 本药可出现恶心、呕吐、便秘及腹泻等不良反应，停药后自行消失。

2. 服药期间口中可能带有氨味并可使舌苔及大便灰黑色，属于正常现象。

3. 不得于其他铋制剂合用。

❖ **本药如何居家保存？**

阴凉、密闭，避光储存；请将药品置于儿童触及不到的地方。

❖ **妊娠期妇女与哺乳期妇女用药注意事项：**

妊娠期妇女禁用。哺乳期妇女使用请停止授乳。

❖ **忘记用药时怎么办？**

若是规律性服用此药，则于发现忘记服药时立即服药。但若发现忘记服药时已接近下次服药时间，请按原计划服用下次剂量即可，切勿一次或短时间内服用两次剂量。

❖ **用药过量怎么办？**

若服药过量出现严重便秘等症状时，请立即就诊。

❖ **与其他药物合用需注意什么？**

1. 牛奶和抗酸药可干扰本药作用，不能同时服用。

2. 与四环素类药物可发生螯合，降低四环素类药物疗效。

3. 本药不应与活菌合用。

胶体果胶铋胶囊（100mg）

❖ **本药用于治疗哪些疾病？**

胃及十二指肠溃疡，慢性胃炎。与抗生素联合，用于胃幽门螺旋杆菌的根除治疗。

❖ **本药如何服用，何时服用最合适？**

1. 胃及十二指肠溃疡、胃炎：口服。一次 1~2 粒，一日 3 次，餐前半小时服用，严重患者睡前加服一次。

2. 幽门螺旋杆菌感染：一次 1~2 粒，一日 2 次，餐前半小时服用。

❖ **使用本药期间需要注意什么？**

1. 服药期间大便呈黑色为正常现象。

2. 不得与其他铋制剂合用。

3. 治疗消化道出血时，可将囊内药物倒出，用水冲开搅匀后服用。

❖ **本药如何居家保存？**

遮光、密封保存。

❖ **妊娠期妇女与哺乳期妇女用药注意事项：**

妊娠期妇女禁用。哺乳妇女使用请停止授乳。

❖ **忘记用药时怎么办？**

若是规律性服用此药，则于发现忘记服药时立即服药。但若发现忘记服药时已接近下次服药时间，请按原计划服用下次剂量即可，切勿一次或短时间内服用两次剂量。

❖ **用药过量怎么办？**

如服药过量出现严重便秘、恶心呕吐等症状时，请立即就诊。

❖ **与其他药物合用需注意什么?**

1. 牛奶和抗酸药可干扰本药作用,不能同时服用。

2. 与四环素类药物合用降低四环素类药物疗效,不得同时服用。

3. 本药不应与活菌合用。

替普瑞酮胶囊(50mg)

❖ **本药用于治疗哪些疾病?**

急性胃炎、慢性胃炎急性加重的胃黏膜病变(糜烂、出血、潮红、浮肿)的改善。也可用于胃溃疡的治疗。

❖ **本药如何服用,何时服用最合适?**

口服。成人一次50mg(1粒),每日3次,饭后服用。

❖ **使用本药期间需要注意什么?**

1. 本药可出现肝功能障碍及黄疸、恶心、腹泻、便秘等不良反应,一旦出现上述情况应立即停药并告知医师。

2. 本药为铝塑包装,在服用前从包装中取出胶囊服用。

❖ **本药如何居家保存?**

密闭,25℃以下保存。

❖ **妊娠期妇女与哺乳期妇女用药注意事项:**

妊娠期妇女和哺乳期妇女应在专科医师或药师的监督指导下使用本药。

❖ **忘记用药时怎么办?**

若是规律性服用此药,则于发现忘记服药时立即服药。但若发现忘记服药时已接近下次服药时间,请按原计划服用下次剂量即可,切勿一次或短时间内服用两次剂量。

❖ **用药过量怎么办?**

如服药过量出现严重肝功能障碍、黄疸等症状时,请立即就医。

❖ **与其他药物合用需注意什么?**

服药期间加用其他药物,需提前告知医师或药师,以便及时调整服药剂量。

马来酸伊索拉定片(2mg)

❖ **本药用于治疗哪些疾病?**

改善急性胃炎、慢性胃炎急性发作期的胃黏膜病变(糜烂、出血、发红、浮肿);胃溃疡。

❖ **本药如何服用,何时服用最合适?**

口服。成人每日1~2片,分1~2次服用。可视年龄、症状,适当增减。

❖ **使用本药期间需要注意什么?**

1. 本药可出现肝功能障碍、恶心、呕吐、便秘及腹泻等不良反应,停药后自行消失。

2. 从铝塑包装中取出药物后服用。

❖ **本药如何居家保存?**

室温保存。

❖ **妊娠期妇女与哺乳期妇女用药注意事项:**

妊娠期妇女和哺乳期妇女应在专科医师或药师的监督指导下使用本药。

❖ **忘记用药时怎么办?**

若是规律性服用此药,则于发现忘记服药时立即服药。但若发现忘记服药时已接近下次服药时间,请按原计划服用下次剂量即可,切勿一次或短时间内服用两次剂量。

❖ **用药过量怎么办?**

如服药过量出现严重便秘、胃痉挛等症状时,请立即就医。

❖ **与其他药物合用需注意什么?**

服药期间加用其他药物,需提前告知医师或药师,以便及时调整服药剂量。

米索前列醇片(0.2mg)

❖ **本药用于治疗哪些疾病?**

十二指肠溃疡和胃溃疡,包括关节炎患者由于服用非甾体类抗炎药(NSAID)所引起的十二指肠溃疡和胃溃疡,保障其可以继续使用 NSAID 治疗。本药还可以用于预防使用 NSAID 引起的溃疡。

❖ **本药如何服用,何时服用最合适?**

1. 治疗十二指肠溃疡、胃溃疡及由 NSAID 引起的消化性溃疡:口服。每日 0.8mg(4片),分 2~4 次,可在早饭和(或)中饭、晚饭时及睡前服用。开始时治疗应至少持续4周。

2. 预防 NSAID 引起的消化性溃疡:口服。一次 0.2mg(1片),每日 2~4 次。

❖ **使用本药期间需要注意什么?**

1. 本药的主要不良反应为腹泻,对于有腹泻易发因素的患者,应将米索前列醇与食物同服。

2. 本药可引起头晕。患者应小心操纵机器或驾驶车辆。

❖ **本药如何居家保存?**

密封,在阴凉(不超过 20℃)、干燥处保存。

❖ **妊娠期妇女与哺乳期妇女用药注意事项:**

妊娠期妇女禁用。哺乳期妇女服用应停止哺乳。

❖ **忘记用药时怎么办?**

若是规律性服用此药,则于发现忘记服药时立即服药。但若发现忘记服药时已接近下次服药时间,请按原计划服用下次剂量即可,切勿一次或短时间内服用两次剂量。

❖ **用药过量怎么办?**

若服药过量出现严重腹泻、寒战、发热、阴道出血等症状时,请立即就医。

❖ **与其他药物合用需注意什么?**

米索前列醇治疗期间应避免同时使用含镁的抗酸剂,这可能加重米索前列醇引起的腹泻。

瑞巴派特片(0.1g)

❖ **本药用于治疗哪些疾病?**

改善急性胃炎、慢性胃炎的急性加重期胃黏膜病变(糜烂、出血、充血、水肿)。

❖ **本药如何服用,何时服用最合适?**

口服。成人通常一次 0.1g(1片),每日 3 次,早、晚及睡前服用。

❖ **使用本药期间需要注意什么？**

出现过敏、发烧等症状时应停止服药，及时到医院就诊治疗。

❖ **本药如何居家保存？**

密封保存。

❖ **妊娠期妇女与哺乳期妇女用药注意事项**

妊娠期妇女禁用。哺乳期妇女服用应停止哺乳。

❖ **忘记用药时怎么办？**

若是规律性服用此药，则于发现忘记服药时立即服药。但若发现忘记服药时已接近下次服药时间，请按原计划服用下次剂量即可，切勿一次或短时间内服用两次剂量。

❖ **用药过量怎么办？**

如服药过量出现休克、过敏、肝功能异常、黄疸等症状时，请立即就医。

❖ **与其他药物合用需注意什么？**

服药期间加用其他药物，需提前告知医师或药师，以便及时调整服药剂量。

三、抑酸药

抑酸药是抑制胃酸分泌的药物，是目前治疗消化性溃疡的首选药物。

丙谷胺片（0.2g）

❖ **本药用于治疗哪些疾病？**

胃及十二指肠溃疡、慢性浅表性胃炎，十二指肠球炎。

❖ **本药如何服用，何时服用最合适？**

1. 成人：口服。一次 0.4g，每日 3~4 次，餐前 15 分钟服用，连续服用 30~60 日。

2. 小儿：口服。一次 10~15mg/kg，每日 3 次，餐前 15 分钟服用，疗程视病情定。

❖ **使用本药期间需要注意什么？**

1. 本药无明显副作用，偶有口干、便秘、失眠、瘙痒、腹胀、下肢酸胀等不良反应，一般不需要处理。

2. 胆囊管及胆道完全梗阻患者禁用。

3. 服药期间避免烟、酒及刺激性食物和精神创伤。

❖ **本药如何居家保存？**

密闭，避光保存。

❖ **妊娠期妇女与哺乳期妇女用药注意事项：**

妊娠期妇女和哺乳期妇女应在专科医师或药师的监督指导下使用本药。

❖ **忘记用药时怎么办？**

若是规律性服用此药，则于发现忘记服药时立即服药。但若发现忘记服药时已接近下次服药时间，请按原计划服用下次剂量即可，切勿一次或短时间内服用两次剂量。

❖ **用药过量怎么办？**

如服药过量出现严重肝功能、血常规异常等症状时，请立即就医。

❖ **与其他药物合用需注意什么？**

服药期间加用其他药物，需提前告知医师或药师，以便及时调整服药剂量。

L- 谷氨酰胺哌仑酸钠颗粒（0.67g：L- 谷氨酰胺 663.3mg：哌仑酸钠 2.0mg）

❖ **本药用于治疗哪些疾病？**

　　胃炎、胃溃疡和十二指肠溃疡。

❖ **本药如何服用，何时服用最合适？**

　　口服。一次 1 袋（0.67g），每日 3 次。可根据年龄、症状在医师指导下酌情增减。

❖ **使用本药期间需要注意什么？**

　　1. 对本药及其成分过敏者禁用。

　　2. 建议直接吞服，避免用水冲服。

　　3. 高龄者服用时，应酌情减量。

❖ **本药如何居家保存？**

　　本药密闭，避光保存。

❖ **妊娠期妇女与哺乳期妇女用药注意事项：**

　　妊娠期妇女和哺乳期妇女应在专科医师或药师的监督指导下使用本药；哺乳期妇女用药请停止授乳。

❖ **忘记用药时怎么办？**

　　若是规律性服用此药，则于发现忘记服药时立即服药。但若发现忘记服药时已接近下次服药时间，请按原计划服用下次剂量即可，切勿一次或短时间内服用两次剂量。

❖ **用药过量怎么办？**

　　如服药过量出现严重便秘、腹泻、腹痛等症状时，请立即就医。

❖ **与其他药物合用需注意什么？**

　　服药期间加用其他药物，需提前告知医师或药师，以便及时调整服药剂量。

法莫替丁片（20mg）

❖ **本药用于治疗哪些疾病？**

　　消化性溃疡病（胃及十二指肠溃疡）、应激性溃疡、急性胃黏膜出血、胃泌素瘤以及反流性食管炎等。

❖ **本药如何服用，何时服用最合适？**

　　口服。一次 20mg，一日 2 次，早晚各一次；或一次 40mg，24 小时内不超过 40mg。临睡前使用，4~6 周为一疗程。溃疡愈合后的维持量减半。肾功能不全者应调整剂量。

❖ **使用本药期间需要注意什么？**

　　1. 应排除胃癌后才能使用，肝、肾功能不全者慎用。

　　2. 本药连续使用不得超过 7 天，若症状未缓解，应咨询医师或药师。

　　3. 对本药过敏者禁用，过敏体质者慎用。

❖ **本药如何居家保存？**

　　密闭，避光保存。

❖ **妊娠期妇女与哺乳期妇女用药注意事项**

　　妊娠期妇女和哺乳期妇女应在专科医师或药师的监督指导下使用本药。

❖ **忘记用药时怎么办？**

　　若是规律性服用此药，则于发现忘记服药时立即服药。但若发现忘记服药时已接近

下次服药时间，请按原计划服用下次剂量即可，切勿一次或短时间内服用两次剂量。

❖ **用药过量怎么办？**

如服药过量出现严重皮疹、便秘、肝功能异常等症状时，请立即就医。

❖ **与其他药物合用需注意什么？**

服药期间加用其他药物，需提前告知医师或药师，以便及时调整服药剂量。

尼扎替丁片（150mg）

❖ **本药用于治疗哪些疾病？**

活动性十二指肠溃疡和良性胃溃疡；用于十二指肠溃疡愈合后的维持治疗；内镜诊断的胃食管反流性疾病（GERD）及引起的胃灼热（烧心）症状。

❖ **本药如何服用，何时服用最合适？**

口服。通常一次300mg，每日1次，睡前服用；或者一次150mg，每日2次，餐前服用。本药剂量及用法可能因人及疾病不同而异。请遵医嘱使用。

❖ **使用本药期间需要注意什么？**

如有胃恶性肿瘤患者服药前应告知医师。

❖ **本药如何居家保存？**

密闭，避光保存。

❖ **妊娠期妇女与哺乳期妇女用药注意事项：**

妊娠期妇女和哺乳期妇女应在专科医师或药师的监督指导下使用本药。

❖ **忘记用药时怎么办？**

若是规律性服用此药，则于发现忘记服药时立即服药。但若发现忘记服药时已接近下次服药时间，请按原计划服用下次剂量即可，切勿一次或短时间内服用两次剂量。

❖ **用药过量怎么办？**

如服药过量出现严重贫血、荨麻疹等症状时，请立即就医。

❖ **其他药物合用需注意什么？**

服药期间加用其他药物，需提前告知医师或药师，以便及时调整服药剂量。

西咪替丁胶囊（0.2g）

❖ **本药用于治疗哪些疾病？**

缓解胃酸过多所致的胃痛、胃灼热（烧心）、胃酸反流。

❖ **本药如何服用，何时服用最合适？**

口服。成人一次1粒，每日2次，餐前服用。24小时内不超过4粒。

❖ **使用本药期间需要注意什么？**

1. 用药期间注意检验肝、肾功能及血常规。

2. 本药连续使用不得超过7天，若症状未缓解或消失请咨询医师或药师。

❖ **本药如何居家保存？**

密闭，避光保存。

❖ **妊娠期妇女与哺乳期妇女用药注意事项：**

妊娠期妇女和哺乳期妇女应在专科医师或药师的监督指导下使用本药。

❖ **忘记用药时怎么办?**

若是规律性服用此药,则于发现忘记服药时立即服药。但若发现忘记服药时已接近下次服药时间,请按原计划服用下次剂量即可,切勿一次或短时间内服用两次剂量。

❖ **用药过量怎么办?**

如服药过量,出现严重腹泻、肌痉挛、男性乳房胀痛等症状时,请立即就医。

❖ **与其他药物合用需注意什么?**

1. 一般不提倡本药与氢氧化铝、氧化镁、硝西泮、地西泮、茶碱、普萘洛尔、苯妥英钠、阿司匹林、庆大霉素等药品合用。

2. 如正在使用其他药品,使用本药前请咨询医师或药师。

雷尼替丁胶囊(150mg)

❖ **本药用于治疗哪些疾病?**

十二指肠溃疡、胃溃疡、反流性食管炎、卓 – 艾(Zollinger-Ellison)综合征及其他高胃酸分泌疾病。

❖ **本药如何服用,何时服用最合适?**

1. 口服。通常一次 150~300mg,每日 1 次,睡前服用;或者一次 150mg,每日 2 次,餐前服用。

2. 卓 – 艾综合征:一日 600~1200mg(4~8 粒)。

本药剂量及用法可能因人及疾病不同而异。

❖ **使用本药期间需要注意什么?**

1. 对肝有一定毒性,但停药后即可恢复。

2. 对本药过敏者禁用。

3. 大剂量可致抽搐。

❖ **本药如何居家保存?**

密闭,避光保存。

❖ **妊娠期妇女与哺乳期妇女用药注意事项:**

妊娠期妇女和哺乳期妇女应在专科医师或药师的监督指导下使用本药。

❖ **忘记用药时怎么办?**

若是规律性服用此药,则于发现忘记服药时立即服药。但若发现忘记服药时已接近下次服药时间,请按原计划服用下次剂量即可,切勿一次或短时间内服用两次剂量。

❖ **用药过量怎么办?**

如服药过量出现抽搐、肝功能异常等症状时,请立即就医。

❖ **与其他药物合用需注意什么?**

服药期间加用其他药物,需提前告知医师或药师,以便及时调整服药剂量。

盐酸哌仑西平片(25mg)

❖ **本药用于治疗哪些疾病?**

各种酸相关性疾患如十二指肠溃疡、胃溃疡、胃 – 食管反流症、高酸性胃炎、应激性溃疡、急性胃黏膜出血、胃泌素瘤等。

❖ **本药如何服用，何时服用最合适？**

口服。成人常用剂量为一次 25~50mg，每日 2 次，早晚饭前一个半小时服用。

❖ **使用本药期间需要注意什么？**

1. 常见不良反应：轻度口干、眼睛干燥及视力调节障碍等轻微副作用，停药后症状即消失。偶有便秘、腹泻、头痛、精神错乱，一般较轻。

2. 对本药过敏者、青光眼、前列腺肥大患者禁用。

❖ **本药如何居家保存？**

室温、阴凉、干燥处，避光储存，请勿冷藏或冷冻。

❖ **妊娠期妇女与哺乳期妇女用药注意事项：**

妊娠期妇女禁用。哺乳期妇女应在专科医师或药师的监督指导下使用本药。

❖ **忘记用药时怎么办？**

若是规律性服用此药，则于发现忘记服药时立即服药。但若发现忘记服药时已接近下次服药时间，请按原计划服用下次剂量即可，切勿一次或短时间内服用两次剂量。

❖ **用药过量怎么办？**

如服药过量，出现视物模糊、精神错乱、排尿困难时，请立即就医。

❖ **与其他药物合用需注意什么？**

1. 乙醇、咖啡因可降低本药疗效。

2. 西咪替丁、雷尼替丁、法莫替丁可增强本药疗效。

3. 服药期间加用其他药物，需提前告知医师或药师，以便及时调整服药剂量。

枸橼酸铋雷尼替丁片（0.2g）

❖ **本药用于治疗哪些疾病？**

良性胃溃疡，活动性十二指肠溃疡；联合克拉霉素治疗幽门螺旋杆菌阳性的活动性十二指肠溃疡。

❖ **本药如何服用，何时服用最合适？**

1. 十二指肠溃疡：一次 0.4g，每日 2 次，疗程 4 周。

2. 良性胃溃疡：一次 0.4g，每日 2 次，疗程 6~8 周。

3. 幽门螺旋杆菌阳性的十二指肠溃疡：一次 0.4g，每日 2 次，疗程 4 周。

❖ **使用本药期间需要注意什么？**

1. 本药可引起粪色变黑，舌发黑，易与黑便混淆，但停药后消失。

2. 本药长期大剂量使用不宜超过 12 周。

3. 对枸橼酸铋雷尼替丁或其任何组分过敏者禁用。

4. 肾功能不全者（肌酐清除率＜ 25ml/min）禁用。

5. 有急性卟啉病史者不宜使用。

❖ **本药如何居家保存？**

遮光，密封，在干燥处保存。请勿放在孩童可触及的地方。

❖ **妊娠期妇女与哺乳期妇女用药注意事项：**

妊娠期妇女禁用。哺乳妇女使用请停止授乳。

❖ **忘记用药时怎么办？**

若是规律性服用此药，则于发现忘记服药时立即服药。但若发现忘记服药时已接近

下次服药时间，请按原计划服用下次剂量即可，切勿一次或短时间内服用两次剂量。

❖ **用药过量怎么办？**

如服药过量出现严重皮疹、肝功能异常、头痛失眠等症状时，请立即就医。

❖ **与其他药物合用需注意什么？**

服药期间加用其他药物，需提前告知医师或药师，以便及时调整服药剂量。

拉呋替丁片（10mg）

❖ **本药用于治疗哪些疾病？**

胃溃疡和十二指肠溃疡的治疗。

❖ **本药如何服用，何时服用最合适？**

口服。一次 10mg（1 片），每日 2 次。餐后或睡前服用。

❖ **使用本药期间需要注意什么？**

1. 对本药有过敏的患者禁用。

2. 服药期间应定期检查肝、肾功能和造血系统功能等。

3. 透析患者慎用。

❖ **本药如何居家保存？**

密闭，避光保存。

❖ **妊娠期妇女与哺乳期妇女用药注意事项：**

妊娠期妇女应在专科医师或药师的监督指导下使用本药。哺乳期妇女用药期间应停止哺乳。

❖ **忘记用药时怎么办？**

若是规律性服用此药，则于发现忘记服药时立即服药。但若发现忘记服药时已接近下次服药时间，请按原计划服用下次剂量即可，切勿一次或短时间内服用两次剂量。

❖ **用药过量怎么办？**

如服药过量出现肝功能异常、休克、发热等症状时，请立即就医。

❖ **与其他药物合用需注意什么？**

服药期间加用其他药物，需提前告知医师或药师，以便及时调整服药剂量。

奥美拉唑镁（肠溶片：10mg/20mg；肠溶胶囊：20mg）

❖ **本药用于治疗哪些疾病？**

抑制胃酸分泌，主要用于胃溃疡、十二指肠溃疡、反流性食管炎、胃泌素瘤等疾病的治疗。

❖ **本药如何服用，何时服用最合适？**

该药物根据不同疾病情况，用法不同。通常一天服用 1 次，餐前服用。或遵医嘱使用。

❖ **使用本药期间需要注意什么？**

1. 必须整片/粒吞服，不可咀嚼或压碎，至少用半杯液体送服。可将药片分散于水或微酸液体中（如果汁），分散液必须在 30 分钟内服用。

2. 最常见不良反应是头痛、腹部疼痛、便秘、腹泻、胃肠胀气、恶心和呕吐。如果以上症状持续或者加重，请尽快就医咨询。

3. 如发生急性间质性肾炎，应停用本药。

4. 本药长期使用需关注骨折风险（尤其老年患者）。

❖ **本药如何居家保存？**

遮光，密封，25℃以下干燥处保存。

❖ **妊娠期妇女与哺乳期妇女用药注意事项：**

妊娠期妇女和哺乳期妇女应在专科医师或药师的监督指导下使用本药。

❖ **忘记用药时怎么办？**

若是规律性服用此药，则于发现忘记服药时立即服药。但若发现忘记服药时已接近下次服药时间，请按原计划服用下次剂量即可，切勿一次或短时间内服用两次剂量。

❖ **用药过量怎么办？**

若服药过量出现吞咽困难或疼痛、呕血、便血或黑便、持续胃灼热等症状时，请立即就医。

❖ **与其他药物合用需注意什么？**

1. 禁止本药与奈非那韦联合使用。

2. 不推荐本药与阿扎那韦联合使用。

3. 应避免本药与氯吡格雷联合使用。

4. 部分患者在使用高剂量甲氨蝶呤时需考虑暂停使用本药。

5. 服药期间加用其他药物，需提前告知医师或药师，以便及时调整服药剂量。

兰索拉唑（肠溶胶囊/肠溶片：15mg，30mg）

❖ **本药用于治疗哪些疾病？**

胃溃疡、十二指肠溃疡、反流性食管炎、卓-艾综合征、吻合口部溃疡。

❖ **本药如何服用，何时服用最合适？**

1. 通常一次30mg，每日1次，餐前半小时口服。

2. 胃溃疡、吻合口部溃疡和反流性食管炎，连续服用8周；十二指肠溃疡需连续服用6周。

3. 对反复发作和复发性反流性食管炎的维持治疗，每日1次，口服15mg。如症状缓解不明显可加量至30mg。

4. 对于高龄者、有肝功能障碍者、肾功能低下的患者，每日1次，口服15mg。

❖ **使用本药期间需要注意什么？**

1. 对本药成分有过敏史者禁用。

2. 可能会出现过敏反应（全身皮疹、面部浮肿、呼吸困难等），需密切观察，如有异常发生，应停药并进行适当处置。

3. 本药长期使用需关注骨折风险（尤其老年患者）。

4. 如发生急性间质性肾炎，应停用本药。

5. 可能会出现视觉障碍。

❖ **本药如何居家保存？**

密封，在干燥处保存。

❖ **妊娠期妇女与哺乳期妇女用药注意事项：**

妊娠期妇女和哺乳期妇女应在专科医师或药师的监督指导下使用本药。哺乳期妇女若服用建议停止授乳。

❖ **忘记用药时怎么办？**

若是规律性服用此药，则于发现忘记服药时立即服药。但若发现忘记服药时已接近下次服药时间，请按原计划服用下次剂量即可，切勿一次或短时间内服用两次剂量。

❖ **用药过量怎么办？**

如服药过量出现持续腹泻、肝肾功能异常、血常规异常等症状时，请立即就医。

❖ **与其他药物合用需注意什么？**

1. 本药不得与阿扎那韦同时服用。
2. 本药可能影响茶碱类药物的血药浓度，应定期随访。
3. 本药可能会造成他克莫司水合物的血药浓度增加。
4. 本药可能会增强地高辛、甲基地高辛的作用。
5. 服药期间加用其他药物，需提前告知医师或药师，以便及时调整服药剂量。

泮托拉唑钠（肠溶片／肠溶胶囊：40mg）

❖ **本药用于治疗哪些疾病？**

胃、十二指肠溃疡和中重度反流性食管炎，与其他药物联合用于根除幽门螺旋杆菌感染。

❖ **本药如何服用，何时服用最合适？**

请遵照医师处方的用法和剂量，通常于餐前服药。

❖ **使用本药期间需要注意什么？**

1. 本药不能咀嚼或咬碎，宜整片／粒吞服。
2. 本药不能用于已知对本药的某种成分过敏的患者。
3. 严重肝功能受损的患者剂量应在医师指导下服用此药。对于长期用药的肝功能受损患者，治疗期间应定期进行肝酶监测，如果肝酶升高，应停止用药。
4. 服用本药有可能轻度增加髋关节、腕关节和脊柱骨折的风险，接受高剂量和长期服药（用药超过 1 年）的老年患者或有其他已知危险因素的患者尤其需要注意。有骨质疏松风险的患者应摄入足量的维生素 D 和钙。

❖ **本药如何居家保存？**

30℃以下存放。应存放在儿童接触不到的地方。

❖ **妊娠期妇女与哺乳期妇女用药注意事项：**

1. 只有经医师评估确实需要时妊娠期妇女才能使用此药物。
2. 需综合考虑药物对哺乳期妇女的获益情况，确定是停止哺乳还是停止用药。

❖ **忘记用药时怎么办？**

若是规律性服用此药，则于发现忘记服药时立即服药。但若发现忘记服药时已接近下次服药时间，请按原计划服用下次剂量即可，切勿一次或短时间内服用两次剂量。

❖ **用药过量怎么办？**

如服药过量并出现不适，请立即就医咨询。

❖ **与其他药物合用需注意什么？**

1. 本药会干扰酮康唑、伊曲康唑等唑类抗真菌药物及其他药物如厄洛替尼的吸收。
2. 本药会降低 HIV 蛋白酶抑制剂的生物利用度，不建议合用。

3. 使用高剂量甲氨蝶呤的情况下患者，可能需要考虑暂时停用本药。

4. 同时服用 PPI 与华法林或苯丙香豆素的患者，需要监测 INR、凝血酶原时间。

5. 服药期间加用其他药物，需提前告知医师或药师，以便及时调整服药剂量。

雷贝拉唑钠肠溶片（10mg，20mg）

❖ **本药用于治疗哪些疾病？**

十二指肠溃疡；胃溃疡；伴有临床症状的侵蚀性或溃疡性的胃 – 食管反流征；与适当的抗菌药物合用，可根治幽门螺旋杆菌阳性的十二指肠溃疡。

❖ **本药如何服用，何时服用最合适？**

1. 本药不能咀嚼或压碎服用，应整片吞服。

2. 消化性溃疡或胃食管反流征：一次 1 片，每日 1 次，晨服。

3. 用于幽门螺旋杆菌的根治性治疗，应与适当抗菌药物合用，并在早晨、餐前服用。

❖ **使用本药期间需要注意什么？**

1. 若患者在服药期间出现持续胸痛 15 分钟以上、荨麻疹、呼吸困难、排黑便、呕吐物呈鲜红或黑褐色、异常出血或淤青等症状，请立即就医。

2. 服用本药期间请避免饮酒或抽烟，以免刺激胃酸分泌而降低疗效。

❖ **本药如何居家保存？**

密封，在阴凉（不超过 20℃）干燥处保存。

❖ **妊娠期妇女与哺乳期妇女用药注意事项**

妊娠期妇女和哺乳期妇女应在专科医师或药师的监督指导下使用本药。哺乳期妇女若服用，建议停止授乳。

❖ **忘记用药时怎么办？**

若是规律性服用此药，则于发现忘记服药时立即服药。但若发现忘记服药时已接近下次服药时间，请按原计划服用下次剂量即可，切勿一次或短时间内服用两次剂量。

❖ **用药过量怎么办？**

如服药过量出现晕厥、休克、意识错乱、肝肾功能异常等症状时，请立即就医。

❖ **与其他药物合用需注意什么？**

本药与依赖 pH 吸收的化合物存在相互作用，需要对患者个体进行检测其他药物与本药同时服用时是否需要剂量调整。服药期间加用其他药物，需提前告知医师或药师，以便及时调整服药剂量。

艾司奥美拉唑肠溶片（20mg）

❖ **本药用于治疗哪些疾病？**

胃食管反流病；与适当的抗菌药物联合用药根除幽门螺旋杆菌；治疗与使用 NSAID 相关的胃溃疡。

❖ **本药如何服用，何时服用最合适？**

1. 通常一次 1 片，每日 1 次，餐前一小时服用，或遵医嘱。

2. 药片应和液体一起整片吞服，不应咀嚼或压碎。

❖ **使用本药期间需要注意什么？**

1. 当出现以下症状，如异常体重减轻、反复呕吐、吞咽困难、呕血或黑便，请及时就医咨询。

2. 本药含有蔗糖。伴有罕见的遗传性疾病，如果糖耐受不良、葡萄糖－半乳糖吸收障碍或蔗糖酶－异麦芽糖酶不足的患者，不可服用本药。

3. 本药长期服用会增加发生骨折的风险，如果长期使用本药（特别是治疗1年以上的患者）请注意骨折的症状，并定期回诊评估。

❖ **本药如何居家保存？**

密封保存。

❖ **妊娠期妇女与哺乳期妇女用药注意事项：**

妊娠期妇女和哺乳期妇女应在专科医师或药师的监督指导下使用本药。哺乳期妇女若服用，建议停止授乳。

❖ **忘记用药时怎么办？**

若是规律性服用此药，则于发现忘记服药时立即服药。但若发现忘记服药时已接近下次服药时间，请按原计划服用下次剂量即可，切勿一次或短时间内服用两次剂量。

❖ **用药过量怎么办？**

如服药过量出现严重皮疹、肝肾功能异常、休克等症状时，请立即就医。

❖ **与其他药物合用需注意什么？**

1. 不建议本药与阿扎那韦和奈非那韦联合使用。

2. 本药可影响酮康唑、伊曲康唑、阿扎那韦、铁盐和地高辛的吸收。

3. 本药和华法林联合治疗的患者，需要对其 INR 和凝血酶原时间增加的情况进行监测。

4. 应避免将本药与氯吡格雷合并使用。

5. 服药期间加用其他药物，需提前告知医师或药师，以便及时调整服药剂量。

艾普拉唑肠溶片（5mg）

❖ **本药用于治疗哪些疾病？**

十二指肠溃疡及反流性食管炎。

❖ **本药如何服用，何时服用最合适？**

本药每日晨起空腹吞服，不能咀嚼或压碎，应整片吞服。

1. 十二指肠溃疡：一次 1~2 片（5~10mg），每日 1 次，疗程 4 周。

2. 反流性食管炎：一次 2 片（10mg），每日 1 次，连服 4 周。对于未治愈的患者建议再服药 4 周；对于已经治愈但持续有症状的患者，可以每日 1 片（5mg），再服 4 周。

❖ **使用本药期间需要注意什么？**

1. 本药不宜长期大剂量服用。

2. 使用前应先排除胃与食管的恶性病变，以免因症状缓解而延误诊断。

3. 长期服用本药的患者应注意可能的骨折风险，尤其是老年患者，要定期监测血镁水平，防止低镁血症的出现。

❖ **本药如何居家保存？**

遮光、密封，在阴凉处（不超过20℃）保存。

❖ **妊娠期妇女与哺乳期妇女用药注意事项：**

不建议妊娠期妇女及哺乳期妇女服用。哺乳期妇女若服用，建议停止授乳。

❖ **忘记用药时怎么办？**

若是规律性服用此药，则于发现忘记服药时立即服药。但若发现忘记服药时已接近下次服药时间，请按原计划服用下次剂量即可，切勿一次或短时间内服用两次剂量。

❖ **用药过量怎么办？**

如服药过量出现严重腹泻、荨麻疹、肝肾功能异常等症状时，请立即就医。

❖ **与其他药物合用需注意什么？**

正在使用氯吡格雷药品的患者，在治疗前与医师就用药安全性问题进行交流，以确保用药安全。艾普拉唑与酮康唑、伊曲康唑等，合用时应注意调整剂量或避免合用。服药期间加用其他药物，需提前告知医师或药师，以便及时调整服药剂量。

富马酸伏诺拉生片（20mg）

❖ **本药用于治疗哪些疾病？**

反流性食管炎。

❖ **本药如何服用，何时服用最合适？**

口服。一次 20mg，每日 1 次。疗程最多可延长至 8 周。

❖ **使用本药期间需要注意什么？**

1. 如有肝功能异常证据或出现提示肝功能不全的体征或症状，应采取包括停药在内的适当措施。

2. 服用本药有可能掩盖胃恶性肿瘤的症状，开始使用本药前应先排除恶性肿瘤的可能。

3. 长期给予本药期间曾观察到良性胃息肉。

4. 本药长期服用可能增加骨折风险。

❖ **本药如何居家保存？**

30℃以下密闭保存。

❖ **妊娠期妇女与哺乳期妇女用药注意事项：**

妊娠期妇女及哺乳期妇女应在专科医师或药师的监督指导下使用本药。哺乳期妇女若服用建议停止授乳。

❖ **忘记用药时怎么办？**

若是规律性服用此药，则于发现忘记服药时立即服药。但若发现忘记服药时已接近下次服药时间，请按原计划服用下次剂量即可，切勿一次或短时间内服用两次剂量。

❖ **用药过量怎么办？**

如服药过量出现异常腹痛、频繁腹泻、肝肾功能异常等症状时，请立即就医。

❖ **与其他药物合用需注意什么？**

1. 正在接受阿扎那韦或利匹韦林治疗的患者禁用。

2. 服药期间加用其他药物，需提前告知医师或药师，以便及时调整服药剂量。

四、胃肠动力药

此部分涉及的胃肠动力药有以下几类：① M 受体拮抗药；②多巴胺受体拮抗药；③ 5-HT$_4$ 受体激动药；④钙通道阻滞药。

（一）M 受体拮抗药

阿托品片（0.3mg）

❖ **本药用于治疗哪些疾病？**

1. 各种内脏绞痛，如胃肠绞痛及膀胱刺激症状。

2. 迷走神经过度兴奋所致的窦房阻滞、房室阻滞等缓慢型心律失常，也可用于继发于窦房结功能低下而出现的室性异位节律。

3. 解救有机磷酸酯类中毒。

❖ **本药如何服用，何时服用最合适？**

1. 成人：口服。一次 1~2 片（0.3~0.6mg），每日 3 次，极量一次 1mg，每日 3mg。

2. 儿童：口服。一次 0.01~0.02mg/kg，每日 3 次。

❖ **使用本药期间需要注意什么？**

1. 对其他颠茄生物碱不耐受者，对本药也不耐受。

2. 婴幼儿对本药的毒性反应极敏感，特别是痉挛性麻痹与脑损伤的小儿，反应更强，环境温度较高时，因闭汗有体温急骤升高的危险，应用时要严密观察。

3. 老年人容易发生抗 M 胆碱样副作用，如排尿困难、便秘、口干（特别是男性），也易诱发未经诊断的青光眼。一经发现，应即停药。本药对老年人尤易致汗液分泌减少，影响散热，故老年人夏天慎用。

4. 若有青光眼、前列腺增生、高热，请及时告知医师。

❖ **本药如何居家保存？**

遮光，密闭保存。

❖ **妊娠期妇女与哺乳期妇女用药注意事项：**

妊娠期妇女及哺乳期妇女应在专科医师或药师的监督指导下使用本药。

❖ **忘记用药时怎么办？**

若是规律性服用此药，则于发现忘记服药时立即服药。但若发现忘记服药时已接近下次服药时间，请按原计划服用下次剂量即可，切勿一次或短时间内服用两次剂量。

❖ **用药过量怎么办？**

口服一次极量 1mg，超过上述用量，会引起中毒。用药过量表现为动作笨拙不稳、神志不清、抽搐、呼吸困难、心跳异常加快等，及时就诊处理。

❖ **与其他药物合用需注意什么？**

1. 本药与含镁或钙的制酸药、碳酸酐酶抑制药、碳酸氢钠、枸橼酸盐等伍用时，本药排泄延迟，作用时间和（或）毒性增加。

2. 本药与金刚烷胺、吩噻嗪类药、其他抗胆碱药、扑米酮、普鲁卡因胺、三环类抗抑郁药伍用，不良反应可加剧。

3. 本药与单胺氧化酶抑制剂（包括呋喃唑酮、丙卡巴肼等）伍用时，可加强抗 M 胆碱作用的副作用。

4. 本药与甲氧氯普胺并用时，后者的促进肠胃运动作用可被拮抗。

消旋山莨菪碱片（5mg）

❖ **本药用于治疗哪些疾病？**

解除平滑肌痉挛、胃肠绞痛、胆管痉挛以及有机磷中毒。

❖ **本药如何服用，何时服用最合适？**

1. 成人：口服。一次 1~2 片（5~10mg），每日 3 次。

2. 小儿：口服。一次 0.1~0.2mg/kg，每日 3 次。

❖ **使用本药期间需要注意什么？**

1. 若有青光眼、幽门梗阻、肠梗阻及前列腺肥大请及时告知医师。

2. 急腹症诊断未明确时，不宜轻易使用。

3. 夏季用药时，因其闭汗作用，可使体温升高。

❖ **本药如何居家保存？**

密封保存。

❖ **妊娠期妇女与哺乳期妇女用药注意事项：**

妊娠期妇女及哺乳期妇女应在专科医师或药师的监督指导下使用本药。

❖ **忘记用药时怎么办？**

若是规律性服用此药，则于发现忘记服药时立即服药。但若发现忘记服药时已接近下次服药时间，请按原计划服用下次剂量即可，切勿一次或短时间内服用两次剂量。

❖ **用药过量怎么办？**

剂量过大可出现阿托品样中毒症状，如心率加快、瞳孔放大、视物模糊等症状，请立即就诊。可用 1% 毛果芸香碱解救，一次 0.25~0.5ml，皮下注射，每 15 分钟一次，直至症状缓解。

❖ **与其他药物合用需注意什么？**

1. 本药与金刚烷胺、吩噻嗪类药、三环类抗抑郁药、扑米酮、普鲁卡因胺及其他抗胆碱药合用，可使不良反应增加。

2. 本药与单胺氧化酶制剂（包括呋喃唑酮和甲基苄肼）伍用，可加强抗毒覃碱作用的副作用。

3. 本药能减弱胃肠运动和延迟胃排空，对一些药物产生影响，如红霉素在胃内停留过久降低疗效，对乙酰氨基酚吸收延迟，地高辛、呋喃妥因等药物的吸收增加。

丁溴东莨菪碱胶囊（10mg）

❖ **本药用于治疗哪些疾病？**

1. 主要用于胃、十二指肠、结肠内镜检查的术前准备，内镜逆行胰胆管造影，和胃、十二指肠、结肠的气钡低张造影或腹部 CT 扫描的术前准备。

2. 用于各种病因引起的胃肠道痉挛、胆绞痛、肾绞痛或胃肠道蠕动亢进。

❖ **本药如何服用，何时服用最合适？**

1. 成人：口服。一次 1~2 粒，每日 3 次；或一次 1 粒，每日 3~5 次。

2. 儿童：口服。一日 0.4mg/kg，分 4 次口服。

❖ **使用本药期间需要注意什么？**

1. 严重心脏病、器质性幽门狭窄或麻痹性肠梗阻患者禁用。

2. 若有青光眼、前列腺肥大，请及时告知医师。

3. 应用本药出现过敏反应时应停药。

4. 本药不宜用于胃溃疡患者，因之导致胃排空减慢，胃内容物淤积，会加重胃溃疡的症状。

5. 本药不能与碱、碘及鞣酸一起合用。

❖ **本药如何居家保存？**

遮光，密封保存。

❖ **妊娠期妇女与哺乳期妇女用药注意事项：**

妊娠期妇女及哺乳期妇女应在专科医师或药师的监督指导下使用本药。

❖ **忘记用药时怎么办？**

若是规律性服用此药，则于发现忘记服药时立即服药。但若发现忘记服药时已接近下次服药时间，请按原计划服用下次剂量即可，切勿一次或短时间内服用两次剂量。

❖ **用药过量怎么办？**

如服药过量引起谵妄、激动不安甚至惊厥、呼吸衰竭乃至死亡等症状，请立即就医，可用拟胆碱药和其他对症处理进行抢救。

❖ **与其他药物合用需注意什么？**

1. 本药与其他抗胆碱能药、吩噻嗪类等药物合用时会增加毒性。

2. 本药可拮抗甲氧氯普胺、多潘立酮等的促胃肠动力作用。

3. 某些抗心律失常药（如奎尼丁、丙吡胺等）与本药合用要谨慎，可能导致口干、视物模糊、排尿困难等不良反应，老年人尤当注意。

4. 本药与拟肾上腺素能药物合用（如右旋苯丙胺），可增强止吐作用，减少本药的嗜睡作用，但口干更显著。

5. 本药与三环类抗抑郁药（阿米替林等）合用时，两者均具有抗胆碱能效应，口干、便秘、视物模糊等副作用加剧，可使老年患者发生尿潴留，诱发急性青光眼及麻痹性肠梗阻等，故而禁止这两种药物合用。

6. 本药分别与地高辛、呋喃妥因、维生素 B_2 等合用时，会明显增加后者的吸收。

7. 应用本药或其他抗胆碱能药物期间，舌下含化硝酸甘油预防或治疗心绞痛时，因唾液减少使后者崩解减慢，从而影响其吸收，作用有可能推迟及（或）减弱。

奥替溴铵片（40mg）

❖ **本药用于治疗哪些疾病？**

1. 缓解胃肠道痉挛和运动功能障碍（肠易激综合征、胃炎、胃十二指肠炎、肠炎、食管病变）。

2. 内镜检查前准备（食管－胃－十二指肠镜、结肠镜、直肠镜等）。

❖ **本药如何服用，何时服用最合适？**

口服。一次 1~2 片，每日 2~3 次。

❖ **使用本药期间需要注意什么？**

1. 若有青光眼、前列腺增生、幽门狭窄，请及时告知医师。

2. 对此药物过敏的患者禁用。

❖ **本药如何居家保存？**

遮光、密封保存。

❖ **妊娠期妇女与哺乳期妇女用药注意事项：**

妊娠期妇女及哺乳期妇女应在专科医师或药师的监督指导下使用本药。

❖ **忘记用药时怎么办？**

若是规律性服用此药，则于发现忘记服药时立即服药。但若发现忘记服药时已接近下次服药时间，请按原计划服用下次剂量即可，切勿一次或短时间内服用两次剂量。

❖ **用药过量怎么办？**

如服药过量出现剧烈腹痛、头痛、呕吐等症状时，请立即就医。

❖ **与其他药物合用需注意什么？**

服药期间加用其他药物，需提前告知医师或药师，以便及时调整服药剂量。

溴甲贝那替嗪片（10mg）

❖ **本药用于治疗哪些疾病？**

胃及十二指肠溃疡、胃疼、胃酸过多症等。

❖ **本药如何服用，何时服用最合适？**

口服。一次 10~20mg，一日 3 次，饭后服用。最大剂量为一次 30mg。

❖ **使用本药期间需要注意什么？**

1.服药期间有口干、排尿困难、瞳孔散大及便秘等，但持续时间短。如症状严重可减少服药剂量，待症状减轻或消失后恢复。

2.若有青光眼、前列腺肥大、幽门狭窄、心功能不全、心律失常、肠胀气、尿潴留等，请及时告知医师。

3.开始治疗应注意饮食和休息，服药 2~3 周后可恢复普通饮食。

❖ **本药如何居家保存？**

遮光，密闭保存。

❖ **妊娠期妇女与哺乳期妇女用药注意事项：**

妊娠期妇女及哺乳期妇女应在专科医师或药师的监督指导下使用本药。

❖ **忘记用药时怎么办？**

若是规律性服用此药，则于发现忘记服药时立即服药。但若发现忘记服药时已接近下次服药时间，请按原计划服用下次剂量即可，切勿一次或短时间内服用两次剂量。

❖ **用药过量怎么办？**

如服药过量出现瞳孔放大、口干、视物模糊等症状时，请立即就医。

❖ **与其他药物合用需注意什么？**

与单胺氧化酶抑制剂，包括呋喃唑酮、丙卡巴肼等伍用时，会加强其抗 M 胆碱作用的不良反应如口干、排尿困难等症状。服药期间加用其他药物，需提前告知医师或药师，以便及时调整服药剂量。

（二）多巴胺受体拮抗药

多潘利酮片（10mg）

❖ **本药用于治疗哪些疾病？**

1. 由胃排空延缓、胃食管反流、食管炎引起的消化不良症状。如上腹部胀闷感、腹胀、上腹疼痛；嗳气、肠胃胀气；恶心、呕吐；口中带有或不带有反流胃内容物的胃烧灼感。

2. 各种原因引起的恶心、呕吐，如功能性、器质性、感染性、饮食性、放射性治疗或化疗，用多巴胺受体激动剂（如左旋多巴、溴隐亭等）治疗帕金森病所引起的恶心和呕吐。

❖ **本药如何服用，何时服用最合适？**

口服。一次 1 片，每日 3 次，饭前 15~30 分钟服用。

❖ **使用本药期间需要注意什么？**

1. 服药期间可能增加胃肠道出血、机械性梗阻、穿孔的风险。

2. 有垂体肿瘤（催乳素瘤）、中重度肝功能不全的患者禁止使用本药。

3. 本药含有乳糖，可能不适用于乳糖不耐受、半乳糖血症患者。

4. 本药不适用婴儿、体重小于 35kg 的儿童和成人。儿童应根据体重准确地制定用药剂量。

5. 使用本药后可能会出现头晕和嗜睡的症状。因此建议患者服药期间不要从事驾驶和操控机器等活动。

❖ **本药如何居家保存？**

遮光，密封保存。

❖ **妊娠期妇女与哺乳期妇女用药注意事项：**

妊娠期妇女及哺乳期妇女应在专科医师或药师的监督指导下使用本药。哺乳期妇女使用时应停止授乳。

❖ **忘记用药时怎么办？**

若是规律性服用此药，则于发现忘记服药时立即服药。但若发现忘记服药时已接近下次服药时间，请按原计划服用下次剂量即可，切勿一次或短时间内服用两次剂量。

❖ **用药过量怎么办？**

如服药过量出现激动、意识改变、惊厥、定向力障碍、嗜睡和锥体外系反应等症状时，请立即就医，在服药一小时内洗胃及给予活性炭可能有帮助。

❖ **与其他药物合用需注意什么？**

1. 本药与抗胆碱药合用可能会出现消化不良的现象。

2. 抗酸剂与抑制胃酸分泌药物会降低本药的药效。

3. 本药禁止与酮康唑、红霉素等药物联用。服药期间加用其他药物，需提前告知医师或药师，以便及时调整服药剂量。

（三）5-HT$_4$受体激动药

枸橼酸莫沙必利片（5mg）

❖ **本药用于治疗哪些疾病？**

功能性消化不良伴有胃灼热、嗳气、恶心、呕吐、早饱、上腹胀等消化道症状；也可用于胃食管反流性疾病、糖尿病性胃轻瘫及部分胃切除患者的胃功能障碍。

❖ **本药如何服用，何时服用最合适？**

口服。一次 5mg，每日 3 次，饭前服用。

❖ **使用本药期间需要注意什么？**

1. 服药期间有可能有腹泻、腹痛、口干、皮疹及倦怠、头晕等。偶见嗜酸性粒细胞增多、甘油三酯升高及丙氨酸氨基转移酶（ALT）、天冬氨酸氨基转移酶（AST）、碱性磷酸酶（AKP）、γ-谷氨酰转肽酶（γ-GT）升高。

2. 服用一段时间（通常为 2 周），消化道症状没有改变时，应停止服用。

3. 对本药过敏者禁用。

❖ **本药如何居家保存？**

密闭，置阴凉（不超过 20℃）干燥处保存。

❖ **妊娠期妇女与哺乳期妇女用药注意事项：**

妊娠期妇女及哺乳期妇女应在专科医师或药师的监督指导下使用本药。

❖ **忘记用药时怎么办？**

若是规律性服用此药，则于发现忘记服药时立即服药。但若发现忘记服药时已接近下次服药时间，请按原计划服用下次剂量即可，切勿一次或短时间内服用两次剂量。

❖ **用药过量怎么办？**

如服药过量出现食欲不振、尿黄、球结膜黄染等肝功能异常等症状时，请立即就医。

❖ **与其他药物合用需注意什么？**

与抗胆碱药物（如硫酸阿托品、溴化丁基东莨菪碱等）合用可能减弱本药的作用。服药期间加用其他药物，需提前告知医师或药师，以便及时调整服药剂量。

盐酸伊托必利片（50mg）

❖ **本药用于治疗哪些疾病？**

因胃肠动力减慢引起的消化不良各种症状，如上腹不适，餐后饱胀，早饱、食欲不振、恶心、呕吐等。

❖ **本药如何服用，何时服用最合适？**

口服。一次 1 片，每日 3 次，饭前服用。根据年龄症状适量酌减，可将药片分切后口服。

❖ **使用本药期间需要注意什么？**

1. 对本药成分过敏者禁用。

2. 存在胃肠道出血、机械梗阻或穿孔时，禁用本药。

3. 老年患者用药易出现副作用，使用时应注意。

4. 儿童应避免服用。

❖ **本药如何居家保存？**

密闭，在干燥处保存。

❖ **妊娠期妇女与哺乳期妇女用药注意事项：**

妊娠期妇女应在专科医师或药师的监督指导下使用本药。哺乳期妇女应避免使用。

❖ **忘记用药时怎么办？**

若是规律性服用此药，则于发现忘记服药时立即服药。但若发现忘记服药时已接近下次服药时间，请按原计划服用下次剂量即可，切勿一次或短时间内服用两次剂量。

❖ **用药过量怎么办？**

如服药过量，出现肝功能检查异常、血常规检查异常、心电图异常等症状时，请立即就医。对于超大剂量的患者，应采取洗胃和对症治疗等常规措施。

❖ **与其他药物合用需注意什么？**

与抗胆碱药，具有肌肉松弛作用的药物（安定类、氯唑沙宗等）联合应用，可相互抵消作用。服药期间加用其他药物，需提前告知医师或药师，以便及时调整服药剂量。

琥珀酸普芦卡必利片（1mg，2mg）

❖ **本药用于治疗哪些疾病？**

成年女性患者中通过轻泻剂难以充分缓解的慢性便秘症状。

❖ **本药如何服用，何时服用最合适？**

1. 口服。餐前餐后均可服用。一次 2mg，每日 1 次。

2. 肾功能障碍患者：严重肾功能障碍患者的剂量为一次 1mg，每日 1 次。轻到中度肾功能障碍患者无需调整剂量。

3. 肝功能障碍患者：建议严重肝功能障碍患者的起始剂量为一次 1mg，每日 1 次。轻到中度肝功能障碍患者无需调整剂量。

❖ **使用本药期间需要注意什么？**

1. 有心脏疾病的患者如果用药期间出现心悸，应咨询医师。

2. 使用本药时，如发生严重腹泻，口服避孕药的效果可能会降低，建议采取其他避孕方法。

3. 片剂中含乳糖一水合物。患有半乳糖不耐受、Lapp 乳糖酶缺乏或葡萄糖－半乳糖吸收不良等罕见遗传性疾病的患者，不得服用本药。

4. 正在服用已知可引起 Q-Tc 间期延长的药物治疗的患者应慎用本药。

5. 使用本药，特别是在用药第一天，可引起头晕和疲乏，可能对驾驶及操控机器产生影响。

6. 不建议儿童及 18 岁以下青少年使用。

7. 对本药活性成分或任何辅料过敏的患者禁用。

8. 若肾功能障碍需要透析；存在肠穿孔或梗阻、机械性肠梗阻、严重肠道炎性疾病；近期接受过肠部手术，请告知医师，避免使用本药。

❖ **本药如何居家保存？**

密封，在 30℃以下干燥处保存。请置于儿童不易拿到处。

❖ **妊娠期妇女与哺乳期妇女用药注意事项：**

不建议在妊娠期妇女和哺乳期妇女使用本药。

❖ **忘记用药时怎么办？**

若是规律性服用此药，则于发现忘记服药时立即服药。但若发现忘记服药时已接近下次服药时间，请按原计划服用下次剂量即可，切勿一次或短时间内服用两次剂量。

❖ **用药过量怎么办？**

如服药过量出现严重头痛、恶心和腹泻等症状时，请立即就医。

❖ **与其他药物合用需注意什么？**

服药期间加用其他药物，需提前告知医师或药师，以便及时调整服药剂量。

（四）钙通道阻滞药

匹维溴铵片（50mg）

❖ **本药用于治疗哪些疾病？**

1. 对症治疗与肠道功能紊乱有关的疼痛、排便异常和胃肠不适。

2. 对症治疗与胆道功能紊乱有关的疼痛。

3. 为钡灌肠做准备。

❖ **本药如何服用，何时服用最合适？**

1. 宜在进餐时用水吞服。

2. 常用推荐剂量为每日 3~4 片，少数情况下，如有必要可增至每日 6 片。

3. 为钡灌肠做准备时，应于检查前三天开始用药，剂量为每日 4 片。

❖ **使用本药期间需要注意什么？**

1. 本药含有乳糖。不建议患有半乳糖不耐症、乳糖酶缺乏症或葡萄糖 – 半乳糖吸收不良（罕见遗传病）的患者服用该药物。

2. 本药不能咀嚼或掰碎服用，必须整粒吞服，不要在卧位时或临睡前服用。否则可能会导致吞咽困难、食管炎、食管溃疡等上消化道损伤的风险。

3. 使用本药可能会出现腹痛、口感、便秘、皮疹等症状。

4. 本药可能会出现嗜睡，可能会影响驾驶和使用机器能力。

❖ **本药如何居家保存？**

避光，干燥处保存。

❖ **妊娠期妇女与哺乳期妇女用药注意事项**

妊娠期妇女禁用。哺乳期妇女应在专科医师或药师的监督指导下使用本药，若服用建议停止授乳。

❖ **忘记用药时怎么办？**

若是规律性服用此药，则于发现忘记服药时立即服药。但若发现忘记服药时已接近下次服药时间，请按原计划服用下次剂量即可，切勿一次或短时间内服用两次剂量。

❖ **用药过量怎么办？**

如服药过量出现剧烈腹痛、持续腹泻、严重皮疹等症状时，请立即就医。

❖ **与其他药物合用需注意什么？**

本药合并给予抗胆碱药物可以增强解痉作用。服药期间加用其他药物，需提前告知医师或药师，以便及时调整服药剂量。

马来酸曲美布汀片（0.1g）

❖ **本药用于治疗哪些疾病？**

1. 胃肠道功能紊乱引起的食欲不振、恶心、呕吐、嗳气、腹胀、腹鸣、腹痛、腹泻、便秘等症状的改善。

2. 肠易激综合征。

❖ **本药如何服用，何时服用最合适？**

口服。一次 1~2 片，每日 3 次。

❖ **使用本药期间需要注意什么？**

1. 使用本药可能会出现腹泻、头晕、皮疹等症状，若症状持续数天，请告知医师。

2. 对本药过敏者禁用。

❖ **本药如何居家保存？**

密封，干燥处保存。

❖ **妊娠期妇女与哺乳期妇女用药注意事项：**

妊娠期妇女和哺乳期妇女应在专科医师或药师的监督指导下使用本药。

❖ **忘记用药时怎么办？**

若是规律性服用此药，则于发现忘记服药时立即服药。但若发现忘记服药时已接近下次服药时间，请按原计划服用下次剂量即可，切勿一次或短时间内服用两次剂量。

❖ **用药过量怎么办？**

如服药过量出现口内麻木、心悸、剧烈腹痛等症状时，请立即就医。

❖ **与其他药物合用需注意什么？**

1. 本药与普鲁卡因合用，应监测心率和心电图。

2. 本药与西沙必利合用，可减弱西沙必利的胃肠蠕动作用。

盐酸屈他维林片（40mg）

❖ **本药用于治疗哪些疾病？**

1. 胃肠道平滑肌痉挛、应激性肠道综合征。

2. 胆绞痛和胆管痉挛、胆囊炎、胆囊结石、胆管炎。

3. 肾绞痛和泌尿道痉挛、肾结石、输尿管结石、肾盂肾炎、膀胱炎。

4. 子宫痉挛、痛经、先兆流产、子宫强直。

❖ **本药如何服用，何时服用最合适？**

口服。成人一日 3~6 片，一次 1~2 片；1 至 6 岁儿童一日 2~3 片，一次 1/2~1 片；6 岁以上儿童一日 2~5 片，一次 1 片。

❖ **使用本药期间需要注意什么？**

1. 血压过低的患者使用本药需要特别注意。

2. 由于片剂中所含乳糖，会导致乳糖不耐受患者的胃肠道不适。因此，对于患有罕见的半乳糖不耐受，Lapp 乳糖酶缺陷或者葡萄糖 - 半乳糖吸收不良的遗传性疾病患者，不宜服用本药。

3. 1 岁以下儿童禁用。

4. 使用本药可能会出现恶心、便秘等症状。若症状持续出现，请告知医师。

5. 如果患者有眩晕经历，请避免驾驶和操纵机器。

❖ **本药如何居家保存？**

避光，阴凉（不超过 20℃）干燥处保存。请将药品置于儿童触及不到的地方。

❖ **妊娠期妇女与哺乳期妇女用药注意事项：**

妊娠期妇女和哺乳期妇女应在专科医师或药师的监督指导下使用本药。哺乳期妇女若服用建议停止授乳。

❖ **忘记用药时怎么办？**

若是规律性服用此药，则于发现忘记服药时立即服药。但若发现忘记服药时已接近下次服药时间，请按原计划服用下次剂量即可，切勿一次或短时间内服用两次剂量。

❖ **用药过量怎么办？**

如服药过量出现严重低血压、眩晕时，请立即就医。

❖ **与其他药物合用需注意什么？**

本药与左旋多巴合并使用时，可能会加重强直和震颤。

五、助消化药

助消化药是促进胃肠道消化功能的药物。

胰酶肠溶胶囊（0.15g）

❖ **本药用于治疗哪些疾病？**

消化不良。

❖ **本药如何服用，何时服用最合适？**

口服。一次 2~6 粒，每日 3 次，餐前半小时整粒吞服。

❖ **使用本药期间需要注意什么？**

1. 应整粒吞服，不得打开或者溶解服用。

2. 对本药过敏者禁用，过敏体质者慎用。

3. 本药性状发生改变时禁止使用。

4. 儿童必须在成人监护下使用，请放在儿童不能接触的地方。

5. 使用本药可能会出现过敏、腹痛、皮疹等症状，若症状持续数日，请告知医师。

❖ **本药如何居家保存？**

铝塑包装：密闭，20℃以下干燥处保存。高密度聚乙烯瓶装：密闭，30℃以下干燥处保存。

❖ **妊娠期妇女与哺乳期妇女用药注意事项：**

妊娠期妇女和哺乳期妇女应在专科医师或药师的监督指导下使用本药。

❖ **忘记用药时怎么办？**

若是规律性服用此药，则于发现忘记服药时立即服药。但若发现忘记服药时已接近下次服药时间，请按原计划服用下次剂量即可，切勿一次或短时间内服用两次剂量。

❖ **用药过量怎么办？**

如服药过量出现严重过敏、休克、剧烈腹痛等症状时，请立即就医。

❖ **与其他药物合用需注意什么？**

1. 本药不宜与酸性药物同用，如维生素 C、阿司匹林等。

2. 本药与等量的碳酸氢钠合用，可增加疗效。

3. 服药期间加用其他药物，需提前告知医师或药师，以便及时调整服药剂量。

复方消化酶胶囊

❖ **本药用于治疗哪些疾病？**

食欲缺乏、消化不良，包括腹部不适、嗳气、早饱、餐后腹胀、恶心、排气过多、脂肪便，也可用于胆囊炎和胆结石以及胆囊切除患者的消化不良。

❖ **本药如何服用，何时服用最合适？**

口服。一次 1~2 粒，每日 3 次，饭后服。

❖ **使用本药期间需要注意什么？**

1. 本药服用时可将胶囊打开，但不可嚼碎。

2. 本药服用后可能会出现呕吐、泄泻、软便、口内不快感等症状，若症状持续数日，请告知医师。

❖ **本药如何居家保存？**

密封，室温保存。

❖ **妊娠期妇女与哺乳期妇女用药注意事项：**

妊娠期妇女和哺乳期妇女应在专科医师或药师的监督指导下使用本药。

❖ **忘记用药时怎么办？**

若是规律性服用此药，则于发现忘记服药时立即服药。但若发现忘记服药时已接近下次服药时间，请按原计划服用下次剂量即可，切勿一次或短时间内服用两次剂量。

❖ **用药过量怎么办？**

如服药过量出现反复呕吐、持续腹泻等症状时，请立即就医。

❖ **与其他药物合用需注意什么？**

铝制剂可能影响本药疗效。服药期间加用其他药物，需提前告知医师或药师，以便及时调整服药剂量。

米曲菌胰酶片（米曲菌霉提取物 24mg：胰酶 220mg）

❖ **本药用于治疗哪些疾病？**

消化酶减少引起的消化不良。

❖ **本药如何服用，何时服用最合适？**

成人和 12 岁以上的儿童请于饭中或饭后服用 1 片，或遵医嘱。

❖ **使用本药期间需要注意什么？**

1. 本药需整片吞服，不可咀嚼服用。

2. 12 岁以下儿童禁用本药。

3. 服用本药可能出现过敏性呼吸道反应、皮肤反应、胃肠道过敏反应，如：皮疹、打喷嚏、流泪、支气管痉挛引起的呼吸困难。若症状持续数日，请告知医师。

4. 有急性胰腺炎以及慢性胰腺炎活动期急性发作的患者，请告知医师，避免使用本药。但对于胰酶缺乏的患者，饮食恢复期服用本药有时会有帮助。

5. 服用本药一旦观察到有类似肠梗阻症状，应考虑肠道狭窄的可能性。

❖ **本药如何居家保存？**

30℃以下保存。

❖ **妊娠期妇女与哺乳期妇女用药注意事项：**

妊娠期妇女及哺乳期妇女禁用本药。

❖ **忘记用药时怎么办？**

若是规律性服用此药，则于发现忘记服药时立即服药。但若发现忘记服药时已接近下次服药时间，请按原计划服用下次剂量即可，切勿一次或短时间内服用两次剂量。

❖ **用药过量怎么办？**

如服药过量出现呼吸困难、严重皮疹等症状时，请立即就医。

❖ **与其他药物合用需注意什么？**

服药期间加用其他药物，需提前告知医师或药师，以便及时调整服药剂量。

六、止吐药

止吐药可用于某些药物、创伤等引起的呕吐，可减少患者痛苦，防止水、电解质失衡及营养物质的丢失。

甲氧氯普胺片（5mg）

❖ **本药用于治疗哪些疾病？**

1. 各种病因所致恶心、呕吐、嗳气、消化不良、胃部胀满、胃酸过多等症状的对症治疗。

2. 反流性食管炎、胆汁反流性胃炎、功能性胃滞留、胃下垂等。

3. 残胃排空延迟症、迷走神经切除后胃排空延缓。

4. 糖尿病性胃轻瘫、尿毒症、硬皮病等胶原疾患所致胃排空障碍。

❖ **本药如何服用，何时服用最合适？**

1. 成人：口服。一次 5~10mg（1~2 片），每日 3 次。用于糖尿病性胃排空功能障碍患者，于症状出现前 30 分钟口服 10mg（2 片）；或于餐前及睡前服 5~10mg（1~2 片），每日 4 次。成人总剂量每日不得超过 0.5mg/kg。

2. 儿童：口服。5~14 岁一次服用 2.5~5mg（0.5~1 片），每日 3 次，餐前 30 分钟服用。小儿总剂量不得超过每日 0.1mg/kg。

❖ **使用本药期间需要注意什么？**

1. 由于催乳素的刺激所致，用药期间出现乳汁增多，一般无需处理。若症状严重，请咨询医师。

2. 大剂量长期应用可能因阻断多巴胺受体，使胆碱能受体相对亢进而导致锥体外系反应（特别是年轻人），可出现肌震颤、发音困难、共济失调等，一旦出现请及时就医。

3. 对普鲁卡因或普鲁卡因胺过敏者禁用。

4. 有癫痫、胃肠道出血、机械性肠梗阻或穿孔、嗜铬细胞瘤、重症慢性肾功能衰竭患者使用前应告知医师相关病史。

5. 本药遇光变成黄色或黄棕色后，毒性增高，避免使用。

❖ **本药如何居家保存？**

密封保存。

❖ **妊娠期妇女与哺乳期妇女用药注意事项**

妊娠期妇女和哺乳期妇女应在专科医师或药师的监督指导下使用本药。哺乳期少乳者可短期用于催乳。

❖ **忘记用药时怎么办？**

若是规律性服用此药，则于发现忘记服药时立即服药。但若发现忘记服药时已接近下次服药时间，请按原计划服用下次剂量即可，切勿一次或短时间内服用两次剂量。

❖ **用药过量怎么办？**

如服药过量出现深昏睡状态，神志不清、肌肉痉挛、头部及面部抽搐样动作等症状时，请立即就医。

❖ **与其他药物合用需注意什么？**

本药与多种药物存在相互作用，服药期间加用其他药物，需提前告知医师或药师，以便及时调整服药剂量或间隔使用。

盐酸地芬尼多片（25mg）

❖ **本药用于治疗哪些疾病？**

多种原因或疾病引起的眩晕、恶心、呕吐，如乘车、船、飞机时的晕动病等。

❖ **本药如何服用，何时服用最合适？**

口服。治疗晕动症一次1~2片，每日3次。预防晕动病应在出发前30分钟服药。

❖ **使用本药期间需要注意什么？**

1. 服用本药可能会有口干、心悸、头昏、头痛、嗜睡、不安和轻度胃肠不适，停药后即可消失。

2. 肾功能不全患者禁用。

3. 有青光眼、胃肠道或泌尿道梗阻性疾病以及心动过速患者请将病情提前告知医师。

4. 6个月以内婴儿禁用。

❖ **本药如何居家保存？**

密封保存。

❖ **妊娠期妇女与哺乳期妇女用药注意事项：**

妊娠期妇女和哺乳期妇女应在专科医师或药师的监督指导下使用本药。

❖ **忘记用药时怎么办？**

若是规律性服用此药，则于发现忘记服药时立即服药。但若发现忘记服药时已接近下次服药时间，请按原计划服用下次剂量即可，切勿一次或短时间内服用两次剂量。

❖ **用药过量怎么办？**

如服药过量出现精神错乱、幻听、幻视等症状时，请立即就医。

❖ **与其他药物合用需注意什么？**

服药期间加用其他药物，需提前告知医师或药师，以便及时调整服药剂量。

盐酸昂丹司琼片（8mg）

❖ **本药用于治疗哪些疾病？**

细胞毒性药物化疗和放射治疗引起的恶心呕吐；预防和治疗手术后的恶心呕吐。

❖ **本药如何服用，何时服用最合适？**

1. 对于中高度致吐性化疗药引起的呕吐：化疗后每 8~12 小时口服盐酸昂丹司琼片 8mg，连用 5 日。

2. 对于放疗引起的呕吐：首剂须于放疗前 1~2 小时口服片剂 8mg，以后每 8 小时口服 8mg，疗程视放疗的疗程而定。

3. 对于预防手术后的恶心呕吐：在麻醉前 1 小时口服 8mg，术后每隔 8 小时口服 8mg 两次。

❖ **使用本药期间需要注意什么？**

1. 基于昂丹司琼与盐酸阿扑吗啡联合使用时发生严重低血压和意识丧失的报告，本药禁与阿扑吗啡合用。

2. 有中度或重度肝功能损害的患者每日总剂量不得超过 8mg。

3. 使用本药可能会出现头痛、腹泻、便秘等症状，若症状持续数日，请告知医师。

4. 如发生过敏反应、Q-T 间期延长、焦虑、幻觉等症状时，应停止使用本药并及时就医。

❖ **本药如何居家保存？**

遮光，密封，室温保存。

❖ **妊娠期妇女与哺乳期妇女用药注意事项：**

妊娠期妇女和哺乳期妇女应在专科医师或药师的监督指导下使用本药。哺乳期妇女使用本药时不得哺乳。

❖ **忘记用药时怎么办？**

若是规律性服用此药，则于发现忘记服药时立即服药。但若发现忘记服药时已接近下次服药时间，请按原计划服用下次剂量即可，切勿一次或短时间内服用两次剂量。

❖ **用药过量怎么办？**

如服药过量出现支气管痉挛、心悸、昏厥、肝功能异常、严重皮疹、焦虑、幻听等症状时，请立即就医。

❖ **与其他药物合用需注意什么？**

服药期间加用其他药物，如使用抗抑郁药、抗焦虑药品时，需提前告知医师或药师，以便及时调整服药剂量。

盐酸格拉司琼片（1mg）

❖ **本药用于治疗哪些疾病？**

由放疗、细胞毒类药物化疗所致的恶心和呕吐。

❖ **本药如何服用，何时服用最合适？**

口服。通常成人用量为一次 1mg，每日 2 次，首次给药于化疗和放疗前 1 小时服用，第二次于第一次服药后 12 小时服用。

日最大用量：24 小时内不超过 9mg。

❖ **使用本药期间需要注意什么？**

1. 对本药或有关化合物过敏者禁用。

2. 胃肠道梗阻者禁用。

3. 由于本药可减慢消化道运动，故消化道运动障碍患者使用本药时应严密观察。

❖ **本药如何居家保存?**

遮光,密封保存。

❖ **妊娠期妇女与哺乳期妇女用药注意事项:**

妊娠期妇女和哺乳期妇女应在专科医师或药师的监督指导下使用本药。哺乳期妇女若服用建议停止授乳。

❖ **忘记用药时怎么办?**

若是规律性服用此药,则于发现忘记服药时立即服药。但若发现忘记服药时已接近下次服药时间,请按原计划服用下次剂量即可,切勿一次或短时间内服用两次剂量。

❖ **用药过量怎么办?**

如服药过量出现严重便秘、胃痉挛等症状时,请立即就医。

❖ **与其他药物合用需注意什么?**

与利福平或其他肝酶诱导药物同时使用,本药血药浓度减低,应适当增加剂量。

盐酸托烷司琼片(5mg)

❖ **本药用于治疗哪些疾病?**

癌症化疗引起的恶心和呕吐。

❖ **本药如何服用,何时服用最合适?**

成人:一次 5mg,每日 1 次,疗程为 6 日。

通常化疗第 1 天静脉给药,第 2~6 天改为口服剂型给药。于早晨起床时(至少于早餐前 1 小时)用水送服。

❖ **使用本药期间需要注意什么?**

1. 对本药过敏者禁用。

2. 高血压未控制的患者,用药后可能引起血压进一步升高,故高血压的患者应慎用,其用量不宜超过每天 10mg。

3. 本药常见的不良反应是头晕和疲劳,驾车或操纵机械者应慎用。

❖ **本药如何居家保存?**

密封。

❖ **妊娠期妇女与哺乳期妇女用药注意事项**

妊娠期妇女禁用。哺乳期妇女应在专科医师或药师的监督指导下使用本药,若使用本药时应停止哺乳。

❖ **忘记用药时怎么办?**

若是规律性服用此药,则于发现忘记服药时立即服药。但若发现忘记服药时已接近下次服药时间,请按原计划服用下次剂量即可,切勿一次或短时间内服用两次剂量。

❖ **用药过量怎么办?**

如服药过量出现头痛、头昏、便秘、眩晕等症状时,需及时就医。

❖ **与其他药物合用需注意什么?**

1. 盐酸托烷司琼若与利福平或其他肝酶诱导药物(如苯巴比妥)同时使用,则可导致盐酸托烷司琼的血药浓度降低,因此代谢正常者需增加剂量(代谢不良者不需增加)。

2. 服药期间加用其他药物,需提前告知医师或药师,以便及时调整服药剂量。

盐酸阿扎司琼片（10mg）

❖ **本药用于治疗哪些疾病？**

细胞毒类药物化疗引起的呕吐。

❖ **本药如何服用，何时服用最合适？**

每日一次 1 片，于化疗前 60 分钟口服。对高度催吐的化疗药物引起的严重催吐，可于化疗后 8~12 小时加服 5~10mg。

❖ **使用本药期间需要注意什么？**

1. 部分患者出现口渴、便秘、头痛、头晕、腹部不适等。上述反应轻微，无需特殊处理。

2. 对本药过敏者禁用。

3. 有胃肠道梗阻的患者，请告知医师，应避免使用本药。

❖ **本药如何居家保存？**

遮光，密闭保存。

❖ **妊娠期妇女与哺乳期妇女用药注意事项：**

妊娠期妇女及哺乳期妇女应在专科医师或药师的监督指导下使用本药。哺乳期妇女慎用，使用本药时应停止哺乳。

❖ **忘记用药时怎么办？**

若是规律性服用此药，则于发现忘记服药时立即服药。但若发现忘记服药时已接近下次服药时间，请按原计划服用下次剂量即可，切勿一次或短时间内服用两次剂量。

❖ **用药过量怎么办？**

如服药过量出现呼吸困难、剧烈头痛、口干等症状时，请立即就医。

❖ **与其他药物合用需注意什么？**

服药期间加用其他药物，需提前告知医师或药师，以便及时调整服药剂量。

帕洛诺司琼胶囊（0.5mg）

❖ **本药用于治疗哪些疾病？**

用于预防中度致吐化疗引起的急性恶心、呕吐。

❖ **本药如何服用，何时服用最合适？**

化疗前约 1 小时，单剂量口服 0.5mg（一粒）。

❖ **使用本药期间需要注意什么？**

使用本药可能会出现过敏、头痛、便秘等症状，若症状持续数日，请告知医师。

❖ **本药如何居家保存？**

密封，25℃以下干燥保存。

❖ **妊娠期妇女与哺乳期妇女用药注意事项：**

妊娠期妇女及哺乳期妇女应在专科医师或药师的监督指导下使用本药。

❖ **用药过量怎么办？**

如服药过量出现呼吸困难、惊厥、流涎、荨麻疹等症状时，请立即就医。

❖ **与其他药物合用需注意什么？**

与帕洛诺司琼产生明显的药物相互作用的可能性很低，避免与阿扑吗啡合用。

雷莫司琼口内崩解片（0.1mg）

❖ **本药用于治疗哪些疾病？**

化疗药物引起的消化道症状（恶心、呕吐）等。

❖ **本药如何服用，何时服用最合适？**

口服。一次 0.1mg，每日 1 次，必要时可根据年龄、症状酌情增减。服用时将本药放在舌面上用唾液润湿，并用舌头轻轻舔碎，崩解后随唾液咽下。也可直接用水送下。

❖ **使用本药期间需要注意什么？**

1. 在口腔内崩解，但不经过口腔黏膜吸收，须用唾液咽下或水送服。

2. 在给化疗药物前 1 小时服用。

3. 将本药从 PTP 包装中取出时，有可能出现边缘缺损，但并非质量问题。从 PTP 包装取药时最好不要用指甲而是用指腹压出。

❖ **本药如何居家保存？**

遮光，密封，室温保存。

❖ **妊娠期妇女与哺乳期妇女用药注意事项：**

妊娠期妇女及哺乳期妇女应在专科医师或药师的监督指导下使用本药。哺乳期妇女用药时应停止授乳。

❖ **忘记用药时怎么办？**

若是规律性服用此药，则于发现忘记服药时立即服药。但若发现忘记服药时已接近下次服药时间，请按原计划服用下次剂量即可，切勿一次或短时间内服用两次剂量。

❖ **用药过量怎么办？**

如服药过量请立即就医。

❖ **与其他药物合用需注意什么？**

服药期间加用其他药物，需提前告知医师或药师，以便及时调整服药剂量。

七、泻药

泻药可用于胃肠道检查的术前准备以及便秘。此部分涉及的泻药有以下几类：①刺激性泻药；②渗透性缓泻药。

（一）刺激性泻药

开塞露（10ml，20ml）

❖ **本药用于治疗哪些疾病？**

便秘。

❖ **本药如何服用，何时服用最合适？**

将容器瓶盖取下，缓慢插入肛门，然后将药液挤入直肠内。成人一次 1 支，儿童一次 0.5 支。

❖ **使用本药期间需要注意什么？**

1. 注药导管的开口应光滑，以免擦伤肛门或直肠。

2. 对本药过敏者禁用，过敏体质者慎用。

3. 本药性状发生改变时禁止使用。

❖ **本药如何居家保存?**

遮光,严封保存。

❖ **妊娠期妇女与哺乳期妇女用药注意事项**

妊娠期妇女及哺乳期妇女应在专科医师或药师的监督指导下使用本药。

❖ **用药过量怎么办?**

如用药过量出现严重腹泻等症状时,请立即就医。

❖ **与其他药物合用需注意什么?**

用药期间加用其他药物,需提前咨询医师或药师。

比沙可啶肠溶片(5mg)

❖ **本药用于治疗哪些疾病?**

急、慢便秘和习惯性便秘。

❖ **本药如何服用,何时服用最合适?**

口服。成人一次 1~2 片;每日 1 次;6 岁以上儿童,一次 1 片。整片吞服。

❖ **使用本药期间需要注意什么?**

1. 必须整片吞服,不得碾碎或溶解后使用,服药前后 2 小时不得服用牛奶或抗酸药。

2. 便秘伴有急性腹痛者应就医。

3. 本药不宜长期应用,使用 3 天无效,立即就医。

4. 6 岁以下儿童禁用。

5. 急腹症、炎症性肠病患者禁用。

❖ **本药如何居家保存?**

遮光,密封保存。

❖ **妊娠期妇女与哺乳期妇女用药注意事项:**

妊娠期妇女及哺乳期妇女禁用。哺乳期妇女用药时应停止授乳。

❖ **忘记用药时怎么办?**

若是规律性服用此药,则于发现忘记服药时立即服药。但若发现忘记服药时已接近下次服药时间,请按原计划服用下次剂量即可,切勿一次或短时间内服用两次剂量。

❖ **用药过量怎么办?**

如服药过量出现严重腹痛、腹泻等症状时,请立即就医。

❖ **与其他药物合用需注意什么?**

1. 与阿片类止痛剂合用,可能造成腹痛、腹泻和大便失禁,不宜合用。

2. 不宜与抗酸药,如碳酸氢钠片等同服。

3. 服药期间加用其他药物,需提前告知医师或药师,以便及时调整服药剂量。

(二)渗透性缓泻药

乳果糖口服液(15ml,100ml)

❖ **本药用于治疗哪些疾病?**

1. 慢性或习惯性便秘,调节结肠的生理节律。

2. 肝性脑病:治疗和预防肝昏迷或昏迷前状态。

❖ **本药如何服用，何时服用最合适？**

1. 便秘及临床需要维持软便的情况：成人起始剂量每日 30ml，维持剂量 10~25ml；7~14 岁儿童，起始剂量每日 15ml，维持剂量 10~15ml；1~6 岁儿童，每日 5~10ml；婴儿每日 5ml。本药宜在早餐时一次服用。

2. 肝昏迷及昏迷前期：起始剂量 30~50ml，一日 3 次。维持剂量：应调至每日最多 2~3 次软便。

❖ **使用本药期间需要注意什么？**

1. 半乳糖血症患者禁用；肠梗阻、急性腹痛及同时使用其他导泻剂时禁用本药；对乳果糖及其组分过敏者禁用。

2. 如用药 2~3 天，便秘症状仍无改善或反复出现，请咨询医师。

3. 用于乳糖酶缺乏症患者，需注意本药中乳糖的含量。

4. 在便秘治疗剂量下，不会对糖尿病患者带来任何问题。用于治疗肝昏迷或昏迷前期的剂量较高，糖尿病患者慎用。

5. 若有溃疡性结肠炎、肠梗阻、消化道穿孔等的患者，请将病情告知医师，禁止使用本药。

❖ **本药如何居家保存？**

遮光，10~25℃保存。

❖ **妊娠期妇女与哺乳期妇女用药注意事项：**

妊娠期妇女及哺乳期妇女应在专科医师或药师的监督指导下使用本药。推荐剂量可以在妊娠期与哺乳期间使用。

❖ **忘记用药时怎么办？**

若是规律性服用此药，则于发现忘记服药时立即服药。但若发现忘记服药时已接近下次服药时间，请按原计划服用下次剂量即可，切勿一次或短时间内服用两次剂量。

❖ **用药过量怎么办？**

若服药过量，可能出现腹痛或腹泻等症状，停药或减少用药剂量即可。若停药仍不能缓解，请立即就医。

❖ **与其他药物合用需注意什么？**

1. 乳果糖可加剧其他药物（如两性霉素、氢氯噻嗪等）引起的钾流失，避免合用。

2. 乳果糖可因为钾丢失而加强强心苷的作用，两者联用应调整强心苷的剂量。

3. 可能引起结肠 pH 值依赖性药物的失活（如美沙拉嗪），避免合用。

聚乙二醇 4000 散（10g）

❖ **本药用于治疗哪些疾病？**

成人及 8 岁以上儿童（包括 8 岁）便秘。

❖ **本药如何服用，何时服用最合适？**

一次 1 袋，每日 1~2 次，或每日 2 袋，一次顿服。每袋内容物溶于一杯水（至少 50ml）中后服用。

❖ **使用本药期间需要注意什么？**

1. 便秘的药物治疗需辅以生活习惯和饮食的调整，如增加饮水量和富含植物纤维的食物的摄取，适当的体育锻炼和排便反射恢复的训练。

2. 如发生腹泻，老年人、肾功能不全的患者或服用利尿药的患者应监测电解质。

3. 可以用于糖尿病或需要无糖无乳糖饮食的患者。

4. 本药含有山梨醇，果糖不耐受者不建议使用。

❖ **本药如何居家保存？**

30℃以下密闭保存。

❖ **妊娠期妇女与哺乳期妇女用药注意事项：**

妊娠期妇女及哺乳期妇女应在专科医师或药师的监督指导下使用本药。

❖ **忘记用药时怎么办？**

若是规律性服用此药，则于发现忘记服药时立即服药。但若发现忘记服药时已接近下次服药时间，请按原计划服用下次剂量即可，切勿一次或短时间内服用两次剂量。

❖ **用药过量怎么办？**

如服药过量出现严重过敏反应、严重腹泻、腹痛、呕吐、电解质紊乱等症状时，请立即就医。

❖ **与其他药物合用需注意什么？**

与其他药物间隔至少2小时。服药期间加用其他药物，需提前告知医师或药师，以便及时调整服药剂量。

复方聚乙二醇电解质散（69.56g，137.15g）

❖ **本药用于治疗哪些疾病？**

大肠内镜检查和大肠手术前的肠道清洁准备。

❖ **本药如何服用，何时服用最合适？**

1. 配制方法：将本药全部溶解于水，搅拌均匀。规格为68.56g/袋的配制成1L的溶液。规格为137.15g/袋的配制成2L的溶液。

2. 用法用量：成人一次量约2~4L，以每1小时约1L的速度口服，在排出液变为透明液体时可结束给药，总给药量不能超过4L。

（1）大肠手术前处置：手术前日午餐后禁食（可饮水），午餐3小时后开始给药。

（2）大肠内镜检查前的处置：①检查当日给药：当日早餐禁食（可饮水），预定检查时间大约4小时前给药。②检查前日给药：前日晚餐后禁食（可饮水），晚餐后1小时给药。

（3）钡灌肠X线造影检查前的处置：检查当日早餐开始禁食（可饮水），从预订检查时间大约6小时开始给药。

❖ **使用本药期间需要注意什么？**

1. 服用时不应在溶液中加入任何附加成分，如调味品。

2. 本药用于肠道清洁时，应注意：

（1）服药前3~4小时至检查完毕，患者不得进固体食物。

（2）服药后约1小时，肠道运动加快，患者可能会感到腹胀或不适，若症状严重，可加大间隔时间或暂停给药，直到症状消失后再恢复用药，至排出水样清便。

（3）严格遵守本药的配制方法。

3. 避免一个人在家服用本药。

4. 在刚开始饮用第2~3杯时，应慢慢服用，注意是否出现过敏样症状。

5.配成的溶液宜冰箱保存，在 48 小时内使用，过时弃之。

6.按服用方法及用量服药，每次服药时应尽可能快速服完。

❖ **本药如何居家保存？**

密封，在干燥处常温（10~30℃）保存。请将药品置于儿童触及不到的地方。

❖ **妊娠期妇女与哺乳期妇女用药注意事项：**

妊娠期妇女及哺乳期妇女应在专科医师或药师的监督指导下使用本药。

❖ **用药过量怎么办？**

如服药过量出现休克、严重过敏反应、肠穿孔、呕吐等症状时，请立即就医。

❖ **与其他药物合用需注意什么？**

与其他药物间隔至少 2 小时。服药期间加用其他药物，需提前告知医师或药师，以便及时调整服药剂量。

八、止泻药

止泻药用于严重腹泻患者。此部分涉及的止泻药有以下几类：①阿片类制剂；②吸附剂；③其他制剂。

（一）阿片类制剂

盐酸洛哌丁胺胶囊（2mg）

❖ **本药用于治疗哪些疾病？**

控制急、慢性腹泻的症状。用于回肠造瘘术患者可减少排便量及次数，增加大便稠硬度。

❖ **本药如何服用，何时服用最合适？**

本药适用于成人和 6~17 岁儿童，用液体送服。每日最大剂量不超过 8 粒。

1.急性腹泻：起始剂量，成人 2 粒，儿童 1 粒，以后每次不成形便后服用 1 粒。

2.慢性腹泻：起始剂量，成人 2 粒，儿童 1 粒，以后可调节每日剂量以维持每日 1~2 次正常大便。一般维持剂量每日 1~6 粒。

❖ **使用本药期间需要注意什么？**

1.本药用于腹泻时，仅为对症治疗。服药期间多喝水。

2.禁用于 2 岁以下的婴幼儿，5 岁以下的儿童不宜使用盐酸洛哌丁胺的胶囊剂治疗。

3.有肠道疾病的患者需提前告知医师病情，避免使用本药。

4.使用本药后发生便秘、腹胀、肠梗阻，应立即停用。

5.对于急性腹泻，服用本药 48 小时后，若临床症状无改善，应停用。

6.本药可能会出现乏力、头晕等症状，因此在驾驶和操作机器时，应予以注意。

❖ **本药如何居家保存？**

密封，在干燥处保存。

❖ **妊娠期妇女与哺乳期妇女用药注意事项：**

妊娠期妇女及哺乳期妇女应在专科医师或药师的监督指导下使用本药。哺乳期妇女若使用请停止授乳。

❖ **忘记用药时怎么办？**

若是规律性服用此药，则于发现忘记服药时立即服药。但若发现忘记服药时已接近

下次服药时间，请按原计划服用下次剂量即可，切勿一次或短时间内服用两次剂量。

❖ **用药过量怎么办？**

若服药过量出现嗜睡、木僵、呼吸困难、尿潴留、肠梗阻、心律失常等症状时，请立即告知医师或药师，并到医院就诊。使用本药出现神经中枢系统反应，可用纳洛酮作为解毒剂。

❖ **与其他药物合用需注意什么？**

服药期间加用其他药物，需提前告知医师或药师，以便及时调整服药剂量。

复方地芬诺酯片（地芬诺酯 2.5mg：阿托品 25μg）

❖ **本药用于治疗哪些疾病？**

急慢性功能性腹泻及慢性肠炎。

❖ **本药如何服用，何时服用最合适？**

1. 成人：饭后口服。一次 1~2 片，每日 2~3 次，第一次剂量加倍。至腹泻控制时，减量。

2. 小儿：饭后口服。8~12 岁，每日 1 片，每日 4 次；6~8 岁，一次 1 片，每日 3 次；2~5 岁，一次 1 片，每日 2 次。

❖ **使用本药期间需要注意什么？**

1. 本药长期应用时可产生依赖性。

2. 只宜用常量短期治疗，以免产生依赖性。

3. 腹泻早期和腹胀者应慎用；本药不能用作细菌性腹泻的基本治疗药物。

4. 新生儿和幼儿可引起呼吸抑制，故 2 岁以下小儿禁用。

5. 严重溃疡性结肠炎患者禁用。

❖ **本药如何居家保存？**

密封保存。

❖ **妊娠期妇女与哺乳期妇女用药注意事项：**

妊娠期妇女禁用；哺乳期妇女应在专科医师或药师的监督指导下使用本药。

❖ **用药过量怎么办？**

如服药过量出现呼吸困难、昏迷等症状时，请立即就医，可洗胃并予纳洛酮解救。

❖ **忘记用药时怎么办？**

若是规律性服用此药，则于发现忘记服药时立即服药。但若发现忘记服药时已接近下次服药时间，请按原计划服用下次剂量即可，切勿一次或短时间内服用两次剂量。

❖ **与其他药物合用需注意什么？**

1. 地芬诺酯不宜与巴比妥类、阿片类、水合氯醛、乙醇、格鲁米特或其他中枢抑制药合用。

2. 服药期间加用其他药物，需提前告知医师或药师，以便及时调整服药剂量。

（二）吸附剂

蒙脱石散（3g）

❖ **本药用于治疗哪些疾病？**

成人及儿童急、慢性腹泻。也可用于食道、胃、十二指肠疾病引起的相关疼痛症状的辅助治疗。

❖ **本药如何服用，何时服用最合适？**

1. 口服。服用时将本药（1袋）倒入半杯温开水（约50ml）中，混匀后快速服完。治疗急性腹泻时，第一次剂量加倍。

2. 成人：一次一袋（3g），每日3次。

3. 儿童：1岁以下每日1袋；1~2岁每日1~2袋；2岁以上每日2~3袋，均分三次服用。

❖ **使用本药期间需要注意什么？**

1. 治疗急性腹泻时，应注意纠正脱水。

2. 如出现便秘，应减少剂量继续服用。

3. 儿童急性腹泻服用本药1天后，慢性腹泻服用2~3天后症状未改善，请咨询医师或药师。

❖ **本药如何居家保存？**

密封，干燥处，常温（10~30℃）下保存。

❖ **妊娠期妇女与哺乳期妇女用药注意事项：**

妊娠期妇女及哺乳期妇女可安全服用本药。

❖ **忘记用药时怎么办？**

若是规律性服用此药，则于发现忘记服药时立即服药。但若发现忘记服药时已接近下次服药时间，请按原计划服用下次剂量即可，切勿一次或短时间内服用两次剂量。

❖ **用药过量怎么办？**

若服药过量出现严重便秘等症状，请立即告知医师或药师，并到医院就诊。

❖ **与其他药物合用需注意什么？**

服药期间加用其他药物，需提前告知医师或药师，以便及时调整服药剂量。

（三）其他制剂

消旋卡多曲颗粒（10mg）

❖ **本药用于治疗哪些疾病？**

1个月以上婴儿和儿童的急性腹泻，必要时与口服补液或静脉补液联合使用。

❖ **本药如何服用，何时服用最合适？**

口服。一次按体重服用1.5mg/kg，每日3次；单日总剂量应不超过6mg/kg。连续服用不得超过7天。

1. 婴儿：1~9月龄（体重小于9kg），一次10mg，每日3次；9~30月龄（体重9~13kg），一次20mg，每日3次。

2. 儿童：30月龄~9岁（13~27kg），一次30mg，每日3次；9岁以上（体重大于27kg），一次60mg，每日3次。

❖ **使用本药期间需要注意什么？**

1. 以下人群禁用：肝肾功能不全者；不能摄入果糖，对葡萄糖或半乳糖吸收不良，缺少蔗糖酶、麦芽糖酶的患者；对消旋卡多曲过敏者。

2. 连续服用本药5天后，腹泻症状仍持续者应进一步就诊或采用其他药物治疗方案。

3. 本药可以和食物、水或母乳一起服用，请注意溶解混合均匀。

4. 本药请勿一次服用双倍剂量。

❖ **本药如何居家保存?**

密封,干燥处保存。

❖ **妊娠期妇女与哺乳期妇女用药注意事项:**

妊娠期妇女和哺乳期妇女应在专科医师或药师的监督指导下使用本药。

❖ **忘记用药时怎么办?**

若是规律性服用此药,则于发现忘记服药时立即服药。但若发现忘记服药时已接近下次服药时间,请按原计划服用下次剂量即可,切勿一次或短时间内服用两次剂量。

❖ **用药过量怎么办?**

服药过量出现恶心呕吐、剧烈腹痛等症状时,请立即告知医师或药师,并到医院就诊。

❖ **与其他药物合用需注意什么?**

1. 本药与红霉素、酮康唑等合用时,本药毒性增加,谨慎服用。

2. 本药与利福平合用可能降低本药的抗腹泻作用,避免合用。

3. 服药期间加用其他药物,需提前告知医师或药师,以便及时调整服药剂量。

九、肠道非特异性感染用药

肠道非特异性感染用药主要用于治疗结肠炎、克罗恩病等慢性复发性的免疫性肠道疾病。此部分涉及的肠道非特异性感染用药有以下几类:① 5- 氨基水杨酸;②糖皮质激素;③免疫抑制剂。

(一)5- 氨基水杨酸

柳氮磺吡啶肠溶片(250mg)

❖ **本药用于治疗哪些疾病?**

溃疡性结肠炎、克罗恩病、类风湿关节炎。

❖ **本药如何服用,何时服用最合适?**

餐后服药。该药物根据不同病情有不同的给药方案,请谨遵医嘱,不应自行增加药物剂量或频次。

❖ **使用本药期间需要注意什么?**

1. 对磺胺及水杨酸盐过敏者、肠梗阻或泌尿系统梗阻患者、卟啉症患者、2 岁以下患者禁用柳氮磺吡啶。

2. 肠溶片不可压碎及掰开服用。

3. 使用柳氮磺吡啶肠溶片进行治疗的患者应经常进行全血细胞计数及尿液镜检等化验。

4. 柳氮磺吡啶用于全身型幼年类风湿关节炎患儿时可能引起血清病样反应,因此不推荐用于此类患儿。

5. 口服柳氮磺吡啶可抑制叶酸的吸收和代谢,引起叶酸缺乏从而导致严重的血液系统障碍(如巨红细胞症和血细胞减少症),可以通过给予叶酸制剂使叶酸达到正常。

6. 服用柳氮磺吡啶期间应多饮水,保持高尿流量,以防结晶尿的发生。

❖ **本药如何居家保存?**

遮光,密封保存。请将药品置于儿童触及不到的地方。

❖ **妊娠期妇女与哺乳期妇女用药注意事项：**

妊娠期妇女和哺乳期妇女禁用。

❖ **忘记用药时怎么办？**

若是规律性服用此药，则于发现忘记服药时立即服药。但若发现忘记服药时已接近下次服药时间，请按原计划服用下次剂量即可，切勿一次或短时间内服用两次剂量。夜间停药间隔不得超过 8 小时。

❖ **用药过量怎么办？**

服药过量时多出现恶心和呕吐症状，少数患者可出现少尿和无尿症状，请立即就医。

❖ **与其他药物合用需注意什么？**

1. 与尿碱化药（如碳酸氢钠）同时使用可增强磺胺药在碱性尿中的溶解度，使排泄增多，合用前请咨询医师。

2. 对氨基苯甲酸可代替磺胺被细菌摄取，对磺胺药的抑菌作用发生拮抗，因而两者不宜合用。

3. 下列药物与磺胺药合用时，后者可取代这些药物的蛋白结合部位，或抑制其代谢，以致药物作用时间延长或毒性发生，因此当这些药物与磺胺药合用，或在应用磺胺药之后使用时需调整其剂量，此类药物包括口服抗凝药、口服降血糖药、甲氨蝶呤、苯妥英钠和硫喷妥钠。

4. 骨髓抑制药与磺胺药合用时可能增强此类药物对造血系统的不良反应。如有指征需两类药物合用时，请谨遵医嘱，严密观察可能发生的不良反应。

5. 避孕药（雌激素类）长时间与磺胺药合用可导致避孕的可靠性减少，并增加经期外出血的机会。如需合用，请提前告知医师，必要时采取其他避孕手段。

6. 本药与多种药物存在相互作用，服药期间加用其他药物，需提前告知医师或药师，以便及时调整服药剂量。

柳氮磺吡啶栓（0.5g）

❖ **本药用于治疗哪些疾病？**

溃疡性结肠炎、非特异性慢性结肠炎等炎症性肠病。

❖ **本药如何服用，何时服用最合适？**

直肠给药。重症患者每日早、中、晚排便后各用一粒；中或轻症患者早、晚排便后各用一粒，症状明显改善后改用维持量，每晚或隔日晚用一粒。晚间给药时间最好在睡前。

❖ **使用本药期间需要注意什么？**

1. 对呋塞米、砜类、噻嗪类利尿药、磺胺类、碳酸酐酶抑制药及其他磺胺类药物呈现过敏者，对本药亦会过敏。

2. 有水杨酸盐过敏史的患者禁用。

3. 本药在放置过程中有时栓体表面会析出白霜，系基质所致，属正常现象，不影响疗效。

4. 有些患者用药后大便时会发现有黄色颗粒状物排出，这些物质是药物在肠道内分解产物以及未完全吸收的药物，属正常现象。若用药后不久即排便并发现有大量黄色药物颗粒排出，则应补用药栓一粒。如果患者用药数小时后排便时药栓仍以原型整粒排出则属异常现象。这种现象若重复发生数次，则停用栓剂治疗。

5. 本药新生儿及 2 岁以下小儿应禁用。

❖ **本药如何居家保存？**

遮光，密闭，在 30℃以下保存。

❖ **妊娠期妇女与哺乳期妇女用药注意事项：**

妊娠期妇女和哺乳期妇女禁用。

❖ **忘记用药时怎么办？**

若是规律性服用此药，则于发现忘记服药时立即服药。但若发现忘记服药时已接近下次服药时间，请按原计划服用下次剂量即可，切勿一次或短时间内服用两次剂量。

❖ **用药过量怎么办？**

服药过量时多出现恶心和呕吐症状，少数患者可出现少尿和无尿症状，请立即就医。

❖ **与其他药物合用需注意什么？**

1. 与尿碱化药（如碳酸氢钠片等）同时使用可增强磺胺药在碱性尿中的溶解度，使排泄增多。

2. 对氨基苯甲酸可代替磺胺被细菌摄取，对磺胺药的抑菌作用发生拮抗，因而两者不宜合用。

3. 下列药物与磺胺药合用时，后者可取代这些药物的蛋白结合部位，或抑制其代谢，以致药物作用时间延长或毒性发生，因此当这些药物与磺胺药合用，或在应用磺胺药之后使用时需调整其剂量，此类药物包括口服抗凝药、口服降血糖药、甲氨蝶呤、苯妥英钠和硫喷妥钠。

4. 本药与多种药物存在相互作用，服药期间加用其他药物，需提前告知医师或药师，以便及时调整服药剂量。

美沙拉嗪缓释颗粒（500mg）

❖ **本药用于治疗哪些疾病？**

1. 溃疡性结肠炎：用于溃疡性结肠炎的急性发作，防止复发。

2. 克罗恩病：用于频繁发病的克罗恩病患者，预防急性发作。

❖ **本药如何服用，何时服用最合适？**

吞服，不要咀嚼。下述剂量每日分 3~4 次服用，可餐时口服，用一杯水漱口。

1. 溃疡性结肠炎：急性期：每日 4g。缓解期：每日 1.5g。

2. 克罗恩病：缓解期为每日 2g。

❖ **使用本药期间需要注意什么？**

1. 对水杨酸类药物以及本药的赋形剂过敏者禁用。

2. 治疗时应进行血和尿检查。推荐在给药前、给药 2 周后进行，其后每间隔 4 周应进一步检查 2~3 次。如果结果一直正常，应该每 3 个月随诊或出现其他疾病的征象时立即随诊。

3. 使用本药定期检查肝功能情况。

❖ **本药如何居家保存？**

密封，在干燥处保存。请将药品置于儿童触及不到的地方。

❖ **妊娠期妇女与哺乳期妇女用药注意事项：**

只有在严格的指征下，妊娠期前三个月才能使用本药。需要生育的妇女，在开始妊娠前，除非没有其他药物可用，应尽可能少的使用本药；如果个体情况允许，妊娠期最后 2~4 周应停用本药。哺乳期妇女如确需服用，须停止哺乳。

❖ **忘记用药时怎么办？**

若是规律性服用此药，则于发现忘记服药时立即服药。但若发现忘记服药时已接近下次服药时间，请按原计划服用下次剂量即可，切勿一次或短时间内服用两次剂量。

❖ **用药过量怎么办？**

发生药物过量时，请立即就医。

❖ **与其他药物合用需注意什么？**

1. 本药与肾上腺皮质激素同时使用可能增加胃肠道出血危险。

2. 本药与抗凝药物同时使用会增加出血倾向。

3. 本药与磺酰脲类口服降糖药同时使用可能增加其降糖作用。

4. 本药与螺内酯和呋塞米同时使用可能降低其利尿作用。

5. 本药与丙磺舒和磺吡酮同时使用可能降低其排尿酸作用。

6. 本药与抗代谢药（如甲氨蝶呤、巯基嘌呤和硫唑嘌呤）同时使用可能增加毒性。

7. 本药与利福平同时使用可能降低其抗结核作用。

8. 本药与多种药物存在相互作用，服药期间加用其他药物，需提前告知医师或药师，以便及时调整服药剂量。

美沙拉嗪缓释片（0.5g）

❖ **本药用于治疗哪些疾病？**

溃疡性结肠炎（炎症伴溃疡）的急性期治疗和预防复发的维持治疗，以及活动性克罗恩病的症状改善治疗。

❖ **本药如何服用，何时服用最合适？**

1. 溃疡性结肠炎

（1）急性期：口服。成人一次 1g，每日 4 次，或遵医嘱。

（2）维持期：口服。成人一次 500mg，每日 4 次，或遵医嘱。

2. 克罗恩病：急性期和维持期：口服。成人一次 1g，每日 4 次，或遵医嘱。

3. 两岁以上儿童：推荐剂量为每日 20~30mg/kg，或遵医嘱。

❖ **使用本药期间需要注意什么？**

1. 本药不可嚼碎服用。可掰开服用或置入水（桔汁）中成悬浮液后饮用。

2. 对水杨酸类药物以及本药的赋形剂过敏者禁用。

3. 出现急性症状患者，如痉挛、腹痛、发热、严重头痛和皮疹，应立即停药，及时到医院就诊。

4. 严重肝和（肾）功能不全患者禁用。

5. 治疗时应进行血和尿检查。推荐在给药前、给药 2 周后进行，其后每间隔 4 周应进一步检查 2~3 次。如果结果一直正常，应该每 3 个月随诊或出现其他疾病的征象时立即随诊。

6. 胃或十二指肠溃疡患者禁用。

7. 出血倾向增加者禁用。

8. 本药禁用于两岁以下儿童。

❖ **本药如何居家保存?**

密闭,15~25℃保存。请将药品置于儿童触及不到的地方。

❖ **妊娠期妇女与哺乳期妇女用药注意事项:**

只有在严格的指征下,妊娠期前三个月才能使用本药。需要生育的妇女,在开始妊娠前,除非没有其他药物可用,应尽可能少的使用本药;如果个体情况允许,妊娠期最后 2~4 周应停用本药。哺乳期妇女如确需服用,须停止哺乳。

❖ **忘记用药时怎么办?**

若是规律性服用此药,则于发现忘记服药时立即服药。但若发现忘记服药时已接近下次服药时间,请按原计划服用下次剂量即可,切勿一次或短时间内服用两次剂量。

❖ **用药过量怎么办?**

发生药物过量时,应马上洗胃和补充电解质,以加速排尿。本药无专属拮抗剂。

❖ **与其他药物合用需注意什么?**

本药与多种药物存在相互作用,例如与肾上腺皮质激素同时使用可能增加胃肠道出血危险;与抗凝药物同时使用会增加出血倾向;与磺酰脲类口服降糖药同时使用可能增加其降糖作用;与螺内酯和呋塞米同时使用可能降低其利尿作用;与丙磺舒和磺吡酮同时使用可能降低其排尿酸作用;与抗代谢药(如甲氨蝶呤、巯基嘌呤和硫唑嘌呤)同时使用可能增加毒性;与利福平同时使用可能降低其抗结核作用。因此服药期间如果需要合用上述药物或其他药物,需提前告知医师或药师,以便及时调整服药剂量。

美沙拉嗪肠溶片(0.4g)

❖ **本药用于治疗哪些疾病?**

结肠溃疡、结肠炎的治疗。

❖ **本药如何服用,何时服用最合适?**

口服。成人一般 1~2 片/次,一日 3 次。对于轻、中度的急症可增加到 12 片/日,或遵医嘱。

❖ **使用本药期间需要注意什么?**

1. 本药不可嚼碎服用。

2. 既往对水杨酸类药有过敏史者禁用。

3. 严重的肾功能损害者禁用。

4. 不推荐儿童使用,本药禁用于两岁以下儿童。

❖ **本药如何居家保存?**

遮光,密闭,于 25℃以下保存。请将药品置于儿童触及不到的地方。

❖ **妊娠期妇女与哺乳期妇女用药注意事项:**

只有在严格的指征下,妊娠期前三个月才能使用本药。需要生育的妇女,在开始妊娠前,除非没有其他药物可用,应尽可能少的使用本药;如果个体情况允许,妊娠期最后 2~4 周应停用本药。哺乳期妇女如确需服用,须停止哺乳。

❖ **忘记用药时怎么办?**

若是规律性服用此药,则于发现忘记服药时立即服药。但若发现忘记服药时已接近下次服药时间，请按原计划服用下次剂量即可，切勿一次或短时间内服用两次剂量。

❖ **用药过量怎么办？**

发生药物过量时，应马上洗胃和补充电解质，以加速排尿。本药无专属拮抗剂。

❖ **与其他药物合用需注意什么？**

本药不宜与乳果糖或降低粪便 pH 的类似药物合用，以避免延缓药物的释放。

美沙拉嗪灌肠液（60g：4g）

❖ **本药用于治疗哪些疾病？**

直肠乙状结肠型溃疡性结肠炎急性发作期的治疗。

❖ **本药如何服用，何时服用最合适？**

睡前将本药从肛门挤入肠内，一次 1 支（60g 混悬液），一日 1 次。建议持续、规律地使用本药，一般使用 8~12 周。

❖ **使用本药期间需要注意什么？**

1. 给药后，患者应保持卧姿至少 30 分钟，使药物分布整个直肠。

2. 对美沙拉嗪、水杨酸及其衍生物、焦亚硫酸钾或本药中任何成分过敏者禁用。

3. 严重肝功能或者肾功能障碍者禁用。

4. 患有肺功能障碍的患者，应在医师的严密监控下使用本药治疗。

5. 治疗时应进行血和尿检查。推荐在给药前、给药 2 周后进行，其后每间隔 4 周应进一步检查 2~3 次。如果结果一直正常，应该每 3 个月随诊或出现其他疾病的征象时立即随诊。

❖ **本药如何居家保存？**

遮光，密封，在 25℃以下保存。请将药品置于儿童触及不到的地方。

❖ **妊娠期妇女与哺乳期妇女用药注意事项：**

只有在严格的指征下，妊娠期前三个月才能使用本药。需要生育的妇女，在开始妊娠前，除非没有其他药物可用，应尽可能少的使用本药；如果个体情况允许，妊娠期最后 2~4 周应停用本药。哺乳期妇女如确需服用，须停止哺乳。

❖ **忘记用药时怎么办？**

若是规律性服用此药，则于发现忘记服药时立即服药。但若发现忘记服药时已接近下次服药时间，请按原计划服用下次剂量即可，切勿一次或短时间内服用两次剂量。

❖ **用药过量怎么办？**

如果发生药物过量情况，应尽快咨询医师，并加速排尿。本药无特异拮抗剂。

❖ **与其他药物合用需注意什么？**

本药与多种药物存在相互作用，例如与肾上腺皮质激素同时使用可能增加胃肠道出血危险；与抗凝药物同时使用会增加出血倾向；与磺酰脲类口服降糖药同时使用可能增加其降糖作用；与螺内酯和呋塞米同时使用可能降低其利尿作用；与丙磺舒和磺吡酮同时使用可能降低其排尿酸作用；与抗代谢药（如甲氨蝶呤、巯基嘌呤和硫唑嘌呤）同时使用可能增加毒性；与利福平同时使用可能降低其抗结核作用。因此服药期间如果需要合用上述药物或其他药物，需提前告知医师或药师，以便及时调整服药剂量。

美沙拉嗪栓剂（1g）

❖ **本药用于治疗哪些疾病？**

直肠型溃疡性结肠炎的治疗。

❖ **本药如何服用，何时服用最合适？**

使用前先排便。将包装铝箔袋在撕开记号处打开；用乳胶指套将栓剂从肛门塞入，直达遇有阻力的位置。若栓剂在十分钟内流泄时，需重新塞入另一栓剂。包装材料用后废弃。为方便塞入本栓剂，可用水、凡士林及其他润滑物润湿。

1. 成人：一次 1 栓剂，一日 1~2 次，或遵医嘱。

2. 两岁以上儿童：遵医嘱。

❖ **使用本药期间需要注意什么？**

1. 对美沙拉嗪水杨酸类药物及赋形剂过敏者禁用。

2. 严重肝肾功能损害者禁用。

3. 本药禁用于两岁以下儿童。只有治疗的益处大于风险时才推荐用于两岁以上儿童。

❖ **本药如何居家保存？**

遮光密封，室温（15~25℃）干燥处保存。请将药品置于儿童触及不到的地方。

❖ **妊娠期妇女与哺乳期妇女用药注意事项：**

只有在严格的指征下，妊娠期前三个月才能使用本药。需要生育的妇女，在开始妊娠前，除非没有其他药物可用，应尽可能少的使用本药；如果个体情况允许，妊娠期最后 2~4 周应停用本药。哺乳期妇女如确需服用，须停止哺乳。

❖ **忘记用药时怎么办？**

若是规律性服用此药，则于发现忘记服药时立即服药。但若发现忘记服药时已接近下次服药时间，请按原计划服用下次剂量即可，切勿一次或短时间内服用两次剂量。

❖ **用药过量怎么办？**

若因故或遗忘漏用一剂时，应按处方继续使用。若有多次剂量漏用，应按处方继续使用，并尽快与医师联系。

❖ **与其他药物合用需注意什么？**

本药与多种药物存在相互作用，例如与肾上腺皮质激素同时使用可能增加胃肠道出血危险；与抗凝药物同时使用会增加出血倾向；与磺酰脲类口服降糖药同时使用可能增加其降糖作用；与螺内酯和呋塞米同时使用可能降低其利尿作用；与丙磺舒和磺吡酮同时使用可能降低其排尿酸作用；与抗代谢药（如甲氨蝶呤、巯基嘌呤和硫唑嘌呤）同时使用可能增加毒性；与利福平同时使用可能降低其抗结核作用。因此服药期间如果需要合用上述药物或其他药物，需提前告知医师或药师，以便及时调整服药剂量。

（二）糖皮质激素

醋酸泼尼松、甲泼尼龙见内分泌代谢疾病用药相关小节。

（三）免疫抑制剂

环孢素、硫唑嘌呤、甲氨蝶呤见免疫调节剂相关小节。

十、肠道微生态药

肠道微生态药能扶植正常微生物种群，调整生理平衡，发挥生物拮抗作用，排除致病菌和条件致病菌的侵袭，起到调节肠道消化、吸收和运动的作用，从而达到治疗消化不良和急慢性腹泻，并有一定的抗炎作用。

乳酸菌素片（400mg）

❖ **本药用于治疗哪些疾病？**

肠内异常发酵、消化不良、肠炎和小儿腹泻。

❖ **本药如何服用，何时服用最合适？**

嚼服。成人一次 3~6 片，一日 3 次。小儿一次 1~2 片，一日 3 次。

❖ **使用本药期间需要注意什么？**

1. 对本药过敏者禁用，过敏体质者慎用。

2. 本药性状发生改变时禁用。

3. 请将药品置于儿童触及不到的地方。

4. 儿童必须在成人监护下使用。

❖ **本药如何居家保存？**

密闭，在凉暗处保存（避光并不超过 20℃）

❖ **妊娠期妇女与哺乳期妇女用药注意事项：**

妊娠期妇女和哺乳期妇女应在专科医师或药师的监督指导下使用本药。

❖ **忘记用药时怎么办？**

若是规律性服用此药，则于发现忘记服药时立即服药。但若发现忘记服药时已接近下次服药时间，请按原计划服用下次剂量即可，切勿一次或短时间内服用两次剂量。

❖ **用药过量怎么办？**

如服用过量，或出现严重腹痛或其他不适时，应立即就医。

❖ **与其他药物合用需注意什么？**

铋剂、鞣酸、药用炭、酊剂等能吸附本药，不宜合用。

地衣芽孢杆菌活菌胶囊（0.25g）

❖ **本药用于治疗哪些疾病？**

细菌或真菌引起的急慢性肠炎腹泻，也可用于其他原因引起的胃肠道菌群失调的防治。

❖ **本药如何服用，何时服用最合适？**

口服。成人，一次 2 粒；儿童，一次 1 粒，一日 3 次；第一次加倍。

对吞咽困难者，可打开胶囊，将粉药加入少量温开水或奶液混合后服用。

❖ **使用本药期间需要注意什么？**

1. 本药为活菌制剂，勿将本药置于高温处，溶解时水温不宜高于 40℃。

2. 服用时应避免与抗菌药物合用。

3. 对本药过敏者禁用，过敏体质者慎用。

4. 本药性状发生改变时禁止使用。

5. 请将药品置于儿童触及不到的地方。

6. 儿童必须在成人监护下使用。

❖ **本药如何居家保存？**

避光、干燥处保存。

❖ **妊娠期妇女与哺乳期妇女用药注意事项**

妊娠期妇女和哺乳期妇女应在专科医师或药师的监督指导下使用本药。

❖ **忘记用药时怎么办？**

若是规律性服用此药，则于发现忘记服药时立即服药。但若发现忘记服药时已接近下次服药时间，请按原计划服用下次剂量即可，切勿一次或短时间内服用两次剂量。

❖ **用药过量怎么办？**

服药过量出现严重便秘等症状时，请立即就医。

❖ **与其他药物合用需注意什么？**

1. 抗菌药物与本药合用时可减低其疗效，故不应同服，必要时需间隔 3 小时服用。

2. 铋剂、鞣酸、药用炭、酊剂等能抑制、吸附活菌，不能并用。

3. 如与其他药物同时使用可能会发生药物相互作用，请咨询医师或药师。

双歧杆菌三联活菌胶囊（0.21g）

❖ **本药用于治疗哪些疾病？**

因肠道菌群失调引起的急慢性腹泻、便秘，也可用于治疗轻中型急性腹泻，慢性腹泻及消化不良、腹胀，以及辅助治疗因肠道菌群失调引起的内毒素血症。

❖ **本药如何服用，何时服用最合适？**

口服。一次 2~4 粒，每日 2 次，重症加倍，饭后半小时温水服用。

儿童用药酌减。婴幼儿服用时可将胶囊内用温开水或温牛奶冲服。

❖ **使用本药期间需要注意什么？**

1. 本药适宜于冷藏保存。

2. 本药宜用冷、温开水送服。

5. 对本药过敏者禁用，过敏体质者慎用。

6. 本药性状发生改变时禁止使用。

7. 请将药品置于儿童触及不到的地方。

8. 儿童必须在成人监护下使用。

❖ **本药如何居家保存？**

于 2~8℃避光保存。

❖ **妊娠期妇女与哺乳期妇女用药注意事项：**

妊娠期妇女和哺乳期妇女应在专科医师或药师的监督指导下使用本药。

❖ **忘记用药时怎么办？**

若是规律性服用此药，则于发现忘记服药时立即服药。但若发现忘记服药时已接近下次服药时间，请按原计划服用下次剂量即可，切勿一次或短时间内服用两次剂量。

❖ **用药过量怎么办？**

服药过量出现身体不适时，请立即就医。

❖ **其他药物合用需注意什么？**

1. 制酸药、抗菌药物与本药合用时可减弱其疗效，应错时分开服用。

2. 铋剂、鞣酸，活性炭、酊剂能抑制、吸附或杀灭活菌，不应合用。

3. 如与其他药物同时使用可能会发生药物相互作用，请咨询医师或药师。

双歧杆菌三联活菌散（1.0g）

❖ **本药用于治疗哪些疾病？**

肠道菌群失调引起的腹泻和腹胀，也可用于治疗轻中度急性腹泻及慢性腹泻。

❖ **本药如何服用，何时服用最合适？**

口服，用温水冲服。0~1岁儿童：一次半包，一日3次；1~5岁儿童：一次1包，一日3次；6岁以上儿童及成人：一次2包，一日3次。

❖ **使用本药期间需要注意什么？**

1. 本药为活菌制剂，勿将本药置于高温处。溶解时水温不宜超过40℃。

2. 避免与抗菌药物同服。

3. 对本药过敏者禁用，过敏体质者慎用。

4. 本药性状发生改变时禁止使用。

5. 将本药放在儿童不能接触的地方。

6. 开袋后应尽快服用。

❖ **本药如何居家保存？**

于2~8℃避光保存。

❖ **妊娠期妇女与哺乳期妇女用药注意事项：**

妊娠期妇女和哺乳期妇女应在专科医师或药师的监督指导下使用本药。

❖ **忘记用药时怎么办？**

若是规律性服用此药，则于发现忘记服药时立即服药。但若发现忘记服药时已接近下次服药时间，请按原计划服用下次剂量即可，切勿一次或短时间内服用两次剂量。

❖ **用药过量怎么办？**

服药过量出现身体不适时，请立即就医。

❖ **与其他药物合用需注意什么？**

1. 抗酸药、抗菌药与本药合用时可减弱其疗效，应分开服用。

2. 铋剂、鞣酸，活性炭、酊剂能抑制、吸附或杀灭活菌，不应合用。

双歧杆菌四联活菌片（0.5g）

❖ **本药用于治疗哪些疾病？**

与肠道菌群失调相关的腹泻、便秘、功能性消化不良的治疗。

❖ **本药如何服用，何时服用最合适？**

口服。一次3片（1.5g），每日3次，餐后用温水或温牛奶送服。

❖ **使用本药期间需要注意什么？**

1. 本药抽真空封装，开袋后不宜长期保存，应尽早服用。

2. 本药性状（正常为类白色片剂）发生改变时禁用。

3. 为防止吞咽困难，可将药片碾碎冲服或嚼服。

4. 本药为活菌制剂，用温开水或温牛奶冲服时，温度不能高于 40℃。

❖ **本药如何居家保存？**

于 2~8℃，避光保存，避免冷冻。

❖ **妊娠期妇女与哺乳期妇女用药注意事项：**

妊娠期妇女和哺乳期妇女应在专科医师或药师的监督指导下使用本药。

❖ **忘记用药时怎么办？**

若是规律性服用此药，则于发现忘记服药时立即服药。但若发现忘记服药时已接近下次服药时间，请按原计划服用下次剂量即可，切勿一次或短时间内服用两次剂量。

❖ **用药过量怎么办？**

服药过量出现持续腹泻等症状时，请立即告知医师或药师，并到医院就诊。

❖ **与其他药物合用需注意什么？**

1. 与抗菌药物同服可减弱其疗效，应分开服用。

2. 铋剂、鞣酸、药用炭、酊剂等能抑制、吸附或杀灭活菌，不应合用。

枯草杆菌二联活菌颗粒（含活菌冻干粉 37.5mg）

❖ **本药用于治疗哪些疾病？**

消化不良、食欲不振、营养不良，肠道菌群紊乱引起的腹泻、便秘、腹胀、肠道内异常发酵、肠炎，使用抗菌药物引起的肠黏膜损伤患者的治疗。

❖ **本药如何服用，何时服用最合适？**

1. 用低于 40℃ 的水或牛奶冲服，也可以直接服用。

2. 对于 2 周岁以下的儿童：一次 1 袋（1g），每日 1~2 次。

3. 2 周岁以上的儿童：一次 1~2 袋（1~2g），每日 1~2 次。

❖ **使用本药期间需要注意什么？**

1. 直接服用时，应注意避免呛咳；小于 3 岁的婴幼儿不宜直接服用。

2. 若出现腹泻次数增加的现象，停药后会自行消失。

❖ **本药如何居家保存？**

密闭，25℃ 以下干燥处避光保存，请将药品置于儿童触及不到的地方。

布拉氏酵母菌散（含冻干布拉氏酵母菌 250mg）

❖ **本药用于治疗哪些疾病？**

成人和儿童腹泻，及肠道菌群失调所引起的腹泻症状治疗。

❖ **本药如何服用，何时服用最合适？**

1. 口服。将本药倒入少量温水或甜味饮料中，混合均匀后服下；为取得速效，最好不要在进食时服用。

2. 成人：一次 2 袋（0.5g），每日 2 次。

3. 3 岁以上儿童：一次 1 袋（0.25g），每日 2 次。

4. 3 岁以下儿童：一次 1 袋（0.25g），每日 1 次。

❖ **使用本药期间需要注意什么？**

1. 本药含活细胞，服用时请勿与超过 50℃ 的热水，冰冻或含酒精的饮料及食物同服。

2. 本药治疗不能代替补液作用，对于严重腹泻患者，可根据年龄、健康状况，补充足量的液体。

3. 本药是活菌制剂，如经手传播进入血液循环则会有引起全身性真菌感染的风险，故对于高危的中央静脉导管治疗患者建议禁用。

4. 对本药中某一成分过敏的患者禁用。

5. 果糖不耐受的患者建议禁止服用。

6. 有先天性半乳糖血症及葡萄糖、半乳糖吸收障碍综合征或乳糖酶缺乏的患者建议禁止服用。

7. 本药可能会出现全身过敏反应、荨麻疹、顽固性便秘、口干、真菌血症、血管性水肿等不良反应，若症状持续数日或严重时，请停药立即就医，或与医师联络。

❖ **本药如何居家保存？**

密封，25℃以下干燥处保存，请将药品置于儿童触及不到的地方。

❖ **妊娠期妇女与哺乳期妇女用药注意事项：**

妊娠期妇女和哺乳期妇女应在专科医师或药师的监督指导下使用本药。

❖ **忘记用药时怎么办？**

若是规律性服用此药，则于发现忘记服药时立即服药。但若发现忘记服药时已接近下次服药时间，请按原计划服用下次剂量即可，切勿一次或短时间内服用两次剂量。

❖ **用药过量怎么办？**

服药过量出现严重过敏、顽固性便秘等症状时，请立即告知医师或药师，并到医院就诊。

❖ **与其他药物合用需注意什么？**

不可与全身性或口服抗真菌药物同时服用，避免合用，若合用请间隔 2 小时以上。

酪酸梭菌二联活菌散（500mg）

❖ **本药用于治疗哪些疾病？**

急性非特异性感染引起的急、慢性腹泻，抗菌药物、慢性肝病等多种原因引起的肠道菌群失调及相关的急慢性腹泻和消化不良。

❖ **本药如何服用，何时服用最合适？**

1. 口服。成人，一次 3 袋（1.5g），每日 2 次。用凉开水送服。急性腹泻：连用 3~7 天。慢性腹泻：连用 14~21 天，或咨询医师。

2. 儿童：一次 1 袋（0.5g），每日 2 次，或咨询医师。用凉开水、果汁或牛奶送服。

❖ **使用本药期间需要注意什么？**

1. 本药为活菌制剂，勿用开水送服。

2. 本药性状（正常为白色或灰白色粉末）发生改变时禁用。

3. 如运输时冷藏温度间断，时间不可超过 7 日，并应避免光照和受热。

4. 对微生态制剂有过敏史者禁用。

5. 本药可能会出现皮疹及胃部不适的轻度不良反应，停药后可自行消失。

❖ **本药如何居家保存？**

2~8℃冷藏避光保存及运输，避免冷冻，请将药品置于儿童触及不到的地方。

酪酸梭菌活菌散剂（含酪酸梭菌活菌 40mg）

❖ **本药用于治疗哪些疾病？**

各种原因引起的肠道菌群紊乱所致的消化道症状的治疗和改善。

❖ **本药如何服用，何时服用最合适？**

口服。成人一次 0.5~1 包（0.5~1g），每日 3 次。

❖ **使用本药期间需要注意什么？**

1. 本药为活菌制剂，切勿将本药置于高温处，溶解时水温不得高于 40℃。
2. 对本药过敏者禁用，过敏体质者谨慎使用。
3. 本药性状（正常为白色或灰白色的均匀细粒，略有酪酸气味）发生改变时禁用。
4. 儿童须在成人监护下服用本药。

❖ **本药如何居家保存？**

密封、常温、避光和避湿保存，请将药品置于儿童触及不到的地方。

❖ **妊娠期妇女与哺乳期妇女用药注意事项：**

妊娠期妇女和哺乳期妇女应在专科医师或药师的监督指导下使用本药。

❖ **忘记用药时怎么办？**

若是规律性服用此药，则于发现忘记服药时立即服药。但若发现忘记服药时已接近下次服药时间，请按原计划服用下次剂量即可，切勿一次或短时间内服用两次剂量。

❖ **用药过量怎么办？**

服药过量出现严重过敏反应、持续腹泻等症状时，请立即就医。

❖ **与其他药物合用需注意什么？**

1. 与氨茶碱或异烟肼混合时，有时可使本药着色，建议避免与这些物质混合使用。
2. 与部分抗菌药物同时服用会减弱其疗效，避免合用，若合用请间隔 2 小时。
3. 若需与其他药物同时使用，建议请咨询医师或药师。

酪酸梭菌活菌胶囊（含酪酸梭菌活菌 0.2g）

❖ **本药用于治疗哪些疾病？**

肠道菌群失调引起的急性腹泻。

❖ **本药如何服用，何时服用最合适？**

1. 成人：口服。一次 2 粒（0.4g），每日 3 次，连服 4~14 天为一个疗程。
2. 12 岁以下儿童：口服。一次 1 粒（0.2g），每日 3 次。

婴幼儿请咨询医师或药师（可倒出药粉、温水吞服）。

❖ **使用本药期间需要注意什么？**

1. 本药用冷、温开水送服。
2. 对本药过敏者禁用，过敏体质者谨慎使用。
3. 药物开启后应防吸湿潮和受热。

❖ **本药如何居家保存？**

25℃以下干燥处避光保存，请将药品置于儿童触及不到的地方。

❖ **妊娠期妇女与哺乳期妇女用药注意事项：**

妊娠期妇女和哺乳期妇女应在专科医师或药师的监督指导下使用本药。

❖ **忘记用药时怎么办？**

若是规律性服用此药，则于发现忘记服药时立即服药。但若发现忘记服药时已接近下次服药时间，请按原计划服用下次剂量即可，切勿一次或短时间内服用两次剂量。

❖ **用药过量怎么办？**

服药过量出现严重过敏反应、持续腹泻等症状时，请立即就医。

❖ **与其他药物合用需注意什么？**

与部分抗菌药物同时服用会减弱其疗效，避免合用，若合用请间隔 2 小时。

复方嗜酸乳杆菌片（0.5g）

❖ **本药用于治疗哪些疾病？**

肠道菌群失调引起的肠功能紊乱，如轻型急型腹泻等。

❖ **本药如何服用，何时服用最合适？**

口服。一次 1~2 片（0.5~1g），一日 3 次。

❖ **使用本药期间需要注意什么？**

1. 本药过敏者禁用，过敏体质者建议谨慎使用。

2. 本药性状（正常片外观为完整、光洁、类白色、间有菌粉色斑）发生改变时禁用。

3. 儿童须在成人监护下服用本药。

❖ **本药如何居家保存？**

遮光，密封，凉暗干燥处（避光并不超过 20℃）保存，请将药品置于儿童触及不到的地方。

❖ **妊娠期妇女与哺乳期妇女用药注意事项：**

妊娠期妇女和哺乳期妇女应在专科医师或药师的监督指导下使用本药。

❖ **忘记用药时怎么办？**

若是规律性服用此药，则于发现忘记服药时立即服药。但若发现忘记服药时已接近下次服药时间，请按原计划服用下次剂量即可，切勿一次或短时间内服用两次剂量。

❖ **用药过量怎么办？**

服药过量出现严重过敏反应、持续腹泻等症状时，请立即就医。

❖ **与其他药物合用需注意什么？**

1. 抗酸药（如碳酸氢钠片）、抗菌药与本药合用时，可减弱其疗效，故应分开服用（间隔 3 小时）。

2. 铋剂、鞣酸、药用炭、酊剂等能抑制、吸附活菌，不能合用。

3. 若需与其他药物同时使用，建议咨询医师或药师。

十一、肝脏疾病用药

肝脏系统疾病用药主要是改善肝脏功能、促进肝细胞再生、增强肝脏解毒功能等。本节涉及的肝脏疾病用药有以下几类：①保护、稳定肝细胞膜；②抗炎、降酶；③增强肝脏解毒功能；④治疗肝硬化、肝性脑病；⑤抗病毒。

（一）保护、稳定肝细胞膜

双环醇片（25mg）

❖ **本药用于治疗哪些疾病？**

慢性肝炎所致的氨基转移酶升高。

❖ **本药如何服用，何时服用最合适？**

口服。成人常用剂量一次 25mg，必要时可增至 50mg，一日 3 次。最少服用 6 个月或遵医嘱，应逐渐减量。

❖ **使用本药期间需要注意什么？**

1. 本药过敏者禁用，过敏体质者建议谨慎使用。

2. 用药期间应密切观察肝功能的变化。

3. 用药期间可能会出现皮疹、头晕、腹胀、恶心等症状，一般不需停药，或短暂停药、对症治疗就可缓解。

❖ **本药如何居家保存？**

密封保存。

❖ **妊娠期妇女与哺乳期妇女用药注意事项：**

妊娠期妇女和哺乳期妇女应在专科医师或药师的监督指导下使用本药。

❖ **忘记用药时怎么办？**

若是规律性服用此药，则于发现忘记服药时立即服药。但若发现忘记服药时已接近下次服药时间，请按原计划服用下次剂量即可，切勿一次或短时间内服用两次剂量。

❖ **用药过量怎么办？**

服药过量出现严重过敏反应、休克等症状时，请立即就医。

❖ **与其他药物合用需注意什么？**

服药期间加用其他药物，需提前告知医师或药师，以便及时调整服药剂量。

硫普罗宁肠溶胶囊（0.1g）

❖ **本药用于治疗哪些疾病？**

改善慢性乙型肝炎患者的肝功能。

❖ **本药如何服用，何时服用最合适？**

口服。一次 0.1~0.2g，一日 3 次，疗程 2~3 个月，或遵医嘱。

❖ **使用本药期间需要注意什么？**

1. 老年患者、有哮喘病史的患者、既往曾使用过青霉胺或使用青霉胺时发生过严重不良反应的患者应慎用本药。

2. 用药前后及用药时应定期进行下列检查以监测本药的毒性作用：外周血细胞计数、血小板计数、血红蛋白量、血浆白蛋白量、肝功能、24 小时尿蛋白。

3. 治疗中每 3 个月或 6 个月应检查一次尿常规。

4. 可能引起尿液变色。

5. 长期、大量服用后出现疲劳感和肢体麻木，应停服本药。

6. 对本药成分过敏、重症肝炎、肾功能不全合并糖尿病、急性重症铅汞中毒的患者禁用。

7. 儿童禁用本药。

❖ **本药如何居家保存？**

密封保存。

❖ **妊娠期妇女与哺乳期妇女用药注意事项：**

妊娠期妇女和哺乳期妇女禁用本药。

❖ **忘记用药时怎么办？**

若是规律性服用此药，则于发现忘记服药时立即服药。但若发现忘记服药时已接近下次服药时间，请按原计划服用下次剂量即可，切勿一次或短时间内服用两次剂量。

❖ **用药过量怎么办？**

服药过量时，短时间内可引起血压下降，呼吸加快，此时应立即停药，并就诊，同时应监测生命体征并予以支持对症处理。

❖ **与其他药物合用需注意什么？**

本药不应与具有氧化作用的药物合用。

多烯磷脂酰胆碱胶囊（228mg）

❖ **本药用于治疗哪些疾病？**

辅助改善中毒性肝损伤（如药物、毒物、化学物质和酒精引起的肝损伤等）以及脂肪肝和肝炎患者的食欲不振、右上腹压迫感。

❖ **本药如何服用，何时服用最合适？**

1. 成人及 12 岁以上的儿童、青少年开始时一次 2 粒（456mg），每日 3 次。每日服用量最大不能超过 6 粒（1368mg）。一段时间后，剂量可减至一次 1 粒（228mg），每日 3 次，维持剂量。

2. 本药需随餐服用，用足够量的液体整粒吞服，不能咀嚼。

❖ **使用本药期间需要注意什么？**

1. 本药为辅助治疗药。治疗期间应定期到医院检查。

2. 由于本药含有大豆油成分，可能会导致严重的过敏反应。

3. 使用本药时，必须同时避免有害物质（如酒精等）的摄入，以预防出现更严重的损害。

4. 对于慢性肝炎患者，使用本药治疗后如不能明显改善主观临床症状，应停药并就医。

5. 如相关症状加重或出现新症状，可能是疾病恶化的征兆，应立即就医。

❖ **本药如何居家保存？**

密闭，25℃以下干燥处保存。

❖ **妊娠期妇女与哺乳期妇女用药注意事项：**

不推荐在妊娠或哺乳期间应用本药。

❖ **忘记用药时怎么办？**

若是规律性服用此药，则于发现忘记服药时立即服药。但若发现忘记服药时已接近下次服药时间，请按原计划服用下次剂量即可，切勿一次或短时间内服用两次剂量。

❖ **用药过量怎么办？**

如服药过量，出现严重过敏反应、胃肠道紊乱等症状时，请立即就诊。

❖ **与其他药物合用需注意什么？**

1. 本药与抗凝剂药物之间相互作用尚无法排除，建议应用这两类药物时向医师或药师进行咨询。

2. 如果正在服用其他药物，服用本药前请咨询医师或药师。

（二）抗炎、降酶

甘草酸二铵肠溶胶囊（50mg）

❖ **本药用于治疗哪些疾病？**

伴有丙氨酸氨基转移酶升高的急、慢性肝炎的治疗。

❖ **本药如何服用，何时服用最合适？**

口服。一次 1~2 片（0.5~1g），每日 3 次。

❖ **使用本药期间需要注意什么？**

1. 对甘草酸二铵过敏者禁用。

2. 对卵磷脂过敏者禁用。

3. 严重低钾血症、高钠血症、高血压、心衰、肾衰竭患者禁用。

4. 治疗过程中应定期测量血压和血清钾、钠浓度，如出现高血压、血钠潴留、低钾血等情况应停药或适当减量。

5. 服药期间可能出现纳差、恶心、呕吐、腹胀，皮肤瘙痒、荨麻疹、口干和浮肿，头痛、头晕、胸闷、心悸及血压升高等症状。如以上症状较轻，不必停药。

❖ **本药如何居家保存？**

密封，干燥处保存。

❖ **妊娠期妇女与哺乳期妇女用药注意事项：**

妊娠期妇女不宜服用。哺乳期妇女应在专科医师或药师的监督指导下使用本药。

❖ **忘记用药时怎么办？**

若是规律性服用此药，则于发现忘记服药时立即服药。但若发现忘记服药时已接近下次服药时间，请按原计划服用下次剂量即可，切勿一次或短时间内服用两次剂量。

❖ **用药过量怎么办？**

如服药过量，出现严重过敏反应、持续腹痛、恶心等症状时，请立即就医。

❖ **与其他药物合用需注意什么？**

服药期间加用其他药物，需提前告知医师或药师，以便及时调整服药剂量。

复方甘草酸苷片（25mg）

❖ **本药用于治疗哪些疾病？**

治疗慢性肝病，肝功能异常。可用于治疗湿疹、皮肤炎、荨麻疹。

❖ **本药如何服用，何时服用最合适？**

饭后口服。成人通常一次 2~3 片，小儿一次 1 片，每日 3 次。

❖ **使用本药期间需要注意什么？**

1. 使用本药可能出现血压上升、浮肿、肌肉痛、四肢痉挛等症状，若症状持续数日，请停药告知医师。

2. 服药时请将片剂从铝箔包装中取出后再服用。

❖ **本药如何居家保存？**

室温（1~30℃）保存。

❖ **妊娠期妇女与哺乳期妇女用药注意事项：**

妊娠期妇女和哺乳期妇女应在专科医师或药师的监督指导下使用本药。

❖ **忘记用药时怎么办？**

若是规律性服用此药，则于发现忘记服药时立即服药。但若发现忘记服药时已接近下次服药时间，请按原计划服用下次剂量即可，切勿一次或短时间内服用两次剂量。

❖ **用药过量怎么办？**

服药过量可出现低血钾症、血压上升、浮肿、尿量减少、体重增加等症状，请立即就诊。

❖ **与其他药物合用需注意什么？**

与呋塞米、氢氯噻嗪、三氯甲噻嗪、氯噻酮等合用可能出现低钾血症（乏力感、肌力低下），如需合用，应提前告知医师或药师，并充分注意血清钾值，以便及时调整服药剂量。

齐墩果酸片（20mg）

❖ **本药用于治疗哪些疾病？**

急、慢性肝炎的辅助治疗。

❖ **本药如何服用，何时服用最合适？**

口服。成人一次 1~4 片，每日 3 次。

❖ **使用本药期间需要注意什么？**

1. 定期进行肝功能检查。

2. 个别患者出现血小板轻度减少，停药后可恢复。

4. 如服用过量或出现严重不良反应，应立即就医。

5. 对本药过敏者禁用，过敏体质者慎用。

6. 本药性状发生改变时禁止使用。

❖ **本药如何居家保存？**

密闭保存。请将药品置于儿童触及不到的地方。

❖ **妊娠期妇女与哺乳期妇女用药注意事项：**

妊娠期妇女和哺乳期妇女应在专科医师或药师的监督指导下使用本药。

❖ **忘记用药时怎么办？**

若是规律性服用此药，则于发现忘记服药时立即服药。但若发现忘记服药时已接近下次服药时间，请按原计划服用下次剂量即可，切勿一次或短时间内服用两次剂量。

❖ **用药过量怎么办？**

服药过量可出现口干、持续腹泻等症状，请立即就医。

❖ **与其他药物合用需注意什么？**

服药期间加用其他药物，需提前告知医师或药师，以便及时调整服药剂量。

齐墩果酸胶囊（20mg）

❖ **本药用于治疗哪些疾病?**

急、慢性肝炎的辅助治疗。

❖ **本药如何服用，何时服用最合适?**

口服。急性肝炎一次 1~2 粒，慢性肝炎一次 2~4 粒，每日 3 次。

❖ **使用本药期间需要注意什么?**

1. 定期进行肝功能检查。

3. 个别患者出现血小板轻度减少，停药后可恢复。

4. 对本药过敏者禁用，过敏体质者慎用。

5. 本药性状发生改变时禁止使用。

6. 请将药品置于儿童触及不到的地方。

❖ **本药如何居家保存?**

密闭保存。

❖ **妊娠期妇女与哺乳期妇女用药注意事项:**

妊娠期妇女和哺乳期妇女应在专科医师或药师的监督指导下使用本药。

❖ **忘记用药时怎么办?**

若是规律性服用此药，则于发现忘记服药时立即服药。但若发现忘记服药时已接近下次服药时间，请按原计划服用下次剂量即可，切勿一次或短时间内服用两次剂量。

❖ **用药过量怎么办?**

服药过量可出现口干、持续腹泻等症状，请立即就医。

❖ **与其他药物合用需注意什么?**

服药期间加用其他药物，需提前告知医师或药师，以便及时调整服药剂量。

（三）增强肝脏解毒功能

水飞蓟素胶囊（140mg）

❖ **本药用于治疗哪些疾病?**

中毒性肝脏损害；慢性肝炎及肝硬化的支持治疗。

❖ **本药如何服用，何时服用最合适?**

1. 重症病例的起始治疗剂量：一次 1 粒，每日 3 次。

2. 维持剂量：一次 1 粒，每日 2 次。饭前用适量液体吞服，或请遵医嘱。

❖ **使用本药期间需要注意什么?**

1. 本药治疗不能替代对导致肝损伤（例如酒精）因素的排除。

2. 对于出现黄疸的患者（皮肤浅黄或暗黄，眼巩膜黄染），应提前告知医师病情。

3. 本药不适用于治疗急性中毒。

4. 对本药过敏者禁用。

5. 服用本药可能会有轻度腹泻现象。

❖ **本药如何居家保存?**

密封，干燥处保存。

❖ **妊娠期妇女与哺乳期妇女用药注意事项：**

妊娠期妇女和哺乳期妇女应在专科医师或药师的监督指导下使用本药。

❖ **忘记用药时怎么办？**

若是规律性服用此药，则于发现忘记服药时立即服药。但若发现忘记服药时已接近下次服药时间，请按原计划服用下次剂量即可，切勿一次或短时间内服用两次剂量。

❖ **用药过量怎么办？**

服药过量而出现持续腹泻等症状时，请立即就医。

❖ **与其他药物合用需注意什么？**

服药期间加用其他药物，需提前告知医师或药师，以便及时调整服药剂量。

谷胱甘肽片（200mg）

❖ **本药用于治疗哪些疾病？**

慢性乙肝的保肝治疗。

❖ **本药如何服用，何时服用最合适？**

口服。一次 2 片，每日 3 次，疗程 12 周。

❖ **使用本药期间需要注意什么？**

1. 使用本药可能会有皮疹、恶心、呕吐等症状，若症状持续数日，请告知医师。

2. 请置于儿童不能触及的地方。

3. 儿童须在成人监护下服用本药。

❖ **本药如何居家保存？**

密封，置阴凉干燥处（不超过 20℃）保存。

❖ **妊娠期妇女与哺乳期妇女用药注意事项：**

妊娠期妇女和哺乳期妇女应在专科医师或药师的监督指导下使用本药。

❖ **忘记用药时怎么办？**

若是规律性服用此药，则于发现忘记服药时立即服药。但若发现忘记服药时已接近下次服药时间，请按原计划服用下次剂量即可，切勿一次或短时间内服用两次剂量。

❖ **用药过量怎么办？**

服药过量可出现严重过敏反应、持续腹泻等症状，请立即就医。

❖ **与其他药物合用需注意什么？**

服药期间加用其他药物，需提前告知医师或药师，以便及时调整服药剂量。

葡醛内酯（片/胶囊：0.1g）

❖ **本药用于治疗哪些疾病？**

本药用于急慢性肝炎和肝硬化。

❖ **本药如何服用，何时服用最合适？**

成人：口服。一次 0.1~0.2g，一日 3 次。

儿童：口服。5 岁以下小儿一次 0.05g，5 岁以上一次 0.1g，一日 3 次。

❖ **使用本药期间需要注意什么？**

1. 本药为肝病辅助治疗药，治疗期间应定期到医院检查。

2. 对本药过敏者禁用，过敏体质者慎用。

3. 请将药品置于儿童触及不到的地方。

4. 儿童必须在成人监护下使用。

5. 使用本药可能出现面红、轻度胃肠不适。减量或停药后即消失。

❖ **本药如何居家保存？**

遮光，密闭保存。

❖ **妊娠期妇女与哺乳期妇女用药注意事项：**

妊娠期和哺乳期妇女应在专科医师或药师的监督指导下使用本药。

❖ **忘记用药时怎么办？**

若是规律性服用此药，则于发现忘记服药时立即服药。但若发现忘记服药时已接近下次服药时间，请按原计划服用下次剂量即可，切勿一次或短时间内服用两次剂量。

❖ **用药过量怎么办？**

如服药过量，出现严重胃肠不适等症状时，请立即就诊。

❖ **与其他药物合用需注意什么？**

服药期间加用其他药物，需提前告知您的医师或药师，以便及时调整服药剂量。

（四）治疗肝硬化、肝性脑病

门冬氨酸鸟氨酸颗粒（3g）

❖ **本药用于治疗哪些疾病？**

因急、慢性肝病如肝硬化、脂肪肝、肝炎所致的高氨血症，特别适合治疗早期的意识失调、神经系统并发症。

❖ **本药如何服用，何时服用最合适？**

一次 3g，每日 1~3 次。将每包内容物溶于足够的溶液中（水、茶和果汁），餐后服用。

❖ **使用本药期间需要注意什么？**

1. 服用本药可能出现恶心、呕吐、腹胀等症状，停药后自动消失。

2. 对氨基酸类药物过敏及严重肾功能衰竭患者禁用。

3. 如大量使用本药时，注意监测血及尿中的尿素指标。

❖ **本药如何居家保存？**

遮光，密封，干燥处储存。请将药品置于儿童触及不到的地方。

❖ **妊娠期妇女与哺乳期妇女用药注意事项：**

妊娠期妇女应在专科医师或药师的监督指导下使用本药。哺乳期妇女若服用本药建议停止授乳。

❖ **忘记用药时怎么办？**

若是规律性服用此药，则于发现忘记服药时立即服药。但若发现忘记服药时已接近下次服药时间，请按原计划服用下次剂量即可，切勿一次或短时间内服用两次剂量。

❖ **用药过量怎么办？**

服药过量可出现严重胃肠不适、恶心、呕吐等症状，请立即就医。

❖ **与其他药物合用需注意什么？**

服药期间加用其他药物，需提前告知医师或药师，以便及时调整服药剂量。

（五）抗病毒药

拉米夫定片（0.1g）

❖ **本药用于治疗哪些疾病？**

伴有丙氨酸氨基转移酶（ALT）升高和病毒活动复制的、肝功能代偿的成年慢性乙型肝炎患者的治疗。

❖ **本药如何服用，何时服用最合适？**

本药推荐剂量为一次100mg，每日1次，饭前或饭后服用均可。

❖ **使用本药期间需要注意什么？**

1. 拉米夫定片剂禁用于血清肌酐清除率＜50ml/min的慢性乙型肝炎患者，可考虑使用口服溶液制剂来调整给药剂量。

2. 在本药治疗过程中出现病情进展合并肝功能失代偿或肝硬化的患者不宜轻易停药并应加强对症保肝治疗。

3. 患者必须在医师指导下用药，不能自行停药，如果终止拉米夫定治疗，在停药后至少4个月内，患者应定期到医院进行密切随访观察。

❖ **本药如何居家保存？**

室温、阴凉、干燥处，避光储存，请将药品置于儿童触及不到的地方。

❖ **妊娠期妇女与哺乳期妇女用药注意事项：**

服药期间不宜妊娠，妊娠期妇女和哺乳期妇女应在专科医师或药师的监督指导下使用本药。哺乳期妇女如缺需用药，建议停止哺乳。

❖ **忘记用药时怎么办？**

若是规律性服用此药，则于发现忘记服药时立即服药。但若发现忘记服药时已接近下次服药时间，请按原计划服用下次剂量即可，切勿一次或短时间内服用两次剂量。

❖ **用药过量怎么办？**

服药过量时常见的症状为肝肾功能异常、肌痉挛、荨麻疹等，若出现严重上述症状，请立即就医。

❖ **与其他药物合用需注意什么？**

1. 同时使用拉米夫定和扎西他滨时，拉米夫定可能抑制后者在细胞内的磷酸化，因此建议不要同时使用两种药物。

2. 拉米夫定与甲氧苄啶合用，应考虑其相互作用，请咨询医师后再行合用。

恩替卡韦（片/分散片：0.5mg）

❖ **本药用于治疗哪些疾病？**

慢性乙肝。

❖ **本药如何服用，何时服用最合适？**

1. 本药应空腹服用（餐前或餐后至少2小时）。

2. 剂量一般为一次0.5mg（1片），每日1次，但可能会根据肾功能情况或其他病情而异，请务必遵照医嘱服药。

❖ **使用本药期间需要注意什么？**

1. 服药期间至停药数个月后，仍应持续按时回诊追踪，并监测肝功能。

2. 若有计划怀孕、已怀孕或哺乳，请告知医师。

3. 若有肾脏疾病、肝脏疾病或曾做过肝脏移植，请告知医师。

4. 使用本药不会降低经由性行为或血液传染乙肝病毒给其他人的机会。

5. 治疗期间不可擅自停药，需依处方完成疗程。

6. 服用本药可能会引起困倦，若要开车或操作机器务必小心。

❖ **本药如何居家保存?**

室温、阴凉、干燥处，避光储存，请将药品置于儿童触及不到的地方。

❖ **妊娠期妇女与哺乳期妇女用药注意事项:**

妊娠期妇女和哺乳期妇女应在专科医师或药师的监督指导下使用本药。哺乳期妇女如确需用药，建议停止哺乳。

❖ **忘记用药时怎么办?**

若是规律性服用此药，则于发现忘记服药时立即服药。但若发现忘记服药时已接近下次服药时间，请按原计划服用下次剂量即可，切勿一次或短时间内服用两次剂量。

❖ **用药过量怎么办?**

服药过量出现严重肝炎症状，血常规指标及肝肾功能指标异常等症状时，请立即就医。

❖ **与其他药物合用需要注意什么?**

服药期间加用其他药物，需提前告知医师或药师，以便及时调整服药剂量。

富马酸丙酚替诺福韦片（25mg）

❖ **本药用于治疗哪些疾病?**

成人和青少年（年龄 12 岁及以上，体重至少为 35kg）慢性乙型肝炎。

❖ **本药如何服用，何时服用最合适?**

口服。一次 1 片，每日 1 次，需随食物服用。

❖ **使用本药期间需要注意什么?**

1. 停止乙型肝炎治疗可能会出现肝炎急性加重，应在停止治疗 6 个月内进行肝功能监测。

2. 本药不能降低通过性接触或血液污染的方式传播 HBV 的风险，必须继续采取适当预防措施。

3. 本药含有 α 乳糖，因此患有半乳糖不耐受、Lapp 乳糖酶缺乏症或葡萄糖 - 半乳糖吸收不良的罕见遗传问题的患者不应服用本药。

❖ **本药如何居家保存?**

室温，30℃以下贮藏，请将药品置于儿童触及不到的地方。

❖ **妊娠期妇女与哺乳期妇女用药注意事项:**

妊娠期妇女和哺乳期妇女应在专科医师或药师的监督指导下使用本药。哺乳期妇女如确需用药，建议停止哺乳。

❖ **忘记用药时怎么办?**

如漏服一剂且超过通常服药时间不足 18 小时，则应尽快服用一剂，并且恢复正常给药时间。如果已超过通常服药时间 18 小时以上，则不应服用漏服药物，按原计划服用下次剂量即可。

❖ **服药后发生呕吐怎么办？需要补服吗？**

如果患者在服用本药后 1 小时内呕吐，则该患者应再服用一片。如果患者在服用后超过 1 小时呕吐，则无需补服。

❖ **用药过量怎么办？**

服药过量出现严重肝炎症状，血常规指标及肝肾功能指标异常时，请立即就医。必须监测患者是否有毒性迹象，采取一般支持性措施，包括监测生命体征以及观察患者的临床状态。本药可通过血液透析有效清除。

❖ **与其他药物合用需注意什么？**

1. 本药不应与含富马酸替诺福韦酯、丙酚替诺福韦或阿德福韦酯等药品合用。

2. 不建议本药与抗惊厥药（卡马西平、奥卡西平、苯巴比、苯妥英）、抗真菌药（伊曲康唑、酮康唑）、抗分枝杆菌药（利福平、利福喷丁、利福布汀、草本补充剂（圣约翰草）合用。

富马酸替诺福韦二吡呋酯片（300mg）

❖ **本药用于治疗哪些疾病？**

1. HIV-1 感染：适用于与其他抗逆转录病毒药物联用，治疗成人 HIV-1 感染。

2. 慢性乙型肝炎：适用于治疗慢性乙肝成人和大于 12 岁的儿童患者。

❖ **本药如何服用，何时服用最合适**

口服。一次 300mg（1 片），每日 1 次，不受饮食影响。

❖ **使用本药期间需要注意什么？**

1. 在开始治疗前评估肌酐清除率估算值、血清磷、尿糖和尿蛋白，并使用期间应定期监测肌酐清除率估算值、血清磷、尿糖和尿蛋白；若肌酐清除率 < 50ml/min 的患者应调整给药间期，并密切监测其肾功能。

2. 对感染 HBV 但中断富马酸替诺福韦二吡呋酯治疗的患者必须严密监测，包括临床及实验室随访（在停止治疗后还要持续至少几个月的时间）。

3. 使用期间可能出现骨痛持续存在或者加重、四肢痛、骨折或肌肉疼痛或者无力等，应立即就医。

4. 不推荐在 12 岁以下或体重 < 35kg 的慢性乙肝儿童使用。

❖ **本药如何居家保存？**

室温，30℃以下干燥处保存，请将药品置于儿童触及不到的地方。

❖ **妊娠期妇女与哺乳期妇女用药注意事项：**

妊娠期妇女和哺乳期妇女应在专科医师或药师的监督指导下使用本药。哺乳期妇女如确需服用建议停止授乳。

❖ **忘记用药时怎么办？**

若是规律性服用此药，则于发现忘记服药时立即服药。但若发现忘记服药时已接近下次服药时间，请按原计划服用下次剂量即可，切勿一次或短时间内服用两次剂量。

❖ **用药过量怎么办？**

服药过量出现严重肝炎症状、骨痛、肌肉疼痛、血常规指标及肝肾功能指标异常等症状时，请立即就医。可采取标准的支持治疗方案。

❖ **与其他药物合用需注意什么？**

服药期间加用其他药物，如索磷布韦/维帕他韦和来迪派韦/索磷布韦等，需提前告知医师或药师，以便及时调整服药剂量。

替比夫定片（600mg）

❖ **本药用于治疗哪些疾病？**

有病毒复制证据以及有血清氨基转移酶（ALT 或 AST）持续升高或肝组织活动性病变证据的慢性乙型肝炎成人患者。

❖ **本药如何服用，何时服用最合适？**

对于成人和青少年（≥16 岁）本药推荐剂量：口服。一次 600mg（1 片），每日 1 次，餐前或餐后均可，不受进食影响。

❖ **使用本药期间需要注意什么？**

1. 对于肌酐清除率 < 50ml/min 的患者及正接受血液透析治疗的终末期肾病（ESRD）患者需要调整给药间隔。对于终末期肾病患者，应在血液透析后服用本药。

2. 服用本药的患者，出现任何临床或实验室结果提示乳酸性酸中毒或者明显的肝脏毒性时需要停药。

3. 停止使用本药仍有可能发生重度急性肝炎发作的报道，对于停药的患者应至少随访数月。

4. 患者出现原因未明的肌肉酸痛、疼痛、触痛或无力时，及时进行就医。

5. 患者出现任何上/下肢麻木，刺痛和烧灼感，伴或不伴步行障碍，均应告知医师；如果怀疑发生周围神经病变，则应停止替比夫定治疗；如果确诊为周围神经病变，则应停止本药治疗。

6. 不推荐在儿童中使用本药。

❖ **本药如何居家保存？**

室温，30℃以下贮藏，保存在原包装盒内。请将药品置于儿童触及不到的地方。

❖ **妊娠期妇女与哺乳期妇女用药注意事项：**

妊娠期妇女和哺乳期妇女应在专科医师或药师的监督指导下使用本药。哺乳期妇女如确需服用建议停止授乳。

❖ **忘记用药时怎么办？**

若是规律性服用此药，则于发现忘记服药时立即服药。但若发现忘记服药时已接近下次服药时间，请按原计划服用下次剂量即可，切勿一次或短时间内服用两次剂量。

❖ **用药过量怎么办？**

服药过量出现严重肝炎症状、骨痛、肌肉疼痛、血常规指标及肝肾功能指标异常等症状时，请立即就医。必要时给予适当的一般支持治疗或进行血液透析。

❖ **与其他药物合用需注意什么？**

1. 替比夫定不得与聚乙二醇干扰素 –2α 合用，因为二者合用可增加周围神经病变风险。

2. 服药期间加用其他药物，需提前告知医师或药师，以便及时调整服药剂量。

阿德福韦酯片（10mg）

❖ **本药用于治疗哪些疾病？**

有乙型肝炎病毒活动复制证据，并伴有血清氨基转移酶（ALT 或 AST）持续升高或肝脏组织学活动性病变的肝功能代偿的成年慢性乙型肝炎患者。

❖ **本药如何服用，何时服用最合适？**

对于肾功能正常的成年患者（18~65 岁），本药的推荐剂量为口服，一次 1 片（10mg），每日 1 次，饭前或饭后服用均可。

❖ **使用本药期间需要注意什么？**

1. 患者应当定期监测乙型肝炎生化指标、病毒学指标和血清标志物，至少每 6 个月 1 次。

2. 在治疗过程中发生失代偿性肝病或肝硬化失代偿的患者，不推荐停药。

3. 肾功能不全的患者需要调整给药间期，肌酐清除率＜ 50ml/min 的患者需要调整给药间期。

4. 停止使用本药可能会使肝炎急剧加重，因此停止抗乙肝病毒治疗的患者应密切监测肝功能。

6. 单用核苷类似物或合用其他抗逆转录病毒药物可能会导致乳酸性酸中毒和严重的伴有脂肪变性的肝肿大，包括致命事件。

7. 建议用本药治疗的育龄妇女要采取有效的避孕措施。

8. 本药不宜用于儿童和青少年。

9. 本药不宜用于 65 岁以上老年患者。

❖ **本药如何居家保存？**

室温、阴凉（不超过20℃）、干燥处，避光储存，请将药品置于儿童触及不到的地方。

❖ **妊娠期妇女与哺乳期妇女用药注意事项：**

妊娠期妇女和哺乳期妇女应在专科医师或药师的监督指导下使用本药。哺乳期妇女如确需服用建议停止授乳。

❖ **忘记用药时怎么办？**

若是规律性服用此药，则于发现忘记服药时立即服药。但若发现忘记服药时已接近下次服药时间，请按原计划服用下次剂量即可，切勿一次或短时间内服用两次剂量。

❖ **用药过量怎么办？**

服药过量出现严重肝炎症状、骨痛、肌肉疼痛、胃肠道不良反应、血常规指标及肝肾功能指标异常等症状时，请立即就医。严重时通过血液透析清除本药。

❖ **与其他药物合用需注意什么？**

服药期间加用其他药物，需提前告知医师或药师，以便及时调整服药剂量。

（六）其他

促肝细胞生长素肠溶胶囊（50mg）

❖ **本药用于治疗哪些疾病？**

中、重度慢性肝炎的辅助治疗。

❖ **本药如何服用，何时服用最合适？**

口服。一次 2~3 粒，每日 3 次。3 个月为一疗程。

❖ **使用本药期间需要注意什么？**

1. 用药期间注意观察肝功能和血清甲胎蛋白（AFP）的改变。

2. 对本药成分过敏者禁用。

❖ **本药如何居家保存？**

密封，在阴凉干燥处保存。

❖ **妊娠期妇女与哺乳期妇女用药注意事项：**

妊娠期妇女和哺乳期妇女应在专科医师或药师的监督指导下使用本药。

❖ **忘记用药时怎么办？**

若是规律性服用此药，则于发现忘记服药时立即服药。但若发现忘记服药时已接近下次服药时间，请按原计划服用下次剂量即可，切勿一次或短时间内服用两次剂量。

❖ **用药过量怎么办？**

服药过量出现严重便秘、胃痉挛等症状时，请立即就医。

❖ **与其他药物合用需注意什么？**

服药期间加用其他药物，需提前告知医师或药师，以便及时调整服药剂量。

促肝细胞生长素颗粒（5g：50mg）

❖ **本药用于治疗哪些疾病？**

慢性肝炎有明显活动性患者的辅助治疗。

❖ **本药如何服用，何时服用最合适？**

温开水冲服。一次 10~15g，每日 3 次，3 个月为一个疗程，可服用 2~4 个疗程。

❖ **使用本药期间需要注意什么？**

1. 本药极易吸潮，开包即服。

2. 用药期间注意观察肝功能和血清甲胎蛋白（AFP）的改变。

3. 对本药成分过敏者禁用。

❖ **本药如何居家保存？**

密封，置干燥阴凉处保存。

❖ **妊娠期妇女与哺乳期妇女用药注意事项：**

妊娠期妇女和哺乳期妇女应在专科医师或药师的监督指导下使用本药。

❖ **忘记用药时怎么办？**

若是规律性服用此药，则于发现忘记服药时立即服药。但若发现忘记服药时已接近下次服药时间，请按原计划服用下次剂量即可，切勿一次或短时间内服用两次剂量。

❖ **用药过量怎么办？**

服药过量出现严重便秘、胃痉挛等症状时，请立即就医。

❖ **与其他药物合用需注意什么？**

服药期间加用其他药物，需提前告知医师或药师，以便及时调整服药剂量。

十二、胆道疾病用药

胆道系统疾病用药主要是促使胆汁分泌增多、降低胆汁中胆固醇的饱和度或是增强胆囊收缩、舒张 Oddi 括约肌等。

熊去氧胆酸胶囊（250mg）

❖ **本药用于治疗哪些疾病？**

1. 胆囊胆固醇结石：必须是 X 线能穿透的结石，同时胆囊收缩功能须正常。

2. 胆汁淤积性肝病（如：原发性胆汁性肝硬化）。

3. 胆汁反流性胃炎。

❖ **本药如何服用，何时服用最合适？**

1. 胆囊胆固醇结石和胆汁淤积性肝病

（1）按体重每日剂量为 10mg/kg（如 60kg 患者，胆结石每晚 2 粒，胆汁淤积性肝病早晚各 1 粒；80kg 患者，胆结石每晚 3 粒，胆汁淤积性肝病早中晚各 1 粒；100kg 患者，胆结石每晚 4 粒，胆汁淤积性肝病早上 1 粒，中午 1 粒，晚上 2 粒）。

（2）溶石治疗：一般需 6~24 个月，服用 12 个月后结石未见变小者，停止服用。

2. 胆汁反流性胃炎：晚上睡前用水吞服，必须定期服用，一次 1 粒（250mg），每日 1 次。一般服用 10~14 日，遵从医嘱决定是否继续服药。

❖ **使用本药期间需要注意什么？**

1. 在治疗前 3 个月必须每 4 周检查一次患者的肝功能指标，如 AST、ALT 和 γ-GT 等，并且以后每 3 个月检查一次肝功能指标。

2. 为及早发现胆结石钙化，在治疗开始后 6~10 个月，做胆囊 X 线检查（口服胆囊造影）。于站立位及躺卧位（超声监测）拍 X 线片。

3. 急性胆囊炎、胆管炎、胆道阻塞禁用本药。

❖ **本药如何居家保存？**

密封，在 30℃ 以下保存，请将药品置于儿童触及不到的地方。

❖ **妊娠期妇女与哺乳期妇女用药注意事项：**

妊娠期前三个月不能服用本药。哺乳期妇女应在专科医师或药师的监督指导下使用本药。

❖ **忘记用药时怎么办？**

若是规律性服用此药，则于发现忘记服药时立即服药。但若发现忘记服药时已接近下次服药时间，请按原计划服用下次剂量即可，切勿一次或短时间内服用两次剂量。

❖ **用药过量怎么办？**

服用过量会导致腹泻，可减少剂量；如果腹泻持续，则应停止治疗。严重时进行对症治疗，如补充液体和电解质等，不需其他特殊处理。

❖ **与其他药物合用需注意什么？**

1. 本药不应与考来烯胺（消胆胺）、考来替泊（降胆宁）、氢氧化铝和（或）氢氧化铝 - 三硅酸镁等药同时服用，如果必须服用上述药品，应在服用该药前两小时或在服药后两小时服用本药。

2. 本药与环孢素合用应做环孢素血清浓度的监测，必要时要调整环孢素的服用剂量。

3. 服用本药会降低环丙沙星的吸收，合用前请咨询医师。

丁二磺酸腺苷蛋氨酸肠溶片（0.5g）

❖ **本药用于治疗哪些疾病**？

1. 肝硬化前和肝硬化所致肝内胆汁淤积。

2. 妊娠期肝内胆汁淤积。

❖ **本药如何服用，何时服用最合适**？

口服。每日 1000~2000mg，于两餐之间服用。

❖ **使用本药期间需要注意什么**？

1. 本药必须整片吞服，不得嚼碎。

2. 有血氨增高的肝硬化前及肝硬化患者必须在医师指导下服用本药，并注意血氨水平。

3. 对本药特别敏感的个体，偶可引起昼夜节律紊乱，睡前服用催眠药物可减轻此症状。

4. 服用本药后可能会出现烧心感觉和腹部坠胀，以上症状表现轻微，不需中断治疗。

5. 若本药性状发生改变时，请丢弃药品，不要服用。

❖ **本药如何居家保存**？

密闭，在 25℃以下保存。

❖ **妊娠期妇女与哺乳期妇女用药注意事项**：

仅当绝对必要时，方可在妊娠期前 3 个月使用本药。哺乳期妇女应在专科医师或药师的监督指导下使用本药。

❖ **忘记用药时怎么办**？

若是规律性服用此药，则于发现忘记服药时立即服药。但若发现忘记服药时已接近下次服药时间，请按原计划服用下次剂量即可，切勿一次或短时间内服用两次剂量。

❖ **用药过量怎么办**？

服药过量出现焦虑、严重头痛、腹泻等症状时，请立即就医。

❖ **与其他药物合用需注意什么**？

如需与氯米帕明合用，请及时告知医师。

鹅去氧胆酸片（0.5g）

❖ **本药用于治疗哪些疾病**？

溶解胆固醇结石，胆囊胆固醇结石直径应小于 2cm，而胆囊功能良好的患者。

❖ **本药如何服用，何时服用最合适**？

口服。根据病情调整，一般为按体重每日 12~15mg/kg；肥胖者应稍增量，可达每日 18~20mg/kg。分早晚两次，与餐食或牛奶同服。疗程 6 个月以上。

❖ **使用本药期间需要注意什么**？

1. 可抑制肠道吸收水分，常有腹泻，约 2 周后适应自愈。个别有血清氨基转移酶升高、头晕、恶心等。

2. 慢性肝病、溃疡病、肠炎及肾功能不全者禁用。

3. 个别可诱发胆绞痛和肝功能异常，急性胆囊炎及肝病者不宜用此药。

4. 本药服用时间长，一般需半年甚至一年以上，才能起到溶解胆石的作用。

❖ **本药如何居家保存？**

避光，密闭保存。

❖ **妊娠期妇女与哺乳期妇女用药注意事项：**

妊娠期妇女及哺乳期妇女禁用本药。

❖ **忘记用药时怎么办？**

若是规律性服用此药，则于发现忘记服药时立即服药。但若发现忘记服药时已接近下次服药时间，请按原计划服用下次剂量即可，切勿一次或短时间内服用两次剂量。

❖ **用药过量怎么办？**

服药过量时常见的症状为持续腹泻、头痛等，若出现严重上述症状，请立即就医。

❖ **与其他药物合用需注意什么？**

考来烯胺、考来替泊等不宜与本药合用。

二甲硅油片（25mg）

❖ **本药用于治疗哪些疾病？**

胃肠道胀气。

❖ **本药如何服用，何时服用最合适？**

口服。一次 2 片，每日 3~4 次，餐前和临睡前服用。

❖ **使用本药期间需要注意什么？**

1. 本药过敏者禁用，过敏体质者建议谨慎使用。

2. 儿童须在成人监护下服用本药。

❖ **本药如何居家保存？**

密封，干燥处保存，请将药品置于儿童触及不到的地方。

❖ **妊娠期妇女与哺乳期妇女用药注意事项：**

妊娠期妇女和哺乳期妇女应在专科医师或药师的监督指导下使用本药。哺乳期妇女如确需服用，建议停止哺乳。

❖ **忘记用药时怎么办？**

若是规律性服用此药，则于发现忘记服药时立即服药。但若发现忘记服药时已接近下次服药时间，请按原计划服用下次剂量即可，切勿一次或短时间内服用两次剂量。

❖ **用药过量怎么办？**

服药过量出现严重过敏反应等症状时，请立即就医。

❖ **与其他药物合用需注意什么？**

服药期间加用其他药物，需提前告知医师或药师，以便及时调整服药剂量。

二甲硅油乳剂（20mg）

❖ **本药用于治疗哪些疾病？**

用于改善胃肠道内的气体积聚而引起的腹部症状；进行内镜检查时去除胃内泡性黏液；进行 X 线腹部检查时消除肠内的气体。

❖ **本药如何服用，何时服用最合适？**

1. 用于改善腹部症状：口服。一次 40~80mg，每日 3 次，饭后或两餐间服用。

2. 用于胃镜检查去除泡性黏液：口服。通常于检查前 15~40 分钟，用 40~80mg 加水混合后服用。

3. 用于腹部 X 线检查：口服。通常于检查前 3~4 日开始服用，一次 40~80mg，每日 3 次，饭后或两餐间服用。

4. 以上用量可根据患者的年龄、症状的轻重进行适量增减。

❖ **使用本药期间需要注意什么?**

1. 本药过敏者禁用。

2. 摇匀后使用。

❖ **本药如何居家保存?**

室温保存。

❖ **妊娠期妇女与哺乳期妇女用药注意事项:**

妊娠期妇女和哺乳期妇女应在专科医师或药师的监督指导下使用本药，哺乳期妇女如确需服用，建议停止哺乳。

❖ **忘记用药时怎么办?**

若是规律性服用此药，则于发现忘记服药时立即服药。但若发现忘记服药时已接近下次服药时间，请按原计划服用下次剂量即可，切勿一次或短时间内服用两次剂量。

❖ **用药过量怎么办?**

服药过量出现严重过敏反应等症状时，请立即就医。

❖ **与其他药物合用需注意什么?**

服药期间加用其他药物，需提前告知医师或药师，以便及时调整服药剂量。

第四节　心血管系统疾病用药

本节重点介绍心血管系统疾病相关用药，如治疗心力衰竭、高血压、心律失常、冠状动脉粥样硬化性心脏病及心肌缺血、血脂调节和降低肺动脉高压的药物。某些心血管系统疾病的用药与其他系统用药雷同者，如治疗心力衰竭的利尿剂和抗高血压的 α 受体拮抗剂等，参阅其他相应系统用药章节。

一、强心药

强心药，又称正性肌力药，是治疗心功能不全的主要药物之一。重点介绍的强心药为洋地黄类药物。

地高辛（0.25mg）

❖ **本药用于治疗哪些疾病?**

1. 用于高血压、瓣膜性心脏病、先天性心脏病等急性和慢性心功能不全。

2. 用于控制伴有快速心室率的心房颤动、心房扑动患者的心室率及室上性心动过速。

❖ **本药如何服用，何时服用最合适?**

1. 成人常用剂量：口服。一次 0.125~0.5mg，每日 1 次。具体剂量及用法因人及疾病而异，请依照医师指示按时服药，勿自行增减药量或任意停药。

2. 儿童用量请咨询医师或药师，且必须在成人监护下使用。

❖ **使用本药期间需要注意什么？**

1. 使用本药剂量应个体化，注意监测血药浓度和心电图等。

2. 用药期间注意监测药物不良反应（心律失常、恶心呕吐、黄绿视等症状），任何严重、持续或进展性情况均须及时与医师或药师沟通。

❖ **本药如何居家保存？**

密封保存。

❖ **妊娠期妇女与哺乳期妇女用药注意事项：**

妊娠期妇女妊娠后期母体用量可能要增加，分娩后 6 周须减量。哺乳期妇女使用须权衡利弊。

❖ **忘记用药时怎么办？**

若是规律性服用此药，则于发现忘记服药时立即服药。但若发现忘记服药时已接近下次服药时间，请按原计划服用下次剂量即可，切勿一次或短时间内服用两次剂量。

❖ **用药过量怎么办？**

用药过量会导致严重不良反应或中毒症状，请立即告知医师或药师，并到医院就诊。

❖ **与其他药物合用需注意什么？**

本药与多种心血管类药物、抗菌药物、消炎镇痛药物之间存在相互作用，如服用本药期间需要服用其他药物，请及时咨询医师或药师。

二、抗高血压药

降压药主要通过影响交感神经系统、肾素－血管紧张素－醛固酮系统和内皮素系统等对血压的生理调节起重要作用的系统而发挥降压效应。此部分涉及抗高血压的药物有以下几类：①血管紧张素转换酶抑制药；②血管紧张素 II 受体拮抗药；③钙通道阻滞药；④β 受体拮抗药；⑤α 受体拮抗药；⑥其他抗高血压药。利尿剂参阅泌尿系统用药。目前单片复方制剂在临床使用越来越广泛，也需要引起重视。

（一）血管紧张素转换酶抑制药

卡托普利（12.5mg；25mg；50mg）

❖ **本药用于治疗哪些疾病？**

高血压，心力衰竭。

❖ **本药如何服用，何时服用最合适？**

1. 成人常用量：口服。一次 12.5~50mg，每日 2~3 次。

2. 小儿常用量：口服。开始均按体重 0.3mg/kg，每日 3 次，必要时每隔 8~24 小时增加 0.3mg/kg。

3. 宜在餐前 1 小时服药。

❖ **使用本药期间需要注意什么？**

1. 本药宜在医师指导或监护下服用，不要擅自增减剂量或停药等。

2. 服用本药期间随访检查：尿蛋白、白细胞计数及分类计数等。若出现蛋白尿增多和白细胞计数过低等情况，应暂停服用。

3. 若出现血管神经水肿，应停用本药。

4.本药可引起尿丙酮检查假阳性。如需接受相关检查，需将用药情况告知医师。

❖ **本药如何居家保存？**

遮光，密封保存。

❖ **妊娠期妇女与哺乳期妇女用药注意事项：**

检出怀孕应立即停用本药。

本药可排入乳汁，哺乳期妇女使用必须权衡利弊。

❖ **忘记用药时怎么办？**

若是规律性服用此药，则于发现忘记服药时立即服药。但若发现忘记服药时已接近下次服药时间，请按原计划服用下次剂量即可，切勿一次或短时间内服用两次剂量。

❖ **用药过量怎么办？**

用药过量可致低血压，应立即停药并就医。

❖ **与其他药物合用需注意什么？**

1.与其他扩血管药或降压药同用可能致低血压，如拟合用，应从小剂量开始。

2.与保钾利尿剂合用时，还需要检查血钾。

3.与锂剂联合，可能使血清锂水平升高而出现毒性。

马来酸依那普利（2.5mg；5mg；10mg）

❖ **本药用于治疗哪些疾病？**

治疗原发性高血压，心力衰竭。

❖ **本药如何服用，何时服用最合适？**

1.口服。开始剂量为每日 5~10mg，分 1~2 次服。日最大剂量不宜超过 40mg。

2.肾功能严重受损患者需调整剂量，通常为每日 2.5mg。

❖ **使用本药期间需要注意什么？**

定期做白细胞计数和肾功能检测。

❖ **本药如何居家保存？**

遮光，密封保存。

❖ **妊娠期妇女与哺乳期妇女用药注意事项：**

妊娠期妇女禁用，哺乳期妇女慎用。

❖ **忘记用药时怎么办？**

若是规律性服用此药，则于发现忘记服药时立即服药。但若发现忘记服药时已接近下次服药时间，请按原计划服用下次剂量即可，切勿一次或短时间内服用两次剂量。

❖ **用药过量怎么办？**

用药过量可致低血压，应立即停药并就医。

❖ **与其他药物合用需注意什么？**

1.与其他扩血管药或降压药同用可能致低血压，如拟合用，应从小剂量开始。

2.与保钾利尿剂合用时，还需要检查血钾。

3.如同服锂盐，应注意监测血清锂浓度。

盐酸贝那普利（5mg；10mg；20mg）

❖ **本药用于治疗哪些疾病？**

各期高血压，充血性心力衰竭。

❖ **本药如何服用，何时服用最合适？**

1. 推荐剂量为 10mg，每日 1 次。每日最大推荐量为 40mg，一次或均分为两次服用。

2. 肾功能严重受损患者的推荐初始剂量：一次 5mg，每日 1 次。

3. 充血性心力衰竭患者的辅助治疗：推荐的初始剂量为 2.5mg，每日 1 次。

❖ **使用本药期间需要注意什么？**

正在接受本药治疗的患者，应在术前将用药情况告知麻醉师。

❖ **本药如何居家保存？**

遮光，密闭，在阴凉干燥处（不超过 20℃）保存。

❖ **妊娠期妇女与哺乳期妇女用药注意事项：**

妊娠期妇女禁用。哺乳期妇女如确需用药，应停止哺乳。

❖ **忘记用药时怎么办？**

若是规律性服用此药，则于发现忘记服药时立即服药。但若发现忘记服药时已接近下次服药时间，请按原计划服用下次剂量即可，切勿一次或短时间内服用两次剂量。

❖ **用药过量怎么办？**

用药过量可致低血压，应立即停药并就医。

❖ **与其他药物合用需注意什么？**

1. 正在使用利尿剂，特别是最近才开始使用利尿剂的患者服用贝那普利，服药初期会出现血压过度降低的情况。

2. 本药与保钾利尿剂或钾补充剂合用存在增加高血钾的危险性。

3. 如同服锂盐，应注意监测血清锂浓度。

赖诺普利（5mg；10mg；20mg）

❖ **本药用于治疗哪些疾病？**

高血压、心力衰竭、急性心肌梗死。

❖ **本药如何服用，何时服用最合适？**

1. 心衰：建议起始剂量应为 2.5~5mg，一日 1 次，每日最高剂量为 80mg。

2. 降压：口服。一次 10mg，一日 1 次，维持剂量 20~40mg。

❖ **使用本药期间需要注意什么？**

1. 用本药期间随访检查：尿蛋白、白细胞计数及分类计数等。与保钾利尿剂合用时，还需要检查血钾。

2. 对于肾功能损害者，初始剂量应根据患者的肌酐清除率进行调整，随后用药量应根据血压的变化而调整。

❖ **本药如何居家保存？**

遮光，密封保存。

❖ **妊娠期妇女与哺乳期妇女用药注意事项**

妊娠期妇女禁用。哺乳期妇女如确需用药，应停止哺乳。

❖ **忘记用药时怎么办？**

若是规律性服用此药，则于发现忘记服药时立即服药。但若发现忘记服药时已接近下次服药时间，请按原计划服用下次剂量即可，切勿一次或短时间内服用两次剂量。

❖ **用药过量怎么办？**

用药过量可致低血压，应立即停药并就医。通常的处理办法是输注 0.9% 氯化钠注射液。本药可通过血液透析除去。

❖ **与其他药物合用需注意什么？**

1. 合并使用其他降压药可增加本药的降压作用。

2. 不推荐本药与锂剂合用，但如证实联合治疗是必要的，则应密切监测血清锂的水平。

福辛普利（10mg）

❖ **本药用于治疗哪些疾病？**

高血压和心力衰竭。

❖ **本药如何服用，何时服用最合适？**

口服。每日 10~40mg，单次服药。餐前或餐后服用均可，不受进餐影响。

❖ **使用本药期间需要注意什么？**

1. 同时服用利尿剂治疗的高血压患者，在开始本药治疗前，应停服利尿剂数天，以减少血压过度下降的危险。

2. 用药期间注意监测药物不良反应（如呕吐、腹泻、头痛、视觉障碍等），任何严重、持续或进展性情况，均需及时与医师沟通。

3. 肾功能不全的患者应定期检测血常规，及严重的粒细胞减少症。

❖ **本药如何居家保存？**

遮光，密封，在阴凉（不超过 20℃）干燥处保存。

❖ **妊娠期妇女与哺乳期妇女用药注意事项**

妊娠期妇女禁用。哺乳期妇女如确需用药，应停止哺乳。

❖ **忘记用药时怎么办？**

若是规律性服用此药，则于发现忘记服药时立即服药。但若发现忘记服药时已接近下次服药时间，请按原计划服用下次剂量即可，切勿一次或短时间内服用两次剂量。

❖ **用药过量怎么办？**

过量时，应停止本药治疗并严密观察。建议的措施包括诱导呕吐和（或）洗胃；如发生低血压，应选择血容量扩张剂予以治疗。

❖ **与其他药物合用需注意什么？**

1. 如果同时使用补钾药或保钾利尿药应该谨慎，需要经常监测血清钾的浓度。

2. 本药和抗酸药必须分开服用，至少相隔 2 小时。

3. 与锂制剂同时治疗可能增加血清锂的浓度。

培哚普利（4mg；8mg）

❖ **本药用于治疗哪些疾病？**

高血压与充血性心力衰竭。

❖ **本药如何服用，何时服用最合适？**

1.口服。一次4mg，每日1次，1个月后根据血压可增至每日8mg。建议早餐前服用。

2.肾功能不全的患者需要根据实际情况调整剂量，请遵医嘱。

❖ **使用本药期间需要注意什么？**

1.用药期间出现任何严重、持续或进展性的症状，应及时咨询医师或就医。

2.开始治疗之前，应检查肾功能和血钾。起始剂量应根据血压变化进行调整，对有水钠丢失的患者则更应谨慎，以免引起血压突然下降。

3.肾衰患者应降低给药剂量，并定期检测血钾和血肌酐水平。

❖ **本药如何居家保存？**

30℃以下密封保存。

❖ **妊娠期妇女与哺乳期妇女用药注意事项**

妊娠期妇女慎用。哺乳期妇女如确需服药，应停止哺乳。

❖ **忘记用药时怎么办？**

若是规律性服用此药，则于发现忘记服药时立即服药。但若发现忘记服药时已接近下次服药时间，请按原计划服用下次剂量即可，切勿一次或短时间内服用两次剂量。

❖ **用药过量怎么办？**

服药过量时最可能发生的是低血压。一旦发生低血压，立即就医。可以将患者放平至仰卧位且头部较低，必要时静脉注射0.9%氯化钠注射液或采取其他扩容的方法。培哚普利的活性形式培哚普利拉可以通过血液透析排出体外。

❖ **与其他药物合用需注意什么？**

1.如果同时使用补钾药或保钾利尿药应该谨慎，需要经常监测血清钾。

2.与其他药物同时使用可能会发生药物相互作用，请咨询医师或药师。

3.与锂制剂同时治疗可能增加血清锂的浓度。

西拉普利（0.5mg；1mg；2.5mg；5mg）

❖ **本药用于治疗哪些疾病？**

原发性高血压和肾性高血压、慢性心功能不全

❖ **本药如何服用，何时服用最合适？**

1.原发性高血压：口服。通常剂量范围是2.5~5.0mg，每日1次。

2.肾性高血压：口服。起始剂量为0.25mg或0.5mg，每日1次。

3.慢性心功能不全：口服。起始剂量应以0.5mg，每日1次，并在医师的严格指导下进行。最大日剂量为5mg，每日1次。

4.应在每日的同一时间内服药，餐前或餐后服药均可

❖ **使用本药期间需要注意什么？**

1.用药期间出现任何严重、持续或进展性的症状，应及时咨询医师或就医。

2.服用本药偶见症状性低血压。特别是因呕吐、腹泻，先已服用利尿剂，低钠饮食或血透后腹水低钠或低血容量的患者。

3.慢性心力衰竭患者服用本药可能会导致血压显著降低。

4.正在接受本药治疗的患者应避免使用高流量多丙烯腈膜继续血透、血过滤或LDL分离性输血治疗，避免严重过敏反应发生。

5. 在接受脱敏治疗前应停止服用本药。

❖ **本药如何居家保存**？

遮光，密闭保存

❖ **妊娠期妇女与哺乳期妇女用药注意事项**

妊娠期妇女禁用，哺乳期妇女不应使用本药。

❖ **忘记用药时怎么办**？

若是规律性服用此药，则于发现忘记服药时立即服药。但若发现忘记服药时已接近下次服药时间，请按原计划服用下次剂量即可，切勿一次或短时间内服用两次剂量。

❖ **用药过量怎么办**？

若用药过量，请立即告知医师或药师，并到医院就诊。

❖ **与其他药物合用需注意什么**？

1. 本药与保钾性利尿药合用，可引起血钾增高。

2. 与非甾体抗炎药物合用时，可能会降低本药的降压作用。

3. 与其他药物同时使用可能会发生药物相互作用，请咨询医师或药师。

雷米普利（5mg）

❖ **本药用于治疗哪些疾病**？

原发性高血压，急性心肌梗死（2~9 日）后出现的轻到中度心力衰竭，非糖尿病肾病。

❖ **本药如何服用，何时服用最合适**？

1. 原发性高血压患者：口服。起始剂量一般为 2.5mg，维持剂量一般为每日 2.5~5mg，最大剂量每日 10mg。

2. 非糖尿病肾病：口服。起始剂量为 1.25~2.5mg，每日 1 次，根据医嘱调整剂量。

3. 肾功能损害者每日最大剂量不超过 5mg。

4. 急性心肌梗死后（2~9 日）轻到中度心衰（NYHA Ⅱ和Ⅲ）患者：必须非常严密监测合并使用抗高血压药物的患者，以免血压过度降低。起始剂量常为雷米普利 1.25mg，一日 2 次，早晚分服。

5. 本药不受食物的影响，可在饭前、饭中或者饭后用足量液体送服。

❖ **使用本药期间需要注意什么**？

1. 开始用本药治疗前，应纠正盐和（或）体液流失，减少或停用现正使用的利尿剂至少 2~3 天。

2. 严重、恶性高血压，伴有严重的心力衰竭，已有或可能发展为液体或盐缺乏、已使用利尿剂的患者慎用。

3. 如果第一次使用本药或者增加剂量，应严密监测血压，直到预期不会出现进一步的急性血压下降。

4. 在服用本药前，必须检查肾功能，对于肾功能损害者（肌酐清除率＜80ml/min），本药的初始剂量应根据患者的肌酐清除率进行调整，随后用药量应该根据血压的变化而调整。

5. 服用本药的患者在驾驶和操纵机器时应特别注意安全，避免出现意外。

6. 如果治疗期间发生血管神经性水肿，必须立即停药。

❖ **本药如何居家保存？**

密闭、避光，在30℃以下保存。

❖ **妊娠期妇女与哺乳期妇女用药注意事项**

妊娠期妇女禁用。哺乳期妇女如确需服药，应停止哺乳。

❖ **忘记用药时怎么办？**

若是规律性服用此药，则于发现忘记服药时立即服药。但若发现忘记服药时已接近下次服药时间，请按原计划服用下次剂量即可，切勿一次或短时间内服用两次剂量。

❖ **用药过量怎么办？**

药物过量可能出现下列症状：严重低血压、心动过缓、循环休克、电解质紊乱、肾功能衰竭。请及时告知医师，并到医院就诊。

❖ **与其他药物合用需注意什么？**

1. 本药与多种药物存在相互作用，如已在服用其他药物，请告知医师或药师。

2. 保钾利尿药或补钾药可增加高钾血症的危险。因此如果同时使用这类药物应该谨慎，需要经常监测血清钾。

盐酸喹那普利（10mg）

❖ **本药用于治疗哪些疾病？**

高血压、充血性心力衰竭。

❖ **本药如何服用，何时服用最合适？**

1. 高血压推荐起始剂量为一日10mg，每日1次。可根据情况增至一日40mg，分1~2次服用，增量时通常要间隔1~2周。心衰推荐起始剂量为一日5mg。

2. 如果合并使用其他降压药，需要调整剂量，请遵医嘱。

❖ **使用本药期间需要注意什么？**

1. 需要服用其他药物的患者应该与医师说明用药情况，避免出现联合用药风险。

2. 用药期间出现任何严重、持续或进展性的症状，应及时咨询医师或就医。

3. 对由于服用利尿剂、长期限盐、有腹泻或呕吐症状，而使血容量不足的患者，有可能发生有症状的低血压。如需继续用药，应减少剂量或暂停使用。

4. 肾功能不全的患者需要减少本药的剂量或减少用药的次数，并且要注意尿素氮、血清肌酐和血钾的变化。

5. 主动脉瓣狭窄及肥厚性心肌病患者应慎用本药。

6. 如出现过敏及血管神经性水肿，应立即停药，并给予必要的治疗

❖ **本药如何居家保存？**

遮光，密封保存。

❖ **妊娠期妇女与哺乳期妇女用药注意事项**

妊娠期妇女禁用，哺乳期妇女慎用。

❖ **忘记用药时怎么办？**

若是规律性服用此药，则于发现忘记服药时立即服药。但若发现忘记服药时已接近下次服药时间，请按原计划服用下次剂量即可，切勿一次或短时间内服用两次剂量。

❖ **用药过量怎么办？**

若用药过量，请立即告知医师或药师，并到医院就诊。

❖ **与其他药物合用需注意什么?**

1. 与利尿剂合用时因血容量不足或因低钠可引起低血压。

2. 应避免同时使用保钾利尿剂。

3. 本药与多种药物存在相互作用,如已在服用其他药物,请告知医师或药师。

盐酸咪达普利（5mg；10mg）

❖ **本药用于治疗哪些疾病?**

原发性高血压,肾实质性病变所致继发性高血压。

❖ **本药如何服用,何时服用最合适?**

推荐剂量为一次 5~10mg,每日 1 次。根据年龄、症状适当增减。

❖ **使用本药期间需要注意什么?**

1. 本药须在医师指导下服用。首次用药需从小剂量开始。

2. 高血钾症患者、双侧肾动脉狭窄患者或单侧肾动脉狭窄患者,应尽量避免使用本药。

3. 需要服用其他药物的患者应与医师说明用药情况,避免出现联合用药风险。

4. 手术前 24 小时不应服用本药。

❖ **本药如何居家保存?**

密封,25℃以下干燥处保存。

❖ **妊娠期妇女与哺乳期妇女用药注意事项**

妊娠期妇女或可能妊娠的妇女禁用。哺乳期妇女慎用本药,必须用药时,应停止哺乳。

❖ **忘记用药时怎么办?**

若是规律性服用此药,则于发现忘记服药时立即服药。但若发现忘记服药时已接近下次服药时间,请按原计划服用下次剂量即可,切勿一次或短时间内服用两次剂量。

❖ **用药过量怎么办?**

服药过量会出现低血压、头晕、头痛、疲劳、嗜睡等症状,严重者出现休克或死亡。可置患者于卧位,立即告知医师或药师,并到医院就诊。

❖ **与其他药物合用需注意什么?**

本药与多种药物存在相互作用,如已在服用其他药物,请告知医师或药师。

（二）血管紧张素 II 受体拮抗药

氯沙坦钾（50mg；100mg）

❖ **本药用于治疗哪些疾病?**

原发性高血压。

❖ **本药如何服用,何时服用最合适?**

通常起始和维持剂量为一次 50mg,每日 1 次。根据患者情况适当增减。

❖ **使用本药期间需要注意什么?**

1. 常见过敏反应：血管性水肿。

2. 血容量不足的患者（例如使用大剂量利尿药治疗的患者）,可发生症状性低血压。在使用本药治疗前应该先纠正这些情况,或使用较低的起始剂量。

3. 有肝功能损害病史的患者应该考虑使用较低剂量。

❖ **本药如何居家保存？**

30℃以下，遮光，密封，干燥处保存。

❖ **妊娠期妇女与哺乳期妇女用药注意事项**

确定妊娠后应尽快停药；哺乳期妇女禁用。

❖ **忘记用药时怎么办？**

若是规律性服用此药，则于发现忘记服药时立即服药。但若发现忘记服药时已接近下次服药时间，请按原计划服用下次剂量即可，切勿一次或短时间内服用两次剂量。

❖ **用药过量怎么办？**

服药过量可能出现低血压，可置患者于卧位，立即告知医师或药师，并及时就医。

❖ **与其他药物合用需注意什么？**

1. 与保钾利尿药或者含钾的盐代用品合用时，可导致血钾升高。

2. 与锂盐合用，应监测锂盐水平。

3. 对于糖尿病患者，禁止本药与阿利吉仑合用。

缬沙坦（40mg；80mg；160mg）

❖ **本药用于治疗哪些疾病？**

轻至中度高血压，尤其适用于对血管紧张素转化酶抑制剂不耐受的患者。

❖ **本药如何服用，何时服用最合适？**

1. 推荐剂量为80mg，每日1次，建议每日在同一时间用药。

2. 可根据患者血压控制情况增至每日160mg或与其他抗高血压制剂合用。

❖ **使用本药期间需要注意什么？**

胆道梗阻患者使用缬沙坦应特别小心。

❖ **本药如何居家保存？**

遮光，密封，在30℃以下保存。

❖ **妊娠期妇女与哺乳期妇女用药注意事项**

妊娠期妇女禁用。哺乳期妇女如确需用药，应停止哺乳。

❖ **忘记用药时怎么办？**

若是规律性服用此药，则于发现忘记服药时立即服药。但若发现忘记服药时已接近下次服药时间，请按原计划服用下次剂量即可，切勿一次或短时间内服用两次剂量。

❖ **用药过量怎么办？**

用药过量的主要症状可能是明显低血压。若用药过量，应该让患者平卧，立即告知医师或药师，并到医院就诊。

❖ **与其他药物合用需注意什么？**

1. 临床没有发现明显的药物相互作用。如服用本药期间需要服用其他药物，请咨询医师或药师。

2. 对于糖尿病患者，禁止本药与阿利吉仑合用。

厄贝沙坦（75mg；150mg；300mg）

❖ **本药用于治疗哪些疾病？**

1. 厄贝沙坦胶囊/分散片：用于治疗高血压病。

2. 厄贝沙坦片：用于治疗原发性高血压、合并高血压的 2 型糖尿病肾病。

❖ **本药如何服用，何时服用最合适？**

1. 厄贝沙坦胶囊 / 片：口服。推荐起始剂量为 150mg，每日 1 次。根据病情可增至 300mg，每日 1 次。

2. 厄贝沙坦分散片：通常建议的初始剂量和维持剂量为每日 150mg，但对特殊的患者，特别是进行血液透析和年龄超过 75 岁的患者，初始剂量可考虑用 75mg。

❖ **使用本药期间需要注意什么？**

1. 肾功能不全的患者可能需要减少本药的剂量。并且要注意血尿素氮、血清肌酐和血钾的变化。

2. 肾血管性高血压患者发生严重低血压和肾功能不全的危险增加。

3. 主动脉和二尖瓣狭窄、肥厚梗阻性心肌病患者使用本药时应谨慎。

❖ **本药如何居家保存？**

密封（10~30℃）保存。

❖ **妊娠期妇女与哺乳期妇女用药注意事项**

妊娠期妇女禁用。哺乳期妇女如确需服用，应停止哺乳。

❖ **忘记用药时怎么办？**

若是规律性服用此药，则于发现忘记服药时立即服药。但若发现忘记服药时已接近下次服药时间，请按原计划服用下次剂量即可，切勿一次或短时间内服用两次剂量。

❖ **用药过量怎么办？**

服药过量可能出现低血压、心动过速，或心动过缓等症状。

若用药过量，请立即告知医师或药师，并到医院就诊。

❖ **与其他药物合用需注意什么？**

如与其他药物同时使用可能会发生药物相互作用，请咨询医师或药师。

替米沙坦（40mg；80mg）

❖ **本药用于治疗哪些疾病？**

高血压。

❖ **本药如何服用，何时服用最合适？**

1. 应个体化给药。常用初始剂量为一次 40mg，每日 1 次。最大剂量为 80mg，每日 1 次。

2. 轻或中度肝功能不全的患者，本药用量每日不应超过 40mg。

❖ **使用本药期间需要注意什么？**

1. 驾驶或操作机器时必须注意，抗高血压治疗有时会引起头晕和嗜睡。

2. 需要服用其他药物的患者应该与医师说明用药情况，避免出现联合用药风险。

3. 主动脉瓣或二尖瓣狭窄、阻塞性肥厚性心肌病患者，应严密监测血钾水平。

❖ **本药如何居家保存？**

密闭，阴凉处（不超过 20℃）保存。

❖ **妊娠期妇女与哺乳期妇女用药注意事项**

妊娠期妇女禁用，如果在用药期间发现妊娠，应尽快停药。哺乳期妇女慎用。

❖ **忘记用药时怎么办？**

若是规律性服用此药，则于发现忘记服药时立即服药。但若发现忘记服药时已接近下次服药时间，请按原计划服用下次剂量即可，切勿一次或短时间内服用两次剂量。

❖ **用药过量怎么办？**

替米沙坦过量可能出现低血压和心动过速，或心动过缓等症状。

若用药过量，请立即告知医师或药师，并到医院就诊。

❖ **与其他药物合用需注意什么？**

1. 锂剂和本药合用须慎重。如需合用，则合用期间应监测血锂水平。

2. 不建议合用保钾利尿剂、补充钾、含钾的盐替代物或者其他能增加血清钾水平（例如肝素钠）的药物。如果本药需与这些药物合用，建议监测血钾水平。

3. 下述药物可加强抗高血压药物的降压效果：巴氯芬、氨磷汀。另外，酒精、巴比妥类药物、镇静安眠药或抗抑郁特剂可增强直立性低血压效应。

4. 如正在或需要服用地高辛等其他药物，请告知医师或药师。

坎地沙坦酯（4mg；8mg；12mg；16mg）

❖ **本药用于治疗哪些疾病？**

原发性高血压。

❖ **本药如何服用，何时服用最合适？**

口服。一般成人一次 4~8mg，每日 1 次，必要时可增加剂量至 12mg。

❖ **使用本药期间需要注意什么？**

1. 服用本药应谨遵医嘱，不应擅自改变用药剂量。需要增加治疗剂量时，应严密观察血压，一旦出现异常，应及时咨询医师或就医。

2. 双侧或单侧肾动脉狭窄的患者、高血钾患者和严重肝肾功能障碍的患者慎用。

3. 术前 24 小时停药。

4. 用药期间出现任何严重、持续或进展性的症状，应及时咨询医师或就医。

❖ **本药如何居家保存？**

遮光，密封保存。

❖ **妊娠期妇女与哺乳期妇女用药注意事项**

妊娠期或有妊娠可能的妇女禁用。哺乳期妇女避免用药，必须服药时，应停止哺乳。

❖ **忘记用药时怎么办？**

若是规律性服用此药，则于发现忘记服药时立即服药。但若发现忘记服药时已接近下次服药时间，请按原计划服用下次剂量即可，切勿一次或短时间内服用两次剂量。

❖ **用药过量怎么办？**

过量服用主要表现为症状性低血压和头晕。

如果出现症状性低血压，请注意观察患者生命体征并将患者置于脚高头低位仰卧，同时立即告知医师或药师，并到医院就诊。

❖ **与其他药物合用需注意什么？**

1. 如与其他药物同时使用可能会发生药物相互作用，请咨询医师或药师。

2. 与保钾利尿药或者含钾的盐代用品合用时，可导致血钾升高。

奥美沙坦酯（20mg）

❖ **本药用于治疗哪些疾病**？

高血压。

❖ **本药如何服用，何时服用最合适**？

口服。推荐起始剂量为 20mg，每日 1 次，对经 2 周治疗后仍需进一步降低血压的患者，剂量可增至 40mg。

❖ **使用本药期间需要注意什么**？

1. 需要服用其他药物的患者应该与医师说明用药情况，避免出现联合用药风险。

2. 用药期间出现任何严重、持续或进展性的症状，应及时咨询医师或就医。

❖ **本药如何居家保存**？

遮光、密封、阴凉（不超过 20℃）干燥处保存。

❖ **妊娠期妇女与哺乳期妇女用药注意事项**

一旦发现妊娠，应当尽快停止使用本药。如果必须用药，应告知患者药物对胎儿的潜在危害，并进行系列超声波检查来评估羊膜内的情况。

本药对新生儿有潜在的不良影响，哺乳期妇女需权衡利弊。

❖ **忘记用药时怎么办**？

若是规律性服用此药，则于发现忘记服药时立即服药。但若发现忘记服药时已接近下次服药时间，请按原计划服用下次剂量即可，切勿一次或短时间内服用两次剂量。

❖ **用药过量怎么办**？

服药过量可能出现低血压和心动过速等症状。

若服药过量，请立即告知医师或药师，并到医院就诊。

❖ **与其他药物合用需注意什么**？

如服用本药期间需要服用其他药物，请及时咨询医师或药师。

甲磺酸依普沙坦（300mg；400mg；600mg）

❖ **本药用于治疗哪些疾病**？

高血压。

❖ **本药如何服用，何时服用最合适**？

1. 成人：口服。开始 600mg，每日 1 次，日最大剂量 800mg。

2. 老年患者：口服。开始 300mg，每日 1 次。

3. 中度或重度肾功能不全者每日剂量不应超过 600mg。

4. 建议饭后服用。

❖ **使用本药期间需要注意什么**？

1. 需要服用其他药物的患者应该与医师说明用药情况，避免出现联合用药风险。

2. 用药期间出现任何严重、持续或进展性的症状，应及时咨询医师或就医。

❖ **本药如何居家保存**？

密封，避光存于室温。

❖ **妊娠期妇女与哺乳期妇女用药注意事项**

妊娠期妇女禁用，确定妊娠后，应尽快停药。哺乳期妇女如需用药，应停止哺乳。

❖ **忘记用药时怎么办？**

若是规律性服用此药，则于发现忘记服药时立即服药。但若发现忘记服药时已接近下次服药时间，请按原计划服用下次剂量即可，切勿一次或短时间内服用两次剂量。

❖ **用药过量怎么办？**

服药过量可能出现低血压。

若服药过量，请立即告知医师或药师，并到医院就诊。

❖ **与其他药物合用需注意什么？**

在联合使用锂制剂时建议严密监测血清锂的水平。

阿利沙坦酯（80mg；240mg）

❖ **本药用于治疗哪些疾病？**

用于治疗轻、中度原发性高血压。

❖ **本药如何服用，何时服用最合适？**

1. 通常起始和维持剂量为一次240mg，每日1次。

2. 食物会降低本药的吸收，不建议与食物同时服用。

❖ **使用本药期间需要注意什么？**

1. 按处方剂量使用，增药、减药、停药需由医师评估，并在医师指导下逐渐增减剂量。

2. 用药期间应定期监测血钾。

3. 服药过程中出现任何严重不良反应或不适时，要立即就医治疗。

❖ **本药如何居家保存？**

密封，在干燥处保存。

❖ **妊娠期妇女与哺乳期妇女用药注意事项**

妊娠期妇女禁用，确定妊娠后，应尽快停药。哺乳期妇女如需用药，应权衡利弊。

❖ **忘记用药时怎么办？**

若是规律性服用此药，则于发现忘记服药时立即服药。但若发现忘记服药时已接近下次服药时间，请按原计划服用下次剂量即可，切勿一次或短时间内服用两次剂量。

❖ **用药过量怎么办？**

服药过量可能出现低血压和心动过速等症状。

若服药过量，请立即告知医师或药师，并到医院就诊。

❖ **与其他药物合用需注意什么？**

1. 在联合使用锂制剂时建议严密监测血清锂的水平。

2. 使用本药治疗的高血压患者应避免使用含麻黄的制剂。

3. 本药与其他可导致血钾升高的药物合用的时候建议监测血钾水平。

4. 如服用本药期间需要服用其他药物，请及时咨询医师或药师。

（三）钙通道阻滞药

苯磺酸氨氯地平（2.5mg；5mg；10mg）

❖ **本药用于治疗哪些疾病？**

高血压、冠心病。

❖ **本药如何服用，何时服用最合适？**

推荐初始剂量为 5mg，每日 1 次，最大剂量为 10mg，每日 1 次。

身材小、虚弱或老年患者、伴有肝功能不全患者初始剂量为 2.5mg，每日 1 次。

❖ **使用本药期间需要注意什么？**

1. 伴有严重冠状动脉阻塞性疾病的患者，开始用药或增加剂量时，应注意观察，出现相关症状请及时咨询医师。

2. 本药降压效果达到平稳一般需要 1~2 周的时间，短期没有看到治疗效果，请不要着急或自己加量服药。如果超过 1~2 周后，血压仍控制不理想，可以在医师指导下调整用药。

3. 每次服药后，最好坐或躺一会儿，不要突然起身，否则容易头晕甚至昏厥，老年人尤其需要注意。

❖ **本药如何居家保存？**

遮光，密封保存（10~30℃）处保存。

❖ **妊娠期妇女与哺乳期妇女用药注意事项**

妊娠期妇女只有在非常必要的时候才能服用本药。哺乳期妇女如需用药，应停止哺乳。

❖ **忘记用药时怎么办？**

若是规律性服用此药，则于发现忘记服药时立即服药。但若发现忘记服药时已接近下次服药时间，请按原计划服用下次剂量即可，切勿一次或短时间内服用两次剂量。

❖ **用药过量怎么办？**

严重过量会出现显著而持久的全身性低血压。若服药过量，请立即告知医师或药师，并到医院就诊。

❖ **与其他药物合用需注意什么？**

1. 与氟康唑、伏立康唑、阿奇霉素等（唑类抗真菌药物、大环内酯类等）合用时，应监测低血压及水肿症状。

2. 服用氨氯地平的患者应将辛伐他汀剂量限制在每日 20mg 以下。

3. 与环孢素或他克莫司合用，需要监测血药浓度，并适当调整剂量。

盐酸贝尼地平（2mg；8mg）

❖ **本药用于治疗哪些疾病？**

原发性高血压、心绞痛。

❖ **本药如何服用，何时服用最合适？**

1. 原发性高血压：口服。通常为一次 2~4mg，每日 1 次，早饭后服用。根据年龄及症状，可增至一次 8mg，每日 1 次。

2. 心绞痛：口服。通常一次 4mg，每日 2 次，早晚饭后服用，并应根据年龄及症状适当增减剂量。

❖ **使用本药期间需要注意什么？**

1. 不应自行停止服药，出现任何病情变化及时咨询医师。

2. 服用本药可能引起血压过低，如果在用药过程中发生低血压而出现头晕、黑矇、肢体无力、心悸、出冷汗等症状，应马上平卧休息，等待症状缓解后迅速就医。

3. 老年患者用药时，应从小剂量开始，并注意观察用药情况，慎重给药。

4. 在用药过程中应定期检查血常规、肝功能和肾功能，发现异常应及时就医。

❖ **本药如何居家保存？**

密封，在干燥处保存。

❖ **妊娠期妇女与哺乳期妇女用药注意事项**

妊娠期或有可能妊娠的妇女禁用。哺乳期妇女如需使用，应停止哺乳。

❖ **忘记用药时怎么办？**

若是规律性服用此药，则于发现忘记服药时立即服药。但若发现忘记服药时已接近下次服药时间，请按原计划服用下次剂量即可，切勿一次或短时间内服用两次剂量。

❖ **用药过量怎么办？**

服药过量，可能引起血压过度降低。若出现严重血压降低，可将患者下肢抬高，同时告知医师或药师，并到医院就诊。

❖ **与其他药物合用需注意什么？**

用药期间避免同时饮用柚子汁。

非洛地平（2.5mg；5mg；10mg）

❖ **本药用于治疗哪些疾病？**

1. 非洛地平片：用于轻、中度原发性高血压的治疗。

2. 非洛地平缓释片/缓释胶囊：用于高血压、稳定型心绞痛。

❖ **本药如何服用，何时服用最合适？**

1. 非洛地平片：口服。起始剂量为一次2.5mg，每日2次，或遵医嘱。

常用维持剂量为每日5mg或10mg，必要时可增加剂量，或加用其他降压药。

2. 非洛地平缓释片：口服。宜在早晨空腹或在低脂低糖饮食后用水吞服，不能掰开、压碎或嚼碎。

建议起始剂量为一次5mg，每日1次，常用维持剂量为一次5mg或10mg，每日1次。老年患者和肝功能损害的患者，一次2.5mg，每日1次。

❖ **使用本药期间需要注意什么？**

1. 本药应空腹口服或食用少量清淡饮食后服用，缓释片应整片吞服，勿掰开或咀嚼。

2. 低血压患者慎用。

3. 肝损害者在调整剂量时注意监测血压。

4. 用药期间注意监测药物不良反应，任何严重、进展性情况，比如持续性的皮肤反应，均须及时与医师沟通。

❖ **本药如何居家保存？**

遮光，密封保存。

❖ **妊娠期妇女与哺乳期妇女用药注意事项**

妊娠期妇女禁用。不推荐哺乳期妇女服用本药。若确需服药，则应停止哺乳。

❖ **忘记用药时怎么办？**

若是规律性服用此药，则于发现忘记服药时立即服药。但若发现忘记服药时已接近下次服药时间，请按原计划服用下次剂量即可，切勿一次或短时间内服用两次剂量。

❖ **用药过量怎么办？**

服药过量会出现头昏、头痛、意识模糊、昏迷、痉挛、呼吸困难、肺水肿（非心脏）和呼吸停止等中毒症状。若服药过量，请立即告知医师或药师，并到医院就诊。

❖ **与其他药物合用需注意什么？**

1. 应避免与葡萄柚汁合用。

2. 本药与多种药物存在相互作用，如正在或需要服用其他药物，请告知医师或药师。

左旋氨氯地平（2.5mg；5mg）

❖ **本药用于治疗哪些疾病？**

1. 高血压：可单独使用本药，也可与其他抗高血压药物合用。

2. 慢性稳定型心绞痛及变异型心绞痛：可单独使用本药，也可与其他抗心绞痛药物合用。

❖ **本药如何服用，何时服用最合适？**

口服。初始剂量为一次 2.5mg，每日 1 次；根据患者的临床反应，可将剂量增加至一次 5mg，每日 1 次。

虚弱或老年患者、伴有肝功能不全患者初始剂量为 1.25mg，每日 1 次。

❖ **使用本药期间需要注意什么？**

1. 肝功能不全患者，用药时要谨慎。

2. 高血压患者日常需要监测血压，医师应血压控制情况进行剂量调整，通常在用药 7~14 天后，特殊情况可能需要更早调整。

3. 不应擅自加大剂量。

4. 用药期间注意监测药物不良反应，任何严重、持续或进展性情况均须及时与医师沟通。

❖ **本药如何居家保存？**

遮光，密封，阴凉处（不超过 20℃）保存。

❖ **妊娠期妇女与哺乳期妇女用药注意事项**

本药只在非常必要时方可用于妊娠期妇女。哺乳期妇女如确需用药，应停止哺乳。

❖ **忘记用药时怎么办？**

若是规律性服用此药，则于发现忘记服药时立即服药。但若发现忘记服药时已接近下次服药时间，请按原计划服用下次剂量即可，切勿一次或短时间内服用两次剂量。

❖ **用药过量怎么办？**

严重服药过量可能导致显著而持久的全身性低血压。

若服药过量，请立即告知医师或药师，并到医院就诊。

❖ **与其他药物合用需注意什么？**

用药期间避免同时饮用柚子汁。

维拉帕米（片：40mg；缓释片：0.12g，0.24g）

❖ **本药用于治疗哪些疾病？**

1. 心绞痛：变异型心绞痛，不稳定型心绞痛，慢性稳定型心绞痛。

2. 心律失常：与地高辛合用控制慢性心房颤动和/或心房扑动时的心室率；预防阵发

性室上性心动过速的反复发作。

3. 原发性高血压。

❖ **本药如何服用，何时服用最合适？**

1. 盐酸维拉帕米片

（1）一般剂量：口服。一次 80~120mg，每日 3 次。最大日剂量为 480mg。

（2）肝功能不全者及老年人：安全剂量为口服。一次 40mg，每日 3 次；严重肝功能不全者仅需服用常规剂量的 30%。

（3）1~5 岁儿童：一日量 4~8mg/kg，分 3 次口服；或每隔 8 小时口服 40~80mg。

（4）＞ 5 岁儿童：每隔 6~8 小时口服 80mg。

2. 盐酸维拉帕米缓释片

（1）服药时不可咀嚼，应用足量水送服，最好在餐中或餐后尽快服用。

（2）初始剂量为一次 120mg 或 180mg，每日 1 次，根据需要以及耐受情况可逐步增量至一次 240mg，每日 1 次，最大日剂量为 480mg。

（3）当从普通片剂换服维拉帕米缓释片时，总剂量保持不变。

❖ **使用本药期间需要注意什么？**

1. 肝功能不全患者，用药时要谨慎。

2. 高血压患者日常需要监测血压，医师应根据血压控制情况进行剂量调整。

3. 心动过缓、过速、房室传导阻滞等患者需进行严密的医疗监护。

❖ **本药如何居家保存？**

遮光、密闭保存。

❖ **妊娠期妇女与哺乳期妇女用药注意事项：**

妊娠期妇女使用应权衡利弊。在妊娠期末 3 个月不应服用维拉帕米。哺乳期妇女如确需用药，应停止哺乳。

❖ **忘记用药时怎么办？**

若是规律性服用此药，则于发现忘记服药时立即服药。但若发现忘记服药时已接近下次服药时间，请按原计划服用下次剂量即可，切勿一次或短时间内服用两次剂量。

❖ **用药过量怎么办？**

严重的维拉帕米中毒可出现下列情况：意识障碍（意识模糊到昏迷）、血压下降、心动过缓、心动过速、高血糖、低钾血症、代谢性酸中毒、低氧血症、心源性休克伴肺水肿。

若服药过量，请立即告知医师或药师，并到医院就诊。

❖ **与其他药物合用需注意什么？**

用药期间请勿饮酒和使用葡萄柚汁。

地尔硫䓬（片：30mg；缓/控释胶囊：90mg）

❖ **本药用于治疗哪些疾病？**

稳定型心绞痛、高血压、肥厚型心肌病。

❖ **本药如何服用，何时服用最合适？**

1. 盐酸地尔硫䓬片：口服。一次 1~2 片，每日 3~4 次，餐前或睡前服药，如需增加剂量，每日最大剂量 360mg，但需在医师指导下服用。

2. 盐酸地尔硫䓬控释胶囊：口服，一次 1 粒，每日 1 次。

3. 盐酸地尔硫䓬缓释胶囊（Ⅱ）：口服。一次 1 粒，每日 1~2 次，如需增加剂量，每日最大剂量 360mg，分次服用，但需在医师指导下服用。

❖ **使用本药期间需要注意什么？**

1. 肝肾功能受损者应用本药应谨慎。

2. 同时使用对心脏收缩和（或）传导有影响的药物时应谨慎，并仔细调整所用剂量。

3. 心室功能受损的患者应用本药须谨慎。

❖ **本药如何居家保存？**

遮光、密封保存。

❖ **妊娠期妇女与哺乳期妇女用药注意事项：**

妊娠期妇女应用本药须权衡利弊。如哺乳期妇女确有必要应用本药，需停止哺乳。

❖ **忘记用药时怎么办？**

若是规律性服用此药，则于发现忘记服药时立即服药。但若发现忘记服药时已接近下次服药时间，请按原计划服用下次剂量即可，切勿一次或短时间内服用两次剂量。

❖ **用药过量怎么办？**

服药过量可导致心动过缓、低血压、心脏传导阻滞和心力衰竭。

若服药过量，请立即告知医师或药师，并到医院就诊。

❖ **与其他药物合用需注意什么？**

本药与多种药物存在相互作用，如你已经在服用其他药物，请如实告知医师或药师。

（四）β 受体拮抗药

美托洛尔（片：25mg，50mg，100mg；缓释片：50mg，100mg）

❖ **本药用于治疗哪些疾病？**

高血压、心绞痛、心肌梗死、肥厚型心肌病、主动脉夹层、心律失常、甲状腺功能亢进、心脏神经官能症、心力衰竭。

❖ **本药如何服用，何时服用最合适？**

本药不同剂型、不同规格的用法用量可能存在差异，也会因人及疾病不同而异。请依照医师指示按时服药，勿自行增减药量或任意停药。应空腹服用。

❖ **使用本药期间需要注意什么？**

1. 服用美托洛尔期间，如需接受相关医学检查，应先告知医师用药情况。因为本药会影响血尿素氮、脂蛋白、肌酐、钾、甘油三酯、尿酸等测定值，使诊断出现误差。

2. 应用美托洛尔过程中应定期检查血常规、血压、心功能、肝肾功能，糖尿病患者应定期查血糖，以免发生严重的身体损伤。

3. 长期服用美托洛尔的患者停药时须根据医师指导，逐渐递减剂量，至少经过 3 天，一般为 2 周，具体依据个人身体状况，听医师的指导调整。

4. 对于要进行全身麻醉的患者最好停止服用本药，如有可能应在麻醉前 48 小时停用。

❖ **本药如何居家保存？**

遮光，密封，在干燥处保存。

❖ **妊娠期妇女与哺乳期妇女用药注意事项：**

妊娠期妇女和哺乳期妇女仅在明确需要时，方可服用本药。

❖ **忘记用药时怎么办？**

若是规律性服用此药，则于发现忘记服药时立即服药。但若发现忘记服药时已接近下次服药时间，请按原计划服用下次剂量即可，切勿一次或短时间内服用两次剂量。

❖ **用药过量怎么办？**

服药过量可导致显著的低血压和心动过缓。若服药过量，请立即告知医师或药师，并到医院就诊。

❖ **与其他药物合用需注意什么？**

本药与多种药物存在相互作用，如正在或需要服用其他药物，请告知医师或药师。

比索洛尔（2.5mg；5mg；10mg）

❖ **本药用于治疗哪些疾病？**

高血压、冠心病（心绞痛）、伴有心室收缩功能减退的中度至重度慢性稳定性心力衰竭。在使用本药前，需要遵医嘱接受 ACEI、ARB 类药物，利尿剂和选择性使用强心苷类药物治疗。

❖ **本药如何服用，何时服用最合适？**

1. 通常一次 5mg，每日 1 次，必要时可增至一次 10mg，每日 1 次。

2. 应在早晨用水整片送服，不应咀嚼，可与食物同服。

❖ **使用本药期间需要注意什么？**

1. 如需停药时，应逐渐停用，不可突然中断。治疗心力衰竭时需要进行剂量滴定，严密监测血压、心率、心电图和心功能恶化的症状。

2. 糖尿病患者血糖水平波动较大时，本药可能会掩盖低血糖症状，请定期监测血糖。

3. 在服用本药治疗时，如需手术，应告知麻醉师。

❖ **本药如何居家保存？**

密封，凉暗处（避光并不超过 20℃）保存。

❖ **妊娠期妇女与哺乳期妇女用药注意事项：**

本药可能对妊娠期妇女和胎儿有损害，除非明确必须使用，否则不建议应用本药。不建议哺乳期妇女使用。

❖ **忘记用药时怎么办？**

若是规律性服用此药，则于发现忘记服药时立即服药。但若发现忘记服药时已接近下次服药时间，请按原计划服用下次剂量即可，切勿一次或短时间内服用两次剂量。

❖ **用药过量怎么办？**

服药过量反应为心动过缓、低血压、支气管哮喘、急性心力不足和低血糖。

若服药过量，请立即告知医师或药师，并到医院就诊。

❖ **与其他药物合用需注意什么？**

本药与多种药物存在相互作用，如正在或需要服用其他药物，请如实告知医师或药师。

阿替洛尔（25mg）

❖ **本药用于治疗哪些疾病？**

高血压、心绞痛、心肌梗死、心律失常、甲状腺功能亢进、嗜铬细胞瘤。

❖ **本药如何服用，何时服用最合适？**

1. 成人常用量：开始一次 6.25~12.5mg，每日 2 次，按需要及耐受量渐增至 50~200mg。

2. 肾功能损害者：每日最多 25~50mg。

❖ **使用本药期间需要注意什么？**

1. 按处方剂量使用，增药、减药、停药均需经过医师评估，并在医师指导下逐渐增减量。

2. 停药过程至少需要 3 天，通常可达 2 周。若有撤药症状，如心绞痛发作等，需恢复用药，待症状稳定后再逐渐停用。

3. 服药过程中出现任何严重不良反应或不适时，应立即就医治疗。

4. 运动员慎用。

❖ **本药如何居家保存？**

密封保存。

❖ **妊娠期妇女与哺乳期妇女用药注意事项：**

妊娠期妇女较长时间服用本药，可能致胎儿宫内生长迟缓，应谨慎用药。

本药可随乳汁排泄，哺乳期妇女谨慎用药。

❖ **忘记用药时怎么办？**

若是规律性服用此药，则于发现忘记服药时立即服药。但若发现忘记服药时已接近下次服药时间，请按原计划服用下次剂量即可，切勿一次或短时间内服用两次剂量。

❖ **用药过量怎么办？**

服药过量会出现嗜睡、气喘、严重心动过缓等症状。

若服药过量，请立即告知医师或药师，并到医院就诊。

❖ **与其他药物合用需注意什么？**

本药应在停用可乐定前几天停用，如果用本药取代可乐定，应在停止服用可乐定数天后才开始本药的疗程。

本药与多种药物存在相互作用，如正在或需要服用其他药物，请如实告知医师或药师。

卡维地洛（6.25mg，10mg，12.5mg，20mg，25mg）

❖ **本药用于治疗哪些疾病？**

1. 原发性高血压。

2. 有症状的充血性心力衰竭。

❖ **本药如何服用，何时服用最合适？**

成人推荐剂量一次 12.5mg，每日 2 次，推荐最大用药每日 50mg，分 1 次或 2 次服用。

用药时间与用餐无关，但充血性心衰患者必须饭中服用，以减缓吸收，降低直立性低血压的发生。

❖ **使用本药期间需要注意什么？**

1. 接受本药治疗期间，应避免佩戴隐形眼镜，否则可能会引起眼睛干燥、不适。

2. 服用本药期间，坐或躺后迅速起身，可能出现头晕或晕倒。应缓慢起身，爬楼梯时也请注意上述情况。

❖ **本药如何居家保存?**

遮光,密封保存。

❖ **妊娠期妇女与哺乳期妇女用药注意事项:**

妊娠期妇女除非利大于弊,否则不推荐使用本药。哺乳期妇女如确需用药,应停止哺乳。

❖ **忘记用药时怎么办?**

若是规律性服用此药,则于发现忘记服药时立即服药。但若发现忘记服药时已接近下次服药时间,请按原计划服用下次剂量即可,切勿一次或短时间内服用两次剂量。

❖ **用药过量怎么办?**

若服药过量,请立即告知医师或药师,并到医院就诊。

❖ **与其他药物合用需注意什么?**

卡维地洛与可乐定联合用药结束前,在停用可乐定前几天应先停用卡维地洛,然后可乐定逐渐减量至停用。

本药与多种药物存在相互作用,如你正在服用其他药物,请如实告知医师或药师。

拉贝洛尔(50mg,100mg)

❖ **本药用于治疗哪些疾病?**

1. 多类型高血压。

2. 外科手术前控制血压。

3. 嗜铬细胞瘤的降压治疗。

❖ **本药如何服用,何时服用最合适?**

饭后服用。一次 100mg,每日 2~3 次,2~3 日后根据需要加量。

常用维持量为 200~400mg,每日 2 次。最大量为每日 2400mg。

❖ **使用本药期间需要注意什么?**

1. 按处方剂量使用,增药、减药、停药需经过医师评估,并在医师指导下逐渐增减量。

2. 有下列情况应慎用:过敏史、充血性心力衰竭、糖尿病、肺气肿或非过敏性支气管炎、肝功能不全、甲状腺功能低下、雷诺综合征或其他周围血管疾病、肾功能减退。

3. 本药用于嗜铬细胞瘤的降压有效,但少数病例有血压反常升高的报道,故用药时应谨慎。

4. 少数患者可在服药后 2~4 小时出现直立性低血压,因此用药剂量应该逐渐增加。

5. 用药期间出现任何严重、持续或进展性的症状,应及时就医。

❖ **本药如何居家保存?**

遮光,密封保存。

❖ **妊娠期妇女与哺乳期妇女用药注意事项:**

本药可安全有效地用于妊娠高血压,不影响胎儿生长发育。

哺乳期妇女慎用。

❖ **忘记用药时怎么办?**

若是规律性服用此药,则于发现忘记服药时立即服药。但若发现忘记服药时已接近下次服药时间,请按原计划服用下次剂量即可,切勿一次或短时间内服用两次剂量。

❖ **用药过量怎么办？**

若用药过量，请立即告知医师或药师，并到医院就诊。

❖ **与其他药物合用需注意什么？**

本药与多种药物存在相互作用，如你正在服用其他药物，请如实告知医师或药师。

（五）α受体拮抗药

特拉唑嗪（1mg，2mg）

❖ **本药用于治疗哪些疾病？**

1. 缓解良性前列腺增生的梗阻症状。

2. 高血压的治疗。

❖ **本药如何服用，何时服用最合适？**

口服。开始剂量 1mg，睡前服用。逐渐增加服药剂量，以减轻首剂效应及副作用，或遵医嘱。

1. 良性前列腺增生：推荐剂量为一次 2mg，每日 1 次，睡前服用。

2. 高血压：剂量应逐渐增加直至达到理想降压疗效，通常的推荐剂量为一次 1~5mg，每日 1 次，每日最大剂量为 20mg。

❖ **使用本药期间需要注意什么？**

1. 在使用本药联合噻嗪类利尿药或其他抗高血压药物合用时，患者需要注意直立性低血压的发生。为减少直立性低血压的发生概率，建议患者在起身或上楼梯时缓慢行动。

2. 若在用药过程中出现阴茎异常勃起，请及时就医治疗，否则可能导致永久性阳痿。

3. 中断本药数日后重新给药，仍应使用初始剂量进行治疗。

❖ **本药如何居家保存？**

遮光，密封保存。

❖ **妊娠期妇女与哺乳期妇女用药注意事项：**

妊娠期妇女禁用，哺乳期妇女慎用。

❖ **忘记用药时怎么办？**

若是规律性服用此药，则于发现忘记服药时立即服药。但若发现忘记服药时已接近下次服药时间，请按原计划服用下次剂量即可，切勿一次或短时间内服用两次剂量。

❖ **用药过量怎么办？**

服药过量可导致低血压，应保持仰卧位，立即告知医师或药师，并到医院就诊。

❖ **与其他药物合用需注意什么？**

如与其他药物同时使用可能会发生药物相互作用，请咨询医师或药师。

（六）其他抗高血压药

吲达帕胺（片：2.5mg；缓释片/胶囊：1.5mg）

❖ **本本药用于治疗哪些疾病？**

成人原发性高血压。

❖ **本药如何服用，何时服用最合适？**

1. 吲达帕胺片：口服。一次 1 片，每日 1 次，最好早晨服用。每日不应超过 2.5mg。

2. 吲达帕胺缓释片/胶囊：口服。一次 1 片，每日 1 次，最好早晨服用。必须用水整片吞服，不能嚼碎。

❖ **使用本药期间需要注意什么？**

1. 磺胺类药物过敏者禁用。

2. 吲达帕胺作为利尿剂使用时，最好早晨服药，以免夜间起床排尿，不利于睡眠。

3. 如服药期间需要手术，不应擅自停药，但须告知麻醉医师。

4. 服药期间应定期监测血钾、血钠、血钙、血糖、尿酸等，如检查结果出现异常，及时告知医师并进行对症治疗。

❖ **本药如何居家保存？**

遮光，密封保存。

❖ **妊娠期妇女与哺乳期妇女用药注意事项：**

妊娠期妇女应避免使用；哺乳期妇女不宜服用，或服药期间暂停哺乳。

❖ **忘记用药时怎么办？**

若是规律性服用此药，则于发现忘记服药时立即服药。但若发现忘记服药时已接近下次服药时间，请按原计划服用下次剂量即可，切勿一次或短时间内服用两次剂量。

❖ **用药过量怎么办？**

大剂量服用后的急性中毒症状可能为恶心、呕吐、低血压、痛性痉挛、眩晕、嗜睡、思维混乱、多尿或少尿甚至无尿。若服药过量，请立即告知医师或药师，并到医院就诊。

❖ **与其他药物合用需注意什么？**

本药与多种药物存在相互作用，如正在或需要服用其他药物，请告知医师或药师。

可乐定（片：75μg，0.1mg；透皮贴：1.0mg，1.5mg，2.0mg，2.5mg，5mg）

❖ **本药用于治疗哪些疾病？**

1. 盐酸可乐定片：用于高血压（不作为第一线用药），高血压急症，偏头痛、绝经期潮热、痛经，以及戒绝阿片瘾毒症状。

2. 可乐定贴片：用于治疗高血压病。

3. 可乐定透皮贴片：用于 Tourette 综合征（发声与多种运动联合抽动障碍）。

❖ **本药如何服用，何时服用最合适？**

本药有多种剂型和规格，剂量及用法也因人及疾病不同而异。请依照医师指示按时服药，勿自行增减药量或任意停药。

❖ **使用本药期间需要注意什么？**

1. 用药期间严禁饮酒。

2. 要注意按时服药，如果突然停药或连续漏服数次，可发生血压反跳性增高。多在12~48 小时出现，可持续数天，可能伴有神经紧张、胸痛、失眠、脸红、头痛、恶心、唾液增多、呕吐、手指颤动等症状。

3. 老年人对降压作用较敏感，要注意防止直立性低血压，可能出现头晕、晕厥，进而导致摔倒、跌伤、骨折等。

4. 外用贴片连续使用可能产生皮肤刺激反应（包括一过性皮疹、荨麻疹或血管水肿），所以每次换贴片时应更换贴用部位。

❖ **本药如何居家保存？**

遮光，在 30℃ 以下密时保存。

❖ **妊娠期妇女与哺乳期妇女用药注意事项：**

仅在必要时方可用于妊娠期妇女和哺乳期妇女。

❖ **忘记用药时怎么办？**

若是规律性服用此药，则于发现忘记服药时立即服药。但若发现忘记服药时已接近下次服药时间，请按原计划服用下次剂量即可，切勿一次或短时间内服用两次剂量。

❖ **用药过量怎么办？**

服药过量的症状和体征包括低血压，心动过缓、嗜睡、烦躁、乏力、困倦、反射减低或丧失、恶心、呕吐、通气不足，过大剂量可有可逆性心脏传导障碍或心律失常，短暂高血压。贴剂过量时应首先揭下贴片，低血压时应平卧，抬高脚，并立即告知医师或药师，送医院就诊。

❖ **与其他药物合用需注意什么？**

本药与多种药物存在相互作用，如正在或需要服用其他药物，请告知医师或药师。

利血平（0.1mg；0.25mg）

❖ **本药用于治疗哪些疾病？**

高血压危象（不推荐为一线用药）。

❖ **本药如何服用，何时服用最合适？**

1. 口服。初始剂量为一次 0.1~0.25mg，每日 1 次，剂量应根据病情调整，请遵医嘱。极量不超过一次 0.5mg。

2. 儿童每日按体重 0.005~0.02mg/kg 或体表面积 0.15~0.6mg/m² 给药，分 1~2 次口服。

❖ **使用本药期间需要注意什么？**

1. 对利血平及萝芙木制剂过敏者禁用，活动性胃溃疡、溃疡性结肠炎、抑郁症，尤其是有自杀倾向的抑郁症患者禁用。

2. 服药前和治疗期间，需要做电解质检查。

3. 服药后不应饮酒。

4. 用药后出现直立性低血压时，应卧床休息，以防摔倒。

5. 患者应在就诊或检查时将用药情况告知医师，以免影响医师对检查结果的解读。

6. 在手术和电休克治疗前 2 周，可能需要停用本药，以避免出现严重低血压的情况。

7. 用药期间注意监测药物不良反应，任何严重、持续或进展性情况均须及时与医师沟通。有清晨失眠、食欲缺乏、阳痿、精神抑郁等症状，应马上停药并咨询医师。

❖ **本药如何居家保存？**

遮光，密闭保存。

❖ **妊娠期妇女与哺乳期妇女用药注意事项：**

哺乳期妇女禁用，哺乳期妇女慎用。

❖ **忘记用药时怎么办？**

若是规律性服用此药，则于发现忘记服药时立即服药。但若发现忘记服药时已接近下次服药时间，请按原计划服用下次剂量即可，切勿一次或短时间内服用两次剂量。

❖ **用药过量怎么办？**

药物过量会导致呼吸抑制、昏迷、低血压、抽搐和体温过低。严重低血压者应置于卧位，双脚上抬；并立即告知医师或药师，及时到医院就诊。

❖ **与其他药物合用需注意什么?**

本药与多种药物存在相互作用,如正在或需要服用其他药物,请告知医师或药师。

(七)单片复方制剂

氯沙坦钾/氢氯噻嗪(50mg/12.5mg;100mg/12.5mg;100mg/25mg)

❖ **本药用于治疗哪些疾病?**

高血压,适用于联合用药治疗的患者。

❖ **本药如何服用,何时服用最合适?**

1. 本药起始剂量和维持剂量是一次 1 片(50mg/12.5mg),每日 1 次。

2. 对反应不足的患者,可以调整为一次 1 片(100mg/12.5mg),每日 1 次。

3. 如果必要时可将最大剂量增至一次 2 片(50mg/12.5mg)或 1 片(100mg/25mg),每日 1 次。

❖ **使用本药期间需要注意什么?**

1. 无尿患者、对其他磺胺类药物过敏的患者,禁止使用本药。

2. 服用本药期间如需服用其他药品,请及时咨询医师或药师,请勿擅自同时服用多种药品。

3. 应定期进行血压、电解质、肾功能的检查。

4. 本药不能用于血容量不足的患者。

5. 严重肾功能不全或肝功能不全的患者不推荐使用本药。

6. 运动员慎用。

❖ **本药如何居家保存?**

30℃以下密封保存。

❖ **妊娠期妇女与哺乳期妇女用药注意事项:**

备孕或妊娠期妇女禁用。哺乳期妇女应权衡利弊,如确需用药,应停止哺乳。

❖ **忘记用药时怎么办?**

若是规律性服用此药,则于发现忘记服药时立即服药。但若发现忘记服药时已接近下次服药时间,请按原计划服用下次剂量即可,切勿一次或短时间内服用两次剂量。

❖ **用药过量怎么办?**

若服药过量,请立即告知医师或药师,并到医院就诊。

❖ **与其他药物合用需注意什么?**

本药与多种药物存在相互作用,如正在或需要服用其他药物,请告知医师或药师。

厄贝沙坦/氢氯噻嗪(150mg/12.5mg)

❖ **本药用于治疗哪些疾病?**

原发性高血压,还可以治疗单用厄贝沙坦或氢氯噻嗪不能有效控制高血压患者。

❖ **本药如何服用,何时服用最合适?**

口服,空腹或进餐时使用。常用起始和维持剂量为一次 1 片,每日 1 次,根据病情可增加最大剂量至一次 2 片,每日 1 次。

❖ **使用本药期间需要注意什么?**

1. 顽固性低血钾、高钙血症患者,严重的肝肾功能损害、胆汁性肝硬化和胆汁淤积的患者禁用本药。

2. 对其他磺胺类药物过敏的患者，禁止使用本药。

3. 应定期进行血压、电解质、肾功能的检查。

4. 运动员慎用。

❖ **本药如何居家保存？**

密封，在阴凉处（不超过 20℃）保存。

❖ **妊娠期妇女与哺乳期妇女用药注意事项：**

妊娠期妇女禁用。哺乳期妇女如确需用药，应停止哺乳。

❖ **忘记用药时怎么办？**

若是规律性服用此药，则于发现忘记服药时立即服药。但若发现忘记服药时已接近下次服药时间，请按原计划服用下次剂量即可，切勿一次或短时间内服用两次剂量。

❖ **用药过量怎么办？**

厄贝沙坦过量最可能的表现为低血压和心动过速；也会发生心动过缓。氢氯噻嗪过量时最常见恶心和昏睡。若用药过量，请立即告知医师或药师，并到医院就诊。

❖ **与其他药物合用需注意什么？**

本药与多种药物存在相互作用，如正在服用其他药物，请告知医师或药师。

缬沙坦/氢氯噻嗪（80mg/12.5mg）

❖ **本药用于治疗哪些疾病？**

单一药物不能充分控制血压的轻至中度原发性高血压。不适用于高血压的初始治疗。

❖ **本药如何服用，何时服用最合适？**

口服。一次 1 片，每日 1 次。本药的服用与进餐时间无关。

❖ **使用本药期间需要注意什么？**

1. 用药期间需要定期进行血压、电解质以及肾功能检查。

2. 磺胺衍生物过敏者禁用。

3. 严重的肝脏衰竭、胆汁性肝硬化或胆汁淤积、严重的肾脏衰竭或无尿、难治性低钾血症、低钠血症或高钙血症和症状性高尿酸血症等患者禁用。

4. 运动员慎用。

❖ **本药如何居家保存？**

室温，密闭保存。

❖ **妊娠期妇女与哺乳期妇女用药注意事项：**

妊娠期妇女禁用。哺乳期妇女如确需服药，应停止哺乳。

❖ **忘记用药时怎么办？**

若是规律性服用此药，则于发现忘记服药时立即服药。但若发现忘记服药时已接近下次服药时间，请按原计划服用下次剂量即可，切勿一次或短时间内服用两次剂量。

❖ **用药过量怎么办？**

服药过量后的主要症状可能为显著低血压。

若服药过量，请立即告知医师或药师，并到医院就诊。

❖ **与其他药物合用需注意什么？**

本药与多种药物存在相互作用，如正在或需要服用其他药物，请如实告知医师或药师。

缬沙坦/氨氯地平（80mg/5mg）

❖ **本药用于治疗哪些疾病？**

原发性高血压。

❖ **本药如何服用，何时服用最合适？**

氨氯地平每日 1 次 2.5~10mg 对于治疗高血压有效，而缬沙坦有效剂量为 80~320mg。在每日 1 次缬沙坦/氨氯地平片治疗的临床试验中，使用 5~10mg 的氨氯地平和 80~320mg 的缬沙坦，降压疗效随着剂量升高而增加。

❖ **使用本药期间需要注意什么？**

1. 建议在服用本药前纠正血容量不足的状况，或在开始治疗时进行密切的临床监测。

2. 用药期间应定期监测肾功能。如果在用药期间，出现肾功能显著恶化，请及时告知医师。

3. 如果服用本药时发生过度低血压，应立即平卧，必要时静脉注射 0.9% 氯化钠注射液。暂时性的低血压并不是服用本药的禁忌，血压稳定后通常可以继续服用本药。

4. 如果发生血管性水肿，应立即停用，且不得再次使用。

5. 如果出现血钾水平升高，可能需要减量或停药。

❖ **本药如何居家保存**

密封，30℃以下保存。

❖ **妊娠期妇女与哺乳期妇女用药注意事项：**

妊娠期和准备妊娠的妇女禁用。哺乳期妇女如确需用药，应停止哺乳。

❖ **忘记用药时怎么办？**

若是规律性服用此药，则于发现忘记服药时立即服药。但若发现忘记服药时已接近下次服药时间，请按原计划服用下次剂量即可，切勿一次或短时间内服用两次剂量。

❖ **用药过量怎么办？**

服药过量的主要症状可能是低血压伴随头晕，甚至有出现显著而持久的全身性低血压及致命性休克的报道。

若服药过量，请立即告知医师或药师，并到医院就诊。

❖ **与其他药物合用需注意什么？**

本药与多种药物存在相互作用，如正在或需要服用其他药物，请告知医师或药师。

培哚普利/吲达帕胺（2mg/0.625mg；4mg/1.25mg）

❖ **本药用于治疗哪些疾病？**

原发性高血压，也适合用于单独服用培哚普利不能完全控制血压的患者。

❖ **本药如何服用，何时服用最合适？**

一次 1 片（2mg/0.625mg），每日 1 次，最好在清晨餐前服用，必要时剂量可增至一次 1 片（4mg/1.25mg），每日 1 次。

❖ **使用本药期间需要注意什么？**

1. 磺胺类过敏者禁用，严重的肾功能损伤患者禁用。

2. 使用保钾利尿剂、补钾制剂或含钾盐替代品的患者应谨慎使用并定期监测血清钾。

3. 建议在进行手术的前两天停药。

❖ **本药如何居家保存?**

遮光、密封保存。

❖ **妊娠期妇女与哺乳期妇女用药注意事项:**

妊娠期妇女禁用。哺乳期妇女如确需用药,应停止哺乳。

❖ **忘记用药时怎么办?**

若是规律性服用此药,则于发现忘记服药时立即服药。但若发现忘记服药时已接近下次服药时间,请按原计划服用下次剂量即可,切勿一次或短时间内服用两次剂量。

❖ **用药过量怎么办?**

服药过量最可能出现低血压。

若服药过量,请立即告知医师或药师,并到医院就诊。

❖ **与其他药物合用需注意什么?**

本药与多种药物存在相互作用,如正在或需要服用其他药物,请告知医师或药师。

三、抗心律失常药

抗心律失常药物能防治心动过速、过缓或心律不齐的药物。但一般指防治心动过速及某些心律不齐的药物。此部分涉及的抗心律失常药物为① I 类 – 钠通道阻滞剂;②Ⅱ类 –β 受体拮抗药;③Ⅲ类 – 钾通道阻滞剂;④Ⅳ类 – 钙通道阻滞剂。β 受体拮抗药及钙通道阻滞剂具体参见抗高血压药部分。

(一) I 类 – 钠通道阻滞剂

硫酸奎尼丁(0.2g)

❖ **本药用于治疗哪些疾病?**

心房颤动或心房扑动经电转复后的维持治疗。

❖ **本药如何服用,何时服用最合适?**

1. 成人应先试服 0.2g,观察有无过敏及特异质反应。

2. 成人常用量:一次 0.2~0.3g,每日 3~4 次。用于转复心房颤动或心房扑动,第一日 0.2g,每 2 小时 1 次,连续 5 次;如无不良反应,第二日增至一次 0.3g,第三日一次 0.4g,每 2 小时 1 次,连续 5 次。每日总量不宜超过 2.4g。恢复窦性心律后改为维持量,一次 0.2~0.3g,每日 3~4 次。

3. 成人处方极量:每日 3g(一般每日不宜超过 2.4g),应分次服药。

❖ **使用本药期间需要注意什么?**

1. 饭后 2 小时或饭前 1 小时服药并多次饮水可加快吸收;与食物或牛奶同服可减少对胃肠道的刺激,但不影响药物吸收;请根据自身情况酌情考虑。

2. 当每日口服量超过 1.5g 时,或给有不良反应的高危患者用药,应住院监测心电图及血药浓度。每日超过 2g 时应特别注意心脏毒性。

3. 长期用药需监测肝、肾功能,若出现严重电解质紊乱或肝、肾功能异常时需立即停药。

4. 加强心电图检测,QRS 间期超过服药前 20% 应停药。

5. 对于可能发生完全性房室传导阻滞(如地高辛中毒、Ⅱ°房室传导阻滞、严重室内传导障碍等）而无起搏器保护的患者，要慎用。

❖ **本药如何居家保存?**

遮光、密封保存。

❖ **妊娠期妇女与哺乳期妇女用药注意事项:**

妊娠期妇女慎用，仅用于必须使用奎尼丁的妊娠期妇女。哺乳期妇女最好不服用本药。

❖ **忘记用药时怎么办?**

若是规律性服用此药，则于发现忘记服药时立即服药。但若发现忘记服药时已接近下次服药时间，请按原计划服用下次剂量即可，切勿一次或短时间内服用两次剂量。

❖ **用药过量怎么办?**

幼儿单次口服奎尼丁超过 5g 可引起死亡。药物过量急性期最常见的不良反应是室性心律失常和低血压。

若用药过量，请立即告知医师或药师，并到医院就诊。

❖ **与其他药物合用需注意什么?**

与多种药物存在相互作用，如正在或需要服用其他药物，请告知医师或药师。

盐酸普鲁卡因胺（0.25g）

❖ **本药用于治疗哪些疾病?**

危及生命的室性心律失常。

❖ **本药如何服用，何时服用最合适?**

1. 心律失常：一次 0.25~0.5g，每 4 小时 1 次。

2. 肌强直：一次 0.25g，每日 2 次。

❖ **使用本药期间需要注意什么?**

1. 本药静脉应用时需有心电和血压监测。

2. 对普鲁卡因及其他有关药物过敏者，可能对本药也过敏。

3. 用药期间一旦心室率明显减低，应立即停药。

❖ **本药如何居家保存?**

遮光，密封保存。

❖ **妊娠期妇女与哺乳期妇女用药注意事项:**

妊娠期妇女及哺乳期妇女用药时须权衡利弊。

❖ **忘记用药时怎么办?**

若是规律性服用此药，则于发现忘记服药时立即服药。但若发现忘记服药时已接近下次服药时间，请按原计划服用下次剂量即可，切勿一次或短时间内服用两次剂量。

❖ **用药过量怎么办?**

一旦出现药物过量，需立即停药，同时告知医师或药师，并到医院就诊。

❖ **与其他药物合用需注意什么?**

用药期间避免饮酒。如果同时服用抗酸药物，建议间隔 2 小时以上。

磷酸丙吡胺（片/缓释片：0.1g）

❖ **本药用于治疗哪些疾病?**

其他药物无效的危及生命的室性心律失常。

❖ **本药如何服用，何时服用最合适?**

1. 普通片：口服。成人常用量首次 0.2g，以后一次 0.1~0.15g，每 6 小时 1 次。应根据需要及耐受程度调整用量。

2. 缓释片：口服。成人常用量一次 0.2g，每日 2 次。

❖ **使用本药期间需要注意什么?**

1. 青光眼、尿潴留患者禁用。

2. 心肌病或可能出现心功能不全者应严密监测血压及心功能情况。

3. 服用硫酸奎尼丁或盐酸普鲁卡因胺者如需换用本药，应先停服硫酸奎尼丁 6~12 小时或盐酸普鲁卡因胺 3~6 小时。

4. 剂量应根据疗效及耐受性个体化给药，并逐渐增量；肝、肾功能不全者及体重轻者应适当减量。

5. 用药前后定期检测血清钾。

❖ **本药如何居家保存?**

遮光、密闭保存。

❖ **妊娠期妇女与哺乳期妇女用药注意事项:**

妊娠期妇女慎用，仅在利大于弊时方可服用本药。哺乳期妇女如确需用药，应停止哺乳。

❖ **忘记用药时怎么办?**

若是规律性服用此药，则于发现忘记服药时立即服药。但若发现忘记服药时已接近下次服药时间，请按原计划服用下次剂量即可，切勿一次或短时间内服用两次剂量。

❖ **用药过量怎么办?**

用药过量可引起呼吸暂停、意识丧失、心律失常和自主呼吸消失等不良反应，严重者可致死。

若用药过量，请立即告知医师或药师，并到医院就诊。

❖ **与其他药物合用需注意什么?**

1. 用药期间避免饮酒。

2. 本药与多种药物存在相互作用，如正在或需要服用其他药物，请告知医师或药师。

盐酸美西律（50mg，100mg）

❖ **本药用于治疗哪些疾病?**

慢性室性心律失常。

❖ **本药如何服用，何时服用最合适?**

1. 口服。首次 200~300mg，必要时 2 小时后再服 100~200mg。

2. 一般维持量每日约 400~800mg（8~16 片），分 2~3 次服。

3. 成人最大量为每日 1200mg（24 片），分次服用。

❖ **使用本药期间需要注意什么?**

1. 低血压和严重充血性心力衰竭患者慎用。

2. 室内传导阻滞或严重窦性心动过缓者慎用。

3. 肝功能异常者慎用。

4. 用药期间注意随访检查血压、心电图、血药浓度。

❖ **本药如何居家保存？**

遮光，密闭保存。

❖ **妊娠期妇女与哺乳期妇女用药注意事项：**

妊娠期妇女慎用，仅在利大于弊时方可服用本药。哺乳期妇女如确需用药，应停止哺乳。

❖ **忘记用药时怎么办？**

若是规律性服用此药，则于发现忘记服药时立即服药。但若发现忘记服药时已接近下次服药时间，请按原计划服用下次剂量即可，切勿一次或短时间内服用两次剂量。

❖ **用药过量怎么办？**

服药过量可能出现恶心、低血压、窦性心动过缓、感觉异常、癫痫发作、间歇性左束支传导阻滞和心搏骤停等不良反应，严重的甚至会导致死亡，如果患者有明显不适，应及时到医院就诊。

❖ **与其他药物合用需注意什么？**

如与其他药物同时使用可能会发生药物相互作用，请咨询医师或药师。

盐酸莫雷西嗪（50mg）

❖ **本药用于治疗哪些疾病？**

室性心律失常，包括室性期前收缩及室性心动过速。

❖ **本药如何服用，何时服用最合适？**

口服。成人常用量150~300mg，每8小时1次，最大量为每日900mg。

❖ **使用本药期间需要注意什么？**

1. 剂量应个体化，在应用本药前，应停用其他抗心律失常药物1~2个半衰期。

2. 心肌梗死后无症状的非致命性室性心律失常患者慎用。

3. 下列情况应慎用：一度房室阻滞和室内阻滞；肝或肾功能不全；严重心衰。

4. 用药期间应注意随访血压、心电图、肝功能。

❖ **本药如何居家保存？**

遮光，密封保存。

❖ **妊娠期妇女与哺乳期妇女用药注意事项：**

妊娠期妇女和哺乳期妇女慎用。

❖ **忘记用药时怎么办？**

若是规律性服用此药，则于发现忘记服药时立即服药。但若发现忘记服药时已接近下次服药时间，请按原计划服用下次剂量即可，切勿一次或短时间内服用两次剂量。

❖ **用药过量怎么办？**

用药过量可能出现恶心、嗜睡、昏迷、晕厥、低血压状态、心衰恶化、心肌梗死、窦性停博、心律失常和呼吸衰竭等症状。用量超过2250mg和10000mg有致死报道。因此患者需要严格按照用法用量服用。如果患者有明显不适，应及时到医院就诊。

❖ **与其他药物合用需注意什么？**

1. 在华法林稳定抗凝的患者开始用本药或停用本药时应进行监测。

2. 如服用本药期间需要服用其他药物，请及时咨询医师或药师。

普罗帕酮（50mg；100mg；150mg）

❖ **本药用于治疗哪些疾病？**

1. 阵发性室性心动过速、室上性心动过速、期前收缩。

2. 预防预激综合征伴室上性心动过速、心房扑动、心房颤动。

❖ **本药如何服用，何时服用最合适？**

本药宜在饭后与饮料或食物同时吞服，不得嚼碎。

1. 常规剂量：一次 100~200mg，每日 3~4 次。

2. 治疗量：一日 300~900mg，分 4~6 次服用。

3. 维持量：一日 300~600mg，分 2~4 次服用。

❖ **使用本药期间需要注意什么？**

1. 无起搏器保护的窦房结功能障碍、严重房室传导阻滞、束支传导阻滞患者，严重充血性心力衰竭、心源性休克、严重低血压的患者禁用。

2. 可能会导致头晕或头晕，这类患者不宜开车、使用机器，或做任何需要专注力的事情。

3. 用药期间出现任何严重、持续或进展性的症状，应及时就医。

❖ **本药如何居家保存？**

遮光，密闭保存（10~30℃）。

❖ **妊娠期妇女与哺乳期妇女用药注意事项：**

妊娠期妇女服用需权衡利弊。哺乳期妇女如确需服药，应停止哺乳。

❖ **忘记用药时怎么办？**

若是规律性服用此药，则于发现忘记服药时立即服药。但若发现忘记服药时已接近下次服药时间，请按原计划服用下次剂量即可，切勿一次或短时间内服用两次剂量。

❖ **用药过量怎么办？**

药物过量摄入后 3 小时症状最明显，包括低血压、嗜睡、心动过缓、房内和室内传导阻滞，偶尔发生抽搐或严重室性心律失常。如果患者有明显不适，应及时到医院就诊。

❖ **与其他药物合用需注意什么？**

如服用本药期间需要服用其他药物，请及时咨询医师或药师。

（二）Ⅲ类 – 钾通道阻滞剂

盐酸索他洛尔（80mg）

❖ **本药用于治疗哪些疾病？**

各种危及生命的室性快速型心律失常。

❖ **本药如何服用，何时服用最合适？**

1. 口服。每日 80~160mg，分 2 次服用，从低剂量开始，逐渐加量。

2. 室性心动过速者每日 160~480mg。

❖ **使用本药期间需要注意什么？**

1. 有支气管痉挛性疾病的患者应避免服用本药。

2. 不可骤然停药，需停药时应逐渐减量，在 1~2 周的时间内停用。

3. 运动员慎用。

❖ **本药如何居家保存？**

遮光，密闭，干燥处保存。

❖ **妊娠期妇女与哺乳期妇女用药注意事项：**

妊娠期妇女及哺乳期妇女慎用。

❖ **忘记用药时怎么办？**

若是规律性服用此药，则于发现忘记服药时立即服药。但若发现忘记服药时已接近下次服药时间，请按原计划服用下次剂量即可，切勿一次或短时间内服用两次剂量。

❖ **用药过量怎么办？**

服药过量最常见心动过缓、充血性心衰、低血压、支气管痉挛和低血糖等不良反应。

如服药过量，应立即停止用药并密切观察患者情况，并到医院就诊。

❖ **与其他药物合用需注意什么？**

如与其他药物同时使用可能会发生药物相互作用，请咨询医师或药师。

盐酸胺碘酮（0.2g）

❖ **本药用于治疗哪些疾病？**

其他治疗无效或不宜采用其他治疗的严重心律失常。

❖ **本药如何服用，何时服用最合适？**

1. 负荷量：通常每日 600mg，可以连续应用 8~10 日。

2. 维持量：宜应用最小有效剂量，根据个体反应，可给予一日 100~400mg。

3. 由于胺碘酮的延长治疗作用，可给予隔日 200mg 或一日 100mg。已有推荐每周停药 2 日的间隙性治疗方法。

❖ **使用本药期间需要注意什么？**

1. 在治疗期间避免阳光曝晒，外出时采取日光保护措施，穿戴防晒衣或使用防晒霜，以免出现光过敏反应。

2. 服用本药期间，要注意定期进行血压、心电图、肝功能、甲状腺功能、肺功能、肺部 X 线、眼科裂隙灯检查，尤其是老年人。

3. 甲状腺功能亢进患者禁用。

4. 服用本药对心电图、肝功能、甲状腺功能检查产生干扰。在做相关检查前，提前告知医师服药情况，避免误诊。

5. 在患者接受手术治疗之前，应该告知麻醉师患者正在接受胺碘酮治疗。

❖ **本药如何居家保存？**

遮光，密封保存。

❖ **妊娠期妇女与哺乳期妇女用药注意事项：**

妊娠期妇女禁用；服用本药者不宜哺乳，可能导致乳儿甲状腺功能减退。

❖ **忘记用药时怎么办？**

若是规律性服用此药，则于发现忘记服药时立即服药。但若发现忘记服药时已接近下次服药时间，请按原计划服用下次剂量即可，切勿一次或短时间内服用两次剂量。

❖ **用药过量怎么办？**

若用药过量，请立即告知医师或药师，并到医院就诊。

❖ **与其他药物合用需注意什么？**

1. 在胺碘酮治疗时和治疗结束后，要调整口服抗凝药的剂量。

2. 本药与多种药物存在相互作用，如正在或需要服用其他药物，请如实告知医师或药师。

盐酸决奈达隆（400mg）

❖ **本药用于治疗哪些疾病？**

有阵发性或持续性心房颤动病史的窦性心律患者，减少因心房颤动住院的风险。

❖ **本药如何服用，何时服用最合适？**

口服。成年人的推荐剂量为一次 1 片（400mg），每日 2 次。早餐和晚餐时各服 1 片。

❖ **使用本药期间需要注意什么？**

用药期间注意监测药物不良反应，任何严重、持续或进展性情况均须及时与医师或药师沟通。

❖ **本药如何居家保存？**

贮存温度为 25℃，允许的温度范围为 15~30℃。

❖ **妊娠期妇女与哺乳期妇女用药注意事项：**

妊娠期妇女禁用。哺乳期妇女如确需用药，应停止哺乳。

❖ **忘记用药时怎么办？**

若是规律性服用此药，则于发现忘记服药时立即服药。但若发现忘记服药时已接近下次服药时间，请按原计划服用下次剂量即可，切勿一次或短时间内服用两次剂量。

❖ **用药过量怎么办？**

尚无用药过量的相关研究。如有不适，请立即前往医院就诊。

❖ **与其他药物合用需注意什么？**

开始服用本药前，必须停用Ⅰ类、Ⅲ类抗心律失常药物（如胺碘酮、氟卡尼、普罗帕酮、奎尼丁、丙吡胺、多非利特、索他洛尔）和 CYP3A 的强效抑制剂类药物（如酮康唑）。

四、抗心绞痛及心肌缺血药

治疗心绞痛的药物主要包括抗心肌缺血药物及预防心肌梗死急性发作、改善预后类药物。抗心肌缺血药物是治疗心绞痛的关键药物。结合本章主题，本节涉及抗心绞痛及心肌缺血药物有硝酸酯类、β 受体拮抗药、钙通道阻滞药、其他心脏病的血管扩张药等。

（一）硝酸酯类

硝酸甘油（溶液：0.4mg；片：0.5mg；气雾剂：14g∶0.1g）

❖ **本药用于治疗哪些疾病？**

用于冠心病心绞痛的治疗及预防，也可用于降低血压或治疗充血性心力衰竭。

❖ **本药如何服用，何时服用最合适？**

1. 硝酸甘油溶液：1% 溶液舌下给药，一次 0.05~0.1ml，一日 2ml。

2. 硝酸甘油片：成人一次用 0.25~0.5mg（0.5~1 片）舌下含服。每 5 分钟可重复 1 片，直至疼痛缓解。如果 15 分钟内总量达 3 片后疼痛持续存在，应立即就医。在活动或大便之前 5~10 分钟预防性使用，可避免诱发心绞痛。

3. 硝酸甘油气雾剂：心绞痛发作或有心绞痛发作预兆时，向口腔舌下黏膜喷射 1~2 揿，相当于硝酸甘油 0.5~1.0mg。使用时取下罩帽，摇匀，喷嘴对准口腔舌下黏膜，揿压阀门，药液即呈雾状喷入口腔内。

❖ **使用本药期间需要注意什么？**

1. 如患有低血压、梗阻性心肌病、青光眼，或者头颅有外伤时应告知医师，避免出现严重用药风险。

2. 根据不同的临床需求，硝酸甘油可以通过舌下含服给药、黏膜给药、透皮给药、静脉途径给药、局部涂抹给药，医师应根据需要开具相应的硝酸甘油制剂，并告知患者所用硝酸甘油制剂的使用方法和剂量及注意事项，如舌下片只能用于舌下含服，不可吞服。

3. 舌下含服硝酸甘油用于缓解心绞痛急性发作，如果使用 3 片后症状还没缓解，应立即就医，接受急救治疗。

4. 硝酸甘油长期使用可引起耐药性，停药一周左右疗效可恢复。大量或长期使用后需要停药时，应在医师指导下逐渐递减用量，以防撤药时心绞痛发作。

5. 用药期间坐卧后突然起身有可能会引起低血压，所以坐卧后应缓慢起身，爬楼梯时也需要注意。如果出现低血压可以躺下，将头部放低并抬高双腿，以利于血液回流，缓解症状。如果情况严重，应及时到医院急救治疗。

6. 使用硝酸甘油会使血中硝酸盐类、变性血红蛋白增多，尿儿茶酚胺（肾上腺素和去甲肾上腺素）与香草杏仁酸（VMA）值显著升高，如果进行检测可能会影响诊断结果，应提前与医师说明。

7. 硝酸甘油会引起头晕、低血压等症状，在服用硝酸甘油期间不应操作机械、驾驶车辆或进行高空作业，以免发生危险。

❖ **本药如何居家保存？**

遮光，密封，在阴凉处保存。

❖ **妊娠期妇女与哺乳期妇女用药注意事项：**

权衡利弊，确有必要时方可用于妊娠期妇女。哺乳期妇女应谨慎使用。

❖ **用药过量怎么办？**

硝酸甘油药物过量可引起严重低血压、心动过速、心动过缓、传导阻滞、心悸、循环衰竭，导致死亡、晕厥、持续搏动性头痛、眩晕、视力障碍、颅内压增高、瘫痪和昏迷并抽搐、脸红与出汗、恶心与和呕吐、腹部绞痛与腹泻、呼吸困难与高铁血红蛋白血症。一旦不适请立即就医。

❖ **与其他药物合用需注意什么？**

1. 用药期间应避免饮酒。

2. 正在服用磷酸二酯酶 –5 抑制剂（如西地那非、他达拉非、伐地那非）的患者禁用本药。

3. 本药与多种药物存在相互作用，如已在服用其他药物，请如实告知医师或药师。

单硝酸异山梨酯（普通片：10mg，20mg；缓释片：40mg，50mg）

❖ **本药用于治疗哪些疾病？**

用于冠心病的长期治疗；心绞痛的预防；心肌梗死后持续心绞痛的治疗；与洋地黄

和（或）利尿及联合应用，治疗慢性充血性心力衰竭。

❖ **本药如何服用，何时服用最合适？**

不同剂型、不同规格的用法用量可能存在差异，请阅读具体药物说明书使用，或遵医嘱。

❖ **使用本药期间需要注意什么？**

1. 在运动、炎热的天气中，或必须长时间站立时，可能会有晕倒或昏迷的情况，应格外小心。起床时也要注意，应慢慢起身。

2. 单硝酸异山梨酯片会影响患者驾驶或机械操作的反应速度，因此服药期间不应驾驶车辆、操纵仪器或进行高空作业，以免发生危险。

3. 不能自行突然停药，应在医师的指导下逐渐减量，以防撤药时出现心绞痛发作。

4. 长期应用可导致耐药性，因此建议将服药剂量保持在最低水平，并且在晚饭之前服用当日最后一剂。

5. 服药过程中定期进行血药浓度检查。

6. 用药期间出现任何严重、持续或进展性的症状，如心慌、低血压等，应及时就医。

❖ **本药如何居家保存？**

遮光，密封保存（10~30℃）。

❖ **妊娠期妇女与哺乳期妇女用药注意事项：**

妊娠期妇女和哺乳期妇女慎用。

❖ **忘记用药时怎么办？**

若是规律性服用此药，则于发现忘记服药时立即服药。但若发现忘记服药时已接近下次服药时间，请按原计划服用下次剂量即可，切勿一次或短时间内服用两次剂量。

❖ **用药过量怎么办？**

若用药过量，请立即告知医师或药师，并到医院就诊。

❖ **与其他药物合用需注意什么？**

与其他血管扩张剂、钙通道阻滞剂、β受体拮抗剂、抗高血压药、三环类抗抑郁药及酒精合用，可强化本类药物的降血压效应，如需合用请咨询医师或药师。

（二）钙通道阻滞药

见本小节抗高血压药部分。

（三）β受体拮抗剂

见本小节抗高血压药部分。

（四）其他心脏病的血管扩张药

尼可地尔（5mg）

❖ **本药用于治疗哪些疾病？**

用于冠心病，心绞痛的治疗

❖ **本药如何服用，何时服用最合适？**

口服。通常成人一次5~10mg，每日3次，或遵医嘱。

❖ **使用本药期间需要注意什么？**

1. 青光眼患者禁用。

2. 正在服用磷酸二酯酶 –5 阻断作用的勃起障碍治疗剂的患者禁用。

❖ **本药如何居家保存？**

遮光，密封保存。

❖ **妊娠期妇女与哺乳期妇女用药注意事项：**

妊娠期妇女和哺乳期妇女慎用。

❖ **忘记用药时怎么办？**

若是规律性服用此药，则于发现忘记服药时立即服药。但若发现忘记服药时已接近下次服药时间，请按原计划服用下次剂量即可，切勿一次或短时间内服用两次剂量。

❖ **用药过量怎么办？**

一般每日用量不宜超过 60mg，大剂量用药易引起血压过度降低。如出现不适，应立即前往医院就医。

❖ **与其他药物合用需注意什么？**

如与其他药物同时使用可能会发生药物相互作用，如确需合用，应告知医师或药师。

曲匹地尔（50mg）

❖ **本药用于治疗哪些疾病？**

治疗及预防冠心病、心绞痛、心肌梗死等。

❖ **本药如何服用，何时服用最合适？**

口服。一次 50~100mg（1~2 片），每日 3 次，或遵医嘱。

❖ **使用本药期间需要注意什么？**

1. 当发生皮肤黏膜、眼症候群时应立即停止服用，并在医师指导下作相应处置。

2. 肝病患者慎用，用药后肝功能 ALT、AST 若异常上升即停止服用。

❖ **本药如何居家保存？**

遮光，密封保存。

❖ **妊娠期妇女与哺乳期妇女用药注意事项：**

妊娠期妇女和哺乳期妇女禁用。

❖ **忘记用药时怎么办？**

若是规律性服用此药，则于发现忘记服药时立即服药。但若发现忘记服药时已接近下次服药时间，请按原计划服用下次剂量即可，切勿一次或短时间内服用两次剂量。

❖ **用药过量怎么办？**

用药过量（大于 15g）将出现严重休克、昏聩、反复呕吐、全身痉挛、血压下降、呼吸困难、四肢发冷等症状。若用药过量，请立即告知医师或药师，并到医院就诊。

❖ **与其他药物合用需注意什么？**

如与其他药物同时使用可能会发生药物相互作用，如确需合用，应告知医师或药师。

五、血脂调节药

降血脂功能可分为降总胆固醇、主要降总胆固醇兼降甘油三酯、降甘油三酯、主要降甘油三酯兼降总胆固醇四大类。此部分涉及血脂调节药有下列几类：① HMG–CoA 还原酶抑制剂；②胆固醇吸收抑制剂；③贝特类；④烟酸类；⑤ PCSK9 抑制剂；⑥胆酸螯合剂；以及普罗布考。

（一）HMG-CoA 还原酶抑制剂

洛伐他汀（10mg，20mg）

❖ **本药用于治疗哪些疾病？**

用于饮食疗法和其他非药物反应欠佳时，降低原发性高胆固醇血症患者的总胆固醇（TC）和低密度脂蛋白胆固醇（LDL-C）。

❖ **本药如何服用，何时服用最合适？**

1. 洛伐他汀片：口服。成人常用量：20mg，每日 1 次，晚餐时服用。剂量可按需调整，但最大剂量不超过每日 80mg。

2. 洛伐他汀分散片：口服。成人常用量：10~20mg，每日 1 次，晚餐时服用。剂量可按需调整，但最大剂量不超过每日 80mg。

❖ **使用本药期间需要注意什么？**

1. 患者在接受本药治疗的过程中，应坚持适当的低脂饮食。

2. 如服药后出现头痛、头晕、视物模糊等症状时，请不要驾驶车辆、操纵仪器或进行高空作业，以免发生危险。

3. 用药期间，应定期检查血胆固醇和血肌酸磷酸激酶。有肝病史者服用本药，还应定期监测肝功能。治疗中如发生血清氨基转移酶增高达正常高限的 3 倍，或血肌酸磷酸激酶显著增高，或有肌炎、胰腺炎表现时，应停用并及时告知医师。

❖ **本药如何居家保存？**

遮光、密闭保存。

❖ **妊娠期妇女与哺乳期妇女用药注意事项：**

妊娠期妇女和哺乳期妇女禁用。

❖ **忘记用药时怎么办？**

若是规律性服用此药，则于发现忘记服药时立即服药。但若发现忘记服药时已接近下次服药时间，请按原计划服用下次剂量即可，切勿一次或短时间内服用两次剂量。

❖ **用药过量怎么办？**

若用药过量请立即告知医师或药师，并到医院就诊。

❖ **与其他药物合用需注意什么？**

1. 如同时服用考来替泊、考来烯胺，应在服用 4 小时后服用本药。

2. 本药与多种药物存在相互作用，如正在服用其他药物，请如实告知医师或药师。

辛伐他汀（5mg，10mg，20mg，40mg）

❖ **本药用于治疗哪些疾病？**

用于高胆固醇血症；也可用于冠心病二级预防。

❖ **本药如何服用，何时服用最合适？**

10~20mg，每日 1 次，晚餐时服用。剂量可按需调整，但最大剂量不超过每日 80mg。

❖ **使用本药期间需要注意什么？**

1. 患者在接受本药治疗的过程中，应坚持适当的低脂饮食。

2. 对酒精饮用量过大或有既往肝脏病史的患者，应谨慎使用本药，治疗期间应该定期进行肝功能检查。

3. 如患者出现了多饮、多食、多尿、疲乏等血糖紊乱的相关症状，应该立即咨询医师或就医。糖尿病患者服药期间，应密切监测血糖，如果出现恶化，应立即就诊。

4. 定期进行血液检查，以确定本药对血脂和肝功能的作用。

❖ **本药如何居家保存?**

遮光，密封，阴凉处（不超过 20℃）保存。

❖ **妊娠期妇女与哺乳期妇女用药注意事项:**

妊娠期妇女禁用。哺乳期妇女禁用。如确需用药，应停止哺乳。

❖ **忘记用药时怎么办?**

若是规律性服用此药，则于发现忘记服药时立即服药。但若发现忘记服药时已接近下次服药时间，请按原计划服用下次剂量即可，切勿一次或短时间内服用两次剂量。

❖ **用药过量怎么办?**

若用药过量请立即告知医师或药师，并到医院就诊。

❖ **与其他药物合用需注意什么?**

1. 用药期间应避免饮用葡萄柚汁。

2. 与强 CYP3A4 抑制剂联合应用（如伊曲康唑、伏立康唑、红霉素、克拉霉素等）有增加横纹肌溶解的风险。

3. 同时服用环孢素、达那唑、其他贝特类药物或烟酸的患者，请在医师指导下谨慎调整用药剂量，以减少横纹肌溶解风险。

4. 应避免与吉非贝齐联合应用。

5. 本药与多种药物存在相互作用，如正在服用其他药物，请如实告知医师或药师。

普伐他汀（10mg，20mg，40mg）

❖ **本药用于治疗哪些疾病?**

治疗高脂血症、家族性高胆固醇血症。

❖ **本药如何服用，何时服用最合适?**

成人起始剂量为 10~20mg，每日 1 次，临睡前服用。应随年龄及症状增减，每日最高剂量 40mg。

❖ **使用本药期间需要注意什么?**

1. 患者在接受本药治疗的过程中，应坚持适当的低脂饮食。

2. 有肝脏疾病、酗酒的患者，需谨慎使用。

3. 用药期间要随访检查血胆固醇、肝功能和肌酸磷酸激酶。如果氨基转移酶升高到正常上限的 3 倍以上，或肌酸磷酸激酶显著增高或有肌炎，应停用。

4. 若出现肌肉疼痛、压痛或肌肉无力，特别是伴有乏力或发热，需立即告知医师。

5. 如有低血压、严重急性感染、创伤、代谢紊乱等情况，须警惕可能出现继发于肌溶解后的肾功能衰竭。

❖ **本药如何居家保存?**

遮光，密封，置干燥处保存。

❖ **妊娠期妇女与哺乳期妇女用药注意事项:**

妊娠期妇女及哺乳期妇女禁用本药。

❖ **忘记用药时怎么办?**

若是规律性服用此药,则于发现忘记服药时立即服药。但若发现忘记服药时已接近下次服药时间,请按原计划服用下次剂量即可,切勿一次或短时间内服用两次剂量。

❖ **用药过量怎么办?**

如果用药过量,请立即告知医师或药师,并到医院就诊。

❖ **与其他药物合用需注意什么?**

本药与多种药物存在相互作用,如正在服用其他药物,请如实告知医师或药师。

氟伐他汀钠(片:20mg,40mg;缓释片:80mg)

❖ **本药用于治疗哪些疾病?**

用于饮食治疗未能完全控制的原发性高胆固醇血症和原发性混合型血脂异常(Fredricksonlla 和Ⅱb型)。

❖ **本药如何服用,何时服用最合适?**

本药不同剂型、不同规格的用法用量可能存在差异,请阅读具体药物说明书使用,或遵医嘱。

常规剂量:推荐剂量为 20 或 40mg,每日 1 次,晚餐时或睡前吞服。要根据个体反应调整剂量,可增至一日 80mg(普通片一次 40mg,每日 2 次,缓释片一次 80mg,每日1 次)。

❖ **使用本药期间需要注意什么?**

1. 患者在接受本药治疗的过程中,应坚持适当的低脂饮食。

2. 用药过程中定期检查血脂,如果发现对治疗没有效果应当咨询医师更换品种。

3. 开始服药 3 个月内至少需要检查一次肝功能,随后至少每半年检查一次;定期检查肌酸激酶及肾功能,如果出现异常立即停药并告知医师。

❖ **本药如何居家保存?**

遮光、密封,阴凉处(不超过 20℃)保存。

❖ **妊娠期妇女与哺乳期妇女用药注意事项:**

妊娠期妇女和哺乳期妇女,以及未避孕的育龄女性,禁止服用本药。

❖ **忘记用药时怎么办?**

若是规律性服用此药,则于发现忘记服药时立即服药。但若发现忘记服药时已接近下次服药时间,请按原计划服用下次剂量即可,切勿一次或短时间内服用两次剂量。

❖ **用药过量怎么办?**

如果发生过量服用,请立即告知医师或药师,并到医院就诊。

❖ **与其他药物合用需注意什么?**

服用树脂(如考来烯胺)后至少 4 小时才能服用氟伐他汀。

本药与多种药物存在相互作用,如正在服用其他药物,请如实告知医师或药师。

阿托伐他汀钙（10mg，20mg，40mg）

❖ **本药用于治疗哪些疾病？**

用于治疗高胆固醇血症以及降低非致死性心肌梗死的风险、降低致死性和非致死性卒中的风险、降低血管重建术的风险、降低因充血性心力衰竭而住院的风险、降低心绞痛的风险。

❖ **本药如何服用，何时服用最合适？**

常用的起始剂量为 10mg，每日 1 次。最大剂量为 80mg，每日 1 次。

本药可在一天内的任何时间一次服用，不受进餐影响。

❖ **使用本药期间需要注意什么？**

1. 过量饮酒和（或）曾有肝疾病史患者慎用本药。

2. 对半乳糖不耐受、人乳糖缺乏，或有葡萄糖 – 半乳糖吸收障碍等罕见遗传疾病的患者不应服用本药。

3. 如发生不明的肌肉疼痛、无力或痉挛，特别是在伴有不适和发热时，请立即停止使用并及时就医。

4. 若服药期间出现低血压、严重急性感染、创伤、代谢紊乱等情况，需警惕继发于肌溶解后的肾功能衰竭。

5. 服药期间应尽量避免高脂肪或高胆固醇食物，如动物内脏、蛋黄、各种奶油制品和甜点等。

6. 服药前应做肝功能检查，并在服药期间定期复查。当出现任何提示有肝脏损害的症状或体征时，应及时到医院检查肝功能。

❖ **本药如何居家保存？**

遮光，密封保存（10~30℃）。

❖ **妊娠期妇女与哺乳期妇女用药注意事项：**

妊娠期妇女禁用。哺乳期妇女禁用，如确需用药应暂停哺乳。

❖ **忘记用药时怎么办？**

若是规律性服用此药，则于发现忘记服药时立即服药。但若发现忘记服药时已接近下次服药时间，请按原计划服用下次剂量即可，切勿一次或短时间内服用两次剂量。

❖ **用药过量怎么办？**

如果发生过量服用，请立即告知医师或药师，并到医院就诊。

❖ **与其他药物合用需注意什么？**

服药期间不应饮酒；服药时不应同时摄入大量柚子汁。

本药与多种药物存在相互作用，如正在服用其他药物，请如实告知医师或药师。

瑞舒伐他汀钙（5mg，10mg，20mg）

❖ **本药用于治疗哪些疾病？**

用于经饮食控制和其他非药物治疗仍不能适当控制血脂异常的原发性高胆固醇血症或混合型血脂异常症；也可用于纯合子家族性高胆固醇血症的患者，作为饮食控制和其他降脂措施（如 LDL 去除疗法）的辅助治疗，或在这些方法不适用时使用。

❖ **本药如何服用，何时服用最合适？**

本药常用起始剂量为 5mg，每日 1 次。每日最大剂量为 20mg。

本药可在一天中任何时候给药，可在进食或空腹时服用。

❖ **使用本药期间需要注意什么？**

1. 在接受本药治疗的过程中，应坚持适当的低脂饮食。

2. 肌病患者、严重的肾功能损害的患者、活动性肝病患者禁止使用。

3. 如在用药后观察到蛋白尿（试纸法检测），不必过度紧张，在大多情况下，蛋白尿是短暂的或断续出现的。

4. 过量饮酒和（或）有肝病史者应慎用本药。建议在开始治疗前及开始后第 3 个月进行肝功能检测。若血清氨基转移酶升高超过正常值上限 3 倍，应停用本药或降低剂量。

5. 如出现肌肉疼痛、无力或痉挛，特别是在伴有不适和发热时，应立即告知医师。

❖ **本药如何居家保存？**

密封，凉暗（避光并不超过 20℃）干燥处保存。

❖ **妊娠期妇女与哺乳期妇女用药注意事项：**

妊娠期妇女、哺乳期妇女以及近期有妊娠计划的女性患者禁止使用。

❖ **忘记用药时怎么办？**

若是规律性服用此药，则于发现忘记服药时立即服药。但若发现忘记服药时已接近下次服药时间，请按原计划服用下次剂量即可，切勿一次或短时间内服用两次剂量。

❖ **用药过量怎么办？**

如果发生过量服用，请立即告知医师或药师，并到医院就诊。

❖ **与其他药物合用需注意什么？**

建议在服用本药 2 小时后再服用抗酸药。

本药与多种药物存在相互作用，如正在服用其他药物，请如实告知医师或药师。

匹伐他汀钙（2mg）

❖ **本药用于治疗哪些疾病？**

用于治疗高胆固醇血症、家族性高胆固醇血症。

❖ **本药如何服用，何时服用最合适？**

通常成人每日 1 次，晚饭后口服本药 1~2mg，每日最大给药量为 4mg。

肝病患者给药时，最大给药量为每日 2mg。

❖ **使用本药期间需要注意什么？**

1. 在接受本药治疗的过程中，应坚持适当的低脂饮食。

2. 重症肝病患者或胆道闭塞的患者禁用。

3. 从服药开始到 12 周之间至少要检查肝功能 1 次，以后定期（如半年 1 次）检查。

4. 应用本药时如有低血压、严重急性感染、创伤、代谢紊乱等情况，需警惕可能出现的继发于肌溶解后的肾功能衰竭。

5. 用药期间应随访检查血胆固醇、肝功能和肌酸磷酸激酶。如果氨基转移酶升高到正常上限的 3 倍以上，或肌酸磷酸激酶显著增高或有肌炎，应停用本药。

❖ **本药如何居家保存？**

遮光，密封，在阴凉干燥处（不超过 20℃）保存。

❖ **妊娠期妇女与哺乳期妇女用药注意事项：**

妊娠期妇女和哺乳期妇女应避免服用。

❖ **忘记用药时怎么办？**

若是规律性服用此药，则于发现忘记服药时立即服药。但若发现忘记服药时已接近下次服药时间，请按原计划服用下次剂量即可，切勿一次或短时间内服用两次剂量。

❖ **用药过量怎么办？**

如果发生过量服用，请立即告知医师或药师，并到医院就诊。

❖ **与其他药物合用需注意什么？**

本药与多种药物存在相互作用，如正在服用其他药物，请如实告知医师或药师。

（二）胆固醇吸收抑制剂

依折麦布（10mg）

❖ **本药用于治疗哪些疾病？**

用于原发性高胆固醇血症、纯合子家族性高胆固醇血症、纯合子谷甾醇血症（或植物甾醇血症）。

❖ **本药如何服用，何时服用最合适？**

推荐剂量为一次 10mg，每日 1 次。

本药可在 1 日之内任何时间服用，可空腹或与食物同时服用。

❖ **使用本药期间需要注意什么？**

1. 在接受本药治疗的过程中，应坚持适当的低脂饮食。

2. 应定期检查氨基转移酶和肌酸磷酸激酶，如果氨基转移酶增高达正常上限的 3 倍以上，或肌酸磷酸激酶显著增高，应停用本药。

3. 要迅速报告任何不明原因的肌痛、触痛或无力。

❖ **本药如何居家保存？**

遮光，密封保存（30℃以下）。

❖ **妊娠期妇女与哺乳期妇女用药注意事项：**

妊娠期妇女和哺乳期妇女需由医师评估利弊后再决定是否服用。

❖ **忘记用药时怎么办？**

若是规律性服用此药，则于发现忘记服药时立即服药。但若发现忘记服药时已接近下次服药时间，请按原计划服用下次剂量即可，切勿一次或短时间内服用两次剂量。

❖ **用药过量怎么办？**

如果发生过量服用，请立即告知医师或药师，并到医院就诊。

❖ **与其他药物合用需注意什么？**

应在服用胆酸螯合剂之前 2 小时以上或在服用之后 4 小时以上服用本药。

本药与多种药物存在相互作用，如正在服用其他药物，请如实告知医师或药师。

（三）贝特类

苯扎贝特（0.2g）

❖ **本药用于治疗哪些疾病？**

可治疗高甘油三酯血症、高胆固醇血症、混合型高脂血症等。

❖ **本药如何服用，何时服用最合适？**

一次 0.2~0.4g，每日 3 次。可在饭后或与饭同服。疗效佳者维持量可为一次 0.4g，每日 2 次。

肾功能损害者需要根据实际情况调整给药剂量和频率，请遵医嘱。

❖ **使用本药期间需要注意什么？**

1. 患有胆囊、胆石症、肝硬化、肾功能不全等疾病的患者，应禁用。

2. 本药有导致头晕、头昏眼花的可能，服药期间不应操作汽车或其他大型机械，不应从事其他危险工作。

3. 服药期间，应定期检查血常规、肾功能、血脂等，防止药物对肾功能、血细胞等造成的严重损伤。

❖ **本药如何居家保存？**

密封，阴凉（不超过 20℃）干燥处保存。

❖ **妊娠期妇女与哺乳期妇女用药注意事项：**

妊娠期妇女和哺乳期妇女只能在医师允许下服用，通常不推荐。

❖ **忘记用药时怎么办？**

若是规律性服用此药，则于发现忘记服药时立即服药。但若发现忘记服药时已接近下次服药时间，请按原计划服用下次剂量即可，切勿一次或短时间内服用两次剂量。

❖ **用药过量怎么办？**

如果发生过量服用，请立即告知医师或药师，并到医院就诊。

❖ **与其他药物合用需注意什么？**

本药与多种药物存在相互作用，如正在服用其他药物，请如实告知医师或药师。

非诺贝特（片：0.1g，0.2g；微粉颗粒：67mg；缓释片：0.25g）

❖ **本药用于治疗哪些疾病？**

用于治疗成人饮食控制疗法效果不理想的高脂血症，其降甘油三酯及混合型高脂血症作用较胆固醇作用明显。

❖ **本药如何服用，何时服用最合适？**

本药不同剂型、不同规格的用法用量可能存在差异，请阅读具体药物说明书使用，或遵医嘱。

为减少胃部不适，可与饮食同服。

❖ **使用本药期间需要注意什么？**

1. 配合饮食控制，本药可长期服用，并应定期监测疗效，治疗 2 个月后无效应停药。

2. 有胆囊疾病史、患胆石症的患者禁用。

3. 用药期间应定期检查血常规及血小板计数、肝功能试验、血胆固醇、甘油三酯或低密度脂蛋白、血肌酸磷酸激酶。防止身体功能出现严重损害。

4. 非诺贝特片对诊断有干扰，服用本药时血小板计数、血尿素氮、氨基转移酶、血钙可能增高；血碱性磷酸酶、γ–谷氨酰转肽酶及胆红素可能降低。因此在就诊前应将用药情况提前告知医师，避免误诊。

5. 如出现可疑的肌病的症状，如肌痛、触痛、乏力等，或血肌酸磷酸激酶显著升高，应停药就医。

❖ **本药如何居家保存？**

遮光，密封保存。

❖ **妊娠期妇女与哺乳期妇女用药注意事项：**

妊娠期妇女禁用。哺乳期妇女不建议使用。

❖ **忘记用药时怎么办？**

若是规律性服用此药，则于发现忘记服药时立即服药。但若发现忘记服药时已接近下次服药时间，请按原计划服用下次剂量即可，切勿一次或短时间内服用两次剂量。

❖ **用药过量怎么办？**

如果发生过量服用，请立即告知医师或药师，并到医院就诊。

❖ **与其他药物合用需注意什么？**

1. 本药与胆汁酸结合树脂（如考来烯胺等）合用，至少应在服用这些药物之前 1 小时或 4~6 小时之后再服用本药。

2. 本药与多种药物存在相互作用，如正在服用其他药物，请如实告知医师或药师。

吉非贝齐（吉非罗齐）（150mg，300mg）

❖ **本药用于治疗哪些疾病？**

用于严重Ⅳ或Ⅴ型高脂血症、冠心病危险性大而饮食控制、减轻体重等治疗无效者，也用于Ⅱb型高脂血症、冠心病危险性大而饮食控制、减轻体重、其他血脂调节药物治疗无效者。

❖ **本药如何服用，何时服用最合适？**

口服。成人常用量：一次 300~600mg，每日 2 次，早餐及晚餐前 30 分钟服用。

❖ **使用本药期间需要注意什么？**

1. 患胆囊疾病、胆石症者禁用。

2. 如果服用本药治疗 3 个月后无效果，或者用药期间出现胆石症、肝功能显著异常、可疑的肌病症状（如肌痛、触痛、乏力等）或血肌酸磷酸激酶显著升高（表现为肌肉酸痛），应及时就医，更换治疗方案。

3. 本药可能使血红蛋白、血细胞压积、白细胞计数减低，或者血肌酸磷酸激酶、碱性磷酸酶、氨基转移酶、乳酸脱氢酶增高，因此在做相关检查前，应将用药情况提前告知医师，以免影响诊断。

4. 用药期间应定期检查血常规及血小板计数、肝功能试验、血脂、血肌酸磷酸激酶。

5. 本药停用后血胆固醇和甘油三酯可能反跳超过原来水平，因此患者需要进行低脂饮食并监测血脂直到血脂达到正常水平。

6. 在治疗高血脂的同时，还需要关注和治疗可引起高血脂的各种原发病，如甲状腺功能减退、糖尿病等。应在医师指导下，坚持用药治疗，不应擅自停药等。

❖ **本药如何居家保存？**

遮光、密封保存。

❖ **妊娠期妇女与哺乳期妇女用药注意事项：**

妊娠期妇女和哺乳期妇女不宜服用。

❖ **忘记用药时怎么办？**

若是规律性服用此药，则于发现忘记服药时立即服药。但若发现忘记服药时已接近

下次服药时间，请按原计划服用下次剂量即可，切勿一次或短时间内服用两次剂量。

❖ **用药过量怎么办？**

如果发生过量服用，请立即告知医师或药师，并到医院就诊。

❖ **与其他药物合用需注意什么？**

1. 本药与胆汁酸结合树脂（如考来替泊等）合用，至少应在服用上述药物之前 2 小时或之后 2 小时再服用本药。

2. 本药与多种药物存在相互作用，如正在服用其他药物，请如实告知医师或药师。

（四）烟酸类

烟酸（**维生素** B_3）（**片**：50mg；**缓释片**：500mg）

❖ **本药用于治疗哪些疾病？**

用于预防和治疗烟酸缺乏症，如糙皮病等。适用于对因高胆固醇血症而处于心血管疾病高危状态中的患者，采用降脂药物治疗只是多种干预手段之一。当单独使用限制饱和脂肪酸和胆固醇摄入的饮食疗法和其他非药物手段不能奏效时，可以采取烟酸治疗。

❖ **本药如何服用，何时服用最合适？**

1. 普通片：口服。成人一次 50~100mg，每日 5 次，每日用量不超过 500mg。儿童一次 25~50mg，每日 2~3 次。

2. 缓释片：本药须整片吞服，不可掰开或嚼碎。应在少量低脂肪饮食后或睡前服用。

推荐 1~4 周剂量为一次 500mg，每日 1 次；5~8 周剂量为一次 1000mg，每日 1 次。8 周后，根据需要，最大剂量可加至每日 2000mg。

❖ **使用本药期间需要注意什么？**

1. 在低脂餐后，于睡前服用本药，一般不在空腹状态下服用本药。

2. 活动性消化性溃疡患者或动脉出血患者禁用。

3. 症状消失后应停药。

4. 用药期间注意监测药物不良反应，任何严重、持续或进展性情况均须及时与医师沟通。

❖ **本药如何居家保存？**

遮光，密闭保存。

❖ **妊娠期妇女与哺乳期妇女用药注意事项：**

妊娠期妇女和哺乳期妇女应在医师指导下使用。

❖ **忘记用药时怎么办？**

若是规律性服用此药，则于发现忘记服药时立即服药。但若发现忘记服药时已接近下次服药时间，请按原计划服用下次剂量即可，切勿一次或短时间内服用两次剂量。

❖ **用药过量怎么办？**

药物过量时应立即采取相应的急救或治疗措施。

❖ **与其他药物合用需注意什么？**

1. 在服用胆汁酸结合树脂和本药之间应有 4~6 小时或尽可能长的间隔期。

2. 在服用本药时，应避免饮酒和热饮。

3. 本药与多种药物存在相互作用，如正在服用其他药物，请如实告知医师或药师。

阿昔莫司（0.25g）

❖ **本药用于治疗哪些疾病？**

用于治疗高甘油三酯血症（Ⅳ型），高胆固醇血症（Ⅱa型）、高甘油三酯合并高胆固醇血症（Ⅱb型）等。

❖ **本药如何服用，何时服用最合适？**

推荐剂量为：一次0.25g，每日2~3次，进餐时或餐后服用。

❖ **使用本药期间需要注意什么？**

1. 对本药过敏及消化道溃疡者、严重肾损伤者禁用，轻中度肾功能不全患者需要在医师指导下减低剂量服用。

2. 服用本药前和治疗期间应控制饮食，不应喝酒，避免吃高胆固醇和高脂肪的食物。

3. 需要长期服用本药的患者，应定期检查血脂及肝、肾功能。

❖ **本药如何居家保存？**

密闭，在干燥处保存。

❖ **妊娠期妇女与哺乳期妇女用药注意事项：**

妊娠期妇女和哺乳期妇女不宜使用。

❖ **忘记用药时怎么办？**

若是规律性服用此药，则于发现忘记服药时立即服药。但若发现忘记服药时已接近下次服药时间，请按原计划服用下次剂量即可，切勿一次或短时间内服用两次剂量。

❖ **用药过量怎么办？**

如果用药过量，请立即告知医师或药师，并到医院就诊。

❖ **与其他药物合用需注意什么？**

如与其他药物同时使用可能会发生药物相互作用，请咨询医师或药师。

（五）PCSK9抑制剂

依洛尤单抗（1ml：140mg）

❖ **本药用于治疗哪些疾病？**

纯合子型家族性高胆固醇血症。

❖ **本药如何服用，何时服用最合适？**

皮下注射。每2周1次给药140mg，或每月1次给药420mg。

❖ **使用本药期间需要注意什么？**

1. 应由专业的医护人员进行皮下给药，不应自行注射，易发生危险。

2. 在腹部、大腿或上臂非柔嫩、淤青、红肿或变硬的部位通过皮下注射给药。

3. 每次注射应选择不同的部位，不应连续两次注射在同一地方。

4. 给药前应检查药品的外观是否存在颗粒物或变色。本药应为澄清至乳白、无色至淡黄色的液体。如果溶液浑浊、变色或含有颗粒物，请勿使用。

5. 在使用前，让药品恢复至室温至少30分钟。请勿使用其他方法加温。

6. 本药不可以冷冻和振摇，冷冻后的药品不可以再使用。

7. 应在30分钟内给予420mg本药，连续使用一次性预充式自动注射器，分3次注射。

❖ **本药如何居家保存？**

1. 以原包装纸盒存放 2~8℃的冰箱中避光保存，请勿冷冻，请勿振摇。

2. 可在室温下（20~25℃）储存于原包装纸盒纸盒中，但是在该条件下，必须在 30 天内使用。如果未在 30 天内使用，应当丢弃。

3. 避光保存，请勿暴露于 25℃以上的温度。

❖ **妊娠期妇女与哺乳期妇女用药注意事项：**

妊娠期妇女非特殊情况不应用该药，哺乳期妇女慎用。

❖ **忘记用药时怎么办？**

如果错过每月 1 次的给药，应指导患者：错过给药时间在 7 天以内，给予本药，并继续使用以前的给药时间表；错过给药时间超过 7 天，给予本药，并基于这次给药时间重新计划给药时间表。

❖ **用药过量怎么办？**

如果用药过量，请立即告知医师或药师，并到医院就诊。

❖ **与其他药物合用需注意什么？**

如与其他药物同时使用可能会发生药物相互作用，请咨询医师或药师。

阿利珠单抗（阿利西尤单抗）（2mg，5mg）

❖ **本药用于治疗哪些疾病？**

心血管事件预防，原发性高胆固醇血症（包括杂合子型家族性和非家族性）和混合型血脂异常。

❖ **本药如何服用，何时服用最合适？**

皮下注射。常规起始剂量为 75mg，每 2 周 1 次；根据需要可以调整至最大剂量 150mg，每 2 周 1 次。

❖ **使用本药期间需要注意什么？**

1. 应在医师指导下使用。用药前应仔细阅读说明书，了解药物的使用方法、不良反应、禁忌等。需要使用其他药物的患者应该与医师说明用药情况，避免出现联合用药风险。

2. 用药期间可能发生超敏反应（例如瘙痒、皮疹、荨麻疹），包括一些严重事件（如超敏性血管炎、血管性水肿和需要住院的超敏反应）。如果出现严重过敏反应的体征或症状，请停止使用阿利西尤单抗的治疗，尽快就医。

3. 用药期间出现任何严重、持续或进展性的症状，应及时咨询医师或就医。

❖ **本药如何居家保存？**

贮藏于 2~8℃冰箱中，请勿冷冻。置置于外包装盒中，避光保存。防止极热环境。如果需要，本药可在室温下（25℃）贮藏最多 30 天。从冰箱中取出后，必须在 30 天内使用本药或丢弃。

❖ **妊娠期妇女与哺乳期妇女用药注意事项：**

不建议妊娠期妇女使用，除非临床状况需要。哺乳期妇女用药期间应停止授乳。

❖ **忘记用药时怎么办？**

如果漏给剂量，患者应尽快注射，然后按照原计划重新开始治疗。

❖ **用药过量怎么办?**

如果用药过量,请立即告知医师或药师,并到医院就诊。

❖ **与其他药物合用需注意什么?**

如与其他药物同时使用可能会发生药物相互作用,请咨询医师或药师。

(六)胆酸螯合剂

考来烯胺（散剂：5g：4g）

❖ **本药用于治疗哪些疾病?**

用于Ⅱa型高脂血症、高胆固醇血症。本药降低血浆总胆固醇和低密度脂蛋白浓度,对血清甘油三酯浓度无影响或使之轻度升高,因此,对单纯甘油三酯升高者无效。本药还可用于胆管不完全阻塞所致的瘙痒。

❖ **本药如何服用,何时服用最合适?**

1. 成人：口服。维持量每日2~24g,用于止痒为每日16g,分3次于饭前服或与饮料拌匀服用。

2. 小儿：口服。初始剂量为每日4g,分2次服用;维持剂量为每日2~24g,分2次或多次服用。

❖ **使用本药期间需要注意什么?**

1. 胆道完全闭塞的患者禁用。

2. 便秘患者慎用。

3. 合并甲状腺功能减退症、糖尿病、肾病、血蛋白异常或阻塞性肝病患者,服用本药同时应对上述疾病进行治疗。

4. 长期服用应注意出血倾向;年轻患者用较大剂量易产生高氯性酸中毒。

5. 长期服用本药同时应补充脂溶性维生素（以肠道外给药途径为佳）。

❖ **本药如何居家保存?**

遮光、密封,在干燥处保存。

❖ **妊娠期妇女与哺乳期妇女用药注意事项：**

妊娠期妇女和哺乳期妇女用药时应权衡利弊。

❖ **忘记用药时怎么办?**

若是规律性服用此药,则于发现忘记服药时立即服药。但若发现忘记服药时已接近下次服药时间,请按原计划服用下次剂量即可,切勿一次或短时间内服用两次剂量。

❖ **用药过量怎么办?**

如果用药过量,感觉不适,请立即前往医院就诊。

❖ **与其他药物合用需注意什么?**

如与其他药物同时使用可能会发生药物相互作用,请咨询医师或药师。

(七)普罗布考

普罗布考（0.125g, 0.25g）

❖ **本药用于治疗哪些疾病?**

用于治疗高胆固醇血症。

❖ **本药如何服用，何时服用最合适？**

成人常用量一次 0.5g，每日 2 次，早、晚餐时服用。

❖ **使用本药期间需要注意什么？**

1. 服用本药对诊断有干扰：可使血清氨基转移酶、胆红素、肌酸磷酸激酶、尿酸、尿素氮短暂升高。

2. 服用本药期间应定期检查心电图。

❖ **本药如何居家保存？**

遮光、密闭，干燥处保存。

❖ **妊娠期妇女与哺乳期妇女用药注意事项：**

不推荐用于妊娠期妇女和哺乳期妇女。

❖ **忘记用药时怎么办？**

若是规律性服用此药，则于发现忘记服药时立即服药。但若发现忘记服药时已接近下次服药时间，请按原计划服用下次剂量即可，切勿一次或短时间内服用两次剂量。

❖ **用药过量怎么办？**

如果用药过量，请立即告知医师或药师，并到医院就诊。

❖ **与其他药物合用需注意什么？**

如与其他药物同时使用可能会发生药物相互作用，请咨询医师或药师。

六、降低肺动脉高压药

肺动脉高压的治疗主要包括运动康复等一般措施、支持治疗、靶向药物治疗、介入治疗、手术治疗等。此部分涉及的降低肺动脉高压治疗为靶向药物治疗。

波生坦（125mg）

❖ **本药用于治疗哪些疾病？**

用于治疗 WHO Ⅲ级和Ⅳ级原发性肺高压患者的肺动脉高压，或者硬皮病引起的肺高压。

❖ **本药如何服用，何时服用最合适？**

初始剂量为一次 62.5mg，每日 2 次，持续 4 周，随后增加至维持剂量 125mg，每日 2 次。可在进食前后，早、晚服用本药。

❖ **使用本药期间需要注意什么？**

1. 治疗前需检测肝脏氨基转移酶水平，随后最初 12 个月内每个月检测 1 次，以后 4 个月 1 次。

2. 存在肝功能损伤，尤其当总胆红素增加超过正常值上限 2 倍，禁用本药。如果患者系统收缩压低于 85mmHg，须慎用本药。

3. 建议在开始治疗前、治疗后第 1 个月和第 3 个月检测血红蛋白浓度，随后每 3 个月检查 1 次，如果出现血红蛋白显著降低，须进一步评估来决定原因以及是否需要特殊治疗。

❖ **本药如何居家保存？**

室温保存，15~30℃。

❖ **妊娠期妇女与哺乳期妇女用药注意事项：**

用药前必须排除妊娠，之后必须采用充分的避孕措施防止妊娠。建议用药的哺乳期妇女停止哺乳。

❖ **忘记用药时怎么办？**

若是规律性服用此药，则于发现忘记服药时立即服药。但若发现忘记服药时已接近下次服药时间，请按原计划服用下次剂量即可，切勿一次或短时间内服用两次剂量。

❖ **用药过量怎么办？**

用药过量会导致严重头疼、恶心和呕吐，严重过量可能导致低血压。如果用药过量，请立即告知医师或药师，并到医院就诊。

❖ **与其他药物合用需注意什么？**

如与其他药物同时使用可能会发生药物相互作用，请咨询医师或药师。

安立生坦（5mg，10mg）

❖ **本药用于治疗哪些疾病？**

用于治疗有 WHO Ⅱ级或Ⅲ级症状的肺动脉高压患者。

❖ **本药如何服用，何时服用最合适？**

口服。起始剂量为 5mg，每日 1 次；如果耐受则可考虑调整为 10mg，每日 1 次。药片可在空腹或进餐后服用。不能掰开、压碎，或咀嚼药片。

❖ **使用本药期间需要注意什么？**

1. 本药应由有治疗肺动脉高压丰富经验的医师决定是否开始本药治疗，并对治疗过程进行严格监测。

2. 在服用本药期间同时使用至少两种不同的可靠避孕方法，以避免在治疗期间和治疗后 1 个月内妊娠。如果用药期间怀疑妊娠，应立即就医检查。

3. 服用本药期间，应每月进行肝功能检查。

4. 服用本药期间，应遵守医护人员推荐的血红蛋白检测时间表。

5. 本药可引起外周性水肿、鼻充血、鼻窦炎、潮红、心悸、腹痛和便秘，如果症状持续不能缓解或加重，应尽快就医。

❖ **本药如何居家保存？**

避光，密封保存。

❖ **妊娠期妇女与哺乳期妇女用药注意事项：**

妊娠期或可能已经妊娠期妇女的妇女禁用。如果在妊娠期间应用该药，或在应用该药的过程中怀孕，可能会对胎儿产生危害。不推荐在服用本药的时候进行母乳喂养。

❖ **忘记用药时怎么办？**

若是规律性服用此药，则于发现忘记服药时立即服药。但若发现忘记服药时已接近下次服药时间，请按原计划服用下次剂量即可，切勿一次或短时间内服用两次剂量。

❖ **用药过量怎么办？**

用药过量会伴随出现头痛、面部发红、眩晕、恶心和鼻充血。严重超剂量可能会导致需要治疗干预的低血压。

如果用药过量，请立即告知医师或药师，并到医院就诊。

❖ **与其他药物合用需注意什么？**

1. 与环孢素 A 合用时，本药的剂量应控制在 5mg 每日 1 次以内。

2. 如与其他药物同时使用可能会发生药物相互作用，请咨询医师或药师。

七、其他类药物

曲美他嗪（片：20mg；缓释片：35mg）

❖ **本药用于治疗哪些疾病？**

用于在成年人中作为附加疗法对一线抗心绞痛疗法控制不佳或无法耐受的稳定型心绞痛患者进行对症治疗。

❖ **本药如何服用，何时服用最合适？**

1. 盐酸曲美他嗪片、盐酸曲美他嗪胶囊：口服。①一次 1 片，每日 3 次，进餐时服用。②中度肾功能损害，推荐剂量为一次服用 1 片，每日 2 次，早晚餐时服用。

2. 盐酸曲美他嗪缓释片：口服。①一次 1 片，每日 2 次，早晚餐时服用。②中度肾功能损害患者，推荐剂量为每日早餐期间服用 1 片。

❖ **使用本药期间需要注意什么？**

1. 本药可以引起或加重帕金森症状，比如手抖、走路不稳等运动障碍，需要定期进行检查，尤其是老年人，出现运动障碍时需要停药。

2. 本药可能引起头晕、嗜睡等不良反应，应尽量避免驾驶或操纵机器。

3. 运动员慎用本药。

❖ **本药如何居家保存？**

密封，在干燥处保存。

❖ **妊娠期妇女与哺乳期妇女用药注意事项：**

避免在妊娠期间服用该药物。哺乳期妇女不应服用或暂停哺乳。

❖ **忘记用药时怎么办？**

若是规律性服用此药，则于发现忘记服药时立即服药。但若发现忘记服药时已接近下次服药时间，请按原计划服用下次剂量即可，切勿一次或短时间内服用两次剂量。

❖ **用药过量怎么办？**

如果用药过量，请立即告知医师或药师，并到医院就诊。

❖ **与其他药物合用需注意什么？**

如与其他药物合用可能发生药物相互作用，咨询医师或药师。

第五节　内分泌代谢疾病用药

本章重点介绍用于治疗激素缺乏和分泌增多相关疾病的药物。如下丘脑－垂体激素与相关药物、性腺激素与相关药物、肾上腺皮质激素与相关药物、甲状腺疾病与相关药物、糖尿病与相关用药、钙磷代谢调节药及肥胖相关用药，雌激素、孕激素与相关药物见妇产科用药相关章节。

一、下丘脑 – 垂体激素与相关药物

主要用于治疗下丘脑 – 垂体相关疾病。此部分涉及的药物有下列几类：①巴胺激动药，②去氨加压素。

（一）多巴胺激动药

甲磺酸溴隐亭片（2.5mg）

❖ **本药用于治疗哪些疾病？**

可用于治疗肢端肥大症、帕金森症、高泌乳素引起的不孕症，也可用于抑制乳汁分泌。

❖ **本药如何服用，何时服用最合适？**

本药剂量及用法因人及疾病不同而异。请依照医师指示按时服药，勿自行增减药量或任意停药。请在早上起床后 2 小时内服药，并与食物或牛奶同服。

❖ **哪些疾病患者不能或需谨慎使用本药？**

如存在以下情况，应将所有已确诊的疾病及正在接受的治疗方案告知医师。

1. 对本药过敏或对其他麦角碱衍生物过敏。

2. 有高血压或高血压病史，以及妊娠期高血压综合征或有妊娠期高血压既往史。

3. 严重精神病、严重心脏病及周围血管性疾病。

4. 晕厥性偏头痛。

5. 肝、肾功能损害者。

❖ **使用本药期间需要注意什么？**

1. 大剂量使用时，可引起唾液分泌减少，易发生龋齿、牙周炎以及口腔念珠菌感染，用药期间应注意口腔卫生。

2. 使用本药前 1 小时给予止吐药（如苯海拉明、硫乙拉嗪、甲氧氯普胺）可抑制本药引起的恶心、头晕。

3. 不孕症患者在正常的排卵性月经周期恢复前应采取避孕措施。

4. 本药可引起嗜睡、突发性睡眠、低血压，驾驶或操作机械时应谨慎。

5. 用药期间患者应注意随访监测：

（1）高催乳素血症患者在治疗前应检查有无垂体瘤且治疗期间定期检查，了解垂体瘤大小的变化。

（2）用于产后抑制乳汁分泌，应注意血压变化，以防出现低血压。

（3）用于治疗高催乳素血症的闭经患者，应注意妊娠可能，需每日测量基础体温，定期测定血清催乳素的浓度，监测是否排卵或妊娠。

（4）不育患者，除定期测定血清促卵泡激素、促黄体激素、催乳素、睾酮的浓度外，在催乳素水平下降以后应开始定期监测精子数目和活力。

（5）治疗肢端肥大症时，应注意有关体征的变化，用药期间定期复诊评估。

❖ **本药如何居家保存？**

遮光、密闭，在阴凉处（不超过 25℃保存）；请将药品置于儿童触及不到的地方。

❖ **妊娠期妇女与哺乳期妇女用药注意事项：**

确定妊娠后，除非需要继续治疗，则本药应停止使用。

哺乳期妇女不应使用本药。

❖ **老年人用药注意事项：**

老年人用药时易发生中枢神经系统的不良反应，应加以注意。

❖ **特殊疾病状态用药注意事项：**

有活动性溃疡病或溃疡病史者使用本药时应严密监测病情是否发生变化。

❖ **忘记用药时怎么办？**

若是规律性服用此药，则于发现忘记服药时立即服药。但若发现忘记服药时已接近下次服药时间，请按原计划服用下次剂量即可，切勿一次或短时间内服用两次剂量。

❖ **用药过量怎么办？**

本药急性过量可见恶心、呕吐、便秘、多汗、头晕、苍白、严重低血压、不适、意识模糊、嗜睡、困倦、妄想、幻觉和反复打呵欠。如发生药物过量，请及时就医。

❖ **与其他药物合用需注意什么？**

1. 口服激素类避孕药可致闭经或泌乳，干扰本药的效应，并可能使垂体增大，不宜同时使用，应选择避孕药以外的其他避孕方式。

2. 本药与降压药合用时，可加强降压效果，应注意监测血压，酌减降压药用量，且应尽量减少合并用药。

3. 如曾因使用左旋多巴出现过运动障碍，在使用本药前应减少左旋多巴的剂量。当获得满意疗效时，逐步减少左旋多巴的剂量，甚至完全停用左旋多巴。

4. 溴隐亭与多种药物存在相互作用，因此使用本药期间如需服用任何其他药品，应及时告知医师或药师，以了解是否可以合用药物、是否需要调整药物治疗剂量。

卡麦角林片（0.5mg，1mg）

❖ **本药用于治疗哪些疾病？**

适用于治疗高泌乳素血症，也可用于因医学原因抑制产后泌乳。

❖ **本药如何服用，何时服用最合适？**

1. 抑制生理性泌乳：预防性用药，产后第一天服用卡麦角林片1mg一次；抑制已有的泌乳，一日2次，每12小时0.5mg，疗程2日。

2. 治疗高催乳素血症：初始剂量为0.5mg，根据反应调整剂量，具体依照医师指示按时服药，勿自行增减药量或任意停药。

❖ **哪些疾病患者不能或需谨慎使用本药？**

如存在以下情况，应将所有已确诊的疾病及正在接受的治疗方案告知医师。

1. 对本药过敏或对其他麦角碱衍生物过敏。

2. 有高血压或高血压病史，以及妊娠期高血压综合征或有妊娠期高血压既往史。

3. 严重精神病、严重心脏病及周围血管性疾病。

4. 晕厥性偏头痛。

5. 肝、肾功能损害者。

❖ **使用本药期间需要注意什么？**

用药期间应定期回访，由医师对是否出现进行性纤维化、血清催乳素水平等项目进行评估，以决定继续用药或停药。

❖ **本药如何居家保存?**

遮光、密闭,在阴凉处(不超过 25℃保存);请将药品置于儿童触及不到的地方。

❖ **妊娠期妇女与哺乳期妇女用药注意事项:**

妊娠期妇女慎用,仅在明确需要时经医师评估后方可用药,如果用药期间怀孕请及时告知医师。

哺乳期妇女应停止哺乳或停药,计划哺乳的妇女也不应服用本药。

❖ **老年人用药注意事项:**

65 岁及 65 岁以上老年人与较年轻者对本药应答是否存在差异尚不明确,但临床观察发现老年人用药时易发生中枢神经系统的不良反应,应加以注意。

❖ **用药过量怎么办?**

本药过量可出现低血压、鼻塞、晕厥或幻觉。如果发生药物过量请及时就医。

❖ **与其他药物合用需注意什么?**

本药与多种药物存在相互作用,因此使用本药期间如需服用任何其他药品,应及时告知医师或药师,以了解是否可以合用药物、是否需要调整药物治疗剂量。

(二)抗利尿药

去氨加压素片(0.1mg,0.2mg)

❖ **本药用于治疗哪些疾病?**

适用于治疗中枢性尿崩症,可减少尿量;也用于治疗夜间遗尿症。

❖ **本药如何服用,何时服用最合适?**

1. 中枢性尿崩症:开始一次 0.1mg,每日 3 次,以后根据疗效调整剂量;对多数成人患者来说,适宜的剂量为一次 0.1~0.2mg,每日 2~3 次。

2. 夜间遗尿症:首次用量为睡前 0.2mg,如疗效不显著可增至 0.4mg,连续使用 3 个月后停用本药至少 1 周,经医师评估是否需要继续治疗。用药前 1 小时到服药后 8 小时内限制饮水量。

❖ **哪些疾病患者不能或需谨慎使用本药?**

如存在以下情况,应将所有已确诊的疾病及正在接受的治疗方案告知医师。

1. 对本药过敏者。

2. 习惯性或精神性烦渴症患者。

3. 心力衰竭、心功能不全或其他需服用利尿药疾病的患者。

4. 急迫性尿失禁、器官病变,如良性前列腺增生、尿道感染、膀胱结石/膀胱癌导致的尿频或多尿、糖尿病患者。

5. 抗利尿激素分泌异常综合征患者。

6. 低钠血症或有该病史者。

7. 中至重度肾功能不全者。

8. 水电解质紊乱、具颅内压升高风险的患者应慎用本药。

❖ **使用本药期间需要注意什么?**

用药期间应特别注意发生水潴留的风险,应尽量减少水摄入量并定期测体重。若不限制饮水可能引起水潴留/低钠血症及其并发症,如头痛、恶心、呕吐、血钠降低、体重增加,严重者可引起惊厥,如出现以上症状,请立即就医。

❖ **本药如何居家保存？**

密闭，于阴凉、干燥处保存；请将药品置于儿童触及不到的地方。

❖ **妊娠期妇女与哺乳期妇女用药注意事项：**

妊娠期妇女应慎用。哺乳期妇女使用本药应经医师评估，权衡利弊。

❖ **忘记用药时怎么办？**

若是规律性服用此药，则于发现忘记服药时立即服药。但若发现忘记服药时已接近下次服药时间，请按原计划服用下次剂量即可，切勿一次或短时间内服用两次剂量。

❖ **用药过量怎么办？**

用药过量可出现头痛、恶心、水潴留、低钠血症、少尿、惊厥及肺水肿。

用药过量时，请及时就医，可洗胃或口服活性炭，限制液体，检查电解质状况，如需要可使用呋塞米或补充钠，还可遵从医嘱根据症状对症治疗。

❖ **与其他药物合用需注意什么？**

使用本药期间如需服用任何其他药品时，应及时告知医师或药师。

二、雄激素与蛋白同化类固醇激素

雄激素具有两类作用：男性化作用和蛋白同化或生长刺激作用。此部分涉及的药物有以下几类：①雄激素；②蛋白同化类固醇激素。本节只涉及口服药物。

（一）雄激素

甲睾酮片（5mg）

❖ **本药用于治疗哪些疾病？**

适用于原发性或继发性男性性功能降低；以及适用于绝经妇女晚期乳腺癌姑息性治疗。

❖ **本药如何服用，何时服用最合适？**

本药可口服或舌下含服。剂量及用法因人及疾病不同而异，请依照医师指示按时服药，勿自行增减药量或任意停药。

❖ **哪些疾病患者不能或需谨慎使用本药？**

如存在以下情况，应将所有已确诊的疾病及正在接受的治疗方案告知医师。

1. 对本药过敏者。

2. 前列腺肥大或前列腺癌患者。

3. 肝、肾、心功能不全者，高血压患者。

❖ **使用本药期间需要注意什么？**

1. 若用药期间出现以下症状，请立即停药就医：血钙过高、肝功能异常；女性患者痤疮、多毛、声音变粗、闭经、月经紊乱；男性患者睾丸萎缩、精子生成减少、精液减少。

2. 乳腺癌患者如需服用本药，请告知医师，应密切监测尿钙浓度、血清钙浓度。

3. 青春期前儿童如果用药，应每6个月进行一次手部和腕部影像学检查，以确定骨骼成熟度。

❖ **本药如何居家保存？**

遮光、封闭保存；请将药品置于儿童触及不到的地方。

❖ **妊娠期妇女与哺乳期妇女用药注意事项：**

妊娠期妇女禁用。哺乳期妇女如确需用药，应停止哺乳。

❖ **儿童用药注意事项：**

儿童长期应用，可严重影响生长发育。

❖ **忘记用药时怎么办？**

若是规律性服用此药，则于发现忘记服药时立即服药。但若发现忘记服药时已接近下次服药时间，请按原计划服用下次剂量即可，切勿一次或短时间内服用两次剂量。

❖ **用药过量怎么办？**

请及时就诊咨询医师或药师。

❖ **与其他药物合用需注意什么？**

使用本药期间如需服用任何其他药品时，应及时告知医师或药师。

十一酸睾酮胶丸（40mg）

❖ **本药用于治疗哪些疾病？**

适用于原发性或继发性睾丸功能减退症、男性青少年体质性青春期发育延迟；也适用于乳腺癌转移女性患者的姑息性治疗；还适用于再生障碍性贫血；中老年男性迟发性性腺功能减退症。

❖ **本药如何服用，何时服用最合适？**

1. 本药剂量及用法因人及疾病不同而异。请依照医师指示按时服药，勿自行增减药量或任意停药。

2. 早晚各 1 次（将日剂量分成两个等份，若不能平均分配，应早晨服用剂量较大的一份）。本药应餐时服用，整粒吞服，不得咀嚼。

❖ **哪些疾病患者不能或需谨慎使用本药？**

如存在以下情况，应将所有已确诊的疾病及正在接受的治疗方案告知医师。

1. 对本药过敏者。

2. 确诊或疑似的前列腺癌患者。

3. 男性乳腺癌患者。

4. 心力衰竭（包括无症状型）、肾衰竭、前列腺增生、高血压、癫痫、三叉神经痛或有其病史者，有水肿倾向的心脏病、肾病患者，具有睡眠呼吸暂停风险因素的患者，有高钙血症风险的癌症患者应慎用。

❖ **使用本药期间需要注意什么？**

1. 若使用期间出现严重肠胃反应（如恶心、腹泻），请告知医师。

2. 服药期间需关注过敏反应。

3. 长期用药应监测肝功能。

❖ **本药如何居家保存？**

遮光，30℃以下保存，不得冷藏或冷冻；请将药品置于儿童触及不到的地方。

❖ **妊娠期妇女与哺乳期妇女用药注意事项：**

妊娠期和哺乳期妇女禁用。

❖ **老年人用药注意事项：**

老人代谢功能低下，且易出现前列腺增生，故应慎用。

❖ **儿童用药注意事项：**

有青春期前儿童使用雄激素导致性早熟、勃起频率增加、阴茎增大、骨骺早闭的报道，请在医师指导下谨慎使用，并应监测身高和性发育。

❖ **特殊疾病状态用药注意事项：**

患有糖尿病、癌症、睡眠呼吸暂停、良性前列腺增生者，请告知医师。

❖ **用药过量怎么办？**

大剂量使用可能引起肠胃反应（如恶心、腹泻）；症状严重时，可给予支持疗法。

❖ **忘记用药时怎么办？**

若是规律性服用此药，则于发现忘记服药时立即服药。但若发现忘记服药时已接近下次服药时间，请按原计划服用下次剂量即可，切勿一次或短时间内服用两次剂量。

❖ **与其他药物合用需注意什么？**

1. 皮质类固醇：合用可引起液体潴留，尤其是心脏病、肾病、肝病患者；因此合用需谨慎且应密切监测。

2. 华法林：合用时抗凝作用增强，应密切监测国际标准化比值（INR）和凝血酶原时间，尤其是开始和停止合用时。

3. 对于糖尿病患者，合用时可降低血糖，请密切监测血糖，必要时减少胰岛素的剂量。

4. 使用本药期间如需服用任何其他药品时，应及时告知医师或药师。

（二）蛋白同化类固醇激素

司坦唑醇片（2mg）

❖ **本药用于治疗哪些疾病？**

适用于防治遗传性血管神经性水肿；以及适用于严重创伤、慢性感染、营养不良等慢性消耗性疾病。

❖ **本药如何服用，何时服用最合适？**

本药剂量及用法因人及疾病不同而异。请依照医师指示按时服药，勿自行增减药量或任意停药。

❖ **哪些疾病患者不能或需谨慎使用本药？**

如存在以下情况，应将所有已确诊的疾病及正在接受的治疗方案告知医师。

1. 对本药过敏者。

2. 严重肝病、肾病、心脏病、高血压患者。

3. 前列腺癌患者。

4. 卟啉病、前列腺肥大、糖尿病患者应慎用。

❖ **使用本药期间需要注意什么？**

治疗再生障碍性贫血等疾病需长期大量用药时，应注意肝脏损害及诱发肝癌的可能性，定期复诊、接受评估。

❖ **本药如何居家保存？**

遮光，密闭保存；请将药品置于儿童触及不到的地方。

❖ **妊娠期妇女与哺乳期妇女用药注意事项：**

妊娠期妇女禁用；哺乳期妇女尚不明确，请在医师指导下使用。

❖ **老年人用药注意事项：**

老年人使用本药易引起水钠潴留、高钾血症，请在医师指导下使用。

❖ **儿童用药注意事项：**

本药可使儿童早熟，影响生长，儿童应在医师指导下使用。

❖ **忘记用药时怎么办？**

若是规律性服用此药，则于发现忘记服药时立即服药。但若发现忘记服药时已接近下次服药时间，请按原计划服用下次剂量即可，切勿一次或短时间内服用两次剂量。

❖ **与其他药物合用需注意什么？**

使用本药期间如需服用任何其他药品时，应及时告知医师或药师。

三、甲状腺疾病用药

主要用于治疗甲状腺功能亢进、甲状腺功能减退及甲状腺癌术后抑制治疗等。此部分涉及的甲状腺疾病药物包括甲状腺激素和甲状旁腺亢进相关药物。

（一）甲状腺激素

主要用于治疗甲状腺功能减退、甲状腺癌术后替代治疗和抑制肿瘤生长、抗甲状腺治疗过程中的辅助用药等。

左甲状腺素钠片（25μg，50μg，100μg）

❖ **本药用于治疗哪些疾病？**

适用于甲状腺功能减退症及甲状腺癌术后。

❖ **本药如何服用，何时服用最合适？**

本药剂量及用法因人及疾病不同而异。请依照医师指示按时服药，勿自行增减药量或任意停药。

本药应于早餐前半小时空腹服用。婴幼儿可用适量的水将本药捣碎制成混悬液，再以适当的液体送服。

❖ **哪些疾病患者不能或需谨慎使用本药？**

如存在以下情况，应将所有已确诊的疾病及正在接受的治疗方案告知医师。

1. 未经治疗的肾上腺功能不全、垂体功能不全、甲状腺毒症患者。

2. 急性心肌梗死、急性心肌炎、急性全心炎患者。

3. 心血管疾病（包括心肌缺血）和糖尿病患者应慎用。

❖ **使用本药期间需要注意什么？**

1. 甲状腺素缺乏或甲状腺肿切除术后为预防甲状腺肿复发的患者，应终生用药，未经医师许可勿自行停药。

2. 某些厂家的左甲状腺素片剂中含有乳糖成分；乳糖不耐受或缺乏乳糖酶患者，请不要使用含有乳糖的制剂。具体请查看药品说明书并咨询医师或药师。

3. 大豆制品、富含膳食纤维的食物（如谷物、豆类、橘子）和胡桃，可能会减少左甲状腺素的吸收，用药期间请尽量避免使用以上食物。

4. 可能引起的不良反应有哪些？如果发生了该怎么办？

（1）如果发生严重头痛、皮肤痒或荨麻疹、胸心动过速、呼吸急促等，可能是药物过量或药物过敏的表现，请尽快就医。

（2）如果发生发冷、便秘、皮肤干燥、疲倦、体重增加，可能是未达到药效，若症状持续，请告知医师。

（3）如果发生食欲改变、月经周期改变、发烧、手抖、头痛、怕热、易怒、脚抽筋或痉挛、体重减轻，可能是用药剂量需要调整，请告知医师。

❖ **本药如何居家保存？**

30℃以下原包装内保存；请将药品置于儿童触及不到的地方。

❖ **妊娠期妇女与哺乳期妇女用药注意事项：**

妊娠期妇女无需停药，且妊娠期间本药的剂量可能需增加；使用本药的妊娠期妇女应每3个月监测 TSH 水平。由于母乳中含量较低，哺乳期可以使用本药。

❖ **用药过量怎么办？**

本药过量可出现心动过速、焦虑、激动、无意识运动甚至癫痫样发作。长期滥用本药可导致心脏性猝死。如用药过量请及时就医、评估。

❖ **忘记用药时怎么办？**

若是规律性服用此药，则于发现忘记服药时立即服药。但若发现忘记服药时已接近下次服药时间，请按原计划服用下次剂量即可，切勿一次或短时间内服用两次剂量。

❖ **与其他药物合用需注意什么？**

甲状腺素与某些药品会互相影响，若需要联合用药，请主动告知医师或药师。

如需服用制酸剂、钙片、铁剂等，请与本药服用时间间隔4小时以上。

碘塞罗宁钠片（20μg）

❖ **本药用于治疗哪些疾病？**

本药适用于各种原因引起的甲状腺功能减退症、甲状腺危象。

❖ **本药如何服用，何时服用最合适？**

本药剂量及用法因人及疾病不同而异。请依照医师指示按时服药，勿自行增减药量或任意停药。

1. 成年人：开始时每日10~20μg，分2~3次服用，以后逐渐增加至每日80~100μg为止。

2. 儿童：①体重在7kg以下者：开始时每日2.5μg。②体重在7kg以上者：每日5μg，以后每隔1周，用量每日增加5μg，维持量为每日15~20μg，分3次服用。

❖ **哪些疾病患者不能或需谨慎使用本药？**

如存在以下情况，应将所有已确诊的疾病及正在接受的治疗方案告知医师。

1. 对本药过敏者。

2. 未纠正的肾上腺功能不全者。

3. 未治疗的甲状腺功能亢进患者。

4. 未控制的高血压患者。

5. 心肌梗死患者。

6. 心血管疾病、糖尿病、尿崩症患者应慎用。

❖ **使用本药期间需要注意什么？**

1. 长期严重甲状腺功能减退、心功能不全患者，请告知医师。

2. 如服用本药期间同时规律服用胺碘酮，请告知医师，这种情况不可接受胃肠外麻醉，以免引起高血压和心动过速。

❖ **本药如何居家保存？**

密闭于 15~30℃保存；请将药品置于儿童触及不到的地方。

❖ **妊娠期妇女与哺乳期妇女用药注意事项：**

妊娠期和哺乳期妇女可以使用本药。

❖ **特殊疾病状态用药注意事项：**

1. 如合并心血管疾病，请告知医师，可能需要减量使用。

2. 糖尿病、尿崩症患者，请告知医师，因本药可能加重疾病症状。

❖ **忘记用药时怎么办？**

若是规律性服用此药，则于发现忘记服药时立即服药。但若发现忘记服药时已接近下次服药时间，请按原计划服用下次剂量即可，切勿一次或短时间内服用两次剂量。

❖ **与其他药物合用需注意什么？**

本药与某些药品会互相影响，如需联合用药，请主动告知医师或药师。

（二）抗甲状腺药

主要用于治疗甲状腺功能亢进症。甲亢治疗的辅助用药普萘洛尔见心血管相关章节。

甲巯咪唑片（5mg，10mg）

❖ **本药用于治疗哪些疾病？**

用于甲状腺功能亢进的药物治疗，尤其适用于伴有或不伴有轻度甲状腺增大（甲状腺肿）的患者及年轻患者、各种类型的甲状腺功能亢进症的术前准备。

❖ **本药如何服用，何时服用最合适？**

本药不同剂型、不同规格的用法用量可能存在差异，请阅读具体药物说明书使用，或遵医嘱。

1. 成人常用量：开始剂量一般为一日 30mg，可按病情轻重调节为 15~40mg，一日最大量 60mg，分次口服。病情控制后，逐渐减量，每日维持量按病情需要介于 5~15mg，疗程一般 18~24 个月。可在餐后用适量液体整片送服。

2. 小儿常用量：开始时剂量为每日按体重 0.4mg/kg，分次口服。维持量约减半，按病情决定。可在餐后用适量液体整片送服。

❖ **使用本药期间需要注意什么？**

1. 如发生过药物过敏，应告知医师。

2. 如甲状腺肿大使气管受压，应告知医师，本药仅能在严密监测下用作短期治疗，因其具有使甲状腺肿生长的危险。

3. 如曾发生过粒细胞减少，应告知医师，需要对血细胞计数进行严密监测。

4. 用药期间应定期监测甲状腺功能。

5. 用药可能引起肝损害，用药期间若出现出血、厌食、恶心、上腹部疼痛、尿黄、皮肤或巩膜黄染等症状，请立即就诊。

6. 本药片剂含有乳糖，半乳糖不耐症、Lapp 乳糖酶缺乏症或葡萄糖 - 半乳糖吸收不良症患者，请告知医师。

❖ **本药如何居家保存？**

密闭 25℃以下保存；请将药品置于儿童触及不到的地方。

❖ **妊娠期妇女与哺乳期妇女用药注意事项：**

妊娠期妇女及哺乳期妇女慎用。

❖ **老年人用药注意事项：**

用药剂量应在严密监测下谨慎进行个体化调整。

❖ **忘记用药时怎么办？**

若是规律性服用此药，则于发现忘记服药时立即服药。但若发现忘记服药时已接近下次服药时间，请按原计划服用下次剂量即可，切勿一次或短时间内服用两次剂量。

❖ **用药过量应怎么办？**

如用药过量可能导致甲状腺功能减退，应咨询医师，及时减量或加用甲状腺激素类药物。

❖ **与其他药物合用需注意什么？**

与其他药物合用时需要与医师沟通，可能需要调整用药剂量。

卡比马唑片（5mg）

❖ **本药用于治疗哪些疾病？**

用于甲状腺功能亢进症，术前准备。

❖ **本药如何服用，何时服用最合适？**

本药剂量及用法因人及疾病不同而异，请依照医师指示按时服药，勿自行增减药量或任意停药。

❖ **使用本药期间需要注意什么？**

1. 如既往存在药物过敏、血细胞计数改变、胆汁淤积、肝功能异常等，请及时告知医师。

2. 服药期间应定期检查血常规。

❖ **本药如何居家保存？**

遮光，密闭保存；请将药品置于儿童触及不到的地方。

❖ **妊娠期妇女与哺乳期妇女用药注意事项：**

妊娠期妇女慎用；哺乳期妇女禁用。

❖ **老年人用药注意事项：**

老年人尤其肾功能减退者，用药量应减少。如发现甲状腺功能减低，应及时减量或加用甲状腺片。

❖ **忘记用药时怎么办？**

若是规律性服用此药，则于发现忘记服药时立即服药。但若发现忘记服药时已接近下次服药时间，请按原计划服用下次剂量即可，切勿一次或短时间内服用两次剂量。

❖ **用药过量应怎么办？**

如用药过量导致甲状腺功能减退，如发冷、便秘、皮肤干燥、乏力、体重增加等，应及时告知医师并及时减量。

❖ **与其他药物合用需注意什么？**

服用本药前避免服用碘、碘化物制剂。

使用此药期间如需服用任何其他药品时，如抗凝血剂、磺胺类、对氨基水杨酸、保泰松、巴比妥类、酚妥拉明、妥拉唑林、维生素 B_{12}、磺酰脲类等，请及时告知医师或药师。

丙硫氧嘧啶片（50mg，100mg）

❖ **本药用于治疗哪些疾病？**

用于各种类型的甲状腺功能亢进症，术前准备。

❖ **本药如何服用，何时服用最合适？**

本药剂量及用法因人及疾病不同而异。请依照医师指示按时服药，勿自行增减药量或任意停药。

如果每日用药次数大于一次，请平均服药间隔时间。

❖ **使用本药期间需要注意什么？**

1. 用药期间应定期检查血细胞计数及肝功能。

2. 如药物过敏、肝功能异常、白细胞计数偏低等，请及时告知医师。

3. 如果有受伤、感染或其他疾病产生，请立即就医。

4. 如果需要手术（包括牙科手术），或其他紧急医疗处置，应将用药情况告知医师。

5. 如有怀孕、计划怀孕或哺乳，请事先告知医师。

❖ **本药如何居家保存？**

遮光，密闭保存；请将药品置于儿童触及不到的地方。

❖ **妊娠期妇女与哺乳期妇女用药注意事项：**

妊娠期妇女慎用。哺乳期妇女应在医师指导下使用。

❖ **老年人用药注意事项：**

老年人尤其肾功能减退者，用药量应减少。如发现甲状腺功能减低，应及时减量或加用甲状腺片。

❖ **忘记用药时怎么办？**

若是规律性服用此药，则于发现忘记服药时立即服药。但若发现忘记服药时已接近下次服药时间，请按原计划服用下次剂量即可，切勿一次或短时间内服用两次剂量。

❖ **用药过量应怎么办？**

本药过量服用可能发生恶心、呕吐、上腹部不适、头痛、发热、关节痛、瘙痒、水肿和全血细胞减少症。粒细胞缺乏症是最严重的药物作用。罕见情况下，可能会发生剥脱性皮炎、肝炎、神经病或中枢神经系统刺激或抑郁。

如遇用药过量或出现以上药物过量体征，应立即停药就医。

❖ **与其他药物合用需注意什么？**

1. 与抗凝药合用，可增强抗凝作用；请咨询医师，是否减少抗凝药物用量。

2. 如果服用碘、碘化物制剂、抗凝药、强心药、抗心律不齐药等，请提前告知医师。

3. 磺胺类、对氨基水杨酸、保泰松、巴比妥类、酚妥拉明、妥拉唑林、维生素 B_{12}、磺酰脲类等均有抑制甲状腺功能和甲状腺肿大的作用，故合用本药须注意。

4. 使用此药期间如需服用任何其他药品时，请告知医师或药师。

甲巯咪唑软膏（10g∶0.5g）

❖ **本药用于治疗哪些疾病？**

治疗甲状腺功能亢进症。因甲亢行甲状腺次全切除术或放射性碘治疗之前的症状改善。

❖ **本药如何使用，何时使用最合适？**

用精密定量泵每次按压挤出软膏 0.1g（含甲巯咪唑 5mg），然后均匀涂敷于颈前甲状腺表面皮肤（在喉结至胸骨上窝之间，甲状腺明显肿大者局部隆起部位）。用手指在涂敷局部轻轻揉擦 3~5 分钟以使药物进入甲状腺内。

若您之前口服甲巯咪唑片，请告知医师，进行计量转换。

❖ **使用本药期间需要注意什么？**

1. 保持颈部清爽。

2. 涂敷软膏用力要轻。

3. 涂药局部尽可能不用肥皂洗，如用，请用碱性较小的香皂。

4. 局部不良反应若较重，可根据主治医师指导，暂停用药，并请皮肤科医师治疗。

5. 本药不可与其他外用涂抹剂在局部同时使用。

❖ **本药如何居家保存？**

密闭，在凉暗处（避光并不超过 20℃）保存。

❖ **妊娠期妇女与哺乳期妇女用药注意事项**

妊娠期妇女在密切监测下可以使用。

哺乳期妇女可在医师指导下使用。

❖ **药物漏用怎么办？**

若是规律性使用此药，则于发现忘记用药时立即服药。但若发现忘记用药时已接近下次用药时间，请按原计划使用下次剂量即可，切勿一次或短时间内使用两次剂量。

❖ **与其他药物合用需注意什么？**

1. 如对硫脲类抗甲状腺药物过敏，请告知医师。

2. 正在服用抗凝药、碘及碘化物制剂等，请告知医师和药师。

3. 避免食用高碘食物或药物。

（三）碘与碘制剂

主要用于地方性甲状腺肿的治疗与预防、甲状腺手术前准备和甲状腺危象等。

复方碘溶液（碘 5%∶碘化钾 10%）

❖ **本药用于治疗哪些疾病？**

地方性甲状腺肿的治疗和预防；甲状腺功能亢进症手术治疗前的准备；甲状腺功能亢进症危象；核泄漏意外事件中可防止放射性碘进入甲状腺而致癌变。

❖ **本药如何服用，何时服用最合适？**

1. 本药剂量及用法因人及疾病不同而异。请依照医师指示按时服药，勿自行增减药量或任意停药。

2. 本药有刺激性，不能直接口服，应滴入冷开水中充分稀释后服用。

❖ **使用本药期间需要注意什么?**

1.浓碘液可致唾液腺肿胀、触痛、口腔咽喉部灼烧感、金属味、齿和齿龈疼痛、唾液分泌增加。可涂于淀粉类食物服用,减轻服药引起的不适。

2.如伴有以下疾病,请告知医师:急性支气管炎、肺水肿、高钾血症、甲状腺功能亢进症、肾功能受损。

❖ **本药如何居家保存?**

遮光,密封保存。

❖ **妊娠期妇女与哺乳期妇女用药注意事项:**

妊娠期妇女禁用。哺乳期妇女如确需用药,应暂停哺乳。

❖ **忘记用药时怎么办?**

若是规律性服用此药,则于发现忘记服药时立即服药。但若发现忘记服药时已接近下次服药时间,请按原计划服用下次剂量即可,切勿一次或短时间内服用两次剂量。

❖ **用药过量应怎么办?**

如用药过量,可在医师指导下大量饮水和增加食盐摄入,加速碘的排泄。

❖ **与其他药物合用需注意什么?**

如正在服用其他药物,请告知医师和药师

碘化油(颗粒/胶丸:0.2g)

❖ **本药用于治疗哪些疾病?**

用于预防和治疗地方甲状腺肿、地方性克汀病。

❖ **本药如何服用,何时服用最合适?**

1.饭后用温开水冲服。一次0.4~0.6g,每2~3年服用一次,7岁以下儿童减半。

2.应根据缺碘情况,在医师指导下使用。

❖ **使用本药期间需要注意什么?**

1.如伴有严重慢性病或严重消化道溃疡,请告知医师。

2.甲状腺功能亢进症患者禁用。

❖ **本药如何居家保存?**

遮光,在阴凉处密闭保存。

❖ **妊娠期妇女与哺乳期妇女用药注意事项:**

妊娠期及哺乳期妇女应慎用。在妇女怀孕前给予,可保证母体在整个妊娠期间乃至哺乳期间都有足够的碘补充,从而有效地预防克汀病。

❖ **用药过量应怎么办?**

大量吞入碘化油可引起碘中毒,中毒症状有:厌食、恶心呕吐、口内铜腥味、眼炎、鼻窦炎、唾液腺肿胀、流涎、喉部烧灼感、气急、胸闷、咳嗽、药物热、皮疹和皮炎等。如出现上述症状请立即就医。

❖ **忘记用药时怎么办?**

若是规律性服用此药,则于发现忘记服药时立即服药。但若发现忘记服药时已接近下次服药时间,请按原计划服用下次剂量即可,切勿一次或短时间内服用两次剂量。

❖ **与其他药物合用需注意什么?**

如正在服用其他药物,请告知医师和药师。

碘酸钾（片：0.3mg：177.9μg，0.4mg：237.2μg；颗粒：0.15mg：88.95μg）

❖ **本药用于治疗哪些疾病？**

用于缺碘人群预防地方性甲状腺肿和地方性克汀病等碘缺乏病。

❖ **本药如何服用，何时服用最合适？**

应根据缺碘情况，在医师指导下使用。请依照医师指示按时服药，勿自行增减药量或任意停药。

❖ **使用本药期间需要注意什么？**

1. 如伴有严重慢性病或严重消化道溃疡，请告知医师。

2. 甲状腺功能亢进症患者及对碘过敏者禁用。

❖ **本药如何居家保存？**

遮光，密闭保存。

❖ **妊娠期妇女与哺乳期妇女用药注意事项：**

妊娠期及哺乳期妇女应慎用。母乳喂养期间，母婴不要同时服用本药。

在妇女怀孕前即给予，可保证母体在整个妊娠期间乃至哺乳期间都有足够的碘补充，从而有效地预防克汀病。

❖ **忘记用药时怎么办？**

若是规律性服用此药，则于发现忘记服药时立即服药。但若发现忘记服药时已接近下次服药时间，请按原计划服用下次剂量即可，切勿一次或短时间内服用两次剂量。

❖ **与其他药物合用需注意什么？**

如正在服用其他一些药物，请告知医师和药师。

四、治疗糖尿病药物

糖尿病是一组以长期血葡萄糖水平增高为特征的代谢紊乱症候群。此部分涉及的治疗药物主要包括胰岛素和胰岛素类似物、口服降糖药。

（一）胰岛素和胰岛素类似物

按照胰岛素起效快慢和维持作用时间，胰岛素可分为三类：①餐时胰岛素（短效人胰岛素和速效胰岛素类似物）；②基础胰岛素（中效胰岛素、长效动物胰岛素和长效胰岛素类似物）；③预混胰岛素。

胰岛素［普通（常规）胰岛素］（10ml：400U）

❖ **本药用于治疗哪些疾病？**

用于补充胰岛素分泌不足，控制糖尿病。

❖ **本药如何使用，何时使用最合适？**

1. 请遵医嘱用药，一般为皮下注射。

2. 皮下注射部位每次相距约2.5cm，可选择腹部、上臂外侧、大腿或臀部，并注意避开脐周区域。

❖ **使用本药期间需要注意什么？**

1. 一些患者可能在本药治疗初期发生轻度水肿，可自行缓解而无需停药。

2. 部分患者注射本药后出现视物模糊症状，数周内自然恢复。

3. 少部分患者在使用本药后出现局部过敏反应，如表现为注射部位出现红斑、丘疹、硬结，多在注射本药后几小时或者数天发生；也可出现全身性过敏反应，多在注射本药后立即发生，全身出现荨麻疹，可伴有或不伴有血管性水肿，可出现呼吸道症状，如哮喘、呼吸困难，严重者血压降低、休克甚至死亡。如若出现上述过敏表现，请及时停药，主动告知医师或者药师。

4. 少部分患者可能出现本药注射部位皮下脂肪萎缩或增生，如果发生请停止在该部位注射，可缓慢自然恢复；建议皮下注射本药时定期更换注射部位，或同一注射部位内轮换注射位点。

5. 儿童易产生低血糖，血糖波动幅度较大，调整剂量宜逐步增加或减少；青春期少年适当增加剂量，青春期后再逐渐减少。

6. 肝、肾功能损害患者应进行更为密切的血糖监测，相应调整本药剂量。

7. 饮食及运动应规律，定时定量。延后饮食或过度运动可能引起低血糖，特别是老年人易发生低血糖，需格外注意。

8. 请定期回诊追踪（尤其刚开始胰岛素治疗的前几周）。遵医嘱测量血糖、尿糖、尿酮，及时了解血糖控制情况。如果有高血糖症状（多尿、口渴、虚弱、恶心、头昏）、尿糖或尿酮，请及时就医。

9. 避免大量饮酒，酒精性饮料会引起低血糖，且需要将其计入热量，谨慎处理。

❖ **本药如何居家保存？**

1. 请将本药放置于冰箱（2~10℃）保存，避免冰冻。

2. 使用过程中的本药无需贮藏在冰箱内，可在室温（最高不超过25℃）条件下保存4周，避免光照和受热。

3. 旅行时应随身携带，避震、避光及热。

4. 请将药品置于儿童触及不到的地方。

❖ **妊娠期妇女与哺乳期妇女用药注意事项：**

1. 糖尿病孕妇在妊娠期间对胰岛素需要量增加，分娩后需要量减少；如妊娠中发现的糖尿病为妊娠糖尿病，应在分娩后终止胰岛素治疗；定期监测血糖，再根据有无糖尿病决定治疗。

2. 哺乳期妇女可使用本药。

❖ **忘记用药时怎么办？**

1. 餐中或餐后半小时内未注射建议立即原剂量注射。

2. 餐后半小时以上建议保持原运动强度，将未注射的胰岛素剂量减半注射。

3. 如已接近下一餐餐前，而此餐也要注射胰岛素，不应补注射。同时测量餐前血糖：餐前血糖 > 10mmol/L 时，下一餐主食减量 1/3~1/4。

❖ **用药过量怎么办？**

对糖尿病患者，如胰岛素用量过大可引起血糖过低甚至产生低血糖昏迷，请在有先兆症状时（如冷汗、颤抖、心悸、虚弱、头痛、昏乱）口服葡萄糖、进食糕饼或糖水，如患者失去知觉，应立即送医。

❖ **与其他药物合用需注意什么？**

服药期间加用其他药物，特别是影响糖代谢的药物，需提前告知医师或药师，同时规律监测血糖波动情况，以便及时调整胰岛素使用剂量。

精蛋白锌胰岛素注射液（10ml：400U）

❖ **本药用于治疗哪些疾病？**

用于治疗轻中度糖尿病患者，重症须与常规胰岛素合用。

❖ **本药如何使用，何时使用最合适？**

1. 本药于早餐前 30~60 分钟皮下注射使用。有时需于晚餐前再注射一次，请遵医嘱剂量使用。

2. 使用前须滚动药瓶，使胰岛素混匀，但不要用力摇动以免产生气泡。

3. 皮下注射部位每次相距约 2.5cm，可选择腹部、上臂外侧、大腿或臀部，并注意避开脐周区域。

❖ **使用本药期间需要注意什么？**

1. 本药不能用于静脉注射。

2. 由于本药作用时间较长，发生低血糖时，虽经补糖后症状改善，但随后仍有发生低血糖的可能，应严密观察。应特别注意防治夜间低血糖的发生。

3. 一些患者可能在本药治疗初期发生轻度水肿，可自行缓解而无需停药。

4. 部分患者注射本药后出现视物模糊症状，数周内自然恢复。

5. 少部分患者在使用本药后出现局部过敏反应，如表现为注射部位出现红斑、丘疹、硬结，多在注射本药后几小时或者数天发生；也可出现全身性过敏反应，多在注射本药后立即发生，全身出现荨麻疹，可伴有或不伴有血管神经性水肿，可出现呼吸道症状，如哮喘、呼吸困难，严重者血压降低、休克甚至死亡。如若出现上述过敏表现，请及时停药，主动告知医师或者药师。

6. 少部分患者可能出现本药注射部位皮下脂肪萎缩或增生，停止在该部位注射后可缓慢自然恢复。皮下注射本药时应定期更换注射部位，或同一注射部位内轮换注射位点。

7. 儿童易产生低血糖，血糖波动幅度较大，调整剂量宜逐步增加或减少；青春期少年适当增加剂量，青春期后再逐渐减少。

8. 肝、肾功能损害患者应进行更为密切的血糖监测，相应调整本药剂量。

9. 饮食及运动应规律，定时定量。延后饮食或过度运动可能引起低血糖。特别是老年人易发生低血糖，需格外注意。

10. 请定期回诊追踪（尤其刚开始胰岛素治疗的前几周）。遵医嘱测量血糖、尿糖、尿酮，及时了解血糖控制情况。如果有高血糖症状（多尿、口渴、虚弱、恶心、头昏）、尿糖或尿酮，请及时就医。

11. 避免大量饮酒，酒精性饮料会引起低血糖。

❖ **本药如何居家保存？**

1. 放置于冰箱（2~10℃）保存，避免冰冻。

2. 使用过程中的本药无需贮藏在冰箱内，可在室温（最高不超过 25℃）条件下保存 4 周，避免光照和受热。

3. 旅行时应随身携带，避震、避光及热。

4. 请将药品置于儿童触及不到的地方。

❖ **妊娠期妇女与哺乳期妇女用药注意事项：**

1. 妊娠期妇女，特别是在妊娠中期和后期，对胰岛素需要量增加，分娩后需要量迅速减少。如果是妊娠糖尿病，产后血糖即可正常，应终止胰岛素治疗。

2. 哺乳期的糖尿病妇女使用本药治疗，不会对乳儿产生危害，但是剂量、饮食或两者均可能需要做相应的调整。

❖ **忘记用药时怎么办？**

1. 发现未注射后当天可随时注射，但下一次的注射最好顺延至 24 小时后进行。

2. 未注射、补注射药物后，应监测血糖，包括当天及其后 2 天的血糖。

3. 若空腹血糖持续高于 7mmol/L，随机血糖持续高于 10mmol/L，甚至更高，或者漏用 2 次及以上的降糖药，应该及时就医。

❖ **用药过量怎么办？**

对糖尿病患者，如用量过大可引起血糖过低甚至产生低血糖昏迷，有先兆症状时（如冷汗、颤抖、心悸、虚弱、头痛、昏乱）口服葡萄糖、进食糕饼或糖水，如患者失去知觉，应立即送医。

❖ **与其他药物合用需注意什么？**

服药期间加用其他药物，特别是影响糖代谢的药物，需提前告知医师或药师，同时规律监测血糖波动情况，以便及时调整胰岛素使用剂量。

生物合成/重组人胰岛素注射液（10ml：400U，3ml：300U）

❖ **本药用于治疗哪些疾病？**

用于治疗需要采用胰岛素来维持血糖水平的糖尿病患者。

❖ **本药如何使用，何时使用最合适？**

1. 请遵医嘱剂量，于餐前 15~30 分钟皮下注射使用。

2. 皮下注射部位每次相距约 2.5cm，可选择腹部、上臂外侧、大腿或臀部，并注意避开脐周区域。

3. 静脉注射或肌内注射须由医师或其他医务人员操作。

❖ **使用本药期间需要注意什么？**

1. 一些患者可能在本药治疗初期发生轻度水肿，可自行缓解而无需停药。

2. 部分患者注射本药后出现视物模糊症状，数周内自然恢复。

3. 少部分患者在使用本药后出现局部过敏反应，如表现为注射部位出现红斑、丘疹、硬结，多在注射本药后几小时或者数天发生；也可出现全身性过敏反应，多在注射本药后立即发生，全身出现荨麻疹，可伴有或不伴有血管神经性水肿，可出现呼吸道症状，如哮喘、呼吸困难，严重者血压降低、休克甚至死亡。如若出现上述过敏表现，请及时停药，主动告知医师或者药师。

4. 少部分患者可能出现本药注射部位皮下脂肪萎缩或增生，停止在该部位注射后可缓慢自然恢复。皮下注射本药时应定期更换注射部位，或同一注射部位内轮换注射位点。

5. 儿童易产生低血糖，血糖波动幅度较大，调整剂量宜逐步增加或减少；青春期少年适当增加剂量，青春期后再逐渐减少。

6. 肝、肾功能损害患者应进行更为密切的血糖监测，相应调整本药剂量。

7. 饮食及运动应规律，定时定量。延后饮食或过度运动可能引起低血糖。特别是老年人易发生低血糖，需格外注意。

8. 请定期回诊追踪（尤其刚开始胰岛素治疗的前几周）。遵医嘱测量血糖、尿糖、尿酮，及时了解血糖控制情况。如果有高血糖症状（多尿、口渴、虚弱、恶心、头昏）、尿糖或尿酮，请及时就医。

9. 避免大量饮酒，酒精性饮料会引起低血糖。

❖ **本药如何居家保存？**

1. 放置于冰箱（2~8℃）保存，避免冰冻。

2. 使用过程中的本药无需贮藏在冰箱内，可在室温（最高不超过25℃）条件下保存4周，避免光照和受热。

3. 旅行时应随身携带，避震、避光及热。

4. 请将药品置于儿童触及不到的地方。

❖ **妊娠期妇女与哺乳期妇女用药注意事项：**

1. 糖尿病孕妇在妊娠期间对胰岛素需要量增加，分娩后需要量减少；如妊娠中发现的糖尿病为妊娠糖尿病，应在分娩后终止胰岛素治疗；定期监测血糖，再根据有无糖尿病决定治疗方案。

2. 哺乳期的糖尿病妇女使用本药治疗，不会对乳儿产生危害，但是剂量、饮食或两者均可能需要做相应的调整。

❖ **忘记用药时怎么办？**

1. 餐中或餐后半小时内未注射建议立即原量注射。

2. 餐后半小时以上建议保持原来的运动强度，将未注射的胰岛素剂量减半注射。

3. 如已接近下一餐餐前，而此餐也要注射胰岛素，不应补注射。同时测量餐前血糖：餐前血糖 > 10mmol/L 时，下一餐主食减量 1/3~1/4。

❖ **用药过量怎么办？**

对糖尿病患者，如用量过大可引起血糖过低甚至产生低血糖昏迷，有先兆症状时（如冷汗、颤抖、心悸、虚弱、头痛等）口服葡萄糖、进食糕饼或糖水，如患者失去知觉，应立即送医。

❖ **与其他药物合用需注意什么？**

服药期间加用其他药物，特别是影响糖代谢的药物，需提前告知医师或药师，同时规律监测血糖波动情况，以便及时调整胰岛素使用剂量。

精蛋白生物合成/精蛋白锌重组人胰岛素注射液（10ml：400U）

❖ **本药用于治疗哪些疾病？**

用于治疗轻中度糖尿病患者，重症须与短效或速效胰岛素合用。

❖ **本药如何使用，何时使用最合适？**

1. 请遵医嘱剂量，皮下注射使用。

2. 皮下注射部位每次相距约2.5cm，可选择腹部、上臂外侧、大腿或臀部，并注意避开脐周区域。

❖ **使用本药期间需要注意什么？**

1. 本药不能用于静脉注射。

2. 一些患者可能在本药治疗初期发生轻度水肿，可自行缓解而无需停药。

3. 部分患者注射本药后出现视物模糊症状，数周内自然恢复。

4. 少部分患者在使用本药后出现局部过敏反应，如表现为注射部位出现红斑、丘疹、硬结，多在注射本药后几小时或者数天发生；也可出现全身性过敏反应，多在注射本药后立即发生，全身出现荨麻疹，可伴有或不伴有血管神经性水肿，可出现呼吸道症状，如哮喘、呼吸困难，严重者血压降低、休克甚至死亡。如若出现上述过敏表现，请及时停药，主动告知医师或者药师。

5. 少部分患者可能出现本药注射部位皮下脂肪萎缩或增生，停止在该部位注射后可缓慢自然恢复。皮下注射本药时应定期更换注射部位，或同一注射部位内轮换注射位点。

6. 饮食及运动应规律，定时定量。延后饮食或过度运动可能引起低血糖。特别是老年人易发生低血糖，需格外注意。

7. 请定期回诊追踪（尤其刚开始胰岛素治疗的前几周）。遵医嘱测量血糖、尿糖、尿酮，及时了解血糖控制情况。如果有高血糖症状（多尿、口渴、虚弱、恶心、头晕）、尿糖或尿酮，请及时就医。

8. 避免大量饮酒，酒精性饮料会引起低血糖。

❖ **本药如何居家保存？**

1. 放置于冰箱（2~10℃）保存，避免冰冻。

2. 使用过程中的本药无需贮藏在冰箱内，可在室温（最高不超过25℃）条件下保存4周。旅行时应随身携带，避震、避光及热。

3. 请将药品置于儿童触及不到的地方。

❖ **妊娠期妇女与哺乳期妇女用药注意事项：**

1. 妊娠期妇女，特别是在妊娠中期和后期，对胰岛素需要量增加，分娩后需要量迅速减少。如果是妊娠糖尿病，产后血糖即可正常，应终止胰岛素治疗。

2. 哺乳期的糖尿病妇女使用本药治疗，不会对乳儿产生危害，但是剂量、饮食或两者均可能需要做相应的调整。

❖ **忘记用药时怎么办？**

1. 发现未注射后当天可随时注射，但下一次的注射最好在24小时后进行。

2. 未注射、补注射药物后，一定要监测血糖，包括当天及其后两天的血糖。

3. 若空腹血糖持续高于7mmol/L，随机血糖持续高于10mmol/L，甚至更高，或者漏用2次及以上的降糖药，应该及时就医。

❖ **用药过量怎么办？**

对糖尿病患者，如用量过大可引起血糖过低甚至产生低血糖昏迷，有先兆症状时（如冷汗、颤抖、心悸、虚弱、头痛等）口服葡萄糖、进食糕饼或糖水，如患者失去知觉，应立即送医。

❖ **与其他药物合用需注意什么？**

服药期间加用其他药物，特别是影响糖代谢的药物，需提前告知医师或药师，同时规律监测血糖波动情况，以便及时调整胰岛素使用剂量。

精蛋白生物合成人胰岛素/精蛋白锌重组人胰岛素混合注射液

（预混人胰岛素 30R）（10ml：400U）

❖ **本药用于治疗哪些疾病？**

用于治疗需要采用胰岛素来维持血糖水平的 1 型和 2 型糖尿病患者，也适用于妊娠糖尿病患者的治疗。

❖ **本药如何使用，何时使用最合适？**

1. 请遵医嘱剂量，皮下注射使用。

2. 皮下注射部位每次相距约 2.5cm，可选择腹部、上臂外侧、大腿或臀部，并注意避开脐周区域。

❖ **使用本药期间需要注意什么？**

1. 本药不能用于静脉注射。

2. 本药在使用前需充分摇匀至胰岛素呈白色均匀混悬液后立即注射，但不可过分用力，以免出现气泡。在药物达到室温时更容易混匀。如有凝结块物出现或底部有白色固体颗粒沉淀，以及在瓶壁上结霜时，则不能使用。

3. 一些患者可能在本药治疗初期发生轻度水肿，可自行缓解而无需停药。

4. 部分患者注射本药后出现视物模糊症状，数周内自然恢复。

5. 少部分患者在使用本药后出现局部过敏反应，如表现为注射部位出现红斑、丘疹、硬结，多在注射本药后几小时或者数天发生；也可出现全身性过敏反应，多在注射本药后立即发生，全身出现荨麻疹，可伴有或不伴有血管神经性水肿，可出现呼吸道症状，如哮喘、呼吸困难，严重者血压降低、休克甚至死亡。如若出现上述过敏表现，请及时停药，主动告知医师或者药师。

6. 少部分患者可能出现本药注射部位皮下脂肪萎缩或增生，停止在该部位注射后可缓慢自然恢复。皮下注射本药时应定期更换注射部位，或同一注射部位内轮换注射位点。

7. 肝、肾功能损害患者应进行更为密切的血糖监测，相应适当减少本药剂量。

8. 饮食及运动应规律，定时定量。延后饮食或过度运动可能引起低血糖。特别是老年人易发生低血糖，需格外注意。

9. 请定期回诊追踪（尤其刚开始胰岛素治疗的前几周）。遵医嘱测量血糖、尿糖、尿酮，及时了解血糖控制情况。如果有高血糖症状（多尿、口渴、虚弱、恶心、头昏）、尿糖或尿酮，请及时就医。

10. 避免大量饮酒，酒精性饮料会引起低血糖。

❖ **本药如何居家保存？**

1. 请将本药放置于冰箱（2~10℃）保存，避免冰冻。

2. 开始使用后可在室温下（不超过 30℃）存放 6 周。开封后或携带备用时，不可冷藏。旅行时应随身携带，避振、避光及热。请将药品置于儿童触及不到的地方。

❖ **妊娠期妇女与哺乳期妇女用药注意事项：**

1. 妊娠期妇女，特别是在妊娠中期和后期，对胰岛素需要量增加，分娩后需要量迅速减少。如果是妊娠糖尿病，产后血糖即可正常，应终止胰岛素治疗。

2. 哺乳期的糖尿病妇女使用本药治疗，不会对乳儿产生危害，但是剂量、饮食或两者均可能需要做相应的调整。

❖ **忘记用药时怎么办？**

1. 餐中或餐后 15 分钟内未注射可立即原剂量注射，或在这个剂量的基础上减少 1~2 单位。

2. 餐后 15 分钟以上，保持原来的运动强度，将未注射的胰岛素剂量减半注射。

3. 如已临近下一餐餐前：测量餐前血糖，如果血糖超过 10mmol/L，可以临时注射一次短效或速效胰岛素。如没有短效或速效胰岛素，可注射小剂量的预混胰岛素。不应把早晚两次的预混胰岛素叠加注射。

❖ **用药过量怎么办？**

对糖尿病患者，如用量过大可引起血糖过低甚至产生低血糖昏迷，有先兆症状时（如冷汗、颤抖、心悸、虚弱、头痛、昏乱）口服葡萄糖、进食糕饼或糖水，如患者失去知觉，应立即送医。

❖ **与其他药物合用需注意什么？**

服药期间加用其他药物，特别是影响糖代谢的药物，需提前告知医师或药师，同时规律监测血糖波动情况，以便及时调整胰岛素使用剂量。

精蛋白生物合成人胰岛素（50/50）、混合重组人胰岛素注射液
（预混人胰岛素 50R）（3ml：300U）

❖ **本药用于治疗哪些疾病？**

用于需要采用胰岛素维持血糖的 1 型和 2 型糖尿病。

❖ **本药如何使用，何时使用最合适？**

1. 请遵医嘱剂量，皮下注射使用。

2. 皮下注射部位每次相距约 2.5cm，可选择腹部、上臂外侧、大腿或臀部，并注意避开脐周区域。

❖ **使用本药期间需要注意什么？**

1. 本药不能用于静脉注射、肌内注射、胰岛素输注泵。

2. 本药在使用前需充分摇匀至胰岛素呈白色均匀混悬液后立即注射，但不可过分用力，以免出现气泡。在药物达到室温时更容易混匀。

3. 一些患者可能在本药治疗初期发生轻度水肿，可自行缓解而无需停药。

4. 部分患者注射本药后出现视物模糊症状，数周内自然恢复。

5. 少部分患者在使用本药后出现局部过敏反应，如表现为注射部位出现红斑、丘疹、硬结，多在注射本药后几小时或者数天发生；也可出现全身性过敏反应，多在注射本药后立即发生，全身出现荨麻疹，可伴有或不伴有血管神经性水肿，可出现呼吸道症状，如哮喘、呼吸困难，严重者血压降低、休克甚至死亡。如若出现上述过敏表现，请及时停药，主动告知医师或者药师。

6. 少部分患者可能出现本药注射部位皮下脂肪萎缩或增生，停止在该部位注射后可缓慢自然恢复。皮下注射本药时应定期更换注射部位，或同一注射部位内轮换注射位点。

7. 肝、肾功能损害患者应进行更为密切的血糖监测，相应减少本药剂量。

8. 饮食及运动应规律，定时定量。延后饮食或过度运动可能引起低血糖。特别是老年人易发生低血糖，需格外注意。

9. 请定期回诊追踪（尤其刚开始胰岛素治疗的前几周）。遵医嘱测量血糖、尿糖、尿

酮，及时了解血糖控制情况。如果有高血糖症状（多尿、口渴、虚弱、恶心、头昏）、尿糖或尿酮，请及时就医。

10. 避免大量饮酒，酒精性饮料会引起低血糖。

❖ **本药如何居家保存？**

1. 放置于冰箱（2~10℃）保存，避免冰冻。

2. 开始使用后可在室温下（不超过30℃）存放6周。开封后或携带备用时，不可冷藏。请将药品置于儿童触及不到的地方。

❖ **妊娠期妇女与哺乳期妇女用药注意事项：**

1. 妊娠期妇女，特别是在妊娠中期和后期，对胰岛素需要量增加，分娩后需要量迅速减少。如果是妊娠糖尿病，产后血糖即可正常，应终止胰岛素治疗。

2. 哺乳期的糖尿病妇女使用本药治疗，不会对乳儿产生危害，但是剂量、饮食或两者均可能需要做相应的调整。

❖ **忘记用药时怎么办？**

1. 餐中或餐后15分钟内未注射：立即原剂量注射，或在原剂量的基础上减少1~2单位。

2. 餐后15分钟以上，保持原来的运动强度，将未注射的胰岛素剂量减半注射。

3. 如已临近下一餐餐前：测量餐前血糖，如果血糖超过10mmol/L，可以临时注射一次短效或速效胰岛素。如没有短效或速效胰岛素，可注射小剂量的预混胰岛素。不应把早晚两次的预混胰岛素叠加注射。

❖ **用药过量怎么办？**

对糖尿病患者，如用量过大可引起血糖过低甚至产生低血糖昏迷，有先兆症状时（如冷汗、颤抖、心悸、虚弱、头痛等）口服葡萄糖、进食糕饼或糖水，如患者失去知觉，应立即送医。

❖ **与其他药物合用需注意什么？**

服药期间加用其他药物，特别是影响糖代谢的药物，需提前告知医师或药师，同时规律监测血糖波动情况，以便及时调整胰岛素使用剂量。

门冬胰岛素注射液（3ml：300U）

❖ **本药用于治疗哪些疾病？**

用于治疗需用胰岛素维持血糖的糖尿病。

❖ **本药如何使用，何时使用最合适？**

1. 请遵医嘱用药，一般为皮下注射。

2. 皮下注射部位每次相距约2.5cm，可选择腹部、上臂外侧、大腿或臀部，并注意避开脐周区域。

3. 静脉给药须由医师或其他医务人员操作。

❖ **使用本药期间需要注意什么？**

1. 本药起效较快，作用持续时间短，一般需紧临餐前注射，必要时可于餐后立即给药。

2. 一些患者可能在本药治疗初期发生轻度水肿，可自行缓解而无需停药。

3. 部分患者注射本药后出现视物模糊症状，数周内自然恢复。

4.少部分患者在使用本药后出现局部过敏反应，如表现为注射部位出现红斑、丘疹、硬结，多在注射本药后几小时或者数天发生；也可出现全身性过敏反应，多在注射本药后立即发生，全身出现荨麻疹，可伴有或不伴有血管性水肿，可出现呼吸道症状，如哮喘、呼吸困难，严重者血压降低、休克甚至死亡。如若出现上述过敏表现，请及时停药，主动告知医师或者药师。

5.少部分患者可能出现本药注射部位皮下脂肪萎缩或增生，停止在该部位注射后可缓慢自然恢复。皮下注射本药时应定期更换注射部位，或同一注射部位内轮换注射位点。

6.老年人及肝、肾功能损害患者应进行更为密切的血糖监测，相应调整本药剂量。

7.对于有低血钾发生风险的患者，应常规监测血钾水平。

8.饮食及运动应规律，定时定量。延后饮食或过度运动可能引起低血糖。

9.请定期回诊追踪（尤其刚开始胰岛素治疗的前几周）。遵医嘱测量血糖、尿糖、尿酮，及时了解血糖控制情况。如果有高血糖症状（多尿、口渴、虚弱、恶心、头昏）、尿糖或尿酮，请及时就医。

10.避免大量饮酒，酒精性饮料会引起低血糖。

❖ **本药如何居家保存？**

1.放置于冰箱（2~8℃）保存，避免冰冻。

2.正在使用的本药或随身携带的备用品不要放于冰箱中，可在室温下（不超过30℃）存放4周。

3.旅行时应随身携带，避振、避光及热。请将药品置于儿童触及不到的地方。

❖ **妊娠期妇女与哺乳期妇女用药注意事项：**

1.糖尿病孕妇在妊娠期间对胰岛素需要量增加，分娩后需要量减少；如妊娠中发现的糖尿病为妊娠糖尿病，应在分娩后终止胰岛素治疗；定期监测血糖，再根据有无糖尿病决定治疗方案。

2.哺乳期的糖尿病妇女使用本药剂量可能需要做相应的调整。

❖ **忘记用药时怎么办？**

1.餐中或餐后半小时内未注射建议立即原剂量注射。

2.餐后半小时以上建议保持原来的运动强度，将未注射的胰岛素剂量减半注射。

3.如已接近下一餐餐前，而此餐也要注射胰岛素，不应补注射。同时测量餐前血糖：餐前血糖＞10mmol/L时，下一餐主食减量1/3~1/4。

❖ **用药过量怎么办？**

对糖尿病患者，胰岛素如用量过大可引起血糖过低甚至产生低血糖昏迷，有先兆症状时（如冷汗、颤抖、心悸、虚弱、头痛等）口服葡萄糖、进食糕饼或糖水，如患者失去知觉，应立即送医。

❖ **与其他药物合用需注意什么？**

服药期间加用其他药物，特别是影响糖代谢的药物，需提前告知医师或药师，同时规律监测血糖波动情况，以便及时调整胰岛素使用剂量。

赖脯胰岛素注射液（3ml：300U）

❖ **本药用于治疗哪些疾病？**

用于治疗需要胰岛素维持正常血糖稳态的糖尿病患者。

❖ **本药如何使用，何时使用最合适？**

1. 请遵医嘱用药，一般为皮下注射。

2. 皮下注射部位每次相距约 2.5cm，可选择腹部、上臂外侧、大腿或臀部，并注意避开脐周区域。

3. 静脉给药须由医师或其他医务人员操作。

❖ **使用本药期间需要注意什么？**

1. 本药起效快，作用持续时间短，一般需紧临餐前注射，必要时可于餐后立即给药。

2. 一些患者可能在本药治疗初期发生轻度水肿，可自行缓解而无需停药。

3. 部分患者注射本药后出现视物模糊症状，数周内自然恢复。

4. 少部分患者在使用本药后出现局部过敏反应，如表现为注射部位出现红斑、丘疹、硬结，多在注射本药后几小时或者数天发生；也可出现全身性过敏反应，多在注射本药后立即发生，全身出现荨麻疹，可伴有或不伴有血管性水肿，可出现呼吸道症状，如哮喘、呼吸困难，严重者血压降低、休克甚至死亡。如若出现上述过敏表现，请及时停药，主动告知医师或者药师。

5. 少部分患者可能出现本药注射部位皮下脂肪萎缩或增生，停止在该部位注射后可缓慢自然恢复。皮下注射本药时应定期更换注射部位，或同一注射部位内轮换注射位点。

6. 肝、肾功能损害患者应进行更为密切的血糖监测，相应调整本药剂量。

7. 对于有低血钾发生风险的患者，应常规监测血钾水平。

8. 饮食及运动应规律，定时定量。延后饮食或过度运动可能引起低血糖。

9. 请定期回诊追踪（尤其刚开始胰岛素治疗的前几周）。遵医嘱测量血糖、尿糖、尿酮，及时了解血糖控制情况。如果有高血糖症状（多尿、口渴、虚弱、恶心、头昏）、尿糖或尿酮，请及时就医。

10. 避免大量饮酒，酒精性饮料会引起低血糖。

❖ **本药如何居家保存？**

1. 放置于冰箱（2~8℃）保存，避免冰冻。

2. 本药开始使用后，应贮藏于不超过 30℃处，保存期为 28 日，且一旦开始使用后，不可再存放于冰箱中保存。

3. 旅行时应随身携带，避振、避光及热。请将药品置于儿童触及不到的地方。

❖ **妊娠期妇女与哺乳期妇女用药注意事项：**

1. 糖尿病孕妇在妊娠期间对胰岛素需要量增加，分娩后需要量减少；如妊娠中发现的糖尿病为妊娠糖尿病，分娩后应终止胰岛素治疗；定期监测血糖，再根据有无糖尿病决定治疗。

2. 哺乳期的糖尿病妇女使用剂量可能需要做相应的调整。

❖ **忘记用药时怎么办？**

1. 餐中或餐后半小时内未注射建议立即原剂量注射。

2. 餐后半小时以上建议保持原来的运动强度，将未注射的胰岛素剂量减半注射。

3. 如已接近下一餐餐前，而此餐也要注射胰岛素，不应补注射。同时测量餐前血糖：餐前血糖 > 10mmol/L 时，下一餐主食减量 1/3~1/4。

❖ **用药过量怎么办？**

对糖尿病患者，如用量过大可引起血糖过低甚至产生低血糖昏迷，有先兆症状时

（如冷汗、颤抖、心悸、虚弱、头痛等）口服葡萄糖、进食糕饼或糖水，如患者失去知觉，应立即送医。

❖ **与其他药物合用需注意什么？**

服药期间加用其他药物，特别是影响糖代谢的药物，需提前告知医师或药师，同时规律监测血糖波动情况，以便及时调整胰岛素使用剂量。

谷赖胰岛素注射液（3ml：300U）

❖ **本药用于治疗哪些疾病？**

主要用于治疗成人糖尿病。

❖ **本药如何使用，何时使用最合适？**

本药应在餐前0~15分钟或餐后立即给药。一般应经皮下注射或胰岛素泵持续皮下输注给药。每次注射时，注射或输注的部位（腹部、大腿）应不时轮换。注射时应注意不要进入血管中，注射后不要按摩注射部位。

❖ **使用本药期间需要注意什么？**

1. 低血糖是本药治疗最常见的不良反应，低血糖的症状通常是突然出现的，并且本药低血糖可能发生的比较早。

2. 由于低血糖、高血糖或视觉受损而可能导致注意力和反应能力的降低，请在驾驶的时候，注意采取措施避免低血糖的发生。

❖ **本药如何居家保存？**

1. 放置于冰箱内（2~8℃），并保留本药外包装以避免光照。本药不能冷冻，确保容器不直接接触冷冻室或冷冻盒。

2. 开启后在不超过25℃条件下最多可保存4周，将本药保存在外包装内以避免光照和加热。使用中的笔不应保存在冰箱里，每次注射完成时要将笔帽重新盖回笔身上以避光。

❖ **妊娠期妇女与哺乳期妇女用药注意事项：**

本药在妊娠期妇女中的使用没有足够的数据。如需使用，应经医师评估，权衡利弊。哺乳母亲可能需要调整胰岛素剂量和饮食，如对于是否继续用药存在疑问，请及时咨询医师或药师。

❖ **忘记用药时怎么办？**

1. 餐中或餐后半小时内未注射：可立即原剂量注射。

2. 餐后半小时以上，可在保持原来的运动强度基础上，将未注射的胰岛素剂量酌情减量注射。

3. 如已接近下一餐餐前，而此餐也要注射胰岛素，则不应补注射。

❖ **用药过量怎么办？**

用量过大可导致低血糖发生。轻度的低血糖可以用口服葡萄糖或糖制品如糕饼或糖水治疗。严重的低血糖发作伴有昏迷、惊厥时应立即送医。

❖ **与其他药物合用需注意什么？**

许多影响糖代谢的药物可能导致本药剂量的调整。如需合用其他药物请提前告知医师或药师，并密切监测血糖，以便及时调整使用剂量。

甘精胰岛素注射液（3ml：300U）

❖ **本药用于治疗哪些疾病？**

用于治疗糖尿病患者，控制血糖。

❖ **本药如何使用，何时使用最合适？**

皮下注射给药，切勿静脉注射。在某一注射区内，每次注射的部位必须轮换。本药具有长效作用，应该每日一次在同一时间皮下注射给药。

❖ **使用本药期间需要注意什么？**

1.低血糖是本药最常见的不良反应，如果注射剂量过高，可能发生低血糖反应。

2.老年人及进行性肾功能衰退患者、严重肝损害患者，对胰岛素的需要量可能逐渐减少，请及时咨询医师。

3.由于低血糖或高血糖或由此而造成的视力障碍可导致注意力和反应能力可能降低。在驾车或操作机械等特别需要有高度的注意力和反应能力时，可能出现危险。

❖ **本药如何居家保存？**

1.2~8℃储藏。避光保存在外包装内，勿冰冻。注射装置切勿接触冰冻层或冰冻盒。

2.一旦启用，其储藏温度不能高于30℃。正在使用的注射装置请勿储藏在冰箱内。

❖ **妊娠期妇女与哺乳期妇女用药注意事项：**

1.若需在准备怀孕或妊娠期或哺乳期使用，应及时告知医师。

2.哺乳期妇女可能需要调整胰岛素剂量和饮食。

❖ **忘记用药时怎么办？**

1.发现未注射后当天可随时注射，但下一次的注射最好在24小时后进行。

2.未注射、补注射药物后，应注意监测血糖。

❖ **用药过量怎么办？**

过量使用胰岛素可能发生严重的、有时是持久的以及危及生命的低血糖。轻度低血糖反应发作可以用口服葡萄糖或糖制品如糕饼或糖水治疗。严重的低血糖发作伴有昏迷、惊厥时应立即送医。

❖ **与其他药物合用需注意什么？**

许多影响糖代谢的药物可能导致本药剂量的调整。如需合用其他药物请提前告知医师或药师，并密切监测血糖，以便及时调整使用剂量。本药切勿同任何其他产品相混合，确保注射器不含任何其他物质。

地特胰岛素注射液（3ml：300U）

❖ **本药用于治疗哪些疾病？**

用于治疗糖尿病。

❖ **本药如何使用，何时使用最合适？**

本药经皮下注射，不得静脉注射，应避免肌内注射。经皮下注射，注射部位可选择腹壁、大腿、上臂、三角肌区或臀部，应在同一注射区内持续轮换注射点。给药剂量应遵医嘱使用。

❖ **使用本药期间需要注意什么？**

1.低血糖是本药最常见的不良反应。

2. 对于老年患者以及肝、肾功能不全的患者，应该密切监测血糖水平。

3. 患者换用不同品牌或类型的胰岛素制剂，必须在严格的医疗监控下进行。

4. 低血糖可能会降低患者的注意力和反应能力，如在驾驶汽车和操作机械的过程中可能会存在风险。

❖ **本药如何居家保存？**

1. 于 2~8℃冰箱中（勿接近冰箱冷却器件）保存，不可冷冻。

2. 正在使用的本药不要放于冰箱中。正在使用的本药或随身携带的备用品可在室温下（不超过 30℃）存放 6 周。

❖ **妊娠期妇女与哺乳期妇女用药注意事项：**

1. 怀孕或准备怀孕的患者在使用本药时，应咨询医师或药师。

2. 哺乳期妇女可能需要调整胰岛素用量和饮食，应在医师或药师的监测下使用。

❖ **忘记用药时怎么办？**

1. 发现未注射后当天可随时注射，但下一次的注射最好在 24 小时后进行。

2. 未注射或补注射药物后，应注意监测血糖。

❖ **用药过量怎么办？**

当患者使用胰岛素剂量超过需要剂量时会发生不同程度的低血糖：对于轻度低血糖可采取口服葡萄糖或含糖食品的治疗方式。对于重度低血糖，应立即送医。

❖ **与其他药物合用需注意什么？**

许多影响糖代谢的药物可能导致本药剂量的调整。如需合用其他药物请提前告知医师或药师，并密切监测血糖，以便及时调整使用剂量。本产品不能与其他产品混合使用。

精蛋白锌重组赖脯胰岛素混合注射液（25R）（3ml：300U）

❖ **本药用于治疗哪些疾病？**

适用于需要胰岛素治疗的糖尿病患者。

❖ **本药如何使用，何时使用最合适？**

赖脯胰岛素剂量由医师根据患者的需要情况来决定。本药可在餐前即时注射，必要时也可在饭后立即注射。赖脯胰岛素皮下注射部位可选择上臂、大腿、臀部或腹部，应轮换注射部位，同一注射部位每月注射不能超过一次。注射时应小心，不要损伤血管。

❖ **使用本药期间需要注意什么？**

1. 任何情况下都不能以静脉输注方式给药。

2. 本药最常见的不良反应是低血糖。

3. 肝、肾功能损害者可能需减少胰岛素用量，请及时告知医师。

4. 低血糖可能降低患者的注意力和反应力，开车或操作机器可能会造成危险。

❖ **本药如何居家保存？**

1. 开始使用前，应 2~8℃保存，不得冷冻。不能放置于过热或阳光直射的地方。

2. 开始使用后，应贮存于不高于 30℃处，不得冷藏，并于 28 天内使用。

❖ **妊娠期妇女与哺乳期妇女用药注意事项：**

1. 怀孕或打算怀孕时需向医师进行咨询。

2. 正在哺乳的糖尿病患者需调整胰岛素剂量及饮食或两者均需调节，请咨询医师或药师。

❖ **忘记用药时怎么办？**

1. 餐中或餐后半小时内未注射，可立即原剂量注射。

2. 餐后半小时以上，可在保持原来的运动强度基础上，将未注射的胰岛素剂量酌情减量注射。

3. 如已接近下一餐餐前，而此餐也要注射胰岛素，则不应补注射。

❖ **用药过量怎么办？**

本药过量时，可导致低血糖。低血糖出现时常伴随倦怠、意识模糊、心悸、头痛、出汗、呕吐等症状。轻度低血糖发作可通过口服葡萄糖或含糖食品加以治疗。重度低血糖时应立即送医。

❖ **与其他药物合用需注意什么？**

许多影响糖代谢的药物可能导致本药剂量的调整。如需合用其他药物请提前告知医师或药师，并密切监测血糖，以便及时调整使用剂量。

门冬胰岛素 30 注射液（3ml：300U）

❖ **本药用于治疗哪些疾病？**

用于治疗糖尿病。

❖ **本药如何使用，何时使用最合适？**

本药起效较快，所以一般须紧临餐前注射。必要时，也可在餐后立即给药。本药仅可用于皮下注射，绝不可用于静脉给药，也不可用于肌内注射。本药经皮下注射，部位可选择大腿或腹壁。如方便，也可选择臀部或三角肌区域。注射点应在同一注射区域内轮换。本药应遵医嘱使用。

❖ **使用本药期间需要注意什么？**

1. 使用本药时，若漏餐或进行高强度的体力活动，可能导致低血糖。

2. 肝、肾功能损害者对胰岛素的需要量可能减少，请告知医师。

3. 低血糖可能会降低患者的注意力和反应能力，开车或操作机器可能会造成危险。

❖ **本药如何居家保存？**

1. 于 2~8℃ 冰箱中（勿接近冰箱的冷却器件）保存，不可冷冻。

2. 已经开启使用或携带备用的本药不要放于冰箱保存，可在室温下（低于 30℃）存放 4 周。请将本药置于外包装纸盒中避光保存。本药贮藏中必须避免高温和过度光照。

❖ **妊娠期妇女与哺乳期妇女用药注意事项：**

怀孕或打算怀孕使用时须向医师进行咨询。哺乳期妇女可以使用本药治疗，但应接受医师评估。

❖ **忘记用药时怎么办？**

1. 餐中或餐后半小时内未注射，可立即原量注射。

2. 餐后半小时以上，可在保持原来的运动强度基础上，将未注射的胰岛素剂量酌情减量注射。

3. 如已接近下一餐餐前，而此餐也要注射胰岛素，则不应补注射。

❖ **用药过量怎么办？**

当使用过量时会发生不同程度的低血糖：对于轻度低血糖可采取口服葡萄糖或含糖食物的治疗方式。对于严重的低血糖，应立即送医治疗。

❖ **与其他药物合用需注意什么?**

许多影响糖代谢的药物可能导致本药剂量的调整。如需合用其他药物请提前告知医师或药师,并密切监测血糖,以便及时调整使用剂量。

精蛋白锌重组赖脯胰岛素混合注射液(50R)(3ml：300U)

❖ **本药用于治疗哪些疾病?**

适用于需要胰岛素治疗的糖尿病患者。

❖ **本药如何使用,何时使用最合适?**

1. 本药可在餐前即时注射,必要时也可在饭后立即注射。使用剂量应遵循医嘱。

2. 本药只能以皮下注射方式给药,绝不能采取静脉输注方式给药。皮下注射的部位为上臂、大腿、臀部及腹部。应轮换注射部位,每个注射部位每月注射不能超过一次。

❖ **使用本药期间需要注意什么?**

1. 注射剂量不足或终止治疗,可导致高血糖和糖尿病酮症酸中毒。

2. 肝、肾功能损害时,对胰岛素的需要量可能减少,请告知医师。

3. 低血糖可能会降低患者的注意力和反应能力。开车或操作机器可能会造成危险。

❖ **本药如何居家保存?**

冷藏于 2~8℃冰箱中,不可冷冻,不能放置于过热或阳光直射的地方。开始使用后,应贮于不高于 30℃处,保存期为 28 天,不能冷藏。

❖ **妊娠期妇女与哺乳期妇女用药注意事项:**

1. 怀孕或计划怀孕时须向医师进行咨询。

2. 正在哺乳的糖尿病患者需调整胰岛素剂量及饮食或两者均需调节,请咨询医师或药师。

❖ **忘记用药时怎么办?**

1. 餐中或餐后半小时内未注射,可立即原量注射。

2. 餐后半小时以上,可在保持原来的运动强度基础上,将未注射的胰岛素剂量酌情减量注射。

3. 如已接近下一餐餐前,而此餐也要注射胰岛素,则不应补注射。

❖ **用药过量怎么办?**

使用过量,可导致低血糖。低血糖出现时常伴随倦怠、意识模糊、心悸、头痛、出汗、呕吐等症状。轻度低血糖发作可通过口服葡萄糖或含糖食品加以治疗。重者应立即送医治疗。

❖ **与其他药物合用需注意什么?**

许多影响糖代谢的药物可能导致本药剂量的调整。如需合用其他药物请提前告知医师或药师,并密切监测血糖,以便及时调整使用剂量。

门冬胰岛素 50 注射液(3ml：300U)

❖ **本药用于治疗哪些疾病?**

用于治疗糖尿病。

❖ **本药如何使用,何时使用最合适?**

1. 本药起效很快,一般紧临餐前注射。必要时也可在餐后立即注射。本药的用量应遵循医师医嘱使用。

2.本药仅可用于皮下注射，绝不可用于静脉给药，也不可用于肌内注射。本药经皮下注射，部位可选择大腿或腹壁，也可选择臀部或三角肌区域。注射点应在同一注射区域内轮换。

❖ **使用本药期间需要注意什么?**

1.注射剂量不足或治疗中断时，可能导致高血糖和糖尿病酮症酸中毒。

2.使用本药时，若漏餐或进行高强度的体力活动，可能导致低血糖。

3.肝、肾功能损害者对胰岛素的需要量可能减少，请告知医师。

4.低血糖可能会降低患者的注意力和反应能力，在驾驶汽车和操作机械的过程中可能发生危险。

❖ **本药如何居家保存?**

1.于2~8℃冰箱中（勿接近冰箱的冷冻室）保存。不可冷冻。

2.已经开启使用或携带备用的本药不要放入冰箱保存，可在室温下（低于30℃）存放4周。请将本药置于外包装纸盒中避光保存。本药贮藏中必须避免高温和过度光照。

❖ **妊娠期妇女与哺乳期妇女用药注意事项:**

怀孕或打算怀孕使用时须向医师进行咨询。哺乳期妇女可以使用本药治疗，但应接受医师评估。

❖ **忘记用药时怎么办?**

1.餐中或餐后半小时内未注射，可立即原量注射。

2.餐后半小时以上，可在保持原来的运动强度基础上，将未注射的胰岛素剂量酌情减量注射。

3.如已接近下一餐餐前，而此餐也要注射胰岛素，则不应补注射。

❖ **用药过量怎么办?**

使用过量时会发生不同程度的低血糖:对于轻度低血糖可采取口服葡萄糖或含糖食物的治疗方式。对于严重的低血糖，应立即送医治疗。

❖ **与其他药物合用需注意什么?**

许多影响糖代谢的药物可能导致本药剂量的调整。如需合用其他药物请提前告知医师或药师，并密切监测血糖，以便及时调整使用剂量。

德谷胰岛素（3ml:300U）

❖ **本药用于治疗哪些疾病?**

主要用于治疗成人2型糖尿病。

❖ **本药如何使用，何时使用最合适?**

1.本药可以在每日任何时间皮下注射给药，每日1次，最好在每日相同时间给药，剂量应遵循医师医嘱。

2.本药仅供皮下注射使用，不得静脉注射及肌内注射给药。本药可于大腿、上臂或腹壁皮下注射，注射部位应始终在相同的区域内轮换。

❖ **使用本药期间需要注意什么?**

1.患者漏餐或无计划剧烈的体育运动，可能导致低血糖。

2.本药用于肝、肾功能损害的患者时应加强血糖监测，请告知医师。

3.患者注意力和反应力可能会受到低血糖影响，在驾驶汽车或操作机器时可能会存在风险，应告知患者采取预防措施，以免在驾驶时发生低血糖。

❖ **本药如何居家保存？**

1.2~8℃避光保存，避免冷冻。

2.首次使用后或随身携带的备用品可在室温下（不超过30℃）避光保存，切勿2~8℃冷藏。首次使用后，本药最多可保存8周。

❖ **妊娠期妇女与哺乳期妇女用药注意事项：**

妊娠期和哺乳期妇女使用本药应经医师评估，权衡利弊。

❖ **忘记用药时怎么办？**

如果遇到不可能在每日相同时间给药的情况，本药可灵活变动胰岛素给药时间，但是应确保相临两次注射之间至少间隔8小时。建议忘记给药的患者在发现时立即给药，此后继续常规的每日1次给药方案。

❖ **用药过量怎么办？**

如果使用过量，可能会发生不同程度的低血糖：轻度低血糖事件可通过口服葡萄糖或其他含糖食品治疗。严重低血糖时，应立即送医。

❖ **与其他药物合用需注意什么？**

本药不得与任何其他药品混合使用。许多影响糖代谢的药物可能导致本药剂量的调整。如需合用其他药物请提前告知医师或药师，并密切监测血糖，以便及时调整使用剂量。

（二）口服降糖药

格列本脲（2.5mg，1.75mg）

❖ **本药用于治疗哪些疾病？**

用于仅靠饮食控制疗效不满意的轻、中度2型糖尿病。

❖ **本药如何服用，何时服用最合适？**

1.片剂：口服。起始剂量为一次2.5mg，于早餐前服用，或早餐及午餐前各1次；轻症患者一次1.25mg，每日3次，于三餐前服用。每7日将日剂量增加2.5mg。通常剂量为一日5~10mg，最大日剂量为15mg。

2.胶囊：口服。起始剂量为一次1.75mg，于早餐前服用，或早餐及午餐前各1次。必要时一日5.25~7mg。最大日剂量为10.5mg。

❖ **使用本药期间需要注意什么？**

1.有药物过敏或其他疾病，特别是酮症酸中毒病史、高血糖高渗透压非酮症昏迷、肾脏及肝脏功能异常等，请提前告知医师。

2.饮食及运动应规律，定量且定时。延迟饮食或过度运动可能引起低血糖。

3.个别患者服药后会对阳光敏感，应做好防晒工作。

4.确保遵医嘱检验血糖、尿糖，以便医师评估疗效，调整剂量。

5.遵医嘱饮酒适量。因大量饮酒会加重低血糖作用，引起胃痛、恶心、呕吐、头痛、冒汗等反应，故应避免。

6.如有高血糖症状（极度口渴、多尿、皮肤干燥、复视、恶心呕吐等），应告知医师，以调整剂量及饮食。

7. 如有低血糖症状（极度饥饿感、心悸、颤抖、持续发冷、冒冷汗、头痛等），应立即进食含糖饮料，如果汁、糖水、方糖。如未见改善应立即就医。

8. 如有任何手术、牙科处置及急诊处理，应告知医师服用本药。

❖ **本药如何居家保存？**

密封、干燥处保存。请将本药保存在儿童无法取得处。

❖ **妊娠期妇女与哺乳期妇女用药注意事项：**

妊娠期妇女和哺乳期妇女不宜使用本药。如怀孕或授乳应告知医师，一般妊娠糖尿病以胰岛素控制为主。

❖ **忘记用药时怎么办？**

若是规律性服用此药，则于发现忘记服药时立即服药。但若发现忘记服药时已接近下次服药时间，请按原计划服用下次剂量即可，切勿一次或短时间内服用两次剂量。

❖ **用药过量怎么办？**

服药过量可导致低血糖，如果发生中度低血糖（意识尚清楚）应及时口服葡萄糖或碳水化合物，就医咨询，可能需要调整给药剂量和饮食方式；重度低血糖（可能伴有昏迷、抽搐、神经受损）需要立即送医急救。

❖ **与其他药物合用需注意什么？**

服药期间加用其他药物，需提前告知医师或药师，以便及时调整服药剂量。

格列齐特（30mg，40mg，60mg，80mg）

❖ **本药用于治疗哪些疾病？**

用于饮食控制、体育锻炼及减轻体重不足以控制血糖的 2 型糖尿病。

❖ **本药如何服用，何时服用最合适？**

口服给药。用药期间定期复诊评估，医师根据血糖水平调整剂量，请依照医师指示按时服药，勿自行增减药量或任意停药。

普通制剂：初始剂量为一次 40~80mg，每日 1~2 次。

缓释制剂：推荐初始剂量为一日 30mg，建议于早餐时服用。

❖ **使用本药期间需要注意什么？**

1. 长期使用口服降糖药（包括本药）药效可减弱，可能由糖尿病严重程度增加或对治疗的反应降低所致，请定期检查随访。

2. 本药可导致低血糖，驾驶或操作机械时应警惕，尤其是开始治疗时。

3. 应定期检测血糖、尿糖。

4. 服药期间可能会有体重轻微上升的情形，可借由饮食及运动控制。

5. 服药初期因血糖浓度改变，可能产生短暂性视力障碍，也可能有恶心呕吐、腹泻或腹痛等肠胃道不适，一般都不严重且会逐渐改善，若症状恶化且无法忍受请及时就医。

6. 如有低血糖症状（极度饥饿感、心悸、颤抖、持续发冷、冒冷汗、头痛等），应立即进食含糖饮料，如果汁、糖水、方糖。如未见改善应立即就医。严重低血糖发生痉挛、昏迷时，不可进食并立即送急诊。

❖ **本药如何居家保存？**

密闭，30℃以下保存。

❖ **妊娠期妇女与哺乳期妇女用药注意事项：**

妊娠期妇女使用本药的资料有限，建议妊娠期妇女避免使用本药。哺乳期妇女禁用。

❖ **忘记用药时怎么办？**

若是规律性服用此药，则于发现忘记服药时立即服药。但若发现忘记服药时已接近下次服药时间，请按原计划服用下次剂量即可，切勿一次或短时间内服用两次剂量。

❖ **用药过量怎么办？**

本药过量可导致低血糖。如服药过量请及时就医。

❖ **与其他药物合用需注意什么？**

如正在服用其他药物，如类固醇、抗真菌药、水杨酸、胃药、消炎止痛药，或其他降血糖药，需提前告知医师或药师，以便及时调整服药剂量。

格列吡嗪（2.5mg，5mg，10mg）

❖ **本药用于治疗哪些疾病？**

用于治疗经饮食控制及体育锻炼后疗效不满意的轻、中度 2 型糖尿病。

❖ **本药如何服用，何时服用最合适？**

通常每日 1~2 次，建议饭前 30 分钟内或随餐服用。本药剂量及用法因人及疾病不同而异。请依照医师指示服药，不可自行调整剂量或增加服药次数。

❖ **使用本药期间需要注意什么？**

1. 糖尿病病情较重者，使用本药、控制饮食和体育锻炼仍不能控制病情时，可加用适量胰岛素发挥协同作用，以利于糖尿病的控制。

2. 若皮肤反应持续存在或出现伴黄疸的淤胆型和肝细胞型肝损伤，应停药。

3. 用药期间应定期监测血糖、尿糖、尿酮体、尿蛋白、肾功能、肝功能、血常规，并进行眼科检查，用药前及用药期间每 3 个月监测一次糖化血红蛋白。

4. 如有药物过敏或是有其他疾病，特别是酮酸中毒病史、高血糖高渗透压非酮性昏迷、肾脏或肝脏功能异常、并发性坏疽、急性感染疾病，严重外伤或怀孕，请告知医师。

❖ **本药如何居家保存？**

遮光、密封，在干燥处保存。

❖ **妊娠期妇女与哺乳期妇女用药注意事项：**

妊娠期妇女禁用本药；哺乳期妇女应停药或停止哺乳。

❖ **忘记用药时怎么办？**

若是规律性服用此药，则于发现忘记服药时立即服药。但若发现忘记服药时已接近下次服药时间，请按原计划服用下次剂量即可，切勿一次或短时间内服用两次剂量。

❖ **用药过量怎么办？**

服药过量可导致严重低血糖，请及时就医。

❖ **与其他药物合用需注意什么？**

如正在服用其他药物，如类固醇、抗真菌药、水杨酸、胃药、消炎止痛药，或其他降血糖药。需提前告知医师或药师，以便及时调整服药剂量。

格列喹酮（30mg）

❖ **本药用于治疗哪些疾病？**

主要用于 2 型糖尿病。

❖ **本药如何服用，何时服用最合适？**

口服给药。起始剂量为一日 15~30mg，根据血糖水平逐渐增量（一次增量 15~30mg）。一般日剂量为 15~180mg。日剂量低于 30mg 时，一日 1 次，于早餐前服；高于 30mg 时应分 2~3 次于餐前服。

❖ **使用本药期间需要注意什么？**

1. 饮食及运动应规律，定量且定时。延迟饮食或过度运动可能引起低血糖。

2. 如怀孕或授乳应告知医师，一般妊娠糖尿病以胰岛素控制为主。

3. 个别患者服药后会对阳光敏感，应适度防晒。

4. 确保遵医嘱检验血糖、尿糖，以便医师评估疗效，调整剂量。

5. 遵医嘱饮酒适量。因大量饮酒会加重低血糖作用，引起胃痛、恶心、呕吐、头痛、冒汗等反应，故应避免。

6. 如有高血糖症状（极度口渴、多尿、皮肤干燥、复视、恶心呕吐等），应告知医师，以调整剂量及饮食。

7. 如有低血糖症状（极度饥饿感、心悸、颤抖、持续发冷、冒冷汗、头痛等），应立即进食含糖饮料，如果汁、糖水、方糖。如未见改善应立即就医；严重低血糖发生痉挛、昏迷时，不可进食并立即送急诊。

8. 如患有肾、肝、心脏、甲状腺、严重感染及内分泌疾病，应告知医师。

9. 如有任何手术、牙科处置及急诊处理，应告知医师服用本药。

❖ **本药如何居家保存？**

遮光、密封保存。

❖ **妊娠期妇女与哺乳期妇女用药注意事项：**

妊娠期妇女与哺乳期妇女禁用本药。

❖ **忘记用药时怎么办？**

若是规律性服用此药，则于发现忘记服药时立即服药。但若发现忘记服药时已接近下次服药时间，请按原计划服用下次剂量即可，切勿一次或短时间内服用两次剂量。

❖ **用药过量怎么办？**

服药过量可引起低血糖，请及时就医。

❖ **与其他药物合用需注意什么？**

服药期间加用其他药物，如皮质激素类药、口服避孕药等，需提前告知医师或药师，以便及时调整服药剂量。

格列美脲（1mg，2mg，3mg）

❖ **本药用于治疗哪些疾病？**

用于经饮食控制、体育锻炼及减轻体重均不能充分控制血糖的 2 型糖尿病。

❖ **本药如何服用，何时服用最合适？**

口服给药，根据目标血糖水平使用最低有效剂量。起始剂量为一日 1mg。用药期间应定期回访，调整药物剂量。于早餐前服用，若不吃早餐则于第1次正餐前即刻服用。尤其注意服药后应进餐。

❖ **使用本药期间需要注意什么？**

1. 突然低血糖或高血糖的发生可能导致患者警觉性和反应性下降，尤其是治疗方案开始或改变、不规律用药时，可能影响驾驶或操作机械的能力。

2. 需定期监测血糖、尿糖水平、糖化血红蛋白及肾功能。

3. 饮食及运动应规律，定量且定时。延迟饮食或过度运动可能引起低血糖。

4. 如怀孕或授乳应告知医师，一般妊娠糖尿病以胰岛素控制为主。

5. 个别患者服药后会对阳光敏感，应适度防晒。

6. 遵医嘱饮酒适量。因大量饮酒会延长低血糖作用，引起胃痛、恶心、呕吐、头痛、冒汗等反应，故应避免。

7. 如有高血糖症状（极度口渴、多尿、皮肤干燥、复视、恶心呕吐等），应告知医师，以调整剂量及饮食。

8. 如有低血糖症状（极度饥饿感、心悸、颤抖、持续发冷、冒冷汗、头痛等），应立即进食含糖饮料，如果汁、糖水、方糖。如未见改善应立即就医；严重低血糖发生痉挛、昏迷时，不可进食并立即送急诊。

9. 如患有肾、肝、心脏、甲状腺、严重感染及内分泌疾病，应告知医师。

10. 如有任何手术、牙科处置及急诊处理，应告知医师服用此类药品。

❖ **本药如何居家保存？**

室温、阴凉、干燥处密封储存，请勿冷藏或冷冻。请将药品置于儿童触及不到的地方。

❖ **妊娠期妇女与哺乳期妇女用药注意事项：**

妊娠期妇女和哺乳期妇女禁用本药。

❖ **忘记用药时怎么办？**

若是规律性服用此药，则于发现忘记服药时立即服药。但若发现忘记服药时已接近下次服药时间，请按原计划服用下次剂量即可，切勿一次或短时间内服用两次剂量。

❖ **用药过量怎么办？**

服药过量可能导致危及生命的严重低血糖，请及时就医。

❖ **与其他药物合用需注意什么？**

服药期间加用其他药物，需提前告知医师或药师，以便及时调整服药剂量。

二甲双胍（0.25g，0.5g，0.75g，0.85g）

❖ **本药用于治疗哪些疾病？**

首选用于单纯饮食及体育锻炼控制血糖无效的2型糖尿病；也用于治疗多囊卵巢综合征伴无排卵性不孕或月经不规则及预防卵巢过度刺激综合征。

❖ **本药如何服用，何时服用最合适？**

口服给药，本药应从小剂量开始使用，根据患者血糖反应继续进行个体化的剂量调整。本药普通制剂和缓释制剂应随餐服用；肠溶制剂应于餐前服用。

❖ **使用本药期间需要注意什么？**

1. 正常情况下单用本药不会发生低血糖，但当进食过少、剧烈运动后未补充足够的热量、与其他降糖药（如磺酰脲类药、胰岛素）联用或饮酒等情况下可出现低血糖（极度饥饿感、心悸、颤抖、持续发冷、冒冷汗、头痛等），应立即进食含糖饮料，如果汁、糖水、方糖。如未见改善应立即就医；严重低血糖发生痉挛、昏迷时，不可进食并立即送急诊。

2. 固定使用本药的患者在应激状况（如发热、外伤、感染或需手术）下可出现暂时性血糖控制不良，此时应暂停本药，以胰岛素替代治疗。待应激状况消失后，再恢复本药治疗。如有应激状况，请提前告知医师。

3. 某些无排卵的绝经前妇女使用本药可能出现排卵，导致意外妊娠。

4. 若出现影响肾功能的急性疾病（如脱水、严重感染、休克），应停药；若出现乳酸酸中毒的疑似症状，应立即停药，并及时进行支持诊断的检查就医。

5. 开始用药和调整剂量期间应检查空腹血糖，以确定本药治疗效果并确定最小有效剂量。此后，应每 3 个月检查一次糖化血红蛋白。

6. 开始用药前应检查肾功能，之后至少每年检查一次。

7. 初期发生之胃肠不适，可由较低剂量逐渐增加用量或随餐服用而减轻，通常连续服用后不适症状会消失，但如严重腹泻或呕吐，则需暂时停药。

❖ **本药如何居家保存?**

遮光、密封保存。

❖ **妊娠期妇女与哺乳期妇女用药注意事项:**

不推荐妊娠期妇女或计划妊娠的妇女使用本药；不推荐哺乳期妇女在用药期间哺乳。

❖ **忘记用药时怎么办?**

若是规律性服用此药，则于发现忘记服药时立即服药。但若发现忘记服药时已接近下次服药时间，请按原计划服用下次剂量即可，切勿一次或短时间内服用两次剂量。

❖ **用药过量怎么办?**

正常情况下单用本药不会发生低血糖。一旦发现服药过量，请及时就医。

❖ **与其他药物合用需注意什么?**

服药期间加用其他药物，如硝苯地平、华法林、呋塞米等，需提前告知医师或药师，以便及时调整服药剂量。

阿卡波糖（50mg，100mg）

❖ **本药用于治疗哪些疾病?**

配合饮食控制，用于治疗 2 型糖尿病或降低糖耐量减低者的餐后血糖。

❖ **本药如何服用，何时服用最合适?**

口服给药，剂量需个体化。本药可于餐前即刻整片吞服，亦可于刚进餐时伴适量食物咀嚼服用。

❖ **使用本药期间需要注意什么?**

1. 若不遵守规定的饮食控制，胃肠道不良反应可能加剧。

2. 开始用药的 6~12 个月应考虑适时检测肝功能；若出现肝酶升高（尤其是持续升高），可能需减量或中断治疗。

3. 若疑似出现肠壁囊样积气症，应停药并进行影像诊断。

4. 饮酒、延迟饮食或过度运动会引起低血糖。

5. 如有任何手术、牙科处置及急诊处理，应告知医师服用本药。

6. 如怀孕或授乳应告知医师，一般妊娠糖尿病以胰岛素控制为主。

7. 本药单独使用时，即使空腹也不会造成低血糖，但合用磺酰脲类药物或胰岛素时，低血糖的发生概率会增加。由于本药无法快速分解一般的糖，因此应备有葡萄糖水来治疗低血糖，一般的家用糖（蔗糖）或食物无法立即奏效。

8. 应定期监测血糖（初始治疗阶段和剂量调整阶段测定餐后 1 小时血糖有助于确定最低有效剂量；约每 3 个月监测一次糖化血红蛋白）；应监测血清肌酸酐。

❖ **本药如何居家保存？**

遮光、密封，25℃以下保存。

❖ **妊娠期妇女与哺乳期妇女用药注意事项：**

尚无妊娠期妇女用药的研究数据，妊娠期妇女不得使用本药。尚不明确是否随人类乳汁排泄，不建议哺乳期妇女使用本药。

❖ **忘记用药时怎么办？**

若是规律性服用此药，则于发现忘记服药时立即服药。但若发现忘记服药时已接近下次服药时间，请按原计划服用下次剂量即可，切勿一次或短时间内服用两次剂量。

❖ **用药过量怎么办？**

如有低血糖症状（极度饥饿感、心悸、颤抖、持续发冷、冒冷汗、头痛等），应立即进食葡萄糖，未见改善应立即就医；如严重低血糖发生痉挛、昏迷时，不可进食立即送急诊就医。

❖ **与其他药物合用需注意什么？**

服药期间加用其他药物，如其他降糖药（如磺酰脲类药、二甲双胍、胰岛素）、钙通道阻滞药等，需提前告知医师或药师，以便及时调整服药剂量。

伏格列波糖（0.1mg，0.2mg，0.3mg）

❖ **本药用于治疗哪些疾病？**

用于改善糖尿病患者的餐后高血糖。适用于经饮食疗法、运动疗法，或饮食疗法、运动疗法联合其他降血糖药治疗后，血糖仍不能满意控制的患者。

❖ **本药如何服用，何时服用最合适？**

口服给药，通常一次 0.2mg，一日 3 次。应于餐前服用，服药后即刻进餐。

❖ **使用本药期间需要注意什么？**

1. 严重肝硬化患者使用本药可能出现便秘引起的高氨血症恶化、意识障碍，应充分观察排便等状况，若出现异常立即进行适当处理，包括停药。

2. 本药可延迟双糖类的消化和吸收，若出现低血糖症状，应给予葡萄糖而非蔗糖。

3. 用药期间须定期监测血糖。

❖ **本药如何居家保存？**

密封，常温（10~30℃）干燥处保存。

❖ **妊娠期妇女与哺乳期妇女用药注意事项：**

妊娠期妇女或计划妊娠的妇女仅在利大于弊时方可使用本药。哺乳期妇女避免使用本药，若必须使用应停止哺乳。

❖ **忘记用药时怎么办？**

若尚在用餐中或刚用完餐记起时立即服用，否则须等到下次用正餐时才服用；若很快将吃点心时，与点心一起服用；若与下次服药时间相近，则不需要补服，按原时间服用即可，切勿一次服用两倍剂量。

❖ **用药过量怎么办？**

服药过量可导致低血糖，应及时就医给予葡萄糖纠正。

❖ **与其他药物合用需注意什么？**

服药期间加用其他药物，需提前告知医师或药师，以便及时调整服药剂量。

罗格列酮（1mg，2mg，4mg，8mg）

❖ **本药用于治疗哪些疾病？**

用作饮食控制和运动的辅助用药，单用或与二甲双胍或磺酰脲类药联用于控制 2 型糖尿病患者的血糖及预防糖尿病。

❖ **本药如何服用，何时服用最合适？**

口服给药，初始剂量为一次 4mg，一日 1 次。后定期回访，调整药物剂量。本药可空腹或进餐时服用。

❖ **使用本药期间需要注意什么？**

1. 刚开始本药治疗的 2 周内可能血糖依然控制不佳，用药 2~3 个月后，本药才能完全发挥药效。

2. 本药可能导致绝经前期无排卵的女性恢复排卵，推荐此类患者使用本药期间采取有效避孕措施。

3. 应考虑接受本药治疗的患者（尤其女性患者）发生骨折的风险，并注意按照标准方案评估和维护患者的骨健康。

4. 定期监测空腹血糖和糖化血红蛋白（HbAlc）、肝功能、眼科检查及体重。

5. 服药期间请定期回诊，接受检查评估，如果出现以下症状请停药，并尽快就医：不明原因恶心、呕吐、腹痛、乏力、厌食、尿色加深、黄疸；视力障碍（如视物模糊、视力下降）；血性心衰（例如呼吸急促、水肿、体重快速增加）。

❖ **本药如何居家保存？**

遮光、密封保存。

❖ **妊娠期妇女与哺乳期妇女用药注意事项：**

妊娠期妇女与哺乳期妇女禁用。

❖ **忘记用药时怎么办？**

若是规律性服用此药，则于发现忘记服药时立即服药。但若发现忘记服药时已接近下次服药时间，请按原计划服用下次剂量即可，切勿一次或短时间内服用两次剂量。

❖ **用药过量怎么办？**

若服药过量，应及时就医，根据临床状态进行适当的支持治疗。发生低血糖症状（极度饥饿感、心悸、颤抖、持续发冷、冒冷汗、头痛、昏昏欲睡、视物模糊等），应立即进食含糖饮料，如果汁、糖水。如未见改善应立即就医；如严重时，发生痉挛昏迷时，则不可进食，应立即送医。

❖ 与其他药物合用需注意什么？

服药期间加用其他药物，需提前告知医师或药师，以便及时调整服药剂量。

吡格列酮（15mg，30mg）

❖ **本药用于治疗哪些疾病？**

配合饮食和运动，用于改善 2 型糖尿病患者的血糖控制。单用或与磺酰脲类药、二甲双胍或胰岛素联用；预防糖尿病。

❖ **本药如何服用，何时服用最合适？**

口服给药，起始剂量为一次 15mg 或 30mg，一日 1 次。定期回访，医师根据治疗反应情况，可调整剂量。本药可与或不与食物同服。

❖ **使用本药期间需要注意什么？**

1. 本药可促使排卵，绝经前不排卵的女性应采取有效避孕措施，否则有妊娠的风险。

2. 如发生胸痛、呼吸困难、手脚肿胀或短时间内体重快速增加，或有心脏衰竭等病史，请务必告知医师。

3. 请遵医嘱控制饮食、饮酒量，运动应规律。

4. 定期监测血糖、肝功能及常规眼科检查，并根据当前的治疗标准评估和维持骨健康。

❖ **本药如何居家保存？**

遮光、密封保存。

❖ **妊娠期妇女与哺乳期妇女用药注意事项：**

妊娠期妇女仅利大于弊的情况下方可使用本药；哺乳期妇女不应使用本药。

❖ **忘记用药时怎么办？**

若是规律性服用此药，则于发现忘记服药时立即服药。但若发现忘记服药时已接近下次服药时间，请按原计划服用下次剂量即可，切勿一次或短时间内服用两次剂量。

❖ **用药过量怎么办？**

若服药过量，应及时就医，根据临床体征和症状进行适当支持治疗。发生低血糖症状（极度饥饿感、心悸、颤抖、持续发冷、冒冷汗、头痛、昏昏欲睡、视物模糊等），应立即进食含糖饮料，如果汁、糖水。如未见改善应立即就医；如严重时，发生痉挛昏迷时，则不可进食，应立即送医。

❖ **与其他药物合用需注意什么？**

服药期间加用其他药物，需提前告知医师或药师，以便及时调整服药剂量。

（三）糖尿病并发症药物

胰激肽原酶片（120IU）

❖ **本药用于治疗哪些疾病？**

用于微循环障碍性疾病，如糖尿病引起的肾病、周围神经病、视网膜病、眼底病、缺血性脑血管病。用于高血压的辅助治疗。

❖ **本药如何服用，何时服用最合适？**

口服。一次 1~2 片，每日 3 次，空腹服用。本药肠溶片应整片吞服，以防药物在胃中分解。

❖ **使用本药期间需要注意什么？**

1. 服药期间可能出现过敏（如皮疹、皮肤瘙痒）、胃部不适、疲倦等现象，如果症状持续不能缓解或加重，请停药就医。以上症状通常会在停药后消失。

2. 如患有出血性疾病，请提前告知医师。

❖ **本药如何居家保存？**

密闭，在阴凉（不超过 20℃）干燥处保存。请将药品置于儿童触及不到的地方。

❖ **妊娠期妇女与哺乳期妇女用药注意事项：**

尚无妊娠期妇女和哺乳期妇女使用本药的充分研究资料，请由医师权衡利弊后决定是否使用。

❖ **忘记用药时怎么办？**

若是规律性服用此药，则于发现忘记服药时立即服药。但若发现忘记服药时已接近下次服药时间，请按原计划服用下次剂量即可，切勿一次或短时间内服用两次剂量。

❖ **与其他药物合用需注意什么？**

本药与蛋白酶抑制剂不能同时使用；本药与血管紧张素转化酶抑制剂（如卡托普利、依那普利等）合用可能会互相增强药效，因此服用本药期间如果需要加用其他药物，请提前告知医师或药师。

五、升血糖药物

注射用高血糖素（1mg）

❖ **本药用于治疗哪些疾病？**

用于处理糖尿病患者发生的低血糖反应。

❖ **本药如何使用，何时使用最合适？**

1. 低血糖症：肌内注射单次 1mg。

2. 亲属注射：如发生低血糖且无法口服糖时给予本药，当药物起效后，尽快给予口服糖以预防低血糖复发。

❖ **使用本药期间需要注意什么？**

1. 本药应注射于上臂、大腿或臀部。

2. 本药粉针剂应稀释至 1mg/ml。

3. 本药为白色致密的注射用无菌粉末。复溶前，致密注射用无菌粉末应为白色或近白色。溶剂应为澄清无颗粒无色液体。

4. 复溶：①摘除溶剂瓶上的塑料帽。用一次性注射器吸尽瓶内溶剂。将针头透过橡胶塞（圆环标记内）插入药瓶中，将注射器内液体完全注入药瓶。②不拔出针头，轻轻振摇药瓶直至高血糖素完全溶解为澄清溶液。③确保注射器针栓处于完全推入位置。缓慢地将溶液全部抽回注射器。注意勿将针栓拉出注射器。④排除气泡并注射。

5. 本药溶解后不稳定，复溶后应立即使用。居家自用不可静脉输注给药。为预防低血糖复发，应在治疗起效后给予口服碳水化合物以恢复肝糖原。

❖ **本药如何居家保存？**

于 2~8℃暗处保存。请将药品置于儿童触及不到的地方。

❖ **妊娠期妇女与哺乳期妇女用药注意事项：**

可以用于妊娠期妇女和哺乳期妇女严重低血糖。

❖ **用药过量怎么办？**

用药过量及时就医。在用药过的情况下，患者可能会出现恶心和呕吐。由于高血糖素的半衰期较短，这些症状呈一过性。

❖ **与其他药物合用需注意什么？**

1. 胰岛素：拮抗高血糖素的作用。

2. 吲哚美辛：可使高血糖素失去升血糖能力，甚或反常性的产生低血糖。

3. 华法林：本药可增加华法林的抗凝血作用。

4. 用药期间如需加用其他药物，请告知医师或药师。

六、肾上腺皮质激素

本部分包括临床常用的肾上腺皮质激素药物，如可的松、泼尼松、地塞米松等，其中部分药物如曲安奈德、倍氯米松等常用于呼吸系统疾病，其呼吸系统疾病用法用量请参见本章第二节呼吸系统疾病用药部分。

氢化可的松片（皮质醇）（20mg）

❖ **本药用于治疗哪些疾病？**

适用于治疗肾上腺皮质功能减退症及先天性肾上腺皮质增生症。

❖ **本药如何服用，何时服用最合适？**

1. 请遵照医师指示使用，有任何疑问，请咨询医师或药师。

2. 若每两天服药 1 次，应在隔天早晨随餐服用，并固定在单日或双日服药。

3. 若每日服药 1 次，则在每日早晨随餐服用。

❖ **使用本药期间需要注意什么？**

1. 大剂量服用本药会减弱抵抗力，若有类似感冒或感染症状，请尽快就医。

2. 不要擅自调整用法用量。长期用药者，未经医师同意不可任意停药；若长期大剂量服用，应遵照医师指示逐步减量。

3. 如有以下情况：感染、免疫力低下、心脏病或急性心力衰竭、糖尿病、憩室炎、情绪不稳定和有精神病倾向、全身性真菌感染、青光眼、肝功能损害、眼单纯性疱疹、高脂血症、高血压、甲减（此时糖皮质激素反应增强）、重症肌无力、骨质疏松、胃溃疡、胃炎或食管炎、肾功能损害或结石、结核病等疾病，怀孕及哺乳，或同时服用其他药物，请先告知医师。

4. 长期用药者，应遵照医师指示，低钠、低盐，或高蛋白饮食。

5. 随时确定有足够的药量，尤其在外出旅行时。

6. 进行医学检查或手术及紧急处理时，应告知医师正在服用本药或曾服用本药（即使已在 12 个月以内停药）。

7. 糖尿病患者如有血糖、尿糖变化应告知医师。

8. 长期服药者，应定期抽血检查、拍 X 线片、检查眼睛、时常测血压、身高、体重及做其他身体检查，尤其是儿童和老年人。

9. 同用止痛消炎药或有胃肠溃疡病史者，使用本药需小心。

10. 不要饮酒；体重增加异常时，请通知医师。

11. 请随身携带卡片，上面记录姓名、疾病、使用的药品名称和用法用量、医师姓名、电话号码，以备应急之需。

❖ **本药如何居家保存？**

遮光，密闭保存。

❖ **妊娠期妇女与哺乳期妇女用药注意事项：**

妊娠期妇女和哺乳期妇女用药请咨询医师或者药师。

❖ **忘记用药时怎么办？**

若是规律性服用此药，则于发现忘记服药时立即服药。但若发现忘记服药时已接近下次服药时间，请按原计划服用下次剂量即可，切勿一次或短时间内服用两次剂量。

❖ **用药过量怎么办？**

服药过量可引起肾上腺皮质功能亢进症。如发生用药过量请立即停药，并及时就医。

❖ **与其他药物合用需注意什么？**

如与其他药品同时使用时可能会发生药物相互作用，详情咨询医师或药师。

醋酸可的松片（25mg）

❖ **本药用于治疗哪些疾病？**

适用于治疗肾上腺皮质功能减退症以及各型先天性肾上腺增生症。

❖ **本药如何服用，何时服用最合适？**

1. 请遵照医师指示使用，有任何疑问，请咨询医师或药师。

2. 若每两天服药 1 次，请在隔天早晨随餐服用，并固定在单日或双日服药。

3. 若每日服药 1 次，则在每日早晨随餐服用。

❖ **使用本药期间需要注意什么？**

1. 大剂量服用本药会减弱抵抗力，若有类似感冒或感染症状，请尽快就医。

2. 不要擅自调整用法用量。长期用药者，未经医师同意不可任意停药；若长期大剂量服用，应遵照医师指示逐步减量。

3. 如有以下情况：感染、免疫力低下、心脏病或急性心力衰竭、糖尿病、憩室炎、情绪不稳定和有精神病倾向、全身性真菌感染、青光眼、肝功能损害、眼单纯性疱疹、高脂血症、高血压、甲减（此时糖皮质激素反应增强）、重症肌无力、骨质疏松、胃溃疡、胃炎或食管炎、肾功能损害或结石、结核病等疾病，怀孕及哺乳，或同时服用其他药物，请先告知医师。

4. 长期用药者，应遵照医师指示，低钠、低盐，或高蛋白饮食。

5. 随时确定有足够的药量，尤其在外出旅行时。

6. 进行医学检查或手术及紧急处理时，应告知医师正在服用本药或曾服用本药（即使已在 12 个月以内停药）。

7. 糖尿病患者如有血糖、尿糖变化应告知医师。

8. 长期服药者，应定期抽血检查、拍 X 线片、检查眼睛，时常测血压、身高、体重及做其他身体检查，尤其是儿童和老年人。

9. 同用止痛消炎药或有胃肠溃疡病史者，使用本药需小心。

10. 不要饮酒；体重增加异常时，请通知医师。

11. 请随身携带卡片，上面记录姓名、疾病、使用的药品名称和用法用量、医师姓名、电话号码，以备应急之需。

❖ **本药如何居家保存？**

密封保存。

❖ **妊娠期妇女与哺乳期妇女用药注意事项：**

妊娠期妇女和哺乳期妇女用药请咨询医师或者药师。

❖ **忘记用药时怎么办？**

若是规律性服用此药，则于发现忘记服药时立即服药。但若发现忘记服药时已接近下次服药时间，请按原计划服用下次剂量即可，切勿一次或短时间内服用两次剂量。

❖ **用药过量怎么办？**

如发生服药过量请立即停药，并及时就医。

❖ **与其他药物合用需注意什么？**

如与其他药品同时使用时可能会发生药物相互作用，详情咨询医师或药师。

泼尼松龙片（氢化泼尼松）（5mg）

❖ **本药用于治疗哪些疾病？**

主要用于风湿病、类风湿关节炎、红斑狼疮、严重支气管哮喘、肾病综合征、血小板减少性紫癜、粒细胞减少症、急性淋巴性白血病。

❖ **本药如何服用，何时服用最合适？**

1. 请遵照医师指示使用，有任何疑问，请咨询医师或药师。

2. 若每两天服药 1 次，应在隔天早晨随餐服用，并固定在单日或双日服药。

3. 若每日服药 1 次，则在每日早晨随餐服用。

❖ **使用本药期间需要注意什么？**

1. 大剂量服用本药会减弱抵抗力，若有类似感冒或感染症状，请尽快就医。

2. 不要擅自调整用法用量。长期用药者，未经医师同意不可任意停药；若长期大剂量服用，应遵照医师指示逐步减量。

3. 如有以下情况：感染、免疫力低下、心脏病或急性心力衰竭、糖尿病、憩室炎、情绪不稳定和有精神病倾向、全身性真菌感染、青光眼、肝功能损害、眼单纯性疱疹、高脂血症、高血压、甲减（此时糖皮质激素反应增强）、重症肌无力、骨质疏松、胃溃疡、胃炎或食管炎、肾功能损害或结石、结核病等疾病，怀孕及哺乳，或同时服用其他药物，请先告知医师。

4. 长期用药者，应遵照医师指示，低钠、低盐，或高蛋白饮食。

5. 随时确定有足够的药量，尤其在外出旅行时。

6. 进行医学检查或手术及紧急处理时，应告知医师正在服用本药或曾服用本药（即使已在 12 个月内停药）。

7. 糖尿病患者如有血糖、尿糖变化应告知医师。

8. 长期服药者，应定期抽血检查、拍 X 线片、检查眼睛，时常测血压、身高、体重及做其他身体检查，尤其是儿童和老年人。

9. 同用止痛消炎药或有胃肠溃疡病史者，使用本药需小心。

10. 不要饮酒；体重增加异常时，请通知医师。

11. 请随身携带卡片，上面记录姓名、疾病、使用的药品名称和用法用量、医师姓名、电话号码，以备应急之需。

❖ **本药如何居家保存？**

密封保存。

❖ **妊娠期妇女与哺乳期妇女用药注意事项：**

妊娠期妇女和哺乳期妇女用药请咨询医师或者药师。

❖ **忘记用药时怎么办？**

若是规律性服用此药，则于发现忘记服药时立即服药。但若发现忘记服药时已接近下次服药时间，请按原计划服用下次剂量即可，切勿一次或短时间内服用两次剂量。

❖ **用药过量怎么办？**

可引起类肾上腺皮质功能亢进综合征。如发生用药过量请立即停药，并及时就医。

❖ **与其他药物合用需注意什么？**

如与其他药品同时使用时可能会发生药物相互作用，详情咨询医师或药师。

醋酸泼尼松片（5mg）

❖ **本药用于治疗哪些疾病？**

适用于结缔组织病，系统性红斑狼疮，重症多肌炎，严重的支气管哮喘，皮肌炎，血管炎，恶性淋巴瘤等。

❖ **本药如何服用，何时服用最合适？**

1. 请遵照医师指示使用，有任何疑问，请咨询医师或药师。

2. 若每两天服药 1 次，应在隔天早晨随餐服用，并固定在单日或双日服药。

3. 若每日服药 1 次，则在每日早晨随餐服用。

❖ **使用本药期间需要注意什么？**

1. 大剂量服用本药会减弱抵抗力，若有类似感冒或感染症状，请尽快就医。

2. 不要擅自调整用法用量。长期用药者，未经医师同意不可任意停药；若长期大剂量服用，应遵照医师指示逐步减量。

3. 如有以下情况：感染、免疫力低下、心脏病或急性心力衰竭、糖尿病、憩室炎、情绪不稳定和有精神病倾向、全身性真菌感染、青光眼、肝功能损害、眼单纯性疱疹、高脂血症、高血压、甲减（此时糖皮质激素反应增强）、重症肌无力、骨质疏松、胃溃疡、胃炎或食管炎、肾功能损害或结石、结核病等疾病，怀孕及哺乳，或同时服用其他药物，请先告知医师。

4. 长期用药者，应遵照医师指示，低钠、低盐，或高蛋白饮食。

5. 随时确定有足够的药量，尤其在外出旅行时。

6. 进行医学检查或手术及紧急处理时，应告知医师正在服用本药或曾服用本药（即使已在 12 个月以内停药）。

7. 糖尿病患者如有血糖、尿糖变化应告知医师。

8. 长期服药者，应定期抽血检查、拍 X 线片、检查眼睛，时常测血压、身高、体重及做其他身体检查，尤其是儿童和老年人。

9. 同用止痛消炎药或有胃肠溃疡病史者，使用本药需小心。

10. 不要饮酒；体重增加异常时，请通知医师。

11. 请随身携带卡片，上面记录姓名、疾病、使用的药品名称和用法用量、医师姓名、电话号码，以备应急之需。

❖ **本药如何居家保存？**

遮光，密封保存。

❖ **妊娠期妇女与哺乳期妇女用药注意事项：**

妊娠期妇女和哺乳期妇女用药请咨询医师或者药师。

❖ **忘记用药时怎么办？**

若是规律性服用此药，则于发现忘记服药时立即服药。但若发现忘记服药时已接近下次服药时间，请按原计划服用下次剂量即可，切勿一次或短时间内服用两次剂量。

❖ **用药过量怎么办？**

如发生服药过量请立即停药，并及时就医。

❖ **与其他药物合用需注意什么？**

如与其他药品同时使用时可能会发生药物相互作用，详情咨询医师或药师。

甲泼尼龙片（4mg，16mg）

❖ **本药用于治疗哪些疾病？**

主要用于过敏性与自身免疫性炎症性疾病。

❖ **本药如何服用，何时服用最合适？**

1.请遵照医师指示使用，有任何疑问，请咨询医师或药师。

2.若每两天服药 1 次，应在隔天早晨随餐服用，并固定在单日或双日服药。

3.若每日服药 1 次，则在每日早晨随餐服用。

❖ **使用本药期间需要注意什么？**

1.大剂量服用本药会减弱抵抗力，若有类似感冒或感染症状，请尽快就医。

2.不要擅自调整用法用量。长期用药者，未经医师同意不可任意停药；若长期大剂量服用时，应遵照医师指示逐步减量。

3.如您有以下情况：感染、免疫力低下、心脏病或急性心力衰竭、糖尿病、憩室炎、情绪不稳定和有精神病倾向、全身性真菌感染、青光眼、肝功能损害、眼单纯性疱疹、高脂血症、高血压、甲减（此时糖皮质激素反应增强）、重症肌无力、骨质疏松、胃溃疡、胃炎或食管炎、肾功能损害或结石、结核病等疾病，怀孕及哺乳，或同时服用其他药物，请先告知医师。

4.长期用药者，应遵照医师指示，低钠、低盐，或高蛋白饮食。

5.随时确定有足够的药量，尤其在外出旅行时。

6.进行医学检查或手术及紧急处理时，应告知医师正在服用本药或曾服用本药（即使已在 12 个月以内停药）。

7.糖尿病患者如有血糖、尿糖变化应告知医师。

8.长期服药者，应定期抽血检查、拍 X 线片、检查眼睛，时常测血压、身高、体重及做其他身体检查，尤其是儿童和老年人。

9.同用止痛消炎药或有胃肠溃疡病史者，使用本药需小心。

10.不要饮酒；体重增加异常时，请通知医师。

11.请随身携带卡片，上面记录姓名、疾病、使用的药品名称和用法用量、医师姓名、电话号码，以备应急之需。

❖ **本药如何居家保存？**

避光，密闭保存。

❖ **妊娠期妇女与哺乳期妇女用药注意事项：**

妊娠期妇女和哺乳期妇女用药请咨询医师或者药师。

❖ **忘记用药时怎么办？**

若是规律性服用此药，则于发现忘记服药时立即服药。但若发现忘记服药时已接近下次服药时间，请按原计划服用下次剂量即可，切勿一次或短时间内服用两次剂量。

❖ **用药过量怎么办？**

服药过量可经透析排除，发生服药过量请立即停药，并及时就医。

❖ **与其他药物合用需注意什么？**

如与其他药品同时使用时可能会发生药物相互作用，详情咨询医师或药师。

地塞米松片（0.75mg）

❖ **本药用于治疗哪些疾病？**

适用于结缔组织病，严重的支气管哮喘，皮炎等过敏性疾病，溃疡性结肠炎，急性白血病，恶性淋巴瘤等。

❖ **本药如何服用，何时服用最合适？**

1.请遵照医师指示使用，有任何疑问，请咨询医师或药师。

2.若每两天服药 1 次，应在隔天早晨随餐服用，并固定在单日或双日服药。

3.若每日服药 1 次，则在每日早晨随餐服用。

❖ **使用本药期间需要注意什么？**

1.大剂量服用本药会减弱抵抗力，若有类似感冒或感染症状，请尽快就医。

2.不要擅自调整用法用量。长期用药者，未经医师同意不可任意停药；若长期大剂量服用，应遵照医师指示逐步减量。

3.如有以下情况：感染、免疫力低下、心脏病或急性心力衰竭、糖尿病、憩室炎、情绪不稳定和有精神病倾向、全身性真菌感染、青光眼、肝功能损害、眼单纯性疱疹、高脂血症、高血压、甲减（此时糖皮质激素反应增强）、重症肌无力、骨质疏松、胃溃疡、胃炎或食管炎、肾功能损害或结石、结核病等疾病，怀孕及哺乳，或同时服用其他药物，请先告知医师。

4.长期用药者，应遵照医师指示，低钠、低盐，或高蛋白饮食。

5.随时确定有足够的药量，尤其在外出旅行时。

6.进行医学检查或手术及紧急处理时，应告知医师正在服用本药或曾服用本药（即使已在 12 个月以内停药）。

7.糖尿病患者如有血糖、尿糖变化应告知医师。

8.长期服药者，应定期抽血检查、拍 X 线片、检查眼睛，时常测血压、身高、体重及做其他身体检查，尤其是儿童和老年人。

9.同用止痛消炎药或有胃肠溃疡病史者，使用本药需小心。

10.不要饮酒；体重增加异常时，请通知医师。

11.请随身携带卡片，上面记录姓名、疾病、使用的药品名称和用法用量、医师姓名、电话号码，以备应急之需。

❖ **本药如何居家保存？**

遮光，密封保存。

❖ **妊娠期妇女与哺乳期妇女用药注意事项：**

妊娠期妇女和哺乳期妇女用药请咨询医师或者药师。

❖ **忘记用药时怎么办？**

若是规律性服用此药，则于发现忘记服药时立即服药。但若发现忘记服药时已接近下次服药时间，请按原计划服用下次剂量即可，切勿一次或短时间内服用两次剂量。

❖ **用药过量怎么办？**

如发生服药过量请立即停药，并及时就医。

❖ **与其他药物合用需注意什么？**

如与其他药品同时使用时可能会发生药物相互作用，详情咨询医师或药师。

倍他米松片（0.5mg）

❖ **本药用于治疗哪些疾病？**

主要用于活动性风湿病、类风湿关节炎、红斑狼疮、严重支气管哮喘、严重皮炎、急性白血病等，也用于某些感染的综合治疗。

❖ **本药如何服用，何时服用最合适？**

1. 请遵照医师指示使用，有任何疑问，请咨询医师或药师。

2. 若每两天服药 1 次，应在隔天早晨随餐服用，并固定在单日或双日服药。

3. 若每日服药 1 次，则在每日早晨随餐服用。

❖ **使用本药期间需要注意什么？**

1. 大剂量服用本药会减弱抵抗力，若有类似感冒或感染症状，请尽快就医。

2. 不要擅自调整用法用量。长期用药者，未经医师同意不可任意停药；若长期大剂量服用，应遵照医师指示逐步减量。

3. 如有以下情况：感染、免疫力低下、心脏病或急性心力衰竭、糖尿病、憩室炎、情绪不稳定和有精神病倾向、全身性真菌感染、青光眼、肝功能损害、眼单纯性疱疹、高脂血症、高血压、甲减（此时糖皮质激素反应增强）、重症肌无力、骨质疏松、胃溃疡、胃炎或食管炎、肾功能损害或结石、结核病等疾病，怀孕及哺乳，或同时服用其他药物，请先告知医师。

4. 长期用药者，应遵照医师指示，低钠、低盐，或高蛋白饮食。

5. 随时确定有足够的药量，尤其在外出旅行时。

6. 进行医学检查或手术及紧急处理时，应告知医师正在服用本药或曾服用本药（即使已在 12 个月以内停药）。

7. 糖尿病患者如有血糖、尿糖变化应告知医师。

8. 长期服药者，应定期抽血检查、拍 X 线片、检查眼睛，时常测血压、身高、体重及做其他身体检查，尤其是儿童和老年人。

9. 同用止痛消炎药或有胃肠溃疡病史者，使用本药需小心。

10. 不要饮酒；体重增加异常时，请通知医师。

11. 请随身携带卡片，上面记录姓名、疾病、使用的药品名称和用法用量、医师姓名、电话号码，以备应急之需。

❖ **本药如何居家保存？**

遮光，密封保存。

❖ **妊娠期妇女与哺乳期妇女用药注意事项：**

妊娠期妇女和哺乳期妇女用药请咨询医师或者药师。

❖ **忘记用药时怎么办？**

若是规律性服用此药，则于发现忘记服药时立即服药。但若发现忘记服药时已接近下次服药时间，请按原计划服用下次剂量即可，切勿一次或短时间内服用两次剂量。

❖ **用药过量怎么办？**

如及时发觉并停药则症状可自行消退，症状严重者应立即停药且对症治疗，并及时就医。

❖ **与其他药物合用需注意什么？**

如与其他药品同时使用时可能会发生药物相互作用，详情咨询医师或药师。

曲安奈德鼻喷雾剂（6.6mg：6ml，120揿）

❖ **本药用于治疗哪些疾病？**

预防和治疗过敏性鼻炎，其症状主要有鼻痒、鼻阻、流鼻涕、打喷嚏等。

❖ **本药如何使用，何时使用最合适？**

本药的用法因人而异，应遵医嘱使用，不应自行调整剂量。

❖ **用药期间需要注意什么？**

1. 如患有呼吸道活动性结核病、真菌感染、细菌或病毒感染、单纯性眼疱疹，请提前告知医师。

2. 如用药三周后症状无改善，应及时就医复诊。

❖ **本药如何居家保存？**

密封、在凉暗处保存。

❖ **妊娠期妇女与哺乳期妇女用药注意事项：**

妊娠期妇女及哺乳期妇女慎用。

❖ **忘记用药时怎么办？**

若是规律性服用此药，则于发现忘记服药时立即服药。但若发现忘记服药时已接近下次服药时间，请按原计划服用下次剂量即可，切勿一次或短时间内服用两次剂量。

❖ **用药过量怎么办？**

如服药过量请立即停药，并及时就医。

❖ **与其他药物合用需注意什么？**

1. 若正在使用免疫抑制剂，合用本药可能会增加感染风险，请务必提前告知医师，评估是否可以使用本药。

2. 本药与其他激素类药物合用可能增加对腺体的抑制作用，若正在使用或近期使用过其他激素类药物请提前告知医师，并在使用本药期间注意有无关节、肌肉疼痛，疲劳及抑郁等症状，如有发生应及时停药就医。

丙酸倍氯米松鼻气雾剂（50μg×200 揿）

❖ **本药用于治疗哪些疾病？**

适用于预防和治疗过敏性鼻炎，也可用于血管舒缩性鼻炎。

❖ **本药如何使用，何时使用最合适？**

本药的用法因人而异，应遵医嘱使用，不应自行调整剂量。

❖ **使用本药期间需要注意什么？**

1. 如有高血压、糖尿病、消化性溃疡、骨质疏松症、精神病史、癫痫病史、青光眼、过敏体质，请提前告知医师。

2. 本药可能引起头痛、念珠菌病、鼻咽部刺激、继发性肾上腺皮质功能减退（如疲劳、肌无力、食欲降低、体重下降、恶心、呕吐、腹泻、低血压）或白内障，如果用药期间发生以上症状，请及时停药就医。

3. 本药不得接触眼睛，若接触眼睛，请立即用水清洗。

4. 使用本药 14 天后，症状仍未改善，请咨询医师；自我治疗时间不得超过 3 个月，如需要超过 3 个月，应咨询医师。

❖ **本药如何居家保存？**

密封，阴凉干燥处。

❖ **妊娠期妇女与哺乳期妇女用药注意事项：**

妊娠期妇女使用此类药物（推荐剂量的鼻内皮质醇）是可以接受的，使用倍氯米松控制良好的妊娠期妇女可以继续本药治疗；如果在妊娠期间开始治疗，一般不首选本药。

哺乳期妇女使用本药不明显增加对婴儿的副作用，如需在哺乳期使用本药，请提前咨询医师权衡利弊。

❖ **忘记用药时怎么办？**

若是规律性使用此药，则于发现忘记用药时立即用药。但若发现忘记用药时已接近下次用药时间，请按原计划使用下次剂量即可，切勿一次或短时间内使用两次剂量。

❖ **用药过量怎么办？**

如发生用药过量请立即停药，并及时就医。

❖ **与其他药物合用需注意什么？**

1. 使用本药期间请勿接受免疫接种，除非经医师批准。

2. 如与其他药物同时使用可能会发生药物相互作用，详情咨询医师或药师。

丙酸倍氯米松混悬液（2ml ： 0.8mg）

❖ **本药用于治疗哪些疾病？**

可用气雾吸入法以缓解哮喘症状及过敏性鼻炎的治疗。

❖ **本药如何使用，何时使用最合适？**

本药的用法因人而异。请按医师的医嘱使用，不要自己调整剂量。

❖ **使用本药期间需要注意什么？**

1. 如有高血压、糖尿病、消化性溃疡、骨质疏松症、精神病史、癫痫病史、青光眼、过敏体质，请提前告知医师。

2. 本药可能引起头痛、念珠菌病、鼻咽部刺激、继发性肾上腺皮质功能减退（如疲劳、肌无力、食欲降低、体重下降、恶心、呕吐、腹泻、低血压）、过敏反应（如皮疹、瘙痒、红斑、眼睛、面部、嘴唇和咽喉水肿）或白内障，如果用药期间发生以上症状，请及时停药就医

3. 每次用药后应用水清洗口腔，以预防口腔局部感染。

4. 减量或停药请咨询医师或药师。

5. 当药品性状发生改变时，禁止使用。

❖ **本药如何居家保存?**

密封保存。

❖ **妊娠期妇女与哺乳期妇女用药注意事项:**

妊娠期妇女和哺乳期妇女不推荐使用。

❖ **忘记用药时怎么办?**

若是规律性使用此药，则于发现忘记用药时立即用药。但若发现忘记用药时已接近下次用药时间，请按原计划使用下次剂量即可，切勿一次或短时间内使用两次剂量。

❖ **用药过量怎么办?**

如发生用药过量请立即停药，并及时就医。

❖ **与其他药物合用需注意什么?**

1. 使用本药期间请勿接受免疫接种，除非经医师批准。

2. 胰岛素与本药可能产生拮抗作用，糖尿病患者请注意监测血糖，以便及时调整用药剂量。

3. 如与其他药品同时使用时可能会发生药物相互作用，详情咨询医师或药师。

醋酸氟氢可的松乳膏（10g ：25mg）

❖ **本药用于治疗哪些疾病?**

主要用于过敏性皮炎、接触性皮炎、异位性皮炎、脂溢性皮炎、湿疹、皮肤瘙痒症、银屑病、神经性皮炎等皮肤病。

❖ **本药如何使用，何时使用最合适?**

用软膏局部搽涂，根据病情确定使用次数。

❖ **使用本药期间需要注意什么?**

1. 本药不宜长期使用，并应避免全身大面积使用。长期外用可引起皮肤萎缩、毛细血管扩张、痤疮、口周皮炎、毛囊炎。

2. 用药一周后症状未缓解，应向医师咨询。

3. 涂布部位如有灼烧感、瘙痒、红肿等，应停止用药，洗净。必要时向医师咨询。

4. 当药品性状发生改变时，禁止使用。

5. 对本药过敏患者、真菌或病毒皮肤感染患者禁用。

❖ **本药如何居家保存?**

密闭，在阴凉处保存。

❖ **妊娠期妇女与哺乳期妇女用药注意事项:**

妊娠期妇女和哺乳期妇女慎用本药。

❖ **忘记用药时该怎么办:**

想起时尽快涂药，若已接近下一次用药时间则略过一次，依照原定时间用药。

❖ **用药过量怎么办？**

请咨询医师或药师，必要时及时就医。

❖ **与其他药物合用需注意什么？**

如有其他药物合用，请提前咨询医师。

瑞格列奈片（0.5mg，1mg，2mg）

❖ **本药用于治疗哪些疾病？**

用于 2 型糖尿病的血糖控制。

❖ **本药如何服用，何时服用最合适？**

1. 推荐起始剂量：一次 0.5mg；以后若需要可每周或每 2 周进行剂量调整。

2. 维持剂量：最大的推荐单次剂量为 4mg，随餐服用。但最大日剂量不应超过 16mg。

3. 本药通常于餐前 15~30 分钟内服用，根据饮食模式，可将日剂量分为 2~4 次给药。若误餐（或加餐）应针对此餐相应的减少（或增加）1 次服药。

❖ **使用本药期间需要注意什么？**

1. 本药可能导致低血糖，从而引起注意力不集中和意识降低，可能影响驾驶或操作机械。

2. 与酒精合用可增强和（或）延长本药的降血糖作用。

❖ **本药如何居家保存？**

遮光、密封，置于 15~25℃干燥处保存。请将药品置于儿童不能触及的地方。

❖ **妊娠期妇女与哺乳期妇女用药注意事项：**

妊娠期妇女和哺乳期妇女禁用本药。

❖ **忘记用药时怎么办？**

若是规律性服用此药，则于发现忘记服药时立即服药。但若发现忘记服药时已接近下次服药时间，请按原计划服用下次剂量即可，切勿一次或短时间内服用两次剂量。

❖ **用药过量怎么办？**

1. 服药过量可导致低血糖。若发生伴有昏迷、癫痫发作或其他神经功能损害的重度低血糖，需立即入院急救。

2. 对不伴有意识丧失或神经系统影响的低血糖症状，应口服葡萄糖，并调整本药剂量和（或）饮食模式。持续密切监测直至确认脱离危险，因低血糖可能在临床症状明显恢复后复发，应密切监测至少 24~48 小时。

❖ **与其他药物合用需注意什么？**

1. 服药期间加用其他药物，特别是治疗糖尿病药物，需提前告知医师或药师，以便及时调整服药剂量。

2. 禁止与吉非贝齐合用；避免与氯吡格雷合用。

那格列奈片（30mg，60mg，90mg，120mg）

❖ **本药用于治疗哪些疾病？**

用于 2 型糖尿病的血糖控制。

❖ **本药如何服用，何时服用最合适？**

1. 通常一次 120mg，每日 3 次；推荐最大剂量为一次 180mg。

2. 本药应餐前 1~30 分钟服用。

❖ **使用本药期间需要注意什么？**

1. 剧烈运动、腹泻、呕吐、进食减少时，发生低血糖的风险增加。出现低血糖症状（虚弱、昏昏欲睡、冒冷汗、颤抖、视物模糊、心悸、头痛），应立即进食含有糖的食物或饮料。若未改善，应及时就医。

2. 将要手术或最近曾有严重疾病或感染，应告知医师。

3. 本药使用一段时间后，可发生继发性失效或药效减弱。

4. 用药期间驾驶或操纵机械时应采取预防措施，避免发生低血糖。

5. 重度肝功能损害者不可使用本药。

6. 饮酒可增加发生低血糖的风险。

❖ **本药如何居家保存？**

遮光、密封，在干燥处保存。请将药品放在儿童不能接触的地方

❖ **妊娠期妇女与哺乳期妇女用药注意事项：**

妊娠期妇女和哺乳期妇女禁用本药。育龄妇女用药期间应采取有效的避孕措施。

❖ **忘记用药时怎么办？**

若是规律性服用此药，则于发现忘记服药时立即服药。但若发现忘记服药时已接近下次服药时间，请按原计划服用下次剂量即可，切勿一次或短时间内服用两次剂量。

❖ **用药过量怎么办？**

1. 对不伴意识丧失或神经症状的低血糖症状，可通过口服葡萄糖、调整药物剂量和（或）饮食以纠正；对出现昏迷、癫痫发作或其他神经症状的低血糖反应，则需静脉注射葡萄糖。

2. 本药蛋白结合率较高，无法通过透析有效清除。

❖ **与其他药物合用需注意什么？**

服药期间加用其他药物，特别是治疗糖尿病药物，需提前告知医师或药师，以便及时调整服药剂量。

利拉鲁肽针（3ml∶18mg）

❖ **本药用于治疗哪些疾病？**

主要用于 2 型糖尿病的血糖控制。

❖ **本药如何使用，何时使用最合适？**

1. 本药只能皮下注射，部位为大腿、腹部或上臂，请谨遵医嘱剂量使用。

2. 本药按一日 1 次给予。可于任意时间注射（注射时间与进食无关），推荐维持每日注射时间恒定固定时间给药。改变注射部位和给药时间时无需调整剂量。

❖ **使用本药期间需要注意什么？**

1. 本药不得静脉注射或肌内注射，使用本药前请仔细阅读说明书中的装置操作指南。

2. 如有肾脏疾病、肝脏疾病、甲状腺疾病或计划妊娠，请提前告知医师。

3. 用药期间可能会出现恶心、呕吐、腹泻、便秘、腹痛、消化不良等胃肠道不适，特别是在刚开始接受本药治疗时，胃肠道不良反应发生的频率可能更高，上述不良反应

通常在治疗持续数天或数周内减轻。发生持续性呕吐或者腹泻时请注意补充水分和电解质，以避免脱水进而导致肾功能受损。如果症状持续不能缓解或加重请停药就医。

4. 用药期间如果发生疑似胰腺炎的体征（如持续的严重腹痛，有时会向后放射，并伴有或不伴有呕吐）、过敏反应（如皮疹、水肿、呼吸困难等），请立即停药就医。

5. 使用本药几乎不影响对驾驶或机械的操作能力，或者影响非常小。但应注意预防低血糖的发生，若出现低血糖症状（虚弱、昏昏欲睡、冒冷汗、颤抖、视物模糊、心悸、头痛），应立即进食含有糖的食物或饮料。若未改善，应及时就医。

❖ **本药如何居家保存？**

1. 2~8℃保存，不得冷冻。如冷冻，则不能再使用。

2. 首次使用后可在室温（30℃以下）或2~8℃贮藏，首次使用后的效期为1个月。

3. 请将药品放在儿童不能接触的地方。

❖ **妊娠期妇女与哺乳期妇女用药注意事项：**

妊娠期妇女和哺乳期妇女禁用本药。

❖ **忘记用药时怎么办？**

若漏用一剂，应按原注射计划给予下一剂，不得额外给予或增加剂量。若漏用超过3日，应重新按一日0.6mg的起始剂量给予。

❖ **用药过量怎么办？**

用药过量的症状包括严重的恶心、呕吐、腹泻。过量时应及时就医，根据临床症状和体征给予适当的支持治疗。

❖ **与其他药物合用需注意什么？**

1. 用药期间加用其他药物，需提前告知医师或药师，以便及时调整用药剂量。

2. 与胰岛素分泌促进药（如磺酰脲类药）、胰岛素合用可能增加发生低血糖的风险。本药可减缓胃排空，与口服药物合用可能影响口服药物的吸收。

艾塞那肽（注射液：1.2ml：300μg；注射用微球：2mg）

❖ **本药用于治疗哪些疾病？**

用于2型糖尿病患者的血糖控制，适用于单用二甲双胍、磺酰脲类药，或联用二甲双胍和磺酰脲类药血糖仍控制不佳的患者。

❖ **本药如何使用，何时使用最合适？**

1. 本药禁止静脉注射或肌内注射，仅供皮下注射，注射部位为大腿、腹部或上臂。

2. 艾塞那肽针：初始剂量为一次5μg，每日2次。应于早餐和晚餐前60分钟内（或每日2顿主餐前）使用，两次给药间隔至少约6小时。治疗1个月后，可根据临床应答增量至一次10μg，每日2次。

3. 注射用艾塞那肽微球：应每7日（每周）皮下注射一次。可在1日中的任何时间注射，空腹或进食后均可。

❖ **使用本药期间需要注意什么？**

1. 对于胰岛素依赖型患者本药不可以替代胰岛素。本药不适用于1型糖尿病患者或糖尿病酮症酸中毒的治疗。

2. 本药通常可引起胃肠道不良反应，包括恶心、呕吐和腹泻。因此，不推荐本药用于严重胃肠道疾病患者。

❖ **本药如何居家保存？**

1. 避光，于 2~8℃冷藏保存。不得冷冻，冷冻后不可使用。

2. 开始使用后，在不高于 25℃的室温条件下可保存 30 日。注射笔从首次使用至 30 日后，即使注射笔内尚余药液，也应丢弃。

3. 本药应置于儿童触及不到的地方。

❖ **妊娠期妇女与哺乳期妇女用药注意事项：**

1. 只有当本药对胎儿的潜在益处大于潜在风险时，才考虑妊娠期间使用本药。

2. 哺乳期妇女应慎用本药。

❖ **忘记用药时怎么办？**

1. 艾塞那肽针：每日 2 次用药方式：如果错过一次剂量，请跳过错过的剂量，按照正常时间表用药。饭后不要使用已错过的剂量。

2. 注射用艾塞那肽微球（2mg）：如漏用一次且距离下次预定用药至少 3 日以上，应在发现后尽快注射。此后，患者可恢复其每 7 日（每周）一次的常规用药计划。如漏用一次且距离下次预定用药 1 或 2 日，患者不应给予漏用剂量而应在下次预定用药时按照常规计划注射。

❖ **用药过量怎么办？**

如用药过量，应立即就医，并根据临床体征和症状进行适当支持治疗。

❖ **与其他药物合用需注意什么？**

如用药期间加用其他药物，特别是治疗糖尿病药物，需提前告知医师或药师，以便及时调整服药剂量。

西格列汀片（25mg，50mg，100mg）

❖ **本药用于治疗哪些疾病？**

用于 2 型糖尿病的血糖控制。

❖ **本药如何服用，何时服用最合适？**

单药治疗或与二甲双胍、磺酰脲类药（加用或不加用二甲双胍）或胰岛素（加用或不加用二甲双胍）联合治疗。一次 100mg，每日 1 次。本药可与或不与食物同服。

❖ **使用本药期间需要注意什么？**

1. 中度或重度肾功能损害者慎用。

2. 用药期间出现严重胃痛、发冷、恶心、呕吐、便秘、无食欲、发烧等，可能是胰腺炎的症状，请马上就医。

❖ **本药如何居家保存？**

30℃以下保存，请勿冷藏或冷冻。请将药品置于儿童触及不到的地方。

❖ **妊娠期妇女与哺乳期妇女用药注意事项：**

不建议妊娠期妇女使用本药。不宜应用于哺乳期妇女。

❖ **忘记用药时怎么办？**

若是规律性服用此药，则于发现忘记服药时立即服药。但若发现忘记服药时已接近下次服药时间，请按原计划服用下次剂量即可，切勿一次或短时间内服用两次剂量。

❖ **用药过量怎么办？**

发生中度低血糖（意识尚清楚）应及时口服葡萄糖或碳水化合物并就医咨询，因为可能需要调整给药剂量和饮食方式。重度低血糖（可能伴有昏迷、抽搐、神经受损）需要立即送医急救。

❖ **与其他药物合用需注意什么？**

服药期间加用其他药物，特别是治疗糖尿病药物，需提前告知医师或药师，以便及时调整服药剂量。

维格列汀片（50mg）

❖ **本药用于治疗哪些疾病？**

用于治疗 2 型糖尿病。

❖ **本药如何服用，何时服用最合适？**

1. 单用、与二甲双胍联用、与胰岛素（联用或不联用二甲双胍）联用：推荐剂量为一次 50mg，每日 2 次，早晚各 1 次。不推荐一日超过 100mg。

2. 与磺酰脲类药联用：推荐剂量为一次 50mg，每日 1 次，建议早晨给药。不推荐日剂量超过 100mg。

3. 本药可与或不与食物同服。

❖ **使用本药期间需要注意什么？**

1. 肝功能不全患者不能使用本药；用药前和用药期间应监测肝功能。

2. 不适用于 1 型糖尿病或糖尿病酮症酸中毒。

3. 用药时应注意监测是否出现皮肤病变，如水疱或溃疡。

4. 用药后如出现眩晕，应避免驾驶或操作机械。

5. 用药期间出现严重胃痛、发冷、恶心、呕吐、便秘、无食欲、发烧等，可能是胰腺炎症状，请立即就医。

❖ **本药如何居家保存？**

密封，10~30℃保存，请勿冷藏或冷冻。请将药品置于儿童触及不到的地方。

❖ **妊娠期妇女与哺乳期妇女用药注意事项：**

妊娠期妇女和哺乳期妇女禁用本药。

❖ **忘记用药时怎么办？**

若忘记服药，请咨询医师或药师，不可擅自补服。

❖ **用药过量怎么办？**

发生中度低血糖（意识尚清楚）应及时口服葡萄糖或碳水化合物并就医咨询，因为可能需要调整给药剂量和饮食方式。重度低血糖（可能伴有昏迷、抽搐、神经受损）需要立即送医急救。

❖ **与其他药物合用需注意什么？**

服药期间加用其他药物，特别是治疗糖尿病药物，需提前告知医师或药师，以便及时调整服药剂量。

沙格列汀片（2.5mg，5mg）

❖ **本药用于治疗哪些疾病？**

用于 2 型糖尿病。

❖ **本药如何服用，何时服用最合适？**

推荐剂量为一次 5mg，每日 1 次。本药不得掰开服用。本药可与或可不与食物同服。

❖ **使用本药期间需要注意什么？**

1. 如疑似出现胰腺炎，应立即停用本药，立即就医。

2. 用药前及用药期间应定期评估肾功能。

3. 本药含乳糖一水合物，遗传性半乳糖不耐受、Lapp 乳糖酶缺乏症、葡萄糖 – 半乳糖吸收不良患者不得使用。

❖ **本药如何居家保存？**

30℃以下保存，请勿冷藏或冷冻。请将药品置于儿童触及不到的地方。

❖ **妊娠期妇女与哺乳期妇女用药注意事项：**

妊娠期妇女和哺乳期妇女禁用本药。

❖ **忘记用药时怎么办？**

若是规律性服用此药，则于发现忘记服药时立即服药。但若发现忘记服药时已接近下次服药时间，请按原计划服用下次剂量即可，切勿一次或短时间内服用两次剂量。

❖ **用药过量怎么办？**

如果发生中度低血糖（意识尚清楚）应及时口服葡萄糖或碳水化合物并就医咨询，因为可能需要调整给药剂量和饮食方式。重度低血糖（可能伴有昏迷、抽搐、神经受损）需要立即送医急救。

❖ **与其他药物合用需注意什么？**

服药期间加用其他药物，特别是糖尿病用药，需提前告知您的医师或药师，以便及时调整服药剂量。

利格列汀片（5mg）

❖ **本药用于治疗哪些疾病？**

用于 2 型糖尿病。

❖ **本药如何服用，何时服用最合适？**

推荐剂量为一次 5mg，每日 1 次。本药可与或可不与食物同服。若造成胃不舒服，则随餐服用。

❖ **使用本药期间需要注意什么？**

1. 如疑似出现胰腺炎，应立即停用本药，立即就医。

2. 如疑似出现严重超敏反应，应停用本药。

3. 如出现严重关节痛，适当情况下应停药。

4. 如疑似出现大疱性类天疱疮，应停用本药，并考虑进行皮肤科诊断和适当治疗。

5. 如出现头晕、头痛、昏昏欲睡、虚弱、颤抖、心跳快、意识错乱、饥饿或出汗等症状，可能是发生了低血糖，可以服用葡萄糖、含糖饮料、糖果等食物。

6. 如出现心力衰竭，应进行评估和治疗，并考虑停用本药。

❖ **本药如何居家保存？**

密封，不超过 25℃保存，请勿冷藏或冷冻。请将药品置于儿童触及不到的地方。

❖ **妊娠期妇女与哺乳期妇女用药注意事项：**

妊娠期妇女仅在明确需要时方可使用本药。哺乳期妇女慎用本药。

❖ **忘记用药时怎么办？**

若是规律性服用此药，则于发现忘记服药时立即服药。但若发现忘记服药时已接近下次服药时间，请按原计划服用下次剂量即可，切勿一次或短时间内服用两次剂量。

❖ **用药过量怎么办？**

如果发生中度低血糖（意识尚清楚）应及时口服葡萄糖或碳水化合物并就医咨询，因为可能需要调整给药剂量和饮食方式。重度低血糖（可能伴有昏迷、抽搐、神经受损）需要立即送医急救。

❖ **与其他药物合用需注意什么？**

服药期间加用其他药物，特别是治疗糖尿病药物，需提前告知医师或药师，以便及时调整服药剂量。

阿格列汀片（6.25mg，12.5mg，25mg）

❖ **本药用于治疗哪些疾病？**

用于 2 型糖尿病。

❖ **本药如何服用，何时服用最合适？**

推荐剂量为一次 25mg，每日 1 次。本药可与或可不与食物同服。

❖ **使用本药期间需要注意什么？**

1. 疑似出现胰腺炎，应立即停用本药，立即就医。

2. 如疑似出现严重超敏反应，应停用本药。

3. 如出现严重关节痛，适当情况下应停药。

4. 如疑似出现大疱性类天疱疮，应停用本药，并考虑进行皮肤科诊断和适当治疗。

5. 如出现头晕、头痛、昏昏欲睡、虚弱、颤抖、心跳快、意识错乱、饥饿或出汗等症状，可能是发生了低血糖，可以服用葡萄糖、含糖饮料、糖果等食物。

6. 如出现心力衰竭，应进行评估和治疗，并考虑停用本药。

7. 用药前及用药期间应定期监测肾功能。用药前应监测肝功能，随后根据临床需要监测。

❖ **本药如何居家保存？**

密封，不超过 25℃保存，请勿冷藏或冷冻。请将药品置于儿童触及不到的地方。

❖ **妊娠期妇女与哺乳期妇女用药注意事项：**

妊娠期妇女仅在明确需要时方可使用本药。哺乳期妇女用药应权衡利弊。

❖ **忘记用药时怎么办？**

若是规律性服用此药，则于发现忘记服药时立即服药。但若发现忘记服药时已接近下次服药时间，请按原计划服用下次剂量即可，切勿一次或短时间内服用两次剂量。

❖ **用药过量怎么办？**

服药过量应及时就医。

❖ **与其他药物合用需注意什么？**

服药期间加用其他药物，特别是治疗糖尿病药物，需提前告知医师或药师，以便及时调整服药剂量。

西格列汀二甲双胍片（50mg∶500mg，50mg∶850mg）

❖ **本药用于治疗哪些疾病**？

用于 2 型糖尿病。

❖ **本药如何服用，何时服用最合适**？

请谨遵医嘱，通常一日 2 次，餐中服药。

❖ **使用本药期间需要注意什么**？

1. 中度或重度肾功能损害者慎用。

2. 出现低血糖（极度饥饿感、心悸、颤抖、持续发冷、冒冷汗、头痛等），应立即进食含糖饮料，如果汁、糖水、方糖。如未见改善应立即就医；严重低血糖发生痉挛、昏迷时，不可进食并立即送急诊。

3. 某些无排卵的绝经前妇女使用本药可能出现排卵，导致意外妊娠。

4. 若出现影响肾功能的急性疾病（如脱水、严重感染、休克），应停药；若出现乳酸酸中毒的疑似症状，应立即停药，并及时进行支持诊断的检查就医。

5. 开始用药和调整剂量期间应检查空腹血糖，每 3 个月检查一次糖化血红蛋白。

6. 开始用药前应检查肾功能，之后至少每年检查一次。

7. 如用药初期发生胃肠不适，可由较低剂量逐渐增加用量或随餐服用而减轻，通常连续服用后不适症状会消失，但如严重腹泻或呕吐，则需暂时停药。

❖ **本药如何居家保存**？

密封，30℃以下保存，请勿冷藏或冷冻。请将药品置于儿童触及不到的地方。

❖ **妊娠期妇女与哺乳期妇女用药注意事项**：

不推荐妊娠期妇女使用本药。哺乳期妇女不得使用本药。

❖ **忘记用药时怎么办**？

若是规律性服用此药，则于发现忘记服药时立即服药。但若发现忘记服药时已接近下次服药时间，请按原计划服用下次剂量即可，切勿一次或短时间内服用两次剂量。

❖ **用药过量怎么办**？

正常情况下单用本药不会发生低血糖。如果发生中度低血糖（意识尚清楚）应及时口服葡萄糖或碳水化合物并就医咨询，因为可能需要调整给药剂量和饮食方式。重度低血糖（可能伴有昏迷、抽搐、神经受损）需要立即送医急救。

❖ **与其他药物合用需注意什么**？

服药期间加用其他药物，如硝苯地平、华法林、呋塞米等，尤其是治疗糖尿病药物，需提前告知医师或药师，以便及时调整服药剂量。

沙格列汀片二甲双胍缓释片（2.5mg∶1000mg，5mg∶1000mg）

❖ **本药用于治疗哪些疾病**？

用于 2 型糖尿病。

❖ **本药如何服用，何时服用最合适**？

1. 本药通常晚餐时给药，每日 1 次，逐渐进行剂量调整。

2. 本药须整片吞服，不得压碎、分开或咀嚼。

❖ **使用本药期间需要注意什么？**

1. 出现低血糖（极度饥饿感、心悸、颤抖、持续发冷、冒冷汗、头痛等），应立即进食含糖饮料，如果汁、糖水、方糖。如未见改善应立即就医；严重低血糖发生痉挛、昏迷时，不可进食并立即送急诊。

2. 某些无排卵的绝经前妇女使用本药可能出现排卵，导致意外妊娠。

3. 若出现影响肾功能的急性疾病（如脱水、严重感染、休克），应停药；若出现乳酸酸中毒的疑似症状，应立即停药，并及时就医。

4. 开始用药和调整剂量期间应检查空腹血糖，每3个月检查一次糖化血红蛋白。

5. 如用药初期发生胃肠不适，可由较低剂量逐渐增加用量或随餐服用而减轻，通常连续服用后不适症状会消失，但如严重腹泻或呕吐，则需暂时停药。

❖ **本药如何居家保存？**

密封，30℃以下保存，请勿冷藏或冷冻。请将药品置于儿童触及不到的地方。

❖ **妊娠期妇女与哺乳期妇女用药注意事项：**

妊娠期妇女仅在明确需要时方可使用本药。哺乳期妇女应慎用。

❖ **忘记用药时怎么办？**

若忘记服药，若距离下次服药时间少于8小时，则不需要补服，按原时间服用即可，切勿一次服用两倍剂量。

❖ **用药过量怎么办？**

正常情况下单用本药不会发生低血糖，一旦发现服药过量，请及时就医。如果发生中度低血糖（意识尚清楚）应及时口服葡萄糖或碳水化合物并就医咨询，因为可能需要调整给药剂量和饮食方式。重度低血糖（可能伴有昏迷、抽搐、神经受损）需要立即送医急救。

❖ **与其他药物合用需注意什么？**

服药期间加用其他药物，特别是治疗糖尿病药物，需提前告知医师或药师，以便及时调整服药剂量。

恩格列净片（10mg，25mg）

❖ **本药用于治疗哪些疾病？**

用于治疗2型糖尿病，可单药或联合治疗。

❖ **本药如何服用，何时服用最合适？**

1. 口服给药。推荐剂量为一次10mg，每日1次；对出现耐受的患者，剂量可增至25mg。

2. 本药应于早晨服用，可与或可不与食物同服。

❖ **使用本药期间需要注意什么？**

1. 用药前和用药期间定期监测肾功能。

2. 在剂量调整期间每日1~2次进行自我血糖监测。

3. 有慢性或复发性生殖器真菌感染，请告知医师。

4. 将要手术，或最近曾有严重疾病或感染，应告知医师。

❖ **本药如何居家保存？**

密封，不超过25℃保存。请勿冷藏或冷冻。请将药品置于儿童触及不到的地方。

❖ **妊娠期妇女与哺乳期妇女用药注意事项：**

不推荐妊娠中、晚期妇女使用本药。不推荐哺乳期妇女使用本药。

❖ **忘记用药时怎么办？**

若是规律性服用此药，则于发现忘记服药时立即服药。但若发现忘记服药时已接近下次服药时间，请按原计划服用下次剂量即可，切勿一次或短时间内服用两次剂量。

❖ **用药过量怎么办？**

若服药过量，应根据临床状态给予常规支持治疗。如果发生中度低血糖（意识尚清楚）应及时口服葡萄糖或碳水化合物并就医咨询，因为可能需要调整给药剂量和饮食方式。重度低血糖（可能伴有昏迷、抽搐、神经受损）需要立即送医急救。

❖ **与其他药物合用需注意什么？**

1. 服药期间加用其他药物，特别是治疗糖尿病药物，需提前告知医师或药师，以便及时调整服药剂量。

2. 与促胰岛素分泌药（如磺酰脲类药）、胰岛素合用可增加低血糖的发生风险。

3. 与利尿药合用可增加尿量和排尿频率，可能增加血容量不足的发生风险。

卡格列净片（100mg）

❖ **本药用于治疗哪些疾病？**

用于治疗 2 型糖尿病。

❖ **本药如何服用，何时服用最合适？**

推荐初始剂量为一次 100mg，每日 1 次。推荐本药于每日首次正餐前服用。

❖ **使用本药期间需要注意什么？**

1. 在剂量调整期间每日 1~2 次进行自我血糖监测。

2. 如出现下肢部位的感染（包括骨髓炎）、下肢新发疼痛或触痛、疮或溃疡等体征和症状，应停服本药，立即就医。

3. 生殖器或会阴部位出现疼痛或触痛、红斑或肿胀，伴发热或不适，立即停用本药并就医。

4. 有慢性或复发性生殖器真菌感染，请告知医师。

5. 择期手术患者应考虑在手术前至少 3 日暂时停用本药。

❖ **本药如何居家保存？**

避光，不超过 25℃保存，请勿冷藏或冷冻。请将药品置于儿童触及不到的地方。

❖ **妊娠期妇女与哺乳期妇女用药注意事项：**

不推荐妊娠中、晚期妇女使用本药。不推荐哺乳期妇女使用本药。

❖ **忘记用药时怎么办？**

若是规律性服用此药，则于发现忘记服药时立即服药。但若发现忘记服药时已接近下次服药时间，请按原计划服用下次剂量即可，切勿一次或短时间内服用两次剂量。

❖ **用药过量怎么办？**

服药过量时可采用一般支持措施（如从胃肠道清除未吸收的药物、进行临床监测及根据患者的临床状态进行支持治疗）。

❖ **与其他药物合用需注意什么？**

服药期间加用其他药物，特别是治疗糖尿病药物，需提前告知医师或药师，以便及时调整服药剂量。

达格列净片（5mg，10mg）

❖ **本药用于治疗哪些疾病？**

用于治疗 2 型糖尿病。

❖ **本药如何服用，何时服用最合适？**

口服给药。推荐初始剂量为一次 5mg，每日 1 次。如可耐受且血糖控制欠佳，可将剂量增至一次 10mg，每日 1 次。本药应清晨服用，可与或可不与食物同服。

❖ **使用本药期间需要注意什么？**

1. 如出现下肢部位的感染（包括骨髓炎）、下肢新发疼痛或触痛、疮或溃疡等体征和症状，应停服本药，立即就医。

2. 生殖器或会阴部位出现疼痛或触痛、红斑或肿胀，伴发热或不适，立即停用本药并就医。

3. 有慢性或复发性生殖器真菌感染，请告知医师。

4. 对择期手术者，应于术前至少 3 日暂停使用本药。

❖ **本药如何居家保存？**

密封，不超过 30℃保存。请勿冷藏或冷冻。请将药品置于儿童触及不到的地方。

❖ **妊娠期妇女与哺乳期妇女用药注意事项：**

不推荐妊娠中、晚期妇女使用本药。不建议哺乳期间使用本药。

❖ **忘记用药时怎么办？**

若是规律性服用此药，则于发现忘记服药时立即服药。但若发现忘记服药时已接近下次服药时间，请按原计划服用下次剂量即可，切勿一次或短时间内服用两次剂量。

❖ **与其他药物合用需注意什么？**

服药期间加用其他药物，特别是治疗糖尿病药物，需提前告知医师或药师，以便及时调整服药剂量。

碳酸钙

（片：0.5g，0.75g；**颗粒**：0.25g；**咀嚼片**：0.125g，0.5g；**混悬液**：148ml：11.84g）

❖ **本药用于治疗哪些疾病？**

用于预防和治疗钙缺乏症。用于缓解由胃酸过多引起的上腹痛、返酸、烧心感和上腹不适等。

❖ **本药如何服用，何时服用最合适？**

1. 补钙：口服给药。①片剂：一日 0.2~1.25g，分次餐后服用。②咀嚼片：一次 0.5g，每日 1~2 次。③胶囊：一次 0.2g，每日 1~2 次。④颗粒：一日 0.25~1g，分次服用。⑤泡腾颗粒：一次 0.2g，每日 3 次。⑥干混悬剂：一日 0.25~1.25g，分次服用。

2. 胃酸过多：口服给药。混悬液：一次 10~20ml，一日不超过 3 次。餐后 1 小时服用。

3. 用于补钙时，请在进食时或餐后 30 分钟左右服药。用于胃酸过多时，请在餐后 1 小时服用。

❖ **使用本药期间需要注意什么？**

1. 心功能不全、肾功能不全、肾结石、过敏体质者，请提前告知医师。

2. 服药期间避免大量饮酒、吸烟、食用含有咖啡因的食物（包括可乐、巧克力），避免大量进食富含纤维素的食物（如玉米、燕麦、糙米）。

3. 避免与牛奶同服。

❖ **本药如何居家保存?**

密封，在干燥处保存。请将药品放在儿童不能接触的地方。

❖ **妊娠期妇女与哺乳期妇女用药注意事项：**

1. 妊娠中、晚期对钙的需要量增加，妊娠期妇女需要适当增加饮食中的钙，具体服用剂量请咨询医师或药师。

2. 哺乳期妇女需要增加饮食中的钙含量，具体服用剂量请咨询医师或药师。

❖ **忘记用药时怎么办?**

若是规律性服用此药，则于发现忘记服药时立即服药。但若发现忘记服药时已接近下次服药时间，请按原计划服用下次剂量即可，切勿一次或短时间内服用两次剂量。

❖ **用药过量怎么办?**

如果服药过量后出现明显不适，请及时就医。

❖ **与其他药物合用需注意什么?**

如果同时服用其他药物，请及时告知医师或药师。

葡萄糖酸钙（片：0.5g；含片：0.15g；口服溶液：10%）

❖ **本药用于治疗哪些疾病?**

用于预防和治疗钙缺乏症。

❖ **本药如何服用，何时服用最合适?**

1. 片剂：一次 0.5~2g，每日 3 次。

2. 含片：一次 0.6~0.9g，每日 3 次，含化或咀嚼后服用。

3. 口服溶液：一次 10~20ml，每日 3 次。

❖ **使用本药期间需要注意什么?**

1. 用药期间请不应大量吸烟、饮酒或饮用含咖啡因的饮料，以免影响钙的吸收。

2. 用药期间请避免大量食用富含纤维素的食物（如玉米、燕麦、糙米）。食物中含有的纤维素可能会影响钙吸收。

3. 心功能不全、肾功能不全、肾结石、过敏体质者，请提前告知医师。

❖ **本药如何居家保存?**

密封，在干燥处保存。请将药品放在儿童不能接触的地方。

❖ **妊娠期妇女与哺乳期妇女用药注意事项：**

妊娠期妇女和哺乳期妇女如果需要使用本药应权衡利弊。

❖ **忘记用药时怎么办?**

若是规律性服用此药，则于发现忘记服药时立即服药。但若发现忘记服药时已接近下次服药时间，请按原计划服用下次剂量即可，切勿一次或短时间内服用两次剂量。

❖ **用药过量怎么办?**

服药过量应立即停止给药，及时就医。

❖ **与其他药物合用需注意什么?**

如果同时服用其他药物，请及时告知医师或药师。

乳酸钙（片：0.5g；咀嚼片：0.3g；颗粒剂：0.5g；口服溶液：10ml：0.13g）

❖ **本药用于治疗哪些疾病？**

1. 用于预防和治疗钙缺乏症，如骨质疏松、手足抽搐症、骨发育不全、佝偻病。

2. 用于儿童、妊娠期妇女、哺乳期妇女、绝经期妇女、老年人的钙补充。

❖ **本药如何服用，何时服用最合适？**

1. 片剂：一次 0.5~1g，每日 2~3 次。

2. 咀嚼片：一次 0.6g，每日 2~3 次。

3. 颗粒：一次 0.5g，每日 1~2 次。

4. 口服溶液：一日 0.25~1.2g（以 Ca 计），分次服用。

❖ **使用本药期间需要注意什么？**

1. 心功能不全、肾功能不全、肾结石、过敏体质者，请提前告知医师。

2. 服药期间避免大量饮酒、吸烟、食用含有咖啡因的食物（包括可乐、巧克力），避免大量进食富含纤维素的食物（如玉米、燕麦、糙米）。

3. 颗粒剂需用温开水冲服。

4. 如果口服溶液在温度较低的情况下出现结晶，请将药物温热使结晶溶解后服用，不影响药效。如有认为口服溶液过甜者，可用凉开水稀释 1 倍后服用。

❖ **本药如何居家保存？**

遮光、密封，在阴凉处保存。请将药品放在儿童不能接触的地方。

❖ **妊娠期妇女与哺乳期妇女用药注意事项：**

妊娠期妇女及哺乳期妇女可使用本药。

❖ **忘记用药时怎么办？**

若是规律性服用此药，则于发现忘记服药时立即服药。但若发现忘记服药时已接近下次服药时间，请按原计划服用下次剂量即可，切勿一次或短时间内服用两次剂量。

❖ **用药过量怎么办？**

请咨询医师或药师，必要时及时就医。

❖ **与其他药物合用需注意什么？**

如果同时服用其他药物，请及时告知医师或药师。

枸橼酸钙（片：0.5g：0.1g；咀嚼片：240mg：50mg）

❖ **本药用于治疗哪些疾病？**

用于预防和治疗钙缺乏症。

❖ **本药如何服用，何时服用最合适？**

1. 片剂：一次 1~4 片，每日 3 次。

2. 咀嚼片：一日 0.25~1.2g（以钙计），分次服用。可以含服或咀嚼后服用。

❖ **使用本药期间需要注意什么？**

1. 心、肾功能不全者慎用。

2. 对本药过敏者禁用，过敏体质者慎用。

3. 本药性状发生改变时禁止使用。

4. 儿童必须在成人监护下使用。

5. 用药期间应避免大量吸烟、饮酒、饮用含有咖啡因的饮料，可能抑制钙的吸收。

6. 可与食物一起服用，但服药前后请不要大量进食富含纤维素的食物（如谷物、豆类、橘子），以免抑制钙的吸收。

❖ **本药如何居家保存？**

密闭保存。请将药品置于儿童触及不到的地方。

❖ **妊娠期妇女与哺乳期妇女用药注意事项：**

妊娠期妇女和哺乳期妇女可使用本药。

❖ **忘记用药时怎么办？**

若是规律性服用此药，则于发现忘记服药时立即服药。但若发现忘记服药时已接近下次服药时间，请按原计划服用下次剂量即可，切勿一次或短时间内服用两次剂量。

❖ **用药过量怎么办？**

如用药过量后出现明显不适，请及时就医。

❖ **与其他药物合用需注意什么？**

如果需同时服用其他药物，请及时告知医师或药师。

维生素 D_2 和维生素 D_3（0.125mg，0.25mg，400IU，5000IU）

❖ **本药用于治疗哪些疾病？**

1. 用于预防及治疗维生素 D 缺乏症。

2. 用于治疗慢性低钙血症、低磷血症（包括家族性低磷血症）、佝偻病、伴有慢性肾功能不全的骨软化症及甲状旁腺功能低下（术后、特发性或假性甲状旁腺功能低下）。

3. 用于治疗急、慢性及潜在手术后手足搐搦症及特发性手足抽搐搐搦症。

❖ **本药如何服用，何时服用最合适？**

本药剂量及用法因人及疾病不同而异。请依照医师指示按时服药，勿自行增减药量或任意停药。维生素 D_2 和食物一起服用，可帮助吸收。

❖ **使用本药期间需要注意什么？**

1. 用药期间请遵医嘱定期回访、接受评估。

2. 如患有高钙血症，肾脏、甲状腺或心脏功能障碍，请提前告知医师。

3. 应进行骨 X 线检查。

❖ **本药如何居家保存？**

遮光，密封保存。请将药品放在儿童不能接触的地方。

❖ **妊娠期妇女与哺乳期妇女用药注意事项：**

妊娠期妇女及哺乳期妇女使用前应接受医师评估，谨遵医嘱剂量服用。

❖ **忘记用药时怎么办？**

若是规律性服用此药，则于发现忘记服药时立即服药。但若发现忘记服药时已接近下次服药时间，请按原计划服用下次剂量即可，切勿一次或短时间内服用两次剂量。

❖ **用药过量怎么办？**

短期内摄入大剂量或长期服用超极量维生素 D，可能导致严重中毒反应（如恶心、厌食、体重减轻、高血压、肌肉酸痛、无力或僵硬等），用药期间应定期回访，如服药过量，应立即停药，并给予低钙饮食和大量饮水，以保持尿液酸性，并及时就医。

❖ **与其他药物合用需注意什么？**

本药与多种药物（如抗惊厥药、降钙素、钙剂、利尿药、含镁的制酸药、洋地黄类药、大量的含磷药等）存在相互作用，如有合用药物应提前咨询医师。

骨化三醇软胶囊（0.25μg）

❖ **本药用于治疗哪些疾病？**

骨质疏松，肾性骨营养不良，甲状旁腺功能低下，佝偻病。

❖ **本药如何使用，何时使用最合适？**

1. 本药剂量及用法因人及疾病不同而异。请依照医师指示按时服药，勿自行增减药量或任意停药。

2. 用于甲状旁腺功能低下和佝偻病时，需在早晨服药。

3. 可与或可不与食物同服，但应固定在每日同一时间服药。

❖ **使用本药期间需要注意什么？**

1. 用药期间必须避免脱水，所以需要保证适量的饮水。

2. 为达到最佳疗效，需要摄入足够但不过量的钙。饮食改变（如增加奶制品的食用量）或无限制的补钙可能引起高血钙，请遵医嘱严格控制饮食。

3. 骨化三醇可导致血钙和血磷升高，用药期间需要定期检查血钙和血磷。此外，还应定期检查血肌酐浓度、血镁、碱性磷酸酶以及 24 小时尿钙。

❖ **本药如何居家保存？**

避光、防潮、密封、阴凉处保存。请将药品放在儿童不能接触的地方。

❖ **妊娠期妇女与哺乳期妇女用药注意事项：**

妊娠期妇女仅在经医师评估利大于弊时方可使用本药。哺乳期妇女应停药或停止哺乳。

❖ **忘记用药时怎么办？**

若是规律性服用此药，则于发现忘记服药时立即服药。但若发现忘记服药时已接近下次服药时间，请按原计划服用下次剂量即可，切勿一次或短时间内服用两次剂量。

❖ **用药过量怎么办？**

本药过量时可能引起高钙血症（虚弱、头痛、嗜睡、恶心、呕吐、口干、便秘、肌肉或骨痛、口腔金属味等），应立即停药，必要时及时就医。

❖ **与其他药物合用需注意什么？**

本药与多种药物（如噻嗪类利尿药、含镁药物、维生素 D 及其衍生物、洋地黄类药物、酶诱导药、皮质类激素等）存在相互作用，如有合用药物应提前咨询医师。

骨化三醇软膏（3μg/g）

❖ **本药用于治疗哪些疾病？**

局部外用治疗轻至中度银屑病（牛皮癣），不超过体表面积的 35%。

❖ **本药如何使用，何时使用最合适？**

将本药涂于清洗后的患处，涂一薄层。每日 2 次（早、晚各一次，晚上应在清洁后睡觉前使用）；每日涂抹面积不应超过全身体表面积的 35%，每日涂抹量不应超过 30g。目前该用法下治疗周期超过 6 周的临床经验有限。

❖ **使用本药期间需要注意什么?**

1. 建议尽量避免患处过多的暴露于自然光及人造光线下，包括日晒床。

2. 避免接触眼睛。在使用本药以后，应清洗双手。

❖ **本药如何居家保存?**

25℃以下，远离儿童放置。

❖ **妊娠期妇女与哺乳期妇女用药注意事项:**

1. 除非医师处方，本药不应用于妊娠期妇女。

2. 应避免在哺乳期使用本药。

❖ **忘记用药时怎么办?**

若是规律性使用此药，则于发现忘记用药时立即用药。但若发现忘记用药时已接近下次用药时间，请按原计划使用下次剂量即可，切勿一次或短时间内使用两次剂量。

❖ **使用过量怎么办?**

如用药过量出现明显不适，应咨询医师或药师，并立即就医。

❖ **与其他药物合用需注意什么?**

如有合用药物应提前告知医师。

阿法骨化醇（1α-羟化维生素 D_3）（0.25μg，0.5μg，1μg）

❖ **本药用于治疗哪些疾病?**

用于骨质疏松症。用于改善维生素 D 代谢异常（见于慢性肾衰竭、甲状旁腺功能减退、抗维生素 D 性佝偻病和软骨病）所致的症状，如低钙血症、抽搐、骨痛及骨损害。

❖ **本药如何使用，何时使用最合适?**

1. 骨质疏松症、慢性肾衰竭所致的维生素 D 代谢异常：口服给药。一次 0.5~1.0μg，每日 1 次。

2. 甲状旁腺功能减退及其他维生素 D 代谢异常：口服给药。一次 1.0~4.0μg，每日 1 次。

3. 服药时进食或不进食都可以，但请在每日同一时间服药。

❖ **使用本药期间需要注意什么?**

用药期间请定期回访，接受评估，检查血清钙水平、血清磷水平。必要时还需检查碱性磷酸酶水平、甲状旁腺激素水平、尿钙排泄、肾功能以及相关的影像和组织学检查。

❖ **本药如何居家保存?**

避光、阴凉干燥处，密封保存。请将药品放在儿童不能接触的地方。

❖ **妊娠期妇女与哺乳期妇女用药注意事项:**

1. 妊娠期妇女或可能妊娠的妇女使用本药应权衡利弊。

2. 哺乳期妇女应避免使用本药，必须使用时应停止哺乳。

❖ **忘记用药时怎么办?**

若是规律性服用此药，则于发现忘记服药时立即服药。但若发现忘记服药时已接近下次服药时间，请按原计划服用下次剂量即可，切勿一次或短时间内服用两次剂量。

❖ **用药过量怎么办?**

出现高钙血症时须立即停药，血钙值恢复正常范围后，方可重新减量给药，必要时及时就医。

❖ **与其他药物合用需注意什么？**

本药与多种药物（如强心药、与含钙制剂、维生素 D 及其衍生物、甲状旁腺激素制剂、利尿药）存在相互作用，如有合用药物请提前咨询医师。

羟乙膦酸钠（依替膦酸二钠）（0.2g）

❖ **本药用于治疗哪些疾病？**

用于绝经后骨质疏松症、增龄性骨质疏松症。

❖ **本药如何使用，何时使用最合适？**

1. 口服给药。一次 200mg，每日 2 次。请在两餐之间服用依替膦酸二钠。服药时请用 180~240ml 清水送服，不要使用矿泉水、牛奶或其他饮料送服药物。

2. 应采用间歇、周期用药方案给药，具体为：服药 2 周再停药 1 周为一个用药周期，随后再开始第二个用药周期。

3. 用药后半小时内不能躺卧，以免增加发生严重食管副作用的风险。

4. 服药时请完整吞服药物，不应咀嚼、掰开或碾碎后服用。

❖ **使用本药期间需要注意什么？**

1. 为增加依替膦酸二钠的吸收，用药前后 2 小时内请不要食用高钙食品（如牛奶）及含矿物质的维生素或抗酸药。

2. 用药期间请注意补充营养，如有必要可额外补充钙和维生素 D（尤其是停药期间）。

3. 用药期间注意保持口腔卫生，进行牙科手术前先与医师商量。如果出现下颌肿胀或疼痛，请立即就医。

❖ **本药如何居家保存？**

避光、干燥处，密封保存。请将药品放在儿童不能接触的地方。

❖ **妊娠期妇女与哺乳期妇女用药注意事项：**

1. 妊娠期妇女或可能妊娠的妇女不宜使用。

2. 动物试验显示本药可随乳汁排泄，哺乳期妇女慎用。

❖ **忘记用药时怎么办？**

若是规律性服用此药，则于发现忘记服药时立即服药。但若发现忘记服药时已接近下次服药时间，请按原计划服用下次剂量即可，切勿一次或短时间内服用两次剂量。

❖ **用药过量怎么办？**

如用药过量后出现明显不适，请及时就医。

❖ **与其他药物合用需注意什么？**

1. 与华法林合用可导致凝血酶原时间延长，合用时应监测凝血酶原时间。

2. 金属离子盐（钙盐、镁盐、铝盐、铁盐等）可与依替膦酸二钠结合，形成难溶性物质，降低其吸收，如果在用药期间需要服用这类药物，请在服用金属离子盐前至少 2 小时服用依替膦酸二钠。

氯膦酸二钠（200mg，400mg，800mg）

❖ **本药用于治疗哪些疾病？**

用于恶性肿瘤引起的高钙血症、骨质溶解，多种类型骨质疏松，Paget 病的治疗。

❖ **本药如何使用，何时使用最合适？**

1. 本药剂量及用法因人及疾病不同而异。请依照医师指示按时服药，勿自行增减药量或任意停药。

2. 牛奶、食物或其他药物会影响氯膦酸二钠的疗效，应在早饭前 1 小时用 1 杯白开水送服药物。如 1 天内还需服用第 2 次，请将服药时间安排在进食、饮水（白开水除外）或口服其他药物 1 小时之前、2 小时之后。

3. 氯膦酸二钠对胃肠道有刺激，请完整吞服药物。只有吞咽困难时才能把 800mg 的片剂在服药前掰成 2 半吞服，但注意不要压碎或溶解后服用。

❖ **使用本药期间需要注意什么？**

1. 需每日饮用充足的水，建议每日至少饮水 1500~1700ml（如 500ml 纯净水 3~4 瓶），高温或者强体力活动时可适当增加。

2. 用药期间请注意口腔卫生，避免接受有创伤性的牙科操作（如拔牙）。

3. 需要定期监测血常规、血清钙及肝、肾功能等。

4. 用于治疗骨质疏松症时，需要遵医嘱决定是否补钙。如需要补钙，请在饭前一小时服用氯膦酸二钠，进餐时服钙剂，以免影响氯膦酸二钠的吸收，降低疗效。

❖ **本药如何居家保存？**

避光、阴凉处，密封保存。请将药品放在儿童不能接触的地方。

❖ **妊娠期妇女与哺乳期妇女用药注意事项：**

1. 妊娠期妇女仅在利大于弊时方可使用。

2. 本药是否随人类乳汁排泄尚不明确，哺乳期妇女用药期间应停止哺乳。

❖ **忘记用药时怎么办？**

若是规律性服用此药，则于发现忘记服药时立即服药。但若发现忘记服药时已接近下次服药时间，请按原计划服用下次剂量即可，切勿一次或短时间内服用两次剂量。

❖ **用药过量怎么办？**

服药过量时应给予对症治疗，且必须保证足够的水量摄入，并监测肾功能和血清钙浓度。

❖ **与其他药物合用需注意什么？**

1. 服用其他含有金属离子的药物（如氢氧化铝镁、多糖铁复合物），也需要在服用这类药物前至少 2 小时服用氯膦酸二钠。

2. 禁止与其他双膦酸盐合用。

阿仑膦酸钠（10mg，70mg）

❖ **本药用于治疗哪些疾病？**

骨质疏松症。

❖ **本药如何使用，何时使用最合适？**

1. 绝经后妇女的骨质疏松症、男性骨质疏松症：口服给药。一次 10mg，每日 1 次；或一次 70mg，一周 1 次。

2. 未使用雌激素的绝经后妇女糖皮质激素所致的骨质疏松症：口服给药。一次 10mg，每日 1 次。

3. 谨遵医嘱服用，一般每周服用一次，但因人及病情需要可能有其他的使用方法。

4. 应在清晨空腹时，用200~300ml白水送服药物。用药后至少半小时内不要进食、喝饮料（包括矿泉水）或服用其他药物，否则可能降低本药的吸收。

5. 请完整吞服药物，不要咀嚼或吮吸药片，以免引起口腔溃疡。

6. 服用本药后至少半小时不要躺平；站立或坐直可以增加本药的吸收，减少胸痛、烧心及食道损伤。

❖ **使用本药期间需要注意什么？**

1. 请在使用本药前告知医师是否有下列状况：曾有食道异常或上消化道疾病，如溃疡、胃炎、烧心、慢性胃病、十二指肠炎；低钙血症；无法站立或坐直半小时。

2. 用药期间请注意保持口腔卫生，接受常规的口腔检查，如果发生任何口腔症状，如牙齿松动、疼痛或肿胀，请就医咨询。进行牙科手术前应告知医师用药情况。

3. 服药期间如果发生吞咽困难、骨骼、关节及肌肉严重疼痛，请立即就医。

4. 服药期间可能会发生便秘、腹泻、烧心、胃部不适、反酸、胃痛、头痛、肌肉或骨骼疼痛，当以上症状严重或持续时，应及时就医咨询。

5. 为了解药物疗效，需要定期检查骨密度、血清钙、骨化二醇、骨转换生化标志物等。治疗开始后1~2年内监测1次骨密度，随后每2年监测1次；用于糖皮质激素引起的骨质疏松时，请在治疗开始时和治疗期间第6、12个月监测骨密度。

❖ **本药如何居家保存？**

15~30℃，密封保存。

❖ **妊娠期妇女与哺乳期妇女用药注意事项：**

1. 本药可能损害胎儿（主要为骨骼损害）。如已经妊娠或者计划妊娠，请咨询医师或药师。

2. 哺乳期妇女如需用药，请先咨询医师或药师。

❖ **忘记用药时怎么办？**

如果您一周只需用药1次，请在每周固定的一天晨起时服用。如果漏服，可在想起后的第2天早晨服药，之后按正常计划服药，不能一天服用2次。

❖ **用药过量怎么办？**

请咨询医师或药师，必要时及时就医。

❖ **与其他药物合用需注意什么？**

请告知医师目前正在服用的药品，尤其是制酸剂、阿司匹林、钙片、维生素等。

鲑鱼降钙素喷鼻剂（2ml：4400IU，2ml：1000IU，4ml：2000IU，5ml：3000IU）

❖ **本药用于治疗哪些疾病？**

用于骨质疏松症、伴有骨质溶解和（或）骨质减少的骨痛。

❖ **本药如何使用，何时使用最合适？**

经鼻给药：一日或隔日100~240IU，单次或分次给药。应根据个体需要，适量补充钙剂和维生素D。其他疾病请咨询医师或药师。

❖ **使用本药期间需要注意什么？**

1. 用药期间可能出现鼻部不良事件（比如鼻腔不适、鼻炎、鼻出血等），如果症状持续不能缓解或者症状严重，请及时停药就医。

2. 治疗过程中如果出现耳鸣、眩晕、哮喘应停药，并就医咨询。

3. 请定期回访，接受医师评估。

4. 本药可能导致疲劳、头晕、视物障碍，如果发生以上症状请勿驾驶和操作机械。

❖ **本药如何居家保存？**

2~8℃、避光处，密封保存。液体喷鼻剂开封后请室温保存，并在开封后 1 个月内使用，且最好直立放置。每次使用后请盖好瓶盖，以免瓶口堵塞。

❖ **妊娠期妇女与哺乳期妇女用药注意事项：**

妊娠期妇女和哺乳期妇女禁用本药。

❖ **忘记服药（改用药）时该怎么办：**

每日用药 1 次时，若当日发现漏用应立即补用，若次日发现漏用则不必补用，继续按原用药时间用药即可。

隔日用药 1 次时，若当日忘记用药或在次日发现漏用，应立即补用，以后的用药时间按照补服的时间顺延。

❖ **用药过量怎么办？**

药物过量时应及时就医，进行对症、支持治疗。

❖ **与其他药物合用需注意什么？**

如与其他药品同时使用时可能会发生药物相互作用，影响药物吸收，详情咨询医师或药师。

盐酸雷洛昔芬（60mg）

❖ **本药用于治疗哪些疾病？**

用于预防和治疗绝经后妇女的骨质疏松症。

❖ **本药如何使用，何时使用最合适？**

口服。一次 60mg，每日 1 次。可以在一天中的任何时候服用且不受进餐的限制。

❖ **使用本药期间需要注意什么？**

1. 用药期间应定期回访，监测血脂（血清甘油三酯水平）、全血细胞计数和常规血液生化，并接受骨密度检查。

2. 用药期间如果饮食中的钙摄入量不足，需要同时补充钙剂和维生素 D。

3. 本药可增加静脉血栓栓塞的风险，如需长时间躺卧（如术后恢复），可能需停药，直至能够自由走动。此外用药期间如需长时间旅行、久坐等，最好定时起身走动。

4. 用药期间如果出现不明原因的子宫出血（可能由内膜萎缩和良性内膜息肉引起）、乳腺异常，请及时就诊并接受相关检查。

❖ **本药如何居家保存？**

遮光，30℃以下保存，不得冷冻。

❖ **妊娠期妇女与哺乳期妇女用药注意事项：**

妊娠期妇女和哺乳期妇女禁用本药。

❖ **忘记用药时怎么办？**

每日用药 1 次时，若当日发现漏用应立即补用，若次日发现漏用则不必补用，继续按原用药时间用药即可。

❖ **用药过量怎么办？**

使用本药大于或等于 180mg，有出现腿痉挛、头晕的报道，本药尚无特异性解毒剂。

如过量服用，请及时就医。

❖ **与其他药物合用需注意什么？**

1. 用药期间需要服用考来烯胺，请间隔至少 2 小时。

2. 合用华法林或其他华法林衍生物时应更频繁监测凝血酶原时间。

雷奈酸锶干混悬剂（2g）

❖ **本药用于治疗哪些疾病？**

用于治疗妇女绝经后骨质疏松症。

❖ **本药如何使用，何时使用最合适？**

1. 口服。一次 2g，每日 1 次。本药应加入至少 30ml 水中，搅拌均匀后立即服用。

2. 应在睡前服用，且最好在进食 2 小时之后。

❖ **使用本药期间需要注意什么？**

1. 牛奶或其他食物合用时应间隔 2 小时。

2. 出现皮疹应立即停止使用本药。出现严重过敏反应时应在停止用药后及时就医，用皮质激素对症治疗。

3. 本药应长期使用，并注意补充钙和维生素 D。

4. 肾功能障碍者，请提前告知医师。

5. 在使用本药治疗之前，医师将评估患者心脏病和高血压的风险，并在治疗期间定期检查风险，如患有缺血性心脏病、外周动脉疾病、脑血管疾病、难以控制的高血压请提前告知医师，如在治疗过程中出现心脏或循环系统问题，请立即停药就医。

❖ **本药如何居家保存？**

30℃以下密封保存。请将药品放在儿童不能接触的地方。

❖ **妊娠期妇女与哺乳期妇女用药注意事项：**

妊娠期妇女和哺乳期妇女禁用本药。

❖ **忘记用药时怎么办？**

每日用药 1 次时，若当日发现漏用应立即补用，若次日发现漏用则不必补用，继续按原用药时间用药即可。

❖ **用药过量怎么办？**

服药过量时，可服用牛奶或应用其他抗酸药以减少活性物质吸收。严重过量时，请立即就医，催吐可能排出尚未吸收的活性物质。

❖ **与其他药物合用需注意什么？**

使用此药期间如需服用任何其他药品时，请主动及时与医师或药师沟通。

四烯甲萘醌（15mg）

❖ **本药用于治疗哪些疾病？**

用于提高骨质疏松症患者的骨量。

❖ **本药如何使用，何时使用最合适？**

口服。通常一次 15mg，每日 3 次。本药须餐后服用。

❖ **使用本药期间需要注意什么？**

用药期间如果出现皮疹、皮肤发红、瘙痒时，请停药并及时就医。

❖ **本药如何居家保存？**

避光，25℃以下保存。请将药品放在儿童不能接触的地方。

❖ **妊娠期妇女与哺乳期妇女用药注意事项：**

妊娠期妇女和哺乳期妇女用药的安全性尚不明确。

❖ **忘记用药时怎么办？**

若是规律性服用此药，则于发现忘记服药时立即服药。但若发现忘记服药时已接近下次服药时间，请按原计划服用下次剂量即可，切勿一次或短时间内服用两次剂量。

❖ **用药过量怎么办？**

服药过量应立即停药，并及时就医。

❖ **与其他药物合用需注意什么？**

禁止与华法林合用。如必须使用华法林，应停用本药，并定期监测凝血功能直至华法林达维持剂量。

依普黄酮（200mg）

❖ **本药用于治疗哪些疾病？**

用于改善原发性骨质疏松症的症状，提高骨量减少者的骨密度。

❖ **本药如何使用，何时使用最合适？**

口服。一次200mg，每日3次，餐后服用。应根据患者的年龄及症状适当调整剂量。

❖ **使用本药期间需要注意什么？**

1.用药期间需补钙，如患有低钙血症、肝、肾功能不全，请提前告知医师。

2.若出现消化性溃疡、胃肠道出血、原有消化道症状恶化、黄疸，应立即停药就医，并给予对症处理。

3.若出现过敏反应（如皮疹、瘙痒）、男子乳腺发育，应停药后及时就医。

❖ **本药如何居家保存？**

遮光，密封保存。请将药品放在儿童不能接触的地方。

❖ **妊娠期妇女与哺乳期妇女用药注意事项：**

妊娠期妇女、哺乳期妇女不宜服用。

❖ **忘记用药时怎么办？**

若是规律性服用此药，则于发现忘记服药时立即服药。但若发现忘记服药时已接近下次服药时间，请按原计划服用下次剂量即可，切勿一次或短时间内服用两次剂量。

❖ **用药过量怎么办？**

服药过量应立即停药，并及时就医。

❖ **与其他药物合用需注意什么？**

1.本药可能增加雌激素的作用，合用茶碱时可使茶碱作用增强，故合用以上药物请提前咨询医师是否调整用药剂量。

2.本药会增强华法林的抗凝作用，故两药合用时请加强凝血功能的监测，以便及时调整华法林剂量。

3.使用此药期间如需服用任何其他药品时，请主动及时与医师或药师沟通。

碳酸镧咀嚼片（500mg，750mg，1g）

❖ **本药用于治疗哪些疾病?**

用于治疗血液透析或持续不卧床腹膜透析（CAPD）的慢性肾衰竭患者的高磷血症。

❖ **本药如何使用，何时使用最合适?**

1. 嚼服。推荐初始剂量为一日750mg，分次于进餐时或进餐后立即服用。每2~3周就医回访，逐渐调整剂量，直至达到可接受的血磷水平。

2. 咀嚼片应充分咀嚼或碾碎后服用，勿整片吞服，以减少发生严重胃肠道不良反应的风险。散剂不可溶解于液体，应将给药剂量混合于少量苹果酱或其他类似食物中后立即服用。

❖ **使用本药期间需要注意什么?**

1. 本药可导致头晕、眩晕，可能影响驾驶和操作机械的能力。

2. 如出现低磷血症，应停药。

3. 用药期间应定期监测肝功能。

4. 用药期间请定期回访，接受评估，以便及时调整药物剂量。

5. 如果发生严重便秘、腹痛或腹胀等胃肠道不良反应，请及时停药就医。

❖ **本药如何居家保存?**

密封，25℃以下保存。

❖ **妊娠期妇女与哺乳期妇女用药注意事项:**

1. 不推荐妊娠期妇女使用本药，仅在明确需要时经医师评估后方可用药。

2. 哺乳期妇女应停止哺乳或停药。

❖ **忘记用药时怎么办?**

若是规律性服用此药，则于发现忘记服药时立即服药。但若发现忘记服药时已接近下次服药时间，请按原计划服用下次剂量即可，切勿一次或短时间内服用两次剂量。

❖ **用药过量怎么办?**

服药过量时请立即就医。

❖ **与其他药物合用需注意什么?**

使用此药期间如需服用任何其他药品时，请与本药分开服用，以减少相互作用，并主动及时与医师或药师沟通。

司维拉姆（800mg）

❖ **本药用于治疗哪些疾病?**

用于控制接受血液透析治疗的慢性肾病（CKD）患者的高磷血症。

❖ **本药如何使用，何时使用最合适?**

1. 口服。推荐初始剂量为一次0.8g或1.6g，每日3次，随餐服用。

2. 初始剂量根据血清磷水平进行调整剂量，具体依照医师指示按时服药，勿自行增减药量或任意停药。

3. 口服给药时，本药片剂应整片吞服，不应压碎、咀嚼。

❖ **使用本药期间需要注意什么?**

1. 本药可能引起腹痛、便秘、腹泻、消化不良、恶心、呕吐等消化道不良反应，如果症状持续不能缓解或加重请及时就医咨询。

2. 用药期间请定期回访接受评估。

❖ **本药如何居家保存？**

密封，在 30℃以下干燥处保存。

❖ **妊娠期妇女与哺乳期妇女用药注意事项：**

不推荐妊娠期妇女和哺乳期妇女使用本药。

❖ **忘记用药时怎么办？**

若是规律性服用此药，则于发现忘记服药时立即服药。但若发现忘记服药时已接近下次服药时间，请按原计划服用下次剂量即可，切勿一次或短时间内服用两次剂量。

❖ **用药过量怎么办？**

服药过量应立即停药，并及时就医。

❖ **与其他药物合用需注意什么？**

1. 与左甲状腺素合用可能升高促甲状腺素（TSH）水平，如需要合用请监测甲状腺功能。

2. 服用吗替麦考酚酯至少间隔 2 小时后，才可服用本药。

3. 与环丙沙星合用本药可使环丙沙星疗效降低，因此两药不能合用。

奥利司他（60mg，120mg）

❖ **本药用于治疗哪些疾病？**

用于降低脂肪吸收，治疗肥胖或体重超重（体重指数 ≥ 24）。

❖ **本药如何使用，何时使用最合适？**

推荐剂量为餐时或餐后一小时内服 0.12g（1 粒），每日 3 次。如果有一餐未进或食物中不含脂肪，则可省略一次服药。

❖ **使用本药期间需要注意什么？**

1. 如果有胃肠道吸收或消化的疾病、胆汁淤积、肾结石、糖尿病，在服用此药前，须告知医师。

2. 建议饮食中脂肪含量不可大于 30%，因脂肪含量越高的饮食，将导致较严重的肠胃副作用。此外，脂肪含量应均分于三餐中。

❖ **本药如何居家保存？**

密封、避光，在阴凉（不超过 20℃）干燥处保存。

❖ **妊娠期妇女与哺乳期妇女用药注意事项：**

妊娠期妇女和哺乳期妇女禁用本药。

❖ **忘记用药时怎么办？**

如果于餐中忘记服用，可于餐后一小时内服用。但如果已超过 1 小时，就不须再补服用药，直到下一餐时再服用，不可一次服用两倍的剂量。

❖ **用药过量怎么办？**

如出现明显过量，推荐观察 24 小时，如不适请及时就医。

❖ **与其他药物合用需注意什么？**

使用此药期间如需服用任何其他药品时，请主动及时与医师或药师沟通。

第六节　血液系统疾病用药

本章重点介绍血液系统疾病用药，血液系统疾病即造血系统疾病，表现为周围血细胞成分、数量、功能异常，出血和凝血机制障碍。血液系统疾病除遗传性和部分原因不明者外，大多可经药物控制，部分已可治愈。

一、升血细胞药

外源性营养物质与造血生长因子的不足及各种免疫异常是贫血的重要病因。缺铁性贫血最为常见，铁制剂为特效药物。急性和慢性白血病、淋巴瘤、骨髓瘤、组织细胞病及各种骨髓增生性疾病等血液系统肿瘤性疾病至今仍以化疗为主，可参阅其他相应系统用药章节。

（一）抗贫血药

维生素 B_{12} 片（25μg）

❖ **本药用于治疗哪些疾病？**

用于巨幼红细胞性贫血。

❖ **本药如何服用，何时服用最合适？**

口服。一日 25~100μg 或隔日 50~200μg 分次服用，或遵医嘱。

❖ **使用本药期间需要注意什么？**

1. 如果发生过敏反应，如瘙痒、皮疹，请及时停药就诊。

2. 痛风患者如使用本药或可诱发痛风发作，应加注意。

3. 本药可能引起一过性的腹泻或头痛，如果症状持续不能缓解或加重，请及时停药就医。

4. 服用本药可能会引起低血钾及高尿酸血症，如发生以上情况，请停药并立即就医。

❖ **本药如何居家保存？**

放置于室温、干燥处，避光储存，请勿冷藏或冷冻。请将药品置于儿童触及不到的地方。

❖ **妊娠期妇女与哺乳期妇女用药注意事项：**

妊娠期妇女应在医师指导下谨慎使用；哺乳期妇女可以使用本药。

❖ **用药过量怎么办？**

若服药过量，请立即就医。

❖ **忘记用药时怎么办？**

若是规律性服用此药，则于发现忘记服药时立即服药。但若发现忘记服药时已接近下次服药时间，请按原计划服用下次剂量即可，切勿一次或短时间内服用两次剂量。

❖ **与其他药物合用需注意什么？**

服用本药时，避免合用氯霉素。此外，其他药物也会影响本药的疗效，如对氨基水杨酸、维生素 C、抗惊厥药、氨基糖苷类抗生素、苯巴比妥、苯妥英钠、扑米酮、秋水仙碱以及考来烯胺等。如有合用其他药品，请提前告知医师及药师。

甲钴胺片（0.5mg）

❖ **本药用于治疗哪些疾病？**

用于周围神经病。

❖ **本药如何服用，何时服用最合适？**

口服。成人通常一次 1 片，每日 3 次，具体请依照医嘱按时用药。

❖ **使用本药期间需要注意什么？**

1. 如果服用一个月以上无效，请复诊评估是否需继续服用。

2. 从事汞及其化合物的工作人员，不宜长期大量服用本药。

3. 若出现皮疹等过敏反应，应立即停止用药。

4. 服用本药可能出现食欲不振、恶心、呕吐、腹泻等现象。若以上症状持续或加重时，请停止用药并及时就医。

❖ **本药如何居家保存？**

本药见光易分解，应放置于 10~25℃、干燥处，避光储存，取出后应马上服用。

❖ **妊娠期妇女与哺乳期妇女用药注意事项：**

本药对妊娠期妇女和哺乳期妇女的安全性尚不明确，如需使用请遵医嘱。

❖ **忘记用药时怎么办？**

若是规律性服用此药，则于发现忘记服药时立即服药。但若发现忘记服药时已接近下次服药时间，请按原计划服用下次剂量即可，切勿一次或短时间内服用两次剂量。

❖ **用药过量怎么办？**

过量服用，请立即就医。

❖ **与其他药物合用需注意什么？**

有些药物会影响本药药效，如氯霉素、考来烯胺等，如有合用其他药物，请提前告知医师及药师。

叶酸片（0.4mg，5mg）

❖ **本药用于治疗哪些疾病？**

各种原因引起的叶酸缺乏及叶酸缺乏所致的巨幼红细胞贫血；妊娠期、哺乳期妇女预防用药；慢性溶血性贫血所致的叶酸缺乏。

❖ **本药如何服用，何时服用最合适？**

1. 口服。成人一次 5~10mg，每日 3 次；儿童一次 5mg，每日 3 次；妊娠期、哺乳妇女预防用药一次 0.4mg，每日 1 次。

2. 具体剂量请遵医嘱，勿自行增减药量或任意停药。

❖ **使用本药期间需要注意什么？**

1. 大量服用叶酸时，尿液呈黄色为常见现象。

2. 如果服药期间出现以下症状，请立即停药并尽快就医：过敏反应，如皮肤红疹、痒，脸或嘴唇或舌头肿胀；腹泻；头晕/头昏眼花；抽搐；口腔或喉咙有白色斑块/疼痛；非预期性的出血、挫伤、虚弱。

3. 如果服药期间出现以下轻微的副作用，也应及时告知医师：脱发、轻微恶心、呕吐。

4. 如本药出现变色、吸潮等性状变化时，禁止使用。

5. 服药期间应避免饮酒或酒精性饮料。

6. 长期用药可能出现恶心、腹胀等症状。如出现以上症状严重时应及时就医。

❖ **本药如何居家保存？**

放置于室温条件下，避光储存，请勿冷藏或冷冻。请将药品置于儿童触及不到的地方。

❖ **妊娠期妇女与哺乳期妇女用药注意事项：**

妊娠期妇女请严格按照医嘱使用本药。哺乳期妇女可以使用本药。

❖ **忘记用药时怎么办？**

若是规律性服用此药，则于发现忘记服药时立即服药。但若发现忘记服药时已接近下次服药时间，请按原计划服用下次剂量即可，切勿一次或短时间内服用两次剂量。

❖ **用药过量怎么办？**

因大剂量叶酸能拮抗苯巴比妥、苯妥英钠和扑米酮的抗癫痫作用，可能使癫痫发作的风险增加，并使敏感患者的发作次数增多。因此此类患者如果服用叶酸期间出现癫痫控制不佳应及时停药就医。

❖ **与其他药物合用需注意什么？**

有些药物会影响本药药效，如苯巴比妥、苯妥英钠和扑米酮等抗癫痫药物，如同时服用以上药物或其他含有叶酸的复合维生素类药物或保健食品，请提前告知医师和药师。

硫酸亚铁片（0.3g）

❖ **本药用于治疗哪些疾病？**

用于缺铁性贫血。

❖ **本药如何服用，何时服用最合适？**

饭后口服。①预防用：一次1片，每日1次；②治疗用：一次1片，每日3次。其他特殊用法用量谨遵医嘱。

❖ **使用本药期间需要注意什么？**

1. 用药期间不建议喝浓茶。

2. 当药品性状改变时禁止服用。

3. 如有酒精中毒、肝炎、急性感染、肠道炎症及消化性溃疡等情况，请提前告知医师。

4. 本药可引起恶心、呕吐、上腹疼痛、便秘、排黑便等不良反应。如以上症状持续或发生其他严重症状，请及时停药就医。

❖ **本药如何居家保存？**

放置于室温、干燥处，避光储存。请将药品置于儿童触及不到的地方。

❖ **妊娠期妇女与哺乳期妇女用药注意事项：**

本药适宜妊娠期妇女、哺乳期妇女使用。

❖ **儿童用药：**

儿童用量请咨询医师或药师，且必须在成人监护下使用。

❖ **忘记用药时怎么办?**

若是规律性服用此药,则于发现忘记服药时立即服药。但若发现忘记服药时已接近下次服药时间,请按原计划服用下次剂量即可,切勿一次或短时间内服用两次剂量。

❖ **用药过量怎么办?**

意外服用过量的含铁制剂是导致 6 岁以下儿童致命中毒的主要原因。如果意外服用过量,请立即就医。

❖ **与其他药物合用需注意什么?**

1. 维生素 C 可以与本药合用,有利于吸收。

2. 有些药物会影响本药疗效如磷酸盐类、四环素类及鞣酸等;本药也会影响其他药物疗效,如左旋多巴、卡比多巴、甲基多巴、甲状腺素及喹诺酮类抗生素等。如正在服用以上药物或其他药物,请提前咨询药师或医师。

富马酸亚铁片(0.2g)

❖ **本药用于治疗哪些疾病?**

用于缺铁性贫血。

❖ **本药如何服用,何时服用最合适?**

饭后即刻服用。①预防用:每日 0.2g;②治疗用:一次 1~2 片,每日 3 次。其他特殊用法用量谨遵医嘱。

❖ **使用本药期间需要注意什么?**

1. 用药期间不建议喝浓茶。

2. 当药品性状改变时禁止服用。

3. 如有酒精中毒、肝炎、急性感染、肠道炎症及消化性溃疡等情况请提前告知医师。

4. 服用本药可能会出现恶心、上腹部疼痛、便秘、排黑便、轻度腹泻等,如以上症状持续或出现其他严重症状,请及时停药就医。

❖ **本药如何居家保存?**

放置于室温、干燥处,避光储存。请将本药放在儿童接触不到的地方。

❖ **妊娠期妇女与哺乳期妇女用药注意事项:**

妊娠期、哺乳期妇女可以使用本药。

❖ **儿童用药:**

儿童用量请咨询医师或药师,且必须在成人监护下使用。

❖ **忘记用药时怎么办?**

若是规律性服用此药,则于发现忘记服药时立即服药。但若发现忘记服药时已接近下次服药时间,请按原计划服用下次剂量即可,切勿一次或短时间内服用两次剂量。

❖ **用药过量怎么办?**

如果意外服用过量,请立即就医。

❖ **与其他药物合用需注意什么?**

1. 维生素 C 与本药合用,有利于吸收。

2. 有些药物会影响本药疗效如磷酸盐类、四环素类及鞣酸等;本药也会影响其他药物疗效如左旋多巴、卡比多巴、甲基多巴、甲状腺素及喹诺酮类抗生素等。如正在服用以上药物或其他药物,使用本药前请咨询药师或医师。

葡萄糖酸亚铁糖浆（0.25g/10ml，0.3g/10ml）

❖ **本药用于治疗哪些疾病？**

用于缺铁性贫血。

❖ **本药如何服用，何时服用最合适？**

12岁以上儿童及成人一次15~20ml，每日2~3次；12岁以下儿童请在医师指导下使用，且必须在成人监护下使用。宜在饭后或饭时服用，以减轻胃部刺激。

❖ **使用本药期间需要注意什么？**

1. 用药期间不建议喝浓茶。

2. 当药品性状改变时禁止服用。

3. 如有酒精中毒、肝炎、急性感染、肠道炎症以及消化性溃疡等情况，请提前告知医师。

4. 本药可引起如恶心、呕吐、上腹疼痛、便秘、排黑便等症状。如以上症状持续或出现其他严重症状，请及时停药就医。

❖ **本药如何居家保存？**

放置于室温、干燥处，避光储存，请勿冷藏或冷冻。请将药品置于儿童触及不到的地方。

❖ **妊娠期妇女与哺乳期妇女用药注意事项：**

本药适宜妊娠期妇女、哺乳期妇女使用。

❖ **忘记用药时怎么办？**

若是规律性服用此药，则于发现忘记服药时立即服药。但若发现忘记服药时已接近下次服药时间，请按原计划服用下次剂量即可，切勿一次或短时间内服用两次剂量。

❖ **用药过量怎么办？**

意外服用过量的含铁制剂是导致6岁以下儿童致命中毒的主要原因。如果意外服用过量，请立即就医。

❖ **与其他药物合用需注意什么？**

1. 维生素C与本药合用，有利于吸收。

2. 有些药物会影响本药疗效如磷酸盐类、四环素类及鞣酸等；本药也会影响其他药物疗效如左旋多巴、卡比多巴、甲基多巴、甲状腺素及喹诺酮类抗生素（如诺氟沙星、左氧氟沙星）等。如正在服用以上药物或其他药物，使用本药前请咨询药师或医师。

琥珀酸亚铁片（0.1g）

❖ **本药用于治疗哪些疾病？**

用于缺铁性贫血。

❖ **本药如何服用，何时服用最合适？**

饭后或饭时服用。成人一日2~4片，儿童一日1~3片，分次服用。其他特殊用法用量谨遵医嘱。

❖ **使用本药期间需要注意什么？**

1. 用药期间不建议喝浓茶。

2. 当药品性状改变时禁止服用。

3. 如有酒精中毒、肝炎、急性感染、肠道炎症以及消化性溃疡等情况，请提前告知医师。

4. 服用本药可能引起恶心、呕吐、上腹疼痛、黑便和便秘等症状，若以上症状持续或出现其他严重症状时，请及时就医。

❖ **本药如何居家保存？**

放置于室温、干燥处，避光储存。请将药品置于儿童触及不到的地方。

❖ **妊娠期妇女与哺乳期妇女用药注意事项：**

本药可用于妊娠和哺乳期妇女。

❖ **儿童用药：**

儿童用量请咨询医师或药师，且必须在成人监护下使用。

❖ **忘记用药时怎么办？**

若是规律性服用此药，则于发现忘记服药时立即服药。但若发现忘记服药时已接近下次服药时间，请按原计划服用下次剂量即可，切勿一次或短时间内服用两次剂量。

❖ **用药过量怎么办？**

意外服用过量的含铁制剂是导致 6 岁以下儿童致命中毒的主要原因。如果意外服用过量，请立即就医。

❖ **与其他药物合用需注意什么？**

有些药物会影响本药疗效，如抗酸剂、四环素类抗生素等。如同时服用以上或其他药物，请提前告知医师。

多糖铁复合物胶囊（0.15g）

❖ **本药用于治疗哪些疾病？**

用于治疗单纯性缺铁性贫血。

❖ **本药如何服用，何时服用最合适？**

口服。成人一次 1~2 粒，每日 1 次。其他特殊的用法用量谨遵医嘱。

❖ **使用本药期间需要注意什么？**

1. 用药期间不建议喝浓茶。

2. 当药品性状改变时禁止服用。

3. 如有酒精中毒、肝炎、急性感染、肠道炎症以及消化性溃疡等情况请提前告知医师。

4. 服用本药后极少出现恶心、呕吐、腹痛和便秘等情况，若以上症状持续或出现其他严重的症状，请及时就医。

❖ **本药如何居家保存？**

放置于25℃或以下、干燥处，避光储存，请勿冷藏或冷冻。请将本药置于儿童接触不到的地方。

❖ **妊娠期妇女与哺乳期妇女用药注意事项：**

本药可用于妊娠期及哺乳期妇女。

❖ **儿童用药：**

儿童用量请咨询医师或药师，且必须在成人监护下使用。

❖ **忘记用药时怎么办？**

若是规律性服用此药，则于发现忘记服药时立即服药。但若发现忘记服药时已接近下次服药时间，请按原计划服用下次剂量即可，切勿一次或短时间内服用两次剂量。

❖ **用药过量怎么办？**

意外服用过量的含铁制剂是导致 6 岁以下儿童致命中毒的主要原因。如果意外服用过量，请立即就医。

❖ **与其他药物合用需注意什么？**

有些药物会影响本药疗效，如抗酸剂、四环素类抗生素等。如同时服用以上或其他药物，请提前告知医师。

（二）升白细胞药

利可君片（20mg）

❖ **本药用于治疗哪些疾病？**

用于预防、治疗白细胞减少症和血小板减少症。

❖ **本药如何服用，何时服用最合适？**

口服。一次 20mg，每日 3 次，或遵医嘱。

❖ **使用本药期间需要注意什么？**

1. 本药性状发生改变后，禁止使用。

2. 如有急、慢性髓细胞白血病史，请提前告诉医师。

3. 如出现过敏现象，请立即停止使用本药。

4. 尚未发现有关不良反应报道。如发现任何不良反应，请及时联系医师。

❖ **本药如何居家保存？**

放置于室温、干燥处，避光储存，请勿冷藏或冷冻。请放在儿童不易拿到之处。

❖ **妊娠期妇女与哺乳期妇女用药注意事项：**

尚不明确，请在医师指导下使用。

❖ **忘记用药时怎么办？**

若是规律性服用此药，则于发现忘记服药时立即服药。但若发现忘记服药时已接近下次服药时间，请按原计划服用下次剂量即可，切勿一次或短时间内服用两次剂量。

❖ **用药过量怎么办？**

若服药过量，请立即就医。

❖ **与其他药物合用需注意什么？**

与其他药物同时使用可能会发生药物相互作用。如合用其他药物，请提前告知医师。

肌苷片（0.2g）

❖ **本药用于治疗哪些疾病？**

本药用于急、慢性肝炎的辅助治疗。

❖ **本药如何服用，何时服用最合适？**

1. 成人：口服。一次 1~3 片，每日 3 次。

2. 儿童：口服。一次 1 片，每日 3 次。

❖ **使用本药期间需要注意什么？**

1. 如有胃炎、胃溃疡等疾病，请提前告知医师。

2. 如发生过敏反应（皮炎、皮疹等），请立即停药。

3. 服用本药可能会出现胃痛、胃胀等症状，若以上症状持续或严重时，请与医师联系。

❖ **本药如何居家保存？**

放置于室温、干燥处，避光储存，请勿冷藏或冷冻。请将药品置于儿童触及不到的地方。

❖ **妊娠期妇女与哺乳期妇女用药注意事项：**

妊娠期妇女和哺乳期妇女应在医师指导下使用。

❖ **忘记用药时怎么办？**

若是规律性服用此药，则于发现忘记服药时立即服药。但若发现忘记服药时已接近下次服药时间，请按原计划服用下次剂量即可，切勿一次或短时间内服用两次剂量。

❖ **用药过量怎么办？**

若服药过量或出现严重不良反应，应马上就医。

❖ **与其他药物合用需注意什么？**

与其他药物同时使用可能会发生药物相互作用。如合用其他药物，请提前告知医师。

鲨肝醇片（20mg，50mg）

❖ **本药用于治疗哪些疾病？**

升白细胞药，用于防治因放射治疗、肿瘤化疗及苯中毒等引起的白细胞减少症。

❖ **本药如何服用，何时服用最合适？**

口服。成人一日 50~150mg，分 3 次服；儿童一次 1~2mg/kg，每日 3 次。

❖ **使用本药期间需要注意什么？**

1. 若用药后疗效不佳，请及时到医院复诊。

2. 在用药期间应经常检查外周血常规，必要时调整剂量。

3. 服用本药可能出现口干、肠鸣的情况。若以上症状持续或严重时，请与医师联系。

❖ **本药如何居家保存？**

请将本药放置于室温、干燥处，避光储存，请勿冷藏或冷冻。请将药品置于儿童触及不到的地方。

❖ **妊娠期妇女与哺乳期妇女用药注意事项：**

妊娠期妇女和哺乳期妇女可服用本药。

❖ **忘记用药时怎么办？**

若是规律性服用此药，则于发现忘记服药时立即服药。但若发现忘记服药时已接近下次服药时间，请按原计划服用下次剂量即可，切勿一次或短时间内服用两次剂量。

❖ **用药过量怎么办？**

如服药过量，请及时告知医师并到医院就诊。

❖ **与其他药物合用需注意什么？**

与其他药物同时使用可能会发生药物相互作用。如合用其他药物，请提前告知医师。

维生素 B$_4$ 片（10mg，25mg）

❖ **本药用于治疗哪些疾病？**

用于防治各种原因引起的白细胞减少症、急性粒细胞减少症，尤其是对肿瘤放化疗，以及苯中毒等引起的白细胞减少症。

❖ **本药如何服用，何时服用最合适？**

1. 成人：口服。一次 10~20mg，每日 3 次。

2. 小儿：口服。一次 5~10mg，每日 2 次。

❖ **使用本药期间需要注意什么？**

1. 本药可能会促进肿瘤的发展，请遵从医师指示按时服药，不要擅自增减药物。

2. 推荐剂量下目前没有出现明显的不良反应。如发生不良反应，请联系医师。

❖ **本药如何居家保存？**

请将本药放置于室温、干燥处，避光储存，请勿冷藏或冷冻。请将药品置于儿童触及不到的地方。

❖ **妊娠期妇女与哺乳期妇女用药注意事项：**

妊娠期妇女和哺乳期妇女慎用，使用前请咨询医师。

❖ **用药过量怎么办？**

若服药过量，请立即就医。

❖ **忘记用药时怎么办？**

若是规律性服用此药，则于发现忘记服药时立即服药。但若发现忘记服药时已接近下次服药时间，请按原计划服用下次剂量即可，切勿一次或短时间内服用两次剂量。

❖ **与其他药物合用需注意什么？**

与其他药物同时使用可能会发生药物相互作用。如合用其他药物，请提前告知医师。

氨肽素片（0.2g，0.5g）

❖ **本药用于治疗哪些疾病？**

用于原发性血小板减少性紫癜、再生障碍性贫血、白细胞减少症，亦可用于银屑病。

❖ **本药如何服用，何时服用最合适？**

口服。一次 1.0g，每日 3 次。儿童用药酌减或遵医嘱。

❖ **使用本药期间需要注意什么？**

1. 服用本药出现过敏反应请立即停药。

2. 当药品性状发生改变时禁止使用。

3. 目前，常见剂量下使用并未发现明显不良反应。如出现身体不适，请及时就医。

❖ **本药如何居家保存？**

放置于室温、干燥处，避光储存，请勿冷藏或冷冻。请将药品置于儿童触及不到的地方。

❖ **妊娠期妇女与哺乳期妇女用药注意事项：**

尚不明确。请在医师指导下使用。

❖ **忘记用药时怎么办？**

若是规律性服用此药，则于发现忘记服药时立即服药。但若发现忘记服药时已接近

下次服药时间，请按原计划服用下次剂量即可，切勿一次或短时间内服用两次剂量。

❖ **用药过量怎么办？**

若服药过量，请立即就医。

❖ **与其他药物合用需注意什么？**

本药可能与其他药物存在相互作用。如同时服用其他药物，请提前告知医师。

（三）升血小板药

艾曲泊帕乙醇胺（12.5mg，25mg，50mg）

❖ **本药用于治疗哪些疾病？**

升血小板。

❖ **本药如何服用，何时服用最合适？**

1. 本药的建议起始剂量为 25mg，每日 1 次。剂量不得超过每日 75mg。

2. 本药应空腹服用（餐前间隔 1 小时或餐后间隔 2 小时），不能将药物碾碎后混入食物或液体服用。

❖ **使用本药期间需要注意什么？**

1. 如果有肝脏疾病，请提前告知医师。

2. 严格遵医嘱服药，请不要随意停药或增减药量。

3. 服用药品期间如出现过敏反应请立即停药。

4. 服药期间可能会出现恶心、腹泻、口腔溃疡、肌肉酸痛、眼睛干涩等症状。如以上症状持续或者出现其他严重症状，请及时就医。

❖ **本药如何居家保存？**

放置于 30℃以下、干燥处，避光储存。请将药品置于儿童触及不到的地方。

❖ **妊娠期妇女与哺乳期妇女用药注意事项：**

妊娠期妇女不应使用本药；哺乳期妇女不建议使用本药。

❖ **忘记用药时怎么办？**

若是规律性服用此药，则于发现忘记服药时立即服药。但若发现忘记服药时已接近下次服药时间，请按原计划服用下次剂量即可，切勿一次或短时间内服用两次剂量。

❖ **用药过量怎么办？**

如果发生用药过量情况，请立即就医。

❖ **与其他药物合用需注意什么？**

1. 本药与乳制品以及补充钙、铁、锌等矿物质的药物合用时，至少需要间隔 4 小时。

2. 本药与很多药物可能存在相互作用，常见的如阿托伐他汀、甲氨蝶呤、洛匹那韦等。如合用以上及其他药物时，请提前告知医师。

马来酸阿伐曲泊帕片（20mg）

❖ **本药用于治疗哪些疾病？**

本药适用于择期行诊断性操作或者手术的慢性肝病相关血小板减少症的成年患者。

❖ **本药如何服用，何时服用最合适？**

1. 口服，应与食物同服。通常一次 2~3 片，每日 1 次，连续服用 5 天。

2. 在择期行有创性检查或手术前 10~13 天开始服用本药。

❖ **使用本药期间需要注意什么？**

1. 患者应在密切观察下严格遵医嘱使用本药治疗。一旦出现不适，及时联系医师治疗。

2. 常见的不良反应有发热、腹痛、恶心、头痛、疲乏等。如出现以上症状或其他严重症状请及时就医。

❖ **本药如何居家保存？**

放置于 25℃ 或以下的条件下避光储存。请将药品置于儿童触及不到的地方。

❖ **妊娠期妇女与哺乳期妇女用药注意事项：**

1. 妊娠期妇女需经医师评估后使用本药。

2. 哺乳期妇女应在治疗期间和本药最后一剂后的两周内中断母乳喂养、吸出乳汁并丢弃。

❖ **忘记用药时怎么办？**

若是规律性服用此药，则于发现忘记服药时立即服药。并在次日按原计划服下次剂量即可，切勿一次或短时间内服用两次剂量。

❖ **用药过量怎么办？**

若服药过量，请立即就医。

❖ **与其他药物合用需注意什么？**

本药与其他药物可能存在相互作用，如伊曲康唑、氟康唑、利福平、环孢素以及维拉帕米等药物。如同时服用以上及其他药物，请提前告知医师。

二、止血药与抗纤维蛋白溶解药

止血药是促进血液凝固，使出血停止的药物。血管通透性及收缩功能、血小板数及质量、凝血因子系统及抗凝系统是体内保证良好止血功能的三大要素，止血药分别通过上述三个环节发挥效应。抗纤维蛋白溶解药（抗纤溶药），通过抑制纤维蛋白（即凝血块）的溶解，即增加凝血块的强度而协助止血。

（一）止血药

维生素 K_1 片（5mg，10mg）

❖ **本药用于治疗哪些疾病？**

1. 各种原因引起的维生素 K 依赖性凝血因子过低导致的凝血障碍。

2. 中度梗阻性黄疸（胆、胰疾病）等伴有凝血功能改变及其他出血性疾病。

❖ **本药如何服用，何时服用最合适？**

口服。一次 10mg，每日 3 次。或遵医嘱。

❖ **使用本药期间需要注意什么？**

1. 如有严重梗阻性黄疸、小肠吸收不良所致的腹泻等情况，不宜使用。

2. 有肝功能损伤的患者不要自行增加药量。

3. 极少的患者会出现轻度短暂性的恶心或上腹不适。如出现其他严重症状，请及时就医。

❖ **本药如何居家保存？**

放置于室温、干燥处，避光储存。请将药品置于儿童触及不到的地方。

❖ **妊娠期妇女与哺乳期妇女用药注意事项：**

临产妊娠期妇女应尽量避免使用。

哺乳期妇女可以使用本药。

❖ **儿童用药：**

新生儿出血一般使用本药注射剂，其他儿童用药请咨询医师。

❖ **忘记用药时怎么办？**

若是规律性服用此药，则于发现忘记服药时立即服药。但若发现忘记服药时已接近下次服药时间，请按原计划服用下次剂量即可，切勿一次或短时间内服用两次剂量。

❖ **用药过量怎么办？**

若服药过量，请立即就医。

❖ **与其他药物合用需注意什么？**

1. 维生素 K 不能与口服抗凝剂如双香豆素类同时服用。

2. 其他药物也可能会影响药物疗效。如同时服用水杨酸类、磺胺类、奎尼丁等药物，请提前告知医师。

维生素 K_3（亚硫酸氢钠甲萘醌片）（4mg）

❖ **本药用于治疗哪些疾病？**

适用于维生素 K 缺乏所引起的出血性疾病，如新生儿出血、肠道吸收不良所致维生素 K 缺乏及低凝血酶原血症等。

❖ **本药如何服用，何时服用最合适？**

口服。一次 2~4mg，一日 6~12mg。

❖ **使用本药期间需要注意什么？**

1. 如果出现过敏反应，请立即停药。

2. 服用本药可能会导致恶心、呕吐等反应。如以上症状持续或出现其他严重反应，请及时就医。

❖ **本药如何居家保存？**

放置于室温、干燥处，避光储存。请将药品置于儿童触及不到的地方。

❖ **妊娠期妇女与哺乳期妇女用药注意事项：**

尚不明确，请在医师指导下使用。

❖ **忘记用药时怎么办？**

若是规律性服用此药，则于发现忘记服药时立即服药。但若发现忘记服药时已接近下次服药时间，请按原计划服用下次剂量即可，切勿一次或短时间内服用两次剂量。

❖ **用药过量怎么办？**

若服药过量，请立即就医。

❖ **与其他药物合用需注意什么？**

1. 维生素 K 不能与口服抗凝剂如双香豆素类同时服用。

2. 其他药物也可能会影响药物疗效，如同时服用水杨酸类、磺胺类、奎尼丁等药物，请提前告知医师。

维生素 K_4 片（2mg）

❖ **本药用于治疗哪些疾病？**

主要用于维生素 K 缺乏症及低凝血酶原血症。

❖ **本药如何服用，何时服用最合适？**

1. 口服。一次 2~4mg，每日 3 次。

2. 阻塞性黄疸术前治疗：每日 10~20mg，连用一周。

❖ **使用本药期间需要注意什么？**

1. 如有肝脏疾病请提前告知医师。

2. 有肝功能损伤的患者不可自行增加药量。

3. 口服本药后可引起恶心、呕吐等反应。如出现过敏或其他严重症状，请停药就医。

❖ **本药如何居家保存？**

放置于室温、干燥处，避光储存。请将药品置于儿童触及不到的地方。

❖ **妊娠期妇女与哺乳期妇女用药注意事项：**

哺乳期妇女可使用。临产妊娠期妇女应尽量避免使用。

❖ **忘记用药时怎么办？**

若是规律性服用此药，则于发现忘记服药时立即服药。但若发现忘记服药时已接近下次服药时间，请按原计划服用下次剂量即可，切勿一次或短时间内服用两次剂量。

❖ **用药过量怎么办？**

若服药过量，请立即就医。

❖ **与其他药物合用需注意什么？**

1. 维生素 K 不能与口服抗凝剂如双香豆素类同时服用。

2. 其他药物也可能会影响药物疗效，如同时服用水杨酸类、磺胺类、奎尼丁等药物，请告知医师。

卡巴克络（肾上腺色腙片）（2.5mg，5mg）

❖ **本药用于治疗哪些疾病？**

主要用于因毛细血管损伤及通透性增加所致的出血。也可用于血小板减少性紫癜。

❖ **本药如何服用，何时服用最合适？**

口服。一次 2.5~5.0mg，每日 3 次。

❖ **使用本药期间需要注意什么？**

1. 对水杨酸过敏者、过敏体质者、有癫痫史及精神病史的患者，请告知医师。

2. 忌服辛辣刺激等食物，不宜在服药期间同时服用温补性中成药。

3. 服药 3 天后症状未改善，或出现其他严重症状时，应到医院就诊。

4. 本药性状发生改变时禁止使用。

5. 服用本药可能出现恶心、呕吐、头晕、耳鸣、视力减退等症状。如出现以上症状或其他严重症状，请及时就医。

❖ **本药如何居家保存？**

放置于室温、干燥处，避光储存。请将药品置于儿童触及不到的地方。

❖ **妊娠期妇女与哺乳期妇女用药注意事项：**

妊娠期妇女及哺乳期妇女应在医师评估后使用。

❖ **用药过量怎么办？**

如服药过量，请立即就医。

❖ **忘记用药时怎么办？**

若是规律性服用此药，则于发现忘记服药时立即服药。但若发现忘记服药时已接近下次服药时间，请按原计划服用下次剂量即可，切勿一次或短时间内服用两次剂量。

❖ **与其他药物合用需注意什么？**

其他药物可能会影响本药疗效，如抗组胺药（酮替芬、异丙嗪、氯雷他定等）、抗胆碱药（阿托品、山莨菪碱）等，如合用以上及其他药物，请提前告知医师。

（二）抗纤维蛋白溶解药

氨甲环酸片（0.5g）

❖ **本药用于治疗哪些疾病？**

主要用于急性或慢性、局限性或全身性原发性纤维蛋白溶解亢进所致的各种出血。

❖ **本药如何服用，何时服用最合适？**

口服。成人一次 1~1.5g（4~6 片），一日 2~6g（8~24 片）。其他特殊用法用量谨遵医嘱。

❖ **使用本药期间需要注意什么？**

1. 如正在使用其他凝血因子，请告知医师。

2. 如患有血友病、肾脏疾病，请提前告知医师。

3. 若有以下情况，请勿惊慌：恶心、呕吐、腹泻、头痛、头晕，请回诊时告知医师。若上述症状持续或加重，或有下列少见的情形：潮红、低血压、颤抖、痉挛、意识改变、发烧，请立即停药就医。

❖ **本药如何居家保存？**

放置于室温、干燥处，避光储存，请勿冷藏或冷冻。请将药品置于儿童触及不到的地方。

❖ **妊娠期妇女与哺乳期妇女用药注意事项：**

妊娠期妇女和哺乳期妇女如经医师评估后确需使用本药，可以在医师指导下谨慎使用。

❖ **忘记用药时怎么办？**

若是规律性服用此药，则于发现忘记服药时立即服药。但若发现忘记服药时已接近下次服药时间，请按原计划服用下次剂量即可，切勿一次或短时间内服用两次剂量。

❖ **用药过量怎么办？**

若服药过量，请立即就医。

❖ **与其他药物合用需注意什么？**

本药与其他药物可能存在相互作用。如同时使用青霉素、尿激酶、口服避孕药、雌激素或凝血酶原复合物或其他药物，请提前告知医师。

氨甲苯酸片（0.25g）

❖ **本药用于治疗哪些疾病？**

主要用于因原发性纤维蛋白溶解过度所引起的出血，包括急性和慢性、局限性或全身性的纤溶亢进性出血，后者常见于癌肿、白血病、妇产科意外、严重肝病出血等。

❖ **本药如何服用，何时服用最合适？**

口服。一次 0.25~0.5g，每日 2~3 次，每日总量为 2g。

❖ **使用本药期间需要注意什么？**

1. 如正在使用其他凝血因子，请告知医师。

2. 如患有血友病、肾脏疾病，请提前告知医师。

3. 服用本药可能引起头昏、头痛、腹部不适等。如以上症状持续或出现其他严重症状，请及时与医师联系并到医院就诊。

❖ **本药如何居家保存？**

置于室温、干燥处，避光储存。请将药品置于儿童触及不到的地方。

❖ **妊娠期妇女与哺乳期妇女用药注意事项：**

尚不明确，请在医师指导下使用。

❖ **忘记用药时怎么办？**

若是规律性服用此药，则于发现忘记服药时立即服药。但若发现忘记服药时已接近下次服药时间，请按原计划服用下次剂量即可，切勿一次或短时间内服用两次剂量。

❖ **用药过量怎么办？**

若服药过量，请立即就医。

❖ **与其他药物合用需注意什么？**

本药与其他药物可能存在相互作用。如同时使用青霉素、尿激酶、凝血因子、口服避孕药、雌激素或其他药物，请提前告知医师。

氨基己酸片（0.5g）

❖ **本药用于治疗哪些疾病？**

适用于预防及治疗血纤维蛋白溶解亢进引起的各种出血。

❖ **本药如何服用，何时服用最合适？**

口服。一次 2g，每日 3~4 次。小儿口服剂量为一次 0.1g/kg，每日 3~4 次，或遵医嘱。

❖ **使用本药期间需要注意什么？**

1. 如有血管栓塞病史的患者不宜使用本药。

2. 如正在使用避孕药或雌激素，请告知医师。

3. 有尿道手术后出血或患有肾脏疾病的情况，请提前告知医师。

4. 本药不良反应较多，如恶心、呕吐、腹泻、眩晕、瘙痒、耳鸣、鼻塞等。如以上症状持续或出现其他严重症状，请及时停药就医。

❖ **本药如何居家保存？**

放置于常温干燥处，避光储存。请将药品置于儿童触及不到的地方。

❖ **妊娠期妇女与哺乳期妇女用药注意事项：**

妊娠期妇女应在医师评估后使用。

❖ **忘记用药时怎么办?**

若是规律性服用此药,则于发现忘记服药时立即服药。但若发现忘记服药时已接近下次服药时间,请按原计划服用下次剂量即可,切勿一次或短时间内服用两次剂量。

❖ **用药过量怎么办?**

若服药过量,请立即就医。

❖ **与其他药物合用需注意什么?**

如与其他药物同时使用可能会发生药物相互作用,请将同时服用的药物情况详细告知医师。

三、抗凝药、抗血小板药

抗凝药是阻止血液凝固或降低血凝活性的药物。常用有肝素及香豆素两大类。血小板的黏附、聚集常为血栓形成的始动因素,尤其在动脉血栓栓塞性疾病中有重要地位。抗血小板药则抑制血小板的黏附及聚集,保障血液流畅。

(一)抗凝药

低分子量肝素

❖ **本药用于治疗哪些疾病?**

本药用于预防、治疗血栓栓塞性疾病,以及预防血液透析中血凝块的形成。

❖ **本药如何使用,何时使用最合适?**

皮下注射。具体剂量请遵医嘱。

❖ **使用本药期间需要注意什么?**

1.如患有肝肾疾病、高血压、消化性溃疡、视网膜病变或者其他出血的症状,请提前告知医师。

2.使用本药可能会引起血肿、出血、刺激、疼痛和注射部位不适。如症状持续或严重,请及时就医。

❖ **本药如何居家保存?**

放置于30℃以下、阴凉干燥处,避光储存,请勿冷藏或冷冻。请将药品置于儿童触及不到的地方。

❖ **妊娠期妇女与哺乳期妇女用药注意事项:**

不建议妊娠期妇女及哺乳期妇女使用。

❖ **儿童用药:**

儿童用量请咨询医师或药师,且必须在成人监护下使用。

❖ **用药过量怎么办?**

过量使用后,应立即告诉医师并到医院就诊。

❖ **与其他药物合用需注意什么?**

本药与很多药物可能存在相互作用。使用本药时,若同时服用如口服抗凝剂、非甾体抗炎药、肝素、糖皮质激素、维生素C、抗组胺药(如酮替芬、异丙嗪、氯雷他定)等或其他药物都应提前告知医师,以免影响药效或引起不良反应。

那屈肝素钙注射液（1ml：9500AXaIU）

❖ **本药用于治疗哪些疾病？**

1. 在外科手术中，预防静脉血栓栓塞性疾病。治疗已形成的深静脉血栓。

2. 联合阿司匹林用于不稳定型心绞痛和非 Q 波心肌梗死急性期的治疗。

3. 在血液透析中预防体外循环中的血凝块形成。

❖ **本药如何使用，何时使用最合适？**

皮下注射。具体剂量请遵医嘱。

❖ **使用本药期间需要注意什么？**

1. 如发生过敏反应，请立即停药。

2. 如患有肝肾疾病、高血压、消化性溃疡、视网膜病变以及近期做过脑部、脊髓或眼外科手术的情况，请告知医师。

3. 本药常见的不良反应有血肿、出血、刺激、疼痛和注射部位不适。如症状持续或严重，请及时与医师联系并到医院就诊。

❖ **本药如何居家保存？**

放置于30℃以下、干燥处，避热储存。请将药品置于儿童触及不到的地方。

❖ **妊娠期妇女与哺乳期妇女用药注意事项：**

不建议在妊娠期间和哺乳期间使用本药。

❖ **儿童用药：**

儿童用量请咨询医师或药师，且必须在成人监护下使用。

❖ **用药过量怎么办？**

若使用过量，可能发生出血，请立即就医咨询。

❖ **与其他药物合用需注意什么？**

本药与很多药品可能存在相互作用，如同时使用乙酰水杨酸（包括其衍生物和其他水杨酸制剂），非甾体抗炎药和抗血小板药物，右旋糖酐、噻氯匹定，糖皮质激素等或其他药物，请提前告知医师。

依诺肝素钠注射液（0.4ml：4000AXaIU，0.6ml：6000AXaIU）

❖ **本药用于治疗哪些疾病？**

1. 预防静脉血栓栓塞性疾病，治疗肺栓塞。

2. 与阿司匹林合用治疗不稳定型心绞痛及非 Q 波心肌梗死。

3. 用于血液透析体外循环中，防止血栓形成。

4. 治疗急性 ST 段抬高型心肌梗死。

❖ **本药如何使用，何时使用最合适？**

皮下注射。具体剂量请遵医嘱。

❖ **使用本药期间需要注意什么？**

1. 使用后如出现过敏反应，请立即停药。

2. 如果有出血、肝肾疾病、高血压、视网膜病变、胃肠道溃疡等情况，请告知医师。

3. 本药常见的不良反应有血肿、出血、刺激、疼痛和注射部位不适。如症状持续或严重，请及时与医师联系并到医院就诊。

❖ **本药如何居家保存？**

放置于 30℃以下、干燥处，避热储存。请将药品置于儿童触及不到的地方。

❖ **妊娠期妇女与哺乳期妇女用药注意事项：**

1. 妊娠期妇女：仅在经医师评估确实需要时，才可在妊娠期间使用本药。

2. 哺乳期妇女：哺乳期间可以使用依诺肝素，但建议用药期间停止哺乳。

❖ **用药过量怎么办？**

若用药过量，可能引起出血性并发症，请及时就医。

❖ **与其他药物合用需注意什么？**

本药可能与其他药物存在相互作用，如水杨酸、乙酰水杨酸，非甾体抗炎药，其他溶栓药和抗凝药，血小板聚集抑制剂、右旋糖酐 40 和全身应用糖皮质激素等。如同时使用以上药物或其他药物，请提前告知医师。

达肝素钠注射液（0.2ml：2500IU，0.2ml：5000IU，0.3ml：7500IU）

❖ **本药用于治疗哪些疾病？**

治疗急性深静脉血栓。治疗不稳定型冠状动脉疾病，如不稳定型心绞痛和非 Q 波心肌梗死。预防血液透析和血液过滤期间体外循环系统中的凝血。预防与手术相关的血栓形成。

❖ **本药如何使用，何时使用最合适？**

皮下注射。具体剂量请遵医嘱。

❖ **使用本药期间需要注意什么？**

1. 使用本药如出现过敏反应，请立即停药。

2. 如患有肝肾疾病、消化性溃疡、脓毒性心内膜炎以及近期接受手术等情况，请告知医师。

3. 本药可导致高血钾，高血钾患者应注意监测血钾水平。

4. 本药常见的不良反应有血肿、出血、疼痛和注射部位不适。如症状持续或加重，请及时与医师联系并到医院就诊。

❖ **本药如何居家保存？**

放置于 30℃以下、干燥处，避光避热储存。请将药品置于儿童触及不到的地方。

❖ **妊娠期妇女与哺乳期妇女用药注意事项：**

不推荐在妊娠期间和哺乳期间使用本药，确需使用时建议用药期间停止哺乳。

❖ **儿童用药：**

不推荐儿童使用本药。

❖ **使用过量怎么办？**

若使用过量，请立即就医。

❖ **与其他药物合用需注意什么？**

本药与很多药物可能存在相互作用，如抗血小板药物、溶栓药物、乙酰水杨酸、非甾体抗炎药、GPⅡb/Ⅲa 受体拮抗剂、维生素 K 拮抗剂、葡聚糖以及增加血钾水平的药物等，如同时服用以上及其他药物，或同时静脉注射其他药物，请提前告知医师。

华法林钠（2.5mg，3mg）

❖ **本药用于治疗哪些疾病？**

预防和治疗血栓性疾病。

❖ **本药如何服用，何时服用最合适？**

通常每日1次，最好每日固定同一时间服用。本药剂量根据凝血功能检查结果进行适时调整，以达到最佳疗效。请遵医嘱服用，切勿擅自增减剂量。

❖ **使用本药期间需要注意什么？**

1. 若发生出血，请及时联系医师处理。

2. 用药期间遵照医师指示定期监测凝血功能。

3. 如对华法林或其他药物有过敏史，请提前告知医师。

4. 在服用华法林之前，请告诉医师既往史，尤其是出血问题（溃疡或经期过长、经血量过大等）、糖尿病、肝肾疾病、高血压、癫痫、关节炎、甲状腺功能异常，最近是否发生感染、手术等情况。同时，患者应向所有进行治疗的医师告知服用华法林的情况，尤其是在计划进行手术、拔牙或其他侵入性操作或检查之前。

5. 避免从事容易引起挫伤的危险性活动（比如足球、拳击等撞击性运动）。若出现严重关节肿胀或皮肤淤青，请立即就医。避免割伤，请小心刷牙及剃胡须，尽量使用软毛牙刷及电动刮胡刀。避免用力挖鼻孔，可能导致严重流鼻血。

6. 请确保身边有足够的药量，以避免中断治疗致使病情恶化。

7. 请勿自行更换不同厂家的药品。

8. 腹泻、发热、心衰以及肝病均会使INR升高。如果有上述任何疾病，请立即到医院就诊。

9. 华法林常见并发症是出血和血栓。剂量过高易导致出血，剂量不足易致血栓。但只要定期检测，及时调整，就可以降低此类风险的发生。常见的出血症状：牙龈出血、流鼻血、月经出血增加、皮肤出现紫斑。

10. 下列是一些严重的出血警告：①严重和长期头痛，胃痛或背部疼痛；②呕吐时出血；③腹部膨胀，水肿；④小便时尿液带红色或者黑褐色现象；⑤严重的眼睛结膜出血；⑥持续多天的黑便；⑦轻微触碰皮肤就留下瘀斑，难以消散。

11. 下列是一些严重的血栓警告：①肢体麻木；②语言困难；③视力减退或失明；④不明原因的头痛；⑤不明原因出现的呼吸困难。

12. 如对本药出现了过敏反应，请立即就医。过敏反应的症状包括皮疹、瘙痒、水肿、眩晕及呼吸困难。

13. 如发生或疑似出现上述情况，或有其他不适，请及时就医。

❖ **本药如何居家保存？**

放置于室温、干燥处，避光储存，请勿冷藏或冷冻。请将药品置于儿童触及不到的地方。

❖ **妊娠期妇女与哺乳期妇女用药注意事项：**

1. 妊娠期妇女及计划怀孕女性，请在专科医师的指导下服用。若服药期间怀孕，应立即告知医师。

2. 哺乳期妇女：可以使用本药。

❖ **儿童用药：**

儿童用量请咨询医师或药师，且必须在成人监护下使用。

❖ **忘记用药时怎么办？**

若是规律性服用此药，则于发现忘记服药时立即服药。但若发现忘记服药时已接近下次服药时间，请按原计划服用下次剂量即可，切勿一次或短时间内服用两次剂量。

如果忘记服药两天或更多天，请及时就医咨询。

❖ **用药过量怎么办？**

过量可能导致出血，请立即就医。

❖ **与其他药物合用需注意什么？**

1. 能增加抗凝作用的药物：广谱抗生素类如莫西沙星、头孢素、罗红霉素等；NSAID 类如阿司匹林、对乙酰氨基酚；降糖药如格列吡酮、甲苯磺丁脲等。

2. 能减弱抗凝作用的药物：巴比妥类药物如苯巴比妥；镇静催眠药如地西泮等。

3. 在医师开具处方前，及时告知医师正在服用华法林。应尽量避免使用对华法林影响较大的药物，并及时复查 INR。

利伐沙班（10mg，15mg，20mg）

❖ **本药用于治疗哪些疾病？**

1. 用于择期髋关节或膝关节置换手术的成年患者，以预防静脉血栓形成（VTE）。

2. 用于治疗成人深静脉血栓形成（DVT）和肺栓塞（PE）。

3. 用于非瓣膜性房颤患者，预防中风及全身性栓塞。

❖ **本药如何服用，何时服用最合适？**

1. 口服。推荐剂量：一次 10mg，每日 1 次，可与食物同服，也可以单独服用；15mg 或 20mg 片剂应与食物同服。具体剂量请遵医嘱。勿自行增减药量或任意停药。

2. 对于不能整片吞服的患者，可在服药前将本药压碎，与苹果酱混合后（4 小时内稳定）立即口服。在给予压碎的利伐沙班后，应当立即进食。

❖ **使用本药期间需要注意什么？**

1. 请主动将病史告知医师，尤其是凝血方面疾病、中风、肝肾疾病、消化性溃疡或出血，以及最近是否接受脑部、脊髓或眼科手术等。

2. 避免割伤自己，请小心刷牙、刮胡须，尽量使用软毛牙刷及电动刮胡刀。避免用力挖鼻孔，可能导致严重流鼻血。

3. 避免从事容易引起挫伤、扭伤的危险活动（如撞击性运动）。

4. 若发生异常的出血或淤青，请立即就医。

5. 如同时使用其他抗凝的药物，请告知医师。

6. 服用本药期间如果发生以下症状请立即就医：出血现象（如血尿、血便或黑便，流鼻血或牙龈出血超过 30 分钟，严重的皮肤淤青，咯血、吐血或经血过多）；严重头痛、头晕，或全身物理、不明原因的伤口红肿、疼痛；过敏反应（皮肤痒、红疹，脸部、手、嘴唇或喉咙肿，胸闷、呼吸困难）；皮肤起泡、脱皮、黄疸；腹痛、恶心、呕吐、便秘、腹泻、发烧、食欲变差、虚弱、倦怠、关节或肌肉疼痛、皮肤红疹。

❖ **本药如何居家保存？**

放置于室温、干燥处，避光储存。请将药品置于儿童触及不到的地方。

❖ **妊娠期妇女与哺乳期妇女用药注意事项：**

妊娠期妇女和哺乳期妇女禁用。

❖ **儿童用药：**

不推荐 18 岁以下的青少年或儿童使用本药。

❖ **忘记用药时怎么办？**

若是规律性服用此药，则于发现忘记服药时立即服药。但若发现忘记服药时已接近下次服药时间，请按原计划服用下次剂量即可，切勿一次或短时间内服用两次剂量。

❖ **用药过量怎么办？**

服药过量时，请立即就医。

❖ **与其他药物合用需注意什么？**

有些药物可能会影响本药药效。在服用本药时，如同时服用酮康唑、伊曲康唑、伏立康唑和泊沙康唑、利托那韦、NSAIDs、乙酰水杨酸、血小板聚集抑制剂等药物时，请提前告知医师。

甲磺酸达比加群酯胶囊（110mg，150mg）

❖ **本药用于治疗哪些疾病？**

预防非瓣膜性房颤患者的卒中和全身性栓塞。

❖ **本药如何服用，何时服用最合适？**

1. 口服。应用水整粒吞服。成人的推荐剂量为一次 150mg，每日 2 次。餐时或餐后服用均可。

2. 请将胶囊整颗吞服，请勿弄破、研磨、咀嚼或取出胶囊内药粒。

3. 具体剂量请遵医嘱，勿自行增减药量或任意停药。

❖ **使用本药期间需要注意什么？**

1. 请于服用本药之前，主动告知医师过去病史，尤其是凝血方面疾病、中风、肝肾疾病、细菌性心内膜炎、消化性溃疡、出血，以及最近是否接受过脑部、脊髓或眼科手术等。

2. 避免割伤自己，请小心刷牙、刮胡须，尽量使用软毛牙刷及电动刮胡刀。避免用力挖鼻孔，可能导致严重流鼻血。

3. 避免从事容易引起挫伤、扭伤的危险活动（如撞击性运动）。

4. 若发生异常的出血或淤青，请立即就医。

5. 服用本药期间如果发生以下症状请立即就医：出血（血尿、血便或黑便，不寻常的严重流鼻血或牙龈出血，皮肤淤青，咯血、呕吐出血或经血过多）；严重头痛、头晕或全身无力；过敏反应（皮肤痒、红疹、荨麻疹，脸部、手、嘴唇或喉咙肿，胸闷、呼吸困难）；癫痫；皮肤起泡、脱皮；腹痛、腹泻、便秘、消化不良、胃灼热、严重恶心、呕吐、发烧、食欲差、虚弱、倦怠、皮疹。

❖ **本药如何居家保存？**

置于 25℃以下、干燥处，避光储存，请勿冷藏或冷冻。请将药品置于儿童触及不到的地方。

❖ **妊娠期妇女与哺乳期妇女用药注意事项：**

妊娠期妇女不应使用本药，哺乳期妇女使用本药治疗期间应停止哺乳。

❖ **儿童用药:**

不推荐 18 岁以下儿童使用。

❖ **忘记用药时怎么办?**

若距下次用药时间大于 6 小时,立即服用本药漏服的剂量。如果距下次用药不足 6 小时,则直接服用下次的剂量。不可为弥补漏服剂量而使用双倍剂量的药物。

❖ **用药过量怎么办?**

若服用过量,请立即就医。

❖ **与其他药物合用需注意什么?**

本药会和一些药物发生相互作用,并因此被增加或降低抗凝血效果,所以未经医师许可,请不要自行停用目前正在服用的药品或自行服用任何其他药品、中草药或保健食品(尤其是阿司匹林,非类固醇消炎止痛药,抗凝药,抗血小板聚集药,抗结核药利福平,抗真菌药酮康唑,抗心律不齐药胺碘酮、达奈达隆等)。

阿哌沙班片(2.5mg)

❖ **本药用于治疗哪些疾病?**

用于髋关节或膝关节择期置换术的成年患者;预防静脉血栓栓塞事件(VTE)。

❖ **本药如何服用,何时服用最合适?**

1. 口服。推荐剂量为一次 2.5mg,每日 2 次,以水送服,不受进餐影响。首次服药时间应在手术后 12~24 小时之间。

2. 如果患者不能吞下整片药片,可以把本药压碎后与水或 5% 葡萄糖溶液、苹果汁或与苹果酱混合及时口服。或者把本药压碎,混合于 60ml 的水或 5% 葡萄糖溶液中,及时通过鼻饲胃管给药。压碎的本药在水、5% 葡萄糖溶液、苹果汁、苹果酱中 4 小时内稳定。

❖ **使用本药期间需要注意什么?**

1. 请主动将病史告知医师,尤其是凝血方面疾病、中风、肝肾疾病、消化性溃疡或出血,以及最近是否接受过脑部、脊髓或眼科手术等。

2. 避免割伤自己,请小心刷牙、刮胡须,尽量使用软毛牙刷及电动刮胡刀。避免用力挖鼻孔,可能导致严重流鼻血。

3. 避免从事容易引起挫伤、扭伤的危险活动(如撞击性运动)。

4. 若发生异常的出血或淤青,请立即就医。

5. 如同时使用其他抗凝药物,请告知医师。

6. 服用本药期间如果发生以下症状请立即就医:出血现象(如血尿、血便或黑便,流鼻血或牙龈出血超过三十分钟,严重的皮肤淤青,咯血、吐血或经血过多);严重头痛、头晕;或全身物理、不明原因的伤口红肿、疼痛;过敏反应(皮肤痒、红疹、脸部、手、嘴唇或喉咙肿,胸闷、呼吸困难);皮肤起泡、脱皮、黄疸;腹痛、恶心、呕吐、便秘、腹泻、发烧、食欲变差、虚弱、倦怠、关节或肌肉疼痛、皮肤红疹。

❖ **本药如何居家保存?**

放置于 30℃ 以下的条件下,避光储存。请将药品置于儿童触及不到的地方。

❖ **妊娠期妇女与哺乳期妇女用药注意事项:**

妊娠期间不推荐使用;哺乳期妇女使用本药时应停止授乳。

❖ **儿童用药：**

不建议 18 岁以下患者使用。

❖ **忘记用药时怎么办？**

若是规律性服用此药，则于发现忘记服药时立即服药。但若发现忘记服药时已接近下次服药时间，请按原计划服用下次剂量即可，切勿一次或短时间内服用两次剂量。

❖ **用药过量怎么办？**

若服药过量，请立即就医。

❖ **与其他药物合用需注意什么？**

本药跟很多药物存在相互作用，如血小板聚集抑制剂、抗凝药、非甾体抗炎药、酮康唑、利托那韦等。因此，如合用以上药物及其他药物，都应提前告知医师。

艾多沙班片（15mg，30mg，60mg）

❖ **本药用于治疗哪些疾病？**

1. 用于非瓣膜性房颤成人患者，预防卒中和体循环栓塞。

2. 用于治疗成人深静脉血栓（DVT）和肺栓塞（PE），以及预防成人深静脉血栓和肺栓塞复发。

❖ **本药如何服用，何时服用最合适？**

1. 口服。推荐剂量为 60mg，每日 1 次。本药可与食物同服，也可以单独服用。

2. 具体剂量请遵医嘱，勿自行增减药量或任意停药。

❖ **使用本药期间需要注意什么？**

1. 请主动将病史告知医师，尤其是凝血方面疾病、中风、肝肾疾病、消化性溃疡或出血，以及最近是否接受过脑部、脊髓或眼科手术等。

2. 避免割伤自己，请小心刷牙、刮胡须，尽量使用软毛牙刷及电动刮胡刀。避免用力挖鼻孔，可能导致严重流鼻血。

3. 避免从事容易引起挫伤、扭伤的危险活动（如撞击性运动）。

4. 若发生异常的出血或淤青，请立即就医。

5. 如同时使用其他抗凝的药物，请告知医师。

6. 服用本药期间如果发生以下症状请立即就医：出血现象（如血尿、血便或黑便、流鼻血或牙龈出血超过 30 分钟，严重的皮肤淤青，咯血、吐血或经血过多）；严重头痛、头晕；或全身物理、不明原因的伤口红肿、疼痛；过敏反应（皮肤痒、红疹、脸部、手、嘴唇或喉咙肿；胸闷、呼吸困难）；皮肤起泡、脱皮、黄疸；腹痛、恶心、呕吐、便秘、腹泻、发烧、食欲不振、虚弱、倦怠、关节或肌肉疼痛、皮肤红疹。

❖ **本药如何居家保存？**

放置于 30℃以下、干燥处，避光储存，请勿冷藏或冷冻。请将药品置于儿童触及不到的地方。

❖ **妊娠期妇女与哺乳期妇女用药注意事项：**

1. 育龄妇女：育龄妇女在接受本药治疗期间应采取避孕措施。

2. 妊娠期妇女：本药禁用于妊娠期妇女。

3. 哺乳期妇女：本药禁用于哺乳期妇女。

❖ **儿童用药：**

不推荐 18 岁以下青少年或儿童患者使用本药。

❖ **用药过量怎么办？**

若服药过量，请立即就医。

❖ **忘记用药时怎么办？**

若是规律性服用此药，则于发现忘记服药时立即服药。并于次日按原计划服用下次剂量即可，切勿一次或短时间内服用两次剂量。

❖ **与其他药物合用需注意什么？**

本药与很多药物存在相互作用，如抗凝剂、环孢素、红霉素或酮康唑、奎尼丁、维拉帕米、苯妥英钠、阿司匹林、舍曲林等。因此，如有合用其他药物的情况，请详细告知医师。

舒洛地特软胶囊（250LSU）

❖ **本药用于治疗哪些疾病？**

用于有血栓形成危险的血管疾病。

❖ **本药如何服用，何时服用最合适？**

口服。一次 1 粒，每日 2 次，距用餐时间要长，如在早上 10 时和晚上 10 时服用。亦可遵医嘱调节用药剂量。

❖ **使用本药期间需要注意什么？**

1. 服用本药期间如发生过敏反应，请立即停药。

2. 如果有肝脏疾病、血友病等病史，请告知医师。

3. 如果正在使用抗凝药物，请告知医师。

4. 服用本药可能引起恶心、呕吐和上腹痛等症状，但极少发生。如有持续或严重的不良反应，请及时就医。

❖ **本药如何居家保存？**

放置于常温（30℃以下）、干燥处，避光储存，请勿冷藏或冷冻。请将药品置于儿童触及不到的地方。

❖ **妊娠期妇女与哺乳期妇女用药注意事项：**

妊娠期妇女不建议使用本药。

❖ **儿童用药：**

尚不明确，请在医师指导下使用。

❖ **忘记用药时怎么办？**

若是规律性服用此药，则于发现忘记服药时立即服药。但若发现忘记服药时已接近下次服药时间，请按原计划服用下次剂量即可，切勿一次或短时间内服用两次剂量。

❖ **用药过量怎么办？**

若服药过量，请立即就医。

❖ **与其他药物合用需注意什么？**

本药可能与其他药物存在相互作用，如果同时使用抗凝药物以及其他药物，请详细告知医师。

（二）抗血小板药

阿司匹林肠溶片（100mg）

❖ **本药用于治疗哪些疾病？**

阿司匹林对血小板聚集有抑制作用，适用于：预防和治疗急性心肌梗死，治疗血栓性疾病、预防中风。

❖ **本药如何服用，何时服用最合适？**

口服。饭前适量水送服。具体剂量请遵医嘱，勿自行增减药量或任意停药。

❖ **使用本药期间需要注意什么？**

1. 服用本药时如出现过敏反应，请立即停药。

2. 如有消化性溃疡、出血、肝肾疾病、心脏疾病等情况，请提前告知医师。

3. 如对止痛药、抗炎药、抗风湿药过敏，请告知医师。

4. 低剂量阿司匹林可诱发痛风，尿酸高的患者应多加注意。

5. 服用本药可能会引起消化不良、腹部疼痛、贫血、轻至重度的过敏反应。如出现持续性的不良反应或其他严重症状，请及时联系医师并到医院就医。

❖ **本药如何居家保存？**

放置于25℃以下、干燥处，避光储存，取出后应立即服用。请放在儿童触及不到的地方。

❖ **妊娠期妇女与哺乳期妇女用药注意事项：**

1. 妊娠期妇女应在医师评估指导下使用。此外，阿司匹林禁用于妊娠最后3个月的妇女。

2. 哺乳期妇女服药一般不需停止哺乳。但常规服用或高剂量摄入时，应尽早停止哺乳。

❖ **儿童用药：**

儿童用量请咨询医师或药师，且必须在成人监护下使用。

❖ **忘记用药时怎么办？**

若是规律性服用此药，则于发现忘记服药时立即服药。但若发现忘记服药时已接近下次服药时间，请按原计划服用下次剂量即可，切勿一次或短时间内服用两次剂量。

❖ **用药过量怎么办？**

若服药过量，请立即就医。

❖ **与其他药物合用需注意什么？**

本药与很多药物存在相互作用，如甲氨蝶呤、布洛芬、抗凝血药（如香豆素衍生物、肝素）、高剂量的其他含水杨酸盐的非甾体抗炎药、促尿酸排泄的抗痛风药（如丙磺舒、磺吡酮）、地高辛、抗糖尿病药（如胰岛素、磺酰脲类）、利尿药、糖皮质激素、血管紧张素转换酶抑制剂（ACE）、丙戊酸、乙醇。如同时服用以上及其他药物，请提前告知医师。

铝镁匹林片（Ⅱ）（阿司匹林81mg：重质碳酸镁22mg：甘羟铝11mg）

❖ **本药用于治疗哪些疾病？**

用于下述情况需使用阿司匹林抑制血小板黏附和聚集，但患者不能耐受阿司匹林的胃肠道反应时：不稳定型心绞痛、急性心肌梗死、局部缺血性脑血管障碍等。

❖ **本药如何服用，何时服用最合适？**

通常为成人一次 1 片，每日 1 次；依据病情一次最多服用 4 片。具体用法用量请谨遵医嘱。

❖ **使用本药期间需要注意什么？**

1. 服用本药后如出现过敏反应，请立即停药。

2. 如有水杨酸类制剂过敏史、阿司匹林喘息的情况，不得服用本药。

3. 如有肝肾疾病、消化性溃疡、心脏疾病、支气管哮喘、月经过多的情况，请告知医师。

4. 如正在服用阿司匹林、对乙酰氨基酚等药物，请告知医师。

5. 服药期间不应饮酒。

6. 服用本药可能出现皮疹、出血、呕吐、腹痛等症状，故应充分观察，如出现异常，应联系医师。如出现严重不良反应，请及时停药就医。

❖ **本药如何居家保存？**

放置于室温、干燥处，避光储存，请勿冷藏或冷冻。请将药品置于儿童触及不到的地方。

❖ **妊娠期妇女与哺乳期妇女用药注意事项：**

妊娠早期和中期及哺乳期妇女应在医师指导下使用，预产期在 12 周以内的妊娠期妇女禁用；哺乳期妇女若常规服用，应停止哺乳。

❖ **儿童用药：**

儿童用量请咨询医师或药师，且必须在成人监护下使用。

❖ **忘记用药时怎么办？**

若是规律性服用此药，则于发现忘记服药时立即服药。但若发现忘记服药时已接近下次服药时间，请按原计划服用下次剂量即可，切勿一次或短时间内服用两次剂量。

❖ **用药过量怎么办？**

若服药过量，请立即就医。

❖ **与其他药物合用需注意什么？**

本药与很多药物均存在相互作用，如降压药、丙磺舒、地高辛、肝素、华法林、呋塞米等。因此，如同时服用其他药物，请详细告知医师。

盐酸噻氯匹定片（0.25g）

❖ **本药用于治疗哪些疾病？**

用于预防和治疗因血小板高聚集状态引起的心、脑及其他动脉的循环障碍性疾患。

❖ **本药如何服用，何时服用最合适？**

口服。一次 1 片，每日 1 次，就餐时服用。

❖ **使用本药期间需要注意什么？**

1. 如有血友病、再生性贫血、胃肠道溃疡、肝肾疾病的情况，请告知医师。

2. 如同时使用其他抗凝药物如阿司匹林、氯吡格雷、尿激酶等，请告知医师。

3. 如要进行手术（包括拔牙），术前 10~14 天应停用本药。

4. 服用本药可能出现恶心、呕吐及腹泻，一般为轻度，无需停药。如以上症状持续或出现严重的不良反应，应及时停药就医。

❖ **本药如何居家保存？**

放置于室温、干燥处，避光储存，请勿冷藏或冷冻。请将药品置于儿童触及不到的地方。

❖ **妊娠期妇女与哺乳期妇女用药注意事项：**

本药应避免用于妊娠期妇女和哺乳期妇女。

❖ **儿童用药：**

尚不明确，请在医师指导下使用。

❖ **忘记用药时怎么办？**

若是规律性服用此药，则于发现忘记服药时立即服药。但若发现忘记服药时已接近下次服药时间，请按原计划服用下次剂量即可，切勿一次或短时间内服用两次剂量。

❖ **用药过量怎么办？**

若服药过量，请立即就医。

❖ **与其他药物合用需注意什么？**

本药与很多药物可能存在相互作用，如阿司匹林、氯吡格雷、尿激酶、环孢素、茶碱等。因此，如有正在使用的药物，请详细告知医师。

硫酸氢氯吡格雷片（25mg，75mg）

❖ **本药用于治疗哪些疾病？**

本药可抑制血小板聚集，可以用于降低中风、心肌梗死及其他由动脉粥样硬化引起的疾病发生率。

❖ **本药如何服用，何时服用最合适？**

口服。成人的一般推荐剂量为75mg，每日1次，与或不与食物同服。具体剂量请遵医嘱。

❖ **使用本药期间需要注意什么？**

1. 如有肝脏疾病、消化性溃疡、视网膜病变等情况，请提前告知医师。

2. 在进行任何手术前，应将服用本药的情况事先告知医师。

❖ **本药可能引起的副作用有哪些？如果发生该怎么办？**

常见不良反应有紫癜、腹痛、消化不良、皮疹、腹泻、血便或黑便、严重胃痛、异常淤血或出血、鼻血、血尿、发烧、寒战、喉痛等。如以上症状持续或出现其他严重症状，请及时就医。

❖ **本药如何居家保存？**

放置于室温、干燥处储存。请将药品置于儿童触及不到的地方。

❖ **妊娠期妇女与哺乳期妇女用药注意事项：**

妊娠期妇女和哺乳期妇女应避免使用。哺乳期妇女用药期间应停止哺乳。

❖ **儿童用药：**

尚无在儿童中使用的经验，请在医师指导下使用。

❖ **用药过量怎么办？**

若服药过量，请立即就医。

❖ **忘记用药时怎么办?**

在常规服药时间 12 小时之内漏服,请马上补服一次标准剂量,并按照常规服药时间服用下一次剂量;若超过常规服药时间 12 小时,请在下次常规服药时间服用标准剂量,不要服用加倍剂量。

❖ **与其他药物合用需注意什么?**

本药与很多药物可能存在相互作用,如奥美拉唑、华法林、替罗非班、阿司匹林、肝素、塞来昔布、苯妥英钠、甲苯磺丁脲等。因此,如同时服用其他药物,请详细告知医师,以便调整剂量或停药。

双嘧达莫片(25mg)

❖ **本药用于治疗哪些疾病?**

主要用于抗血小板聚集,用于预防血栓形成。

❖ **本药如何服用,何时服用最合适?**

口服。一次 25~50mg,每日 3 次,饭前服。其他特殊用法用量谨遵医嘱。

❖ **使用本药期间需要注意什么?**

1. 请将病史及药物过敏史告知医师或药师,特别是凝血方面疾病、重症肌无力或低血压病史。

2. 请将用药情况告知医师或药师,特别是抗血小板药物阿司匹林,抗凝药等。

3. 如果要开刀或拔牙,请将服用本药的情况告知其他科的医师。

4. 本药可能会引起直立性低血压,如从躺卧或坐姿起立时应加小心,不应太快以避免晕眩。

5. 常见副作用有眩晕、胃痛、头痛、皮疹、腹泻、呕吐、脸红(感觉热)、皮肤瘙痒,但一般都不严重,若症状加重且无法忍受,请就医咨询。

6. 如果有下列症状,请立刻就医:异常出血或瘀血、皮肤或眼睛变黄、胸痛。

❖ **本药如何居家保存?**

放置于室温、干燥处,避光储存。请将药品置于儿童触及不到的地方。

❖ **妊娠期妇女与哺乳期妇女用药注意事项:**

妊娠期妇女与哺乳期妇女慎用本药,请在医师指导下使用。

❖ **儿童用药:**

不推荐 12 岁以下儿童使用本药。

❖ **忘记用药时怎么办?**

若是规律性服用此药,则于发现忘记服药时立即服药。但若发现忘记服药时已接近下次服药时间,请按原计划服用下次剂量即可,切勿一次或短时间内服用两次剂量。

❖ **用药过量怎么办?**

若服药过量,请立即就医。

❖ **与其他药物合用需注意什么?**

本药可能与其他药物存在相互作用,如阿司匹林、华法林等。若同时合用其他药物,请提前告知医师。

替格瑞洛片（90mg）

❖ **本药用于治疗哪些疾病？**

用于降低冠心病引起的栓塞性心血管事件（如中风、心肌梗死）。

❖ **本药如何服用，何时服用最合适？**

口服。本药可在饭前或饭后服用。通常一次 1 片，每日 2 次。具体剂量请遵医嘱，勿自行增减药量或任意停药。

❖ **使用本药期间需要注意什么？**

1. 服用本药时如发生过敏反应，请立即停药。

2. 如有消化性溃疡、肝肾疾病、哮喘、肺部疾病等情况，请提前告知医师。

3. 进行任何手术前，请将服用本药情况主动告知医师。

4. 本药可能会引起出血问题，请避免从事激烈运动或其余容易导致出血、受伤的活动。

5. 常见副作用有头痛、咳嗽、头晕、背痛、腹泻，但一般都不严重，若症状加重且无法忍受，请及时就医。

6. 如果有下列症状，请立刻就医：持续血便或黑便、严重胃痛、异常淤青、出血或鼻血、血尿、心律不齐、异常呼吸困难。

❖ **本药如何居家保存？**

放置于 30℃以下、干燥处，避光储存，请勿冷藏或冷冻。请将本药放置远离儿童处。

❖ **妊娠期妇女与哺乳期妇女用药注意事项：**

不建议妊娠期妇女和哺乳期妇女使用，哺乳期妇女用药期间应停止哺乳。

❖ **儿童用药：**

不推荐 18 岁以下青少年和儿童使用本药。

❖ **忘记用药时怎么办？**

治疗中应尽量避免漏服。若发现忘记服药，按原计划服用下次剂量即可，切勿一次或短时间内服用两次剂量。

❖ **用药过量怎么办？**

若服药过量，请立即就医。

❖ **与其他药物合用需注意什么？**

本药与很多药物均存在相互作用，如酮康唑、克拉霉素、利托那韦、帕罗西汀、阿司匹林等。因此，如合用以上药物及其他药物，请提前详细告知医师。

曲克芦丁片（60mg）

❖ **本药用于治疗哪些疾病？**

用于闭塞综合征、血栓性静脉炎、毛细血管出血等。

❖ **本药如何服用，何时服用最合适？**

口服。一次 120~180mg，每日 3 次。

❖ **使用本药期间需要注意什么？**

1. 服用本药期间如发生过敏反应，请立即停药。

2. 服药期间注意防晒，避免阳光直射、高温，不要长时间的站立。

3. 极少患者可能会发生恶心、便秘。用药后一旦出现潮红、皮疹、心悸、胸闷、憋气、血压下降等可能与严重不良反应有关的症状时，应立即停药并及时就医。

❖ **本药如何居家保存？**

请将本药放置于室温、干燥处，避光储存，请勿冷藏或冷冻。请将药品置于儿童触及不到的地方。

❖ **妊娠期妇女与哺乳期妇女用药注意事项：**

请在医师指导下使用。

❖ **儿童用药：**

儿童用量请咨询医师或药师，且必须在成人监护下使用。

❖ **忘记用药时怎么办？**

若是规律性服用此药，则于发现忘记服药时立即服药。但若发现忘记服药时已接近下次服药时间，请按原计划服用下次剂量即可，切勿一次或短时间内服用两次剂量。

❖ **用药过量怎么办？**

若服药过量，请立即就医。

❖ **与其他药物合用需注意什么？**

本药与其他药物合用时可能会发生相互作用。因此，如同时合用其他药物，请详细告知医师。

西洛他唑片（50mg）

❖ **本药用于治疗哪些疾病？**

改善因为慢性动脉硬化性闭塞症引起的慢性溃疡、疼痛、发冷及间歇性跛行等症状。预防脑梗死复发（心源性脑梗死除外）。

❖ **本药如何服用，何时服用最合适？**

口服。一次100mg，每天2次。另外，可根据年龄、症状适当增减，具体用法用量请遵医嘱。

❖ **使用本药期间需要注意什么？**

1. 如有血友病、消化道出血、心脏疾病、肝肾疾病、月经过多等情况，请提前告知医师。

2. 如正在使用抗凝药或抗血小板药（阿司匹林、噻氯匹定等），请告知医师。

3. 服用本药可能会出现皮疹、心悸、恶心呕吐、头痛、食欲不振等症状，如以上症状持续或发生其他严重不良反应时，请立即停药就医。

❖ **本药如何居家保存？**

放置于室温、干燥处，密封保存。请将药品置于儿童触及不到的地方。

❖ **妊娠期妇女与哺乳期妇女用药注意事项：**

妊娠或计划/可能妊娠的妇女禁用；哺乳期妇女服用时应停止授乳。

❖ **儿童用药：**

儿童服药的安全性未确立。不推荐儿童使用本药。

❖ **忘记用药时怎么办？**

若是规律性服用此药，则于发现忘记服药时立即服药。但若发现忘记服药时已接近下次服药时间，请按原计划服用下次剂量即可，切勿一次或短时间内服用两次剂量。

❖ **用药过量怎么办？**

若服药过量，医师请立即就医。

❖ **与其他药物合用需注意什么？**

本药与一些药物可能存在相互作用，如华法林、阿司匹林、噻氯匹定、前列地尔、奥美拉唑等。如同时服用以上药物及其他药物时，请提前告知医师。

贝前列素钠片（20μg，40μg）

❖ **本药用于治疗哪些疾病？**

改善慢性动脉闭塞性疾病引起的溃疡、间歇性跛行、疼痛和冷感等症状。

❖ **本药如何服用，何时服用最合适？**

饭后口服。一次 40μg，每日 3 次。

❖ **使用本药期间需要注意什么？**

1. 如有血友病、上消化道出血、尿路出血、眼底出血、月经期等相关情况，请提前告知医师。

2. 如正在服用抗凝药物如华法林、阿司匹林等，请提前告知医师。

3. 本药常见不良反应有头痛、颜面潮红、潮热、腹泻和恶心等，如以上症状持续或发生其他严重不良反应时，请及时就医。

❖ **本药如何居家保存？**

放置于 10~30℃条件下，避光保存。请将药品置于儿童触及不到的地方。

❖ **妊娠期妇女与哺乳期妇女用药注意事项：**

妊娠期妇女或可能妊娠的妇女禁服本药。哺乳期妇女应避免服用本药，必须服用时，应停止哺乳。

❖ **儿童用药：**

儿童服药的安全性尚未确立，请在医师指导下使用。

❖ **忘记用药时怎么办？**

若是规律性服用此药，则于发现忘记服药时立即服药。但若发现忘记服药时已接近下次服药时间，请按原计划服用下次剂量即可，切勿一次或短时间内服用两次剂量。

❖ **用药过量怎么办？**

若服药过量，请立即就医。

❖ **与其他药物合用需注意什么？**

本药与其他药物可能存在相互作用，如华法林、阿司匹林、噻氯匹定、前列地尔等。如合用以上药物或者其他药物，请提前告知医师。

盐酸沙格雷酯片（100mg）

❖ **本药用于治疗哪些疾病？**

改善慢性动脉闭塞症所引起的溃疡、疼痛以及冷感等缺血性诸症状。

❖ **本药如何服用，何时服用最合适？**

1. 饭后口服。一次 100mg，每日 3 次。

2. 具体剂量请遵医嘱，勿自行增减药量或任意停药。

❖ **使用本药期间需要注意什么？**

1. 如有血友病、消化性溃疡、尿道出血、玻璃体出血、月经期、肝肾疾病的情况，请提前告知医师。

2. 如正在使用抗凝药物如华法林、阿司匹林、盐酸噻氯匹定、西洛他唑等，请提前告知医师以便调整用药剂量和策略。

3. 常见不良反应有恶心、上腹部烧灼感、腹痛等，如以上症状持续或出现严重的不良反应时，请及时停药就医。

❖ **本药如何居家保存？**

放置于25℃以下、干燥处，避光保存，请勿冷藏或冷冻。请将药品置于儿童触及不到的地方。

❖ **妊娠期妇女与哺乳期妇女用药注意事项：**

妊娠期妇女或可能妊娠的妇女禁用此药。哺乳期妇女最好不使用此药，确需使用此药时，应停止哺乳。

❖ **儿童用药：**

不推荐儿童使用本药。

❖ **忘记用药时怎么办？**

若是规律性服用此药，则于发现忘记服药时立即服药。但若发现忘记服药时已接近下次服药时间，请按原计划服用下次剂量即可，切勿一次或短时间内服用两次剂量。

❖ **用药过量怎么办？**

若服药过量，请立即就医。

❖ **与其他药物合用需注意什么？**

与抗凝血药（华法林等）、抗血小板药（阿司匹林、噻氯匹定、西洛他唑等）合用时有加剧出血的可能。如同时服用以上药物以及其他药物，请提前告知医师。

四、其他

包醛氧淀粉胶囊（0.625g）

❖ **本药用于治疗哪些疾病？**

尿素氮吸附药，适用于各种原因造成的氮质血症。

❖ **本药如何服用，何时服用最合适？**

口服，饭后用温开水送服。一次8~16粒，每日2~3次，或遵医嘱。

❖ **使用本药期间需要注意什么？**

1. 服用本药期间要适当控制蛋白质摄入量，如能配合低蛋白饮食，将有助于提高疗效。

2. 本药性状发生改变，如受潮发霉后，勿服用。

3. 本药不良反应尚不明确。如出现身体不适，请及时与医师联系。

❖ **本药如何居家保存？**

放置于室温、干燥处，避光储存，请勿冷藏或冷冻。请将药品置于儿童触及不到的地方。

❖ **妊娠期妇女与哺乳期妇女用药注意事项：**

尚不明确。请在医师指导下使用。

❖ **儿童用药：**

尚不明确。请在医师指导下使用。

❖ **忘记用药时怎么办？**

若是规律性服用此药，则于发现忘记服药时立即服药。但若发现忘记服药时已接近下次服药时间，请按原计划服用下次剂量即可，切勿一次或短时间内服用两次剂量。

❖ **用药过量怎么办？**

若服药过量，请立即就医。

❖ **与其他药物合用需注意什么？**

与其他药物同时使用可能会发生药物相互作用，如同时使用其他药物，请提前告知医师。

阿魏酸哌嗪片（50mg）

❖ **本药用于治疗哪些疾病？**

适用于肾小球疾病，如肾炎、慢性肾炎、肾病综合征、早期尿毒症以及冠心病、脑梗死、脉管炎等的辅助治疗。

❖ **本药如何服用，何时服用最合适？**

口服。一次 100~200mg（2~4 片），每日 3 次。

❖ **使用本药期间需要注意什么？**

服用本药时如出现过敏反应，请立即停药。

❖ **本药可能引起的副作用有哪些？如果发生该怎么办？**

尚未发现有关报道。如出现身体不适，请及时与医师联系。

❖ **本药如何居家保存？**

放置于室温、干燥处，避光储存，请勿冷藏或冷冻。请将药品置于儿童触及不到的地方。

❖ **妊娠期妇女与哺乳期妇女用药注意事项：**

尚不明确，请在医师指导下使用。

❖ **忘记用药时怎么办？**

若是规律性服用此药，则于发现忘记服药时立即服药。但若发现忘记服药时已接近下次服药时间，请按原计划服用下次剂量即可，切勿一次或短时间内服用两次剂量。

❖ **用药过量怎么办？**

若服药过量，请立即就医。

❖ **与其他药物合用需注意什么？**

本药不能与阿苯达唑以及双羟萘酸噻嘧啶合用，如同时使用以上药物或者其他药物，请提前告知医师。

第七节　解热镇痛抗炎药、抗风湿药以及抗痛风药

本章重点介绍解热镇痛抗炎药、抗风湿药以及抗痛风药。某些免疫系统疾病的用药

与其他系统用药雷同者，如治疗某些类型肿瘤的生物制剂和免疫调节剂等，参阅其他章节相应系统用药。

一、解热镇痛抗炎药

解热镇痛抗炎药主要用于镇痛抗炎。此部分涉及的药物有下列几类：①水杨酸衍生物；②非选择性 COX 抑制剂；③选择性 COX-2 抑制剂；④乙酰苯胺类。

（一）水杨酸衍生物

阿司匹林（乙酰水杨酸）（泡腾片：0.5g；普通片：0.3g；肠溶片：50mg，100mg）

❖ **本药用于治疗哪些疾病？**

可用于治疗感冒、流感及各种原因引起的发热、头痛、月经痛、神经痛、肌肉痛、术后钝痛等；还可用于风湿性关节炎、改善类风湿关节炎的症状，以及缓解骨性关节炎、强直性脊柱炎、痛风性关节炎、幼年型关节炎的症状及其他非风湿性炎症的骨骼肌疼痛。此外，本药也用于儿科皮肤黏膜淋巴结综合征（川崎病）的治疗。

❖ **本药如何服用，何时服用最合适？**

1. 普通片（0.3g/ 片）

（1）用于解热镇痛患者：口服。一次 0.3~0.6g（1~2 片），每日 3 次，必要时每 4 小时 1 次。每日最大剂量 4g。

（2）用于抗风湿患者：口服。每日 3~6g，分 4 次口服。

2. 肠溶片（50mg 或 100mg）应饭前用适量水送服，具体用量遵医嘱。

3. 泡腾片（0.5g）：成人及 16 岁和以上的青少年：

（1）用于解热镇痛患者：一次 0.5g（1 片），一日 0.5~2.0g（1~4 片），放入温开水中溶解后服用。

（2）用于抗风湿患者：一次 0.5~1g（1~2 片），一日 3~4g（6~8 片），放入温开水中溶解后服用。

❖ **使用本药期间需要注意什么？**

1. 常见不良反应为胃肠道反应，如轻微胃痛，一般不严重，若症状加重或无法忍受请与医师联络或就诊。

2. 如有下列症状，请立即就医：胃痛、呕吐、头昏眼花、耳鸣或丧失听力、带血或黑色粪便、呼吸困难或喘鸣、红疹及过敏。

3. 如需手术或拔牙，应将用药情况告知医师或药师。

4. 扁桃体摘除或口腔手术后 7 日内（除泡腾片）应整片吞服，以免嚼碎后接触伤口，引起损伤。

5. 服用此药期间请勿饮酒。

6. 蚕豆症患者慎用。

7. 儿童及青少年：罹患水痘或流行性感冒不得使用此药缓解症状；若服用本药发生严重呕吐及精神错乱，须立即送医。

❖ **本药如何居家保存？**

放置于室温、阴凉、干燥处，避光储存，请勿冷藏或冷冻。请将药品置于儿童触及不到的地方。

❖ **妊娠期妇女与哺乳期妇女用药注意事项:**

妊娠期最后 3 个月禁用;哺乳期妇女若服用本药应尽早停止哺乳。

❖ **忘记用药时怎么办?**

若是规律性服用此药,则于发现忘记服药时立即服药。但若发现忘记服药时已接近下次服药时间,请按原计划服用下次剂量即可,切勿一次或短时间内服用两次剂量。

❖ **用药过量怎么办?**

慢性水杨酸盐中毒表现为头晕、眩晕、耳鸣、耳聋、出汗、恶心和呕吐、头痛及意识错乱,减少剂量后可缓解。急性中毒的主要特征为严重的酸碱平衡紊乱,表现为烦躁不安、谵妄、精神错乱、呼吸困难等。若出现上述症状,应立即就医,进行催吐或洗胃,对症和支持治疗。

❖ **与其他药物合用需注意什么?**

服药期间加用其他药物,特别是抗凝药、糖皮质激素、降糖药、降压药、甲氨蝶呤、利尿剂等,需提前告知医师或药师,以便及时调整服药剂量。

二氟尼柳片(0.25g)

❖ **本药用于治疗哪些疾病?**

适用于类风湿关节炎、骨关节炎以及各种轻、中度疼痛。

❖ **本药如何服用,何时服用最合适?**

1. 用于骨关节炎患者:一次 2 片(0.5g),每日 2 次,饭后用温开水送服。每日维持剂量不超过 6 片(1.5g)。

2. 用于镇痛患者:第一次 4 片(1g),以后每 8~12 小时服用 2 片(0.5g)。

❖ **使用本药期间需要注意什么?**

1. 12 岁以下儿童不推荐使用。

2. 可以把片剂与食物或牛奶同时服用,减少胃部刺激。

3. 服药期间,不得饮酒。

4. 服药期间出现胸痛、气短、无力、言语含糊、腹痛、黑便等症状和体征,请立即就医。

❖ **本药如何居家保存?**

放置于室温、阴凉、干燥处,避光储存,不要冷藏或冷冻。请将药品置于儿童触及不到的地方。

❖ **妊娠期妇女与哺乳期妇女用药注意事项:**

妊娠期妇女慎用;哺乳期妇女禁止使用。

❖ **忘记用药时怎么办?**

若是规律性服用此药,则于发现忘记服药时立即服药。但若发现忘记服药时已接近下次服药时间,请按原计划服用下次剂量即可,切勿一次或短时间内服用两次剂量。

❖ **用药过量怎么办?**

服药过量常见症状包括:嗜睡、恶心、呕吐、腹泻、过度换气、心动过缓、耳鸣、定向障碍、木僵和昏迷。严重可致死。发生药物过量应及时就医,进行催吐或洗胃,对症和支持治疗。

❖ **与其他药物合用需注意什么?**

服药期间加用其他药物,特别是与口服抗凝血药同时服用,需提前告知医师或药师,以便及时调整抗凝药剂量。

(二)非选择性 COX 抑制剂

布洛芬(片:0.1g;缓释胶囊:0.3g;混悬液:30ml:0.6g)

❖ **本药用于治疗哪些疾病?**

主要用于缓解各种慢性关节炎的关节肿痛症状;治疗各种软组织风湿性疼痛,如肩痛、腱鞘炎、滑囊炎、肌痛及运动后损伤性疼痛等;急性疼痛,如手术后、创伤后、劳损后、原发性痛经、牙痛、头痛等;对成人和儿童的发热有解热作用。

❖ **本药如何服用,何时服用最合适?**

1. 成人:口服。

(1)用于抗风湿患者:一次 0.4~0.6g,每日 3~4 次。

(2)用于轻中度疼痛患者:一次 0.2~0.4g,每 4~6 小时 1 次,一日最大剂量为 2.4g。缓释胶囊:口服,一次 1 粒(0.3g),每日 2 次,饭中或饭后整粒吞服,不得咀嚼、打开服用。

2. 儿童:混悬液用法用量遵医嘱。

❖ **使用本药期间需要注意什么?**

1. 不宜长期或大量使用,用于止痛不得超过 5 天,用于退热不得超过 3 天,如症状未缓解,请咨询医师或药师。

2. 有下列情况患者慎用:支气管哮喘、肝肾功能不全、凝血机制或血小板功能障碍(如血友病)。

3. 下列情况患者应在医师指导下使用:有消化性溃疡史、胃肠道出血史、心功能不全、高血压。

4. 不能同时服用其他含有解热镇痛成分的药品(如某些复方抗感冒药)。

5. 服药期间避免饮酒。

6. 长期用药时应定期检查血常规及肝肾功能。

❖ **本药如何居家保存?**

放置于室温、阴凉、干燥处,避光储存,请勿冷藏或冷冻。请将药品置于儿童触及不到的地方。

❖ **妊娠期妇女与哺乳期妇女用药注意事项:**

妊娠期妇女慎用;哺乳期妇女禁止使用。

❖ **忘记用药时怎么办?**

若是规律性服用此药,则于发现忘记服药时立即服药。但若发现忘记服药时已接近下次服药时间,请按原计划服用下次剂量即可,切勿一次或短时间内服用两次剂量。

❖ **用药过量怎么办?**

过量服药可能引起头痛、呕吐、倦怠、低血压及皮疹等,请立即就医。

❖ **与其他药物合用需注意什么?**

服药期间加用其他药物,如其他解热镇痛药、抗炎药、抗凝药、地高辛、甲氨蝶呤、降压药、降糖药、利尿剂等,需提前告知医师或药师,以便及时调整服药剂量。

萘普生片（0.25g）

❖ **本药用于治疗哪些疾病？**

主要用于缓解各种轻度至中度的疼痛，如拔牙及其他手术后的疼痛、原发性痛经及头痛等。也适用于类风湿关节炎、骨关节炎、强直性脊柱炎、幼年型关节炎、肌腱炎、滑囊炎及急性痛风性关节炎，对于关节炎的疼痛、肿胀及活动受限均有缓解症状的作用。

❖ **本药如何服用，何时服用最合适？**

1. 用于抗风湿患者：口服。一次 0.25g，早晚各一次，疗程一般不超过 10 日。

2. 用于止痛患者：口服。第一次 0.5g，以后必要时每 6~8 小时一次，一次 0.25g；缓释片（胶囊），一次 0.5g，每日 1 次。

3. 用于痛风性关节炎急性发作患者：口服。首次 0.75g，以后一次 0.25g，每 8 小时一次，直到急性发作停止。

4. 用于痛经患者：口服。首次 0.5g，以后必要时 0.25g，每 6~8 小时一次。

❖ **使用本药期间需要注意什么？**

1. 为了降低胃肠道刺激，此类药品口服时应伴随食物同服。

2. 本药缓释制剂应整片（粒）吞服，不得咀嚼。

3. 服药期间如果出现胃肠道出血（黑便、鲜血便、呕血等）、肝肾功能异常、过敏反应、水潴留、血液异常、视物模糊、听力下降以及精神状态异常等情况时，及时就医。

4. 本药可导致头晕、嗜睡，故在服用本药 12 小时内，应避免驾驶或操作重型机械。

5. 长期用药应定期进行肝肾功能、血常规及眼科检查。

6. 服药期间请勿饮酒。

7. 计划怀孕或妊娠者，用药前应告知医师。妊娠后期应避免使用此类药品，以免发生胎儿主动脉导管提早闭合。

8. 服药期间，须进行拔牙或各类手术，或合并服用华法林时，应告知医师。

9. 风湿疾病的治疗，通常在服药一至二周后方见效，请按时服药。

❖ **本药如何居家保存？**

放置于室温、阴凉、干燥处，避光储存，请勿冷藏或冷冻。请将药品置于儿童触及不到的地方。

❖ **妊娠期妇女与哺乳期妇女用药注意事项：**

妊娠期妇女及哺乳期妇女禁止使用。

❖ **忘记用药时怎么办？**

若是规律性服用此药，则于发现忘记服药时立即服药。但若发现忘记服药时已接近下次服药时间，请按原计划服用下次剂量即可，切勿一次或短时间内服用两次剂量。

❖ **用药过量怎么办？**

如服用过量或出现严重不良反应，应立即就医。

❖ **与其他药物合用需注意什么？**

服药期间勿联合使用阿司匹林或其他解热镇痛药，以免增加胃肠道不良反应。服用本药期间如需服用其他药品，请主动告知医师或药师。

氟比洛芬缓释片（0.1g）

❖ **本药用于治疗哪些疾病？**

主要用于类风湿关节炎、骨关节炎、强直性脊柱炎等，也可用于软组织病，如扭伤及劳损，以及轻度至中度疼痛，如痛经和手术后疼痛、牙痛等患者。

❖ **本药如何服用，何时服用最合适？**

口服。一次 0.2g，应晚餐后服用。

❖ **使用本药期间需要注意什么？**

1. 服用本药期间出现胃肠道反应，如消化不良、腹泻、腹痛、恶心、便秘、胃肠道出血、腹胀、呕吐、肝酶升高等；偶见中枢神经系统反应，如头痛、嗜睡等；以及其他系统反应，如皮疹、视力变化、头晕等。

2. 有胃肠溃疡患者慎用。

3. 有支气管哮喘病史患者或因服用其他非甾体抗炎药曾发生支气管痉挛的患者应慎用。

4. 心、肝、肾功能不全及高血压、血友病患者慎用。

5. 类风湿关节炎常可观察到贫血，故长期用药时应定期检查血常规及肝肾功能。

6. 本药可以引起视力变化，故有眼病的患者应慎用并进行眼科检查。

7. 本药可以抑制血小板凝集，延长出血时间，故出血时间延长时患者应慎用。

❖ **本药如何居家保存？**

放置于室温、阴凉、干燥处，避光储存，请勿冷藏或冷冻。请将药品置于儿童触及不到的地方。

❖ **妊娠期妇女与哺乳期妇女用药注意事项：**

妊娠期妇女及哺乳期妇女慎用。

❖ **忘记用药时怎么办？**

若是规律性服用此药，则于发现忘记服药时立即服药。但若发现忘记服药时已接近下次服药时间，请按原计划服用下次剂量即可，切勿一次或短时间内服用两次剂量。

❖ **用药过量怎么办？**

过量服用或出现严重不良反应，应马上就医。特别是发生胃肠道出血（黑便、鲜血便、呕血等）或溃疡时，立即停药。

❖ **与其他药物合用需注意什么？**

服药期间如与华法林、免疫抑制剂、锂剂、利尿剂、喹诺酮类抗生素等药物或其他药物合用时，需提前告知医师或药师，以便及时调整用药方案。

奥沙普嗪片（0.2g）

❖ **本药用于治疗哪些疾病？**

主要用于各种关节炎，包括类风湿关节炎、骨关节炎、强直性脊柱炎、风湿性关节炎、痛风性关节炎、慢性非风湿性疼痛等。也可用于不同病因引起的疼痛，如手术后疼痛、牙痛、挫（外）伤后痛的患者。

❖ **本药如何服用，何时服用最合适？**

1. 用于抗风湿患者：饭后口服。一次 0.4g，每日 1 次，一日最大剂量 0.6g。

2. 用于镇痛患者：一次 0.2~0.4g，必要时可重复 1 次。

❖ **使用本药期间需要注意什么？**

1. 服用本药期间会出现消化道症状：如胃痛、胃不适、食欲不振、恶心、腹泻、便秘、口渴和口炎，大多不需停药或给予对症药物即可耐受。少见不良反应为头晕、头痛、困倦、耳鸣和抽搐，及一过性肝功能异常。

2. 有消化道溃疡、出血病史患者慎用。

3. 长期服用者有肝肾功能、血常规异常则宜停药观察。

❖ **本药如何居家保存？**

放置于室温、阴凉、干燥处，避光储存，请勿冷藏或冷冻。请将药品置于儿童触及不到的地方。

❖ **妊娠期妇女与哺乳期妇女用药注意事项：**

妊娠期妇女及哺乳期妇女禁用。

❖ **忘记用药时怎么办？**

若是规律性服用此药，则于发现忘记服药时立即服药。但若发现忘记服药时已接近下次服药时间，请按原计划服用下次剂量即可，切勿一次或短时间内服用两次剂量。

❖ **用药过量怎么办？**

服药过量的症状可能类似非甾体抗炎药过量时的表现，如嗜睡、恶心、呕吐、上腹部痛，请及时到医院就医，进行紧急处理，包括催吐或洗胃，给予对症和支持疗法。

❖ **与其他药物合用需注意什么？**

服药期间加用其他药物，特别是与阿司匹林、抗凝药、地高辛、甲氨蝶呤、降压药、利尿剂等药物或其他药物，需提前告知医师或药师，以便及时调整服药剂量。

洛索洛芬片（60mg）

❖ **本药用于治疗哪些疾病？**

主要用于类风湿关节炎、骨关节炎、强直性脊柱炎、反应性关节炎、腰痛症、肩关节周围炎以及颈肩腕综合征等疾病的抗炎和镇痛治疗；用于手术后、外伤后及拔牙后的镇痛；用于急性上呼吸道感染的解热和镇痛治疗。

❖ **本药如何服用，何时服用最合适？**

1. 用于治疗类风湿关节炎、骨关节炎、腰痛症、肩周炎及颈肩腕综合征的患者：口服。一次 60mg，每日 3 次，饭后服用。顿服时，一次 60~120mg。应随年龄及症状适宜增减。成人一日最多 180mg。

2. 用于解热或镇痛患者：口服。一次 60mg，每日 2 次。

❖ **使用本药期间需要注意什么？**

1. 服用本药期间会出现消化系统症状（胃及腹部不适感、胃痛、恶心及呕吐、食欲不振等）、浮肿及水肿、皮疹及荨麻疹、嗜睡等轻度不良反应。

2. 用药期间如出现胃肠道出血（黑便、鲜血便、呕血等）、肝肾功能损害，过敏、血常规异常及其他不良反应时，应立即停药，并予以对症治疗。

3. 有消化性溃疡既往史患者、血液系统异常或有其既往史患者、肝肾损害或有其既往史患者、心功能不全者、过敏反应或支气管哮喘者、高龄患者应慎用。

4. 老年患者服用本药，应从小剂量开始。

❖ **本药如何居家保存？**

放置于室温、阴凉、干燥处，避光储存，请勿冷藏或冷冻。请将药品置于儿童触及不到的地方。

❖ **妊娠期妇女与哺乳期妇女用药注意事项：**

妊娠期妇女及哺乳期妇女禁用。

❖ **忘记用药时怎么办？**

若是规律性服用此药，则于发现忘记服药时立即服药。但若发现忘记服药时已接近下次服药时间，请按原计划服用下次剂量即可，切勿一次或短时间内服用两次剂量。

❖ **用药过量怎么办？**

过量服用或出现严重不良反应，应马上就医。

❖ **与其他药物合用需注意什么？**

服药期间加用其他药物，如抗凝药、磺酰脲类、喹诺酮类、碳酸锂、噻嗪类利尿剂，需提前告知医师或药师，以便及时调整服药剂量。

吲哚美辛（胶囊/片：25mg；栓：100mg）

❖ **本药用于治疗哪些疾病？**

主要用于缓解轻、中、重度风湿病的炎症疼痛及骨骼肌肉损伤、急性痛风性关节炎、痛经等的疼痛患者。也可用于高热的对症解热。

❖ **本药如何服用，何时服用最合适？**

1.胶囊剂、片剂、肠溶片：口服。

（1）抗风湿患者：初始剂量一次25~50mg，每日2~3次，饭时或餐后立即服用，一日最大量不应超过150mg。

（2）镇痛患者：首剂一次25~50mg，继之25mg，每日3次，直到疼痛缓解，可停药。

（3）退热患者：一次12.5~25mg，一日不超过3次。

2.缓释片：口服。一次25mg，每日2次（每12小时一次），或一次75mg，每日1次，或遵医嘱服用，最好进食后整片吞服，不可研磨或嚼碎使用。

3.直肠给药：外用。一次50~100mg（0.5~1枚），取塑料指套一只，套在食指上，取出栓剂，持栓剂下端，轻轻塞入肛门约2cm处，每日剂量不超过2枚。

4.口服与直肠联合用药：一日最大剂量150~200mg。

❖ **使用本药期间需要注意什么？**

1.本药可能会增加心血管栓塞、中风或胃肠道出血的风险，心功能不全、高血压、血友病等患者应慎用。

2.用于高热患者时，需防止退热时的大汗而虚脱、脱水现象，应及时补充液体。

3.为减少药物对胃肠道刺激，本药宜饭后服用或与食物同服。

4.少数患者服用此类药品可能会觉得眩晕或嗜睡，请勿驾驶或操作危险机械。

5.服药期间应避免喝酒。

6.使用本类药品期间，应监测血球计数、肝、肾功能，及粪便潜血反应等检验，请依照医嘱完成检验。

7.长期用药应定期进行眼科检查，本药可能导致角膜沉着及视网膜改变（包括黄斑变性），若出现视物模糊应立即到医院眼科检查。

❖ **本药如何居家保存？**

1. 栓剂须冷藏或室温阴凉处。

2. 口服药品放置于室温、阴凉、干燥处，避光储存，请勿冷藏或冷冻。

3. 请将药品置于儿童触及不到的地方。

❖ **妊娠期妇女与哺乳期妇女用药注意事项：**

妊娠期妇女慎用；哺乳期妇女禁用。

❖ **忘记用药时怎么办？**

若是规律性服用此药，则于发现忘记服药时立即服药。但若发现忘记服药时已接近下次服药时间，请按原计划服用下次剂量即可，切勿一次或短时间内服用两次剂量。

❖ **用药过量怎么办？**

用量过大（尤其是一日超过 150mg 时）容易引起毒性反应，如恶心、呕吐、紧张性头痛、嗜睡、精神行为障碍等，应及时就医，采用催吐或洗胃，对症及支持治疗。

❖ **与其他药物合用需注意什么？**

服药期间加用其他药物，特别是抗凝药、溶栓药、降糖药、锂盐、利尿剂、甲氨蝶呤、糖皮质激素等，需提前告知医师或药师，以便及时调整服药剂量。

双氯芬酸钠（肠溶片：25mg；缓释片：75mg；凝胶：20g）

❖ **本药用于治疗哪些疾病？**

主要用于各种急慢性关节炎和软组织风湿所致疼痛，以及创伤后、术后的急性疼痛、牙痛、头痛等患者。对成年人和儿童发热有解热作用。

❖ **本药如何使用，何时使用最合适？**

1. 肠溶片：口服。用于成人关节炎患者每日 3 次，一次 25~50mg；用于急性疼痛患者：首次 50mg，以后 25~50mg，每 6~8 小时 1 次。

2. 缓释片、缓释胶囊：口服。用于关节炎患者：一次 75mg，每日 1~2 次。一日最大剂量为 150mg。缓释制剂不得掰开服用。

2. 凝胶剂：外用。涂患处，每日 3 次。

❖ **使用本药期间需要注意什么？**

1. 当服用该药发生胃肠道出血（黑便、鲜血便、呕血等）或溃疡时，应立即停药，及时去医院就诊。

2. 因可能会升高血压，使用本药过程中需要密切监测血压。

3. 本药含有钠，对限制钠盐摄入量的患者应慎用。

4. 服用本药可能会引起嗜睡或昏眩，故在服用此药物 12 小时内，应避免驾驶或操作重型机械。

5. 用药期间应定期检查肝肾功能。

❖ **本药如何居家保存？**

口服药品放置于室温、阴凉、干燥处，避光储存，请勿冷藏或冷冻。请将药品置于儿童触及不到的地方。凝胶剂应置于密闭、阴凉（不超过 20℃）处保存。

❖ **妊娠期妇女与哺乳期妇女用药注意事项：**

妊娠期妇女及哺乳期妇女避免使用。

❖ **忘记用药时怎么办？**

若是规律性服用此药，则于发现忘记服药时立即服药。但若发现忘记服药时已接近下次服药时间，请按原计划服用下次剂量即可，切勿一次或短时间内服用两次剂量。

❖ **用药过量怎么办？**

服药过量可导致如下症状：呕吐、胃肠道出血（黑便、鲜血便、呕血等）、腹泻、头晕、耳鸣或抽搐。在严重情况下可能导致急性肾衰或肝损害。请及时就医，进行对症及支持治疗。

❖ **与其他药物合用需注意什么？**

服药期间加用其他药物，特别是锂盐、降糖药、抗高血压药、利尿剂、抗凝药等药物，需提前告知医师或药师，以便及时调整服药剂量。

美洛昔康片（7.5mg）

❖ **本药用于治疗哪些疾病？**

主要用于慢性关节病，包括缓解急慢性脊柱关节病、类风湿关节炎、骨关节炎等的疼痛、肿胀及软组织炎性、创伤性疼痛，手术后疼痛。

❖ **本药如何服用，何时服用最合适？**

1. 用于骨关节炎患者：口服。一次 7.5~15mg，每日 1 次，早餐后服用。

2. 用于类风湿关节炎患者：口服。一次 15mg，每日 1 次，早餐后服用。

❖ **使用本药期间需要注意什么？**

1. 在服用此药物期间，出现胃肠症状或出血者立即停用。

2. 定期随诊肝肾功能，尤其是 65 岁以上老年患者。

3. 服用本药会引起嗜睡或昏眩，故在服用本药 12 小时内，应避免驾驶或操作重型机械。

❖ **本药如何居家保存？**

放置于室温、阴凉、干燥处，避光储存，请勿冷藏或冷冻。请将药品置于儿童触及不到的地方。

❖ **妊娠期妇女与哺乳期妇女用药注意事项：**

妊娠期妇女慎用；哺乳期妇女禁止使用。

❖ **忘记用药时怎么办？**

若是规律性服用此药，则于发现忘记服药时立即服药。但若发现忘记服药时已接近下次服药时间，请按原计划服用下次剂量即可，切勿一次或短时间内服用两次剂量。

❖ **用药过量怎么办？**

过量服用本药，可口服考来烯胺，以加快本药排出。

❖ **与其他药物合用需注意什么？**

服药期间加用其他药物，特别是抗凝药、甲氨蝶呤、降糖药、抗高血压药、锂盐等，需提前告知医师或药师，以便及时调整服药剂量。

（三）选择性COX-2抑制剂

尼美舒利片（50mg）

❖ **本药用于治疗哪些疾病？**

主要用于慢性关节炎症（如类风湿关节炎和骨关节炎等）；手术和急性创伤后疼痛；

耳鼻咽部炎症引起的疼痛；痛经；上呼吸道感染引起的发热等症状。

❖ **本药如何服用，何时服用最合适？**

1. 用于风湿患者：口服。一次 50~100mg，每日 2 次，饭后服用。

2. 用于疼痛患者：口服。一次 100mg，每日 2 次，饭后服用。

❖ **使用本药期间需要注意什么？**

1. 在初次服用本药时，会出现胃灼热、恶心、胃痛，但症状都轻微、短暂，一般不需要中断治疗。

2. 服药期间应避免饮酒。

3. 有心、脑、肝、肾病患者应密切监测其功能，调整剂量。

4. 长期服用者应定期随诊并复查血、尿常规和肝、肾功能。

❖ **本药如何居家保存？**

放置于室温、阴凉、干燥处，避光储存，请勿冷藏或冷冻。请将药品置于儿童触及不到的地方。

❖ **妊娠期妇女与哺乳期妇女用药注意事项：**

妊娠期妇女及哺乳期妇女不推荐使用。

❖ **忘记用药时怎么办？**

若是规律性服用此药，则于发现忘记服药时立即服药。但若发现忘记服药时已接近下次服药时间，请按原计划服用下次剂量即可，切勿一次或短时间内服用两次剂量。

❖ **用药过量怎么办？**

服药过量应紧急就医处理，包括洗胃、催吐、服用活性炭，同时予以对症支持疗法。

❖ **与其他药物合用需注意什么？**

服药期间加用其他药物，特别是利尿剂、降糖药、抗凝药、氟康唑等药物，需提前告知医师或药师，以便及时调整服药剂量。

塞来昔布胶囊（200mg）

❖ **本药用于治疗哪些疾病？**

主要用于骨关节炎（退行性关节病变）、类风湿关节炎、强直性脊柱炎、疼痛等疾病和症状的急性发作的治疗，也可用于以上疾病的长期治疗。

❖ **本药如何服用，何时服用最合适？**

1. 用于缓解骨关节炎的症状和体征：口服。每日 1 次或每日 2 次，剂量遵医嘱。

2. 用于缓解成人类风湿关节炎的症状和体征：每日 2 次，剂量遵医嘱。

3. 用于成人急性疼痛：口服。第 1 天首剂加倍 400mg，随后根据需要，每日 2 次，剂量遵医嘱。

4. 用于强直性脊柱炎：口服。每日 1 次或每日 2 次，剂量遵医嘱。如服用 6 周后未见效，应考虑调整剂量或选择其他治疗方法。

❖ **使用本药期间需要注意什么？**

1. 磺胺类药物过敏者禁用。

2. 中度肝肾损害患者，本药剂量减低而慎用。

3. 有支气管哮喘、过敏性鼻炎、荨麻疹病史患者慎用。

4. 服用本药时不能停服因防治心血管病所需服用的小剂量阿司匹林（80~150mg/d），

但合用会增加胃肠道不良反应。

❖ **本药如何居家保存？**

放置于室温、阴凉、干燥处，避光储存，请勿冷藏或冷冻。请将药品置于儿童触及不到的地方。

❖ **妊娠期妇女与哺乳期妇女用药注意事项：**

妊娠期妇女应避免使用，尤其是妊娠 30 周以上者，因本药可导致动脉导管早闭。哺乳期妇女慎用。

❖ **忘记用药时怎么办？**

若是规律性服用此药，则于发现忘记服药时立即服药。但若发现忘记服药时已接近下次服药时间，请按原计划服用下次剂量即可，切勿一次或短时间内服用两次剂量。

❖ **用药过量怎么办？**

过量服用可出现困倦、嗜睡、恶心、呕吐和上腹痛，严重者会出现胃肠道出血、急性肾衰、呼吸抑制和昏迷等症状。过量后应立即停药并及时就医。

❖ **与其他药物合用需注意什么？**

服药期间加用其他药物，特别是抗凝药、氟康唑、抗酸药、锂盐、β 受体拮抗剂、抗抑郁药及抗精神病等药物，需提前告知医师或药师，以便及时调整服药剂量。

依托考昔片（60mg）

❖ **本药用于治疗哪些疾病？**

主要用于治疗骨关节炎、类风湿关节炎、强直性脊柱炎、原发性痛经和缓解急性疼痛。

❖ **本药如何服用，何时服用最合适？**

1. 用于急性痛风性关节炎患者：口服。一次 120mg，每日 1 次，可与食物同服或单独服用。最大剂量每日不超过 120mg。

2. 用于关节炎、骨关节炎患者：口服。一次 30mg，每日 1 次，可以增加至 60mg，每日 1 次，可与食物同服或单独服用。最大剂量每日不超过 60mg。

3. 用于原发性痛经患者：口服。一次 120mg，每日 1 次。每日最大剂量不超过 120mg。

本药可与食物同服或单独服用。

❖ **使用本药期间需要注意什么？**

1. 用于急性痛风性关节炎的急性发作期、原发性痛经，最长使用 8 天。

2. 肝肾功能不全，应主动告知医师或药师，以便调整剂量。

❖ **本药如何居家保存？**

放置于室温、阴凉、干燥处，避光储存，请勿冷藏或冷冻。请将药品置于儿童触及不到的地方。

❖ **妊娠期妇女与哺乳期妇女用药注意事项：**

妊娠期妇女与哺乳期妇女避免使用。

❖ **忘记用药时怎么办？**

若是规律性服用此药，则于发现忘记服药时立即服药。但若发现忘记服药时已接近下次服药时间（少于 12 小时），请按原计划服用下次剂量即可，切勿一次或短时间内服用两次剂量。

❖ **用药过量怎么办？**

过量服用会出现胃肠道、肾功能不良反应。过量后可采取常规措施，如从胃肠道中清除未被吸收的药物，给予临床监测，必要时使用支持治疗。

本药不能被血液透析清除。

❖ **与其他药物合用需注意什么？**

服药期间加用其他药物，特别是抗凝药、利福平、甲氨蝶呤、降压药、锂盐、避孕药等，需提前告知医师或药师，以便及时调整服药剂量。

艾瑞昔布片（0.1g）

❖ **本药用于治疗哪些疾病？**

主要用于缓解骨关节炎的疼痛症状。

❖ **本药如何服用，何时服用最合适？**

一次 0.1g，每日 2 次，饭后服用。疗程 8 周，多疗程累积用药时间暂限定在 24 周内（含 24 周）。

❖ **使用本药期间需要注意什么？**

1. 已知对本药和其他昔布类及磺胺类药物过敏患者禁用。

2. 服用本药有发生上腹部疼痛、消化不良、黑便和呕血，胃肠道溃疡、出血和穿孔的风险，应立即停药并及时就医。

3. 服用本药期间出现胸痛、呼吸短促、乏力、言语含糊等症状时，应警惕可能引起严重心血管血栓性不良事件、心肌梗死和中风的风险，应立即停药并及时就医。

4. 服用本药期间出现恶心、疲劳、嗜睡、瘙痒、黄疸、右上腹触痛和感冒样等症状时，应警惕肝脏毒性反应可能，应立即停药并及时就医。

❖ **本药如何居家保存？**

放置于室温、阴凉、干燥处，避光储存，请勿冷藏或冷冻。请将药品置于儿童触及不到的地方。

❖ **妊娠期妇女与哺乳期妇女用药注意事项：**

妊娠期妇女和哺乳期妇女不推荐使用。

❖ **忘记用药时怎么办？**

若是规律性服用此药，则于发现忘记服药时立即服药。但若发现忘记服药时已接近下次服药时间（少于 12 小时），请按原计划服用下次剂量即可，切勿一次或短时间内服用两次剂量。

❖ **用药过量怎么办？**

服用过量后应立即停药并及时就医。

❖ **与其他药物合用需注意什么？**

服药期间加用其他药物，需提前告知医师或药师，以便及时调整服药剂量。

艾拉莫德片（25mg）

❖ **本药用于治疗哪些疾病？**

主要用于活动性类风湿关节炎患者。

❖ **本药如何服用，何时服用最合适?**

口服。一次 25mg（1 片），饭后服用，每日 2 次，早晚各 1 次。

❖ **使用本药期间需要注意什么?**

1. 服用本药期间应定期复查肝功能，如果出现指标异常或恶心、疲劳、嗜睡、瘙痒、黄疸、右上腹触痛和感冒样等症状时，应警惕肝脏毒性反应可能，需及时告知医师或药师，以便及时调整服药剂量或停药，并加强护肝治疗且密切观察。

2. 如果用药期间一旦发生黑便、贫血、异常胃 / 腹部疼痛等症状，及时就医。一旦确诊为胃溃疡或十二指肠溃疡，应立即停药并进行对症治疗。

3. 服药期间不应使用免疫活疫苗。

4. 体重低于 40kg 的患者，不良反应发生率较高。

❖ **本药如何居家保存?**

放置于室温、阴凉、干燥处，避光储存，请勿冷藏或冷冻。请将药品置于儿童触及不到的地方。

❖ **妊娠期妇女与哺乳期妇女用药注意事项:**

妊娠期妇女禁用；哺乳期妇女慎用。

❖ **忘记用药时怎么办?**

若是规律性服用此药，则于发现忘记服药时立即服药。但若发现忘记服药时已接近下次服药时间，请按原计划服用下次剂量即可，切勿一次或短时间内服用两次剂量。

❖ **用药过量怎么办?**

服用过量后应立即停药并及时就医。

❖ **与其他药物合用需注意什么?**

服药期间加用其他药物，特别是抗凝药、非甾体抗炎药、西咪替丁、苯巴比妥等，需提前告知医师或药师，以便及时调整服药剂量。

（四）乙酰苯胺类

对乙酰氨基酚（片：0.1g；口服溶液：60ml：1.92g；栓：0.3g）

❖ **本药用于治疗哪些疾病?**

主要用于感冒或其他原因引起的发热，也用于缓解轻至中度疼痛如头痛、关节痛、偏头痛、牙痛、肌肉痛、神经痛、痛经。也用于轻、中度骨关节炎患者。

❖ **本药如何使用，何时使用最合适?**

1. 片剂

（1）用于退热镇痛患者：口服。一次 0.3~0.6g，根据需要每日 3~4 次；一日最大不超过 2g。退热疗程一般不超过 3 日，镇痛不宜超过 10 日。

（2）用于骨关节炎患者：口服。一次 0.65~1.3g，每 8 小时 1 次，一日最大量不超过 4g，疗程遵医嘱。

2. 口服溶液：用法用量遵医嘱。

3. 外用：直肠给药。取塑料指套一只，套在食指上，取出栓剂，持栓剂下端，轻轻塞入肛门约 2cm 处，一次 0.3g，若持续高热或疼痛，可间隔 4~6 小时重复 1 次。24 小时内不超过 1.2g。

❖ **用药期间需要注意什么？**

1. 用于解热连续使用不得超过 3 天，用于止痛不得超过 5 天，症状未缓解者请咨询医师或药师。

2. 长期服用本药，应定期复查血常规及肝肾功能。

3. 本药与水杨酸类或其他类 NSAIDs 不宜同时长期（＞5 天）使用。

4. 用药期间应避免喝酒或含酒精的饮料。

❖ **本药如何居家保存？**

1. 栓剂放置于阴凉（30℃以下）干燥处，密封储存，如栓剂软化，则冷藏放置。

2. 口服药品放置于阴凉、干燥处，避光储存，请勿冷藏或冷冻。

3. 请将药品置于儿童触及不到的地方。

❖ **妊娠期妇女与哺乳期妇女用药注意事项：**

妊娠期、哺乳期妇女经医师评估后方可使用。

❖ **忘记用药时怎么办？**

若是规律性服用此药，则于发现忘记服药时立即服药。但若发现忘记服药时已接近下次服药时间，请按原计划服用下次剂量即可，切勿一次或短时间内服用两次剂量。

❖ **过量怎么办？**

过量后应立即停药并及时就医。严重过量者应洗胃或催吐，并于 12 小时内给予拮抗药 N– 乙酰半胱氨酸，不得给予活性炭。病情严重者需要输液治疗。

❖ **与其他药物合用需注意什么？**

服药期间加用其他药物，特别是巴比妥类、抗病毒药齐夫多定、阿司匹林及其他 NSAIDs、氯霉素、二氟尼柳等，需提前告知医师或药师，以便及时调整用药剂量。

二、抗风湿药

用于治疗风湿性疾病的药物，大致可分为四大类：非甾体抗炎药（NSAIDs）、糖皮质激素、改善病情抗风湿药及免疫抑制剂等。本节重点介绍改善病情抗风湿药、免疫抑制剂以及靶向治疗药物。

（一）改善病情抗风湿药

改善病情抗风湿药可以减轻类风湿关节炎或其他原因所致的炎性关节病的关节症状和体征，并延缓关节病变的进展，甚至阻滞关节结构破坏。此部分涉及的药物有下列几种：青霉胺、金制剂、柳氮磺吡啶、抗疟药、植物药。

青霉胺片（0.125g）

❖ **本药用于治疗哪些疾病？**

适用于类风湿关节炎。

❖ **本药如何服用，何时服用最合适？**

1. 成人：口服。开始时一日 125~250mg，以后每 1~2 月增加 125~250mg，日平均剂量为 500~750mg，分 2~3 次服用。最好在饭后 1.5 小时后服用。一日最大量不超过 1.0g，常用维持量 250mg，每日 4 次。

2. 儿童：一日 10mg/kg（最大量不超过 750mg），分 2~3 次服用。

❖ **使用本药期间需要注意什么？**

1. 青霉素过敏患者，对本药可能有过敏反应。使用本药前应做青霉素皮肤试验。

2. 本药应每日连续服用，即使暂时停药数日，再次用药也可能产生过敏反应。停药后再次服用，仍应从小剂量开始。

3. 口服铁剂患者，本药宜在服铁剂前 2 小时口服。如停用铁剂，则应考虑到本药吸收量增加而可能产生的毒性作用，必要时应适当减少本药剂量。

4. 白细胞计数和分类、血红蛋白、血小板和尿常规等检查应在服药初 6 个月内每 2 周检查 1 次，以后每月 1 次。

5. 65 岁以上老人易出现骨髓抑制，应慎用。

6. 最初的不良反应多为胃肠道功能紊乱、味觉减退、中等程度的血小板计数减少，但严重者不多见。长期大剂量服用，皮肤胶原和弹性蛋白受损，导致皮肤脆性增加，有时出现穿孔性组织瘤和皮肤松弛。大多数不良反应可在停药后自行缓解和消失。长期服用本药可引起视神经炎，应加用维生素 B_6，以补偿所需要增加的 B_6。若出现不良反应要减少剂量或停药。有过敏反应、造血系统和肾功能损害应视为严重不良反应，必须停药。

7. 类风湿关节炎服用本药 2~3 个月开始起效，若治疗 3~4 个月无效时，请及时就医复查。

❖ **本药如何居家保存？**

放置于室温、阴凉、干燥处，密封储存，请勿冷藏或冷冻。请将药品置于儿童触及不到的地方。

❖ **妊娠期妇女与哺乳期妇女用药注意事项：**

妊娠期妇女及哺乳期妇女禁止使用。

❖ **忘记用药时怎么办？**

若是规律性服用此药，则于发现忘记服药时立即服药。但若发现忘记服药时已接近下次服药时间，请按原计划服用下次剂量即可，切勿一次或短时间内服用两次剂量。

❖ **用药过量怎么办？**

服药过量应立即停药并及时就医紧急处理。可洗胃、催吐并输液，促使药物排出。

❖ **与其他药物合用需注意什么？**

服药期间加用其他药物，特别是铁剂、地高辛、抗疟疾、金制剂、免疫抑制剂、保泰松等，需提前告知医师或药师，以便及时调整服药剂量。

金诺芬片（3mg）

❖ **本药用于治疗哪些疾病？**

适用于类风湿关节炎患者。

❖ **本药如何服用，何时服用最合适？**

口服。成人一日 6mg，可在早饭后服 2 片，或早饭及晚饭后各服 1 片。初始剂量也可一日 3mg，二周后增至一日 6mg。

如服用 6 个月后疗效不显著，剂量可增加至一日 9mg，分 3 次服用。连服 3 个月效果仍不显著，应停止用药。

❖ **使用本药期间需要注意什么？**

1. 常见的副作用有腹泻、稀便、偶伴有腹痛、恶心或其他胃肠道不适，通常较轻微短暂，无需停药，必要时可用对症治疗。其他较常见的副作用有皮疹、瘙痒，一般不需停药，但严重的皮疹需停药。

2. 用药期间注意口腔黏膜有无异常，口中有无金属异味感。

3. 治疗开始前应做下列项目的检查：血常规、尿常规、血小板计数、肝肾功能。前三项在服药后至少每月检查一次。其余化验也应定期检查。

4. 本药起效较慢，疗效判定需在服药后至少 3 个月。

❖ **本药如何居家保存？**

放置于阴凉、干燥处，避光密闭保存，请勿冷藏或冷冻。请将药品置于儿童触及不到的地方。

❖ **妊娠期妇女与哺乳期妇女用药注意事项：**

妊娠期妇女及哺乳期妇女禁止使用。

❖ **忘记用药时怎么办？**

若是规律性服用此药，则于发现忘记服药时立即服药。但若发现忘记服药时已接近下次服药时间，请按原计划服用下次剂量即可，切勿一次或短时间内服用两次剂量。

❖ **用药过量怎么办？**

服药过量应立即停药并及时就医紧急处理，包括洗胃、催吐并输液，促使药物排出。

❖ **与其他药物合用需注意什么？**

服药期间加用其他药物，如青霉胺等，需提前告知医师或药师，以便及时调整服药剂量。

柳氮磺吡啶肠溶片（0.25g）

❖ **本药用于治疗哪些疾病？**

适用于类风湿关节炎、幼年型风湿性关节炎、强直性脊柱炎和银屑病关节炎。

❖ **本药如何服用，何时服用最合适？**

口服。一次 1g（4 片），每日 2 次，饭后服用。

❖ **使用本药期间需要注意什么？**

1. 磺胺类药物过敏者禁用。

2. 肠溶片不可压碎及掰开服用。

3. 服药期间应多饮水，以防止尿液结晶的发生。

4. 偶有胃肠道刺激症状，应饭后服药。

5. 肾功能不全患者要减量。

6. 当每日用量达到或超过 4g 或血药浓度超过 $50\mu g/ml$，不良反应或毒性反应增多。

❖ **本药如何居家保存？**

放置于室温、阴凉、干燥处，避光储存，请勿冷藏或冷冻。请将药品置于儿童触及不到的地方。

❖ **妊娠期妇女与哺乳期妇女用药注意事项：**

妊娠期妇女及哺乳期妇女禁止使用。

❖ **忘记用药时怎么办？**

若是规律性服用此药，则于发现忘记服药时立即服药。但若发现忘记服药时已接近下次服药时间，请按原计划服用下次剂量即可，切勿一次或短时间内服用两次剂量。

❖ **用药过量怎么办？**

服药过量应立即停药并及时就医紧急处理，如洗胃、催吐并输液，促使药物排出。

❖ **与其他药物合用需注意什么？**

服药期间加用其他药物，特别是抗凝药、苯妥英钠、降糖药、洋地黄类、叶酸等，需提前告知医师或药师，以便及时调整服药剂量。

磷酸氯喹片（0.25g）

❖ **本药用于治疗哪些疾病？**

适用于类风湿关节炎患者。

❖ **本药如何服用，何时服用最合适？**

口服。每日 0.25~0.5g，待症状控制后，改为 0.125g，每日 2~3 次，需服用 6 周 ~6 个月才能达到最大的疗效，可作为水杨酸制剂及递减肾上腺皮质激素时的辅助药物。

❖ **使用本药期间需要注意什么？**

1. 常见副作用有腹泻、食欲不振、恶心、胃痉挛、健忘症或呕吐。

2. 长期使用此药，应每 3 至 6 个月做眼部检查，定期做血常规检查，脚踝及膝反射检查。

3. 不应在服用本药之前或之后的 4 小时内服用抗酸剂（如碳酸氢钠、氢氧化铝、铝碳酸镁咀嚼片等）或白陶土。

4. 在服用本药之前或之后 2 小时内不应服用氨苄西林。

❖ **本药如何居家保存？**

放置于室温、阴凉、干燥处，避光储存，请勿冷藏或冷冻。请将药品置于儿童触及不到的地方。

❖ **妊娠期妇女与哺乳期妇女用药注意事项：**

妊娠期妇女及哺乳期妇女禁用。

❖ **忘记用药时怎么办？**

若是规律性服用此药，则于发现忘记服药时立即服药。但若发现忘记服药时已接近下次服药时间，请按原计划服用下次剂量即可，切勿一次或短时间内服用两次剂量。

❖ **用药过量怎么办？**

服用过量或过敏而出现严重中毒症状时，应立即停药并及时就医，建议给予氯化铵，并根据症状做相应的紧急处理。

❖ **与其他药物合用需注意什么？**

服药期间加用其他药物，特别是保泰松、链霉素、氯丙嗪、肝素、青霉胺、抗酸药等，需提前告知医师或药师。

硫酸羟氯喹片（0.2g）

❖ **本药用于治疗哪些疾病？**

主要用于类风湿关节炎、青少年慢性关节炎、盘状和系统性红斑狼疮，以及由阳光引发或加剧皮肤病变的患者。

❖ **本药如何服用，何时服用最合适？**

1. 成年人（包括老年人）：口服。一次 0.2g，每日 1~2 次，疗程持续数周或数月。

2. 儿童：应使用最小有效剂量，不应超过 6.5mg/（kg·d）（根据理想体重算得）或 400mg/d，甚至更小量。年龄低于 6 岁的儿童禁用。200mg 片剂不适合用于体重低于 35kg 的儿童。

❖ **使用本药期间需要注意什么？**

1. 每次服药应同时进食或饮用牛奶，以降低胃肠道症状。

2. 服药期间如果出现视力障碍（视觉灵敏度、色觉等），应马上停药。

3. 当决定长期服用本药时，应开始并定期（每 3 个月）做眼部检查，定期做血液常规检查，脚踝及膝反射检查。

❖ **本药如何居家保存？**

放置于室温、阴凉、干燥处，避光储存，请勿冷藏或冷冻。请勿放在儿童可以取得的场所。

❖ **妊娠期妇女与哺乳期妇女用药注意事项：**

妊娠期妇女应在专科医师或药师的监督指导下使用本药；若服用本药期间怀孕，请立即告知医师。哺乳期妇女慎用。

❖ **忘记用药时怎么办？**

若是规律性服用此药，则于发现忘记服药时立即服药。但若发现忘记服药时已接近下次服药时间（少于 12 小时），请按原计划服用下次剂量即可，切勿一次或短时间内服用两次剂量。

❖ **用药过量怎么办？**

服用过量或过敏而出现严重中毒症状时，请立即就医。

❖ **与其他药物合用需注意什么？**

服药期间联用其他药物，特别是氨基糖苷类、西咪替丁、新斯的明、抗酸药、降糖药等，需提前告知医师或药师，以便及时调整服药剂量。

雷公藤（雷公藤多苷：10mg；雷公藤片：33μg）

❖ **本药用于治疗哪些疾病？**

主要用于类风湿关节炎、结缔组织病、肾病综合征。

❖ **本药如何服用，何时服用最合适？**

1. 雷公藤多苷片：口服。按体重每日 1~1.5mg/kg，每日 3 次。饭后服用，或遵医嘱。

2. 雷公藤片：口服。一次 1~2 片，每日 2~3 次。

❖ **使用本药期间需要注意什么？**

1. 服用期间可引起月经紊乱、精子活力及数目减少、白细胞和血小板减少，停药后可恢复。

2. 老年患者及有严重心血管病者慎用。

3. 用药期间应定期随诊并检查血、尿常规及心电图和肝肾功能，必要时停药并给予相应处理。

4. 连续用药一般不宜超过 3 个月。如继续用药，应由医师根据患者病情及治疗需要决定。

❖ **本药如何居家保存？**

放置于室温、阴凉、干燥处，避光、密封储存，请勿冷藏或冷冻。请将药品置于儿童触及不到的地方。

❖ **妊娠期妇女与哺乳期妇女用药注意事项：**

妊娠期妇女及哺乳期妇女禁用。

❖ **忘记用药时怎么办？**

若是规律性服用此药，则于发现忘记服药时立即服药。但若发现忘记服药时已接近下次服药时间，请按原计划服用下次剂量即可，切勿一次或短时间内服用两次剂量。

❖ **用药过量怎么办？**

服药过量应立即停药并及时就医紧急处理，包括洗胃、催吐及输液，促使药物排出。

❖ **与其他药物合用需注意什么？**

服药期间加用其他药物，特别是糖皮质激素，需提前告知医师或药师，以便及时调整服药剂量。

白芍总苷胶囊（0.3g）

❖ **本药用于治疗哪些疾病？**

主要用于类风湿关节炎患者。

❖ **本药如何服用，何时服用最合适？**

一次 0.6g，每日 2~3 次，饭后口服。建议在开始的 3 个月内每日 3 次，一次 0.6g；起效后改为一次 0.6g，每日 2 次。

❖ **使用本药期间需要注意什么？**

1. 少数患者会出现大便性状改变，可从小剂量开始服用，一次 0.3g，每日 2 次，1 周后加到常规剂量。

2. 偶有软便，大便次数增多，不需处理，可自行消失。其他可少见腹胀、腹痛、食欲减退、恶心和头晕等。

❖ **本药如何居家保存？**

放置于室温、阴凉、干燥处，避光储存，请勿冷藏或冷冻。请将药品置于儿童触及不到的地方。

❖ **妊娠期妇女与哺乳期妇女用药注意事项：**

妊娠期妇女及哺乳期妇女使用请咨询医师或者药师。

❖ **忘记用药时怎么办？**

若是规律性服用此药，则于发现忘记服药时立即服药。但若发现忘记服药时已接近下次服药时间，请按原计划服用下次剂量即可，切勿一次或短时间内服用两次剂量。

❖ **用药过量怎么办？**

服药过量应立即停药并及时就医紧急处理，包括洗胃、催吐并输液，促使药物排出。

❖ **与其他药物合用需注意什么？**

服药期间加用其他药物，特别是环磷酰胺、环孢素、左旋咪唑等，需提前告知医师或药师，以便及时调整服药剂量。

（二）免疫抑制剂

免疫抑制剂用于抑制免疫反应中某一环节或成分而控制风湿疾病的进展。此部分主要涉及的药物为甲氨蝶呤、来氟米特、环磷酰胺、硫唑嘌呤等。

甲氨蝶呤片（2.5mg）

❖ **本药用于治疗哪些疾病？**

主要用于类风湿关节炎、银屑病关节炎及银屑病、幼年型类风湿关节炎及强直性脊柱炎的周围关节炎。

❖ **本药如何服用，何时服用最合适？**

1. 类风湿关节炎：口服。一周 1 次，一次 7.5~15mg，最高剂量一周 1 次，一次 25mg。胃肠道症状严重者可用注射剂皮下注射。与其他免疫抑制药合用时，应减量。

2. 银屑病关节炎：口服。一周 1 次，一次 15~20mg。

3. 强直性脊柱炎的周围炎：口服。一周 1 次，7.5~10mg。

❖ **使用本药期间需要注意什么？**

1. 服药后定期（每 1~3 个月）监测血常规、肝肾功能；每 1~2 年查一次肺 X 线片。

2. 服药期间可出现肝酶上升，若肝酶上升到正常值 3 倍，需要停药。一般肝酶在停药 4 周内可恢复。

3. 服药期间禁止饮酒。

4. 中重度肾功能不全者慎用。

5. 因本药对胎儿有致畸作用，故应停药 3 个月以上方可考虑生育。

6. 本药可能会使免疫力降低，若要出入公众场所请戴口罩，避免接触传染病患者或其污物，勿生食，注意个人卫生避免受伤。

7. 本药可能会增加晒太阳产生的过敏（如红疹），服药期间请避免过度曝晒，并注意防晒措施（遮阳帽/伞、防晒乳）。

❖ **本药如何居家保存？**

放置于室温、阴凉、干燥处，避光储存，请勿冷藏或冷冻。请将药品置于儿童触及不到的地方。

❖ **妊娠期妇女与哺乳期妇女用药注意事项：**

妊娠期妇女及哺乳期妇女禁止使用。

❖ **忘记用药时怎么办？**

若是规律性服用此药，则于发现忘记服药时立即服药。但若发现忘记服药时已接近下次服药时间，请按原计划服用下次剂量即可，切勿一次或短时间内服用两次剂量。

❖ **用药过量怎么办？**

服药过量应立即停药并及时就医紧急处理，包括洗胃、催吐并输液，促使药物排出。

❖ **与其他药物合用需注意什么？**

服药期间加用其他药物，特别是抗生素、消炎止痛药、其他化疗药物等，需提前告知医师或药师，以便及时调整服药剂量。

来氟米特片（10mg）

❖ **本药用于治疗哪些疾病？**

主要用于类风湿关节炎、系统性红斑狼疮及银屑病关节炎的治疗。

❖ **本药如何服用，何时服用最合适？**

口服。一次 20mg，每日 1 次，饭后服用。病情控制后可以一日 10~20mg。

❖ **使用本药期间需要注意什么？**

1. 本药可抑制骨髓，可出现周围血白细胞计数减少，停药后可恢复。

2. 本药可导致肝酶升高，停药后可恢复。

3. 本药可引起胃肠反应，与药物剂量相关。

4. 本药有致畸作用，停药 3 个月以上方可考虑生育。

5. 服用本药期间不宜接种免疫活疫苗。

6. 免疫缺陷、未控制感染、活动性胃肠道疾病、肾功能不全、骨髓发育不良者不宜服用本药。

7. 因本药有可能会升高血压，有高血压患者在用药过程中应监测血压。

8. 用药期间检测肝功能、血常规，1~3 个月一次。

❖ **本药如何居家保存？**

放置于室温、阴凉、干燥处，避光储存，请勿冷藏或冷冻。请将药品置于儿童触及不到的地方。

❖ **妊娠期妇女与哺乳期妇女用药注意事项：**

妊娠期妇女及哺乳期妇女禁止使用。

❖ **忘记用药时怎么办？**

若是规律性服用此药，则于发现忘记服药时立即服药。但若发现忘记服药时已接近下次服药时间，请按原计划服用下次剂量即可，切勿一次或短时间内服用两次剂量。

❖ **用药过量怎么办？**

服用过量应立即停药并及时就医紧急处理，可给予考来烯胺或活性炭加以消除。

❖ **与其他药物合用需注意什么？**

服药期间加用其他药物，特别是肝毒性药物、非甾体抗炎药、降糖药、利福平等，需提前告知医师或药师，以便及时调整服药剂量。

环磷酰胺片（50mg）

❖ **本药用于治疗哪些疾病？**

主要用于系统性红斑狼疮、大动脉炎、韦格纳肉芽肿病、结节性动脉周围炎、显微镜下多动脉炎、类风湿关节炎等风湿性疾病的治疗。

❖ **本药如何服用，何时服用最合适？**

口服。一次 100mg，饭后服用，维持量减半。建议早晨服用。

❖ **使用本药期间需要注意什么？**

1. 服药后请大量饮水，并时常排尿。

2. 用药期间定期监测血尿常规、肝肾功能和血清尿酸水平。

3. 本药有致畸作用，停药 6 个月以上方可考虑生育。

4. 由于本药可能导致眩晕、视物模糊，以及视力受损，服药期间禁止从事驾驶或其他需要清晰视力的活动。

❖ **本药如何居家保存？**

放置于室温、阴凉、干燥处，避光储存，请勿冷藏或冷冻。请将药品置于儿童触及不到的地方。

❖ **妊娠期妇女与哺乳期妇女用药注意事项：**

妊娠期妇女及哺乳期妇女禁止使用。

❖ **忘记用药时怎么办？**

若是规律性服用此药，则于发现忘记服药时立即服药。但若发现忘记服药时已接近下次服药时间，请按原计划服用下次剂量即可，切勿一次或短时间内服用两次剂量。

❖ **用药过量怎么办？**

服药过量应紧急处理，包括洗胃、催吐并输液，促使药物排出。

❖ **与其他药物合用需注意什么？**

服药期间加用其他药物，特别是抗痛风药、大剂量巴比妥类、皮质激素类等，需提前告知医师或药师，以便及时调整服药剂量。

硫唑嘌呤片（50mg）

❖ **本药用于治疗哪些疾病？**

主要用于多系统受累的自身免疫性疾病，如系统性红斑狼疮、皮肌炎、多肌炎、系统性血管炎、类风湿关节炎等。

❖ **本药如何服用，何时服用最合适？**

起始剂量为一日 100mg，饭后一次服用。一日最大剂量为 150mg。见效后，维持剂量为每日 50mg。

❖ **使用本药期间需要注意什么？**

1. 服用本药可导致抵抗力减弱，应避免与患有传染病人群接触。保持伤口清洁，注重个人卫生（尤其是口腔、牙齿、皮肤、头发及手）；如有任何类似感冒感染症状如发烧、喉咙痛、发冷、尿频、解便困难等，立即就医。

2. 服药期间，定期进行血常规及肝肾功能检测。

3. 长期用药可增加风湿病患者发生肿瘤的危险性。

4. 本药可能导致骨髓抑制和胃肠道系统毒性。

5. 服用本药后，需 6~8 周症状才会改善。

❖ **本药如何居家保存？**

放置于室温、阴凉、干燥处，避光储存，请勿冷藏或冷冻。请将药品置于儿童触及不到的地方。

❖ **妊娠期妇女与哺乳期妇女用药注意事项：**

妊娠期妇女及哺乳期妇女禁止使用。

❖ **忘记用药时怎么办？**

若是规律性服用此药，则于发现忘记服药时立即服药。但若发现忘记服药时已接近下次服药时间（少于 12 小时），请按原计划服用下次剂量即可，切勿一次或短时间内服用两次剂量。

❖ **用药过量怎么办？**

服药过量应立即停药并及时就医紧急处理，包括洗胃、催吐并输液，促使药物排出。

❖ **与其他药物合用需注意什么？**

服药期间加用其他药物，特别是卡托普利、依那普利、别嘌醇等，需提前告知医师或药师，以便及时调整服药剂量。

环孢素胶囊（25mg、50mg）

❖ **本药用于治疗哪些疾病？**

主要用于难治性弥漫性结缔组织病、类风湿关节炎等。

❖ **本药如何服用，何时服用最合适？**

口服。每日 1 次（也可分为 2 次），每次剂量遵医嘱，饭前半小时服用。如 4~6 周疗效不佳，根据医嘱调整剂量，病情稳定后减量。

❖ **使用本药期间需要注意什么？**

1. 严格按照医嘱服药，不应自行调整用药剂量，定时服药。服用时应整粒吞服，不应压碎或咀嚼胶囊。

2. 本药常见的副作用有肝肾功能损害、齿龈增生、水肿、血压升高等。

3. 服药时，最好用牛奶或橙汁送服，有利于药物的吸收。

4. 服药期间，不可服用葡萄柚和葡萄柚汁，会影响药物代谢。

5. 用药期间 1~2 周检查血药浓度（120~200ng/ml），监测肝肾功能指标、监测血压。

❖ **本药如何居家保存？**

放置于室温、阴凉、干燥处，避光储存，请勿冷藏或冷冻。请将药品置于儿童触及不到的地方。

❖ **妊娠期妇女与哺乳期妇女用药注意事项：**

妊娠期妇女应在专科医师或药师的监督指导下使用本药；哺乳期妇女禁止使用。

❖ **忘记用药时怎么办？**

若是规律性服用此药，则于发现忘记服药时立即服药。但若发现忘记服药时已接近下次服药时间，请按原计划服用下次剂量即可，切勿一次或短时间内服用两次剂量。

❖ **用药过量怎么办？**

服药过量可出现呕吐、嗜睡、头痛、心动过速等不适症状。应立即停药并及时就医紧急处理，包括洗胃、催吐并输液，促使药物排出。

❖ **与其他药物合用需注意什么？**

服药期间加用其他药物，特别是伏立康唑、利福平、西咪替丁等，需提前告知医师或药师，以便及时调整服药剂量。

吗替麦考酚酯片（0.5g）

❖ **本药用于治疗哪些疾病？**

主要用于难治性狼疮肾炎、不能耐受其他免疫抑制药或有严重器官损害的（弥漫性）结缔组织病。

❖ **本药如何服用，何时服用最合适？**

1. 用于狼疮肾炎患者：口服。成人一次 1g，每日 2 次，空腹服用。严重慢性肾功能损害的患者应遵医嘱。

2. 用于结缔组织病患者：口服。成人一次 0.75~1g，每日 2 次。维持量：一次 0.25~0.5g，每日 2 次，空腹服用。

❖ **使用本药期间需要注意什么？**

1. 服用此药前，若原有消化道方面的不适，包括胃溃疡、胃出血等，应告知医师。

2. 服用本药时及服药后 2 小时避免服用包含铝或镁等对抗胃酸的药物。

3. 禁止压碎本药，避免接触到眼睛、鼻子、嘴巴或皮肤，如果发生接触，用肥皂和清水彻底清洗，并用清水冲洗眼睛。

4. 服用此药会使抵抗力减弱，可能比较容易受到感染。因此最好避免进出公共场所，并远离患有感冒及其他感染症之人群。

5. 本药物对胎儿有害，女性患者服药期间应避孕或至少停药 6 周后再考虑怀孕。男性患者（包括已接受过输精管切除术者）应在治疗期间和停止治疗后至少 90 天内使用避孕套。

6. 本药使用期间应避免接种疫苗。

❖ **本药如何居家保存?**

放置于室温、阴凉、干燥处，避光储存，请勿冷藏或冷冻。请将药品置于儿童触及不到的地方。

❖ **妊娠期妇女与哺乳期妇女用药注意事项:**

妊娠期妇女及哺乳期妇女禁止使用。

❖ **忘记用药时怎么办?**

若是规律性服用此药，则于发现忘记服药时立即服药。但若发现忘记服药时已接近下次服药时间（少于 12 小时），请按原计划服用下次剂量即可，切勿一次或短时间内服用两次剂量。

❖ **用药过量怎么办?**

本药过量可能会导致免疫系统的过度抑制，增加感染和骨髓抑制的易感性。过量服用可出现中性粒细胞降低，因此服药过量应立即停药并及时就医紧急处理，包括洗胃、催吐并输液，促使药物排出。

❖ **与其他药物合用需注意什么?**

服药期间加用其他药物，特别是考来烯胺、抗生素等，需提前告知医师或药师，以便及时调整服药剂量。

沙利度胺片（50mg）

❖ **本药用于治疗哪些疾病?**

主要用于强直性脊柱炎、类风湿关节炎、皮肤黏膜血管炎的患者。

❖ **本药如何服用，何时服用最合适?**

口服。睡前一次 25mg。无不良反应可逐渐增加剂量，每日最大剂量为 300mg。

❖ **使用本药期间需要注意什么?**

1. 本药可以睡前服药，且应在晚餐后至少 1 小时。

2. 服用本药可能会引起外周神经疾病，早期有手足麻木、麻刺感或灼烧样痛感，出现上述情况应及时告知医师。

3. 对于育龄妇女，有效的避孕措施要开始于服药前的至少 4 周，第 1 个月应每周做怀孕测试，测试阴性方可继续服药，此后，如果患者月经周期规律，可 1 个月做 1 次怀孕测试，不规律则要每 2 周检查 1 次。患者停药至少 4 周后方可考虑怀孕。男性患者服药期间性生活时最好使用避孕套。

4. 在服用本药期间以及停药后 4 周内不可以献血、哺乳，男性不可以献精。

5. 本药可能引起头晕和嗜睡，因此直至药物作用完全消失之前，应避免开车或操作重型机械。

6. 本药可导致水肿、便秘、恶心、意识模糊和震颤。坐或躺起立时动作应缓慢。

7. 在服用药物期间不应饮酒。

8. 具有生育能力的女性应避免与本药表面接触，一旦不小心接触到，接触区域应用香皂和清水洗净。

9. 用药期间定期检查血常规，中性粒细胞的绝对值低于 $0.75 \times 10^9/L$ 的患者不要服用。

❖ **本药如何居家保存？**

放置于室温、阴凉、干燥处，避光储存，请勿冷藏或冷冻。请将药品置于儿童触及不到的地方。

❖ **妊娠期妇女与哺乳期妇女用药注意事项：**

妊娠期妇女及哺乳期妇女禁止使用。

❖ **忘记用药时怎么办？**

若是规律性服用此药，则于发现忘记服药时立即服药。但若发现忘记服药时已接近下次服药时间，请按原计划服用下次剂量即可，切勿一次或短时间内服用两次剂量。

❖ **用药过量怎么办？**

服药过量应立即停药并及时就医紧急处理，包括洗胃、催吐并输液，促使药物排出。

❖ **与其他药物合用需注意什么？**

服药期间加用其他药物，特别是中枢神经抑制药如巴比妥类药物，需提前告知医师或药师，以便及时调整服药剂量。

（三）靶向治疗药物

靶向性治疗是指药物靶向性地以引起疾病发病的不同特异性环节为靶点，与这些靶点选择性地作用从而阻断疾病的发生和发展，是目前最为理想的治疗模式。特别是在肿瘤和自身免疫病的治疗领域被越来越多的使用。研究也证实生物靶点在维持人类健康中同样起着积极的作用，因此过度抑制它们的生物活性，也会导致相应风险的出现，在使用时同样应引起高度的重视。

依那西普注射液（25mg）

❖ **本药用于治疗哪些疾病？**

主要用于类风湿关节炎、强直性脊柱炎二线治疗的患者。

❖ **本药如何使用？**

皮下注射。推荐剂量为 25mg，每周 2 次（间隔 72~96 小时），或 50mg，每周 1 次。

❖ **注射本药需要注意什么？**

1. 禁止注射于皮肤柔嫩、瘀伤、发红或发硬部位。

2. 有重症感染的患者不能使用本药治疗。

3. 慎用于有血液异常史的患者，如果用药中发现全血细胞减少症、再生障碍性贫血，需要停药。

4. 慎用于中度或重度酒精性肝炎患者。

5. 如果发生严重的过敏反应或过敏症样反应，须停药。

6. 使用糖尿病治疗药物的患者使用本药后有低血糖的报道，必要时减少糖尿病药物的使用。

❖ **本药如何居家保存？**

使用前于 2~8℃冰箱内贮存，不得冷冻。避光保存。

❖ **妊娠期妇女与哺乳期妇女用药注意事项：**

1. 不推荐妊娠期妇女使用本药。建议育龄妇女采用合适的避孕，避免在本药治疗期间或中止治疗后 3 周内怀孕。

2. 本药可通过胎盘屏障。在妊娠期间接受最后一剂本药后的 16 周内，不推荐对新生儿注射活疫苗。

3. 哺乳期妇女使用本药期间请勿授乳。

❖ **用药过量怎么办？**

如遇药物过量，请及时就医咨询。

❖ **与其他药物合用需注意什么？**

本药和柳氮磺吡啶合并用药患者的平均白细胞计数显著下降，需要谨慎。尚未证实本药和阿那白滞素联合用药可以增加临床效果，因此不推荐使用。本药和阿巴西普联合治疗导致严重不良事件的发生率增加，因此不推荐使用。

阿达木单抗注射液（40mg）

❖ **本药用于治疗哪些疾病？**

主要用于类风湿关节炎、强直性脊柱炎、银屑病的治疗。

❖ **本药如何使用？**

1. 类风湿关节炎、强直性脊柱炎：建议用量为 40mg 皮下注射，每 2 周单剂量给药。

2. 银屑病：建议用量为首次皮下注射 80mg，然后自首次给药后一周开始每 2 周皮下注射 40mg。

❖ **注射本药需要注意什么？**

1. 在使用本药之前、期间及使用后（至少 4 个月），必须严密监测患者是否出现感染（包括结核）。当患者出现新的严重感染或脓毒症时，应中断本药治疗。

2. 如果发生过敏性反应或其他严重过敏反应，应立即停止给药，并给予适当的治疗。

3. 在开始 TNF 拮抗剂治疗前，应对患者进行 HBV 感染检测。如果患者出现 HBV 再激活，应停止本药的治疗，并在适当的支持治疗下采取有效的抗病毒治疗。

4. 发生显著血液学异常（全血细胞减少）患者，应考虑中止本药的使用。

5. 不推荐在婴儿母亲妊娠期间最后一次注射本药后 5 个月内对新生儿接种活疫苗。

6. 中、重度心力衰竭禁用本药。如果患者出现充血性心力衰竭症状，或者以往的症状出现恶化，应该停止使用本药。

❖ **本药如何居家保存？**

使用前于 2~8℃冰箱内贮存。不得冷冻。

❖ **妊娠期妇女与哺乳期妇女用药注意事项：**

1. 未明确是否可致胎儿危害或可影响生殖能力。建议具有生育可能的女性患者使用适当的避孕方法，避免妊娠，并且在结束本药治疗后至少继续使用该方式 5 个月。

2. 未明确是否排泄至人乳汁或摄入后全身吸收。由于在乳汁中分泌有人体免疫球蛋白，因此哺乳期妇女至少在结束治疗后 5 个月内不能哺乳。

❖ **用药过量怎么办?**

如有过量使用，建议监测患者是否出现不良反应的症状和体征。如果出现，应立即给予适当的治疗。

❖ **与其他药物合用需注意什么?**

不推荐本药和阿那白滞素、阿巴西普联合用药。接受本药治疗的患者不建议同时接种活疫苗。

托法替布片（5mg）

❖ **本药用于治疗哪些疾病?**

主要用于中度至重度活动性类风湿关节炎的患者。

❖ **本药如何使用?**

口服。一次 5mg，每日 2 次。可空腹或与食物并服。

❖ **注射本药需要注意什么?**

1. 病毒性肝炎、怀孕、授乳、器官移植患者，用本药前请先告知医师。

2. 请将服用本药的情况告知其他医师或医疗人员。

3. 若有疑似鼻咽炎、上呼吸道或泌尿道感染、胃灼烧感、排便习惯改变等情形，请尽快就医咨询。

4. 本药可能会影响血球数及肝功能指数，用药期间请定期复查。

5. 服药期间可能发生以下不良反应：疲倦、腹泻、手足症候群、恶心呕吐、皮疹、食欲减低、腹痛、口腔溃疡、发烧、头痛、肌肉疼痛、手脚刺痛，请勿惊慌。若症状持续不能缓解或加重，请尽快停药就医。

❖ **本药如何居家保存?**

在阴凉干燥处，密封，不超过 30℃保存。

❖ **妊娠期妇女与哺乳期妇女用药注意事项:**

1. 妊娠期妇女如需用药请咨询医师；对于具有生育能力的女性，应计划生育和避孕。

2. 不建议在治疗期间和末次给药至少 18 小时内进行母乳喂养。

❖ **忘记用药时怎么办?**

若是规律性服用此药，则于发现忘记服药时立即服药。但若发现忘记服药时已接近下次服药时间（少于 6 小时），请按原计划服用下次剂量即可，切勿一次或短时间内服用两次剂量。

❖ **用药过量怎么办?**

如有过量服用，建议监测患者是否出现不良反应的症状和体征。如果出现，应立即给予适当的治疗。

❖ **与其他药物合用需注意什么?**

当本药与酮康唑、氟康唑等联用需要降低剂量。本药与利福平联用可能会降低疗效。本药与他克莫司、环孢素等同服，免疫抑制风险会增加。使用本药期间不可接种活性疫苗。

三、抗痛风药

抗痛风药用于关节炎、痛风石、泌尿道尿酸性结石及痛风性肾病。此部分涉及的抗痛风药有下列几类：秋水仙碱、抑制尿酸生成药、促尿酸排出药。

（一）秋水仙碱

秋水仙碱片（0.5mg，1mg）

❖ **本药用于治疗哪些疾病？**

主要用于治疗急性期痛风性关节炎、短期预防痛风性关节炎急性发作的患者。

❖ **本药如何服用，何时服用最合适？**

1. 急性期：口服。初始剂量 1mg，之后一次 0.5mg，每日 3 次，最多每 4 小时一次，直至疼痛缓解，或出现呕吐或腹泻，24 小时内最大剂量 6mg；3 日内不得重复此疗程。另一方案为一次 1mg，每日 3 次，一周后剂量减半，疗程约 2~3 周。

2. 预防痛风：口服。一次 0.5mg，每日 1~2 次。疗程酌定，如出现不良反应应随时停药。

❖ **使用本药期间需要注意什么？**

1. 如发生呕吐、腹泻等反应，应减小用量，严重者应立即停药。

2. 骨髓造血功能不全，严重心脏病、肾功能不全及胃肠道疾患者慎用。

3. 用药期间应定期检查血常规及肝、肾功能。

4. 用本药治疗急性痛风，每一疗程间应停药 3 日，以免发生蓄积中毒，尽量避免口服长期给药。

5. 女性患者或其配偶必须在停药数月后方能妊娠。

6. 服药时请勿食用西柚或饮用西柚汁。

❖ **本药如何居家保存？**

放置于室温、阴凉、干燥处，避光储存，请勿冷藏或冷冻。请将药品置于儿童触及不到的地方。

❖ **妊娠期妇女与哺乳期妇女用药注意事项：**

妊娠期妇女及哺乳期妇女禁用。

❖ **忘记用药时怎么办？**

若是规律性服用此药，则于发现忘记服药时立即服药。但若发现忘记服药时已接近下次服药时间，请按原计划服用下次剂量即可，切勿一次或短时间内服用两次剂量。

❖ **用药过量怎么办？**

本药是细胞有丝分裂毒素，毒性大，一旦过量缺乏解救措施，需格外注意药物过量。服用过量后应立即停药并及时就医。

❖ **与其他药物合用需注意什么？**

服药期间加用其他药物，特别是如口服抗凝药、降压药，需提前告知医师或药师，以便及时调整服药剂量。

（二）抑制尿酸生成药

别嘌醇片（0.1g）

❖ **本药用于治疗哪些疾病?**

主要用于具有痛风史的高尿酸血症、预防痛风关节炎的复发患者。

❖ **本药如何服用，何时服用最合适?**

1. 成人：口服。初次剂量一次口服 50mg，每日 1~2 次，以后每周可递增 50~100mg，至一日 200~300mg，分 2~3 次服。每 2 周测血和尿酸水平，如已达正常水平，则不再增量，如仍高可再递增。但一日最大量一般不超过 600mg。维持量：一次 100~200mg，每日 2~3 次。

2. 儿童：口服。治疗继发性高尿酸血症常用量：6 岁以内一次 50mg，每日 1~3 次；6~10 岁，一次 100mg，每日 1~3 次。剂量可酌情调整。

❖ **使用本药期间需要注意什么?**

1. 服用本药期间一旦出现皮疹，立即停用，及时就医。

2. 用药前及用药期间要定期检查血尿酸及 24 小时尿尿酸水平。

3. 用药期间应定期检查血常规及肝肾功能。

4. 服药期间多饮水（一日 2~3L），并使尿液呈中性或碱性以利于尿酸排泄。

5. 痛风性关节炎急性期不宜服用本药。

❖ **本药如何居家保存?**

放置于室温、阴凉、干燥处，避光储存，请勿冷藏或冷冻。请将药品置于儿童触及不到的地方。

❖ **妊娠期妇女与哺乳期妇女用药注意事项：**

妊娠期妇女及哺乳期妇女禁止使用。

❖ **忘记用药时怎么办?**

若是规律性服用此药，则于发现忘记服药时立即服药。但若发现忘记服药时已接近下次服药时间，请按原计划服用下次剂量即可，切勿一次或短时间内服用两次剂量。

❖ **用药过量怎么办?**

服用过量后应立即停药，并及时就医。

❖ **与其他药物合用需注意什么?**

服药期间加用其他药物，特别是如铁剂、噻嗪类利尿药、抗凝药、硫唑嘌呤或巯嘌呤等，需提前告知医师或药师，以便及时调整服药剂量。

非布司他片（20mg，40mg，80mg）

❖ **本药用于治疗哪些疾病?**

用于痛风患者高尿酸血症的长期治疗。

❖ **本药如何服用，何时服用最合适?**

口服。起始剂量为 40mg，每日 1 次。2 周后，一次 40~80mg，每日 1 次。食物无影响，饭前饭后都可以。

❖ **使用本药期间需要注意什么?**

1. 服用本药期间，如果痛风发作，无需中止服药，可加服非甾体抗炎药。

2. 服用本药 2 周后，就可评估血尿酸水平是否达到目标值（小于 6mg/dl）。

3. 服用本药前应进行肝功能检测。服药期间，有疲劳、食欲减退、右上腹不适、酱油色尿或黄疸等可能表明肝损害症状，应及时进行肝功能检测。

❖ **本药如何居家保存？**

遮光，密封，不超过 25℃保存，请勿冷藏或冷冻。请将药品置于儿童触及不到的地方。

❖ **妊娠期妇女与哺乳期妇女用药注意事项：**

妊娠期妇女与哺乳期妇女慎用。

❖ **忘记用药时怎么办？**

若是规律性服用此药，则于发现忘记服药时立即服药。但若发现忘记服药时已接近下次服药时间（少于 12 小时），请按原计划服用下次剂量即可，切勿一次或短时间内服用两次剂量。

❖ **用药过量怎么办？**

服用过量后应立即停药，并及时就医。

❖ **与其他药物合用需注意什么？**

禁用于正在接受硫唑嘌呤或巯嘌呤治疗的患者。

（三）促尿酸排出药

丙磺舒片（0.25g）

❖ **本药用于治疗哪些疾病？**

主要用于治疗慢性痛风患者。

❖ **本药如何服用，何时服用最合适？**

口服。开始一次 0.25g，每日 2 次，共 1 周；以后一次口服 0.5g，每日 2 次；1 周后可增至一次 0.5~1.0g，每日 2 次，一日最大剂量 2.0g。老年患者因肾功能减退，用量应适当减少。

❖ **使用本药期间需要注意什么？**

1. 下述人员不宜服用本药：肝肾功能不全者、活动性消化性溃疡或病史及肾结石者等。

2. 痛风性关节炎急性发作症状尚未控制时不得使用本药；如在本药治疗期间有急性发作，可继续应用原来的用量，同时给予秋水仙碱或其他非甾体抗炎药治疗。

3. 服用本药时应保持摄入足量水分（一日 2500ml 左右），以防止形成肾结石，必要时同时服用碱化尿液的药物，如碳酸氢钠片。

4. 治疗痛风性关节炎，如患者有轻度肾功能不全，而 24 小时尿酸排泄量又未超过 700mg，一般单日剂量不超过 2g。

5. 用本药期间不宜服水杨酸类制剂。

6. 定期检测血和尿 pH、尿酸、肝肾功能等。

7. 根据临床表现、血和尿尿酸水平调整药物用量，原则上以最小有效量维持较长时间。

❖ **本药如何居家保存？**

放置于室温、阴凉、干燥处，避光储存，请勿冷藏或冷冻。请将药品置于儿童触及不到的地方。

❖ **妊娠期妇女与哺乳期妇女用药注意事项：**

妊娠期妇女及哺乳期妇女禁用。

❖ **忘记用药时怎么办？**

若是规律性服用此药，则于发现忘记服药时立即服药。但若发现忘记服药时已接近下次服药时间，请按原计划服用下次剂量即可，切勿一次或短时间内服用两次剂量。

❖ **用药过量怎么办？**

服用过量后应立即停药，并及时就医。

❖ **与其他药物合用需注意什么？**

服药期间加用其他药物，特别是如水杨酸类药、阿司匹林、依他尼酸、氢氯噻嗪、保泰松、吲哚美辛、萘普生、别嘌醇、青霉素、头孢素、磺胺类药、甲氨蝶呤及口服降糖药等需提前告知医师或药师，以便及时调整服药剂量。

苯溴马隆片（50mg）

❖ **本药用于治疗哪些疾病？**

用于具痛风史的高尿酸血症，慢性痛风性关节炎或痛风石伴有高尿酸血症者。

❖ **本药如何服用，何时服用最合适？**

口服。成人一次 50mg，每日 1 次，早餐后服用。服药 1 周后检查血清尿酸浓度，或可在治疗初期每日口服 100mg，待血尿酸降至正常范围时改为每日 50mg。

❖ **使用本药期间需要注意什么？**

（1）服用本药期间应多饮水，每日饮水量不得少于 1.5~2L，碱化尿液。

（2）定期检测肾功能以及血和尿尿酸的变化。

（3）长期用药应定期检查肝功能。

（4）服用本药期间，如果痛风发作，可加服非甾体抗炎药。

（5）用药期间出现持续性腹泻，应立即停药。

❖ **本药如何居家保存？**

放置于室温、阴凉、干燥处，避光储存，请勿冷藏或冷冻。请将药品置于儿童触及不到的地方。

❖ **妊娠期妇女与哺乳期妇女用药注意事项：**

妊娠期妇女及哺乳期妇女禁用。

❖ **忘记用药时怎么办？**

若是规律性服用此药，则于发现忘记服药时立即服药。但若发现忘记服药时已接近下次服药时间，请按原计划服用下次剂量即可，切勿一次或短时间内服用两次剂量。

❖ **用药过量怎么办？**

服用过量后应立即停药，并及时就医。

❖ **与其他药物合用需注意什么？**

服药期间加用其他药物，特别是阿司匹林和其他水杨酸制剂、抗凝药等，需提前告知医师或药师，以便及时调整服药剂量。

第八节　泌尿系统疾病用药

本章重点介绍利尿药和泌尿系统疾病特殊用药，如治疗良性前列腺增生症、前列腺癌、勃起功能障碍和调节膀胱舒缩功能的药物。某些泌尿系统疾病的用药与其他系统用药雷同者，如治疗某些类型肾小球肾炎的糖皮质激素和免疫抑制剂和肾性高血压的各类降压药等，参阅其他相应系统用药章节。

一、利尿药

利尿药主要用于治疗水肿性疾病，可与降压药合用治疗高血压。此部分涉及的利尿药有下列几类：①噻嗪类利尿药；②袢利尿药；③保钾利尿药。

（一）噻嗪类利尿药

氢氯噻嗪（25mg）

❖ **本药用于治疗哪些疾病？**

主要用于水肿或者高血压患者。

❖ **本药如何服用，何时服用最合适？**

1. 水肿性疾病：口服。一般一次 25~50mg，每日 1~2 次，或隔日治疗，或每周连服 3~5 日。

2. 高血压：口服。一般每日 25~100mg，分 1~2 次服用。

如果一日服用 1 次，建议白天服用；最晚服药时间不迟于下午 5 点，以免夜间尿量增多影响睡眠。

❖ **使用本药期间需要注意什么？**

1. 对磺胺类药物、呋塞米、布美他尼等过敏的患者慎用。

2. 对血糖、血胆固醇、血尿酸等有升高作用，有痛风、高尿酸血症、糖尿病、高脂血症的患者注意指标监测。

3. 如果存在无尿或严重肾功能不全的情况，请及时告知医师。

❖ **本药如何居家保存？**

放置于室温、干燥处，避光储存。请勿放在儿童可以取得的场所。

❖ **妊娠期妇女与哺乳期妇女用药注意事项：**

妊娠期妇女慎用本药；哺乳期妇女使用本药时应停止哺乳。

❖ **忘记用药时怎么办？**

若是规律性服用此药，则于发现忘记服药时立即服药。但若发现忘记服药时已接近下次服药时间（少于 6 小时），请按原计划服用下次剂量即可，切勿一次或短时间内服用两次剂量。

❖ **用药过量怎么办？**

药物服用过量应密切随访血压、电解质和肾功能，及时就医。

❖ **与其他药物合用需注意什么？**

服药期间加用其他药物，特别是心血管用药如降压药、利尿药，需提前告知医师或药师，以便及时调整服药剂量。

（二）袢利尿药

呋塞米（20mg）

❖ **本药用于治疗哪些疾病？**

主要用于水肿、高血压和高钙血症的治疗。

❖ **本药如何服用，何时服用最合适？**

1. 水肿性疾病：口服。一般一次 20~40mg，每日 1 次。

2. 高血压：口服。一般一日 40~80mg，分 2 次服用。

3. 高钙血症：口服。一般一日 80~120mg，分 1~3 次服用。

如果每日服用一次，建议白天服用；最晚服药时间不迟于下午 5 点，以免夜间尿量增多影响睡眠。

❖ **使用本药期间需要注意什么？**

1. 有磺胺类药物、噻嗪类利尿药过敏史的患者慎用。

2. 对血糖、血尿酸等有升高作用，有痛风、高尿酸血症、糖尿病的患者注意指标监测。

3. 如有无尿或严重肾功能不全的情况请提前告知医师。

4. 有低血钾倾向者，尤其是使用地高辛之类药物或有室性心律失常者慎用。

5. 在用药期间如果出现听力下降等情况，请及时联系医师。

❖ **本药如何居家保存？**

放置于室温、干燥处，避光储存。请勿放在儿童可以取得的场所。

❖ **妊娠期妇女与哺乳期妇女用药注意事项：**

妊娠期妇女尽量避免使用本药，哺乳期妇女使用本药时建议停止哺乳。

❖ **忘记用药时怎么办？**

若是规律性服用此药，则于发现忘记服药时立即服药。但若发现忘记服药时已接近下次服药时间（少于 6 小时），请按原计划服用下次剂量即可，切勿一次或短时间内服用两次剂量。

❖ **用药过量怎么办？**

药物服用过量应密切随访血压、电解质和肾功能，及时来院就医。

❖ **与其他药物合用需注意什么？**

服药期间加用其他药物，特别是心血管用药如降压药、利尿药，需提前告知医师或药师，以便及时调整服药剂量。

托拉塞米（5mg，20mg）

❖ **本药用于治疗哪些疾病？**

主要用于充血性心衰和原发性高血压的治疗。

❖ **本药如何服用，何时服用最合适？**

1. 充血性心衰：口服。一般一次 10~20mg，每日 1 次。

2.高血压：口服。一般一日 5~10mg，每日 1 次。

建议白天服用，最晚服药时间不迟于下午 5 点，以免夜间尿量增多影响睡眠。

❖ **使用本药期间需要注意什么？**

1.对本药或格列本脲、格列齐特等磺酰脲类药物过敏的患者禁用。

2.无尿患者禁用。

3.有低血钾倾向者，尤其是使用地高辛之类药物或有室性心律失常者，注意电解质监测。

❖ **本药如何居家保存？**

放置于室温、干燥处，避光储存，请勿冷藏或冷冻。请勿放在儿童可以取得的场所。

❖ **妊娠期妇女与哺乳期妇女用药注意事项：**

哺乳期妇女和哺乳期妇女均应慎用。

❖ **忘记用药时怎么办？**

若是规律性服用此药，则于发现忘记服药时立即服药。但若发现忘记服药时已接近下次服药时间（少于 6 小时），请按原计划服用下次剂量即可，切勿一次或短时间内服用两次剂量。

❖ **用药过量怎么办？**

药物服用过量应密切随访血压、电解质和肾功能，并及时来院就医。

❖ **与其他药物合用需注意什么？**

服药期间加用其他药物，特别是心血管用药如降压药、利尿药，需提前告知医师或药师，以便及时调整服药剂量。

（三）保钾利尿药

螺内酯片（20mg）

❖ **本药用于治疗哪些疾病？**

主要用于水肿、高血压和原发性醛固酮增多症的治疗。

❖ **本药如何服用，何时服用最合适？**

1.水肿性疾病：口服。一般每次 40~120mg，分 2~4 次服用。

2.高血压：口服。一般每日 40~80mg，分 2~3 次服用。

3.原发性醛固酮增多症：口服。遵医嘱服用。

每日服用次数少于 3 次者，建议最晚服药时间不迟于下午 5 点，以免夜间尿量增多影响睡眠。

❖ **使用本药期间需要注意什么？**

1.应于进食时或餐后服药，以减少胃肠道反应。

2.无尿或肾功能不全患者慎用。

3.有乳房增大或月经失调者请告知医师相关情况。

4.老年人服药较易发生高钾血症和利尿过度，用药期间注意指标监测。

❖ **本药如何居家保存？**

放置于室温、干燥处，避光储存，请勿冷藏或冷冻。请将药品置于儿童无法触及的地方。

❖ **妊娠期妇女与哺乳期妇女用药注意事项：**

哺乳期妇女和哺乳期妇女慎用。

❖ **忘记用药时怎么办？**

若是规律性服用此药，则于发现忘记服药时立即服药。但若发现忘记服药时已接近下次服药时间（少于 6 小时），请按原计划服用下次剂量即可，切勿一次或短时间内服用两次剂量。

❖ **用药过量怎么办？**

药物服用过量应密切随访血压和电解质，并及时来院就医。

❖ **与其他药物合用需注意什么？**

服药期间加用其他药物，特别是心血管用药如降压药、利尿药，需提前告知医师或药师，以便及时调整服药剂量。

二、治疗良性前列腺增生症的药物

轻到中度良性前列腺增生症首选药物治疗。此部分涉及的治疗良性前列腺增生症的药物有以下几类：① α 受体拮抗剂；② 5α– 还原酶抑制剂。

（一）α 受体拮抗剂

特拉唑嗪片（2mg）

❖ **本药用于治疗哪些疾病？**

主要用于良性前列腺增生患者。

❖ **本药如何服用，何时服用最合适？**

口服。一般第一天一次 1mg，每日 1 次，第二天开始一次 2mg，每日 1 次。每晚睡前温开水送服。特殊情况请依照医师指示使用，不可任意停药。

❖ **使用本药期间需要注意什么？**

1. 在初次服用此药物时，或剂量增加太快或太多，可能会产生头晕、昏厥或心动过速的症状，建议睡前服用、从小剂量开始使用，慢慢增加药物的使用剂量。

2. 突然改变姿势，例如从坐或卧突然起立，其他如喝酒、久站、剧烈运动或天气过热时，都会增加直立性低血压发生的机会，应尽量避免或小心。

3. 因有可能会有嗜睡或昏眩，故在服用本药 12 小时内，应避免开车或操作重型机械。

4. 若是有晕厥的现象，请立即坐下或平躺休息即可，若是一直未改善或症状严重时，请与医师联络或就诊。

❖ **本药如何居家保存？**

放置于室温、干燥处，避光储存，请勿冷藏或冷冻。请勿放在儿童可以取得的场所。

❖ **妊娠期妇女与哺乳期妇女用药注意事项：**

妊娠期妇女禁用本药；哺乳期妇女使用本药时应停止哺乳。

❖ **忘记用药时怎么办？**

若是规律性服用此药，则于发现忘记服药时立即服药。但若发现忘记服药时已接近下次服药时间，请按原计划服用下次剂量即可，切勿一次或短时间内服用两次剂量。

❖ **用药过量怎么办？**

服药过量可导致低血压，应保持仰卧位，以恢复血压和正常的心率；如症状严重或有其他症状发生请立即就医。

❖ **与其他药物合用需注意什么？**

服药期间加用其他药物，特别是心血管用药如降压药，需提前告知医师或药师，以便及时调整服药剂量。

甲磺酸多沙唑嗪（1mg，2mg，4mg）

❖ **本药用于治疗哪些疾病？**

主要用于良性前列腺增生患者。

❖ **本药如何服用，何时服用最合适？**

1. 普通片剂：口服。起始剂量 1mg，每日 1 次，1~2 周后根据临床反应和耐受情况调整剂量。

2. 缓释、控释制片：常用剂量为每日一次 4mg。每晚睡前温开水送服。特殊情况请依照医师指示使用，不可任意停药。

❖ **使用本药期间需要注意什么？**

1. 服用本药容易造成头晕、头痛、直立性低血压，若需起身站立时应将速度放慢。

2. 初期服用时会减弱驾驶及机械操作能力，应特别小心。

3. 请记录血压、心跳，并定期回诊。

4. 服用本药缓释制剂时将药片完整吞服，不应咀嚼、掰开或碾碎；如果偶然在大便中见到药片类似物，无需担心。

5. 服用本药的患者若要行白内障手术，请主动告知医师您目前正在服用此药。

❖ **本药如何居家保存？**

放置于室温干燥处，避光储存，请勿冷藏或冷冻。请勿放在儿童可以取得的场所。

❖ **妊娠期妇女与哺乳期妇女用药注意事项：**

不建议妊娠期妇女使用，哺乳期妇女使用期间不建议哺乳。若计划怀孕或已怀孕，就诊时请务必告知医师，由医师评估是否可使用。

❖ **忘记用药时怎么办？**

若是规律性服用此药，则于发现忘记服药时立即服药。但若发现忘记服药时已接近下次服药时间，请按原计划服用下次剂量即可，切勿一次或短时间内服用两次剂量。

❖ **用药过量怎么办？**

药物过量导致低血压，应立即平卧，取头低位。如症状严重或有其他症状发生请立即就医。

❖ **与其他药物合用需注意什么？**

请告知医师或药师正在服用的其他药物，特别是其他心血管治疗药物及会影响心跳、血压的药物。

坦索罗辛（0.2mg）

❖ **本药用于治疗哪些疾病？**

主要改善良性前列腺增生引起的排尿障碍。

❖ **本药如何服用，何时服用最合适？**

通常一次 1 粒，每日服用 1 次，或遵医嘱。本药建议饭后睡前服用。不可将胶囊打开或是把胶囊内的颗粒咬碎服用。

❖ **使用本药期间需要注意什么?**

1. 服用本药的患者如要进行白内障手术，请主动告知眼科医师目前正在服用本药。

2. 突然改变姿势，例如从坐或卧突然起立，其他如喝酒、久站、剧烈运动或天气过热时，都会增加直立性低血压发生的机会，应尽量避免或小心。

3. 因有可能会有嗜睡或昏眩，故在服用此药物 12 小时内，应避免开车或操作重型机械。

4. 若是有晕厥的现象，请立即坐下或平躺休息即可，若是一直未改善，请与医师联络或就诊。

❖ **本药如何居家保存?**

放置于室温、干燥处，避光储存，请勿冷藏或冷冻。请勿放在儿童可以取得的场所。

❖ **妊娠期妇女与哺乳期妇女用药注意事项:**

妊娠期妇女使用本药须经医师评估；哺乳期妇女使用本药需要权衡利大于弊后才可使用。

❖ **忘记用药时怎么办?**

若是规律性服用此药，则于发现忘记服药时立即服药。但若发现忘记服药时已接近下次服药时间，请按原计划服用下次剂量即可，切勿一次或短时间内服用两次剂量。

❖ **用药过量怎么办?**

服药过量可导致低血压。应立即平卧，取头低位，以恢复血压和正常的心率。如症状严重或有其他症状发生请立即就医。

❖ **与其他药物合用需注意什么?**

服用本药前，如有使用任何其他药品，如降压药、性功能改善剂、胃药等，请先告知医师。

（二）5α- 还原酶抑制剂

非那雄胺（5mg）

❖ **本药用于治疗哪些疾病?**

治疗良性前列腺增生。

❖ **本药如何服用，何时服用最合适?**

遵医嘱服用。通常一次 1 片，每日服用 1 次，可空腹使用或与食物并服。

❖ **使用本药期间需要注意什么?**

1. 使用本药可能会影响前列腺专一性抗原（PSA）的检查结果，因此做检查前请告知医师。

2. 使用本药期间与停药一个月内应避免献血，因若输血至妊娠期妇女会有致畸胎的危险。

3. 本药可能导致乳房胀痛及性功能障碍。

4. 服药后可能出现发冷、冷汗、意识混乱、头晕、改变姿势时头昏，可以继续观察。如脸、手、下肢、脚趾浮肿、乳房胀大、体重迅速增加、皮疹，应立即告知医师。

5. 可能发生性欲降低、流鼻水、困倦或异常的睡意、打喷嚏、鼻塞、胃痛、背部疼痛、腹泻，以上症状如有发生通常轻微且暂时；症状如持续，应告知医师。

❖ **本药如何居家保存?**

放置于室温干燥处，避光保存。请将药品存放于儿童不易取得之处所。

❖ **妊娠期妇女与哺乳期妇女用药注意事项:**

妊娠期妇女禁用，也不可接触压碎或破损之本药，如不慎接触，请立即用肥皂清洗。本药不适用于女性。

❖ **忘记用药时怎么办?**

若是规律性服用此药，则于发现忘记服药时立即服药。但若发现忘记服药时已接近下次服药时间，请按原计划服用下次剂量即可，切勿一次或短时间内服用两次剂量。

三、前列腺癌的治疗用药

前列腺癌的药物主要是对抗雄激素的内分泌治疗。此部分涉及的前列腺癌治疗用药为雄激素拮抗药。

氟他胺（250mg）

❖ **本药用于治疗哪些疾病?**

本药用于治疗前列腺癌。

❖ **本药如何服用，何时服用最合适?**

一般每日服用 3 次，间隔 8 小时，一次 1 片。

❖ **使用本药期间需要注意什么?**

1. 使用本药的前 3~4 个月可能发生罕见但严重的肝毒性，因此前 4 个月需每月监测肝功能，之后也应定期复查；如果氨基转移酶超过正常值上限 2~3 倍，不可使用本药。

2. 一旦出现恶心、呕吐、腹痛、疲倦、厌食、类似感冒症状、深色尿等症状时，须立刻就医检查肝功能。

3. 如果曾对本药过敏，应告知医师。

4. 如出现深色尿或大便颜色变浅、极度疲倦、恶心、呕吐、没食欲及上腹部疼痛、眼球或皮肤变黄等，请立即就医。

5. 可能出现性欲降低、腹泻、发汗或突然发热、乳房肿胀、抑郁、腹泻、胃部不适或食欲减退、疲倦、潮红、性功能障碍等，如症状持续或令人无法忍受，请告知医师。

6. 为确保疾病能得到有效控制，有时药物引起的副作用可能无法避免，若副作用发生且无法忍受时，请勿自行停药，应告知医师，由医师评估后再做调整。

❖ **本药如何居家保存?**

放置于 2~30℃ 条件下，避光、防潮保存。请勿放在儿童可以取得的场所。

❖ **妊娠期妇女与哺乳期妇女用药注意事项:**

本药通常用于男性。如需用在女性，则需避孕；本药对胎儿有害，妊娠期妇女慎用；本药不可用于哺乳期妇女，如确需使用本药，应考虑停止哺乳。

❖ **忘记用药时怎么办?**

若是规律性服用此药，则于发现忘记服药时立即服药。但若发现忘记服药时已接近下次服药时间，请按原计划服用下次剂量即可，切勿一次或短时间内服用两次剂量。

❖ **与其他药物合用需注意什么?**

若正服用其他药品，特别是抗凝血剂（如华法林），需告知医师。

比卡鲁胺（50mg，150mg）

❖ **本药用于治疗哪些疾病？**

本药用于治疗前列腺癌。

❖ **本药如何服用，何时服用最合适？**

1. 50mg 片剂与促黄体生成素释放激素（LHRH）类似物或外科睾丸切除术联合应用于晚期前列腺癌的治疗。口服。一天 1 次，一次 50mg。

2. 150mg 片剂用于治疗局部晚期、无远处转移的、不适宜或不愿接受外科去势术或其他内科治疗前列腺癌患者。口服。一天 1 次，一次 150mg。

❖ **使用本药期间需要注意什么？**

1. 使用本药的前 3~4 个月可能发生罕见但严重的肝毒性，因此，前 4 个月需每月监测肝功能，之后也要定期复查；如果氨基转移酶超过正常值上限 2~3 倍，不可使用本药。

2. 一旦出现恶心、呕吐、腹痛、疲倦、厌食、类似感冒症状、深色尿等症状时，须立刻检查肝功能；发生黄疸或氨基转移酶高于正常值 2~3 倍时，须立刻停药并严密监测肝功能。

3. 本药可能导致不孕，至少是暂时性不孕。

4. 如出现深色尿或大便颜色变浅、极度疲倦、恶心、呕吐、没食欲及上腹部疼痛、眼球或皮肤变黄等，请立即就医。

5. 可能出现性欲降低、腹泻、发汗或突然发热，乳房肿胀、抑郁、腹泻、胃部不适或食欲减退、疲倦、潮红、性功能障碍等，如症状持续或令人无法忍受，请告知医师。

6. 为确保疾病能得到有效控制，有时药物引起的副作用可能无法避免，若副作用发生且无法忍受时，请勿自行停药，应告知医师，由医师评估后再做调整。

❖ **本药如何居家保存？**

低于 30℃，避光、防潮。请勿放在儿童可以取得的场所。

❖ **妊娠期妇女与哺乳期妇女用药注意事项：**

本药禁止用于妇女，包括妊娠期和哺乳期妇女。

有生殖潜能女性的男性伴侣应在治疗期间和最后一次比卡鲁胺剂量后的 130 天内使用有效的避孕措施。

❖ **忘记用药时怎么办？**

若是规律性服用此药，则于发现忘记服药时立即服药。但若发现忘记服药时已接近下次服药时间，请按原计划服用下次剂量即可，切勿一次或短时间内服用两次剂量。

❖ **与其他药物合用需注意什么？**

若正服用其他药品，需告知医师。

若同时正在服用华法林，应密切监测 PT 和 INR，并告知医师以便及时调整华法林的剂量。若同时正在服用环孢素，请告知医师，并推荐在比卡鲁胺治疗开始或结束后密切监测血药浓度和临床状况。

四、勃起功能障碍用药

治疗勃起功能障碍的口服药物有激素类和非激素类。此部分涉及的勃起功能障碍用药为 5 型磷酸二酯酶抑制药。

西地那非（25mg，50mg，100mg）

❖ **本药用于治疗哪些疾病？**

本药用于治疗勃起功能障碍。

❖ **本药如何服用，何时服用最合适？**

请遵循医嘱服用本药，每日限服用一次为原则，勿过量。可于性行为前 1 小时服用。

❖ **使用本药期间需要注意什么？**

1. 对本药过敏的患者禁用。

2. 有心血管疾病而不适合进行性行为的患者禁用。

3. 本药不建议用于发生非动脉性前部缺血性视神经病（NAION）的勃起功能障碍患者。

4. 若出现单眼或双眼突然视力丧失，应停止服药并立即就医。

5. 如突然发生听力减退或丧失，应立即就医。

6. 若因心脏问题需紧急就医时，请务必告知医师正在使用本药。

7. 用药后勃起时间过长或疼痛性勃起超过 4 小时，需立即就医，以免对阴茎造成严重或永久性伤害。

8. 有肝脏疾病或肾功能不全的患者需使用本药时，请先询问医师。

9. 使用本药时不可过度饮酒，以免造成血压过低。

10. 服用本药后，需受到性刺激才会有勃起现象；如服药后勃起功能障碍并未改善，请告知医师。

11. 可能发生过敏反应：瘙痒或皮疹，脸部或手肿胀，嘴或喉咙刺痛等；晕眩，头重脚轻，昏倒；心悸或心跳过速，胸痛；视觉异常（复视、视力丧失、对光敏感），对颜色的视觉感受异常等；听觉异常；异常的疲倦或虚弱；呕吐；背痛和肌肉疼痛。如发生以上情况请停药并立即就医。

12. 可能发生头痛、鼻塞或流涕、消化不良、恶心、潮红，若以上症状持续或严重时，请与医师联系。

❖ **本药如何居家保存？**

请将药品存置于室温，避免高温、潮湿或直接日晒。请将药品放在儿童拿不到的地方，以免幼儿误服。

❖ **妊娠期妇女与哺乳期妇女用药注意事项：**

1. 妊娠期妇女不建议使用；患有肺动脉高压的妇女使用本药时应避免怀孕。

2. 母乳中含有本药，只有在权衡对婴儿的利大于弊后才可使用。

❖ **与其他药物合用需注意什么？**

1. 若正在服用硝酸盐类药品如硝酸甘油、硝酸异山梨酯，禁止使用本药，以免发生严重低血压。

2. 若正在服用 α 受体拮抗剂如特拉唑嗪、多沙唑嗪或坦索罗辛，请间隔 4 小时以上服用。

3. 若正在服用以下药物，请告知医师：降血压药物、抗艾滋病药物（如洛匹那韦、利托那韦）、抗真菌药物（如伊曲康唑）、抗心律不齐药物（如胺碘酮、奎尼丁）或抗生素（如红霉素）。

他达拉非（2.5mg，5mg，10mg，20mg）

❖ **本药用于治疗哪些疾病？**

本药用于治疗勃起功能障碍。

❖ **本药如何服用，何时服用最合适？**

请遵循医嘱服用本药，每日限服用一次为原则，勿过量；可于性行为前30分钟服用。不推荐持续每日服用本药。

❖ **使用本药期间需要注意什么？**

1. 对本药过敏者禁用。

2. 有心血管疾病而不适合进行性行为的患者禁用。

3. 本药不建议用于发生非动脉性前部缺血性视神经病（NAION）的勃起功能障碍患者。

4. 若出现单眼或双眼突然视力丧失，应停止服药并立即就医。

5. 如服药后突然发生听力减退或丧失，应立即就医。

6. 若因心脏问题需紧急就医时，请务必告知医师正在使用本药。

7. 用药后勃起时间过长或疼痛性勃起超过4小时，需立即就医，以免对阴茎造成严重或永久性伤害。

8. 有肝脏疾病或肾功能不全的患者需使用本药时，请先询问医师。

9. 使用本药时不可过度饮酒，以免造成血压过低。

10. 服用本药后，需受到性刺激才会有勃起现象；如服药后勃起功能障碍并未改善，请告知医师。

11. 可能发生过敏反应：瘙痒或皮疹，脸部或手肿胀，嘴或喉咙刺痛等；晕眩，头重脚轻，昏倒；心悸或心跳过速，胸痛；视觉异常（复视、视力丧失、对光敏感），对颜色的视觉感受异常等；听觉异常；异常的疲倦或虚弱；呕吐；背痛和肌肉疼痛。如发生以上情况请停药并立即就医。

12. 可能发生头痛、鼻塞或流涕、消化不良、恶心、潮红，若以上症状持续或严重时，请与医师联系。

❖ **本药如何居家保存？**

请将药品存置于室温保存，避免高温、潮湿或直接日晒。请将药品放在儿童拿不到的地方，以免幼儿误服。

❖ **妊娠期妇女与哺乳期妇女用药注意事项：**

不建议妊娠期妇女使用本药；患有肺动脉高压的妇女使用本药时应避免怀孕；哺乳期妇女应慎用。

❖ **与其他药物合用需注意什么？**

1. 当需要合并使用其他药品时，请先告知医师或者药师，因合并使用其他药物可能增强或者减弱本药的药效，或是增加药物的副作用。

2. 若正在服用硝酸盐类药品如硝酸甘油、硝酸异山梨酯，禁止使用本药，以免发生严重低血压。

3. 若正在服用 α 受体拮抗剂如特拉唑嗪、多沙唑嗪或坦索罗辛，不推荐使用本药。

4. 若正在服用以下药物，请告知医师：降血压药物、抗艾滋病药物（如洛匹那韦、利托那韦）、抗真菌药物（如伊曲康唑）、抗心律不齐药物（如胺碘酮、奎尼丁）或抗生素（如红霉素）。

五、调节膀胱舒缩功能的药物

神经源性膀胱或膀胱尿道肌肉舒缩不协调时，以及炎症、膀胱出口梗阻等病症，会影响膀胱潴尿和排尿功能，轻症者可用药物调节。此部分涉及的调节膀胱舒缩功能的药物仅涉及泌尿外科部分。

托特罗定（4mg）

❖ **本药用于治疗哪些疾病？**

用于治疗伴有尿急、尿频、急迫性尿失禁的膀胱过度活动症。

❖ **本药如何服用，何时服用最合适？**

通常一次 4mg，一天服用 1 次，用水将药物完整吞服。若有不同服用剂量，请遵医嘱。

❖ **使用本药期间需要注意什么？**

1. 患者如有怀孕、前列腺增生、肝脏、肾脏疾病或者其他健康方面的问题，请于服药前告知医师。

2. 本药可能导致身体出汗减少，引起身体过热，如在天热时运动或洗蒸气浴需小心。

3. 服药期间可能会影响开车或精密机械操作。

4. 如果发生呼吸困难、眼睛严重疼痛，请立即就医。

5. 服用本药可能引起口干，可以通过口中含碎冰、无糖糖果或咀嚼无糖口香糖缓解症状，并将症状告知医师。

6. 如果出现头痛、消化不良、便秘、眼睛干涩、视物模糊等不良反应，请将症状告知医师。

❖ **本药如何居家保存？**

置于 15~30℃避光保存。请将药品放在儿童拿不到的地方，以免幼儿误服。

❖ **妊娠期妇女与哺乳期妇女用药注意事项：**

1. 妊娠期妇女需要经过医师权衡利弊确定能否使用。

2. 哺乳期妇女应当权衡利弊，如确需使用本药，需停止哺乳。

❖ **忘记用药时怎么办？**

若是规律性服用此药，则于发现忘记服药时立即服药。但若发现忘记服药时已接近下次服药时间，请按原计划服用下次剂量即可，切勿一次或短时间内服用两次剂量。

❖ **与其他药物合用需注意什么？**

若有感染症状，需要服用抗生素或抗真菌药物如红霉素、克拉霉素、酮康唑、伊曲康唑或咪康唑等，请于服药前告知医师。

黄酮哌酯（0.2g）

❖ **本药用于治疗哪些疾病？**

本药可以增加膀胱容量、缓解膀胱刺激感，改善排尿。用于神经性尿频、慢性前列腺炎、慢性膀胱炎等疾病引起的尿频、尿急、尿痛、排尿困难及尿失禁等症状。

❖ **本药如何服用，何时服用最合适？**

通常一次 0.2g，一日服用 3~4 次。若有不同服用剂量，请遵医嘱。本药可以随餐服用，以减轻肠胃不适感。

❖ **使用本药期间需要注意什么？**

1. 如患有出血性疾病、青光眼、前列腺肥大、胃肠道或泌尿道梗阻等疾病，请于服用本药之前告知医师。

2. 本药可能会导致睡意或视物模糊，司机及高空作业人员等禁用。

3. 不要与大量维生素 C 或钾盐合用。

4. 本药可能导致不易出汗，炎热天气请小心，避免中暑。

5. 可能引起嗜睡、口干、视力问题、晕眩、恶心、呕吐、头痛、焦虑，请告知医师，尤其是症状持续且严重时。

6. 如果出现心动过速或不规则、呼吸困难、严重皮肤红疹发痒、意识改变、发热或喉咙痛，请立即就医。

❖ **本药如何居家保存？**

放置于 15~30℃下避光保存。请将药品放在儿童拿不到的地方，以免幼儿误服。

❖ **妊娠期妇女与哺乳期妇女用药注意事项：**

妊娠期妇女与哺乳期妇女慎用。

❖ **忘记用药时怎么办？**

若是规律性服用此药，则于发现忘记服药时立即服药。但若发现忘记服药时已接近下次服药时间，请按原计划服用下次剂量即可，切勿一次或短时间内服用两次剂量。

❖ **与其他药物合用需注意什么？**

当需要合并使用其他药品时，请先告知医师或者药师，因为合并使用其他药物可能增强或者减弱本药的药效，或是增加药物的副作用。

溴吡斯的明（60mg）

❖ **本药用于治疗哪些疾病？**

用于重症肌无力，手术后功能性肠胀气及尿潴留等。

❖ **本药如何服用，何时服用最合适？**

口服。一般一次 1~2 片，每 3~4 小时一次。或遵医嘱服药，勿自行更改剂量或服药时间。建议与食物或牛奶同服以减少消化道不适。

未经医师指示请勿擅自停药。

❖ **使用本药期间需要注意什么？**

1. 本药可能会影响视觉，服药期间尽量避免驾车、操作机械等活动。

2. 服药期间不应饮用酒精性饮料。

3. 按时复诊，确定手边随时有足够的药量。

4. 怀孕、备孕、哺乳、有气喘、心脏疾病、前列腺增生、肠梗阻、尿道梗阻等疾病者，请事先告知医师。

5. 如发生心跳减慢，请告知医师。

6. 治疗起始时可能会出现以下症状：恶心、呕吐、腹泻、多汗、唾液分泌增加、胃痉挛或胃痛、尿失禁、眼泪分泌增加等，一般随着身体渐渐习惯本药，以上症状可能会减轻；若症状严重且持续请告知医师。

7. 如发生以下症状请立即就医：红疹、痒、面部/手/口/喉咙肿胀或刺痛、视野模糊、抽筋、动作笨拙、步态摇摆、站立不稳、严重腹泻、气管分泌物增加、唾液分泌增加、肌肉无力（特别是手臂、脖子、肩膀与舌头）、严重胃痉挛、肌肉痉挛抽搐、呼吸急促、严重恶心、呕吐、呼吸困难、气喘或胸闷、心搏减慢、意识混乱、易怒、紧张、恐慌、坐立不安、言语不清、异常倦怠或无力。

❖ **本药如何居家保存？**

置于室温下避光密闭储存。请勿放在儿童可以取得的场所。

❖ **妊娠期妇女与哺乳期妇女用药注意事项：**

妊娠期妇女慎用。哺乳期妇女可以在医师的指导下使用本药。

❖ **忘记用药时怎么办？**

若是规律性服用此药，则于发现忘记服药时立即服药。但若发现忘记服药时已接近下次服药时间，请按原计划服用下次剂量即可，切勿一次或短时间内服用两次剂量。

❖ **与其他药物合用需注意什么？**

如正在服用其他药品，请及时告知医师或药师。

盐酸米多君（2.5mg）

❖ **本药用于治疗哪些疾病？**

用于治疗直立性低血压、女性压力性尿失禁。

❖ **本药如何服用，何时服用最合适？**

一般一次 1~2 片，每日 2~3 次。请在医师指导下调整药物剂量。

本药应当在白天、需要起立进行日常活动时服用。每 4 小时间隔的服药时间推荐如下：晨起直立或晨起直立前、中午，和下午晚些时候（通常不迟于下午 6 点）。

❖ **使用本药期间需要注意什么？**

1. 为防止卧位高血压，不应在晚餐后或睡前 4 小时内服用本药。

2. 若患有甲亢、嗜铬细胞瘤、肾功能不全或严重器质性心脏病，请告知医师。

3. 服药期间通常禁止完全平躺；睡觉时应采用头高位，以预防卧位高血压。

4. 尿潴留患者、合并糖尿病的直立性低血压患者请慎用本药。

5. 若因视力障碍正在服用氟氢可的松，应慎用本药，因为氟氢可的松可导致眼压增高和青光眼。

6. 长期服用本药，请定期检查肾功能和血压。

7. 常见不良反应有卧位和坐位时的高血压，应警惕并及时向医师告知卧位高血压症状，如心脏抨击感、耳边冲击感、头痛、视物模糊等。如卧位高血压持续存在，应迅速停止用药。

8. 可能导致轻度心率减缓，若用药后出现心动过缓症状和体征（脉搏变缓、头晕加重、晕厥、心脏抨击感），应及时就医。

❖ **本药如何居家保存？**

必须在低于 25℃，避光干燥保存。

❖ **妊娠期妇女与哺乳期妇女用药注意事项：**

妊娠期妇女应用本药，须由医师充分权衡利弊。哺乳期妇女应谨慎使用本药。

❖ **忘记用药时怎么办？**

若是规律性服用此药，则于发现忘记服药时立即服药。但若发现忘记服药时已接近下次服药时间，请按原计划服用下次剂量即可，切勿一次或短时间内服用两次剂量。

❖ **用药过量怎么办？**

若服药过量，请立即就医。

❖ **与其他药物合用需注意什么？**

1. 与其他血管活性药物，如去氧肾上腺素、麻黄素、双氢麦角胺、苯丙醇胺或伪麻黄碱等合用时，需要密切关注血压变化。

2. 如同时合用强心苷（如洋地黄、地高辛等）、精神类药物、β 受体拮抗剂（如美他洛尔）或其他直接或间接降低心率的药物时，应提前告知医师。

3. 某些非处方药物，如感冒药、减肥药可能会升高血压，与本药合用时需要密切关注血压变化。

琥珀酸索利那新（5mg）

❖ **本药用于治疗哪些疾病？**

用于膀胱过度活动症患者伴有的尿失禁和（或）尿频、尿急症状的治疗。

❖ **本药如何服用，何时服用最合适？**

本药通常一次 1 片，每日 1 次。或遵医嘱服药；本药必须整片用水送服，餐前或餐后均可服用。

❖ **使用本药期间需要注意什么？**

1. 服用本药会有潜在的视物模糊和嗜睡的风险，不宜开车和机械操作等。

2. 当进行会导致体温升高的活动（如剧烈运动、暴露于极端温度、脱水）时，应慎用本药。

3. 如患有尿潴留、青光眼、重症肌无力、严重胃肠道疾病、遗传性半乳糖不耐症、Lapp 乳糖酶缺乏或葡萄糖 – 半乳糖吸收不良等疾病，请务必告知医师，由医师权衡能否使用本药。

4. 最常见的不良反应是口干，通常为轻度，无需停药，该症状会在停药之后逐渐缓解、消失。

5. 如果发生血管性水肿的症状/体征［面部、唇部、舌头、和（或）喉部肿胀］或过敏性反应，应立即停药并就医。

❖ **本药如何居家保存？**

置于室温（10~30℃）干燥处保存。请勿放在儿童可以取得的场所。

❖ **妊娠期妇女与哺乳期妇女用药注意事项：**

妊娠期妇女慎用。哺乳期妇女应避免使用。

❖ **忘记用药时怎么办？**

若是规律性服用此药，则于发现忘记服药时立即服药。但若发现忘记服药时已接近下次服药时间，请按原计划服用下次剂量即可，切勿一次或短时间内服用两次剂量。

❖ **用药过量怎么办？**

若服药过量，请立即就医。

❖ **与其他药物合用需注意什么？**

1. 本药会降低甲氧氯普胺和西沙必利等刺激胃肠蠕动的药品的作用。

2. 如同时使用酮康唑、伊曲康唑、利托那韦等药物，请提前告知医师，医师可能会对本药剂量进行调整。

六、泌尿系统其他用药

（一）枸橼酸与枸橼酸盐

枸橼酸氢钾钠颗粒（97.1g，100g）

❖ **本药用于治疗哪些疾病？**

主要用于预防和治疗钙缺乏症、尿酸结石、胱氨酸结石和胱氨酸尿。

❖ **本药如何服用，何时服用最合适？**

用水冲服。每日剂量为 4 标准量匙，分 3 次饭后服用。早晨、中午各 1 匙，晚上服 2 匙。

❖ **使用本药期间需要注意什么？**

1. 活动性尿路感染者不宜服用。

2. 如果有高血钾、心力衰竭、肝肾疾病以及服用洋地黄类（如地高辛）药物的患者，须告知医师。

3. 本药可能导致恶心、腹泻、呕吐、稀便或柏油样便等不良反应。

4. 服药期间出现严重呕吐、腹痛的症状，请及时停药并就医。

5. 服药期间应限制盐的摄入量，多喝水。

6. 重度低枸橼酸尿患者应在进餐时或餐后/夜宵后 30 分钟服药。

❖ **本药如何居家保存？**

放置于室温干燥处，避光储存，请勿冷藏或冷冻。请勿放在儿童可以取得的场所。

❖ **忘记用药时怎么办？**

若是规律性服用此药，则于发现忘记服药时立即服药。但若发现忘记服药时已接近下次服药时间，请按原计划服用下次剂量即可，切勿一次或短时间内服用两次剂量。

❖ **用药过量怎么办？**

若服药过量，请立即就医。

❖ **与其他药物合用需注意什么？**

服药期间避免同时服用保钾利尿药如螺内酯；如同时服用其他心血管药或利尿药，需提前告知医师或药师，以便及时调整服药剂量。

枸橼酸钾颗粒（1.45g）

❖ **本药用于治疗哪些疾病？**

主要用于低钾血症。

❖ **本药如何服用，何时服用最合适？**

口服。一般一次 1~2 袋，每日 3 次，根据血钾水平调整用药剂量。

❖ **使用本药期间需要注意什么？**

1. 尽量餐后服用。

2. 用药期间注意复查血钾浓度，特别是尿量减少者。

3. 颗粒剂需要用温水冲开后服用。

❖ **本药如何居家保存？**

放置于室温干燥处，避光储存，请勿冷藏或冷冻。请勿放在儿童可以取到的场所。

❖ **妊娠期妇女与哺乳期妇女用药注意事项：**

须经医师权衡利弊后遵医嘱用药。

❖ **忘记用药时怎么办？**

若是规律性服用此药，则于发现忘记服药时立即服药。但若发现忘记服药时已接近下次服药时间（少于 6 小时），请按原计划服用下次剂量即可，切勿一次或短时间内服用两次剂量。

❖ **用药过量怎么办？**

若服药过量，请及时就医。

❖ **与其他药物合用需注意什么？**

服药期间加用其他药物，特别是心血管用药如降压药、利尿药，需提前告知医师或药师，以便及时调整服药剂量。

（二）降钾药

聚苯乙烯磺酸钙（5g，10g）

❖ **本药用于治疗哪些疾病？**

主要用于急性及慢性肾功能不全引起的高钾血症的治疗。

❖ **本药如何服用，何时服用最合适？**

口服。成人每日 15~30g，分 2~3 次服用，将一次用量溶于 30~50ml 水中，根据血钾水平调整用药剂量。

❖ **使用本药期间需要注意什么？**

1. 服药期间应密切观察大便情况，如出现便秘引起的持续腹痛、腹胀、呕吐等情况，及时咨询医师。

2. 原有便秘、肠道狭窄或消化道溃疡情况者，可能会使疾病加重，请及时告知医师，谨慎使用。

3. 原有甲状旁腺功能亢进者，可能出现血钙升高，请及时告知医师，谨慎使用。

❖ **本药如何居家保存？**

放置于室温干燥处，避光储存，请勿冷藏或冷冻。请勿放在儿童可以取得的场所。

❖ **妊娠期妇女与哺乳期妇女用药注意事项：**

安全性不详，请在医师指导下使用。

❖ **忘记用药时怎么办？**

若是规律性服用此药，则于发现忘记服药时立即服药。但若发现忘记服药时已接近下次服药时间（少于 4 小时），请按原计划服用下次剂量即可，切勿一次或短时间内服用两次剂量。

❖ **用药过量怎么办？**

若服药过量，请及时就医。

❖ **与其他药物合用需注意什么？**

服药期间加用其他药物，特别是消化系统用药如含铝、镁的制剂，需提前告知医师或药师，以便及时调整服药剂量。

环硅酸锆钠散（5g，10g）

❖ **本药用于治疗哪些疾病？**

主要用于成人高钾血症的治疗，因起效迟缓，不适用于危及生命的高钾血症的紧急治疗。

❖ **本药如何服用，何时服用最合适？**

口服给药，用水冲服。一次 5~10g，每日 3 次。

❖ **使用本药期间需要注意什么？**

1. 将药物完全倒入 45ml 水中充分搅拌再服用，粉末不会溶解；如粉末出现沉淀，则应再次搅拌。

2. 用药过程中可能出现水肿。

3. 原有重度便秘、肠梗阻或嵌塞，包括异常术后肠蠕动障碍的患者不适合使用。

❖ **本药如何居家保存？**

放置于室温干燥处，避光储存，请勿冷藏或冷冻。请勿放在儿童可以取得的场所。

❖ **妊娠期妇女与哺乳期妇女用药注意事项：**

本药不被全身吸收，妊娠期妇女或哺乳期妇女请与医师协商后权衡利弊使用。

❖ **忘记用药时怎么办？**

若是规律性服用此药，则于发现忘记服药时立即服药。但若发现忘记服药时已接近下次服药时间（少于 4 小时），请按原计划服用下次剂量即可，切勿一次或短时间内服用两次剂量。

❖ **用药过量怎么办？**

若服药过量，请立即告知医师或药师，并到医院就诊。

❖ **与其他药物合用需注意什么？**

与其他药物合用应隔开至少 2 小时。

（三）红细胞生成刺激药
重组人促红素注射液

❖ **本药用于治疗哪些疾病？**

主要用于肾性贫血的治疗。

❖ **本药如何使用，何时使用最合适？**

皮下注射。一次 6000IU，每 1~2 周 1 次。其他特殊用法用量请遵医嘱。

❖ **使用本药期间需要注意什么？**

1. 本药可能导致血压升高，血液黏稠度增加，用药期间密切监测血压和血常规。

2. 如果有重度高血压、药物过敏史以及感染的情况，请及时告知医师相关情况，以便调整用药剂量。

3. 用药期间配合铁剂使用疗效更佳。

4. 不可自行增减剂量，请遵医嘱用药。

❖ **本药如何居家保存？**

放置于 2~8℃避光储存，请勿冷冻。请勿放在儿童可以取得的场所。

❖ **妊娠期妇女与哺乳期妇女用药注意事项：**

安全性不详，请权衡利弊与医师协商后使用。

❖ **忘记用药时怎么办？**

若是规律性服用此药，则于发现忘记服药时立即服药。但若发现忘记服药时已接近下次服药时间，请按原计划服用下次剂量即可，切勿一次或短时间内服用两次剂量。

❖ **用药过量怎么办？**

若用药过量，请立即告知医师或药师，并到医院就诊。

❖ **与其他药物合用需注意什么？**

注射用药请勿与其他药物混合使用。本药可能会与其他药物产生相互作用，如同时合用其他药物，请咨询医师或药师。

（四）低钠血症治疗药

托伐普坦（15mg，30mg）

❖ **本药用于治疗哪些疾病？**

主要用于高容量性和正常容量性低钠血症的治疗。

❖ **本药如何服用，何时服用最合适？**

一般起始剂量为一次 15mg，每日 1 次，后续用法用量请遵医嘱。

❖ **使用本药期间需要注意什么？**

1. 该药常见不良反应有口渴、口干、乏力、便秘、尿频或多尿、高血糖等。

2. 当出现口渴时应及时喝水。

3. 如存在对口渴不敏感或不能正常反应、排尿困难、乳糖和半乳糖不耐受等情况，请及时告知医师。

4. 对本药任何成分过敏者不适合使用。

5. 西柚汁会增加本药的药物浓度，服药期间不建议服用西柚或西柚汁。

❖ **本药如何居家保存？**

放置于室温干燥处，避光储存，请勿冷藏或冷冻。请勿放在儿童可以取得的场所。

❖ **妊娠期妇女与哺乳期妇女用药注意事项：**

1. 妊娠期妇女或可能妊娠的妇女不能服用本药。

2. 哺乳期妇女服用本药期间应避免哺乳。

❖ **忘记用药时怎么办？**

若是规律性服用此药，则于发现忘记服药时立即服药。但若发现忘记服药时已接近下次服药时间，请按原计划服用下次剂量即可，切勿一次或短时间内服用两次剂量。

❖ **用药过量怎么办？**

若服药过量，请立即告知医师或药师，并到医院就诊。

❖ **与其他药物合用需注意什么？**

服药期间加用其他药物，需提前告知医师或药师，以便及时调整服药剂量。

第九节　抗感染用药

本章重点介绍各类抗感染药物，如治疗细菌、真菌、非典型病原体、病毒、麻风杆菌等病原微生物的药物。局部使用抗感染药物参阅其他对应章节。

一、抗细菌药

抗细菌药是指具有杀灭或抑制细菌等能力的化学物质，包括 β- 内酰胺类、喹诺酮类、四环素类、大环内酯类、林可霉素类、磺胺类等。

（一）青霉素类

阿莫西林胶囊（0.125g，0.25g，0.5g）

❖ **本药用于治疗哪些疾病？**

适用于敏感菌所引起的各种感染，包括呼吸道感染（肺炎、急慢性支气管炎和百日咳等）、消化道感染（肝、胆感染性疾患、急慢性胃肠炎、菌痢、伤寒及副伤寒等）、泌尿道感染（尿道炎、膀胱炎等）、皮肤软组织感染。

❖ **本药如何服用，何时服用最合适？**

成人常用量：一次 0.5g，每 6~8 小时 1 次，一日剂量不超过 4g。小儿一日剂量按体重 20~40mg/kg，每 8 小时 1 次；3 个月以下婴儿一日剂量按体重 30mg/kg，每 12 小时 1 次。肾功能严重损害患者用药请遵医嘱。

❖ **使用本药期间需要注意什么？**

1. 服用本药前应先进行皮试，皮试阳性的患者禁用。

2. 如果用药疗程较长应检查肝、肾功能和血常规。

3. 老年人或肾功能严重损害患者可能需要调整剂量，请严格遵照医嘱。

❖ **本药可能引起的副作用有哪些？如果发生该怎么办？**

服用本药可能会出现恶心、呕吐、腹泻、荨麻疹、哮喘、贫血、血小板减少、兴奋、焦虑、失眠、头晕以及行为异常等症状。如果不良反应持续或症状严重，请及时停药并就医。

❖ **本药如何居家保存？**

常温干燥处、避光、密封保存。

❖ **妊娠期妇女与哺乳期妇女用药注意事项：**

妊娠期和哺乳期妇女需经过医师评估，权衡利弊后使用。

❖ **忘记用药时怎么办？**

若是规律性服用此药，则于发现忘记服药时立即服药。但若发现忘记服药时已接近下次服药时间，请按原计划服用下次剂量即可，切勿一次或短时间内服用两次剂量。

❖ **用药过量怎么办？**

若服药过量且出现不适症状，请立即告知医师或药师，并到医院就诊。

❖ **与其他药物合用需注意什么?**

若正在服用以下药物请及时告知医师或药师: 丙磺舒、大环内酯类、磺胺类等其他种类抗菌药物; 溶栓药、肝素等抗凝血药。

(二)头孢菌素类

头孢拉定胶囊(0.25g, 0.5g)

❖ **本药用于治疗哪些疾病?**

适用于敏感菌所致的急性咽炎、扁桃体炎、中耳炎、支气管炎和肺炎等呼吸道感染、泌尿生殖道感染及皮肤软组织感染等。

❖ **本药如何服用,何时服用最合适?**

整粒吞服。成人常用量: 一次 0.25~0.5g, 每 6 小时 1 次, 感染较严重者 1 次可增至 1g, 但一日总量不超过 4g。儿童或其他特殊情况用药请咨询医师。

❖ **使用本药期间需要注意什么?**

1. 对头孢菌素、青霉素过敏的患者禁用本药。

2. 如有肾功能减退的情况请及时告知医师以调整用药剂量。

❖ **本药可能引起的副作用有哪些? 如果发生该怎么办?**

服用本药可能会出现恶心、呕吐、腹泻、上腹部不适等胃肠道反应; 如果出现较严重的伪膜性肠炎(表现为腹痛伴腹泻、发热、恶心等)、意识错乱或其他严重的不良反应时, 请及时停药并就医。

❖ **本药如何居家保存?**

密封, 在凉暗处(避光并不超过 20℃)保存。

❖ **妊娠期妇女与哺乳期妇女用药注意事项:**

妊娠期及哺乳期妇女慎用。

❖ **忘记用药时怎么办?**

若是规律性服用此药, 则于发现忘记服药时立即服药。但若发现忘记服药时已接近下次服药时间, 请按原计划服用下次剂量即可, 切勿一次或短时间内服用两次剂量。

❖ **用药过量怎么办?**

若服药过量并出现不适症状, 请立即告知医师或药师, 并到医院就诊。

❖ **与其他药物合用需注意什么?**

若正在服用以下药物, 请及时告诉医师或药师: 苯妥英钠、保泰松、强利尿剂(如呋塞米)、美西林、丙磺舒。

头孢呋辛酯片(0.125g, 0.25g)

❖ **本药用于治疗哪些疾病?**

适用于敏感细菌引起的下列感染性疾病: 上呼吸道感染、下呼吸道感染、泌尿道感染、皮肤和软组织感染、治疗成人和 3 月龄以上儿童的早期莱姆病、淋病、无并发症的急性淋球菌性尿道炎和子宫颈炎。

❖ **本药如何服用,何时服用最合适?**

成人通常口服: 一次 0.25g, 每日 2 次, 宜餐后服用。儿童或其他特殊情况用药请遵医嘱服用, 勿自行增减药量或任意停药。

❖ **使用本药期间需要注意什么？**

1. 对头孢菌素类抗生素严重过敏者禁用。

2. 如对青霉素或对其他 $\beta-$ 内酰胺类抗生素过敏者慎用。

3. 由于本药可能会引起头晕，服药期间请尽量避免驾驶汽车或操作机器。

❖ **本药可能引起的副作用有哪些？如果发生该怎么办？**

服用本药可能会出现胃肠道不适、头痛、头晕、念珠菌感染等。如果不良反应持续或症状严重时，请及时停药并就医。

❖ **本药如何居家保存？**

本药应于 30℃以下贮藏。

❖ **妊娠期妇女与哺乳期妇女用药注意事项：**

妊娠早期妇女和哺乳期妇女慎用。

❖ **忘记用药时怎么办？**

若是规律性服用此药，则于发现忘记服药时立即服药。但若发现忘记服药时已接近下次服药时间，请按原计划服用下次剂量即可，切勿一次或短时间内服用两次剂量。

❖ **用药过量怎么办？**

若服药过量并出现不适症状，请立即告知医师或药师，并到医院就诊。

❖ **与其他药物合用需注意什么？**

若正在服用以下药物，请及时告知医师：降低胃酸的药品、口服避孕药、丙磺舒等。

头孢克洛胶囊（0.125g，0.25g）

❖ **本药用于治疗哪些疾病？**

适用于敏感菌所致的呼吸道感染如肺炎、支气管炎、咽喉炎、扁桃体炎；中耳炎；鼻窦炎；尿路感染如肾盂肾炎、膀胱炎；皮肤与皮肤组织感染；胆道感染等。

❖ **本药如何服用，何时服用最合适？**

成人常用量：1 次 0.25g，每日 3 次。严重感染患者剂量可加倍，但每日总量不超过4.0g，或遵医嘱。儿童或其他特殊情况用药请严格遵循医嘱。

❖ **使用本药期间需要注意什么？**

1. 对头孢菌素类严重过敏者禁用。

2. 如对青霉素类、青霉素衍生物、青霉胺及头霉素过敏者慎用。

3. 有严重肾功能不全的情况请提前告知医师。

4. 有胃肠道疾病史者，特别是溃疡性结肠炎、局限性肠炎或抗生素相关性结肠炎的情况请提前告知医师。

❖ **本药可能引起的副作用有哪些？如果发生该怎么办？**

服用本药可能会出现荨麻疹、食欲不振、恶心呕吐、腹泻、生殖器瘙痒、阴道炎等症状，如果不良反应持续或症状严重，请及时停药并就医。

❖ **本药如何居家保存？**

遮光，密封，在凉暗（避光并不超过 20℃）干燥处保存。

❖ **妊娠期妇女与哺乳期妇女用药注意事项：**

妊娠期和哺乳期妇女慎用。

❖ **忘记用药时怎么办？**

若是规律性服用此药，则于发现忘记服药时立即服药。但若发现忘记服药时已接近下次服药时间，请按原计划服用下次剂量即可，切勿一次或短时间内服用两次剂量。

❖ **用药过量怎么办？**

若服药过量并出现不适症状，请立即告知医师或药师，并到医院就诊。

❖ **与其他药物合用需注意什么？**

使用镁剂及氢氧化铝等抗酸剂可减少本药吸收；丙磺舒可能影响本药排泄。如与上述药品合用，请告知医师或药师。

头孢丙烯片（0.25g，0.5g）

❖ **本药用于治疗哪些疾病？**

主要用于敏感菌所致的下列轻中度感染：上呼吸道感染、下呼吸道感染、皮肤和皮肤软组织感染。

❖ **本药如何服用，何时服用最合适？**

13 岁及以上患者：上呼吸道感染，一次 0.5g，每日 1 次；下呼吸道感染，一次 0.5g，每日 2 次；皮肤或皮肤软组织感染，每日 0.5g，分 1 次或 2 次，严重病例一次 0.5g，每日 2 次。儿童及特殊情况用药请严格按照医师指示。

❖ **使用本药期间需要注意什么？**

1. 对头孢菌素类严重过敏者禁用。

2. 如对青霉素类、青霉素衍生物、青霉胺及头霉素过敏者不宜使用本药。

3. 肾功能不全的患者请提前告知医师。

4. 有胃肠道疾病史者，特别是溃疡性结肠炎、局限性肠炎或抗生素相关性结肠炎的情况请提前告知医师。

❖ **本药可能引起的副作用有哪些？如果发生该怎么办？**

服用本药可能会出现胃肠道反应，包括腹泻、恶心、呕吐和腹痛等。也可能发生过敏反应，常见为皮疹、荨麻疹。其他不良反应较少，如头晕、头痛、精神紧张、失眠、意识混乱、嗜睡、生殖器瘙痒和阴道炎。如果不良反应持续或症状严重，请及时停药并就医。

❖ **本药如何居家保存？**

遮光、密封、在阴凉（不超过 20℃）干燥处保存。

❖ **妊娠期妇女与哺乳期妇女用药注意事项：**

不建议妊娠期妇女使用，仅在必须使用时于医师指导下使用。哺乳期妇女慎用。

❖ **忘记用药时怎么办？**

若是规律性服用此药，则于发现忘记服药时立即服药。但若发现忘记服药时已接近下次服药时间，请按原计划服用下次剂量即可，切勿一次或短时间内服用两次剂量。

❖ **用药过量怎么办？**

若服药过量并出现不适症状，请立即告知医师或药师，并到医院就诊。

❖ **与其他药物合用需注意什么？**

氨基糖苷类抗生素（如庆大霉素、阿米卡星）和头孢菌素合用可能会引起肾毒性；丙磺舒可能影响本药排泄。如与上述药品合用，请及时告诉医师或药师。

头孢克肟颗粒（50mg，100mg，200mg）

❖ **本药用于治疗哪些疾病？**

本药适用于对头孢克肟敏感的链球菌属（肠球菌除外）、肺炎球菌、淋球菌、卡他布兰汉球菌、大肠埃希菌、克雷伯菌属、沙雷菌属、变形杆菌属及流感杆菌等引起的支气管炎、支气管扩张症（感染时）、慢性呼吸系统感染疾病的继发感染、肺炎；肾盂肾炎、膀胱炎、淋球菌性尿道炎；胆囊炎、胆管炎；猩红热；中耳炎、副鼻窦炎。

❖ **本药如何服用，何时服用最合适？**

成人及体重30kg以上儿童用量：口服，一次100mg，每日2次；成人重症感染者可增加至一次200mg，每日2次。医师可以根据年龄、体重、症状适当增减给药剂量。

❖ **使用本药期间需要注意什么？**

1. 对头孢菌素类抗生素严重过敏的患者禁用。

2. 对青霉素类抗生素过敏的患者应慎用。

3. 如患者直系亲属具有易引起支气管哮喘、皮疹、荨麻疹等过敏症状体质，应谨慎使用。

4. 有严重肾功能障碍的患者需提前告知医师。

5. 服用本药，不要使用牛奶、果汁等送服。

❖ **本药可能引起的副作用有哪些？如果发生该怎么办？**

服用本药可能会出现腹泻、皮疹。若发生过敏反应（包括呼吸困难、全身潮红、血管性水肿、荨麻疹等）或其他严重不良反应，请立即停药并就医。

❖ **本药如何居家保存？**

遮光，密封，在阴凉（不超过20℃）处保存。

❖ **妊娠期妇女与哺乳期妇女用药注意事项：**

妊娠期妇女须由医师权衡利弊后使用，哺乳期妇女应考虑暂停哺乳。

❖ **忘记用药时怎么办？**

若是规律性服用此药，则于发现忘记服药时立即服药。但若发现忘记服药时已接近下次服药时间，请按原计划服用下次剂量即可，切勿一次或短时间内服用两次剂量。

❖ **用药过量怎么办？**

若服药过量并出现不适症状，请立即告知医师或药师，并到医院就诊。

❖ **与其他药物合用需注意什么？**

可引起卡马西平水平升高，合用时应监测血浆中卡马西平浓度；与华法林合用时，可增加凝血酶原时间。如与上述药品合用，请及时告诉医师或药师。

头孢地尼分散片（50mg，100mg）

❖ **本药用于治疗哪些疾病？**

对头孢地尼敏感的葡萄球菌属、链球菌属、肺炎球菌、消化链球菌、丙酸杆菌、淋病奈瑟菌、卡他莫拉菌、大肠埃希菌、克雷伯菌属、奇异变形杆菌、普鲁威登斯菌属、流感嗜血杆菌等菌株引起的咽喉炎、扁桃体炎、急性支气管炎、肺炎；中耳炎、鼻窦炎；肾盂肾炎、膀胱炎、淋菌性尿道炎；附件炎、宫内感染、前庭大腺炎；乳腺炎、肛门周围脓肿、外伤或手术伤口的继发感染；毛囊炎、疖、疖肿、痈、传染性脓疱病、丹毒、蜂窝织炎、淋巴管炎、甲沟炎、皮下脓肿、粉瘤感染、慢性脓皮症；眼睑炎、睑腺炎、睑板腺炎。

❖ **本药如何服用，何时服用最合适？**

成人常用剂量：口服，常规剂量为 1 次 100mg，每日 3 次。儿童及其他特殊用法请严格按照医师指示服药。

❖ **使用本药期间需要注意什么？**

1. 有本药休克史患者禁用。

2. 有青霉素或头孢菌素过敏史的患者慎用。

3. 如患者直系亲属具有易引起支气管哮喘、皮疹、荨麻疹等过敏症状体质，应谨慎使用。

4. 如有严重肾功能障碍，患者应告知医师。

5. 服药期间，可能会出现红色尿。

❖ **本药可能引起的副作用有哪些？如果发生该怎么办？**

服用本药可能会出现腹泻、腹痛、皮疹、瘙痒等。若发生呼吸困难、全身潮红、发热、头痛、关节痛等严重不良反应，请立即停药并就医。

❖ **本药如何居家保存？**

遮光，密封，在阴凉（不超过 20℃）处保存。

❖ **妊娠期妇女与哺乳期妇女用药注意事项：**

妊娠期和哺乳期妇女慎用。

❖ **忘记用药时怎么办？**

若是规律性服用此药，则于发现忘记服药时立即服药。但若发现忘记服药时已接近下次服药时间，请按原计划服用下次剂量即可，切勿一次或短时间内服用两次剂量。

❖ **用药过量怎么办？**

若服药过量并出现不适症状，请立即告知医师或药师，并到医院就诊。

❖ **与其他药物合用需注意什么？**

若正在服用铁制剂，请间隔至少 3 小时服用本药。

若正在服用抗酸药（含铝或镁），应在服用本药 2 个小时以后再使用抗酸药物。

可能会加强华法林抗凝效果，如需联用请告知医师或药师。

（三）其他 β- 内酰胺类

阿莫西林克拉维酸钾片

［**每片** 156.25mg（**阿莫西林** 125mg，**克拉维酸** 31.25mg）；375mg（**阿莫西林** 250mg，**克拉维酸** 125mg）；457mg（**阿莫西林** 400mg，**克拉维酸** 57mg）；1.0g（**阿莫西林** 875mg，**克拉维酸** 125mg）］

❖ **本药用于治疗哪些疾病？**

本药适用于敏感菌引起的上呼吸道感染、下呼吸道感染、泌尿系统感染、皮肤和软组织感染、中耳炎、骨髓炎、败血症、腹膜炎和手术后感染等。

❖ **本药如何服用，何时服用最合适？**

给药剂量及用法因患者及疾病不同而异。请依照医师指示按时服药，勿自行增减药量或任意停药。未经重新检查，连续治疗期一般不超过 14 日。

❖ **使用本药期间需要注意什么？**

1. 青霉素皮试阳性反应者、对本药及其他青霉素类药物过敏者及传染性单核细胞增多症患者禁用本药。

2. 对头孢菌素类药物过敏者及有哮喘、湿疹、枯草热、荨麻疹等过敏性疾病史和有严重肝功能障碍的患者慎用。

3. 长期或大剂量服用本药者，应定期检查肝、肾、造血系统功能和血清电解质水平。

4. 如有肾功能不全、肝功能减退或者血液透析的情况请提前告知医师。

❖ **本药可能引起的副作用有哪些？如果发生该怎么办？**

服用本药可能会出现腹泻、消化不良、恶心、呕吐等，饭中或饭后服用可缓解症状；也可能出现荨麻疹及红斑疹。如果症状持续或严重，请及时停药并就医。

❖ **本药如何居家保存？**

密封，在凉暗（避光并不超过20℃）干燥处保存。

❖ **妊娠期妇女与哺乳期妇女用药注意事项：**

妊娠期、哺乳期妇女慎用。

❖ **忘记用药时怎么办？**

若是规律性服用此药，则于发现忘记服药时立即服药。但若发现忘记服药时已接近下次服药时间，请按原计划服用下次剂量即可，切勿一次或短时间内服用两次剂量。

❖ **用药过量怎么办？**

若服药过量且出现不适症状，请立即告知医师或药师，并到医院就诊。

❖ **与其他药物合用需注意什么？**

若正同时使用口服避孕药，将会影响避孕效果。

若正在使用以下药物请告知医师或药师：华法林、阿司匹林、磺胺类药物、别嘌醇、氯霉素、红霉素、四环素类。

法罗培南钠片（0.1g，0.2g）

❖ **本药用于治疗哪些疾病？**

主要用于敏感菌所致的泌尿系统感染：肾盂肾炎、膀胱炎、前列腺炎、睾丸炎；呼吸系统感染：咽喉炎、扁桃体炎、急性支气管炎、肺炎、肺脓肿；子宫附件炎、子宫内感染、前庭大腺炎；浅表性皮肤感染症、深层皮肤感染症；乳腺炎、肛周脓肿、外伤、烫伤和手术创伤等（浅表性）二次感染；泪囊炎、睑腺炎、睑板腺炎、角膜炎（含角膜溃疡）；外耳炎、中耳炎、鼻窦炎；牙周组织炎、牙周炎、颚炎。

❖ **本药如何服用，何时服用最合适？**

口服，成人通常一次150~300mg，每日3次，或遵医嘱。请依照医师指示按时服药，勿自行增减药量或任意停药。

❖ **使用本药期间需要注意什么？**

1. 对本药过敏者禁用。

2. 如有青霉素类、头孢菌素类或碳青霉烯类药物过敏史的患者慎用。

3. 如患者直系亲属具有易引起支气管哮喘、皮疹、荨麻疹等过敏症状体质，应谨慎使用。

❖ **本药可能引起的副作用有哪些？如果发生该怎么办？**

服用本药可能会出现腹泻、腹痛、稀便、恶心、皮疹等。若出现口内异常感、哮喘、眩晕、耳鸣、出汗等现象或其他各种不能耐受的情况，应停止给药，立即去医院就诊。

❖ **本药如何居家保存？**

密闭，室温（10~30℃）保存。

❖ **妊娠期妇女与哺乳期妇女用药注意事项：**

妊娠期妇女慎用，如必须使用需在医师指导下使用；哺乳期妇女用药期间停止哺乳。

❖ **忘记用药时怎么办？**

若是规律性服用此药，则于发现忘记服药时立即服药。但若发现忘记服药时已接近下次服药时间，请按原计划服用下次剂量即可，切勿一次或短时间内服用两次剂量。

❖ **用药过量怎么办？**

若服药过量并出现不适症状，请立即告知医师或药师，并到医院就诊。

❖ **与其他药物合用需注意什么？**

若正在使用以下药物请告知医师：呋塞米、丙戊酸钠、亚胺培南 – 西司他丁钠。

（四）喹诺酮类
盐酸环丙沙星胶囊（0.1g，0.25g，0.5g）

❖ **本药用于治疗哪些疾病？**

主要用于敏感菌引起的：

1. 泌尿生殖系统感染，包括单纯性、复杂性尿路感染、细菌性前列腺炎、淋病奈瑟菌尿道炎或宫颈炎（包括产酶株所致者）；

2. 呼吸道感染，包括敏感革兰阴性杆菌所致支气管感染急性发作及肺部感染；

3. 胃肠道感染，由志贺菌属、沙门菌属、产肠毒素大肠埃希菌、亲水气单胞菌、副溶血弧菌等所致；

4. 其他感染，如伤寒、骨和关节感染、皮肤软组织感染、败血症等全身感染。

❖ **本药如何服用，何时服用最合适？**

成人常用量：一日 0.5~1.5g，分 2~3 次。本药具体剂量因不同疾病而异，请严格按照医师指示服药。

❖ **使用本药期间需要注意什么？**

1. 对本药及喹诺酮类药物过敏的患者禁用。

2. 18 岁以下儿童及青少年禁用。

3. 本药服用时宜同时饮水 250ml。服药期间，宜多饮水。

4. 如有肌腱疾病病史或发生过肌腱炎和肌腱断裂的情况应避免使用本药。

5. 患有重症肌无力的患者应避免使用本药。

❖ **本药可能引起的副作用有哪些？如果发生该怎么办？**

1. 常见的不良反应有腹部不适或疼痛、腹泻、恶心、呕吐、头昏、头痛、皮疹、瘙痒等，如果症状持续或严重，请及时停药并就医。

2. 若出现光敏反应、腿部或脚后跟疼痛等不适，请立即停药并就医。

❖ **本药如何居家保存？**

遮光、密封保存。

❖ **妊娠期妇女与哺乳期妇女用药注意事项：**

妊娠期妇女禁用；哺乳期妇女应用本药时应暂停哺乳。

❖ **忘记用药时怎么办？**

若是规律性服用此药，则于发现忘记服药时立即服药。但若发现忘记服药时已接近下次服药时间，请按原计划服用下次剂量即可，切勿一次或短时间内服用两次剂量。

❖ **用药过量怎么办？**

若服药过量并出现不适症状，请立即告知医师或药师，并到医院就诊。

❖ **与其他药物合用需注意什么？**

1. 若正在服用含铝或镁的制酸药，请在服用本药前2小时，或服用本药6小时后服用。

2. 若正在服用以下药物，请告诉您的医师：尿碱化药（如碳酸氢钠片）、茶碱类、环孢素、丙磺舒、华法林、口服降糖药。

左氧氟沙星片（0.25g，0.5g）

❖ **本药用于治疗哪些疾病？**

适用于敏感菌引起的：

1. 泌尿生殖系统感染，包括单纯性、复杂性尿路感染、细菌性前列腺炎、淋病奈瑟菌尿道炎或宫颈炎；

2. 呼吸道感染，包括敏感革兰阴性杆菌所致支气管感染急性发作及肺部感染；

3. 胃肠道感染，由志贺菌属、沙门菌属、产肠毒素大肠埃希菌、亲水气单胞菌、副溶血弧菌等所致；

4. 伤寒、骨和关节感染、皮肤软组织感染、败血症等全身感染。

❖ **本药如何服用，何时服用最合适？**

口服，通常成人1次0.25~0.75g，每日1次。请依照医师指示按时服药，勿自行增减药量或任意停药。

❖ **使用本药期间需要注意什么？**

1. 对本药及喹诺酮类药物过敏的患者禁用。

2. 小于18岁的患者禁止使用本药。

3. 本药服药期间，宜多饮水。

4. 患有重症肌无力的患者应避免使用本药。

5. 高血糖的患者在服药期间注意监测血糖水平。

6. 如有心律失常（Q-T间期延长）、容易发生癫痫以及有肌腱疾病病史或发生过肌腱炎和肌腱断裂的情况请提前告知医师。

❖ **本药可能引起的副作用有哪些？如果发生该怎么办？**

1. 最常见的不良反应有恶心、呕吐、头晕、头痛、失眠等。

2. 若发生肌腱疼痛、肿胀、炎症或断裂等不适反应，请立即停药并就医。

❖ **本药如何居家保存？**

遮光，密封保存。

❖ **妊娠期妇女与哺乳期妇女用药注意事项：**

妊娠期妇女禁用本药；哺乳期妇女使用本药期间应暂停哺乳。

❖ **忘记用药时怎么办？**

若是规律性服用此药，则于发现忘记服药时立即服药。但若发现忘记服药时已接近下次服药时间，请按原计划服用下次剂量即可，切勿一次或短时间内服用两次剂量。

❖ **用药过量怎么办？**

若服药过量且出现不适症状，请立即告知医师或药师，并到医院就诊。

❖ **与其他药物合用需注意什么？**

1. 若正在服用以下药物：含镁、铝抗酸剂，含铁、锌的多种维生素制剂，请间隔至少 2 小时服用。

2. 若正在服用以下药物，请告知医师：茶碱类、环孢素、丙磺舒、华法林、口服降糖药。

盐酸莫西沙星片（0.4g）

❖ **本药用于治疗哪些疾病？**

主要用于成人（≥ 18 岁）上呼吸道和下呼吸道感染，如急性细菌性鼻窦炎、慢性支气管炎急性发作、社区获得性肺炎；皮肤和软组织感染以及复杂腹腔感染包括混合细菌感染，如脓肿等。

❖ **本药如何服用，何时服用最合适？**

成人：口服一次 400mg，每日 1 次。请依照医师指示按时服药，勿自行增减药量或任意停药。

❖ **使用本药期间需要注意什么？**

1. 对本药及喹诺酮类药过敏的患者禁用。

2. 儿童和青少年（< 18 岁）禁止使用本药。

3. 如有重症肌无力、肌腱疾病病史或发生过肌腱炎和肌腱断裂以及 Q-T 间期延长或既往发生过心律失常的情况请提前告知医师。

4. 本药可能会导致头晕、晕厥，影响患者驾驶或操作机械的能力，因此服用本药期间应尽量避免此类活动。

❖ **本药可能引起的副作用有哪些？如果发生该怎么办？**

1. 常见的不良反应有恶心、腹泻、头晕、呕吐、皮疹等。

2. 若发生肌腱疼痛、肿胀、炎症或断裂、重症肌无力等严重不良反应，请立即停药并就医。

❖ **本药如何居家保存？**

遮光，低于 25℃密封保存。

❖ **妊娠期妇女与哺乳期妇女用药注意事项：**

妊娠期和哺乳期妇女禁止使用。

❖ **忘记用药时怎么办？**

若是规律性服用此药，则于发现忘记服药时立即服药。但若发现忘记服药时已接近下次服药时间，请按原计划服用下次剂量即可，切勿一次或短时间内服用两次剂量。

❖ **用药过量怎么办？**

若服药过量并出现不适症状，请立即告知医师或药师，并到医院就诊。

❖ **与其他药物合用需注意什么？**

若正在服用以下药物：抗酸药、硫糖铝、复合维生素和其他含有多价阳离子的药物（如去羟肌苷咀嚼/缓释片），至少需要 4 小时前或 8 小时后服用莫西沙星。

若正在服用以下药物，请告知医师：华法林、抗糖尿病药物、抗心律失常药。

（五）四环素类

四环素片（0.125g，0.25g）

❖ **本药用于治疗哪些疾病？**

本药可用于敏感微生物所致的下列疾病：立克次体病，包括流行性斑疹伤寒、地方性斑疹伤寒、洛矶山热、恙虫病和 Q 热；支原体属感染；衣原体属感染，包括鹦鹉热、性病、淋巴肉芽肿、非特异性尿道炎、输卵管炎、宫颈炎及沙眼；回归热；布鲁菌病；霍乱；兔热病；鼠疫；软下疳。本药可用于对青霉素类过敏的破伤风、气性坏疽、雅司、梅毒、淋病和钩端螺旋体病以及放线菌属、单核细胞增多性李斯特菌感染患者。

❖ **本药如何服用，何时服用最合适？**

成人常用量：一次 0.25~0.5g，每 6 小时 1 次。8 岁以上儿童每 6 小时 1 次，具体用量请遵医嘱。请依照医师指示按时服药，勿自行增减药量或任意停药。

本药宜空腹口服，即餐前 1 小时或餐后 2 小时服用。

❖ **使用本药期间需要注意什么？**

1. 对四环素类药物严重过敏者禁用。

2. 应用本药时应饮用足量（约 240ml）水。

3. 服用本药期间注意防晒，避免阳光直射，一旦皮肤有红斑应立即停药。

❖ **本药可能引起的副作用有哪些？如果发生该怎么办？**

常见的不良反应有恶心、呕吐、上腹不适、腹胀、腹泻等。如不良反应症状持续或较为严重时，请及时停药就医。

❖ **本药如何居家保存？**

密封，遮光，在干燥处保存。

❖ **妊娠期妇女与哺乳期妇女用药注意事项：**

妊娠期妇女不宜使用，哺乳期妇女如使用本药应暂停哺乳。

❖ **忘记用药时怎么办？**

若是规律性服用此药，则于发现忘记服药时立即服药。但若发现忘记服药时已接近下次服药时间，请按原计划服用下次剂量即可，切勿一次或短时间内服用两次剂量。

❖ **用药过量怎么办？**

若服药过量并出现不适症状，请立即告知医师或药师，并到医院就诊。

❖ **与其他药物合用需注意什么？**

1. 若正在口服避孕药，使用本药会降低避孕效果。

2. 若正在服用以下药物，请告知医师：抗凝血药、巴比妥类、苯妥英或卡马西平、强利尿药（如呋塞米等）。

3. 若正在服用以下药物，应尽量避免和本药同时服用：制酸药、含铝、钙、镁、铁离子的药物、考来烯胺、其他肝毒性药物（如抗肿瘤化疗药物）。

盐酸多西环素片（0.05g，0.1g）

❖ **本药用于治疗哪些疾病？**

本药可用于敏感微生物所致的下列疾病：立克次体病，包括流行性斑疹伤寒、地方性斑疹伤寒、洛矶山热、恙虫病和 Q 热；支原体属感染；衣原体属感染，包括鹦鹉热、性病、淋巴肉芽肿、非特异性尿道炎、输卵管炎、宫颈炎及沙眼；回归热；布鲁菌病；霍乱；兔热病；鼠疫；软下疳。可用于对青霉素类过敏的破伤风、气性坏疽、雅司、梅毒、淋病和钩端螺旋体病以及放线菌属、李斯特菌感染患者。可用于中、重度痤疮患者作为辅助治疗。

❖ **本药如何服用，何时服用最合适？**

通常一次 0.1g，每 12 小时 1 次。本药剂量及用法因人及疾病不同而异。请依照医师指示按时服药，勿自行增减药量或任意停药。

❖ **使用本药期间需要注意什么？**

1. 对四环素类药物过敏者禁用。

2. 服用本药期间注意防晒，不要直接暴露于阳光或紫外线下，一旦皮肤有红斑应立即停药。

3. 可与食品、牛奶或含碳酸盐饮料同服。

4. 长期用药时应定期随访检查血常规以及肝功能。

❖ **本药可能引起的副作用有哪些？如果发生该怎么办？**

1. 常见的不良反应有胃肠道症状，如恶心、呕吐、腹胀、腹泻等。

2. 若出现严重不良反应或不适症状，请及时停药并就医。

❖ **本药如何居家保存？**

密封，遮光处保存。请将药品置于儿童触及不到的地方。

❖ **妊娠期妇女与哺乳期妇女用药注意事项：**

妊娠期妇女不宜使用，哺乳期妇女用药期间应停止哺乳。

❖ **忘记用药时怎么办？**

若是规律性服用此药，则于发现忘记服药时立即服药。但若发现忘记服药时已接近下次服药时间，请按原计划服用下次剂量即可，切勿一次或短时间内服用两次剂量。

❖ **用药过量怎么办？**

若服药过量并出现不适症状，请立即告知医师或药师，并到医院就诊。

❖ **与其他药物合用需注意什么？**

若正在接受抗凝治疗（服用华法林等药物），需告知医师。

若正在服用以下药物，请告知医师：巴比妥类、苯妥英或卡马西平。

盐酸米诺环素胶囊（50mg，100mg）

❖ **本药用于治疗哪些疾病？**

本药适用于因葡萄球菌、链球菌、肺炎球菌、淋病奈瑟菌、痢疾杆菌、大肠埃希菌、克雷伯菌、变形杆菌、绿脓杆菌、梅毒螺旋体及衣原体等对本药敏感的病原体引起的下列感染：败血症、菌血症；浅表性化脓性感染：毛囊炎、脓皮症、扁桃体炎、肩周炎、泪囊炎、牙龈炎、外阴炎、创伤感染、手术后感染等；深部化脓性疾病：乳腺炎、淋巴管（结）炎、颌下腺炎、骨髓炎、骨炎；急慢性支气管炎、喘息型支气管炎、支气管扩张、支气管肺炎、细菌性肺炎、异型肺炎、肺部化脓症；痢疾、肠炎、感染性食物中毒、胆管炎、胆囊炎；腹膜炎；肾盂肾炎、肾盂膀胱炎、尿道炎、膀胱炎、前列腺炎、附睾炎、宫内感染、淋病；中耳炎、副鼻窦炎；梅毒。

❖ **本药如何服用，何时服用最合适？**

口服：通常成人首次剂量为0.2g，以后每12小时服用0.1g。儿童或其他特殊情况请严格按照医师指示用药。

❖ **使用本药期间需要注意什么？**

1. 对本药及其他四环素类过敏者禁用。

2. 如有肝、肾功能不全的情况或是老年患者请告知医师。

3. 可致头晕、倦怠等，服药期间应避免从事驾车、危险性较大的机器操作及高空作业等。

4. 用药期间应多饮水，服药后请不要立即躺下。

5. 本药易引起光敏性皮炎，故用药后应注意防晒，避免阳光直射。

6. 本药可与食品、牛奶或含碳酸盐饮料同服。

❖ **本药可能引起的副作用有哪些？如果发生该怎么办？**

1. 常见的不良反应有恶心、呕吐、腹痛、腹泻、眩晕、耳鸣、口腔炎、舌炎、牙齿染黄等。

2. 若出现严重不良反应或其他不能耐受的不适症状，请立即停药并及时就医。

❖ **本药如何居家保存？**

遮光、密封保存。

❖ **妊娠期妇女与哺乳期妇女用药注意事项：**

妊娠期妇女和准备妊娠的妇女不建议使用本药，哺乳期妇女如使用本药应停止哺乳。

❖ **忘记用药时怎么办？**

若是规律性服用此药，则于发现忘记服药时立即服药。但若发现忘记服药时已接近下次服药时间，请按原计划服用下次剂量即可，切勿一次或短时间内服用两次剂量。

❖ **用药过量怎么办？**

若服药过量且出现不适症状，请立即告知医师或药师，并到医院就诊。

❖ **与其他药物合用需注意什么？**

若正在口服避孕药，使用本药会降低避孕效果。

若正在服用以下药物，请告知医师：抗凝血药、巴比妥类、苯妥英或卡马西平、强利尿药（如呋塞米等）。

若正在服用以下药物，应尽量避免和本药同时服用：制酸药、含铝、钙、镁、铁离子的药物、考来烯胺、青霉素、其他肝毒性药物（如抗肿瘤化疗药物）。

（六）大环内酯类

红霉素肠溶片（0.125g，0.25g）

❖ **本药用于治疗哪些疾病？**

本药可作为青霉素过敏患者治疗下列感染的替代用药：溶血性链球菌、肺炎链球菌等所致的急性扁桃体炎、急性咽炎、鼻窦炎；溶血性链球菌所致的猩红热、蜂窝织炎；

白喉及白喉带菌者；气性坏疽、炭疽、破伤风；放线菌病；梅毒；李斯特菌病等。也可用于治疗军团菌病；肺炎支原体肺炎；肺炎衣原体肺炎；支原体属所致泌尿生殖系感染；沙眼衣原体结膜炎；淋球菌感染；厌氧菌所致口腔感染；空肠弯曲菌肠炎；百日咳。

❖ **本药如何服用，何时服用最合适？**

通常成人口服，一日 1~2g，分 3~4 次服用。儿童及其他特殊情况用药请严格按照医师指示服用。本药为肠溶片，建议饭前 1 小时口服。

❖ **使用本药期间需要注意什么？**

1. 对本药及其他大环内酯类药物过敏者禁用。

2. 有肝、肾功能不全的情况请告诉医师。

❖ **本药可能引起的副作用有哪些？如果发生该怎么办？**

服用本药可能会出现腹泻、恶心、呕吐、中上腹痛、口舌疼痛、乏力等症状；大剂量使用可引起听力减退，停药后大多可恢复。如不良反应症状持续或较为严重时，请及时停药并就医。

❖ **本药如何居家保存？**

密封、干燥处储存。

❖ **妊娠期妇女与哺乳期妇女用药注意事项：**

妊娠期妇女慎用本药，哺乳期妇女服用本药时应暂停哺乳。

❖ **忘记用药时怎么办？**

若是规律性服用此药，则于发现忘记服药时立即服药。但若发现忘记服药时已接近下次服药时间，请按原计划服用下次剂量即可，切勿一次或短时间内服用两次剂量。

❖ **用药过量怎么办？**

若服药过量且出现不适症状，请立即告知医师或药师，并到医院就诊。

❖ **与其他药物合用需注意什么？**

若正在服用以下药物，请告知医师：抗癫痫药（如卡马西平）、阿芬太尼、抗组胺药（如阿司咪唑）、环孢素、华法林、黄嘌呤类（二羟丙茶碱除外）、洛伐他汀、氯霉素、林可酰胺类、青霉素、氨基糖苷类（如庆大霉素）。

罗红霉素胶囊（50mg，75mg，150mg）

❖ **本药用于治疗哪些疾病？**

本药适用于化脓性链球菌引起的咽炎及扁桃体炎，敏感菌所致的鼻窦炎、中耳炎、急性支气管炎、慢性支气管炎急性发作，肺炎支原体或肺炎衣原体所致的肺炎；沙眼衣原体引起的尿道炎和宫颈炎；敏感细菌引起的皮肤软组织感染。

❖ **本药如何服用，何时服用最合适？**

成人常用量：一次 0.15g，每日 2 次；或一次 0.3g，每日 1 次。儿童按体重一次 2.5~5mg/kg，每日 2 次，具体请遵医嘱服用。

本药需空腹（餐前 1 小时或餐后 3~4 小时）与水同服。

❖ **使用本药期间需要注意什么？**

1. 对本药、红霉素或其他大环内酯类药物过敏者禁用。

2. 如有肝、肾功能不全的情况请告知医师。

3. 服药期间应避免从事驾车、危险性较大的机器操作及高空作业等。

❖ **本药可能引起的副作用有哪些？如果发生该怎么办？**

服用本药后可能会出现腹痛、腹泻、恶心、呕吐，偶见皮疹、头昏、头痛等反应。如不良反应症状持续或较为严重时，请及时停药并就医。

❖ **本药如何居家保存？**

遮光、密封、干燥处储存。

❖ **妊娠期妇女与哺乳期妇女用药注意事项：**

妊娠期和哺乳期妇女慎用，建议用药期间停止哺乳。

❖ **忘记用药时怎么办？**

若是规律性服用此药，则于发现忘记服药时立即服药。但若发现忘记服药时已接近下次服药时间，请按原计划服用下次剂量即可，切勿一次或短时间内服用两次剂量。

❖ **用药过量怎么办？**

若服药过量且出现不适症状，请立即告知医师或药师，并到医院就诊。

❖ **与其他药物合用需注意什么？**

如需合用其他药品，请告知医师或药师。

阿奇霉素（片：0.25g，0.5g；胶囊：0.125g，0.25g；干混悬剂：0.1g）

❖ **本药用于治疗哪些疾病？**

用于敏感细菌所引起的轻中度支气管炎、肺炎、急性中耳炎、鼻窦炎、咽炎、扁桃体炎、皮肤和软组织感染等。

❖ **本药如何服用，何时服用最合适？**

成人：沙眼衣原体或敏感淋病奈瑟菌所致性传播疾病，仅需单次口服本药1.0g；对其他感染的治疗：第1日，0.5g顿服，第2~5日，一日0.25g顿服；或一日0.5g顿服，连服3日。儿童及特殊情况，请遵医嘱。

❖ **使用本药期间需要注意什么？**

1. 对阿奇霉素、红霉素、其他大环内酯类或酮内酯类药物过敏的患者禁用。

2. 既往使用阿奇霉素出现胆汁淤积性黄疸/肝功能不全病史的患者禁用。如果出现肝炎症状和体征，应立即停止使用本药。

3. 如有严重的肝肾功能不全情况请告知医师。

4. 出现任何过敏症状（如皮疹等）时，应立即停用，并与医师联系。

5. 婴儿有伴随哺乳的呕吐和应激反应发生时请联系医师。

❖ **本药可能引起的副作用有哪些？如果发生该怎么办？**

服用本药时可能会出现腹泻、胸痛、阴道炎、头晕、皮疹等不良反应。如不良反应症状持续或较为严重时，请立即停药并就医。

❖ **本药如何居家保存？**

密封，在干燥处保存。

❖ **妊娠期妇女与哺乳期妇女用药注意事项：**

妊娠期和哺乳期妇女应在医师指导下谨慎使用。

❖ **忘记用药时怎么办？**

若是规律性服用此药，则于发现忘记服药时立即服药。但若发现忘记服药时已接近下次服药时间，请按原计划服用下次剂量即可，切勿一次或短时间内服用两次剂量。

❖ **用药过量怎么办？**

药物过量时且出现不适症状，请立即告知医师或药师，并到医院就诊。

❖ **与其他药物合用需注意什么？**

若正在服用奈非那韦、口服抗凝药、地高辛、秋水仙碱等，请提前告知医师。

克拉霉素片（0.25g，0.5g）

❖ **本药用于治疗哪些疾病？**

本药适用于克拉霉素敏感菌所引起的上呼吸道感染、下呼吸道感染、皮肤软组织轻中度感染、急性中耳炎、肺炎支原体肺炎、沙眼衣原体引起的尿道炎及宫颈炎等。也用于军团菌感染，或与其他药物联合用于鸟分枝杆菌感染、幽门螺旋杆菌感染的治疗。

❖ **本药如何服用，何时服用最合适？**

口服，成人常用量 1 次 0.25g，每 12 小时 1 次；重症感染者 1 次 0.5g，每 12 小时 1 次。根据感染的严重程度应连续服用 6~14 日。儿童请依照医师指示服药。

❖ **使用本药期间需要注意什么？**

1. 对本药或大环内酯类药物过敏者禁用。

2. 如有肝功能不全或肾功能不全的情况请提前告诉医师。

❖ **本药可能引起的副作用有哪些？如果发生该怎么办？**

服用本药可能会出现口腔异味、腹痛、腹泻、恶心呕吐、头痛等不良反应，若以上症状持续或出现其他严重症状时，请立即停药并就医。

❖ **本药如何居家保存？**

遮光，密封，在阴凉（不超过 20℃）干燥处保存。

❖ **妊娠期妇女与哺乳期妇女用药注意事项：**

妊娠期及哺乳期妇女禁用。

❖ **忘记用药时怎么办？**

若是规律性服用此药，则于发现忘记服药时立即服药。但若发现忘记服药时已接近下次服药时间，请按原计划服用下次剂量即可，切勿一次或短时间内服用两次剂量。

❖ **用药过量怎么办？**

药物过量且出现不适症状请立即告知医师或药师，并到医院就诊。

❖ **与其他药物合用需注意什么？**

若正在服用以下药物请告知医师：卡马西平、地高辛、阿托伐他汀、西沙必利、匹莫齐特、特非那丁、齐多夫定、利托那韦和氟康唑等。

（七）氨基糖苷类

硫酸庆大霉素片（40mg）

❖ **本药用于治疗哪些疾病？**

本药适用于治疗细菌性痢疾或其他细菌性肠道感染，亦可用于结肠手术前准备。

❖ **本药如何服用，何时服用最合适？**

成人一日 0.24~0.64g，分 4 次服用；儿童按体重一日 5~10mg/kg，分 4 次服用。请依照医师指示按时服药，勿自行增减药量或任意停药。

❖ **使用本药期间需要注意什么？**

1. 对本药或其他氨基糖苷类抗生素过敏者禁用。

2. 下列情况应慎用本药：失水、第 8 对脑神经损害、重症肌无力或帕金森病、肾功能损害及溃疡性结肠炎患者。

3. 长期或大剂量服用应注意肾毒性和耳毒性，需定期检查尿常规、肾功能、听力等。

❖ **本药可能引起的副作用有哪些？如果发生该怎么办？**

服用本药可出现食欲减退、恶心、腹泻等反应，少数患者可出现血尿、少尿、听力减退、耳鸣或耳内饱满感。如不良反应症状持续或较为严重时，请及时停药并就医。

❖ **本药如何居家保存？**

密封，在凉暗（遮光并不超过 20℃）干燥处保存。

❖ **妊娠期妇女与哺乳期妇女用药注意事项：**

妊娠期妇女慎用，哺乳期妇女用药期间应暂停哺乳。

❖ **忘记用药时怎么办？**

若是规律性服用此药，则于发现忘记服药时立即服药。但若发现忘记服药时已接近下次服药时间，请按原计划服用下次剂量即可，切勿一次或短时间内服用两次剂量。

❖ **用药过量怎么办？**

若服药过量且出现不适症状，请立即告知医师或药师，并到医院就诊。

❖ **与其他药物合用需注意什么？**

若正在使用以下药物请告知医师：卷曲霉素、两性霉素 B、顺铂、依他尼酸、呋塞米、头孢噻吩、万古霉素等药物。

庆大霉素普鲁卡因胶囊

（含硫酸庆大霉素 1 万单位，盐酸普鲁卡因 50mg，维生素 B_{12} 10μg）

❖ **本药用于治疗哪些疾病？**

消炎、止痛、促进胃黏膜修复，主要用于慢性、浅表性胃炎，也用于其他胃炎。

❖ **本药如何服用，何时服用最合适？**

口服，一次 2 粒，每日 3 次，饭前温开水吞服或遵医嘱。

❖ **使用本药期间需要注意什么？**

1. 对硫酸庆大霉素或其他氨基糖苷类抗生素、普鲁卡因过敏者禁用。

2. 有重度肾功能不全、重度听力受损者慎用。

3. 如有重症肌无力、帕金森、肾功能不全、溃疡性结肠炎等情况，请告诉医师。

4. 长期或大剂量服用应注意肾毒性和耳毒性，需定期检查尿常规、肾功能、听力等。

❖ **本药可能引起的副作用有哪些？如果发生该怎么办？**

服用本药可出现食欲减退、恶心、腹泻等反应，少数患者可出现血尿、少尿、听力减退、耳鸣或耳内饱满感。若以上症状持续或严重时，请停药并就医。

❖ **本药如何居家保存？**

密封，在干燥处保存。

❖ **妊娠期妇女与哺乳期妇女用药注意事项：**

妊娠期妇女慎用，哺乳期妇女用药期间应暂停哺乳。

❖ **忘记用药时怎么办?**

若是规律性服用此药,则于发现忘记服药时立即服药。但若发现忘记服药时已接近下次服药时间,请按原计划服用下次剂量即可,切勿一次或短时间内服用两次剂量。

❖ **用药过量怎么办?**

若服药过量且出现不适症状,请立即告知医师或药师,并到医院就诊。

❖ **与其他药物合用需注意什么?**

若正在使用以下药物请告知医师:卷曲霉素、两性霉素 B、顺铂、依他尼酸、呋塞米、头孢噻吩、万古霉素和磺胺类(如磺胺嘧啶、柳氮磺吡啶等)药物。

(八)林可霉素类

克林霉素胶囊(0.075g,0.15g)

❖ **本药用于治疗哪些疾病?**

本药适用于由链球菌属、葡萄球菌属及厌氧菌等敏感菌株所致的呼吸道、泌尿道、皮肤软组织感染等。

❖ **本药如何服用,何时服用最合适?**

请遵医嘱服药。成人常用量:口服,1 次 0.15~0.3g,每日 4 次,重症感染可增至 1 次 0.45g,每日 4 次。儿童请依照医师指示服药。

❖ **使用本药期间需要注意什么?**

1. 对克林霉素和林可霉素有过敏史的患者禁用。

2. 如有肝、肾功能异常以及肠道疾病,特别是溃疡性结肠炎的情况请提前告诉医师。

3. 用药期间须密切注意大便次数,如出现排便次数增多,请及时与医师联系。

❖ **本药可能引起的副作用有哪些? 如果发生该怎么办?**

服用本药可能会引起恶心、呕吐、腹痛、腹泻、皮疹等症状,若出现较严重的不良反应如假膜性肠炎(发热、异常口渴和疲乏)等,请立即停药并就医。

❖ **本药如何居家保存?**

密封保存。

❖ **妊娠期妇女与哺乳期妇女用药注意事项:**

妊娠期和哺乳期妇女可在医师指导下谨慎使用。

❖ **忘记用药时怎么办?**

若是规律性服用此药,则于发现忘记服药时立即服药。但若发现忘记服药时已接近下次服药时间,请按原计划服用下次剂量即可,切勿一次或短时间内服用两次剂量。

❖ **用药过量怎么办?**

若服药过量且出现不适症状,请立即告知医师或药师,并到医院就诊。

❖ **与其他药物合用需注意什么?**

若正在使用以下药物请告知医师:抗蠕动止泻药(如地芬诺酯)、含白陶土止泻药、溴吡斯的明、氯霉素或红霉素、阿片类镇痛药。

（九）磺胺类

复方磺胺甲噁唑片（含磺胺甲噁唑 400mg，甲氧苄啶 80mg）

❖ **本药用于治疗哪些疾病？**

敏感菌株所致的下列感染：大肠埃希菌、克雷伯菌属、肠杆菌属、奇异变形杆菌、普通变形杆菌和莫根菌属敏感菌株所致的尿路感染；肺炎链球菌或流感嗜血杆菌所致 2 岁以上小儿急性中耳炎；肺炎链球菌或流感嗜血杆菌所致的成人慢性支气管炎急性发作；由福氏或宋氏志贺菌敏感菌株所致的肠道感染；治疗和预防卡氏肺孢子虫肺炎。

❖ **本药如何服用，何时服用最合适？**

成人常用量：治疗和预防细菌性感染，一次 2 片，每日 2 次。儿童及其他特殊情况请遵循医嘱服药。

❖ **使用本药期间需要注意什么？**

1. 对磺胺甲噁唑和甲氧苄啶过敏者禁用。

2. 对呋塞米、砜类、噻嗪类利尿药、磺脲类等过敏的患者，可能对本药过敏，请提前告诉医师。

3. 如有巨幼红细胞性贫血、肝肾功能损害的情况请告诉医师。

4. 使用本药期间应多饮水，防止结晶尿的发生。

5. 不可任意加大剂量、增加用药次数或延长疗程，以防蓄积中毒。

❖ **本药可能引起的副作用有哪些？如果发生该怎么办？**

服用本药可能会出现恶心、呕吐、腹泻、头痛、乏力等，一旦出现过敏反应（如皮疹、剥脱性皮炎、肌肉痛等）或其他严重不良反应时，请停药并立即就医。

❖ **本药如何居家保存？**

遮光，密闭保存。

❖ **妊娠期妇女与哺乳期妇女用药注意事项：**

妊娠期及哺乳期妇女应避免使用。

❖ **忘记用药时怎么办？**

若是规律性服用此药，则于发现忘记服药时立即服药。但若发现忘记服药时已接近下次服药时间，请按原计划服用下次剂量即可，切勿一次或短时间内服用两次剂量。

❖ **用药过量怎么办？**

若服药过量且出现不适症状，请立即告知医师或药师，并到医院就诊。

❖ **与其他药物合用需注意什么？**

1. 若正在使用对氨基苯甲酸、青霉素类药物，避免合用本药。

2. 若正在使用以下药物请告知医师：口服抗凝药、口服降血糖药、甲氨蝶呤、利福平、苯妥英钠、硫喷妥钠和避孕药等。

柳氮磺吡啶肠溶片（0.25g）

❖ **本药用于治疗哪些疾病？**

本药用于治疗溃疡性结肠炎、克罗恩病等。

❖ **本药如何服用，何时服用最合适？**

成人常用量：初剂量为一日 2~3g，分 3~4 次口服，如无明显不适，可渐增至一日

4~6g，待肠病症状缓解后逐渐减量至维持量，一日 1.5~2g。儿童等特殊情况请严格按照医师指示服用。

应在每日固定的时间服用。肠溶片不可压碎或掰开服用。

❖ **使用本药期间需要注意什么?**

1. 对磺胺类或水杨酸类过敏者、2 岁以下小儿禁用。

2. 有肠道或尿道梗阻患者慎用。

3. 如有肝肾疾病、血液系统疾病、严重过敏、支气管哮喘的情况请告知医师。

4. 服药期间多饮水，防止结晶尿。

5. 夜间停药间隔不得超过 8 小时。

❖ **本药可能引起的副作用有哪些? 如果发生该怎么办?**

治疗溃疡性结肠炎时最常见的不良反应有厌食、头痛、恶心、呕吐、胃部不适和明显的可逆性少精子症。若以上症状持续或出现其他严重症状（如发烧、面色苍白等）时，请立即停药并就医。

❖ **本药如何居家保存?**

遮光、密封保存。

❖ **妊娠期妇女与哺乳期妇女用药注意事项:**

妊娠期与哺乳期妇女应禁用。

❖ **忘记用药时怎么办?**

若是规律性服用此药，则于发现忘记服药时立即服药。但若发现忘记服药时已接近下次服药时间，请按原计划服用下次剂量即可，切勿一次或短时间内服用两次剂量。

❖ **用药过量怎么办?**

若服药过量且出现不适症状，请立即告知医师或药师，并到医院就诊。

❖ **与其他药物合用需注意什么?**

若正在服用对氨基苯甲酸，不宜合用本药。

若正在使用以下药物请告知医师：口服抗凝药、口服降血糖药、甲氨蝶呤、苯妥英钠、硫喷妥钠、避孕药、骨髓抑制药、肝毒性药、光敏药、洋地黄类或叶酸、丙磺舒等。

（十）酰胺醇类

甲砜霉素胶囊（0.25g）

❖ **本药用于治疗哪些疾病?**

用于敏感菌如流感嗜血杆菌、大肠埃希菌、沙门菌属等所致的呼吸道、尿路、肠道等感染。

❖ **本药如何服用，何时服用最合适?**

口服，成人一日 0.25~0.5g，分 3~4 次服用。儿童请按照医师指示服药。

❖ **使用本药期间需要注意什么?**

1. 对本药过敏者禁用。

2. 造血功能低下、有可能引起骨髓抑制的患者慎用。

3. 如有肾功能不全的情况请告诉医师。

4. 长期使用患者，应定期检查血常规。

❖ **本药可能引起的副作用有哪些？如果发生该怎么办？**

常见的不良反应有腹痛、腹泻、恶心、呕吐，偶见皮疹、头痛、头晕、血液系统毒性。若不良反应持续或严重时请立即停药并就医。

❖ **本药如何居家保存？**

遮光，密封，在干燥处保存。

❖ **妊娠期妇女与哺乳期妇女用药注意事项：**

妊娠期，尤其是妊娠后期或分娩期应避免使用。若哺乳期妇女确需使用，应暂停哺乳。

❖ **忘记用药时怎么办？**

若是规律性服用此药，则于发现忘记服药时立即服药。但若发现忘记服药时已接近下次服药时间，请按原计划服用下次剂量即可，切勿一次或短时间内服用两次剂量。

❖ **用药过量怎么办？**

若服药过量且出现不适症状，请立即停药并就医。

❖ **与其他药物合用需注意什么？**

若正在使用以下药物请告知医师：抗癫痫药、降血糖药（如甲苯磺丁脲）、含雌激素的避孕药、维生素 B_6、骨髓抑制药、抗肿瘤药物、阿芬太尼、苯巴比妥、利福平。

若正在服用林可霉素类、维生素 B_{12}，不宜与本药合用。

（十一）噁唑烷酮类

利奈唑胺片（600mg）

❖ **本药用于治疗哪些疾病？**

本药用于治疗由特定微生物敏感株引起的复杂性和非复杂性皮肤和皮肤软组织感染、社区获得性肺炎及伴发的菌血症、院内获得性肺炎、万古霉素耐药的屎肠球菌感染等。

❖ **本药如何服用，何时服用最合适？**

请遵医嘱服药，通常成人每 12 小时口服 600mg。本药剂量及用法因人及疾病不同而异，请依照医师指示按时服药，勿自行增减药量或任意停药。

❖ **使用本药期间需要注意什么？**

1. 本药禁用于已知对利奈唑胺或本药其他成分过敏的患者。

2. 如发生周围神经病和视神经病，应立即告知医师，根据医师指导判断是否继续用药。

3. 应用利奈唑胺的患者应避免食用酪胺含量高的食物（如奶酪、热狗、豆腐等）或饮料（如啤酒、葡萄酒等）。

4. 服用本药期间请根据医师指示定期进行血液检查。

5. 同时接受胰岛素或口服降糖药物治疗的糖尿病患者需要关注血糖变化，防止低血糖的发生。

❖ **本药可能引起的副作用有哪些？如果发生该怎么办？**

常见的不良反应有恶心、呕吐、头晕、口臭、瘙痒，若以上症状持续或出现严重不良反应（发烧、畏寒、黑便、视力异常等），请立即就医。

❖ **本药如何居家保存？**

遮光、密封、阴凉处储存。

❖ **妊娠期妇女与哺乳期妇女用药注意事项：**

不推荐妊娠期妇女使用，如有必要，须在医师评估指导下使用。哺乳期妇女慎用。

❖ **忘记用药时怎么办？**

若是规律性服用此药，则于发现忘记服药时立即服药。但若发现忘记服药时已接近下次服药时间，请按原计划服用下次剂量即可，切勿一次或短时间内服用两次剂量。

❖ **用药过量怎么办？**

若服药过量且出现不适症状，请立即告知医师或药师，并到医院就诊。

❖ **与其他药物合用需注意什么？**

许多药物与本药存在相互作用，如抗抑郁药、单胺氧化酶抑制剂（如司来吉兰）、哌替啶等。若同时服用以上及其他药物，请提前告知医师。

（十二）其他抗菌药

甲硝唑片（0.1g，0.2g）

❖ **本药用于治疗哪些疾病？**

用于治疗肠道和肠外阿米巴病，还可用于治疗阴道滴虫病、小袋虫病和皮肤利什曼病、麦地那龙线虫感染等，目前还广泛用于厌氧菌感染的治疗。

❖ **本药如何服用，何时服用最合适？**

本药剂量及用法因人及疾病不同而异。请依照医师指示按时服药，勿自行增减药量或任意停药。

❖ **使用本药期间需要注意什么？**

1. 有活动性中枢神经系统疾病和血液病者禁用本药。

2. 服用本药期间禁止饮酒。

3. 如有肝脏疾病请告知医师。

4. 服用本药期间可出现深红色尿液。

❖ **本药可能引起的副作用有哪些？如果发生该怎么办？**

服用本药期间可能会出现恶心、呕吐、食欲不振、腹部绞痛等症状，如以上症状持续或出现运动失调、癫痫等其他严重不良反应时，应立即停药并就医。

❖ **本药如何居家保存？**

遮光，密封，常温保存。

❖ **妊娠期妇女与哺乳期妇女用药注意事项：**

妊娠期妇女需由医师权衡利弊后决定是否使用，哺乳期妇女不建议使用。

❖ **忘记用药时怎么办？**

若是规律性服用此药，则于发现忘记服药时立即服药。但若发现忘记服药时已接近下次服药时间，请按原计划服用下次剂量即可，切勿一次或短时间内服用两次剂量。

❖ **用药过量怎么办？**

若服药过量且出现不适症状，请立即告知医师或药师，并到医院就诊。

❖ **与其他药物合用需注意什么？**

若正在使用华法林、土霉素等药物，请提前告知医师。

呋喃妥因肠溶片（50mg，100mg）

❖ **本药用于治疗哪些疾病？**

用于对其敏感的大肠埃希菌、肠球菌属、葡萄球菌属以及克雷伯菌属、肠杆菌属等细菌所致的急性单纯性下尿路感染，也可用于尿路感染的预防。

❖ **本药如何服用，何时服用最合适？**

通常成人一次50~100mg，每日3~4次。儿童及其他特殊情况用药及疗程请遵循医嘱。本药宜与食物同服。

❖ **使用本药期间需要注意什么？**

1. 对呋喃妥因过敏者禁用。

2. 如存在无尿少尿，肾功能严重受损的情况禁用本药。

3. 如为老年患者、有肺部疾病或周围神经病的情况，请告诉医师。

4. 服用本药疗程应至少为7日，或继续用药至尿中细菌清除3日以上。

❖ **本药可能引起的副作用有哪些？如果发生该怎么办？**

服用本药常见的不良反应有恶心、呕吐、皮疹、头痛、头晕、肌痛等。若不良反应持续或严重时请立即停药并就医。

❖ **本药如何居家保存？**

遮光，密封保存。

❖ **妊娠期妇女与哺乳期妇女用药注意事项：**

妊娠后期孕妇不宜应用，足月孕妇禁用；哺乳期妇女服用本药应停止哺乳。

❖ **忘记用药时怎么办？**

若是规律性服用此药，则于发现忘记服药时立即服药。但若发现忘记服药时已接近下次服药时间，请按原计划服用下次剂量即可，切勿一次或短时间内服用两次剂量。

❖ **用药过量怎么办？**

若服药过量且出现不适症状，请立即告知医师或药师，并到医院就诊。

❖ **与其他药物合用需注意什么？**

若正在使用以下药物请告知医师：可导致溶血的药物、有肝毒性或神经毒性的药物、丙磺舒和苯磺唑酮等。

呋喃唑酮片（100mg）

❖ **本药用于治疗哪些疾病？**

主要用于敏感菌所致的细菌性痢疾、肠炎、霍乱，也可以用于伤寒、副伤寒、贾第鞭毛虫病、滴虫病等。与制酸剂等药物合用治疗幽门螺杆菌所致的胃窦炎。

❖ **本药如何服用，何时服用最合适？**

请遵医嘱服药，通常成人常用剂量为1次0.1g，每日3~4次；儿童等特殊情况用药请遵医嘱。

❖ **使用本药期间需要注意什么？**

1. 对呋喃唑酮过敏者禁用。

2. 如有溃疡病或支气管哮喘的情况请提前告诉医师。

3. 服药期间和停药后5天内，禁止饮酒。

4. 葡萄糖 -6- 磷酸脱氢酶（G-6-PD）缺乏者可致溶血性贫血。

❖ **本药可能引起的副作用有哪些？如果发生该怎么办？**

服用本药可能出现恶心、呕吐、腹泻、头痛、头晕等症状。若不良反应持续或严重时请立即停药并就医。

❖ **本药如何居家保存？**

遮光、密封保存。

❖ **妊娠期妇女与哺乳期妇女用药注意事项：**

妊娠期及哺乳期妇女不建议使用。

❖ **忘记用药时怎么办？**

若是规律性服用此药，则于发现忘记服药时立即服药。但若发现忘记服药时已接近下次服药时间，请按原计划服用下次剂量即可，切勿一次或短时间内服用两次剂量。

❖ **用药过量怎么办？**

若服药过量且出现不适症状，请立即告知医师或药师，并到医院就诊。

❖ **与其他药物合用需注意什么？**

若正在使用三环类抗抑郁药（如阿米替林），避免与本药同时使用。

若正在服用以下药物或食物请告知医师：左旋多巴、拟交感胺、富含酪胺食物（如奶酪、豆腐等）、单胺氧化酶抑制剂等。

磷霉素氨丁三醇散（3g）

❖ **本药用于治疗哪些疾病？**

用于对本药敏感的致病菌所引起的呼吸道感染、下尿路感染（如膀胱炎、尿道炎）、肠道感染以及皮肤软组织感染。

❖ **本药如何服用，何时服用最合适？**

成人 1 次 3g（相当于磷霉素 3g），以适量水溶解后空腹服用，或遵医嘱。

❖ **使用本药期间需要注意什么？**

1. 对本药过敏者禁用。

2. 如存在严重的肾功能不全（CLcr < 10ml/min）、溶血性疾病者，禁止使用本药。

3. 如有肝病请提前告诉医师。

4. 如果使用本药 2~3 日后，症状没有明显的改善，应及时与医师联系。

❖ **本药可能引起的副作用有哪些？如果发生该怎么办？**

服用本药的不良反应主要为腹泻及软便，偶有皮疹、恶心。若以上症状持续或出现其他严重不良反应请及时就医。

❖ **本药如何居家保存？**

置阴凉、密封、干燥处储存。

❖ **妊娠期妇女与哺乳期妇女用药注意事项：**

妊娠期妇女应在医师指导下权衡利弊后使用；哺乳期妇女用药期间应暂停哺乳。

❖ **忘记用药时怎么办？**

若是规律性服用此药，则于发现忘记服药时立即服药。但若发现忘记服药时已接近下次服药时间，请按原计划服用下次剂量即可，切勿一次或短时间内服用两次剂量。

❖ **用药过量怎么办？**

若服药过量且出现不适症状，请立即告知医师或药师，并到医院就诊。

❖ **与其他药物合用需注意什么？**

服用本药时，应避免与甲硝唑同时使用。

若正在使用以下药物请告知医师：$\beta-$内酰胺类（青霉素、头孢菌素等）、氨基糖苷类（庆大霉素、妥布霉素等）。

利福昔明片（0.1g，0.2g）

❖ **本药用于治疗哪些疾病？**

对利福昔明敏感的病原菌引起的肠道感染，包括急性和慢性肠道感染、腹泻综合征、夏季腹泻、旅行者腹泻和小肠结膜炎等。

❖ **本药如何服用，何时服用最合适？**

通常成人口服，一次 0.2g，每日 4 次。儿童请遵医嘱服用。

❖ **使用本药期间需要注意什么？**

1. 对利福昔明或利福霉素类药物过敏的患者、肠梗阻的患者以及有严重肠道溃疡性病变的患者禁用本药。

2. 6 岁以下儿童建议不要服用本药，6 岁及 6 岁以上儿童服药一般不超过 7 日。

3. 长期大量使用可能出现粉红色的尿液。

❖ **本药可能引起的副作用有哪些？如果发生该怎么办？**

本药不良反应较轻微，常见的有恶心、腹痛、头痛等。若出现荨麻疹、水肿等严重的不良反应请及时就医。

❖ **本药如何居家保存？**

密封，在阴凉（不超过 20℃）干燥处保存。

❖ **妊娠期妇女与哺乳期妇女用药注意事项：**

妊娠期妇女需经医师评估后用药。哺乳期妇女可在医师指导监测下服用本药。

❖ **忘记用药时怎么办？**

若是规律性服用此药，则于发现忘记服药时立即服药。但若发现忘记服药时已接近下次服药时间，请按原计划服用下次剂量即可，切勿一次或短时间内服用两次剂量。

❖ **用药过量怎么办？**

若服药过量且出现不适症状，请立即告知医师或药师，并到医院就诊。

❖ **与其他药物合用需注意什么？**

若需服用其他药品，请告知医师。

二、抗结核药

根据临床应用情况，抗结核药物可分为一线和二线，此部分涉及的多为一线抗结核药物。

异烟肼片（0.05g，0.1g，0.3g）

❖ **本药用于治疗哪些疾病？**

主要用于各型结核病的治疗及预防。

❖ **本药如何服用，何时服用最合适?**

1. 预防：成人一日 3 片，顿服；小儿每日按体重 10mg/kg，一日总量不超过 3 片，顿服。

2. 治疗：成人与其他抗结核药合用，按体重每日口服 5mg/kg，最高 3 片；或每日 15mg/kg，最高 9 片，每周 2~3 次。小儿按体重每日 10~20mg/kg，每日不超过 3 片，顿服。

❖ **使用本药期间需要注意什么?**

1. 如有对乙硫异烟胺、吡嗪酰胺、烟酸或其他化学结构有关药物过敏的情况请告诉医师。

2. 有精神病、癫痫病、严重肝功能损害的患者禁用本药。

3. 如疗程中出现视物模糊、眼痛等症状时，应立即就医。

4. 服药期间避免饮用酒精饮料。

❖ **本药可能引起的副作用有哪些? 如果发生该怎么办?**

服用本药期间如出现步态不稳、烧灼感或手指疼痛、深色尿、异常乏力或软弱、视物模糊或视力减退、抽搐等症状时，请立即停药并就医。

❖ **本药如何居家保存?**

遮光，密封，在干燥处保存。

❖ **妊娠期妇女与哺乳期妇女用药注意事项：**

若非必要，不建议妊娠期及哺乳期妇女服用。

❖ **忘记用药时怎么办?**

若是规律性服用此药，则于发现忘记服药时立即服药。但若发现忘记服药时已接近下次服药时间，请按原计划服用下次剂量即可，切勿一次或短时间内服用两次剂量。

❖ **用药过量怎么办?**

若服药过量且出现不适症状，请立即告知医师或药师，并到医院就诊。

❖ **与其他药物合用需注意什么?**

若正在服用以下药物请告知医师：抗凝血药、环丝氨酸、利福平、维生素 B_6、肾上腺皮质激素、苯妥英钠、氨茶碱等。

若正在使用以下药物，不宜与异烟肼合用，请及时告知医师：乙硫异烟胺、酮康唑、咪康唑、对乙酰氨基酚、卡马西平等。

利福平胶囊（0.15g，0.3g）

❖ **本药用于治疗哪些疾病?**

1. 本药与其他抗结核药联合用于各种结核病的初治与复治，包括结核性脑膜炎的治疗。

2. 本药与其他药物联合用于麻风、非结核分枝杆菌感染的治疗。

3. 本药与万古霉素可联合用于甲氧西林耐药葡萄球菌所致的严重感染。利福平与红霉素联合方案用于军团菌属严重感染。

4. 用于无症状脑膜炎奈瑟菌带菌者，以消除鼻咽部脑膜炎奈瑟菌；但不适用于脑膜炎奈瑟菌感染的治疗。

❖ **本药如何服用，何时服用最合适?**

抗结核治疗：成人，口服，一日 0.45~0.6g，空腹顿服，一日不超过 1.2g。儿童及其他特殊情况用药请遵循医嘱。

利福平应于餐前 1 小时或餐后 2 小时服用，清晨空腹 1 次服用效果最好。

❖ **使用本药期间需要注意什么？**

1. 对利福平或利福霉素类过敏患者禁用。

2. 肝功能严重不全、胆道阻塞的患者禁用。

3. 如有酒精中毒、肝功能损害的情况请告诉医师。

4. 服药期间应避免拔牙等手术。

5. 服药期间应避免饮酒以及含酒精的饮料。

6. 服药后可能会出现橘红色的尿、唾液、汗液等。

7. 如有肝病的情况请告诉医师以便调整用药剂量。

❖ **本药可能引起的副作用有哪些？如果发生该怎么办？**

服药期间可能出现厌食、恶心、呕吐、上腹部不适、腹泻等常见胃肠道不良反应。如以上反应持续或出现其他严重症状（畏寒、发热、肌痛等）请及时就医。

❖ **本药如何居家保存？**

密封，在阴暗干燥处保存。

❖ **妊娠期妇女与哺乳期妇女用药注意事项：**

3 个月以内妊娠期妇女禁用，3 个月以上妊娠期妇女慎用。哺乳期妇女应经过医师评估后决定是否用药。

❖ **忘记用药时怎么办？**

若是规律性服用此药，则于发现忘记服药时立即服药。但若发现忘记服药时已接近下次服药时间，请按原计划服用下次剂量即可，切勿一次或短时间内服用两次剂量。

❖ **用药过量怎么办？**

若服药过量且出现不适症状，请立即告知医师或药师，并到医院就诊。给予催吐、洗胃、输液等对症处理。

❖ **与其他药物合用需注意什么？**

若正在使用以下药物，请告知医师，以便调整剂量：氨基水杨酸盐、异烟肼、乙硫异烟胺、肾上腺皮质激素、抗凝药、氨茶碱、茶碱、氯霉素、氯贝丁酯、环孢素、维拉帕米、妥卡尼、普罗帕酮、甲氧苄啶、口服降血糖药、促皮质素、洋地黄苷类、奎尼丁、口服避孕药、达卡巴嗪、环磷酰胺、地西泮、左甲状腺素、美沙酮、美西律等。

若正在服用咪康唑或酮康唑，不宜使用利福平。

盐酸乙胺丁醇片（0.25g）

❖ **本药用于治疗哪些疾病？**

与其他抗结核药联合治疗结核杆菌所致的肺结核。亦可用于结核性脑膜炎及非结核分枝杆菌感染的治疗。

❖ **本药如何服用，何时服用最合适？**

通常肺结核初治按体重 15mg/kg，每日 1 次顿服；复治按体重 25mg/kg，每日 1 次顿服。13 岁以上儿童或其他特殊情况用药请参照医师指示，勿自行增减药量或任意停药。

❖ **使用本药期间需要注意什么？**

1. 对乙胺丁醇过敏者禁用。

2. 如患有痛风、视神经炎或肾病的情况请告诉医师。

3. 如发生胃肠道刺激，乙胺丁醇可与食物同服。

4. 本药一日用量分次服用疗效不佳，建议一日剂量 1 次顿服。

5. 治疗期间应定期进行眼部检查和尿酸水平检测。

6. 乙胺丁醇单用时细菌可迅速产生耐药性，因此必须与其他抗结核药联合应用。

❖ **本药可能引起的副作用有哪些? 如果发生该怎么办?**

若出现视物模糊、眼痛、视力减退、畏寒、关节肿痛、麻木、针刺感、手足无力等症状时，应及时到医院就诊。

❖ **本药如何居家保存?**

遮光、密封保存。

❖ **妊娠期妇女与哺乳期妇女用药注意事项:**

妊娠期和哺乳期妇女需经医师权衡利弊后谨慎使用。

❖ **忘记用药时怎么办?**

若是规律性服用此药，则于发现忘记服药时立即服药。但若发现忘记服药时已接近下次服药时间，请按原计划服用下次剂量即可，切勿一次或短时间内服用两次剂量。

❖ **用药过量怎么办?**

若服药过量且出现不适症状，请立即告知医师或药师，并到医院就诊。

❖ **与其他药物合用需注意什么?**

若正在服用以下药物请告知医师：乙硫异烟胺、氢氧化铝、具有神经毒性的药品。

吡嗪酰胺片（0.25g，0.5g）

❖ **本药用于治疗哪些疾病?**

本药仅对分枝杆菌有效，与其他抗结核药（链霉素、异烟肼、利福平及乙胺丁醇）联合用于治疗结核病。

❖ **本药如何服用，何时服用最合适?**

请遵医嘱服用，通常与其他抗结核药联合，每日 15~30mg/kg 顿服，最高每日 2g；或 50~70mg/kg，每周 2~3 次，每周 3 次者最高一次 3g，每周服 2 次者最高一次 4g。

❖ **使用本药期间需要注意什么?**

1. 如有糖尿病、痛风或者肝病的情况请告诉医师。

2. 在服用本药期间可能会引起急性痛风发作，需定期检测血清尿酸水平。

3. 如对乙硫异烟胺、异烟肼、烟酸等化学结构相近的药物过敏，对本药亦可能过敏。

❖ **本药可能引起的副作用有哪些? 如果发生该怎么办?**

服用本药可能会出现关节痛、食欲减退、发热、乏力、眼或皮肤黄染、畏寒等。若以上症状持续或严重时，请及时就医。

❖ **本药如何居家保存?**

遮光、密封保存。

❖ **妊娠期妇女与哺乳期妇女用药注意事项:**

妊娠期结核病患者可先用异烟肼、利福平与乙胺丁醇治疗 9 个月，若对上述任一种耐药且对本药敏感者，可在医师权衡利弊后考虑使用本药。哺乳期妇女慎用，若必须使用，可考虑暂停哺乳。

❖ **忘记用药时怎么办？**

若是规律性服用此药，则于发现忘记服药时立即服药。但若发现忘记服药时已接近下次服药时间，请按原计划服用下次剂量即可，切勿一次或短时间内服用两次剂量。

❖ **用药过量怎么办？**

若服药过量且出现不适症状，请立即告知医师或药师，并到医院就诊。

❖ **与其他药物合用需注意什么？**

若正在使用以下药物请告知医师：别嘌醇、秋水仙碱、丙磺舒、磺吡酮、乙硫异烟胺和环孢素。

丙硫异烟胺片（0.1g）

❖ **本药用于治疗哪些疾病？**

本药仅对分枝杆菌有效，本药与其他抗结核药联合用于结核病经一线药物（如链霉素、异烟肼、利福平和乙胺丁醇）治疗无效者。

❖ **本药如何服用，何时服用最合适？**

成人：与其他抗结核药物合用，通常口服一次250mg，每日2~3次。儿童等请依照医师指示用药。

❖ **使用本药期间需要注意什么？**

1. 对异烟肼、吡嗪酰胺、烟酸等化学结构相近的药物过敏者对本药亦可能过敏。

2. 12岁以下儿童不宜服用。

3. 如有严重肝病、糖尿病的情况请告诉医师。

4. 如治疗过程中出现视力减退或其他视神经炎症状时应立即进行眼部检查，并定期复查。

❖ **本药可能引起的副作用有哪些？如果发生该怎么办？**

服用本药期间可能会出现精神抑郁、视物模糊或减退、针刺感、烧灼感、手足疼痛等。若以上不良反应持续或者症状严重时请立即停药并就医。

❖ **本药如何居家保存？**

遮光、密封保存。

❖ **妊娠期妇女与哺乳期妇女用药注意事项：**

妊娠期妇女不建议服用；哺乳期确需使用应暂停哺乳。

❖ **忘记用药时怎么办？**

若是规律性服用此药，则于发现忘记服药时立即服药。但若发现忘记服药时已接近下次服药时间，请按原计划服用下次剂量即可，切勿一次或短时间内服用两次剂量。

❖ **用药过量怎么办？**

若服药过量且出现不适症状，请立即告知医师或药师，并到医院就诊。

❖ **与其他药物合用需注意什么？**

若正在使用环丝氨酸或其他抗结核药，可能加重不良反应，请咨询医师。

若合用维生素B_6，请告知医师，需增大维生素B_6剂量。

帕司烟肼片（100mg）

❖ **本药用于治疗哪些疾病？**

与其他抗结核药联合，治疗各型肺结核、支气管内膜结核及肺外结核。并可作为与结核病相关手术的保护药，也可用于预防长期或大剂量皮质激素、免疫抑制治疗的结核感染及复发。

❖ **本药如何服用，何时服用最合适？**

请遵医嘱服药，成人用于抗结核，每日按体重 10~20mg/kg，顿服。小儿或其他情况请遵医嘱服药。

❖ **使用本药期间需要注意什么？**

1. 本药至少应连续服用 3 个月，请不要随意停药。
2. 如有肝肾功能不全、精神病史、癫痫病史及脑外伤史的情况请告诉医师。
3. 若出现视物模糊、眼痛等症状，应及时就医。

❖ **本药可能引起的副作用有哪些？如果发生该怎么办？**

服用本药可能出现头晕、头痛、失眠、皮疹、恶心、乏力等症状，如果症状持续或出现其他严重症状（如视物模糊、麻木、针刺感等）时，请及时停药并就医。

❖ **本药如何居家保存？**

遮光，密封，在干燥处储存。

❖ **妊娠期妇女与哺乳期妇女用药注意事项：**

妊娠期及哺乳期妇女慎用。

❖ **用药过量怎么办？**

若服药过量且出现不适症状，请立即告知医师或药师，并到医院就诊。

❖ **忘记用药时怎么办？**

若是规律性服用此药，则于发现忘记服药时立即服药。但若发现忘记服药时已接近下次服药时间，请按原计划服用下次剂量即可，切勿一次或短时间内服用两次剂量。

❖ **与其他药物合用需注意什么？**

若正在使用香豆素类抗凝血药、抗癫痫药、降压药、抗胆碱药、三环抗抑郁药等，需告知医师。

若正在服用抗酸药，尤其是氢氧化铝，不宜服用本药。

利福布汀胶囊（0.15g）

❖ **本药用于治疗哪些疾病？**

与其他抗结核药联合用于分枝杆菌感染所致疾病，如结核及鸟-胞内分枝杆菌复合体（MAC）感染。

❖ **本药如何服用，何时服用最合适？**

请遵医嘱服药，成人通常一次 0.15~0.3g，每日 1~2 次用药。

❖ **使用本药期间需要注意什么？**

1. 对利福布汀及其他利福霉素过敏者禁用。
2. 如出现肌痛、眼部不适等相关症状应及时告诉医师。
3. 患者服用本药后，可能出现橙红色的大小便、唾液、痰液、泪液。

4.服用本药可能影响口服避孕药的功效，服药期间应采用其他方法避孕。

❖ **本药可能引起的副作用有哪些？如果发生该怎么办？**

本药可引起皮疹、腹痛、黄疸等症状，若以上反应持续或出现其他严重的反应时应立即停药并就医。

❖ **本药如何居家保存？**

密封、阴凉干燥处储存（不超过20℃）。

❖ **妊娠期妇女与哺乳期妇女用药注意事项：**

妊娠期妇女不建议使用；哺乳期妇女慎用，必须使用时需暂停哺乳。

❖ **用药过量怎么办？**

若服药过量且出现不适症状，请立即告知医师或药师，并到医院就诊。

❖ **忘记用药时怎么办？**

若是规律性服用此药，则于发现忘记服药时立即服药。但若发现忘记服药时已接近下次服药时间，请按原计划服用下次剂量即可，切勿一次或短时间内服用两次剂量。

❖ **与其他药物合用需注意什么？**

如果正在使用以下药物请告知医师：伊曲康唑、克拉霉素、沙奎那韦、氨苯砜、甲氧苄氨嘧啶、氟康唑、克拉霉素、地拉夫定、印地那韦、奈非那韦、利托那韦。

利福喷丁胶囊（0.15g）

❖ **本药用于治疗哪些疾病？**

1.本药与其他抗结核药联合用于各种结核病的初治与复治，但不宜用于结核性脑膜炎的治疗。

2.适合医务人员直接观察下的短程化疗。

3.非结核性分枝杆菌感染的治疗。

4.与其他抗麻风药联合用于麻风治疗可能有效。

❖ **本药如何服用，何时服用最合适？**

请遵医嘱服药，通常成人用于抗结核，1次0.6g（体重＜55kg者应酌减），空腹时（餐前1小时）用水送服，一周服药1~2次，需与其他抗结核药联合应用。特殊情况如胃肠不适、不能吞咽者请咨询医师。

❖ **使用本药期间需要注意什么？**

1.对利福喷丁、利福霉素等过敏者禁用。

2.肝功能严重不全者、胆道阻塞禁用。

3.如有酒精中毒、肝功能损害的情况请告知医师。

4.服用本药期间应戒酒。

5.服用本药可能会引起白细胞和血小板减少，应避免进行拔牙等手术，并注意口腔卫生。

6.服用本药后，大小便、唾液、痰液、泪液等可呈橙红色，不必惊慌。

❖ **本药可能引起的副作用有哪些？如果发生该怎么办？**

服用本药可能会出现白细胞、血小板减少及皮疹、头昏、失眠等症状，若不良反应持续或出现其他严重症状时应及时就医。

❖ **本药如何居家保存?**

密封,在阴暗干燥处储存。

❖ **妊娠期妇女与哺乳期妇女用药注意事项:**

妊娠期妇女不建议使用。哺乳期妇女须经医师评估后决定是否用药,如需要使用本药时应暂停哺乳。

❖ **用药过量怎么办?**

若服药过量且出现不适症状,请立即告知医师或药师,并到医院就诊。

❖ **忘记用药时怎么办?**

若是规律性服用此药,则于发现忘记服药时立即服药。但若发现忘记服药时已接近下次服药时间,请按原计划服用下次剂量即可,切勿一次或短时间内服用两次剂量。

❖ **与其他药物合用需注意什么?**

若正在服用对氨基水杨酸盐,两者服用间隔至少 6 小时。

若正在使用以下药物请告知医师:苯巴比妥类、乙硫异烟胺、异烟肼、丙磺舒、咪康唑、酮康唑、糖皮质激素、氨茶碱、茶碱、氯霉素、氯贝丁酯、环孢素、维拉帕米、普罗帕酮、甲氧苄啶、香豆素、口服降糖药、氨苯砜、洋地黄苷类、奎尼丁、环磷酰胺、地西泮、苯妥因、左甲状腺素、美沙酮、美西律、氯苯酚嗪等。

对氨基水杨酸钠片(0.5g)

❖ **本药用于治疗哪些疾病?**

适用于结核分枝杆菌所致的肺及肺外结核病。本药仅对分枝杆菌有效,单独应用时结核杆菌对本药能迅速产生耐药性,所以必须与其他抗结核药合用。链霉素和异烟肼与本药合用时能延缓结核杆菌对前二者耐药性的产生。本药对不典型分枝杆菌无效。主要用作二线抗结核药物。

❖ **本药如何服用,何时服用最合适?**

请遵医嘱服药,通常成人口服,一日 8~12g,分 4 次服用,其他特殊情况及儿童用药请咨询医师。

❖ **使用本药期间需要注意什么?**

1. 如有对水杨酸类或其他含对氨基苯基团(如某些磺胺药和染料)过敏的情况,对本药亦可能过敏。

2. 如有充血性心力衰竭、胃溃疡、葡萄糖 –6– 磷酸脱氢酶(G–6–PD)缺乏症、肝肾疾病请告诉医师。

❖ **本药可能引起的副作用有哪些? 如果发生该怎么办?**

服用本药可能出现食欲不振、恶心、呕吐、腹痛、腹泻、皮疹等反应,若不良反应持续或严重时请立即停药并就医。

❖ **本药如何居家保存?**

遮光,密封保存。

❖ **妊娠期妇女与哺乳期妇女用药注意事项:**

妊娠期及哺乳期妇女应在医师权衡利弊后谨慎使用。

❖ **用药过量怎么办?**

若服药过量且出现不适症状,请立即告知医师或药师,并到医院就诊。

❖ 忘记用药时怎么办？

若是规律性服用此药，则于发现忘记服药时立即服药。但若发现忘记服药时已接近下次服药时间，请按原计划服用下次剂量即可，切勿一次或短时间内服用两次剂量。

❖ 与其他药物合用需注意什么？

如果正在使用以下药物请告知医师：抗凝药、对氨基苯甲酸、丙磺舒、乙硫异烟胺、维生素 B_{12}。

若正在服用利福平，两药至少相隔 6 小时。

环丝氨酸胶囊（0.25g）

❖ 本药用于治疗哪些疾病？

1. 与其他有效抗结核药物联用，治疗活动性肺结核和肺外结核（包括肾结核）。

2. 还可用于敏感革兰阳性和革兰阴性菌，特别是肠杆菌属和大肠埃希菌引起的急性尿路感染的治疗。

❖ 本药如何服用，何时服用最合适？

成人每日 0.5~1g，分 2 次服用，初始 2 周可一次 0.25g，每日 2 次，最大剂量为每日 1g。儿童用药请咨询医师。

❖ 使用本药期间需要注意什么？

1. 对环丝氨酸过敏者禁用。

2. 有心功能不全的情况请告诉医师。

3. 患有癫痫、严重抑郁症、烦躁或精神病者、严重肝肾功能损害的患者禁用本药。

4. 用药期间不宜同时过量服用含酒精产品。

5. 服用本药若出现肌肉抽搐、惊厥发作，应马上停药并及时就医。

6. 服药期间应定期监测血常规、肾功能、血药浓度和肝功能。

❖ 本药可能引起的副作用有哪些？如果发生该怎么办？

服用本药可能会出现神经毒性反应（如惊厥、困倦嗜睡、头痛、震颤、语言障碍、眩晕、伴有记忆力减退的精神错乱和定向障碍、精神病、性格改变、易怒、攻击、麻痹性痴呆、反射亢进、感觉异常、癫痫、昏迷等），若以上症状持续或严重时应立即告知医师。如出现突发性充血性心力衰竭应及时停药并就医。

❖ 本药如何居家保存？

密封，在阴凉（不超过 20℃）干燥处保存。

❖ 妊娠期妇女与哺乳期妇女用药注意事项：

妊娠期妇女可在医师权衡利弊后谨慎使用，哺乳期妇女使用本药应考虑暂停哺乳。

❖ 用药过量怎么办？

若服药过量且出现不适症状，应处于通风环境中，保持呼吸通畅。并立即到医院就诊。

❖ 忘记用药时怎么办？

若是规律性服用此药，则于发现忘记服药时立即服药。但若发现忘记服药时已接近下次服药时间，请按原计划服用下次剂量即可，切勿一次或短时间内服用两次剂量。

❖ 与其他药物合用需注意什么？

若正在服用异烟肼、乙硫异烟胺等请告知医师。

三、抗麻风药

麻风病多采用药物联合治疗，以减少耐药性和缩短疗程，此部分涉及的药物包括氨苯砜、沙利度胺和氯法齐明。

氨苯砜片（100mg）

❖ **本药用于治疗哪些疾病？**

1. 与其他抑制麻风药联合用于由麻风分枝杆菌引起的各种类型麻风和疱疹样皮炎。

2. 用于脓疱性皮肤病、类天疱疮、坏死性脓皮病、复发性多软骨炎、环形肉芽肿、系统性红斑狼疮的某些皮肤病变、放线菌性足分枝菌病、聚会性痤疮、银屑病、带状疱疹的治疗。

3. 可与甲氧苄啶联合治疗卡氏肺孢子虫感染。

4. 与乙胺嘧啶联合预防氯喹耐药性疟疾；与乙胺嘧啶和氯喹三者联合预防间日疟。

❖ **本药如何服用，何时服用最合适？**

本药剂量及用法因人及疾病不同而异。通常抑制麻风，成人1次50~100mg，每日1次，最高剂量每日200mg；治疗疱疹样皮炎，成人起始一日50mg，最高剂量每日500mg；预防疟疾，与乙胺嘧啶12.5mg联合使用，一次100mg，每7日服用1次。请依照医师指示按时服药，勿自行增减药量或任意停药。

❖ **使用本药期间需要注意什么？**

1. 对砜类药物、磺胺类、呋塞米类、噻嗪类、磺酰脲类以及碳酸酐酶抑制药过敏的患者亦可能对本药发生过敏。

2. 如有严重贫血、葡萄糖-6-磷酸脱氢酶缺乏、变性血红蛋白还原酶缺乏症、肝肾疾病、消化性溃疡及精神病史的情况请告知医师。

3. 治疗中如果出现食欲减退、恶心或呕吐时应及时就医并检查肝功能，如有肝脏损害，应停用本药。

4. 用药过程中如出现新的或中毒性皮肤反应，应迅速停用本药。但出现麻风反应状态时不需停药。

❖ **本药可能引起的副作用有哪些？如果发生该怎么办？**

服用本药可能会出现背痛、腿痛、胃痛、食欲减退、皮肤苍白、发热、皮疹、乏力、精神紊乱等症状。如以上症状持续或出现其他严重不良反应应立即就医。

❖ **本药如何居家保存？**

密封（10~30℃）保存。

❖ **妊娠期妇女与哺乳期妇女用药注意事项：**

妊娠期及哺乳期妇女慎用，确需用药应在医师指导和严密观察下使用。

❖ **用药过量怎么办？**

若服药过量且出现不适症状，请立即告知医师或药师，并到医院就诊。

❖ **忘记用药时怎么办？**

若是规律性服用此药，则于发现忘记服药时立即服药。但若发现忘记服药时已接近下次服药时间，请按原计划服用下次剂量即可，切勿一次或短时间内服用两次剂量。

❖ **与其他药物合用需注意什么？**

若正在使用丙磺舒、利福平、骨髓抑制药物、甲氧苄啶等，请及时告知医师。

若正在服用去羟肌苷，请间隔至少 2 小时。

沙利度胺片（25mg）

❖ **本药用于治疗哪些疾病？**

用于控制瘤型麻风反应症。

❖ **本药如何服用，何时服用最合适？**

口服 1 次 25~50mg，一日 100~200mg，或遵医嘱。

❖ **使用本药期间需要注意什么？**

1. 对沙利度胺过敏者禁用。

2. 儿童禁止使用本药。

3. 服用本药期间可导致倦怠和嗜睡，可能会影响驾驶、操作机器，服药期间应避免此类活动。

4. 男性患者在沙利度胺治疗期间和停药后 4 周内，应严格执行避孕措施。

5. 如果妇女治疗期间妊娠或男性患者治疗期间伴侣妊娠，必须马上停止使用沙利度胺，并咨询医师对胎儿作相应的处理。

6. 服用本药可能会引起外周神经病变，早期有手足麻木、麻刺感或灼烧样痛感，出现上述情况应及时告知医师。

7. 患者在服用本药期间以及停药后 4 周内不可以献血、哺乳、男性不可以献精。

8. 具有生育能力的女性应避免与沙利度胺片表面接触，一旦不小心接触到，接触区域应用香皂和清水洗净。

❖ **本药可能引起的副作用有哪些？如果发生该怎么办？**

服用本药可能会出现口鼻黏膜干燥、倦怠、嗜睡、眩晕、皮疹、便秘、恶心、腹痛、面部浮肿等症状，还可能出现血栓栓塞现象。如果发生以上不能耐受的症状或严重不良反应应立即停药并就医。

❖ **本药如何居家保存？**

遮光，密封保存。

❖ **妊娠期妇女与哺乳期妇女用药注意事项：**

妊娠期及哺乳期妇女禁用。

❖ **忘记用药时怎么办？**

若是规律性服用此药，则于发现忘记服药时立即服药。但若发现忘记服药时已接近下次服药时间，请按原计划服用下次剂量即可，切勿一次或短时间内服用两次剂量。

❖ **与其他药物合用需注意什么？**

如果正在使用巴比妥类中枢抑制剂，请告知医师。

氯法齐明软胶囊（50mg）

❖ **本药用于治疗哪些疾病？**

1. 治疗瘤型麻风的选用药，通常应与氨苯砜联合使用。

2. 与利福平或乙硫异烟胺联合用于治疗耐砜类药物的菌株所致的感染。

3. 可用于红斑结节性麻风反应和其他药物引起的急性麻风反应。

4. 与其他抗结核药合用于艾滋病患者并发非结核分枝杆菌感染。

❖ **本药如何服用，何时服用最合适?**

口服，1 次 50~100mg，每日 1 次给药，与其他抗麻风药合用。成人每日最大量不超过 300mg。应与食物或牛奶同时服用。本药剂量及用法因人及疾病不同而异。请依照医师指示按时服药，勿自行增减药量或任意停药。

❖ **使用本药期间需要注意什么?**

1. 对本药过敏者禁用。

2. 如患有严重肝、肾功能障碍及胃肠道疾病者请告诉医师。

3. 服用本药可能出现淡红色的尿液、汗液、唾液等。

❖ **本药可能引起的副作用有哪些? 如果发生该怎么办?**

服用本药可能出现皮肤黏膜着色，个别患者有腹痛、腹泻、恶心、呕吐、眩晕、瘙痒等反应。如不良反应持续或症状严重时应及时停药并就医。

❖ **本药如何居家保存?**

遮光、密封，在阴凉干燥处保存。

❖ **妊娠期妇女与哺乳期妇女用药注意事项:**

妊娠期妇女应避免使用，哺乳期妇女不宜应用本药。

❖ **用药过量怎么办?**

若服药过量且出现不适症状，请立即告知医师或药师，并到医院就诊。

❖ **忘记用药时怎么办?**

若是规律性服用此药，则于发现忘记服药时立即服药。但若发现忘记服药时已接近下次服药时间，请按原计划服用下次剂量即可，切勿一次或短时间内服用两次剂量。

❖ **与其他药物合用需注意什么?**

如果正在服用氨苯砜和利福平，请告知医师。

四、抗真菌药

抗真菌药指能够抑制或杀灭真菌的药物，结合本书主题，此部分涉及的药物包括三唑类、咪唑类、多烯类、丙烯胺类。

（一）三唑类

伊曲康唑胶囊（0.1g，0.2g）

❖ **本药用于治疗哪些疾病?**

适用于皮肤真菌病、甲真菌病、外阴阴道念珠菌病、真菌病角膜炎、皮肤及皮下组织的真菌感染、系统性真菌病和其他各种少见的系统性真菌病。

❖ **本药如何服用，何时服用最合适?**

为达到最佳吸收，需餐时或餐后立即给药。通常一次 0.1~0.2g，每日 1 次或 2 次，具体服用剂量和疗程因病而异，请遵医嘱服用。

❖ **使用本药期间需要注意什么?**

1. 对本药过敏的患者禁止使用本药。对其他唑类过敏的患者使用本药时应慎重。

2. 有充血性心力衰竭病史的患者禁止使用本药。

3. 如患有肝病或药物性肝损伤的情况请告诉医师。

4. 如出现味觉障碍、感觉错乱的症状时应立即停药就医。

5. 使用本药时不能与伊曲康唑口服液互换使用。

❖ **本药可能引起的副作用有哪些？如果发生该怎么办？**

服用本药可能会出现皮疹、腹痛、腹泻、恶心、呕吐、头晕、头痛等症状，如果不良反应严重须告知医师。如出现厌食、恶心、呕吐、疲劳、腹痛或尿色加深、听力丧失，应停药并立即就医。

❖ **本药如何居家保存？**

密封，在25℃以下干燥处保存。

❖ **妊娠期妇女与哺乳期妇女用药注意事项：**

妊娠期女性避免使用，除非疾病危及生命，且对母亲的潜在收益大于对胎儿的潜在危害。哺乳期女性慎用。

❖ **忘记用药时怎么办？**

若是规律性服用此药，则于发现忘记服药时立即服药。但若发现忘记服药时已接近下次服药时间，请按原计划服用下次剂量即可，切勿一次或短时间内服用两次剂量。

❖ **用药过量怎么办？**

若服药过量且出现不适症状，请立即告知医师或药师，并到医院就诊。

❖ **与其他药物合用需注意什么？**

如果正在使用以下药物请告知医师：口服抗凝剂；抗 HIV 蛋白酶抑制剂，如利托那韦、茚地那韦、沙奎那韦；某些抗肿瘤药物，如长春生物碱、白消安、多西他赛；钙通道阻滞剂，如维拉帕米；某些免疫抑制剂，如环孢素、他克莫司、西罗莫司；某些调脂药，如阿托伐他汀；某些糖皮质激素，如布地奈德、地塞米松、氟地松、甲泼尼龙等。

氟康唑胶囊（50mg，100mg，150mg）

❖ **本药用于治疗哪些疾病？**

本药可用于治疗念珠菌病、隐球菌病、球孢子菌病，亦可替代伊曲康唑用于芽生菌病和组织胞浆菌病的治疗。

❖ **本药如何服用，何时服用最合适？**

通常每日 1 次服药，一次 50~400mg。本药剂量及疗程因人及疾病不同而异。请依照医师指示按时服药，勿自行增减药量或任意停药。

❖ **使用本药期间需要注意什么？**

1. 对本药或其他唑类药物有过敏史者禁用。

2. 肝肾功能不全、心律失常患者应告知医师。

3. 氟康唑治疗过程中，可能会出现皮疹，偶有剥脱性皮肤反应，应停药并就医。

4. 服用氟康唑（每日剂量＜400mg）的患者同时应用特非那定时应予以严密观察。

❖ **本药可能引起的副作用有哪些？如果发生该怎么办？**

服用本药可能会出现头痛、腹痛、腹泻、恶心、呕吐、皮疹等症状。如果不良反应持续或症状严重时，请及时就医。

❖ **本药如何居家保存？**

密封保存。

❖ **妊娠期妇女与哺乳期妇女用药注意事项：**

妊娠期妇女需在医师权衡利弊后谨慎使用；哺乳期妇女多次用药或大剂量使用氟康唑后，应暂停哺乳。

❖ **用药过量怎么办？**

若服药过量且出现不适症状，请立即告知医师或药师，并到医院就诊。

❖ **忘记用药时怎么办？**

若是规律性服用此药，则于发现忘记服药时立即服药。但若发现忘记服药时已接近下次服药时间，请按原计划服用下次剂量即可，切勿一次或短时间内服用两次剂量。

❖ **与其他药物合用需注意什么？**

1. 若正在使用以下药物请告诉医师：异烟肼、利福平、甲苯磺丁脲、氯磺丙脲、格列吡嗪、氢氯噻嗪、茶碱、华法林、苯妥英钠、免疫抑制剂等。

2. 若正在使用以下药物：西沙比利、阿司咪唑、红霉素、奎尼丁，请勿同时服用本药。

伏立康唑胶囊（0.05g）

❖ **本药用于治疗哪些疾病？**

1. 治疗侵袭性曲霉病。

2. 治疗非中性粒细胞减少患者中的念珠菌血症。

3. 治疗对氟康唑耐药的念珠菌引起的严重侵袭性感染（包括克柔念珠菌）。

4. 治疗由足放线病菌属和镰刀菌属引起的严重感染。

❖ **本药如何服用，何时服用最合适？**

建议患者在餐前或餐后至少1小时服用本药。本药剂量及疗程因人及疾病不同而异，通常一次100~200mg，每日2次，请依照医师指示按时服药，勿自行增减药量或任意停药。

❖ **使用本药期间需要注意什么？**

1. 对伏立康唑过敏的患者禁止使用本药；对其他唑类药物过敏者，应慎用伏立康唑。

2. 如果存在低钾血症、低镁血症和低钙血症的情况应事先告诉医师。

3. 如果存在肝肾疾病、心律失常的情况请提前告诉医师。

4. 用药过程中可能会出现视觉改变，应避免从事开车或操作机械等有潜在危险性的工作。

5. 用药期间应注意防晒，避免强烈或长时间的日光直射。

❖ **本药可能引起的副作用有哪些？如果发生该怎么办？**

服用本药可能会出现视物异常、发热、皮疹、呕吐、恶心、腹泻、头痛、肝功能检查异常、呼吸困难和腹痛等症状。若不良反应持续或症状严重时请立即停药并就医。

❖ **本药如何居家保存？**

密封、干燥处保存。

❖ **妊娠期妇女与哺乳期妇女用药注意事项：**

妊娠期和哺乳期妇女不宜使用。

❖ **用药过量怎么办？**

若服药过量且出现不适症状，请立即告知医师或药师，并到医院就诊。

❖ **忘记用药时怎么办？**

若是规律性服用此药，则于发现忘记服药时立即服药。但若发现忘记服药时已接近下次服药时间，请按原计划服用下次剂量即可，切勿一次或短时间内服用两次剂量。

❖ **与其他药物合用需注意什么？**

若正在使用利托那韦、氟康唑、卡马西平、特非那定、阿司咪唑、西沙必利、匹莫齐特或奎尼丁、依维莫司、环孢素等，请及时告知医师。

泊沙康唑肠溶片（100mg）

❖ **本药用于治疗哪些疾病？**

1. 预防侵袭性曲霉菌和念珠菌感染。

2. 治疗口咽念珠菌病，包括伊曲康唑和（或）氟康唑难治性口咽念珠菌病。

❖ **本药如何服用，何时服用最合适？**

通常负荷剂量300mg，第1天每日2次；第2天开始，每日1次，每次300mg。其他特殊情况请遵照医师指示使用。

应该整体吞咽，不能掰开、压碎或咀嚼后服用。与食物同服效果更佳。

❖ **使用本药期间需要注意什么？**

1. 对泊沙康唑、本药任何成分过敏或其他唑类抗真菌药严重过敏者禁用本药。

2. 本药某些不良反应（头晕、嗜睡）可能影响驾驶或操作机器，服药期间请避免从事相关操作。

3. 由于泊沙康唑肠溶片和口服混悬液的用药剂量不同，两个剂型不可互换使用。

4. 肝肾功能不全、心律失常患者需告知医师。

❖ **本药可能引起的副作用有哪些？如果发生该怎么办？**

服用本药可能会出现发热、中性粒细胞减少、肝功能异常、恶心、呕吐、腹泻等。若不良反应持续或症状严重时请立即停药并就医。

❖ **本药如何居家保存？**

在20~25℃密封保存。

❖ **妊娠期妇女与哺乳期妇女用药注意事项：**

除非潜在获益超过对胎儿的潜在风险，否则妊娠期女性不得使用本药。哺乳期妇女如需使用应暂停哺乳。

❖ **用药过量怎么办？**

若服药过量且出现不适症状，请立即告知医师或药师，并到医院就诊。

❖ **忘记用药时怎么办？**

若是规律性服用此药，则于发现忘记服药时立即服药。但若发现忘记服药时已接近下次服药时间，请按原计划服用下次剂量即可，切勿一次或短时间内服用两次剂量。

❖ **与其他药物合用需注意什么？**

1. 若正在使用西罗莫司、匹莫齐特、奎尼丁、他汀类、麦角生物碱类，不建议使用本药。

2. 若正在使用以下药物请告知医师：他克莫司、利福布汀、苯妥英、地高辛、甲氧氯普胺、质子泵抑制剂等。

（二）咪唑类

酮康唑片（0.2g）

❖ **本药用于治疗哪些疾病？**

可治疗皮肤真菌病，花斑癣，糠秕孢子菌性毛囊炎，皮肤念珠菌病，慢性皮肤黏膜念珠菌病，慢性、复发性阴道念珠菌病，副球孢子菌病，组织胞浆菌病，球孢子菌病，芽生菌病。

❖ **本药如何服用，何时服用最合适？**

通常成人口服，一次 0.2g，每日 1 次。必要时增至 0.4g，每日 1 次，或一次 0.2g（1片），每日 2 次。本药剂量及疗程因人及疾病不同而异，请遵医嘱服用。

❖ **使用本药期间需要注意什么？**

1. 对酮康唑过敏的患者禁用。

2. 由于酮康唑有发生严重肝毒性的风险，治疗前及治疗期间应定期检查肝功能。

3. 患有急慢性肝病的患者，不建议使用本药。

❖ **本药可能引起的副作用有哪些？如果发生该怎么办？**

服用本药可能会引起恶心、呕吐、心律失常、疲劳、腹痛或尿色加深等反应。若不良反应持续或症状严重时请立即停药并就医。

❖ **本药如何居家保存？**

遮光，15~30℃干燥处保存。

❖ **妊娠期妇女与哺乳期妇女用药注意事项：**

妊娠期妇女需在医师权衡利弊后谨慎使用，哺乳期妇女如需使用请暂停哺乳。

❖ **忘记用药时怎么办？**

若是规律性服用此药，则于发现忘记服药时立即服药。但若发现忘记服药时已接近下次服药时间，请按原计划服用下次剂量即可，切勿一次或短时间内服用两次剂量。

❖ **用药过量怎么办？**

若服药过量且出现不适症状，请立即停药并就医。

❖ **与其他药物合用需注意什么？**

若正在使用以下药物，不建议与本药合用，如：芬普地尔、西沙必利、丙吡胺、多非利特、阿司咪唑、咪唑斯汀、匹莫齐特、奎尼丁、舍吲哚、特非那丁、多潘立酮，咪达唑仑口服制剂、麦角生物碱、尼索地平、依普利酮、伊立替康等。

若正在使用以下药物请告知医师：酶诱导药物（利福平等）；口服抗凝血药物；HIV蛋白酶抑制剂，如茚地那韦、沙奎那韦；一些抗肿瘤药物，如长春花碱、白消安、多西他赛、厄洛替尼、伊马替尼；钙通道阻滞剂，如二氢吡啶和维拉帕米；一些免疫抑制剂，如环孢素、他克莫司、西罗莫司；一些调脂药，如阿伐他汀；一些糖皮质激素，如布地奈德、氟地松、地塞米松、甲泼尼龙；地高辛；其他：卡马西平、丁螺环酮、阿芬太尼、芬太尼、西地那非、阿普唑仑、西洛他唑、溴替唑仑、静脉用咪达唑仑、喹硫平、瑞格列奈、利福布汀、甲泼尼龙、伊巴斯汀、索利那新、瑞波西汀、托特罗定。

克霉唑阴道片（0.5g）

❖ **本药用于治疗哪些疾病?**

用于念珠菌性外阴阴道病。

❖ **本药如何使用，何时使用最合适?**

阴道给药，睡前1片，1片即为一疗程。一般用药1次即可，必要时可在4天后进行第二次治疗。

❖ **使用本药期间需要注意什么?**

1. 请不要在月经期间使用本药。

2. 如在用药部位出现烧灼感、红肿等情况应停药，将局部药物洗净，并告知医师。

3. 请将药物在入睡时尽可能深地放入到阴道内。如果阴道片剂整晚都不能彻底溶解，请咨询医师。

4. 用药期间注意个人卫生，防止重复感染，使用避孕套或避免房事。

5. 给药时应洗净双手或戴指套或手套。

6. 本药仅供阴道治疗，切忌口服。

7. 对本药过敏者禁用，过敏体质者慎用。

8. 本药辅料可损伤乳胶制品，故使用避孕套或阴道隔膜时需注意。

❖ **本药可能引起的副作用有哪些? 如果发生该怎么办?**

使用本药可能出现瘙痒或烧灼感，如出现生殖器脱皮、瘙痒、皮疹、水肿、红斑、阴道出血、腹痛等情况请及时停药并就医。

❖ **本药如何居家保存?**

在25℃以下密封保存。

❖ **妊娠期妇女与哺乳期妇女用药注意事项:**

妊娠期妇女、哺乳期妇女及无性生活史的女性应在医师指导下使用。哺乳期妇女如需使用建议暂停哺乳。

❖ **忘记用药时怎么办?**

若是规律性使用此药，则于发现忘记用药时立即用药。但若发现忘记用药时已接近下次用药时间，请按原计划使用下次剂量即可，切勿一次或短时间内使用两次剂量。

❖ **用药过量怎么办?**

若用药过量并出现不适症状，请立即告知医师或药师，并到医院就诊。

❖ **与其他药物合用需注意什么?**

1. 不建议与其他抗真菌药同用，如制霉菌素等。

2. 若同时服用他克莫司或西罗莫司，请告知医师。

（三）多烯类

制霉菌素片（10万单位，25万单位，50万单位）

❖ **本药用于治疗哪些疾病?**

用于治疗消化道念珠菌病。

❖ **本药如何服用，何时服用最合适?**

口服：成人1次50万~100万单位，每日3次；儿童和其他特殊情况请遵医嘱服用。

❖ **使用本药期间需要注意什么？**

1. 对本药过敏者禁用。

2. 5 岁以下儿童不推荐使用。

❖ **本药可能引起的副作用有哪些？如果发生该怎么办？**

口服较大剂量时可发生腹泻、恶心、呕吐和上腹疼痛等反应，减量或停药后迅速消失。若不良反应持续或症状严重时，请及时就医。

❖ **本药如何居家保存？**

密闭，凉暗（低于 20℃）干燥处保存。

❖ **妊娠期妇女与哺乳期妇女用药注意事项：**

妊娠期及哺乳期妇女慎用。

❖ **忘记用药时怎么办？**

若是规律性服用此药，则于发现忘记服药时立即服药。但若发现忘记服药时已接近下次服药时间，请按原计划服用下次剂量即可，切勿一次或短时间内服用两次剂量。

❖ **用药过量怎么办？**

若用药过量，请立即告知医师或药师，并到医院就诊。

❖ **与其他药物合用需注意什么？**

如需合用其他药物请及时告知医师或药师。

（四）丙烯胺类

特比萘芬片（0.125g，0.25g）

❖ **本药用于治疗哪些疾病？**

本药用于治疗皮肤癣菌感染引起的甲癣，皮肤、毛发真菌感染。口服本药对阴道念珠菌病或花斑癣无效。

❖ **本药如何服用，何时服用最合适？**

每日宜在同一时间用水送服。空腹或餐后服用均可。成人通常：一次 0.25g，每日 1 次。青少年及儿童请遵医嘱。

❖ **使用本药期间需要注意什么？**

1. 对特比萘芬过敏者禁用。

2. 如患有慢性或活动性肝病患者不建议使用本药。

3. 如出现持续性的皮疹，应停用本药。

4. 如果患者出现肝功能不良症状，如无法解释的恶心、厌食、疲倦、黄疸、黑尿或无色粪便时，应停药并就诊。

❖ **本药可能引起的副作用有哪些？如果发生该怎么办？**

服用本药可能会出现腹泻、消化不良、恶心、呕吐、皮疹等症状，若不良反应持续或症状严重时请立即停药并就医。

❖ **本药如何居家保存？**

遮光、密封保存。

❖ **妊娠期妇女与哺乳期妇女用药注意事项：**

妊娠期妇女应在医师权衡利弊后谨慎使用；哺乳期妇女慎用，如需使用建议暂停哺乳。

❖ **忘记用药时怎么办?**

若是规律性服用此药,则于发现忘记服药时立即服药。但若发现忘记服药时已接近下次服药时间,请按原计划服用下次剂量即可,切勿一次或短时间内服用两次剂量。

❖ **用药过量怎么办?**

若服药过量且出现不适症状,请立即告知医师或药师,并到医院就医。

❖ **与其他药物合用需注意什么?**

若正在使用以下药物,请告知医师:肝药酶诱导药(如利福平等)、肝药酶抑制药(如西咪替丁等)、口服避孕药。

五、抗病毒药

抗病毒药是指能抑制病毒复制、繁殖的药物,本节涉及的药物包括非逆转录酶抑制剂和逆转录酶抑制剂。

(一)非逆转录酶抑制剂

阿昔洛韦分散片(0.2g)

❖ **本药用于治疗哪些疾病?**

1. 单纯疱疹病毒感染:用于生殖器疱疹病毒感染初发和复发病例。
2. 带状疱疹:用于免疫功能正常者带状疱疹和免疫缺陷者轻症病例的治疗。
3. 免疫缺陷者水痘的治疗。

❖ **本药如何服用,何时服用最合适?**

本药剂量用法因人及疾病不同而异,请依照医师指示按时服药,勿自行增减剂量或任意停药。

❖ **使用本药期间需要注意什么?**

1. 如对更昔洛韦过敏,也可能会对本药过敏。
2. 如存在肝肾疾病请告知医师。
3. 服药期间应多饮水,减少不良反应的发生。
4. 如单纯疱疹患者使用阿昔洛韦后症状未见改善,应及时告知医师。

❖ **本药可能引起的副作用有哪些?如果发生该怎么办?**

使用本药可能出现接触性皮炎、腹泻、恶心、呕吐、头疼、精神萎靡、尿液颜色变深等,若不良反应症状持续或恶化应当停药并及时就诊。

❖ **本药如何居家保存?**

密封,在阴凉(不超过20℃)处保存。

❖ **妊娠期妇女与哺乳期妇女用药注意事项:**

妊娠期和哺乳期妇女应在医师权衡利弊后谨慎使用。

❖ **忘记用药时怎么办?**

若是规律性服用此药,则于发现忘记服药时立即服药。但若发现忘记服药时已接近下次服药时间,请按原计划服用下次剂量即可,切勿一次或短时间内服用两次剂量。

❖ **与其他药物合用需注意什么?**

若正在使用以下药物请告知医师:齐多夫定、丙磺舒、干扰素、甲氨蝶呤、庆大霉素、莫西沙星、大多数非甾体抗炎药(如阿司匹林或对乙酰氨基酚等)、含马兜铃酸的中草药等。

更昔洛韦胶囊（0.25g）

❖ **本药用于治疗哪些疾病？**

用于免疫损伤引起巨细胞病毒感染的患者；用于免疫功能损伤（包括艾滋病患者）发生的巨细胞病毒性视网膜炎的维持治疗；预防可能发生于器官移植受者的巨细胞病毒感染；预防晚期 HIV 感染患者的巨细胞病毒感染。

❖ **本药如何服用，何时服用最合适？**

通常成人一次 1000mg，每日 3 次，与食物同服。本药剂量及用法因人及疾病不同而异。请依照医师指示按时服药，勿自行增减药量或任意停药。

❖ **使用本药期间需要注意什么？**

1. 对更昔洛韦或阿昔洛韦过敏者禁用。

2. 中性粒细胞减少、贫血或血小板减少患者需告知医师。

3. 建议育龄女性在使用本药治疗时采取有效的避孕措施，男性在治疗期间和治疗后至少 90 天应避孕。

4. 如存在肾脏疾病需告诉医师。

❖ **本药可能引起的副作用有哪些？如果发生该怎么办？**

服用本药可引起粒细胞减少/中性白细胞减少及血小板减少。罕见：头痛、头昏、呼吸困难、恶心、呕吐、腹痛、腹泻、厌食、消化道出血、心律失常、血压升高或血压降低、寒战、血尿、血尿素氮增加、脱发、瘙痒、荨麻疹、血糖降低、浮肿、周身不适、肌酐增加、嗜伊红细胞增多症等。如不良反应持续不能缓解或症状严重，应及时停药并就医。

❖ **本药如何居家保存？**

密封，在干燥处保存。

❖ **妊娠期妇女与哺乳期妇女用药注意事项：**

妊娠期妇女不推荐使用，仅在医师权衡利弊后方可使用本药。哺乳期妇女慎用，确需使用应暂停哺乳。

❖ **忘记用药时怎么办？**

若是规律性服用此药，则于发现忘记服药时立即服药。但若发现忘记服药时已接近下次服药时间，请按原计划服用下次剂量即可，切勿一次或短时间内服用两次剂量。

❖ **用药过量怎么办？**

若服药过量且出现不适症状，请立即到医院就诊。

❖ **与其他药物合用需注意什么？**

若正在使用以下药物应当告知医师：齐多夫定、丙磺舒、氨苯砜、戊烷脒、氟胞嘧啶、长春新碱、长春碱、阿霉素、两性霉素 B、甲氧苄啶/磺胺甲基异噁唑复合物或其他核苷类似物、氨茶碱、氯霉素等。

若正在使用亚胺培南－西司他汀，不建议与本药合用，以免发生严重不良反应。

伐昔洛韦片（0.2g，0.3g，0.5g）

❖ **本药用于治疗哪些疾病？**

用于治疗水痘带状疱疹及Ⅰ型、Ⅱ型单纯疱疹病毒感染，包括初发和复发的生殖器疱疹病毒感染。

❖ **本药如何服用，何时服用最合适？**

口服，一次0.3g，每日2次，饭前空腹服用。带状疱疹连续服药10天。单纯疱疹连续服药7天。

❖ **使用本药期间需要注意什么？**

1. 对伐昔洛韦、阿昔洛韦过敏的患者禁用。

2. 如存在肝肾疾病的情况需告知医师。

3. 单纯疱疹患者应用本药后皮肤症状如未见改善应及时联系医师。

4. 服药期间尽量多饮水，防止药物沉淀结晶。

❖ **本药可能引起的副作用有哪些？如果发生该怎么办？**

服药期间可能出现头晕、头痛、关节痛、恶心、呕吐、腹泻、胃部不适、食欲减退、口渴、白细胞下降、蛋白尿及尿素氮轻度升高、皮肤瘙痒等，若不良反应持续或症状严重应立即就医。

❖ **本药如何居家保存？**

密封，在10~30℃干燥处保存。

❖ **妊娠期妇女与哺乳期妇女用药注意事项：**

妊娠期和哺乳期妇女应在医师权衡利弊后谨慎使用。

❖ **忘记用药时怎么办？**

若是规律性服用此药，则于发现忘记服药时立即服药。但若发现忘记服药时已接近下次服药时间，请按原计划服用下次剂量即可，切勿一次或短时间内服用两次剂量。

❖ **与其他药物合用需注意什么？**

若正在使用以下药物请告知医师：茶碱、庆大霉素、莫西沙星、阿昔洛韦、丙磺舒、麦考酚酸、齐多夫定等。

泛昔洛韦片（0.125g，0.25g）

❖ **本药用于治疗哪些疾病？**

适用于带状疱疹和原发性生殖器疱疹。

❖ **本药如何服用，何时服用最合适？**

口服，成人一次0.25g，每日3次，连用7日。本药剂量用法因人及疾病不同而异，请依照医师指示按时服药，勿自行增减剂量或任意停药。

❖ **使用本药期间需要注意什么？**

1. 对泛昔洛韦、喷昔洛韦过敏的患者禁用本药。

2. 肾功能不全患者，请提前告诉医师。

3. 本药并不能完全治愈生殖器疱疹，治疗期间应避免性接触。

❖ **本药可能引起的副作用有哪些？如果发生该怎么办？**

服用本药可能出现头痛、恶心、发热、皮疹、腹泻、腹痛、消化不良、厌食、呕吐、便秘、胀气等。如不良反应持续或严重应当停药并就医。

❖ **本药如何居家保存?**

密封保存。

❖ **妊娠期妇女与哺乳期妇女用药注意事项:**

妊娠期妇女需经医师权衡利弊后使用。哺乳期妇女使用本药时应停止哺乳。

❖ **忘记用药时怎么办?**

若是规律性服用此药,则于发现忘记服药时立即服药。但若发现忘记服药时已接近下次服药时间,请按原计划服用下次剂量即可,切勿一次或短时间内服用两次剂量。

❖ **用药过量怎么办?**

若服药过量且出现不适症状,请立即告知医师或药师,并到医院就诊。

❖ **与其他药物合用需注意什么?**

若正在使用以下药物,请告知医师:茶碱类、庆大霉素、莫西沙星、阿昔洛韦、丙磺舒、麦考酚酸、西咪替丁等。

金刚烷胺片（0.1g）

❖ **本药用于治疗哪些疾病?**

用于帕金森病、帕金森综合征、药物诱发的锥体外系疾患、一氧化碳中毒后帕金森综合征及老年人合并有脑动脉硬化的帕金森综合征。也用于防治 A 型流感病毒所引起的呼吸道感染。

❖ **本药如何服用,何时服用最合适?**

1. 帕金森病、帕金森综合征,成人一次 100mg,每日 1~2 次,一日最大剂量为 400mg。

2. 抗病毒,成人一次 200mg,每日 1 次或一次 100mg,每 12 小时 1 次。

本药剂量用法因人及疾病不同而异,请依照医师指示按时服药,勿自行增减剂量或任意停药。

❖ **使用本药期间需要注意什么?**

1. 对本药过敏的患者禁止服用。

2. 有癫痫史、精神错乱、幻觉、充血性心力衰竭、肾脏病、外周血管性水肿或直立性低血压的情况应提前告知医师,在医师严密监护下使用本药。

3. 治疗帕金森病期间不应突然停药。

4. 用药期间不宜驾驶车辆,操纵机械和高空作业。

5. 每日最后 1 次服药时间应在下午 4 时前,以避免失眠。

6. 服用本药期间不宜饮酒。

❖ **本药可能引起的副作用有哪些? 如果发生该怎么办?**

服用本药可能出现晕眩、失眠、神经质、恶心、呕吐、厌食、口干、便秘等。若出现严重不良反应或其他不能耐受的不适症状,请立即停药并及时就医。

❖ **本药如何居家保存?**

遮光,密封保存于 15~30℃的室温下。

❖ **妊娠期妇女与哺乳期妇女用药注意事项:**

妊娠期妇女应慎用,使用前应当经由医师评估。本药可由乳汁排泄,哺乳期妇女禁用。

❖ **忘记用药时怎么办？**

若是规律性服用此药，则于发现忘记服药时立即服药。但若发现忘记服药时已接近下次服药时间，请按原计划服用下次剂量即可，切勿一次或短时间内服用两次剂量。

❖ **用药过量怎么办？**

若服药过量且出现不适症状，请立即告知医师或药师，并到医院就诊。

❖ **与其他药物合用需注意什么？**

若正在使用以下药物，应当告知医师：其他抗帕金森病药（如左旋多巴等）、抗胆碱药（如苯海索等）、抗组胺药（如氯雷他定等）、吩噻嗪类或三环类抗抑郁药（如阿米替林、氯丙嗪等）、中枢性兴奋药等。

利巴韦林片（0.05g，0.1g）

❖ **本药用于治疗哪些疾病？**

适用于呼吸道合胞病毒引起的病毒性肺炎与支气管炎，皮肤疱疹病毒感染。

❖ **本药如何服用，何时服用最合适？**

1. 病毒性呼吸道感染：一次 0.15g，每日 3 次，疗程为 7 日。

2. 皮肤疱疹病毒感染：一次 0.3g，每日 3 次，疗程为 7 日。

本药剂量用法因人及疾病不同而异，请依照医师指示按时服药，勿自行增减剂量或任意停药。

❖ **使用本药期间需要注意什么？**

1. 对本药过敏患者禁用。

2. 如有肝肾疾病及贫血的情况请事先告诉医师。

3. 不推荐老年人使用本药。

❖ **本药可能引起的副作用有哪些？如果发生该怎么办？**

常见的不良反应有贫血、乏力等，停药后即消失。较少见的不良反应有疲倦、头痛、失眠、食欲减退、恶心、呕吐、轻度腹泻、便秘等，并可致红细胞、白细胞及血红蛋白下降。若出现严重不良反应或其他不能耐受的不适症状，请立即停药并及时就医。

❖ **本药如何居家保存？**

室温、干燥处，避光储存。

❖ **妊娠期妇女与哺乳期妇女用药注意事项：**

禁用于妊娠期妇女和有可能妊娠的妇女；哺乳期妇女在用药期间需暂停哺乳。

❖ **忘记用药时怎么办？**

若是规律性服用此药，则于发现忘记服药时立即服药。但若发现忘记服药时已接近下次服药时间，请按原计划服用下次剂量即可，切勿一次或短时间内服用两次剂量。

❖ **用药过量怎么办？**

若服药过量且出现不适症状，请立即告知医师或药师，并到医院就诊。

❖ **与其他药物合用需注意什么？**

若正在使用以下药物应当告知医师：拉米夫定、齐多夫定、去羟肌苷等。

奥司他韦胶囊（75mg）

❖ **本药用于治疗哪些疾病？**

用于成人和 1 岁及以上儿童甲型和乙型流感治疗。患者应在首次出现症状 48 小时以内使用。

用于成人和 13 岁及以上青少年的甲型和乙型流感的预防。

❖ **本药如何服用，何时服用最合适？**

1. 流感治疗：成人和 13 岁以上青少年的推荐口服剂量是一次 75mg，每日 2 次，共 5 日。

2. 流感预防：与流感患者密切接触后 2 天内开始服用，一次 75mg，每日 1 次，至少 10 日。

本药剂量用法因人及疾病不同而异，请依照医师指示按时服药，勿自行增减剂量或任意停药。

❖ **使用本药期间需要注意什么？**

1. 对奥司他韦过敏的患者禁用本药。

2. 如是终末肾病患者，请提前告知医师。

3. 在无奥司他韦颗粒可用的情况下，可将本药胶囊配置急用口服混悬剂。仅用于紧急情况。具体配置方法可咨询药师或医师，或自行阅读说明书。

4. 如果出现神经精神性症状（包括幻觉、谵妄和行为异常），应当及时就医。

❖ **本药可能引起的副作用有哪些？如果发生该怎么办？**

奥司他韦最常见不良反应为恶心、呕吐、头痛、精神性症状。若出现严重不良反应或其他不能耐受的不适症状，请立即停药并及时就医。

❖ **本药如何居家保存？**

25℃以下保存。

❖ **妊娠期妇女与哺乳期妇女用药注意事项：**

妊娠期和哺乳期妇女需权衡利弊后谨慎使用。

❖ **忘记用药时怎么办？**

若是规律性服用此药，则于发现忘记服药时立即服药。但若发现忘记服药时已接近下次服药时间，请按原计划服用下次剂量即可，切勿一次或短时间内服用两次剂量。

❖ **与其他药物合用需注意什么？**

若正在使用氯磺丙脲、甲氨蝶呤、保泰松等经肾脏分泌且安全范围窄的药物，应当告知医师。

因奥司他韦会抑制活疫苗病毒的复制，除非临床需要，在使用减毒活流感疫苗两周内不应服用磷酸奥司他韦；在服用磷酸奥司他韦后 48 小时内不应使用减毒活流感疫苗。

阿比多尔片（0.1g）

❖ **本药用于治疗哪些疾病？**

治疗由 A、B 型流感病毒引起的上呼吸道感染。

❖ **本药如何服用，何时服用最合适？**

口服，成人一次 0.2g，每日 3 次，服用 5 日。

❖ **使用本药期间需要注意什么？**

1. 对本药过敏者禁用。

2. 窦房结病变或功能不全、重度肾功能不全患者需告知医师。

❖ **本药可能引起的副作用有哪些？如果发生该怎么办？**

服用本药可能会出现恶心、腹泻、头晕、氨基转移酶升高。若出现严重不良反应或其他不能耐受的不适症状，请立即停药并及时就医。

❖ **本药如何居家保存？**

遮光，密封保存。

❖ **妊娠期妇女与哺乳期妇女用药注意事项：**

妊娠期和哺乳期妇女不推荐使用；哺乳期妇女如需使用，建议用药期间停止哺乳。

❖ **忘记用药时怎么办？**

若是规律性服用此药，则于发现忘记服药时立即服药。但若发现忘记服药时已接近下次服药时间，请按原计划服用下次剂量即可，切勿一次或短时间内服用两次剂量。

❖ **用药过量怎么办？**

若服药过量且出现不适症状，请立即告知医师或药师，并到医院就诊。

❖ **与其他药物合用需注意什么？**

若正在使用其他药物应当告知医师或药师。

（二）逆转录酶抑制剂

拉米夫定片（0.1g，0.15g，0.3g）

❖ **本药用于治疗哪些疾病？**

适用于伴有丙氨酸氨基转移酶升高和病毒活动复制的、肝功能代偿的成年慢性乙型肝炎患者的治疗。

❖ **本药如何服用，何时服用最合适？**

口服，成人一次 0.1g，每日 1 次。饭前饭后均可。

❖ **使用本药期间需要注意什么？**

1. 对拉米夫定或其制剂中任何其他成分过敏者禁用。

2. 拉米夫定在治疗乙肝时不能自行停药，至少应每 3 个月测一次丙氨酸氨基转移酶水平，每 6 个月测一次 HBVDNA 和 HBeAg。

3. 肾功能不全患者需告知医师。

❖ **本药可能引起的副作用有哪些？如果发生该怎么办？**

服用本药可能出现纯红细胞再生障碍性贫血、高乳酸血症、头痛、失眠、恶心、呕吐、上腹痛、腹泻、皮疹、脱发、疲劳、不适、发热。若出现严重不良反应或其他不能耐受的不适症状，请立即停药并及时就医。

❖ **本药如何居家保存？**

遮光，密封保存。

❖ **妊娠期妇女与哺乳期妇女用药注意事项：**

妊娠期妇女需由医师权衡利弊后使用。拉米夫定在母乳中的浓度与血浆中的相似，因此哺乳期妇女服用本药时应暂停哺乳。

❖ **忘记用药时怎么办？**

若是规律性服用此药，则于发现忘记服药时立即服药。但若发现忘记服药时已接近下次服药时间，请按原计划服用下次剂量即可，切勿一次或短时间内服用两次剂量。

❖ **与其他药物合用需注意什么？**

若正在使用扎西他滨，应当告知医师。

齐多夫定片（100mg，300mg）

❖ **本药用于治疗哪些疾病？**

1. 与其他抗逆转录病毒药物联合使用，用于治疗人类免疫缺陷病毒（HIV）感染的成年人和儿童。

2. 亦可用于 HIV 阳性妊娠期妇女及其新生儿。

❖ **本药如何服用，何时服用最合适？**

成人常用量：每日 500 或 600mg，分 2~3 次给药。本药剂量用法因人及疾病不同而异，请依照医师指示按时服药，勿自行增减剂量或任意停药。

❖ **使用本药期间需要注意什么？**

1. 对齐多夫定过敏者禁用。

2. 中性粒细胞计数异常低下（$\leqslant 0.75 \times 10^9$/L）或血红蛋白水平异常低下（$\leqslant 7.5$g/dl 或 4.65mmol/L）患者禁用。

3. 肝肾功能低下患者应当告知医师并严格按照医嘱服药。

❖ **本药可能引起的副作用有哪些？如果发生该怎么办？**

服用本药可能会出现恶心、呕吐、厌食、腹痛、头痛、皮疹、低热、肌痛、异感症、失眠、不适、虚弱、消化不良。若出现严重不良反应或其他不能耐受的不适症状，请立即停药并及时就医。

❖ **本药如何居家保存？**

遮光，10~30℃密封保存。

❖ **妊娠期妇女与哺乳期妇女用药注意事项：**

妊娠期妇女可在医师指导下谨慎使用，哺乳期妇女使用本药时应暂停哺乳。

❖ **忘记用药时怎么办？**

若是规律性服用此药，则于发现忘记服药时立即服药。但若发现忘记服药时已接近下次服药时间，请按原计划服用下次剂量即可，切勿一次或短时间内服用两次剂量。

❖ **与其他药物合用需注意什么？**

若正在使用以下药物，应当告知医师：α- 干扰素、丙磺舒、苯妥因、氟康唑、利福平。

阿德福韦酯片（10mg）

❖ **本药用于治疗哪些疾病？**

适用于治疗有乙型肝炎病毒活动复制证据，并伴有血清氨基酸转移酶（ALT 或 AST）持续升高或肝脏组织学活动性病变的肝功能代偿的成年慢性乙型肝炎患者。

❖ **本药如何服用，何时服用最合适？**

18~65 岁肾功能正常患者推荐剂量为一次 10mg，每日 1 次，饭前或饭后口服均可。

请依照医师指示按时服药，勿自行增减剂量或任意停药。

❖ **使用本药期间需要注意什么?**

1. 对阿德福韦及其制剂任一成分过敏者禁用。

2. 患者必须在有慢性乙型肝炎治疗经验的医师指导下使用本药。

3. 患者应当定期监测乙型肝炎生化指标、病毒学指标和血清标志物，至少每 5 个月 1 次。

4. 如有肾病或肾功能不全的情况请提前告知医师以调整剂量。

❖ **本药可能引起的副作用有哪些? 如果发生该怎么办?**

服用本药可能出现虚弱、头痛、恶心、腹泻、乏力、低磷血症、瘙痒、皮疹等。若不良反应持续或出现其他严重不良反应需及时停药并就诊。

❖ **本药如何居家保存?**

遮光，密闭，在阴凉（不超过 20℃）干燥处保存。

❖ **妊娠期妇女与哺乳期妇女用药注意事项:**

妊娠期妇女需经医师权衡利弊后谨慎使用，哺乳期妇女如需使用需停止哺乳。

❖ **忘记用药时怎么办?**

若是规律性服用此药，则于发现忘记服药时立即服药。但若发现忘记服药时已接近下次服药时间，请按原计划服用下次剂量即可，切勿一次或短时间内服用两次剂量。

❖ **用药过量怎么办?**

若服药过量且出现不适症状，请立即告知医师或药师，并到医院就诊。

❖ **与其他药物合用需注意什么?**

若正在使用以下药物请告知医师：万古霉素、尼美舒利、替诺福韦、曲马多、大部分非甾体抗炎药（如阿司匹林、对乙酰氨基酚等）、氨基糖苷类抗生素（如庆大霉素）等。

替诺福韦二吡呋酯片（0.3g）

❖ **本药用于治疗哪些疾病?**

1. 用于与其他抗逆转录病毒药物联用，治疗成人 HIV-1 感染。

2. 适用于治疗慢性乙肝成人和大于等于 12 岁的儿童患者。

❖ **本药如何服用，何时服用最合适?**

成人常见推荐剂量为一次 300mg，每日 1 次。本药剂量用法因人及疾病不同而异，请依照医师指示按时服药，勿自行增减剂量或任意停药。

❖ **使用本药期间需要注意什么?**

1. 对本药及其制剂任一成分过敏者禁用。

2. 如有肝肾功能异常的情况请提前告知医师。

3. 对感染 HBV 但中断富马酸替诺福韦二吡呋酯治疗的患者必须严密监测临床症状及生化指标。

4. 不应与含有替诺福韦的复方制剂联用。

5. 使用替诺福韦二吡呋酯患者应定期监测肾功能、血清磷、尿糖和尿蛋白。

❖ **本药可能引起的副作用有哪些? 如果发生该怎么办?**

服用本药可能出现皮疹、腹泻、头痛、疼痛、抑郁、衰弱、恶心。若不良反应持续或症状严重应及时停药并就诊。

❖ **本药如何居家保存？**

密封，25℃以下干燥处保存。

❖ **妊娠期妇女与哺乳期妇女用药注意事项：**

妊娠期妇女应在医师指导下谨慎使用；哺乳期妇女建议用药期间停止哺乳。

❖ **忘记用药时怎么办？**

若患者漏服药时间小于 12 小时，应立即服用药物；大于 12 小时，无需补服。直接服用下次剂量即可。

❖ **用药过量怎么办？**

若服药过量且出现不适症状，请立即告知医师或药师，并到医院就诊。

❖ **与其他药物合用需注意什么？**

若正在服用以下药物，应当告知医师：阿德福韦酯、西多福韦、阿昔洛韦、伐昔洛韦、更昔洛韦、缬更昔洛韦、氨基糖苷类（如庆大霉素）、大剂量非甾体抗炎药。

恩替卡韦分散片（0.5mg）

❖ **本药用于治疗哪些疾病？**

1. 适用于病毒复制活跃，ALT 持续升高或肝脏组织学显示有活动性病变的慢性成人乙型肝炎的治疗。

2. 也适用于治疗 2~18 岁慢性 HBV 感染代偿性肝病的核苷初治儿童患者。

❖ **本药如何服用，何时服用最合适？**

通常剂量为一次 0.5mg，每日 1 次。本药应空腹服用（餐前或餐后至少 2 小时）。本药剂量用法因人及疾病不同而异，请依照医师指示按时服药，勿自行增减剂量或任意停药。

❖ **使用本药期间需要注意什么？**

1. 老年患者应严格遵循医嘱服药。

2. 若患者同时服用本药和免疫抑制剂，应密切监测肝肾功能。

3. 使用恩替卡韦治疗并不能降低性接触或污染血源传播 HBV 的危险性，因此患者仍需要采取适当的防护措施。

4. 对停止乙肝抗病毒治疗的患者，应密切监测肝功能至少持续几个月。

❖ **本药可能引起的副作用有哪些？如果发生该怎么办？**

服用本药可能会出现头痛、疲劳、眩晕、恶心、腹部不适、上腹痛、肝区不适、肌痛、失眠和风疹。若不良反应持续或出现其他严重不良反应需停药并及时就诊。

❖ **本药如何居家保存？**

密封，在 25℃下干燥处保存，可短期暴露在 15~30℃下。

❖ **妊娠期妇女与哺乳期妇女用药注意事项：**

妊娠期妇女应在医师权衡利弊后谨慎使用；建议哺乳期妇女用药期间停止哺乳。

❖ **忘记用药时怎么办？**

若是规律性服用此药，则于发现忘记服药时立即服药。但若发现忘记服药时已接近下次服药时间，请按原计划服用下次剂量即可，切勿一次或短时间内服用两次剂量。

❖ **用药过量怎么办?**

若服药过量且出现不适症状,请立即告知医师或药师,并到医院就诊。

❖ **与其他药物合用需注意什么?**

如需与其他药品合用,请告知医师或药师。

替比夫定片(0.6g)

❖ **本药用于治疗哪些疾病?**

用于有病毒复制证据以及有 ALT 或 AST 持续升高或肝组织活动性病变证据的慢性乙型肝炎成人患者。

❖ **本药如何服用,何时服用最合适?**

推荐剂量为 600mg,每日 1 次。口服,不受进食影响。

本药剂量用法因人及疾病不同而异,请依照医师指示按时服药,勿自行增减剂量或任意停药。

❖ **使用本药期间需要注意什么?**

1. 如有肾功能不全等肾脏疾病请提前告诉医师。

2. 对停止乙肝抗病毒治疗的患者,应密切监测肝功能至少持续几个月。

3. 目前尚不能证明服用本药可以减少通过性接触或血液污染来传染 HBV 的风险,因此患者仍需要采取适当的防护措施。

4. 患者接受本药治疗过程中如出现头晕或疲劳,不应该驾驶车辆或从事其他危险性操作。

❖ **本药可能引起的副作用有哪些?如果发生该怎么办?**

服用本药可能会出现眩晕、头痛、腹泻、恶心、皮疹、疲劳、肝功能异常。若不良反应持续或出现其他严重不良反应需及时停药并就诊。

❖ **本药如何居家保存?**

请将本药放置于室温(30℃以下)、干燥处,避光储存。

❖ **妊娠期妇女与哺乳期妇女用药注意事项:**

妊娠期妇女需经医师权衡利弊后使用,哺乳期妇女如使用本药请暂停哺乳。

❖ **忘记用药时怎么办?**

若是规律性服用此药,则于发现忘记服药时立即服药。但若发现忘记服药时已接近下次服药时间,请按原计划服用下次剂量即可,切勿一次或短时间内服用两次剂量。

❖ **用药过量怎么办?**

若服药过量且出现不适症状,请立即告知医师或药师,并到医院就诊。

❖ **与其他药物合用需注意什么?**

若正在使用替比夫定,请勿联用聚乙二醇干扰素 α-2a。

依非韦伦片(0.6g)

❖ **本药用于治疗哪些疾病?**

与其他抗病毒药物联合治疗 HIV-1 感染的成人、青少年及儿童。

❖ **本药如何服用,何时服用最合适?**

与蛋白酶抑制剂和(或)核苷类逆转录酶抑制剂(NRTIs)合用的推荐剂量为口服

600mg，每日 1 次。建议临睡前服药。本药剂量及用法用量因人及疾病不同而异，请依照医师指示按时服药，勿自行增减药量或任意停药。

❖ **使用本药期间需要注意什么？**

1. 禁用于对依非韦伦过敏的患者。

2. 正在接受其他抗病毒药物治疗以及干扰素、免疫抑制剂或化学治疗的患者应当告知医师。

3. 若您不耐受抗逆转录病毒药联合治疗方案中的任意一种，不应当自行停服全部药物，而应当立即联系医师。

4. 不建议与含依非韦伦的复方产品联合使用。

5. 如有惊厥病史应告知医师，并告知正在使用的抗惊厥药物。

6. 重度与中度肝功能不全的患者不建议使用依非韦伦。

❖ **本药可能引起的副作用有哪些？如果发生该怎么办？**

服用本药可能出现皮疹、头晕、恶心、头痛、乏力。若不良反应持续或出现其他严重不良反应需及时停药并就诊。

❖ **本药如何居家保存？**

请将本药放置于室温、干燥处，避光储存。请将药品置于儿童触及不到的地方。

❖ **妊娠期妇女与哺乳期妇女用药注意事项：**

妊娠期妇女不应使用本药；服用依非韦伦的哺乳期女性应停止哺乳。

❖ **忘记用药时怎么办？**

若是规律性服用此药，则于发现忘记服药时立即服药。但若发现忘记服药时已接近下次服药时间，请按原计划服用下次剂量即可，切勿一次或短时间内服用两次剂量。

❖ **用药过量怎么办？**

若服药过量且出现不适症状，请立即告知医师或药师，并到医院就诊。

❖ **与其他药物合用需注意什么？**

若正在服用以下药物应当告知医师：伏立康唑、麦角衍生物（双氢麦角胺、麦角新碱、麦角胺、甲基麦角新碱）、咪达唑仑、三唑仑、苄普地尔、西沙必利、匹莫齐特等。

奈韦拉平片（0.2g，0.6g）

❖ **本药用于治疗哪些疾病？**

本药应与其他抗 HIV-1（人类免疫缺陷病毒）药物联合使用，用于治疗 HIV-1 感染。

❖ **本药如何服用，何时服用最合适？**

成人一般一次 200mg，每日 1~2 次。每次用量应不超过 400mg。

本药剂量用法因人及疾病不同而异，请依照医师指示按时服药，勿自行增减剂量或任意停药。

❖ **使用本药期间需要注意什么？**

1. 请严格按照处方剂量服用奈韦拉平。发生重度皮疹或任何皮疹伴全身性改变的患者，需立即停药并就诊。

2. 若患者在导入期十四天内出现皮疹，则患者的用药剂量不再增加，直至皮疹消失。

3. 治疗前 8 周需进行严密的监测，及时发现潜在的、严重的、威胁生命的皮肤反应或严重的肝炎/肝衰竭。

4. 服药期间应该定期检测肝功能。

5. 中度或重度肝损伤患者应当告知医师。

6. 肾功能不全或血透患者应当谨遵医嘱给药，切勿自行加量或减量服用。

❖ **本药可能引起的副作用有哪些？如果发生该怎么办？**

服用本药可出现恶心、疲劳、发热、头痛、嗜睡、呕吐、腹泻、腹痛、皮疹和肌痛。若不良反应持续或出现其他严重不良反应需及时停药并就诊。

❖ **本药如何居家保存？**

遮光，10~30℃密闭保存。存放在儿童接触不到的地方。

❖ **妊娠期妇女与哺乳期妇女用药注意事项：**

妊娠期间需在医师权衡利弊后谨慎使用本药，哺乳期妇女建议停止哺乳。

❖ **忘记用药时怎么办？**

若是规律性服用此药，则于发现忘记服药时立即服药。但若发现忘记服药时已接近下次服药时间，请按原计划服用下次剂量即可，切勿一次或短时间内服用两次剂量。

❖ **用药过量怎么办？**

若服药过量且出现不适症状，请立即告知医师或药师，并到医院就诊。

❖ **与其他药物合用需注意什么？**

若正在使用以下药物请告知医师：利福平、酮康唑、西咪替丁、红霉素、口服避孕药、美沙酮等。

达拉他韦片（60mg）

❖ **本药用于治疗哪些疾病？**

与其他药物联合，用于治疗成人慢性丙型肝炎病毒感染。

❖ **本药如何服用，何时服用最合适？**

达拉他韦片的推荐剂量是 60mg 每日 1 次，口服给药，餐前或餐后服药均可。

本药剂量用法因人及疾病不同而异，请依照医师指示按时服药，勿自行增减剂量或任意停药。

❖ **使用本药期间需要注意什么？**

1. 服用本药 5 周之内应采用有效的避孕措施。

2. 达拉他韦片不得作为单药治疗，必须与其他药物联合使用。

3. 既往对达拉他韦过敏患者禁用。

❖ **本药可能引起的副作用有哪些？如果发生该怎么办？**

服用本药可发生头痛、疲劳、呕吐、恶心、腹泻或稀便。若不良反应持续或出现其他严重不良反应需及时停药并就诊。

❖ **本药如何居家保存？**

30℃以下保存。

❖ **妊娠期妇女与哺乳期妇女用药注意事项：**

妊娠期和哺乳期妇女不建议使用；哺乳期妇女如需用药，建议用药期间停止哺乳。

❖ **忘记用药时怎么办？**

对于漏服 1 次达拉他韦的患者，如果在计划给药时间的 20 小时内，应尽快补服，如果超过 20 小时，则不再补服，按计划时间继续下 1 次给药。

❖ **与其他药物合用需注意什么？**

若正在使用以下药物请告知医师：苯妥英、奥卡西平、卡马西平、利福平、利福布汀、地塞米松、贯叶连翘、胺碘酮、伊曲康唑等。

洛匹那韦利托那韦片

（每片含洛匹那韦 100mg，利托那韦 25mg；或洛匹那韦 200mg，利托那韦 50mg）

❖ **本药用于治疗哪些疾病？**

与其他抗反转录病毒药物联合用药，治疗成人和 2 岁以上儿童的 HIV-1 感染。

❖ **本药如何服用，何时服用最合适？**

成人和青少年：本药的推荐剂量为一次 400/100mg，每日 2 次。儿童等其他特殊情况请依照医师指示使用，不可任意突然停药。

整片吞咽，不能咀嚼、掰开或压碎。

❖ **使用本药期间需要注意什么？**

1. 禁用于已知对洛匹那韦、利托那韦或任何辅料过敏的患者。

2. 如存在肝功能不全等肝脏疾病请提前告知医师。

3. 本药并不能治愈 HIV 感染或艾滋病（AIDS）。本药不能降低艾滋病病毒通过性接触或血液传染给他人的危险性。

❖ **本药可能引起的副作用有哪些？如果发生该怎么办？**

服用本药可能出现腹泻、恶心、呕吐、高甘油三酯血症和高胆固醇血症等。若不良反应持续或出现其他严重不良反应需及时停药并就诊。

❖ **本药如何居家保存？**

室温保存（低于 30℃）。

❖ **妊娠期妇女与哺乳期妇女用药注意事项：**

妊娠期妇女应在医师权衡利弊后谨慎使用本药；哺乳期妇女使用本药时需暂停哺乳。

❖ **用药过量怎么办？**

若服药过量且出现不适症状，请立即告知医师或药师，并到医院就诊。

❖ **忘记用药时怎么办？**

若是规律性服用此药，则于发现忘记服药时立即服药。但若发现忘记服药时已接近下次服药时间，请按原计划服用下次剂量即可，切勿一次或短时间内服用两次剂量。

❖ **与其他药物合用需注意什么？**

若正在服用以下药物，请及时告诉医师：胺碘酮、阿司咪唑、特非那定、西沙必利、辛伐他汀、西地那非、三唑仑、喹硫平、麦角胺、圣约翰草等。

甲磺酸沙奎那韦片（500mg）

❖ **本药用于治疗哪些疾病？**

本药适用于与其他抗反转录病毒药物联合用药，治疗人类免疫缺陷病毒 -1（HIV-1）感染。

❖ **本药如何服用，何时服用最合适？**

成人治疗 HIV：一次 1g，每日 2 次，同时服用利托那韦 100mg，每日 2 次，或400mg，每日 2 次。其他特殊情况如职业暴露后预防 HIV 等遵医嘱服用。本药应在餐后

2 小时内服用。

❖ **使用本药期间需要注意什么？**

严重的肝肾功能损害、糖尿病、高血糖以及血友病患者，应告知医师。

❖ **本药可能引起的副作用有哪些？如果发生该怎么办？**

服用本药可能引起口干、口腔溃疡、咽喉刺激、咳嗽、消化不良、恶心、呕吐、腹泻、味觉异常、惊厥、焦虑、肌痛、皮疹、瘙痒、头晕等症状。不良反应持续或出现其他严重不良反应需及时停药并就诊。

❖ **本药如何居家保存？**

密封保存。

❖ **妊娠期妇女与哺乳期妇女用药注意事项：**

妊娠期妇女不应使用本药，哺乳期妇女如需使用应暂停哺乳。

❖ **用药过量怎么办？**

若服药过量且出现不适症状，请立即告知医师或药师，并到医院就诊。

❖ **忘记用药时怎么办？**

若是规律性服用此药，则于发现忘记服药时立即服药。但若发现忘记服药时已接近下次服药时间，请按原计划服用下次剂量即可，切勿一次或短时间内服用两次剂量。

❖ **与其他药物合用需注意什么？**

若您正在服用以下药物，请及时告诉医师：西地那非、核苷逆转录酶抑制剂、匹莫齐特、口服避孕药、阿司咪唑、特非那定、麦角衍生物、西沙必利、咪达唑仑、三唑仑、圣约翰草、利福平、利福布汀、苯妥英钠、卡马西平。

恩曲他滨胶囊（200mg）

❖ **本药用于治疗哪些疾病？**

与其他抗病毒药物合用于治疗成人 HIV-1 感染；也适用于慢性乙型肝炎的治疗。

❖ **本药如何服用，何时服用最合适？**

口服，成人通常每日一次，1 次 0.2g，可与食物同服。其他特殊用法请严格遵医嘱。

❖ **使用本药期间需要注意什么？**

1. 肝肾功能不全患者，请告知您的医师。

2. 对恩曲他滨过敏的患者禁用。

❖ **本药可能引起的副作用有哪些？如果发生该怎么办？**

服用本药可能引起头痛、腹泻、恶心、皮疹以及皮肤色素沉着等。若不良反应持续且症状严重时，应停药并就医。

❖ **本药如何居家保存？**

遮光、密封、干燥处储存。

❖ **妊娠期妇女与哺乳期妇女用药注意事项：**

不推荐妊娠期和哺乳期妇女使用。

❖ **用药过量怎么办？**

若服药过量且出现不适症状，请立即告知医师或药师，并到医院就诊。

❖ **忘记用药时怎么办？**

若是规律性服用此药，则于发现忘记服药时立即服药。但若发现忘记服药时已接近

下次服药时间，请按原计划服用下次剂量即可，切勿一次或短时间内服用两次剂量。

❖ **与其他药物合用需注意什么？**

若正在使用拉米夫定，不宜同时使用本药。

齐多拉米双夫定片（每片含齐多夫定 300mg、拉米夫定 150mg）

❖ **本药用于治疗哪些疾病？**

本药单独或与其他抗逆转录病毒药物联合使用，用于治疗人类免疫缺陷病毒（HIV）感染。

❖ **本药如何服用，何时服用最合适？**

成人和青少年推荐剂量为一次 1 片，每日 2 次。儿童及其他特殊情况请依照医师指示使用，不可任意突然停药。

本药应吞服不宜碾碎；对于无法吞服的患者，可以碾碎加入少量的半固体或液体食物中，立即服用。

❖ **使用本药期间需要注意什么？**

1. 对拉米夫定、齐多夫定或对本制剂中的任何成分过敏的患者禁用本药。

2. 需要足量足疗程使用，不要轻易减量、停药。

3. 肝肾功能不全、骨髓功能受损、胰腺炎、中性粒细胞减少或贫血患者，请提前告诉医师。

4. 对接受齐多拉米双夫定片治疗的 HIV-1 患者，应定期监测血常规。如果发生贫血或中性粒细胞减少，可能需要中断治疗。

❖ **本药可能引起的副作用有哪些？如果发生该怎么办？**

服用本药可能引起贫血、血小板减少、头昏、头痛、恶心、呕吐、腹泻、失眠、鼻塞、咳嗽、肌痛、皮疹、无力、发热等症状。若不良反应持续或出现其他严重不良反应需及时停药并就诊。

❖ **本药如何居家保存？**

避光，密封，在 30℃以下处保存。

❖ **妊娠期妇女与哺乳期妇女用药注意事项：**

妊娠期妇女需在医师指导下谨慎使用，哺乳期妇女用药期间应停止哺乳。

❖ **用药过量怎么办？**

若服药过量且出现不适症状，请立即告知医师或药师，并到医院就诊。

❖ **忘记用药时怎么办？**

若是规律性服用此药，则于发现忘记服药时立即服药。但若发现忘记服药时已接近下次服药时间，请按原计划服用下次剂量即可，切勿一次或短时间内服用两次剂量。

❖ **与其他药物合用需注意什么？**

若正在服用以下药物，请告知医师：如甲氧苄啶、环丙沙星、更昔洛韦、阿托喹酮、丙戊酸、美沙酮、丙磺舒、可待因、吗啡、异丙肌苷、对乙酰氨基酚、阿司匹林或吲哚美辛、酮洛芬、萘普生、奥沙西泮（去羟甲基安定）、劳拉西泮（氯羟安定）、西咪替丁、氯贝丁酯、氨苯砜等。

若正在使用克拉霉素，应间隔至少 2 小时服用。

艾尔巴韦格拉瑞韦片（艾尔巴韦 50mg 和格拉瑞韦 100mg）

❖ **本药用于治疗哪些疾病？**

用于治疗成人慢性丙型肝炎（CHC）感染。

❖ **本药如何服用，何时服用最合适？**

遵医嘱服药，通常一次 1 片，每日 1 次。空腹或与食物同服。

❖ **使用本药期间需要注意什么？**

1. 如存在中重度肝功能不全情况请告知医师。

2. 在开始使用本药治疗丙型肝炎病毒感染前应测定乙型肝炎表面抗原和抗乙肝病毒核心抗体，检查是否存在乙肝病毒感染。

3. 遗传性半乳糖不耐受、Lapp 乳糖酶缺乏或葡萄糖 – 半乳糖吸收不良的患者请勿服用本药。

4. 每片本药包含 69.85mg 钠，需控制钠饮食的患者在使用本药时应注意减少钠的摄取。

❖ **本药可能引起的副作用有哪些？如果发生该怎么办？**

服用本药可能出现恶心、呕吐、腹痛、腹泻、头晕、头痛、失眠、焦虑、瘙痒、关节痛、肌痛、乏力等症状。若不良反应持续或症状严重时请立即停药并就医。

❖ **本药如何居家保存？**

室温保存（低于 30℃）。

❖ **妊娠期妇女与哺乳期妇女用药注意事项：**

妊娠期和哺乳期妇女需在医师权衡利弊后谨慎使用。

❖ **用药过量怎么办？**

若服药过量且出现不适症状，请立即告知医师或药师，并到医院就诊。

❖ **忘记用药时怎么办？**

如出现本药漏服，但距平时服药时间不超过 16 小时，应尽快补服本药，下一剂药物按正常时间服用。如果距平时服药时间超过 16 小时，则不再补服漏服剂量，按正常给药计划服用下一剂药物，不得服用双倍剂量。

❖ **与其他药物合用需注意什么？**

若正在服用阿扎那韦、达芦那韦、洛匹那韦、沙奎那韦、替拉那韦、环孢素、苯妥英、卡马西平、圣约翰草，请勿合用本药。

第十节 抗寄生虫用药

磷酸氯喹片（250mg）

❖ **本药用于治疗哪些疾病？**

主要用于对氯喹敏感的恶性疟、间日疟及三日疟。并可用于疟疾症状的抑制性预防。也用于肠外阿米巴病、结缔组织病、光敏感性疾病（如日晒红斑）等。

❖ **本药如何服用，何时服用最合适？**

　　口服。具体剂量请遵医嘱，建议每日固定时间使用。切勿自行增减药量或任意停药。本药可与食物或牛奶同服。

❖ **使用本药期间需要注意什么？**

　　一般可能出现的不良反应有：头晕、头痛、眼花、食欲减退、恶心、呕吐、腹痛、腹泻、皮肤瘙痒、皮疹，甚至剥脱性皮炎、耳鸣、烦躁等。反应大多较轻，停药后可自行消失。如果症状持续不能缓解或加重，请及时就医咨询。

❖ **本药如何居家保存？**

　　遮光，密闭保存。请将药品置于儿童触及不到的地方。

❖ **妊娠期妇女与哺乳期妇女用药注意事项：**

　　妊娠期与哺乳期妇女应在专科医师或药师的监督指导下使用本药；若用药期间怀孕，请立即告知医师。

❖ **服药过量会出现什么症状，应该怎么办？**

　　服药过量可能会出现恶心、呕吐、困倦，继之言语不清、激动、视力障碍，由于肺水肿而呼吸困难，甚至停止，心律不齐、抽搐及昏迷。出现这些现象时应立即停药并就医，作对症处理。

❖ **与其他药物合用需注意什么？**

　　服用此药期间如需服用其他药品，请主动告知医师或药师，由医师进行剂量上的调整，或由药师依据另外服用的具体药物进行服药方式上的建议。

硫酸羟氯喹片（0.1g，0.2g）

❖ **本药用于治疗哪些疾病？**

　　用于疟疾的治疗与预防，还可用于红斑狼疮和类风湿关节炎的治疗（此适应证详见第三章第七节"抗风湿药物"）。

❖ **本药如何服用，何时服用最合适？**

　　口服。具体剂量请遵医嘱。切勿自行增减药量或任意停药。服药时可同时进餐或饮用牛奶。

❖ **使用本药期间需要注意什么？**

　　1. 在开始使用本药进行长期治疗前或此后长期使用本药时，应每年至少做一次眼部检查。

　　2. 使用本药治疗期间，如出现血糖异常，请及时就医。

　　3. 长期用药还需要定期监测骨骼肌功能和腱反射，发现这些功能降低时需要停药，并立即就医。

❖ **本药如何居家保存？**

　　遮光，密封保存。请将药品置于儿童触及不到的地方。

❖ **妊娠期妇女与哺乳期妇女用药注意事项：**

　　妊娠期与哺乳期妇女应在专科医师或药师的监督指导下使用本药；若用药期间怀孕，请立即告知医师。

❖ **服药过量会出现什么症状，应该怎么办？**

　　药物过量可能会出现头痛、视力失常、心血管衰竭、惊厥、低血钾、节律和传导障碍，包括 Q-T 间期延长、尖端扭转型室性心动过速、室性心动过速和心室纤颤，甚至发生突然的、致命的呼吸和心脏骤停。如出现上述症状请立即就医。

❖ **与其他药物合用需注意什么？**

服用此药期间如需服用其他药品，请主动告知医师或药师，由医师进行剂量上的调整，或由药师依据另外服用的具体药物进行服药方式上的建议。

磷酸伯氨喹片（13.2mg，相当于伯氨喹 7.5mg）

❖ **本药用于治疗哪些疾病？**

主要用于根治间日疟和控制疟疾传播。

❖ **本药如何服用，何时服用最合适？**

口服。具体剂量请遵医嘱。切勿自行增减药量或任意停药。

如无其他特殊说明，可于餐后服用药物，以减轻胃肠道反应。

❖ **使用本药期间需要注意什么？**

有蚕豆病及其他溶血性贫血的病史及家族史、有葡萄糖 -6- 磷酸脱氢酶缺乏及烟酰胺腺嘌呤二核苷酸还原酶（NADH）缺乏等病史请主动告知医师或药师。

请定期回诊，接受复查评估。

❖ **本药如何居家保存？**

遮光，密封保存。请将药品置于儿童触及不到的地方。

❖ **妊娠期妇女与哺乳期妇女用药注意事项：**

妊娠期妇女禁用。哺乳期妇女如需用药，应在专科医师或药师的监督指导下使用本药；若用药期间怀孕，请立即告知医师。

❖ **与其他药物合用需注意什么？**

服用此药期间如需服用其他药品，请主动告知医师或药师，由医师进行剂量上的调整，或由药师依据另外服用的具体药物进行服药方式上的建议。

硫酸奎宁片（0.3g）

❖ **本药用于治疗哪些疾病？**

主要用于治疗耐氯喹和耐多种药物虫株引起的恶性疟。也可用于治疗间日疟。

❖ **本药如何服用，何时服用最合适？**

通常每日 1.8g，分次服用，疗程 14 日。具体用量请遵医嘱。切勿自行增减药量或任意停药。

如无其他特殊说明，可于餐后服用药物，以减轻胃肠道反应。

❖ **使用本药期间需要注意什么？**

如果您有哮喘、心房纤颤及其他严重心脏疾病、葡萄糖 -6- 磷酸脱氢酶缺乏，请提前告知医师。

❖ **本药如何居家保存？**

遮光，密封保存。请将药品置于儿童触及不到的地方。

❖ **妊娠期妇女与哺乳期妇女用药注意事项：**

妊娠期与哺乳期妇女应在专科医师或药师的监督指导下使用本药。若用药期间怀孕，请立即告知医师。

❖ **用药过量怎么办？**

服药过量可能会出现头痛、耳鸣、恶心、视力减退等症状，出现这些不适时请立即就医。

❖ **与其他药物合用需注意什么？**

服用此药期间如需服用其他药品，请主动告知医师或药师，由医师进行剂量上的调整，或由药师依据另外服用的具体药物进行服药方式上的建议。

磷酸哌喹片（0.25g）

❖ **本药用于治疗哪些疾病？**

主要用于疟疾的治疗，也可作症状抑制性预防用。尤其是用于耐氯喹虫株所致的恶性疟的治疗与预防。亦可用于治疗矽肺。

❖ **本药如何服用，何时服用最合适？**

口服。具体剂量请遵医嘱。切勿自行增减药量或任意停药。如无其他特殊说明，可于餐后服用药物，以减轻胃肠道反应。

❖ **使用本药期间需要注意什么？**

如果有肝脏疾病，请事先告知医师。

❖ **本药如何居家保存？**

遮光，密封保存。请将药品置于儿童触及不到的地方。

❖ **妊娠期妇女与哺乳期妇女用药注意事项：**

妊娠期与哺乳期妇女应在医师或药师的监督指导下使用本药；若用药期间怀孕，请立即告知医师。

❖ **与其他药物合用需注意什么？**

服用此药期间如需服用其他药品，请主动告知医师或药师，由医师进行剂量上的调整，或由药师依据另外服用的具体药物进行服药方式上的建议。

乙胺嘧啶片（6.25mg）

❖ **本药用于治疗哪些疾病？**

主要用于疟疾的预防，也用于治疗弓形虫病。

❖ **本药如何服用，何时服用最合适？**

口服。具体剂量请遵医嘱。切勿自行增减药量或任意停药。如无其他特殊说明，可于餐后服用药物，以减轻胃肠道反应。

❖ **使用本药期间需要注意什么？**

1. 大剂量应用时，可能发生味觉改变或丧失、舌疼痛、红肿、烧灼感及针刺感，口腔溃疡、白斑，食管炎所致的吞咽困难、恶心、呕吐、腹痛、腹泻等，如出现以上症状，请及时咨询医师。

2. 服药期间请定期就医回访，接受评估。

❖ **本药如何居家保存？**

遮光，密封保存。请将药品置于儿童触及不到的地方。

❖ **妊娠期妇女与哺乳期妇女用药注意事项：**

妊娠期与哺乳期妇女应在专科医师或药师的监督指导下使用本药。若用药期间怀孕，请立即告知医师。

❖ **用药过量怎么办?**

药物过量时可能会出现恶心呕吐、胃部烧灼感、口渴心悸、烦躁不安、眩晕、视物模糊、阵发性抽搐、惊厥昏迷。如出现以上症状,请立即就诊。

❖ **与其他药物合用需注意什么?**

服用此药期间如需服用其他药品,请主动告知医师或药师,由医师进行剂量上的调整,或由药师依据另外服用的具体药物进行服药方式上的建议。

磺胺多辛乙胺嘧啶片(磺胺多辛 500mg:乙胺嘧啶 25mg)

❖ **本药用于治疗哪些疾病?**

主要用于治疗疑似氯喹耐药的急性无并发症的恶性疟疾。也用于预防疟疾。

❖ **本药如何服用,何时服用最合适?**

口服。应整片吞下,不要咀嚼,餐后用水吞服。

具体剂量请遵医嘱。切勿自行增减药量或任意停药。

❖ **使用本药期间需要注意什么?**

1. 应该饮用足够的水(建议每日至少 1500ml)以防尿晶症和结石形成。并且服药期间应避免过度暴露于阳光下。

2. 肾功能损害患者在治疗期间应定期复查,进行尿显微镜检查和肾功能检查。

3. 服用超过 3 个月,要进行血常规、肝酶检查及尿晶分析。

4. 如果服药期间出现皮疹,请停药就医。

5. 当出现咽喉痛、发热、关节痛、咳嗽、呼吸窘迫、苍白、紫癜、黄疸或舌炎时,可能是严重病症的早期症状,应停止预防用药,及时就医并采取适宜措施。

❖ **本药如何居家保存?**

遮光,密封,干燥处保存。请将药品置于儿童触及不到的地方。

❖ **妊娠期妇女与哺乳期妇女用药注意事项:**

妊娠期妇女应在医师或药师的监督指导下使用本药。若服用本药期间怀孕,请立即告知医师。哺乳期妇女禁用。

❖ **与其他药物合用需注意什么?**

使用本药作疟疾预防用药时勿使用抗叶酸剂,如磺胺类药、甲氧苄氨嘧啶或复方新诺明。用药期间如需服用其他药品时,请主动告知医师或药师,由医师进行剂量上的调整,或由药师依据另外服用的具体药物进行服药方式上的建议。

双氢青蒿素片(20mg)

❖ **本药用于治疗哪些疾病?**

主要用于各种类型疟疾的症状控制,尤其是对抗氯喹恶性及凶险型疟疾有较好疗效。

❖ **本药如何服用,何时服用最合适?**

口服,一天 1 次,连用 5 天或 7 天,成人每日 60mg,首剂加倍。儿童按年龄递减。如无其他特殊说明,可于餐后服用药物,以减轻胃肠道反应。

❖ **本药如何居家保存?**

遮光,密封,在阴凉(不超过 20℃)干燥处保存。请将药品置于儿童触及不到的地方。

❖ **妊娠期妇女与哺乳期妇女用药注意事项：**

妊娠期妇女应在医师或药师的监督指导下使用本药。若用药期间怀孕，请立即告知医师。

❖ **与其他药物合用需注意什么？**

服用此药期间如需服用其他药品，请主动告知医师或药师，由医师进行剂量上的调整，或由药师依据另外服用的具体药物进行服药方式上的建议。

盐酸阿莫地喹片（150mg）

❖ **本药用于治疗哪些疾病？**

用于治疗恶性疟原虫（氯喹敏感或耐药株）引起的急性发作期（发热期）疟疾。该药治疗间日疟和疟疾感染也有效。

❖ **本药如何服用，何时服用最合适？**

口服。具体剂量请遵医嘱。切勿自行增减药量或任意停药。如无其他特殊说明，可于餐后服用药物，以减轻胃肠道反应。

❖ **使用本药期间需要注意什么？**

1. 偶见呕吐、恶心、腹泻、眩晕等，如果症状持续不能缓解或加重，请及时就医咨询。

2. 长期应用若产生指甲、皮肤蓝灰色色素沉着，请就医咨询。

3. 长期使用时，应定期回访就医检查，接受评估，如血常规、肝功能、眼部检查等。

❖ **本药如何居家保存？**

密封保存。请将药品置于儿童触及不到的地方。

❖ **妊娠期妇女与哺乳期妇女用药注意事项：**

妊娠期与哺乳期妇女应在医师或药师的监督指导下使用本药。若服用本药期间怀孕，请立即告知医师。

❖ **用药过量怎么办？**

服药过量可发生头痛、眩晕、呕吐、视觉障碍、心律失常、惊厥和昏迷等症状，如出现上述症状，请立即就医。

❖ **与其他药物合用需注意什么？**

服用此药期间如需使用其他药品，请主动告知医师或药师，由医师进行剂量上的调整，或由药师依据另外服用的具体药物进行服药方式上的建议。

本芴醇软胶囊（100mg）

❖ **本药用于治疗哪些疾病？**

主要用于治疗恶性疟疾，尤其适用于抗氯喹虫株所致的恶性疟疾的治疗。

❖ **本药如何服用，何时服用最合适？**

口服，通常第 1 日 800mg，第 2~4 日每日 400mg，一日 1 次。如无其他特殊说明，可于餐后服用药物，以减轻胃肠道反应。

❖ **使用本药期间需要注意什么？**

1. 如果您有心脏病或肾脏病，请提前告知医师。

2. 用药期间应定期复查，接受医师评估。

❖ **本药如何居家保存？**

遮光，密封保存。请将药品置于儿童触及不到的地方。

❖ **妊娠期妇女与哺乳期妇女用药注意事项：**

妊娠期与哺乳期妇女应在医师或药师的监督指导下使用本药。若服用本药期间怀孕，请立即告知医师。

❖ **与其他药物合用需注意什么？**

服用此药期间如需服用其他药品，请主动告知医师或药师，由医师进行剂量上的调整，或由药师依据另外服用的具体药物进行服药方式上的建议。

蒿甲醚（片：25mg，40mg；胶囊：40mg，100mg；胶丸：40mg）

❖ **本药用于治疗哪些疾病？**

适用于各型疟疾，主要用于抗氯喹恶性疟治疗和凶险型恶性疟的急救。

❖ **本药如何服用，何时服用最合适？**

口服，每日1次，连服5日，首剂3.2mg/kg，第2~5日，1.6mg/kg。如无其他特殊说明，可于餐后服用药物，以减轻胃肠道反应。

❖ **使用本药期间需要注意什么？**

如有严重呕吐的情况，请提前告知医师。

❖ **本药如何居家保存？**

遮光，密封，在阴凉处（不超过20℃）保存。请将药品置于儿童触及不到的地方。

❖ **妊娠期妇女与哺乳期妇女用药注意事项：**

妊娠期与哺乳期妇女应在医师或药师的监督指导下使用本药。若用药期间怀孕，请立即告知医师。

❖ **与其他药物合用需注意什么？**

服用此药期间如需服用其他药品，请主动告知医师或药师，由医师进行剂量上的调整，或由药师依据另外服用的具体药物进行服药方式上的建议。

复方蒿甲醚片（本芴醇120mg∶蒿甲醚20mg）

❖ **本药用于治疗哪些疾病？**

本药适用于由恶性疟原虫引起的体重在5kg及以上患者的急性非重症疟疾的治疗。

❖ **本药如何服用，何时服用最合适？**

口服。具体剂量请遵医嘱。切勿自行增减药量或任意停药。

本药应与食物同服。对于无法吞咽片剂的患者，应将片剂压碎后与食物或饮料一起服用。

❖ **使用本药期间需要注意什么？**

1. 若在服药1~2小时内出现呕吐，应补服药物。

2. 复方蒿甲醚片可能降低激素类避孕药的有效性。如果您正在使用口服药、经皮贴片，或者其他全身性激素类避孕药，建议换用其他非激素类避孕措施。

3. 在首次出现皮疹、荨麻疹或其他皮肤反应，或出现心跳加速、吞咽或者呼吸困难、任何表明血管性水肿的肿胀（如嘴唇、舌头、面部肿胀、喉部发紧、声音嘶哑），以及其他过敏反应症状时，应立即中断药物治疗，并及时就医咨询。

❖ **本药如何居家保存？**

遮光，密封，在阴凉处保存。请将药品置于儿童触及不到的地方。

❖ **妊娠期妇女与哺乳期妇女用药注意事项：**

妊娠期与哺乳期妇女应在医师或药师的监督指导下使用本药。若用药期间怀孕，请立即告知医师。

❖ **与其他药物合用需注意什么？**

服用此药期间如需服用其他药品，请主动告知医师或药师，由医师进行剂量上的调整，或由药师依据另外服用的具体药物进行服药方式上的建议。

磷酸咯萘啶肠溶片（100mg）

❖ **本药用于治疗哪些疾病？**

本药用于治疗脑型、凶险型及耐氯喹虫株所致的恶性疟，也用于治疗间日疟。

❖ **本药如何服用，何时服用最合适？**

口服。通常成人第 1 日服 2 次，一次 0.3g，间隔 4~6 小时；第 2、3 日每日 1 次，一次 0.3g。请完整吞服药物，不要掰开、压碎或咀嚼。如无其他特殊说明，可于餐后服用药物，以减轻胃肠道反应。

❖ **使用本药期间需要注意什么？**

口服后部分患者可能出现胃部不适、稀便，偶有恶心、呕吐、头昏、头痛等，反应均轻微，停药后即消失。

用药后尿液呈红色，属正常现象，无需担心。

❖ **本药如何居家保存？**

遮光，密封保存。请将药品置于儿童触及不到的地方。

❖ **妊娠期妇女与哺乳期妇女用药注意事项：**

妊娠期与哺乳期妇女应在医师或药师的监督指导下使用本药。若服药期间怀孕，请立即告知医师。

❖ **用药过量怎么办？**

如患者服用过量药物，或出现严重身体不适（如消化系统或神经系统等严重不适症状），请立即联系医师进行咨询，或尽快就医。

❖ **与其他药物合用需注意什么？**

服用此药期间如需服用其他药品，请主动告知医师或药师，由医师进行剂量上的调整，或由药师依据另外服用的具体药物进行服药方式上的建议。

磷酸萘酚喹片（100mg）

❖ **本药用于治疗哪些疾病？**

本药主要用于恶性疟、间日疟和抗药性疟疾的治疗。

❖ **本药如何服用，何时服用最合适？**

口服。具体剂量请遵医嘱。切勿自行增减药量或任意停药。如无其他特殊说明，可于餐后服用药物，以减轻胃肠道反应。

❖ **使用本药期间需要注意什么？**

如果您有肝脏相关疾病，请提前告知医师。

❖ **本药如何居家保存？**

遮光，密封，在阴凉处保存。请将药品置于儿童触及不到的地方。

❖ **妊娠期妇女与哺乳期妇女用药注意事项：**

妊娠期与哺乳期妇女应在专科医师或药师的监督指导下使用本药。若服药期间怀孕，请立即告知医师。

❖ **用药过量怎么办？**

过量服用本药，可能会出现肝酶一过性的轻度升高，另有增加不良反应发生的可能性。一旦过量服用，请立即就医。

❖ **与其他药物合用需注意什么？**

服用此药期间如需服用其他药品，请主动告知医师或药师，由医师进行剂量上的调整，或由药师依据另外服用的具体药物进行服药方式上的建议。

青蒿琥酯片（50mg）

❖ **本药用于治疗哪些疾病？**

适用于脑型疟疾及各种危重疟疾的抢救。

❖ **本药如何服用，何时服用最合适？**

口服，首剂量100mg，第二天起一次50mg，每日2次，连服5天。如无其他特殊说明，可于餐后服用药物，以减轻胃肠道反应。

❖ **本药如何居家保存？**

遮光、密封，在凉暗处保存。请将药品置于儿童触及不到的地方。

❖ **妊娠期妇女与哺乳期妇女用药注意事项：**

妊娠期与哺乳期妇女应在专科医师或药师的监督指导下使用本药；若用药期间怀孕，请立即告知医师。

❖ **用药过量怎么办？**

该药品服用过量时，可能会出现外周网织细胞一过性降低，一旦过量服用，请尽快就医。

❖ **与其他药物合用需注意什么？**

服用此药期间如需服用其他药品，请主动告知医师或药师，由医师进行剂量上的调整，或由药师依据另外服用的具体药物进行服药方式上的建议。

甲硝唑片（0.1g，0.2g）

❖ **本药用于治疗哪些疾病？**

本药适用于治疗肠道和肠外阿米巴病（如阿米巴肝脓肿、胸膜阿米巴病等）。还可用于治疗阴道滴虫病、小袋虫病和皮肤利什曼病、麦地那龙线虫感染等。目前还广泛用于厌氧菌感染的治疗。

❖ **本药如何服用，何时服用最合适？**

口服。具体剂量请遵医嘱，勿自行增减药量或任意停药。如无其他特殊说明，可于餐后服用药物，以减轻胃肠道反应。

❖ **使用本药期间需要注意什么？**

1. 本药不良反应以消化道不适最为常见，包括恶心、呕吐、食欲不振、腹部绞痛，一般不影响治疗。

2. 原有肝脏疾患者应在医师指导下减少剂量使用。出现运动失调或其他中枢神经系统症状时，应立即咨询医师。

3. 用药后尿液可呈深红色，属正常现象，请您无需担心，停药后可恢复正常。

4. 服药期间可能出现头晕、嗜睡等症状，请您在治疗期间与停药后 24 小时内勿进行驾驶或机械操作等工作。

5. 本药治疗期间及停药后 3 日内，应避免接触含酒精的食品。

❖ **本药如何居家保存？**

请将本药放置于室温、干燥处，避光储存。请将药品置于儿童触及不到的地方。

❖ **妊娠期妇女与哺乳期妇女用药注意事项：**

妊娠期与哺乳期妇女应在专科医师或药师的监督指导下使用本药；若用药期间怀孕，请立即告知医师。

❖ **用药过量怎么办？**

若甲硝唑过量使用，则可能会出现消化系统及神经系统的不良反应，一旦过量服用，请及时就医。

❖ **与其他药物合用需注意什么？**

服用此药期间如需服用其他药品，请主动告知医师或药师，由医师进行剂量上的调整，或由药师依据另外服用的具体药物进行服药方式上的建议。

替硝唑（片：0.5g；胶囊：0.5g）

❖ **本药用于治疗哪些疾病？**

本药主要用于治疗滴虫病、贾第鞭毛虫病、阿米巴病、细菌性阴道炎，与抗生素和抗酸药联合应用，用于根治幽门螺旋杆菌相关的十二指肠溃疡以及厌氧菌感染。此外，本药还用于预防由厌氧菌引起的术后感染，如结肠、胃肠道和泌尿生殖系统手术后感染。

❖ **本药如何服用，何时服用最合适？**

口服。具体剂量请遵医嘱，勿自行增减药量或任意停药。建议饭后服用替硝唑，从而尽量减少上腹部不适等胃肠道副作用的发生率。

❖ **使用本药期间需要注意什么？**

1. 在本药应用过程中如出现任何精神症状，如头晕、头昏、共济失调、外周神经病，以及较少见的惊厥等时，请立即咨询医师，必要时停止用药。

2. 患者应规范服用本药，漏服或没有完成整个疗程的治疗可直接降低治疗效果，可能导致细菌产生耐药性，故请您谨遵医嘱疗程。

3. 本药治疗期间及停药后 3 日内，应避免接触含酒精的食品（如酒类）。

❖ **本药如何居家保存？**

请将本药放置于室温、干燥处，避光储存。请将药品置于儿童触及不到的地方。

❖ **妊娠期妇女与哺乳期妇女用药注意事项：**

妊娠期妇女应在专科医师或药师的监督指导下使用本药，妊娠期 3 个月内禁止使用本药。哺乳期妇女若必须用药，应暂停哺乳，并在停药 3 日后方可授乳。

❖ **忘记用药时怎么办？**

若是规律性服用此药，则于发现忘记服药时立即服药。但若发现忘记服药时已接近下次服药时间，请按原计划服用下次剂量即可，切勿一次或短时间内服用两次剂量。

❖ **用药过量怎么办？**

若发生服药过量，请立即就医，给予对症和支持治疗。

❖ **与其他药物合用需注意什么？**

服用此药期间如需服用其他药品，请主动告知医师或药师，由医师进行剂量上的调整，或由药师依据另外服用的具体药物进行服药方式上的建议。

塞克硝唑（片：0.25g，0.5g；胶囊：0.25g）

❖ **本药用于治疗哪些疾病？**

本药主要用于治疗由阴道毛滴虫引起的尿道炎和阴道炎；肠阿米巴病；肝阿米巴病；贾第鞭毛虫病。

❖ **本药如何服用，何时服用最合适？**

口服。治疗由阴道毛滴虫引起的尿道炎和阴道炎时，成人剂量为2g，服用一次即可，配偶应同时服用。具体剂量请遵医嘱，勿自行增减药量或任意停药。可于餐前服用本药。

❖ **使用本药期间需要注意什么？**

1. 服用该药时常见不良反应为口腔金属异味感。偶见不良反应有消化道紊乱（如恶心、呕吐、腹泻、腹痛）、皮肤过敏反应（如皮疹、荨麻疹、瘙痒）、深色尿、白细胞减少，一般停药后恢复正常。如果症状持续不能缓解或者加重，请您及时停药并就医。

2. 本药治疗期间及停药后1日内，应避免接触含酒精的食品。

❖ **本药如何居家保存？**

请将本药放置于室温、干燥处，避光储存。请将药品置于儿童触及不到的地方。

❖ **妊娠期妇女与哺乳期妇女用药注意事项：**

妊娠期与哺乳期妇女应在专科医师或药师的监督指导下使用本药。若用药期间怀孕，请立即告知医师。

❖ **忘记用药时怎么办？**

若是规律性服用此药，则于发现忘记服药时立即服药。但若发现忘记服药时已接近下次服药时间，请按原计划服用下次剂量即可，切勿一次或短时间内服用两次剂量。

❖ **用药过量怎么办？**

如果过量服用本药，请及时就医咨询。

❖ **与其他药物合用需注意什么？**

服用此药期间如需服用其他药品，请主动告知医师或药师，由医师进行剂量上的调整，或由药师依据另外服用的具体药物进行服药方式上的建议。

双碘喹啉片（0.2g）

❖ **本药用于治疗哪些疾病？**

本药用于治疗轻型或无明显症状的阿米巴痢疾，也与依米丁、甲硝唑合用，治疗顽固性、急性阿米巴痢疾。

❖ **本药如何服用，何时服用最合适？**

口服。具体剂量请遵医嘱，勿自行增减药量或任意停药。如无其他特殊说明，可于餐后服用药物，以减轻胃肠道反应。

❖ **使用本药期间需要注意什么？**

本药重复治疗需间隔 15~20 日。

❖ **本药如何居家保存？**

请将本药放置于室温、干燥处，避光储存。请将药品置于儿童触及不到的地方。

❖ **妊娠期妇女与哺乳期妇女用药注意事项：**

妊娠期与哺乳期妇女应在专科医师或药师的监督指导下使用本药；若用药期间怀孕，请立即告知医师。

❖ **忘记用药时怎么办？**

若是规律性服用此药，则于发现忘记服药时立即服药。但若发现忘记服药时已接近下次服药时间，请按原计划服用下次剂量即可，切勿一次或短时间内服用两次剂量。

❖ **用药过量怎么办？**

如患者服用过量药物，或出现严重身体不适（如消化系统或神经系统等严重不适的症状时），请立即联系医师进行咨询，或尽快就医。

❖ **与其他药物合用需注意什么？**

服用此药期间如需服用其他药品时，请主动告知医师或药师，由医师进行剂量上的调整，或由药师依据另外服用的具体药物进行服药方式上的建议。

甲苯咪唑片（0.1g）

❖ **本药用于治疗哪些疾病？**

用于蛔虫病、蛲虫病。

❖ **本药如何服用，何时服用最合适？**

口服。成人 2 片一次服用。4 岁以上儿童用成人量，2~4 岁儿童 1 片一次服用。

❖ **使用本药期间需要注意什么？**

1. 少数患者特别是蛔虫感染较严重的患者，服药后可引起蛔虫游走，造成腹痛或口吐蛔虫，甚至引起窒息，此时应立即就医。

2. 腹泻患者应在腹泻停止后服药。

3. 儿童必须在成人监护下使用。

❖ **本药如何居家保存？**

密封保存。请将药品置于儿童触及不到的地方。

❖ **妊娠期妇女与哺乳期妇女用药注意事项：**

妊娠期与哺乳期妇女应在专科医师或药师的监督指导下使用本药。若用药期间怀孕，请立即告知医师。

❖ **用药过量怎么办？**

患者服用过量，可能会出现腹部痉挛、恶心、呕吐及腹泻症状。如出现上述症状，立即联系医师进行咨询，或尽快就医。

❖ **与其他药物合用需注意什么？**

服用此药期间如需服用其他药品，请主动告知医师或药师，由医师进行剂量上的调整，或由药师依据另外服用的具体药物进行服药方式上的建议。

盐酸左旋咪唑片（25mg，50mg）

❖ **本药用于治疗哪些疾病？**

对蛔虫、钩虫、蛲虫和粪类圆线虫病有较好疗效。对班氏丝虫、马来丝虫和盘尾丝虫成虫也有一定的治疗效果。

❖ **本药如何服用，何时服用最合适？**

口服。具体剂量请遵医嘱，勿自行增减药量或任意停药。如无其他特殊说明，可于餐后服用药物，以减轻胃肠道反应。

❖ **使用本药期间需要注意什么？**

1. 如果患有类风湿关节炎或干燥综合征，请您提前告知医师。

2. 服用本药期间，请遵医嘱定期回诊复查，接受医师评估。

❖ **本药如何居家保存？**

密封，在阴凉干燥处保存。请将药品置于儿童触及不到的地方。

❖ **妊娠期妇女与哺乳期妇女用药注意事项：**

妊娠期与哺乳期妇女应在专科医师或药师的监督指导下使用本药。若用药期间怀孕，请立即告知医师。

❖ **用药过量怎么办？**

如您察觉患者服用过量药物，或出现严重身体不适（如消化系统或神经系统等严重不适的症状时），请立即联系医师进行咨询，或尽快就医。

❖ **与其他药物合用需注意什么？**

服用此药期间如需服用其他药品，请主动告知医师或药师，由医师进行剂量上的调整，或由药师依据另外服用的具体药物进行服药方式上的建议。

复方甲苯咪唑片（甲苯咪唑100mg：盐酸左旋咪唑25mg）

❖ **本药用于治疗哪些疾病？**

用于治疗蛲虫病、蛔虫病、钩虫病、鞭虫病、粪类圆线虫病、绦虫病。

❖ **本药如何服用，何时服用最合适？**

口服。具体剂量请遵医嘱，勿自行增减药量或任意停药。如无其他特殊说明，可于餐后服用药物，以减轻胃肠道反应。

❖ **使用本药期间需要注意什么？**

腹泻患者应在腹泻停止后服药。

❖ **本药如何居家保存？**

密封保存。请将药品置于儿童触及不到的地方。

❖ **妊娠期妇女与哺乳期妇女用药注意事项：**

妊娠期妇女禁用，哺乳期妇女应在专科医师或药师的监督指导下使用本药；若用药期间怀孕，请立即告知医师。

❖ **用药过量怎么办？**

如患者服用过量药物，或出现严重身体不适（如消化系统或神经系统等严重不适的症状时），请立即联系医师进行咨询，或尽快就医。

❖ **与其他药物合用需注意什么?**

服用此药期间如需服用其他药品,请主动告知医师或药师,由医师进行剂量上的调整,或由药师依据另外服用的具体药物进行服药方式上的建议。

阿苯达唑片(0.1g,0.2g)

❖ **本药用于治疗哪些疾病?**

用于治疗钩虫、蛔虫、鞭虫、蛲虫、旋毛虫等线虫病,还可用于治疗囊虫和包虫病。

❖ **本药如何服用,何时服用最合适?**

口服。用于治疗蛔虫病、蛲虫病时,2岁以上儿童及成人一次2片。2岁以上儿童单纯蛲虫、单纯轻度蛔虫感染一次1片。仅服一次(一次即为一疗程)。具体剂量请遵医嘱,勿自行增减药量或任意停药。

❖ **使用本药期间需要注意什么?**

1. 蛲虫病易自身重复感染,请您在治疗2周后再次就医。

2. 儿童必须在成人监护下使用。

3. 可见恶心、呕吐、腹泻、胃痛、口干、乏力、发热、皮疹、头晕或头痛,停药后可自行消失。如果症状持续不能缓解或者加重,请及时停药并就医。

❖ **本药如何居家保存?**

密封保存。请将药品置于儿童触及不到的地方。

❖ **妊娠期妇女与哺乳期妇女用药注意事项:**

妊娠期与哺乳期妇女应在专科医师或药师的监督指导下使用本药。若用药期间怀孕,请立即告知医师。

❖ **用药过量怎么办?**

如患者服用过量药物,或出现严重身体不适(如消化系统或神经系统等严重不适的症状时),请立即联系医师进行咨询,或尽快就医。

❖ **与其他药物合用需注意什么?**

服用此药期间如需服用其他药品,请主动告知医师或药师,由医师进行剂量上的调整,或由药师依据另外服用的具体药物进行服药方式上的建议。

双羟萘酸噻嘧啶片(0.3g)

❖ **本药用于治疗哪些疾病?**

用于治疗蛔虫病、蛲虫病。

❖ **本药如何服用,何时服用最合适?**

口服。具体剂量请遵医嘱,勿自行增减药量或任意停药。如无其他特殊说明,可于餐后服用药物,以减轻胃肠道反应。

❖ **使用本药期间需要注意什么?**

1. 如果您有营养不良或贫血,请提前告知医师。

2. 服药时无需空腹,也不需导泻。

❖ **本药如何居家保存?**

遮光、密封保存。请将药品置于儿童触及不到的地方。

❖ **妊娠期妇女与哺乳期妇女用药注意事项：**

妊娠期妇女禁用该药品。哺乳期妇女应在专科医师或药师的监督指导下使用本药。若用药期间怀孕，请立即告知医师。

❖ **用药过量怎么办？**

如患者服用过量药物，或出现严重身体不适（如消化系统或神经系统等严重不适的症状时），请立即联系医师进行咨询，或尽快就医。

❖ **与其他药物合用需注意什么？**

服用此药期间如需服用其他药品，请主动告知医师或药师，由医师进行剂量上的调整，或由药师依据另外服用的具体药物进行服药方式上的建议。

伊维菌素片（6mg）

❖ **本药用于治疗哪些疾病？**

用于治疗盘尾丝虫病和类圆线虫病及钩虫、蛔虫、鞭虫、蛲虫感染。

❖ **本药如何服用，何时服用最合适？**

口服。具体剂量请遵医嘱，勿自行增减药量或任意停药。可于空腹服用。

❖ **使用本药期间需要注意什么？**

本药偶见不良反应，主要表现为头痛、头晕、腹痛、腹泻、恶心、呕吐、皮疹。如果症状持续不能缓解或加重，请及时停药并就医。

❖ **本药如何居家保存？**

密封保存。请将药品置于儿童触及不到的地方。

❖ **妊娠期妇女与哺乳期妇女用药注意事项：**

妊娠期与哺乳期妇女应在专科医师或药师的监督指导下使用本药。若用药期间怀孕，请立即告知医师。

❖ **用药过量怎么办？**

本药应按规定剂量使用，如发生药物过量，请立即就医，并尽快催吐及洗胃，如需要可再给导泻药并进行其他常规抗毒治疗。

❖ **与其他药物合用需注意什么？**

服用此药期间如需服用其他药品，请主动告知医师或药师，由医师进行剂量上的调整，或由药师依据另外服用的具体药物进行服药方式上的建议。

氯硝柳胺片（0.5g）

❖ **本药用于治疗哪些疾病？**

治疗牛带绦虫、猪带绦虫、短小膜壳绦虫、阔节裂头绦虫等。

❖ **本药如何服用，何时服用最合适？**

口服。具体剂量请遵医嘱，勿自行增减药量或任意停药。如无其他特殊说明，可于餐后服用药物，以减轻胃肠道反应。

❖ **使用本药期间需要注意什么？**

1.服药时，应将药片充分嚼碎后吞下，并应尽量少喝水。

2.服药前晚宜进软食。有慢性便秘者应先使用泻药，排空后于早餐前空腹服药。

3.儿童使用本药可研碎用少量开水送下。

❖ **本药如何居家保存？**

请将本药放置于室温干燥处，遮光，密封保存。

请将药品置于儿童触及不到的地方。

❖ **妊娠期妇女与哺乳期妇女用药注意事项：**

妊娠期与哺乳期妇女应在专科医师或药师的监督指导下使用本药；若用药期间怀孕，请立即告知医师。

枸橼酸乙胺嗪片（50mg，100mg）

❖ **本药用于治疗哪些疾病？**

用于治疗班氏丝虫、马来丝虫和罗阿丝虫感染，也用于盘尾丝虫病，但不能根治，亦可用于热带嗜酸粒细胞增多症患者，对蛔虫感染也有效。

❖ **本药如何服用，何时服用最合适？**

口服。具体剂量请遵医嘱，勿自行增减药量或任意停药。如无其他特殊说明，请于餐后服用药物，以减轻胃肠道反应。

❖ **使用本药期间需要注意什么？**

1. 少数患者服用乙胺嗪后可出现发热、心动过速、低血压、淋巴结炎和眼部炎症等反应，如果发生请及时就医。

2. 如果您有活动性肺结核、严重心脏病、肝脏病、肾脏病或急性传染病，请提前告知医师。

❖ **本药如何居家保存？**

请将本药放置于干燥处，密封保存。请将药品置于儿童触及不到的地方。

❖ **妊娠期妇女与哺乳期妇女用药注意事项：**

妊娠期与哺乳期妇女应在专科医师或药师的监督指导下使用本药。若用药期间怀孕，请立即告知医师。

❖ **与其他药物合用需注意什么？**

服用此药期间如需服用其他药品，请主动告知医师或药师，由医师进行剂量上的调整，或由药师依据另外服用的具体药物进行服药方式上的建议。

吡喹酮片（0.2g，0.6g）

❖ **本药用于治疗哪些疾病？**

本药适用于各种血吸虫病、华支睾吸虫病、肺吸虫病、姜片虫病以及绦虫病和囊虫病。

❖ **本药如何服用，何时服用最合适？**

口服。具体剂量请遵医嘱，勿自行增减药量或任意停药。如无其他特殊说明，可于餐后服用药物，以减轻胃肠道反应。

❖ **使用本药期间需要注意什么？**

1. 服药期间可能出现明显头昏、嗜睡等神经系统反应，请勿在治疗期间与停药后24小时内进行驾驶、机械操作等工作。

2. 常见的副作用有头昏、头痛、恶心、腹痛、腹泻、乏力、四肢酸痛等，一般程度较轻，持续时间较短，不影响治疗，无需处理。如果症状持续不能缓解或加重，请及时停药并就医。

❖ **本药如何居家保存？**

请将本药放置于室温、干燥处，遮光，密封保存。请将药品置于儿童触及不到的地方。

❖ **妊娠期妇女与哺乳期妇女用药注意事项：**

妊娠期妇女应在专科医师或药师的监督指导下使用本药。若服用吡喹酮期间怀孕，请立即告知医师。哺乳期妇女于服药期间，直至停药后 72 小时内不宜喂乳。

硫氯酚（片：0.25g；胶囊：0.5g）

❖ **本药用于治疗哪些疾病？**

肺吸虫病，还用于治疗牛带绦虫病、猪带绦虫病、微小膜壳绦虫病，亦可治疗姜片虫病，对华支睾吸虫病也有一定疗效。

❖ **本药如何服用，何时服用最合适？**

口服。具体剂量请遵医嘱，勿自行增减药量或任意停药。如无其他特殊说明，请于餐后服用药物，以减轻胃肠道反应。

❖ **使用本药期间需要注意什么？**

治疗过程中嗜酸粒细胞可能有明显增高，不需处理，经较长时间后可自行恢复正常。

服用本药后可能会有轻度头晕，服药期间与停药后 24 小时内勿进行驾驶、机械操作等工作。

❖ **本药如何居家保存？**

阴凉干燥处，密封保存，请将药品置于儿童触及不到的地方。

❖ **妊娠期妇女与哺乳期妇女用药注意事项：**

妊娠期妇女禁用本药。哺乳期妇女应在专科医师或药师的监督指导下使用本药；若用药期间怀孕，请立即告知医师。

第十一节　抗肿瘤用药

替莫唑胺胶囊（20mg，100mg）

❖ **本药用于治疗哪些疾病？**

抗恶性神经胶质肿瘤。

❖ **本药如何服用，何时服用最合适？**

1. 剂量及用法因人及病情不同而异，谨遵医嘱服用，请勿自行停药或增减药量。

2. 口服，一天 1 次，空腹（进餐前至少一小时）服用本药。本药常引起恶心、呕吐等不良反应，服用本药前后可使用止吐药。如果服药后出现呕吐，当天不能服用第 2 剂。

3. 不能打开或咀嚼本药，应用一杯水整粒吞服。如果胶囊有破损，应避免皮肤或黏膜与胶囊内粉状内容物接触，若不小心皮肤接触到药粉，请立即用肥皂水清洗。

❖ **使用本药期间需要注意什么？**

1. 本药可能会造成白细胞和血小板的降低，增加感染和出血的风险，所以患者应注意个人卫生（尤其是口腔、牙齿、皮肤、头发、手），避免刀伤（例如刮胡子、剪指甲）、意外碰撞造成淤血或受伤。当患者有任何感染的症状（发烧、发冷、咳嗽、声音嘶哑、下背部或侧背部疼痛、排尿疼痛或障碍）出现，请立即告知医师。

2. 本药具有遗传毒性，接受本药治疗的男性患者，在治疗过程及结束后 6 个月之内应避孕。因本药有导致不可逆不育的可能，接受本药治疗并具有生育意愿的男性患者在接受治疗之前应冰冻保存精子。

3. 本药可导致疲劳和嗜睡，应避免驾驶车辆和操作机械。

4. 如果患者对本药或达卡巴嗪过敏，请告知医师。

5. 若患者有肝、肾等其他疾病，请告知医师。

6. 应定期复诊，及时检查、检验，以确定疗效、追踪病情。

❖ **本药可能引起的副作用有哪些？如果发生该怎么办？**

1. 本药常见不良反应包括：便秘、头痛、恶心、呕吐、异常疲惫、嗜睡、腹痛、腹泻、纳差等，以上不良反应可能在治疗期间逐渐消失，若症状持续不能耐受请告知医师。

2. 如有以下症状请立即就医：发烧、发冷、咳嗽、声音嘶哑、下背部或侧背部疼痛、排尿疼痛或障碍、异常出血或瘀斑、血尿、血便、口腔溃疡、健忘、下肢或足部肿胀、肌肉无力或麻痹、癫痫等。

❖ **本药如何居家保存？**

2~25℃保存，并置于儿童接触不到的场所。

❖ **妊娠期妇女与哺乳期妇女用药注意事项：**

1. 妊娠期妇女禁用。服用本药期间需要避孕，若怀疑受孕应立即告知医师；若计划怀孕，必须在停药后 6 个月之后受孕。

2. 哺乳期妇女服用本药期间应停止哺乳。

❖ **忘记用药时怎么办？**

若是规律性服用此药，则于发现忘记服药时立即服药。但若发现忘记服药时已接近下次服药时间，请按原计划服用下次剂量即可，切勿一次或短时间内服用两次剂量。

❖ **用药过量怎么办？**

服药过量应立即就医，医师会进行血液学评价，必要时应采取支持性措施。

❖ **与其他药物合用需注意什么？**

1. 本药与其他可导致骨髓抑制的药物联合应用时，骨髓抑制可能加重。

2. 请事先告知医师您目前所使用的所有药品（包括西药、中药、中成药、保健品、维生素等）。

白消安（2mg）

❖ **本药用于治疗哪些疾病？**

1. 慢性粒细胞白血病的慢性期。

2. 原发性血小板增多症、真性红细胞增多症等慢性骨髓增殖性疾病。

❖ **本药如何服用，何时服用最合适？**

成人常用量：慢性粒细胞白血病，每日 1 次，剂量及用法因人及疾病不同而异。遵医嘱按时服药，勿自行增减药量或任意停药。

❖ **使用本药期间需要注意什么？**

1. 慢性粒细胞白血病患者治疗时有大量细胞被破坏，尿酸水平可明显升高，严重时可产生尿酸肾病，应定期回访，接受评估。

2. 有骨髓抑制、感染、细胞毒药物用药史或放疗史的患者应提前告知医师。

3. 治疗前及治疗中应严密观察血象及肝肾功的变化，定期复诊，及时检查、检验，以确定疗效、追踪病情，及时调整剂量。

4. 可通过多摄入液体、碱化尿液或服用降尿酸的药物防止高尿酸血症及尿酸性肾病的产生。

❖ **本药可能引起的副作用有哪些？如果发生该怎么办？**

1. 本药可能发生以下不良反应：骨髓抑制、粒细胞减少、血小板减少等，长期服用或用药过大可致肺纤维化，故建议患者定期复查，由医师评估并及时调整用药方案。

2. 如发生以下症状请及时告知医师：白内障、多形性红斑皮疹、皮肤色素沉着、高尿酸血症、性功能减退、男性乳房女性化、睾丸萎缩、女性月经不调等。

❖ **本药如何居家保存？**

密封，在干燥处保存。请置于儿童接触不到的场所。

❖ **妊娠期妇女与哺乳期妇女用药注意事项：**

妊娠期妇女、哺乳期妇女不宜服用。服用本药期间需要避孕，若怀疑受孕应立即告知医师；若计划怀孕，必须在停药后 6 个月之后受孕。

❖ **忘记用药时怎么办？**

若是规律性服用此药，则于发现忘记服药时立即服药。但若发现忘记服药时已接近下次服药时间，请按原计划服用下次剂量即可，切勿一次或短时间内服用两次剂量。

❖ **用药过量怎么办？**

服药过量请立即就医。

❖ **与其他药物合用需注意什么？**

1. 服用本药可增加血及尿中尿酸水平，故有痛风病史或服用本药后尿酸增高的患者需遵医嘱服用抗痛风药物。

2. 用药期间不可接种活疫苗。化疗停止至少三个月才能接种活疫苗。

苯丁酸氮芥（2mg）

❖ **本药用于治疗哪些疾病？**

霍奇金、非霍奇金淋巴瘤，慢性淋巴细胞性白血病，卵巢腺癌晚期，乳腺癌晚期等。

❖ **本药如何服用，何时服用最合适？**

剂量因人及疾病不同而异。遵医嘱按时服药，勿自行增减药量或任意停药。

❖ **使用本药期间需要注意什么？**

本药仅限于在有经验的医师指导下使用。请密切监测血象变化，并注意毒性的蓄积。

❖ **本药可能引起的副作用有哪些？如果发生该怎么办？**

1. 本药常见不良反应包括：骨髓抑制、食欲减退、恶心、呕吐、皮疹、脱发、肝损害及发热等，若有以上情况出现请立即告知医师。

2. 长期应用可致精子缺乏或持久不育，月经紊乱或停经，长期或高剂量应用可导致间质性肺炎，请定期复诊，及时检查、检验，以确定疗效、追踪病情。

❖ **本药如何居家保存？**

遮光，密闭，在冷处（2~8℃）保存，请勿冷冻，并置于儿童接触不到的场所。

❖ **妊娠期妇女与哺乳期妇女用药注意事项：**

本药可导致自发性早产、流产和出生缺陷，所以在妊娠时，尤其在最初三个月内，应尽量避免使用。使用本药期间不应哺乳。

❖ **儿童用药：**

患霍奇金病和非霍奇金淋巴瘤的儿童也可考虑应用本药治疗，其剂量方案与成人相近。

❖ **忘记用药时怎么办？**

若是规律性服用此药，则于发现忘记服药时立即服药。但若发现忘记服药时已接近下次服药时间，请按原计划服用下次剂量即可，切勿一次或短时间内服用两次剂量。

❖ **用药过量怎么办？**

药物过量会出现激越行为、共济失调以及反复癫痫大发作等现象，应立即就医。

❖ **与其他药物合用需注意什么？**

若在服用苯丁唑酮，需减少苯丁酸氮芥的用量，具体请咨询医师。

卡培他滨（0.5g）

❖ **本药用于治疗哪些疾病？**

乳腺癌、胃癌、结直肠癌晚期辅助化疗。

❖ **本药如何服用，何时服用最合适？**

1.口服，每日2次，剂量因人及疾病不同而异，遵医嘱按时服药，治疗2周后停药1周，3周为一个疗程。

2.应在餐后30分钟内用水整片吞服。不得压碎或切割。

3.如无法整片吞服而必须压碎或切割，请告知医师或药师，请专业人员操作。

❖ **使用本药期间需要注意什么？**

1.可能出现严重腹泻，若开始出现脱水症状，请立即就医。

2.本药对驾驶和操作机械能力有影响，可能会出现疲乏或恶心，请谨慎对待。

3.接受本药治疗的女性患者，治疗过程中及结束后6个月内应避孕；男性患者，治疗中及治疗后3个月内应避孕。

❖ **本药可能引起的副作用有哪些？如果发生该怎么办？**

本药常见不良反应包括：腹痛、便秘、食欲不振、恶心、呕吐、口腔炎、手足综合征、皮炎；白细胞、血小板、淋巴细胞以及中性粒细胞减少，贫血；高胆红素血症神经；感觉异常、疲劳、发热，以上不良反应可能在治疗期间逐渐消失，若症状持续不能耐受请告知医师。

❖ **本药如何居家保存？**

放置于25℃密闭保存，并置于儿童接触不到的场所。

❖ **妊娠期妇女与哺乳期妇女用药注意事项：**

妊娠期禁止使用；若在哺乳期，治疗期间以及结束后2周内应停止哺乳。

❖ **忘记用药时怎么办？**

若是规律性服用此药，则于发现忘记服药时立即服药。但若发现忘记服药时已接近

下次服药时间，请按原计划服用下次剂量即可，切勿一次或短时间内服用两次剂量。

❖ **用药过量怎么办？**

急性药物过量可能出现恶心、呕吐、腹泻、黏膜炎、胃肠道刺激和出血以及骨髓抑制，应立即就医，医师会进行常规治疗、支持治疗或预防药物过量并发症的医疗处理。

❖ **与其他药物合用需注意什么？**

1. 维生素 C 与本药合用，有利于吸收。

2. 不建议本药与磷酸盐类、四环素类及鞣酸等同服，会妨碍铁的吸收。

3. 同服甲酰四氢叶酸可能增加卡培他滨的毒性。

4. 不应与索立夫定及其类似物（如溴夫定）同时服用。

5. 本药治疗期间，不能同时使用腮腺炎灭活疫苗、两性霉素。

替吉奥胶囊（20mg，25mg）

❖ **本药用于治疗哪些疾病？**

不能切除的局部晚期或转移性胃癌。

❖ **本药如何服用，何时服用最合适？**

1. 本药剂量因人及疾病不同而异，遵医嘱服用，请勿自行停药或增减药量，每日 2 次，早晚餐后分别口服 1 次。

2. 不能打开或咀嚼本药，应用一杯水整粒吞服。

3. 如果胶囊有破损，应避免皮肤或黏膜与胶囊内粉状内容物接触，若不小心皮肤接触到药粉，请立即用肥皂和水清洗。

❖ **使用本药期间需要注意什么？**

1. 若有骨髓抑制、肾功能异常、肝功能异常、感染性疾病、糖耐量异常、间质性肺炎或间质性肺炎病史、心脏病或心脏病病史、消化道溃疡或出血，请告知医师。

2. 替吉奥胶囊停药后，如需要服用其他的氟尿嘧啶类抗肿瘤药或氟胞嘧啶抗真菌药，请告知医师进行洗脱。

3. 请定期复诊，及时检查、检验，以确定疗效、追踪病情。

❖ **本药可能引起的副作用有哪些？如果发生该怎么办？**

1. 本药常见不良反应包括：白细胞减少、血小板减少、嗜中性粒细胞减少、血红蛋白降低、食欲减退、恶心、口腔炎、腹泻、乏力、色素沉积、皮疹、重度骨髓抑制、重度肠炎、弥散性血管内凝血、心肌梗死、心绞痛、心律失常及心力衰竭，请定期回访、接受评估，若以上症状持续不能耐受请告知医师。若发生严重腹泻导致脱水，请立即就医。

2. 如发现重度口腔炎、消化道溃疡、消化道出血、急性肾功能衰竭、急性胰腺炎、嗅觉丧失、横纹肌溶解症、严重皮肤不良反应、意识障碍、定向力障碍、嗜睡、记忆减退、锥体外系症状、语言障碍、四肢瘫痪、步态障碍、尿失禁或感觉障碍，请及时告知医师，由医师评估并及时调整用药方案。

❖ **本药如何居家保存？**

室温，密封保存。请置于儿童接触不到的场所。

❖ **妊娠期妇女与哺乳期妇女用药注意事项：**

妊娠期妇女不宜服用，哺乳期妇女服用时应停止哺乳。

❖ **忘记用药时怎么办？**

若是规律性服用此药，则于发现忘记服药时立即服药。但若发现忘记服药时已接近下次服药时间，请按原计划服用下次剂量即可，切勿一次或短时间内服用两次剂量。

❖ **用药过量怎么办？**

若服药过量出现严重不良反应请立即就医。

❖ **与其他药物合用需注意什么？**

1. 服用本药时，如同时服用抗癫痫药物（苯巴比妥、苯妥英钠和扑米酮）时，请告知医师。

2. 本药不得与下列药物合用：氟尿嘧啶类抗肿瘤药、氟尿嘧啶类抗真菌药。

3. 服用溴夫定、苯妥英类、华法林等药物请告知医师。

羟基脲（0.25g，0.5g）

❖ **本药用于治疗哪些疾病？**

慢性粒细胞白血病、黑色素瘤、肾癌、头颈部癌。

❖ **本药如何服用，何时服用最合适？**

餐后口服，每日剂量因人而异，遵医嘱按时服用，每周 2 次，6 周为一疗程。

❖ **使用本药期间需要注意什么？**

1. 若有骨髓抑制、严重贫血、肾功能不全、痛风、尿酸盐结石史，请告知医师。

2. 避免接种疫苗。

3. 治疗前及治疗中应严密观察血象及肝肾功的变化，定期复诊，及时检查、检验，以确定疗效、追踪病情，及时调整剂量。

❖ **本药可能引起的副作用有哪些？如果发生该怎么办？**

常见的不良反应包括：白细胞减少、血小板减少、贫血或红细胞形态异常，恶心、呕吐，口腔黏膜炎、口腔溃烂、腹泻，皮疹、红斑、瘙痒，可偶然发生血尿酸增高或尿酸性肾病，偶见头痛、嗜睡、头晕、幻觉、惊厥等表现及发热，以上不良反应可能在治疗期间逐渐消失，若症状持续不能耐受请告知医师。

❖ **本药如何居家保存？**

遮光，密封保存，并置于儿童接触不到的场所。

❖ **妊娠期妇女与哺乳期妇女用药注意事项：**

妊娠期妇女及哺乳期妇女不宜使用，需咨询医师后服用。

❖ **儿童用药：**

遵医嘱服用，请勿自行停药或增减药量。

❖ **忘记用药时怎么办？**

若是规律性服用此药，则于发现忘记服药时立即服药。但若发现忘记服药时已接近下次服药时间，请按原计划服用下次剂量即可，切勿一次或短时间内服用两次剂量。

❖ **用药过量怎么办？**

服药过量应立即就医。

❖ **与其他药物合用需注意什么？**

若在服用别嘌呤醇、秋水仙碱、丙磺舒等治疗痛风，或服用戊巴比妥、甲喹酮、硝西泮、麻醉药、酚噻嗪类、三环类抗忧郁药等，请告知医师。

枸橼酸托瑞米芬片（40mg，60mg）

❖ **本药用于治疗哪些疾病？**

转移性乳腺癌。

❖ **本药如何服用，何时服用最合适？**

餐后口服，通常一次 60mg，每日 1 次。

❖ **使用本药期间需要注意什么？**

1. 在治疗开始时可能出现高钙血症，请定期监测。

2. 若有严重的血栓栓塞史、非代偿性心功能不全或严重心绞痛，请告知医师。

3. 治疗前应严格检查是否已预先患有子宫内膜异常。之后至少每年进行一次妇科检查。

4. 请定期复诊，及时检查、检验，以确定疗效、追踪病情。

❖ **本药可能引起的副作用有哪些？如果发生该怎么办？**

本药常见的不良反应包括：潮热、多汗、子宫出血、白带、疲劳、恶心、皮疹、瘙痒、头晕及抑郁。这些不良反应一般都较轻微，可能在治疗期间逐渐消失，若症状持续不能耐受请告知医师。如果出现心律失常请立即就医。

❖ **本药如何居家保存？**

密封保存，并置于儿童接触不到的场所。

❖ **妊娠期妇女与哺乳期妇女用药注意事项：**

妊娠期妇女及哺乳期妇女不宜使用，需咨询医师后服用。

❖ **儿童用药：**

不宜使用。

❖ **忘记用药时怎么办？**

若是规律性服用此药，则于发现忘记服药时立即服药。但若发现忘记服药时已接近下次服药时间，请按原计划服用下次剂量即可，切勿一次或短时间内服用两次剂量。

❖ **用药过量怎么办？**

服药过量时会出现眩晕、头痛和头晕，请立即就医。

❖ **与其他药物合用需注意什么？**

服用本药应避免同时服用噻嗪类、苯巴比妥、苯妥英钠和卡马西平、华法林类抗凝药、酮康唑及类似的抗真菌药、红霉素及三乙酰夹竹桃霉素。

来曲唑片（2.5mg）

❖ **本药用于治疗哪些疾病？**

晚期乳腺癌，绝经后早期乳腺癌，已接受他莫昔芬治疗 5 年的绝经后早期乳腺癌。

❖ **本药如何服用，何时服用最合适？**

一次 1 片，每日 1 次。服用时可不考虑进食时间。

❖ **使用本药期间需要注意什么？**

1. 运动员不宜使用。

2. 只有确认绝经后内分泌状态的女性才能接受本药治疗。

3. 使用本药时，可能会造成骨质疏松症和（或）骨折。

4.若有肝、肾等其他疾病，请告知医师。

5.在应用本药过程中可能出现疲乏、头晕、嗜睡，故不宜驾驶车辆或操作机器。

❖ **本药可能引起的副作用有哪些？如果发生该怎么办？**

本药最常见的不良反应为潮热、骨关节痛、恶心和疲劳。以上不良反应可能在治疗期间逐渐消失，若症状持续不能耐受请告知医师。

❖ **本药如何居家保存？**

30℃以下贮藏，请将药品置于儿童触及不到的地方。

❖ **妊娠期妇女与哺乳期妇女用药注意事项：**

妊娠期妇女和哺乳期妇女禁用。

❖ **儿童用药：**

儿童不宜服用。

❖ **忘记用药时怎么办？**

若是规律性服用此药，则于发现忘记服药时立即服药。但若发现忘记服药时已接近下次服药时间，请按原计划服用下次剂量即可，切勿一次或短时间内服用两次剂量。

❖ **用药过量怎么办？**

服药过量请立即就医。

❖ **与其他药物合用需注意什么？**

请事先告知医师目前所使用的所有药品（包括西药、中药、中成药、保健品、维生素等）。

阿那曲唑片（1mg）

❖ **本药用于治疗哪些疾病？**

绝经后晚期乳腺癌，绝经后早期乳腺癌的辅助治疗，曾接受 2~3 年他莫昔芬治疗的绝经后早期乳腺癌。

❖ **本药如何服用，何时服用最合适？**

每日 1 次，一次 1 片。

❖ **使用本药期间需要注意什么？**

1.若有罕见的半乳糖不耐受症、原发性肠乳糖酶缺乏或葡萄糖 – 半乳糖吸收不良遗传疾病，请告知医师，不宜使用。

2.若有骨质疏松症或具有潜在的骨质疏松风险，请告知医师。

3.运动员不宜使用。

4.在应用本药过程中可能出现疲乏、头晕、嗜睡，故不宜驾驶车辆或操作机器。

❖ **本药可能引起的副作用有哪些？如果发生该怎么办？**

本药常见的不良反应包括：潮热、衰弱、关节疼痛/僵直、阴道干燥、毛发稀疏、皮疹、恶心、腹泻、头痛，通常为轻到中度。以上不良反应可能在治疗期间逐渐消失，若症状持续不能耐受请告知医师。

❖ **本药如何居家保存？**

不超过 30℃保存，并置于儿童接触不到的场所。

❖ **妊娠期妇女与哺乳期妇女用药注意事项：**

妊娠期妇女与哺乳期妇女禁用。

❖ **忘记用药时怎么办？**

若是规律性服用此药，则于发现忘记服药时立即服药。但若发现忘记服药时已接近下次服药时间，请按原计划服用下次剂量即可，切勿一次或短时间内服用两次剂量。

❖ **用药过量怎么办？**

服药过量应立即就医。

❖ **与其他药物合用需注意什么？**

本药不应与他莫昔芬合用。

依西美坦片（25mg）

❖ **本药用于治疗哪些疾病？**

绝经后晚期乳腺癌，他莫昔芬治疗 2~3 年后，绝经后早期浸润性乳腺癌。

❖ **本药如何服用，何时服用最合适？**

饭后口服，一次 1 片，每日 1 次。

❖ **使用本药期间需要注意什么？**

1. 若有肝、肾等疾病，请告知医师。

2. 运动员不宜使用。

3. 若有葡萄糖 – 半乳糖吸收障碍或蔗糖酶 – 异麦芽糖酶不足的遗传性疾病不应使用。

4. 可引起过敏反应。若有骨质疏松症或有骨质疏松风险应告知医师。若缺乏维生素D 请使用维生素 D 补充剂。

5. 一般不用于绝经前的女性患者。

❖ **本药可能引起的副作用有哪些？如果发生该怎么办？**

最常见的不良反应为轻度至中度潮热、关节痛、疲劳、头痛、失眠和出汗增多，以上不良反应可能在治疗期间逐渐消失，若症状持续不能耐受，请勿自行停药，请告知医师，由医师评估后再作调整。

❖ **本药如何居家保存？**

遮光，密闭保存，并置于儿童接触不到的场所。

❖ **妊娠期妇女与哺乳期妇女用药注意事项：**

妊娠期妇女与哺乳期妇女禁用。

❖ **用药过量怎么办？**

服药过量应立即就医。

❖ **忘记用药时怎么办？**

若是规律性服用此药，则于发现忘记服药时立即服药。但若发现忘记服药时已接近下次服药时间，请按原计划服用下次剂量即可，切勿一次或短时间内服用两次剂量。

❖ **与其他药物合用需注意什么？**

不宜与利福平、抗惊厥药（苯妥英、卡马西平、苯巴比妥等）、其他含雌激素的药物及某些含有贯叶连翘提取物的中草药制剂联合使用。

吉非替尼片（250mg）

❖ **本药用于治疗哪些疾病？**

转移性非小细胞肺癌，EGFR 敏感突变的局部晚期非小细胞肺癌（NSCLC）。

❖ **本药如何服用，何时服用最合适？**

口服，空腹或与食物同服，推荐剂量为一次 1 片，每日 1 次。当不能整个片剂给药时，可将片剂分散于水中，无需压碎，搅拌至完全分散即可。

❖ **使用本药期间需要注意什么？**

1. 若有肝、肾、心脏等疾病，请告知医师。

2. 治疗期间，可能出现虚弱的症状，出现这种症状时不宜驾驶或操纵机器。

3. 服药后如果产生呼吸困难、咳嗽、发烧等呼吸道症状，应立即就医。

4. 服药后出现任何眼部症状或持续的腹泻、恶心、呕吐或畏食，请立即就医。

5. 服药期间请采取适当防晒措施。

❖ **本药可能引起的副作用有哪些？ 如果发生该怎么办？**

本药可出现腹泻和消化不良，建议定期复查，由医师评估并及时调整用药方案。如出现严重咳嗽、呼吸困难、胸闷、发烧、严重皮疹，请立即就医。

❖ **本药如何居家保存？**

密封，30℃以下保存，并置于儿童接触不到的场所。

❖ **妊娠期妇女与哺乳期妇女用药注意事项：**

妊娠期妇女不宜服用。哺乳期妇女在接受本药治疗期间，建议停止母乳喂养。

❖ **用药过量怎么办？**

服药过量应立即就医。

❖ **忘记用药时怎么办？**

若是规律性服用此药，则于发现忘记服药时立即服药。但若发现忘记服药时已接近下次服药时间，请按原计划服用下次剂量即可，切勿一次或短时间内服用两次剂量。

❖ **与其他药物合用需注意什么？**

1. 服用本药时，不建议与利福平或雷尼替丁同时使用。

2. 与华法林合用应定期做凝血功能监测。

盐酸埃克替尼（125mg）

❖ **本药用于治疗哪些疾病？**

转移性非小细胞肺癌，EGFR 敏感突变的局部晚期非小细胞肺癌（NSCLC）。

❖ **本药如何服用，何时服用最合适？**

推荐剂量为一次 1 片，每日 3 次。口服，空腹或与食物同服，高热量食物可明显增加药物的吸收。

❖ **使用本药期间需要注意什么？**

1. 建议定期检查肝功能，特别是在用药的前一个月内。

2. 如以下情况加重，应立即就医：新的急性发作或进行性加重的呼吸困难、咳嗽；严重或持续的腹泻、恶心、呕吐或厌食。

3. 治疗期间，可能出现乏力的症状，故不宜驾驶或操纵机器。

❖ **本药可能引起的副作用有哪些？ 如果发生该怎么办？**

最常见不良反应包括皮疹、腹泻和氨基转移酶升高。以上不良反应可能在治疗期间逐渐消失，若症状持续不能耐受请告知医师。

❖ **本药如何居家保存?**

遮光、密封保存,并置于儿童接触不到的场所。

❖ **妊娠期妇女与哺乳期妇女用药注意事项:**

建议育龄女性在接受本药治疗期间避免妊娠。建议哺乳期妇女在接受本药治疗期间停止母乳喂养。

❖ **儿童用药:**

不推荐使用。

❖ **用药过量怎么办?**

服药过量应立即就医。

❖ **忘记用药时怎么办?**

若是规律性服用此药,则于发现忘记服药时立即服药。但若发现忘记服药时已接近下次服药时间,请按原计划服用下次剂量即可,切勿一次或短时间内服用两次剂量。

❖ **与其他药物合用需注意什么?**

请事先告知医师目前所使用的所有药品(包括西药、中药、中成药、保健品、维生素等)。

奥希替尼(40mg,80mg)

❖ **本药用于治疗哪些疾病?**

EGFR T790M 突变阳性的局部晚期或转移性 NSCLC。

❖ **本药如何服用,何时服用最合适?**

推荐剂量为每日 80mg。本药应在每日相同的时间服用,进餐或空腹时服用均可。

❖ **使用本药期间需要注意什么?**

在治疗期间若出现心脏不适、发热、咳嗽和呼吸困难、心律失常、疑似重症多形红斑、皮肤血管炎,请立即就医。请定期复诊,及时检查、检验,以确定疗效、追踪病情。

❖ **本药可能引起的副作用有哪些? 如果发生该怎么办?**

常见不良反应包括:腹泻、恶心、食欲差、便秘、口腔炎;皮疹、皮肤干燥、指(趾)甲毒性、瘙痒,以上不良反应可能在治疗期间逐渐消失,若症状持续不能耐受请告知医师。如出现眼病、咳嗽、疲劳、背痛、头痛、感染性肺炎、静脉血栓栓塞等症状请立即就医。

❖ **本药如何居家保存?**

遮光,密封保存,并置于儿童接触不到的场所。

❖ **妊娠期妇女与哺乳期妇女用药注意事项:**

育龄期女性服用本药期间应避免妊娠。妊娠期间不应使用本药。治疗期间应停止哺乳。

❖ **忘记用药时怎么办?**

若漏服本品 1 次,则应补服本品,除非下次服药时间在 12 小时以内。

❖ **用药过量怎么办?**

若怀疑服药过量,应立即停药并就医。

❖ **与其他药物合用需注意什么?**

不能与圣约翰草合并使用。避免与利福平、苯妥英、卡马西平等药物合用。

索拉非尼片（200mg）

❖ **本药用于治疗哪些疾病？**

肾细胞癌晚期，无法手术或远处转移的肝细胞癌。

❖ **本药如何服用，何时服用最合适？**

口服，以一杯温开水吞服，一次2片，每日2次，空腹或伴低脂、中脂饮食服用。

❖ **使用本药期间需要注意什么？**

1. 本药必须在有使用经验的医师指导下服用。

2. 治疗期间会造成皮肤毒性、高血压、出血、心肌缺血和（或）心肌梗死。若发生上述现象请立即告知医师，由医师评估并及时调整用药方案。

3. 若需要做大手术或胃肠道穿孔，请告知医师。

4. 若肝功能严重受损，请告知医师。

❖ **本药可能引起的副作用有哪些？如果发生该怎么办？**

最常见的不良反应为腹泻、皮疹、脱发和手足皮肤反应。以上不良反应可能在治疗期间逐渐消失，若症状持续不能耐受请告知医师。如出现过敏反应（皮肤疹或荨麻疹、呼吸困难、脸或手肿胀）、视物模糊、黑便、咳嗽、喉痛、心跳不规则、常感到疲倦，请立即就医。

❖ **本药如何居家保存？**

低于25℃密封保存，并置于儿童接触不到的场所。

❖ **妊娠期妇女与哺乳期妇女用药注意事项：**

妊娠期妇女避免应用本药，育龄妇女在治疗期间应注意避孕。哺乳期妇女在该药治疗期间应停止哺乳。

❖ **用药过量怎么办？**

过量服药请立即告知医师，并到医院就诊。

❖ **忘记用药时怎么办？**

若是规律性服用此药，则于发现忘记服药时立即服药。但若发现忘记服药时已接近下次服药时间，请按原计划服用下次剂量即可，切勿一次或短时间内服用两次剂量。

❖ **与其他药物合用需注意什么？**

不建议与利福平、卡马西平、苯巴比妥、多西他赛、紫杉醇和卡铂、伊立替康、新霉素等药物合用。

安罗替尼（8mg，10mg，12mg）

❖ **本药用于治疗哪些疾病？**

肺癌、软组织肉瘤等恶性肿瘤。

❖ **本药如何服用，何时服用最合适？**

一次12mg，每日1次，早餐前口服。

❖ **使用本药期间需要注意什么？**

1. 本药需要在有抗肿瘤药物使用经验医师的指导下服用。

2. 本药具有出血风险，可能导致血压升高，建议每6周检查尿常规，由医师评估并及时调整用药方案。

3. 若有血栓/脑卒中病史、轻中度肝功能不全，请告知医师。

❖ **本药可能引起的副作用有哪些？如果发生该怎么办？**

常见不良反应为出血、血栓/栓塞事件、间质性肺病、气胸。建议定期复查，由医师评估并及时调整用药方案。

❖ **本药如何居家保存？**

遮光，密封，在25℃以下保存，并置于儿童接触不到的场所。

❖ **妊娠期妇女与哺乳期妇女用药注意事项：**

1. 妊娠期妇女禁用，如在使用过程中发现妊娠，建议停用本药并于妇产科就诊。

2. 育龄妇女在接受本药治疗期间和治疗结束至少6个月内应采取有效的避孕措施。

3. 哺乳期妇女禁用。

❖ **忘记用药时怎么办？**

若是规律性服用此药，则于发现忘记服药时立即服药。但若发现忘记服药时已接近下次服药时间（短于12小时），请按原计划服用下次剂量即可，切勿一次或短时间内服用两次剂量。

❖ **用药过量怎么办？**

服药过量应立即就医。

❖ **与其他药物合用需注意什么？**

与其他药物合用前请咨询医师或者药师，告知医师目前所使用的所有药品（包括西药、中药、中成药、保健品、维生素等）。

瑞戈非尼（40mg）

❖ **本药用于治疗哪些疾病？**

结直肠癌、胃癌、肝细胞癌。

❖ **本药如何服用，何时服用最合适？**

一次4片，每日1次。每日同一时间，在低脂早餐（脂肪含量30%）后随水整片吞服。

❖ **使用本药期间需要注意什么？**

1. 本药必须在有抗肿瘤药物使用经验医师的指导下服用。

2. 本药可能出现感染、出血、皮肤学毒性、高血压、心脏缺血和梗死、可逆性后部脑病综合征、胃肠道穿孔或瘘管、伤口愈合并发症，可致胎儿危害。若发生上述现象请立即告知医师，由医师评估并及时调整用药方案。

3. 同时使用华法林会增加出血的风险，请配合医师定期检查。

4. 服药期间避免食用葡萄柚或饮用葡萄柚汁。

❖ **本药可能引起的副作用有哪些？如果发生该怎么办？**

常见不良反应包括：无力/疲乏、手足皮肤反应、腹泻、食欲下降及进食减少、高血压、发声困难及感染。以上不良反应可能在治疗期间逐渐消失，若症状持续不能耐受请告知医师。如有以下症状请立即就医：严重过敏反应（荨麻疹、眼睛或嘴巴周围肿胀或刺痛、皮肤瘙痒、胸痛、呼吸困难）、重度肝损伤、出血及胃肠道穿孔、血尿、血便、严重腹痛、异常疲倦、眼睛或皮肤变黄。

❖ **本药如何居家保存？**

低于 25℃密封保存，避免受热及潮湿，并置于儿童接触不到的场所。

❖ **妊娠期妇女与哺乳期妇女用药注意事项：**

妊娠期间不得使用，治疗期间必须停止哺乳。

❖ **忘记用药时怎么办？**

若是规律性服用此药，不需要在同一天服用两剂药物以弥补（前一天）漏服的剂量。

❖ **用药过量怎么办？**

服药过量应立即就医。

❖ **与其他药物合用需注意什么？**

1. 与其他药物合用请事先咨询医师或者药师。

2. 请事先告知医师目前所使用的所有药品（包括西药、中药、中成药、保健品、维生素等）。

伊马替尼（片：100mg；胶囊：100mg）

❖ **本药用于治疗哪些疾病？**

白血病。

❖ **本药如何服用，何时服用最合适？**

在进餐时服用，并饮用一大杯水。一次 4 片或 6 片，每日 1 次；或者一次 4 片，每日 2 次（早晨和晚上）。

❖ **使用本药期间需要注意什么？**

1. 不能吞咽药片的患者（包括儿童），可以将药片分散于不含气体的水或苹果汁中。应搅拌混悬液，一旦药片崩解完全应立即服用。

2. 若有心血管疾病或心脏疾病请告知医师。

3. 本药常伴发中性粒细胞减少症或血小板减少症，定期进行全血细胞计数检查，定期监测肝功能（氨基转移酶、胆红素、碱性磷酸酶）。

4. 在治疗期间可能出现头晕或视物模糊的症状，故应避免驾车或操纵机器。

❖ **本药可能引起的副作用有哪些？如果发生该怎么办？**

常见的不良反应包括：中性粒细胞减少、血小板减少、贫血、头痛、消化不良、水肿、体重增加、恶心、呕吐、肌肉痉挛、肌肉骨骼痛、腹泻、皮疹、疲劳和腹痛。若出现不良反应，应由医师评估并及时调整用药方案。

❖ **本药如何居家保存？**

30℃以下保存，请置于儿童接触不到的场所。

❖ **妊娠期妇女与哺乳期妇女用药注意事项：**

除非确有必要，由医师评估后使用，否则妊娠期间不宜应用。在妊娠期间服用甲磺酸伊马替尼，可能对胎儿有危害。育龄妇女建议避孕。哺乳期妇女应停止哺乳。

❖ **儿童用药：**

3 岁以上儿童可使用本药，每日 1 次或分 2 次服用（早晨和晚上）。

❖ **用药过量怎么办？**

若服药过量，请立即告知医师或药师，并到医院就诊。

❖ **忘记用药时怎么办？**

若是规律性服用此药，则于发现忘记服药时立即服药。但若发现忘记服药时已接近下次服药时间，请按原计划服用下次剂量即可，切勿一次或短时间内服用两次剂量。

❖ **与其他药物合用需注意什么？**

1. 避免与伊曲康唑、红霉素、利福平、卡马西平、圣约翰草制剂等药物合用。

2. 与环孢素、匹莫齐特同时服用时应谨慎。

3. 避免与含有对乙酰氨基酚的非处方药和处方药一起服用。

第十二节　维生素、肠内营养剂与水、电解质、酸碱平衡调节药

一、维生素

大部分维生素在人体不能合成，疾病状态下需要补充特殊制剂。此部分涉及的维生素有以下两类：①单剂；②合剂。

（一）单剂

维生素 A（糖丸/软胶囊：5000 单位，2.5 万单位）

❖ **本药用于治疗哪些疾病？**

夜盲症、干眼症、角膜软化症、皮肤粗糙角化等维生素 A 缺乏症。

❖ **本药如何服用，何时服用最合适？**

一次 1 粒，每日 2 次，遵医嘱调整剂量，温开水送服。

❖ **使用本药期间需要注意什么？**

1. 按推荐剂量服用，不得超量服用。

2. 长期大剂量应用可引起齿龈出血、唇干裂。

❖ **本药如何居家保存？**

于遮光、密封、阴凉（不超过20℃）处保存，请将药品置于儿童触及不到的地方。

❖ **妊娠期妇女与哺乳期妇女用药注意事项：**

1. 缺乏维生素 A 的孕妇，请在医师指导下服用，每日的使用量不超过 6000 单位。准备怀孕或怀孕 3 个月以内的妇女，不建议服用。

2. 维生素 A 可经乳汁分泌，哺乳期妇女请与医师协商目前服药剂量是否可以哺乳。

❖ **忘记用药时怎么办？**

若是规律性服用此药，则于发现忘记服药时立即服药。但若发现忘记服药时已接近下次服药时间（少于 6 小时），请按原计划服用下次剂量即可，切勿一次或短时间内服用两次剂量。

❖ **用药过量怎么办？**

一次或短时间内摄入量超过 30 万单位即可在 12~24 小时内出现急性中毒症状，连续服用 6 个月可引起慢性中毒，表现为食欲缺乏、呕吐、腹泻、皮肤发痒、干燥和脱屑、

颅内压增高等。出现症状，应立即停药，症状常在 1~2 周内迅速消失，严重者，立即就医。

❖ **与其他药物合用需注意什么?**

1. 服药期间加用氢氧化铝、硫糖铝等会干扰维生素 A 的吸收。

2. 与维生素 E 合用时，可促进维生素 A 的吸收和利用。

3. 与口服避孕药合用时，会提高维生素 A 的血浆浓度。

倍他胡萝卜素胶囊（6mg）

❖ **本药用于治疗哪些疾病?**

用于倍他胡萝卜素不足、缺乏症或需求增多。

❖ **本药如何服用，何时服用最合适?**

一次 1 粒，每日 1 次，温开水送服。

❖ **使用本药期间需要注意什么?**

1. 按推荐剂量服用，不得超量服用。

2. 服药期间可能会出现皮肤黄染、稀便、关节痛等，停药可自行消失。

❖ **本药如何居家保存?**

于遮光、密封处保存。请将药品置于儿童触及不到的地方。

❖ **妊娠期妇女与哺乳期妇女用药注意事项:**

妊娠期与哺乳期妇女应在医师指导下使用。

❖ **忘记用药时怎么办?**

若是规律性服用此药，则于发现忘记服药时立即服药。但若发现忘记服药时已接近下次服药时间，请按原计划服用下次剂量即可，切勿一次或短时间内服用两次剂量。

❖ **用药过量怎么办?**

大剂量超量服用，会使皮肤色素变深变黄，停药后可自行消失。若症状持续加重，请及时就医。

❖ **与其他药物合用需注意什么?**

本药是维生素 A 的前体，在体内可转化为维生素 A，因此，在服用本药期间不宜与其他维生素 A 制剂同服。

维生素 B_1 片（10mg）

❖ **本药用于治疗哪些疾病?**

用于预防和治疗维生素 B_1 缺乏症，如脚气病、神经炎、消化不良等。

❖ **本药如何服用，何时服用最合适?**

一次 1 粒，每日 3 次，温开水送服。

❖ **使用本药期间需要注意什么?**

1. 出现过敏或严重不良反应，应尽快就医。

2. 按推荐剂量服用，不得超量服用。

❖ **本药如何居家保存?**

于遮光、密封处保存，请将药品置于儿童触及不到的地方。

❖ **妊娠期妇女与哺乳期妇女用药注意事项：**

妊娠期与哺乳期妇女应在医师指导下使用。

❖ **忘记用药时怎么办？**

若忘记服药，则于想起时尽快服用；本药是一种膳食补充剂，如漏服 1~2 次，也无需担心。

❖ **用药过量怎么办？**

服药过量可能出现头痛、疲惫、烦躁、食欲缺乏、腹泻、浮肿等，立即停药即可。若症状持续加重，请及时就医。

❖ **与其他药物合用需注意什么？**

1. 不宜与含鞣酸的中药和食物一起服用，也不可以用茶水送服。

2. 不宜与碱性药物如碳酸氢钠、枸橼酸钠等合用。

维生素 B_2 片（5mg）

❖ **本药用于治疗哪些疾病？**

用于预防和治疗维生素 B_2 缺乏症，如口角炎、唇干裂、舌炎、阴囊炎、结膜炎、脂溢性皮炎等。

❖ **本药如何服用，何时服用最合适？**

一次 1~2 粒，每日 3 次，饭后服用。

❖ **使用本药期间需要注意什么？**

服药期间，尿液会呈现黄色。

❖ **本药如何居家保存？**

于遮光、密封处保存，请将药品置于儿童触及不到的地方。

❖ **妊娠期妇女与哺乳期妇女用药注意事项：**

妊娠期与哺乳期妇女应在医师指导下使用。

❖ **忘记用药时怎么办？**

若忘记服药，则于想起时尽快服用；本药是一种膳食补充剂，如漏服 1~2 次，也无需担心。

❖ **用药过量怎么办？**

用药过量出现不适时，应立即停药。

❖ **与其他药物合用需注意什么？**

1. 乙醇可影响肠道对维生素 B_2 的吸收，故不要饮酒。

2. 与吩噻嗪类药、三环类抗抑郁药、丙磺舒合用时，需增加本药的用量。

3. 不宜与甲氧氯普胺合用。

维生素 B_6 片（10mg）

❖ **本药用于治疗哪些疾病？**

用于预防和治疗维生素 B_6 缺乏症，如脂溢性皮炎、唇干裂等，也可减少妊娠呕吐。

❖ **本药如何服用，何时服用最合适？**

1. 成人：一次 1 粒，每日 1~2 次，温开水送服，最好空腹服药。

2. 儿童：一日 0.5~1 片。

3.其他疾病遵医嘱，可能会较大剂量、短期服用。

❖ **使用本药期间需要注意什么？**

按推荐剂量服用，不可超量服用。用药 3 周后应停药。

❖ **本药如何居家保存？**

于遮光、密封处保存，请将药品置于儿童触及不到的地方。

❖ **妊娠期妇女与哺乳期妇女用药注意事项：**

妊娠期与哺乳期妇女应在医师指导下使用。

❖ **忘记用药时怎么办？**

若忘记服药，则于想起时尽快服用；本药是一种膳食补充剂，如漏服 1~2 次，也无需担心。

❖ **用药过量怎么办？**

长期大剂量使用可引起严重神经感觉异常、步态不稳、手足麻木等，应立即停药，若症状严重，应立即就诊。

❖ **与其他药物合用需注意什么？**

服用雌激素时，应增加本药的服用剂量。

泛酸钙（维生素 B_5）片（5mg）

❖ **本药用于治疗哪些疾病？**

用于预防和治疗泛酸缺乏症或 B 族维生素缺乏时的辅助治疗。

❖ **本药如何服用，何时服用最合适？**

一次 2~4 粒，每日 3 次，温开水送服。

❖ **使用本药期间需要注意什么？**

泛酸可延长出血时间，故血友病患者慎用。

❖ **本药如何居家保存？**

于遮光、密封、干燥处保存。请将药品置于儿童触及不到的地方。

❖ **妊娠期妇女与哺乳期妇女用药注意事项：**

妊娠期与哺乳期妇女应在医师指导下使用。

❖ **忘记用药时怎么办？**

若忘记服药，则于想起时尽快服用；本药是一种膳食补充剂，如漏服 1~2 次，也无需担心。

❖ **用药过量怎么办？**

如服药过量，请立即就医。

❖ **与其他药物合用需注意什么？**

服药期间加用其他药物，需提前告知医师或药师。

叶酸片（5mg，0.4mg）

❖ **本药用于治疗哪些疾病？**

1.用于叶酸缺乏及由叶酸缺乏所致的巨幼细胞贫血。

2.小剂量（0.4mg）用于妊娠期妇女预防胎儿神经管畸形。

3.慢性溶血性贫血所致的叶酸缺乏。

❖ **本药如何服用，何时服用最合适？**

1. 成人：一次 5~10mg（1~2 粒），每日 3 次，直至血常规恢复正常。

2. 儿童：一次 5mg，每日 3 次。

3. 孕妇预防量：一次 0.4mg（1 粒），每日 1 次。

❖ **使用本药期间需要注意什么？**

1. 大量服用时，可使尿液呈黄色。

2. 偶见过敏反应，对叶酸及其代谢物过敏者禁用。

3. 缺乏维生素 B_{12} 引起的巨幼细胞贫血者不能单独使用叶酸治疗。

4. 营养性巨幼细胞贫血常合并缺铁，应同时补充铁、蛋白质及其他 B 族维生素。

5. 服药期间请勿饮酒。

❖ **本药如何居家保存？**

于遮光、密封处保存，请将药品置于儿童触及不到的地方。

❖ **妊娠期妇女与哺乳期妇女用药注意事项：**

1. 孕前（计划怀孕）及妊娠期妇女预防用药应选择小剂量（一日 0.4mg）。

2. 哺乳期妇女可以使用本药。

❖ **忘记用药时怎么办？**

若是规律性服用此药，则于发现忘记服药时立即服药。但若发现忘记服药时已接近下次服药时间，请按原计划服用下次剂量即可，切勿一次或短时间内服用两次剂量。

❖ **用药过量怎么办？**

服药过量可出现畏食、恶心、腹胀等胃肠症状，应立即停药。

❖ **与其他药物合用需注意什么？**

1. 服用大剂量叶酸可影响微量元素锌的吸收。

2. 与苯妥英钠合用，可降低苯妥英钠的抗癫痫作用。

烟酸片（50mg）

❖ **本药用于治疗哪些疾病？**

用于预防和治疗糙皮病等烟酸缺乏症。

❖ **本药如何服用，何时服用最合适？**

1. 成人：一次 1~2 片，每日 5 次，宜与牛奶同服或进食时服用，一般同服维生素 B_1、维生素 B_2、维生素 B_6 各 5mg。

2. 儿童：一次 0.5~1 片，每日 2~3 次。

❖ **使用本药期间需要注意什么？**

1. 逐渐增加剂量可减少血管扩张及胃肠道不适症状。

2. 若出现严重皮肤潮红、瘙痒、胃肠道不适等症状，应降低剂量。

3. 偶尔大剂量使用可引起高血糖、高尿酸、心律失常、肝毒性反应等。

❖ **本药如何居家保存？**

密闭保存，请将药品置于儿童触及不到的地方。

❖ **妊娠期妇女与哺乳期妇女用药注意事项：**

妊娠期与哺乳期妇女应在医师指导下使用。

❖ **忘记用药时怎么办？**

若是规律性服用此药，则于发现忘记服药时立即服药。但若发现忘记服药时已接近下次服药时间，请按原计划服用下次剂量即可，切勿一次或短时间内服用两次剂量。

❖ **用药过量怎么办？**

服药过量时，可能出现皮肤潮红、发热、瘙痒，也可发生心慌、恶心、呕吐等症状，立即停药即可，若严重，立即就医。

❖ **与其他药物合用需注意什么？**

与其他药物合用，特别是与呱乙啶等肾上腺素受体拮抗型抗高血压药、吉非贝齐、他汀类药物等合用时，请提前咨询医师。

烟酰胺片（50mg）

❖ **本药用于治疗哪些疾病？**

用于糙皮病等烟酸缺乏症的防治。

❖ **本药如何服用，何时服用最合适？**

糙皮病：一次 50~200mg，一日 500mg。

❖ **使用本药期间需要注意什么？**

个别患者可能会出现头晕、恶心、上腹不适、食欲不振等症状，一般会自行消失。

❖ **本药如何居家保存？**

于遮光、密封处保存，请将药品置于儿童触及不到的地方。

❖ **妊娠期妇女与哺乳期妇女用药注意事项：**

妊娠初期妇女过量服用有使胎儿致畸的可能。哺乳期妇女应谨慎使用。哺乳期妇女若服用本药应停止哺乳。

❖ **忘记用药时怎么办？**

若是规律性服用此药，则于发现忘记服药时立即服药。但若发现忘记服药时已接近下次服药时间，请按原计划服用下次剂量即可，切勿一次或短时间内服用两次剂量。

❖ **用药过量怎么办？**

如服药过量，出现头晕、恶心不能忍受时，应立即就医。

❖ **与其他药物合用需注意什么？**

烟酰胺与异烟肼有拮抗作用，长期服用异烟肼者，需补充烟酰胺。

维生素 C 片（0.1g）

❖ **本药用于治疗哪些疾病？**

用于坏血病的治疗，各种急慢性传染病、紫癜等的辅助治疗。

❖ **本药如何服用，何时服用最合适？**

1. 补充维生素 C：成人一日 1 粒。

2. 治疗：成人一次 1~2 粒，每日 3 次。儿童一日 1~3 片。至少服 2 周。

❖ **使用本药期间需要注意什么？**

1. 长期每日服用 2~3g，若突然停药可能出现坏血病症状，宜逐渐减量至停药。

2. 长期大量服用，偶可引起尿酸盐、半胱氨酸盐或草酸盐结石。

❖ **本药如何居家保存?**

于遮光、密封处保存,请将药品置于儿童触及不到的地方。

❖ **妊娠期妇女与哺乳期妇女用药注意事项:**

妊娠期妇女每日不宜大量摄入本药。

❖ **忘记用药时怎么办?**

若忘记服药,则于想起时尽快服用;本药是一种膳食补充剂,如漏服 1~2 次,也无需担心。

❖ **用药过量怎么办?**

1.若每日服用 1~4g,可引起腹泻、皮疹等症状,有时可见泌尿系结石等,应立即停药,多饮水。

2.若每日用量超过 5g 时,可导致溶血、恶心呕吐、胃痉挛等,重者可致命,请立即就医。

❖ **与其他药物合用需注意什么?**

1.与肝素或华法林并用,可引起凝血酶原时间缩短,故应注意监测凝血指标。

2.与左旋多巴合用,可降低左旋多巴的药效。

维生素 D 滴剂(胶囊型)(400 单位)

❖ **本药用于治疗哪些疾病?**

1.用于佝偻病等维生素 D 缺乏症的预防。

2.用于骨质疏松症的预防。

❖ **本药如何服用,何时服用最合适?**

一天 1~2 粒,口服,可将软胶囊尖端开口后滴入口。

❖ **使用本药期间需要注意什么?**

1.按推荐剂量服用,不得超量服用。

2.婴儿应在医师指导下使用。

3.维生素 D 增多症、高钙血症、高磷血症伴肾性佝偻病患者禁用。

4.性状发生改变时禁止使用。

❖ **本药如何居家保存?**

于遮光、密封、25℃以下处保存。请将药品置于儿童触及不到的地方。

❖ **妊娠期妇女与哺乳期妇女用药注意事项:**

妊娠期间禁用高剂量维生素 D,除非有明确的维生素 D 缺乏症。

❖ **忘记用药时怎么办?**

若是规律性服用此药,则于发现忘记服药时立即服药。但若发现忘记服药时已接近下次服药时间,请按原计划服用下次剂量即可,切勿一次或短时间内服用两次剂量。

❖ **用药过量怎么办?**

长期过量使用,可出现中毒,应立即停药,并给予低钙饮食、大量饮水,保持尿液酸性,严重时请立即就医。

❖ **与其他药物合用需注意什么?**

1.硫糖铝、氢氧化铝可减少维生素 D 的吸收。

2.服用洋地黄类(如地高辛)药物的患者,慎用本药。

3. 大剂量钙剂或利尿剂与本药同用，可发生高钙血症。

4. 大量含磷药物与本药同用，可发生高磷血症。

5. 苯巴比妥、苯妥英等可减弱本药的作用。

阿法骨化醇软胶囊（0.25μg）

❖ **本药用于治疗哪些疾病？**

用于骨质疏松症、肾性骨病、甲状旁腺功能亢进（伴有骨病者）症、甲状旁腺功能减退症、营养和吸收障碍引起的佝偻病和骨软化病的治疗。

❖ **本药如何服用，何时服用最合适？**

1. 骨质疏松患者首剂量为每日 0.5μg，根据指标在医师指导下调整剂量，一般白天服用。

2. 首剂量，成人：每日 1μg；老年患者：每日 0.5μg。

3. 用于治疗甲状旁腺功能亢进时，于睡前服用更佳。

❖ **使用本药期间需要注意什么？**

1. 根据生化指标调节剂量，初期每周一次，剂量稳定后，2~4 周测定一次血钙。

2. 对本药中任何成分或已知对维生素 D 及类似物过敏的患者不能使用。

❖ **本药如何居家保存？**

于遮光、密封、阴凉处（20℃以下）处保存，请将药品置于儿童触及不到的地方。

❖ **妊娠期妇女与哺乳期妇女用药注意事项：**

1. 妊娠期妇女应谨慎使用。

2. 哺乳期妇女应由医师决定目前所服用的剂量是否可以继续哺乳。

❖ **忘记用药时怎么办？**

若是规律性服用此药，则于发现忘记服药时立即服药。但若发现忘记服药时已接近下次服药时间，请按原计划服用下次剂量即可，切勿一次或短时间内服用两次剂量。

❖ **用药过量怎么办？**

长期大剂量服用或患有肾损伤的患者可能出现恶心、头昏、皮疹、便秘、厌食、呕吐、腹痛等高钙征象，应根据指标由医师决定下一步治疗方案。

❖ **与其他药物合用需注意什么？**

1. 硫糖铝、氢氧化铝可减少本药的吸收。

2. 同时服用洋地黄类（如地高辛）药物的患者，须严密监视患者的情况。

3. 与含钙制剂及噻嗪类利尿剂同用，可增加高钙血症的风险。

4. 与含镁的制剂同用，可能导致高镁血症。

5. 与苯巴比妥、苯妥英同用时，需较大剂量的阿法骨化醇才能产生作用。

骨化三醇胶丸（0.25μg）

❖ **本药用于治疗哪些疾病？**

用于绝经后的骨质疏松症、肾性骨营养不良症、甲状旁腺功能减退症、佝偻病等的治疗。

❖ **本药如何服用，何时服用最合适？**

口服。一次 0.25μg，每日 1~2 次，由医师根据结果进行剂量调整。

❖ **使用本药期间需要注意什么?**

肾功能正常患者服用本药,应保证水的摄入量,避免脱水。

❖ **本药如何居家保存?**

于干燥、遮光、密闭、25℃以下处保存,请将药品置于儿童触及不到的地方。

❖ **妊娠期妇女与哺乳期妇女用药注意事项:**

妊娠期妇女慎用本药;哺乳期妇女服用本药,需监测母亲和婴儿血钙浓度。

❖ **忘记用药时怎么办?**

若是规律性服用此药,则于发现忘记服药时立即服药。但若发现忘记服药时已接近下次服药时间,请按原计划服用下次剂量即可,切勿一次或短时间内服用两次剂量。

❖ **用药过量怎么办?**

服药过量出现严重皮疹、食欲减退、恶心呕吐等症状时,应立即停药并就医,由医师决定下一步治疗方案。

❖ **与其他药物合用需注意什么?**

1. 联合使用洋地黄时,高钙血症易诱发心律失常,故对应用洋地黄类药物的患者应慎用,并严密监控其血钙浓度。

2. 与噻嗪类利尿剂合用会增加高钙血症的危险。

3. 无需与其他维生素 D 制剂合用,避免高维生素 D 血症。

维生素 E 软胶囊(100mg)

❖ **本药用于治疗哪些疾病?**

用于心、脑血管疾病及习惯性流产、不孕症的辅助治疗。

❖ **本药如何服用,何时服用最合适?**

口服。每日 2~3 次,一次 1 粒。长期使用者,每日剂量不超过 200mg。

❖ **使用本药期间需要注意什么?**

1. 大量服用本药可致血清胆固醇及血清三酰甘油升高。

2. 对维生素 K 缺乏而引起的低凝血酶原血症及缺铁性贫血患者慎用。

3. 本药性状改变时禁止使用。

❖ **本药如何居家保存?**

于遮光、密封、干燥处保存,请将药品置于儿童触及不到的地方。

❖ **妊娠期妇女与哺乳期妇女用药注意事项:**

妊娠期妇女无需补充本药。

❖ **忘记用药时怎么办?**

若忘记服药,则于想起时尽快服用;本药是一种膳食补充剂,如漏服 1~2 次,也无需担心。

❖ **用药过量怎么办?**

长期过量服用可引起恶心、呕吐、腹泻、乳腺肿大、乏力等,应立即停药;严重者应立即就医,接受催吐、洗胃导泻等紧急处置。

❖ **与其他药物合用需注意什么?**

1. 与考来烯胺、新霉素、硫糖铝等不宜同服,会干扰本药吸收。

2. 雌激素与本药合用时,如用量大、疗程长,可诱发血栓性静脉炎。

3. 与双香豆素类药物（如华法林）同用，需监测凝血功能。

甲萘氢醌片（维生素 K_4）（4mg）

❖ **本药用于治疗哪些疾病？**

用于维生素 K 缺乏所致的凝血障碍性疾病的治疗。

❖ **本药如何服用，何时服用最合适？**

口服。一次 0.5~1 粒，每日 3 次。

❖ **使用本药期间需要注意什么？**

1. 有葡萄糖 –6– 磷酸脱氢酶缺陷者慎用。

2. 用药期间应定期检测凝血功能。

❖ **本药如何居家保存？**

于遮光、密封处保存，请将药品置于儿童触及不到的地方。

❖ **妊娠期妇女与哺乳期妇女用药注意事项：**

临产的孕妇应尽量避免使用。

❖ **忘记用药时怎么办？**

若是规律性服用此药，则于发现忘记服药时立即服药。但若发现忘记服药时已接近下次服药时间（少于 4 小时），请按原计划服用下次剂量即可，切勿一次或短时间内服用两次剂量。

❖ **用药过量怎么办？**

服药过量出现恶心、呕吐或严重出血时，须立即停药并就医，接受紧急处置。

❖ **与其他药物合用需注意什么？**

1. 口服抗凝药（如华法林）与本药合用，作用会相互抵消。

2. 水杨酸类、磺胺类、奎尼丁等，均可影响本药的功效。

（二）合剂

复合维生素 B 片

❖ **本药用于治疗哪些疾病？**

用于 B 族维生素缺乏所致的营养不良、厌食、脚气病、糙皮病等的预防和治疗。

❖ **本药如何服用，何时服用最合适？**

1. 成人：一次 1~3 片，每日 3 次。儿童：一次 1~2 片，每日 3 次，饭后服用。

2. 用于日常补充和预防时，宜用最低量。

❖ **使用本药期间需要注意什么？**

1. 尿液可能呈黄色。

2. 偶见皮肤潮红、瘙痒。

3. 性状发生改变时，禁止服用。

❖ **本药如何居家保存？**

于遮光、密闭处保存。请将药品置于儿童触及不到的地方。

❖ **妊娠期妇女与哺乳期妇女用药注意事项：**

妊娠期与哺乳期妇女慎用。使用前请咨询医师或药师。

❖ **忘记用药时怎么办?**

若忘记服药,则于想起时尽快服用;本药是一种膳食补充剂,如漏服 1~2 次,也无需担心。

❖ **用药过量怎么办?**

大剂量服用时,可出现烦躁、疲惫、食欲减退等,停用即可。若症状严重应及时就诊。

❖ **与其他药物合用需注意什么?**

服药期间加用其他药物,需提前告知医师或药师,以便及时调整服药剂量。

维生素 AD 滴剂(胶囊型)

❖ **本药用于治疗哪些疾病?**

用于维生素 A 及维生素 D 缺乏症的预防和治疗,如夜盲症、干燥性眼炎、佝偻病、软骨症和小儿手足抽搐症等。

❖ **本药如何服用,何时服用最合适?**

口服。每日 1 次,一次 1 粒。由医师来决定选择哪种剂量的药品;可将软胶囊尖端开口后滴入口,也可直接嚼服胶丸。

❖ **使用本药期间需要注意什么?**

1. 按推荐剂量服用,不可超量服用。

2. 婴儿对维生素 D 的敏感性个体差异大。

3. 老年人长期服用本药可致维生素 A 过量。

4. 性状发生改变时,禁止服用。

❖ **本药如何居家保存?**

于遮光、密封、阴凉处(不超过 20℃)保存,请将药品置于儿童触及不到的地方。

❖ **妊娠期妇女与哺乳期妇女用药注意事项:**

妊娠期间不建议使用高剂量维生素 A、维生素 D 制剂,除非有明确的维生素 A、D 缺乏症。

❖ **忘记用药时怎么办?**

若忘记服药,则于想起时尽快服用;本药是一种膳食补充剂,如漏服 1~2 次,也无需担心。

❖ **用药过量怎么办?**

长期过量服用,可产生慢性中毒,若出现骨关节疼痛、发热、恶心等症状应立即停药,并给予低钙饮食、大量饮水,严重时立即就医。

❖ **与其他药物合用需注意什么?**

1. 不宜与注射用钙、镁制剂合用,以免引起高钙、高镁血症。

2. 抗酸药(如氢氧化铝)可影响本药中维生素 A 的吸收,故不应同服。

3. 大剂量与抗凝药(如华法林)同服,应注意监测凝血功能。

多维元素片(25000 单位)

❖ **本药用于治疗哪些疾病?**

用于因维生素与矿物质缺乏引起的各种疾病的预防和治疗。

❖ **本药如何服用，何时服用最合适？**

12 岁以上儿童及成年人，一次 1 粒，每日 2 次；12 岁以下儿童一次 1 粒，每日 1 次，饭后服用。

❖ **使用本药期间需要注意什么？**

服用本药后尿液会变黄，但不影响使用。

❖ **本药如何居家保存？**

于遮光、密封处保存，请将药品置于儿童触及不到的地方。

❖ **忘记用药时怎么办？**

若忘记服药，则于想起时尽快服用；本药是一种膳食补充剂，如漏服 1~2 次，也无需担心。

❖ **用药过量怎么办？**

长期过量服用可产生慢性中毒，应立即停药。

❖ **与其他药物合用需注意什么？**

抗酸剂可能影响本药中维生素 A 的吸收，故不宜同服。

二、肠内营养剂

肠内营养剂的用途是对有正常或部分正常肠管功能的患者进行基本营养补充及营养治疗。

（一）氨基酸型肠内营养剂

肠内营养粉剂（AA-PA，400g）

❖ **本药用于治疗哪些疾病？**

1. 本药适用于牛奶过敏、多种食物蛋白不耐受患儿的营养支持。

2. 适合于 1 岁以下婴儿使用。

❖ **本药如何服用，何时服用最合适？**

1. 每平匙（5g）用 30ml 温水稀释，可配制成 15% 的推荐浓度；可口服或管饲喂养。

2. 喂养后 1 小时仍遗留在瓶中的本药应丢弃。

❖ **使用本药期间需要注意什么？**

1. 严禁静脉使用。

2. 使用前先稀释；使用清洁的专用器具配制。

3. 管饲输注过程使用恒温加温器，确保营养液在 37℃ 左右。

4. 管饲输注的速度：速度由慢到快，初始速度宜慢，耐受后可逐渐加快至规定的速度。

5. 若出现腹胀、腹泻，通过调整给药速度、浓度和温度可以得到改善，若不能缓解，暂停给药，待胃肠功能恢复后可继续使用。

6. 尽量使用液体状药物，使用固体药物时要充分研碎或溶解，注意配伍禁忌，分开给药。

7. 防止管道阻塞，每次输注后或每输注 2~8 小时，用 20~50ml 温水冲洗。

8. 管饲输注时间一般不超过 8 小时，装置每日一换。

9. 管饲输注过程患者采取半卧位（头高位 30°~45°），防止食物反流。

10. 对于管饲喂养，悬挂时间不应超过 4 小时。

11. 操作前先洗手，使用过程中应严格遵守无菌配制原则。

12. 使用中若发生严重不良反应，应立即停止使用，到院就医。

13. 性状发生改变时，禁止使用。

❖ **本药如何居家保存？**

1. 本药在密封、阴凉（不超过 20℃）、干燥处保存，即开即用，每次使用后请马上盖上盖子，一旦打开，需在 1 个月内使用完毕。

2. 请将药品置于儿童触及不到的地方。

❖ **妊娠期妇女与哺乳期妇女用药注意事项：**

本药含维生素 A，孕妇服用高剂量维生素 A 可能增加胎儿发生畸形的危险。妊娠 3 个月内或计划妊娠的妇女给药需注意用法用量。

❖ **忘记用药时怎么办？**

若忘记服药，则于想起时尽快服用，并根据机体营养情况，调整剂量。

❖ **用药过量怎么办？**

给药过量时可能会出现恶心、呕吐、腹泻等胃肠道反应，减少剂量或少量多次给药即可。若症状加重，请立即就诊。

❖ **与其他药物合用需注意什么？**

不应将其他药物与本药混合使用，以免因物理化学性质的改变而使本药稳定性发生变化。

肠内营养粉剂（AA）（维沃 80.4g，爱伦多 80g）

❖ **本药用于治疗哪些疾病？**

1. 维沃适用于重症代谢障碍及胃肠功能障碍的患者的肠内营养治疗。

2. 爱伦多可用于患者手术前后的营养管理。

❖ **本药如何服用，何时服用最合适？**

于包装容器内加温水 300ml，快速摇匀，即可溶解，可连续管饲或缓慢口服。

❖ **使用本药期间需要注意什么？**

1. 禁止静脉注射。

2. 按标准配置，切勿加入的温水量太少。

3. 管饲输注过程中使用恒温加温器，确保营养液温度在 37℃左右。

4. 管饲输注的速度应由慢到快，初始速度宜慢，耐受后可逐渐加快至规定的速度。

5. 若出现腹胀、腹泻，可通过调整给药速度、浓度和温度得到改善，若不能缓解，应暂停给药，待胃肠功能恢复后可继续使用。

6. 尽量使用液体状药物，使用固体药物时要充分研碎或溶解，注意配伍禁忌，分开给药。

7. 防止管道阻塞，每次输注后或每输注 2~8 小时，用 20~50ml 温水冲洗。

8. 管饲输注时间一般不超过 8 小时，装置每日一换。

9. 管饲输注过程中患者应采取半卧位（头高位 30°~45°），防止食物反流。

10. 操作前先洗手，使用过程中应严格遵守无菌配制原则。

11. 使用中若发生严重不良反应，应立即使用并就医。

12. 性状发生改变时，禁止使用。

❖ **本药如何居家保存?**

于室温下保存，配制好的制剂在 12 小时内使用；请将药品置于儿童触及不到的地方。

❖ **妊娠期妇女与哺乳期妇女用药注意事项:**

本药含维生素 A，孕妇服用高剂量维生素 A 可能增加胎儿致畸风险。妊娠 3 个月内或计划妊娠的妇女给药需注意用法用量。

❖ **忘记用药时怎么办?**

若忘记服药，则于想起时尽快服用，并根据机体营养情况，调整剂量。

❖ **用药过量怎么办?**

服药过量时可能会出现恶心、呕吐、腹泻和腹痛等胃肠道不适症状，减少剂量或少量多次给药即可。

❖ **与其他药物合用需注意什么?**

不应与其他药物混用，以免因物理化学性质的改变而使本药稳定性发生变化。服药期间加用其他药物，需提前告知医师或药师，以便及时调整服药剂量。

（二）短肽型肠内营养剂

肠内营养混悬液（SP）（200ml，500ml）

❖ **本药用于治疗哪些疾病?**

1. 本药可为有正常或有部分正常胃肠道功能的患者进行基本营养补充及营养治疗。

2. 本药能用于糖尿病患者。

❖ **本药如何服用，何时服用最合适?**

1. 按照患者体重和营养状态计算每日用量，通过管饲或口服使用。

2. 一般患者，每日给予 2000ml 即可满足营养需求。

3. 高代谢患者，每日给予 4000ml 以适应机体的能量需求。

❖ **使用本药期间需要注意什么?**

1. 严禁静脉使用。

2. 使用前先摇匀，不宜稀释。

3. 管饲输注过程使用恒温加温器，确保营养液在 37℃左右。

4. 管饲输注的速度：速度由慢到快，初始速度宜慢，耐受后可逐渐加快至规定的速度。

5. 若出现腹胀、腹泻，通过调整给药速度、浓度和温度可以得到改善，若不能缓解，暂停给药，待胃肠功能恢复后可继续使用。

6. 防止管道阻塞，每次输注后或每输注 2~8 小时，用 20~50ml 温水冲洗。

7. 管饲输注时间一般不超过 8 小时，装置每日一换。

8. 管饲输注过程患者采取半卧位（头高位 30°~45°），防止食物反流。

9. 操作前先洗手，使用过程中应严格遵守无菌配制原则。

10. 使用中若发生严重不良反应，应立即停止使用，到院就医。

11. 1 岁以下婴儿禁用。

12. 不宜作为 1~5 岁儿童的单一营养来源。

13. 性状发生改变时，禁止使用。

❖ **本药如何居家保存?**

1. 本药密闭、室温保存,已打开的瓶子在 4℃下最多保存 24 小时。

2. 请将药品置于儿童触及不到的地方。

❖ **妊娠期妇女与哺乳期妇女用药注意事项:**

本药含维生素 A,孕妇服用高剂量维生素 A 可能增加胎儿发生畸形的危险。妊娠 3 个月内或计划妊娠的妇女应注意用法用量。

❖ **忘记用药时怎么办?**

若忘记服药,则于想起时尽快服用,并根据机体营养情况,调整剂量。

❖ **用药过量怎么办?**

给药过量时可能会出现恶心、呕吐、腹泻等胃肠道反应,减少剂量或少量多次给药即可。若症状加重,请立即就诊。

❖ **与其他药物合用需注意什么?**

不应将其他药物与本药混合使用,以免因物理化学性质的改变而使本药稳定性发生变化。

短肽型肠内营养剂(125g)

❖ **本药用于治疗哪些疾病?**

主要用于代谢性胃肠道功能障碍的肠内营养治疗,合并糖尿病者也可以用。

❖ **本药如何服用,何时服用最合适?**

1. 先用 50ml 冷水加入 1 袋本药充分混合、溶解后,再加冷水至 500ml,轻轻搅拌混匀即可。可缓慢口服或连续管饲。

2. 一般患者,每日给予 4 袋即可满足机体对营养成分的需求。

❖ **使用本药期间需要注意什么?**

1. 禁止静脉注射。

2. 按标准配置,切勿加入的温水量太少。

3. 管饲输注过程中使用恒温加温器,确保营养液温度在 37℃左右。

4. 管饲输注的速度应由慢到快,初始速度宜慢,耐受后可逐渐加快至规定的速度。

5. 若出现腹胀、腹泻,可通过调整给药速度、浓度和温度得到改善,若不能缓解,应暂停给药,待胃肠功能恢复后可继续使用。

6. 尽量使用液体状药物,使用固体药物时要充分研碎或溶解,注意配伍禁忌,分开给药。

7. 防止管道阻塞,每次输注后或每输注 2~8 小时,用 20~50ml 温水冲洗。

8. 管饲输注时间一般不超过 8 小时,装置每日一换。

9. 管饲输注过程中患者应采取半卧位(头高位 30°~45°),防止食物反流。

10. 操作前先洗手,使用过程中应严格遵守无菌配制原则。

11. 使用中若发生严重不良反应,应立即停用并就医。

12. 不能用于 1 岁以内婴儿。

13. 不宜作为 1~5 岁儿童的单一营养来源。

14. 顽固性腹泻的患者禁用。

15. 形状发生改变时,禁止使用。

❖ **本药如何居家保存?**

于避光、密闭、室温处保存,配制好的制剂在 4℃条件下,最多可储存 24 小时;请将药品置于儿童触及不到的地方。

❖ **妊娠期妇女与哺乳期妇女用药注意事项:**

本药含维生素 A,孕妇服用高剂量维生素 A 可能增加胎儿致畸风险。妊娠 3 个月内或计划妊娠的妇女给药需注意用法用量。

❖ **忘记用药时怎么办?**

若忘记服药,则于想起时尽快服用,并根据机体营养情况,调整剂量。

❖ **用药过量怎么办?**

服药过量时可能会出现恶心、呕吐、腹泻和腹痛等胃肠道不适症状,减少剂量或少量多次给药即可,若症状加重,应立即就诊。

❖ **与其他药物合用需注意什么?**

不应与其他药物混用,以免因物理化学性质的改变而使本药稳定性发生变化。

(三)整蛋白型肠内营养剂

肠内营养乳剂(TP)(500ml,1000ml)

❖ **本药用于治疗哪些疾病?**

1. 适用于有营养摄入障碍、但无严重消化或吸收功能障碍的患者。

2. 本药不含膳食纤维,可用于严重胃肠道狭窄和肠瘘患者、术前或检查前肠道准备。

❖ **本药如何服用,何时服用最合适?**

按照患者体重和营养状态计算每日用量,通过管饲或口服使用。

❖ **使用本药期间需要注意什么?**

1. 严禁静脉使用。

2. 使用前先摇匀,不宜稀释。

3. 管饲输注过程中使用恒温加温器,确保营养液温度在 37℃左右。

4. 管饲输注的速度应由慢到快,初始速度宜慢,耐受后可逐渐加快至规定的速度。

5. 若出现腹胀、腹泻,可通过调整给药速度、浓度和温度得到改善,若不能缓解,应暂停给药,待胃肠功能恢复后可继续使用。

6. 尽量使用液体状药物,使用固体药物时要充分研碎或溶解,注意配伍禁忌,分开给药。

7. 防止管道阻塞,每次输注后或每输注 2~8 小时,用 20~50ml 温水冲洗。

8. 管饲输注时间一般不超过 8 小时,装置每日一换。

9. 管饲输注过程中患者应采取半卧位(头高位 30°~45°),防止食物反流。

10. 操作前先洗手,使用过程中应严格遵守无菌配制原则。

11. 使用中若发生严重不良反应,应立即停用并就医。

12. 以本药为唯一营养来源的患者,必须监测液体平衡。

13. 本药提供长期营养时,只适用于禁用膳食纤维的患者,否则应选用含膳食纤维的营养制剂。

14. 性状发生改变时,禁止使用。

❖ **本药如何居家保存？**

于密闭、25℃以下保存，不得冰冻，开启后最多可在冰箱（2~10℃）内保存24小时；请将药品置于儿童触及不到的地方。

❖ **妊娠期妇女与哺乳期妇女用药注意事项：**

本药含维生素A，孕妇服用高剂量维生素A可能增加胎儿致畸风险。妊娠3个月内或计划妊娠的妇女给药需注意用法用量。

❖ **忘记用药时怎么办？**

若忘记服药，则于想起时尽快服用，并根据机体营养情况，调整剂量。

❖ **用药过量怎么办？**

严重超量时，可能会出现恶心、呕吐、腹泻等胃肠道不适应症状，减少剂量或少量多次给药即可，若症状加重，应立即就诊。

❖ **与其他药物合用需注意什么？**

1. 本药含维生素K，对使用华法林等抗凝剂的患者应注意监测凝血功能。

2. 不应与其他药物混用，以免因物理化学性质的改变而使本药稳定性发生变化。

肠内营养混悬液（TP）（237ml）

❖ **本药用于治疗哪些疾病？**

1. 本药是专用于肺部疾病患者的营养制剂，为有正常或有部分正常胃肠道功能的患者进行营养支持。

2. 可用于慢性阻塞性肺炎、呼吸衰竭、呼吸机依赖等。

❖ **本药如何服用，何时服用最合适？**

按照患者体重和营养状态计算每日用量，通过管饲或口服使用。

❖ **使用本药期间需要注意什么？**

1. 严禁静脉使用。

2. 使用前先摇匀，不宜稀释。

3. 管饲输注过程使用恒温加温器，确保营养液在37℃左右。

4. 管饲输注的速度：速度由慢到快，初始速度宜慢，耐受后可逐渐加快至规定的速度。

5. 若出现腹胀、腹泻，通过调整给药速度、浓度和温度可以得到改善，若不能缓解，暂停给药，待胃肠功能恢复后可继续使用。

6. 尽量使用液体状药物，使用固体药物时要充分研碎或溶解，注意配伍禁忌，分开给药。

7. 防止管道阻塞，每次输注后或每输注2~8小时，用20~50ml温水冲洗。

8. 管饲输注时间一般不超过8小时，装置每日一换。

9. 管饲输注过程患者采取半卧位（头高位30°~45°），防止食物反流。

10. 操作前先洗手，使用过程中应严格遵守无菌配制原则。

11. 使用中若发生严重不良反应，应立即停止使用，到院就医。

12. 1岁以下婴儿禁用。

13. 性状发生改变时，禁止使用。

❖ **本药如何居家保存?**

1. 本药可室温保存,开启后应密闭、2~8℃保存,并在 48 小时内用完。

2. 请将药品置于儿童触及不到的地方。

❖ **妊娠期妇女与哺乳期妇女用药注意事项:**

本药含维生素 A,孕妇服用高剂量维生素 A 可能增加胎儿发生畸形的危险。妊娠 3 个月内或计划妊娠的妇女给药需注意用法用量。

❖ **忘记用药时怎么办?**

若忘记服药,则于想起时尽快服用,并根据机体营养情况,调整剂量。

❖ **用药过量怎么办?**

给药过量时可能会出现恶心、呕吐、腹泻等胃肠道反应,减少剂量或少量多次给药即可。若症状加重,请立即就诊。

❖ **与其他药物合用需注意什么?**

不应将其他药物与本药混合使用,以免因物理化学性质的改变而使本药稳定性发生变化。

肠内营养粉剂(TP)(400g)

❖ **本药用于治疗哪些疾病?**

本药作为全营养支持或部分营养补充。

❖ **本药如何服用,何时服用最合适?**

制备 250ml 的量:用 200ml 凉水加入 55.8g(使用罐中的小勺,六量勺),搅拌至溶解;可连续管饲或缓慢口服。本药作为口服补充营养时,建议一次 250ml,每日 3 次。

❖ **使用本药期间需要注意什么?**

1. 严禁胃肠外注射或静脉注射。

2. 按标准配置,切勿加入的水太少。

3. 管饲输注过程使用恒温加温器,确保营养液在 37℃左右。

4. 管饲输注的速度:速度由慢到快,初始速度宜慢,耐受后可逐渐加快至规定的速度。

5. 若出现腹胀、腹泻,通过调整给药速度、浓度和温度可以得到改善,若不能缓解,暂停给药,待胃肠功能恢复后可继续使用。

6. 尽量使用液体状药物,使用固体药物时要充分研碎或溶解,注意配伍禁忌,分开给药。

7. 防止管道阻塞,每次输注后或每输注 2~8 小时,用 20~50ml 温水冲洗。

8. 管饲输注时间一般不超过 8 小时,装置每日一换。

9. 管饲输注过程患者采取半卧位(头高位 30°~45°),防止食物反流。

10. 操作前先洗手,使用过程中应严格遵守无菌配制原则。

11. 使用中若发生严重不良反应,应立即停止使用,到院就医。

12. 不能用于 4 岁以下儿童。

13. 本药禁用于半乳糖血症患者及牛乳或大豆蛋白过敏者。

14. 本药禁用于不能口服或肠内进食的情况。

15. 性状发生改变时,禁止服用。

❖ **本药如何居家保存?**

1. 配制好的配方在冰箱中（2~8℃）可储存 24 小时。

2. 开盖的罐子应用盖子盖住，放置于干燥、阴凉处（不超过 20℃）保存，并在 3 周内用完。

3. 请将药品置于儿童触及不到的地方。

❖ **妊娠期妇女与哺乳期妇女用药注意事项:**

本药含维生素 A，孕妇服用高剂量维生素 A 可能增加胎儿发生畸形的危险。妊娠 3 个月内或计划妊娠的妇女给药需注意用法用量。

❖ **忘记用药时怎么办?**

若忘记服药，则于想起时尽快服用，并根据机体营养情况，调整剂量。

❖ **用药过量怎么办?**

给药过量时可能会出现恶心、呕吐、腹泻等胃肠道反应，减少剂量或少量多次给药即可。若症状加重，请立即就诊。

❖ **与其他药物合用需注意什么?**

不应将其他药物与本药混合使用，以免因物理化学性质的改变而使本药稳定性发生变化。

肠内营养乳剂（TPF）（500ml）

❖ **本药用于治疗哪些疾病?**

本药可作为全部营养来源或营养补充剂提供给无法正常进食的患者，尤其是不能耐受大容量喂养或需要高能量的患者。

❖ **本药如何服用，何时服用最合适?**

按照患者体重和营养状态计算每日用量，通过管饲或口服使用。

以本药作为唯一营养来源的患者，一般能量需求：一日 20ml/kg；高能量需求：一日 30ml/kg。

本药作为补充营养的患者，一日约使用 1 瓶。

❖ **使用本药期间需要注意什么?**

1. 严禁静脉使用。

2. 使用前先摇匀，不宜稀释。

3. 管饲输注过程使用恒温加温器，确保营养液在 37℃左右。

4. 管饲输注的速度：速度由慢到快，初始速度宜慢，耐受后可逐渐加快至规定的速度。

5. 若出现腹胀、腹泻，通过调整给药速度、浓度和温度可以得到改善，若不能缓解，暂停给药，待胃肠功能恢复后可继续使用。

6. 防止管道阻塞，每次输注后或每输注 2~8 小时，用 20~50ml 温水冲洗。

7. 管饲输注时间一般不超过 8 小时，装置每日一换。

8. 管饲输注过程患者采取半卧位（头高位 30°~45°），防止食物反流。

9. 操作前先洗手，使用过程中应严格遵守无菌配制原则。

10. 使用中若发生严重不良反应，立即停止使用，到院就医。

11. 本药为高浓度营养液，使用时需监测液体平衡。

12. 性状发生改变时，禁止使用。

❖ **本药如何居家保存？**

1. 本药密闭，25℃以下保存，不得冰冻，开启后最多可在冰箱内（2~10℃）保存24小时。

2. 请将药品置于儿童触及不到的地方。

❖ **妊娠期妇女与哺乳期妇女用药注意事项：**

本药含维生素A，孕妇服用高剂量维生素A可能增加胎儿发生畸形的危险。妊娠3个月内或计划妊娠的妇女给药需注意用法用量。

❖ **忘记用药时怎么办？**

若忘记服药，则于想起时尽快服用，并根据机体营养情况，调整剂量。

❖ **用药过量怎么办？**

严重超量时，可能会出现恶心、呕吐、腹泻等胃肠道反应，减少剂量或少量多次给药即可。若症状加重，请立即就诊。

❖ **与其他药物合用需注意什么？**

1. 本药含维生素K，对使用华法林等抗凝剂的患者要注意监测凝血功能。

2. 不应将其他药物与本药混合使用，以免因物理化学性质的改变而使本药稳定性发生变化。

肠内营养混悬液（TPF）（500ml）

❖ **本药用于治疗哪些疾病？**

1. 本药可为有正常或有部分正常胃肠道功能的患者进行基本营养补充及营养治疗。

2. 本药能用于糖尿病患者。

❖ **本药如何服用，何时服用最合适？**

按照患者体重和营养状态计算每日用量，通过管饲或口服使用。

❖ **使用本药期间需要注意什么？**

1. 严禁静脉使用。

2. 使用前先摇匀，不宜稀释。

3. 管饲输注过程使用恒温加温器，确保营养液在37℃左右。

4. 管饲输注的速度：速度由慢到快，初始速度宜慢，耐受后可逐渐加快至规定的速度。

5. 若出现腹胀、腹泻，通过调整给药速度、浓度和温度可以得到改善，若不能缓解，暂停给药，待胃肠功能恢复后可继续使用。

6. 防止管道阻塞，每次输注后或每输注2~8小时，用20~50ml温水冲洗。

7. 管饲输注时间一般不超过8小时，装置每日一换。

8. 管饲输注过程患者采取半卧位（头高位30°~45°），防止食物反流。

9. 操作前先洗手，使用过程中应严格遵守无菌配制原则。

10. 使用中若发生严重不良反应，应立即停止使用，到院就医。

11. 1岁以下婴儿禁用；不宜作为1~5岁儿童的单一营养来源。

12. 本药含膳食纤维，需低渣膳食的患者不宜使用。

13. 使用过程中，注意液体平衡，保证足够的液体摄入，以补充由纤维素排泄带走的水分。

14.性状发生改变时，禁止使用。

❖ **本药如何居家保存？**

1.本药密闭、常温保存，开启后在4℃以下最多存放24小时。

2.请将药品置于儿童触及不到的地方。

❖ **妊娠期妇女与哺乳期妇女用药注意事项：**

本药含维生素A，孕妇服用高剂量维生素A可能增加胎儿发生畸形的危险。妊娠3个月内或计划妊娠的妇女给药需注意用法用量。

❖ **忘记用药时怎么办？**

若忘记服药，则于想起时尽快服用，并根据机体营养情况，调整剂量。

❖ **用药过量怎么办？**

给药过量时可能会出现恶心、呕吐、腹泻等胃肠道反应，减少剂量或少量多次给药即可。若症状加重，请立即就诊。

❖ **与其他药物合用需注意什么？**

不应将其他药物与本药混合使用，以免因物理化学性质的改变而使本药稳定性发生变化。

肠内营养混悬液（TPF-FOS）（500ml）

❖ **本药用于治疗哪些疾病？**

1.本药可为有正常或有部分正常胃肠道功能的患者进行基本营养补充及营养治疗。

2.本药能用于糖尿病患者。

❖ **本药如何服用，何时服用最合适？**

1.按照患者体重和营养状态计算每日用量，通过管饲或口服使用。

2.本药口服可室温或冷藏后给予。

3.本药只能在室温下管饲。

❖ **使用本药期间需要注意什么？**

1.严禁静脉使用。

2.使用前先摇匀，不宜稀释。

3.管饲输注过程使用恒温加温器，确保营养液在37℃左右。

4.管饲输注的速度：速度由慢到快，初始速度宜慢，耐受后可逐渐加快至规定的速度。

5.若出现腹胀、腹泻，通过调整给药速度、浓度和温度可以得到改善，若不能缓解，暂停给药，待胃肠功能恢复后可继续使用。

6.防止管道阻塞，每次输注后或每输注2~8小时，用20~50ml温水冲洗。

7.管饲输注时间一般不超过8小时，装置每日一换。

8.管饲输注过程患者采取半卧位（头高位30°~45°），防止食物反流。

9.操作前先洗手，使用过程中应严格遵守无菌配制原则。

10.使用中若发生严重不良反应，应立即停止使用，到院就医。

11.1岁以下婴儿禁用；不适用于1~5岁儿童的单一营养来源。

12.本药不适宜于半乳糖血症患者和对牛奶或大豆蛋白质敏感的患者。

13. 本药含有纤维素，推荐使用较粗的管子进行管饲。

14. 性状发生改变时，禁止使用。

❖ **本药如何居家保存?**

1. 本药在干燥、室温条件下保存，开启后在 2~8℃最多存放 48 小时，放入管饲装置 24 小时后应抛弃。

2. 请将药品置于儿童触及不到的地方。

❖ **妊娠期妇女与哺乳期妇女用药注意事项:**

本药含维生素 A，孕妇服用高剂量维生素 A 可能增加胎儿发生畸形的危险。妊娠 3 个月内或计划妊娠的妇女给药需注意用法用量。

❖ **忘记用药时怎么办?**

若忘记服药，则于想起时尽快服用，并根据机体营养情况，调整剂量。

❖ **用药过量怎么办?**

给药过量时可能会出现恶心、呕吐、腹泻等胃肠道反应，减少剂量或少量多次给药即可。若症状加重，请立即就诊。

❖ **与其他药物合用需注意什么?**

不应将其他药物与本药混合使用，以免因物理化学性质的改变而使本药稳定性发生变化。

整蛋白型肠内营养剂（320g）

❖ **本药用于治疗哪些疾病?**

1. 本药可为有正常或有部分正常胃肠道功能的患者进行基本营养补充及营养治疗。

2. 本药能用于糖尿病患者。

❖ **本药如何服用，何时服用最合适?**

1. 制备 200ml 的量：用 50ml 温开水加入 9 平匙（所附有的匙）本药，搅拌至溶解，再加温开水至 200ml。

2. 制备 1500ml 的量：用 500ml 温开水加入 1 听（320g）本药，搅拌至溶解，再加温开水至 1500ml。可连续管饲或缓慢口服。

❖ **使用本药期间需要注意什么?**

1. 严禁静脉使用。

2. 使用前先稀释。

3. 管饲输注过程使用恒温加温器，确保营养液在 37℃左右。

4. 管饲输注的速度：速度由慢到快，初始速度宜慢，耐受后可逐渐加快至规定的速度。

5. 若出现腹胀、腹泻，通过调整给药速度、浓度和温度可以得到改善，若不能缓解，暂停给药，待胃肠功能恢复后可继续使用。

6. 尽量使用液体状药物，使用固体药物时要充分研碎或溶解，注意配伍禁忌，分开给药。

7. 防止管道阻塞，每次输注后或每输注 2~8 小时，用 20~50ml 温水冲洗。

8. 管饲输注时间一般不超过 8 小时，装置每日一换。

9. 管饲输注过程患者采取半卧位（头高位 30°~45°），防止食物反流。

10. 操作前先洗手，使用过程中应严格遵守无菌配制原则。

11. 使用中若发生严重不良反应，应立即停止使用，到院就医。

12. 1 岁以下婴儿禁用；不宜作为 1~5 岁儿童的单一营养来源。

13. 性状发生改变时，禁止使用。

❖ **本药如何居家保存？**

1. 本药密闭、室温、避光保存；配制好的产品在 4℃左右保存，最多不超过 24 小时。

2. 请将药品置于儿童触及不到的地方。

❖ **妊娠期妇女与哺乳期妇女用药注意事项：**

本药含维生素 A，孕妇服用高剂量维生素 A 可能增加胎儿发生畸形的危险。

❖ **忘记用药时怎么办？**

若忘记服药，则于想起时尽快服用，并根据机体营养情况，调整剂量。

❖ **用药过量怎么办？**

给药过量时可能会出现恶心、呕吐、腹泻等胃肠道反应，减少剂量或少量多次给药即可。若症状加重，请立即就诊。

❖ **与其他药物合用需注意什么？**

不应将其他药物与本药混合使用，以免因物理化学性质的改变而使本药稳定性发生变化。

肠内营养混悬液（TPF-DM）（1ml：0.75kcal）

❖ **本药用于治疗哪些疾病？**

1. 本药可为有正常或有部分正常胃肠道功能的患者进行基本营养补充及营养治疗。

2. 本药能用于糖尿病患者。

❖ **本药如何服用，何时服用最合适？**

按照患者体重和营养状态计算每日用量，通过管饲或口服使用。

❖ **使用本药期间需要注意什么？**

1. 严禁静脉使用。

2. 使用前先摇匀，不宜稀释。

3. 管饲输注过程使用恒温加温器，确保营养液在 37℃左右。

4. 管饲输注的速度：速度由慢到快，初始速度宜慢，耐受后可逐渐加快至规定的速度。

5. 若出现腹胀、腹泻，通过调整给药速度、浓度和温度可以得到改善，若不能缓解，暂停给药，待胃肠功能恢复后可继续使用。

6. 防止管道阻塞，每次输注后或每输注 2~8 小时，用 20~50ml 温水冲洗。

7. 管饲输注时间一般不超过 8 小时，装置每日一换。

8. 管饲输注过程患者采取半卧位（头高位 30°~45°），防止食物反流。

9. 操作前先洗手，使用过程中应严格遵守无菌配制原则。

10. 使用中若发生严重不良反应，应立即停止使用，到院就医。

11. 1 岁以下婴儿禁用。

12. 性状发生改变时，禁止使用。

❖ **本药如何居家保存？**

1. 本药密闭、室温保存，已打开的瓶子在 4℃下最多保存 24 小时。

2. 请将药品置于儿童触及不到的地方。

❖ **妊娠期妇女与哺乳期妇女用药注意事项：**

本药含维生素 A，孕妇服用高剂量维生素 A 可能增加胎儿发生畸形的危险。妊娠 3 个月内或计划妊娠的妇女需注意用法用量。

❖ **忘记用药时怎么办？**

若忘记服药，则于想起时尽快服用，并根据机体营养情况，调整剂量。

❖ **用药过量怎么办？**

给药过量时可能会出现恶心、呕吐、腹泻等胃肠道反应，减少剂量或少量多次给药即可。若症状加重，请立即就诊。

❖ **与其他药物合用需注意什么？**

不应将其他药物与本药混合使用，以免因物理化学性质的改变而使本药稳定性发生变化。

肠内营养乳剂（TPF-D）（500ml）

❖ **本药用于治疗哪些疾病？**

本药特别适用于糖尿病患者，为有正常或有部分正常胃肠道功能的患者提供全部肠内营养。

❖ **本药如何服用，何时服用最合适？**

1. 按照患者体重和营养状态计算每日用量，通过管饲或口服使用。

2. 对非胰岛素依赖的糖尿病患者，最好采用持续管饲或将每日用量分成几个小部分的方法给药。

3. 本药作为唯一营养来源：推荐剂量为一日 30ml/kg。

4. 本药作为补充营养：推荐剂量为一日 500ml。

❖ **使用本药期间需要注意什么？**

1. 严禁静脉使用。

2. 使用前先摇匀，不宜稀释。

3. 管饲输注过程使用恒温加温器，确保营养液在 37℃左右。

4. 管饲输注的速度：速度由慢到快，初始速度宜慢，耐受后可逐渐加快至规定的速度。

5. 若出现腹胀、腹泻，通过调整给药速度、浓度和温度可以得到改善，若不能缓解，暂停给药，待胃肠功能恢复后可继续使用。

6. 防止管道阻塞，每次输注后或每输注 2~8 小时，用 20~50ml 温水冲洗。

7. 管饲输注时间一般不超过 8 小时，装置每日一换。

8. 管饲输注过程患者采取半卧位（头高位 30°~45°），防止食物反流。

9. 操作前先洗手，使用过程中应严格遵守无菌配制原则。

10. 使用中若发生严重不良反应，应立即停止使用，到院就医。

11. 性状发生改变时，禁止使用。

❖ **本药如何居家保存?**

1. 本药密闭、15~25℃保存,开启后最多在 2~10℃保存 24 小时。

2. 请将药品置于儿童触及不到的地方。

❖ **妊娠期妇女与哺乳期妇女用药注意事项:**

本药含维生素 A,高剂量维生素 A 可能增加胎儿发生畸形的危险。妊娠 3 个月内或计划妊娠的妇女给药需注意用法用量。

❖ **忘记用药时怎么办?**

若忘记服药,则于想起时尽快服用,并根据机体营养情况,调整剂量。

❖ **用药过量怎么办?**

给药过量时可能会出现恶心、呕吐、腹泻等胃肠道反应,减少剂量或少量多次给药即可。若症状加重,请立即就诊。

❖ **与其他药物合用需注意什么?**

1. 本药含维生素 K,对使用华法林等抗凝剂的患者要注意监测凝血功能。

2. 不应将其他药物与本药混合使用,以免因物理化学性质的改变而使本药稳定性发生变化。

肠内营养混悬液(TPF-D)(500ml)

❖ **本药用于治疗哪些疾病?**

本药是含有纤维素的特殊全营养液体制剂,主要适用于糖尿病患者。

❖ **本药如何服用,何时服用最合适?**

1. 按照患者体重和营养状态计算每日用量,通过管饲或口服使用。

2. 糖尿病患者,持续管饲。

3. 不耐受患者,间断管饲,每日 5~8 次。

❖ **使用本药期间需要注意什么?**

1. 严禁静脉使用。

2. 使用前先摇匀,不宜稀释。

3. 管饲输注过程使用恒温加温器,确保营养液在 37℃左右。

4. 管饲输注的速度:速度由慢到快,初始速度宜慢,耐受后可逐渐加快至规定的速度。

5. 若出现腹胀、腹泻,通过调整给药速度、浓度和温度可以得到改善,若不能缓解,暂停给药,待胃肠功能恢复后可继续使用。

6. 防止管道阻塞,每次输注后或每输注 2~8 小时,用 20~50ml 温水冲洗。

7. 管饲输注时间一般不超过 8 小时,装置每日一换。

8. 管饲输注过程患者采取半卧位(头高位 30°~45°),防止食物反流。

9. 操作前先洗手,使用过程中应严格遵守无菌配制原则。

10. 使用中若发生严重不良反应,应立即停止使用,到院就医。

11. 定时评估液体和电解质,应保证适量的液体补充,如饮水或输液。

12. 半乳糖血症患者和对牛奶、大豆蛋白质敏感者不适宜。

13. 本药不适用于有难以缓解的腹泻的患者。

14. 性状发生改变时,禁止使用。

❖ **本药如何居家保存？**

1. 本药室温保存，开启后加盖在 2~8℃冰箱中可保存 24 小时。

2. 请将药品置于儿童触及不到的地方。

❖ **妊娠期妇女与哺乳期妇女用药注意事项：**

本药含维生素 A，高剂量维生素 A 可能增加胎儿发生畸形的危险。妊娠 3 个月内或计划妊娠的妇女给药需注意用法用量。

❖ **忘记用药时怎么办？**

若忘记服药，则于想起时尽快服用，并根据机体营养情况，调整剂量。

❖ **用药过量怎么办？**

给药过量时可能会出现恶心、呕吐、腹泻等胃肠道反应，减少剂量或少量多次给药即可。若症状加重，请立即就诊。

❖ **与其他药物合用需注意什么？**

不应将其他药物与本药混合使用，以免因物理化学性质的改变而使本药稳定性发生变化。

肠内营养乳剂（TPF-T）（500ml）

❖ **本药用于治疗哪些疾病？**

用于癌症患者的肠内营养支持；还适用于对脂肪或 ω-3 脂肪酸需要量增高的其他疾病患者，为患者提供全部营养或营养补充。

❖ **本药如何服用，何时服用最合适？**

1. 按照患者体重和营养状态计算每日用量，通过管饲或口服使用。

2. 本药作为唯一营养来源：推荐剂量为一日 20~30ml/kg。

3. 本药作为补充营养：推荐剂量为一日 400~1200ml。

❖ **使用本药期间需要注意什么？**

1. 严禁静脉使用。

2. 使用前先摇匀，不宜稀释。

3. 管饲输注过程使用恒温加温器，确保营养液在 37℃左右。

4. 管饲输注的速度：速度由慢到快，初始速度宜慢，耐受后可逐渐加快至规定的速度。

5. 若出现腹胀、腹泻，通过调整给药速度、浓度和温度可以得到改善，若不能缓解，暂停给药，待胃肠功能恢复后可继续使用。

6. 防止管道阻塞，每次输注后或每输注 2~8 小时，用 20~50ml 温水冲洗。

7. 管饲输注时间一般不超过 8 小时，装置每日一换。

8. 管饲输注过程患者采取半卧位（头高位 30°~45°），防止食物反流。

9. 操作前先洗手，使用过程中应严格遵守无菌配制原则。

10. 使用中若发生严重不良反应，应立即停止使用，到院就医。

11. 定时评估液体和电解质，应保证适量的液体补充，如饮水或输液。

12. 不适用于 1 岁以下婴儿。

13. 性状发生改变时，禁止使用。

❖ **本药如何居家保存?**

1. 本药密闭、25℃以下保存,不得冰冻;开启后加盖在 2~10℃冰箱中可保存 24 小时。

2. 请将药品置于儿童触及不到的地方。

❖ **妊娠期妇女与哺乳期妇女用药注意事项:**

本药含维生素 A,高剂量维生素 A 可能增加胎儿发生畸形的危险。妊娠 3 个月内或计划妊娠的妇女给药需注意用法用量。

❖ **忘记用药时怎么办?**

若忘记服药,则于想起时尽快服用,并根据机体营养情况,调整剂量。

❖ **用药过量怎么办?**

给药过量时可能会出现恶心、呕吐、腹泻等胃肠道反应,减少剂量或少量多次给药即可。若症状加重,请立即就诊。

❖ **与其他药物合用需注意什么?**

1. 本药含维生素 K,对使用华法林等抗凝剂的患者要注意监测凝血功能。

2. 不应将其他药物与本药混合使用,以免因物理化学性质的改变而使本药稳定性发生变化。

肠内营养乳剂(TPF-HE)(500ml)

❖ **本药用于治疗哪些疾病?**

适用于需要高蛋白、高能量、易于消化的脂肪,且液体入量受限的患者的营养支持。

❖ **本药如何服用,何时服用最合适?**

1. 按照患者体重和营养状态计算每日用量,通过管饲或口服使用。

2. 本药作为唯一营养来源:推荐剂量为一日 20~30ml/kg。

3. 本药作为补充营养:推荐剂量为一日 500ml。

❖ **使用本药期间需要注意什么?**

1. 严禁静脉使用。

2. 使用前先摇匀,不宜稀释。

3. 管饲输注过程使用恒温加温器,确保营养液在 37℃左右。

4. 管饲输注的速度:速度由慢到快,初始速度宜慢,耐受后可逐渐加快至规定的速度。

5. 若出现腹胀、腹泻,通过调整给药速度、浓度和温度可以得到改善,若不能缓解,暂停给药,待胃肠功能恢复后可继续使用。

6. 防止管道阻塞,每次输注后或每输注 2~8 小时,用 20~50ml 温水冲洗。

7. 管饲输注时间一般不超过 8 小时,装置每日一换。

8. 管饲输注过程患者采取半卧位(头高位 30°~45°),防止食物反流。

9. 操作前先洗手,使用过程中应严格遵守无菌配制原则。

10. 使用中若发生严重不良反应,应立即停止使用,到院就医。

11. 定时评估液体和电解质,应保证适量的液体补充,如饮水或输液。

12. 性状发生改变时,禁止使用。

❖ **本药如何居家保存？**

1. 本药密闭、25℃以下保存，不得冰冻；开启后加盖在 2~10℃冰箱中可保存 24 小时。

2. 请将药品置于儿童触及不到的地方。

❖ **妊娠期妇女与哺乳期妇女用药注意事项：**

本药含维生素 A，高剂量维生素 A 可能增加胎儿发生畸形的危险。妊娠 3 个月内或计划妊娠的妇女给药需注意用法用量。

❖ **忘记用药时怎么办？**

若忘记服药，则于想起时尽快服用，并根据机体营养情况，调整剂量。

❖ **用药过量怎么办？**

给药过量时可能会出现恶心、呕吐、腹泻等胃肠道反应，减少剂量或少量多次给药即可。若症状加重，请立即就诊。

❖ **与其他药物合用需注意什么？**

1. 本药含维生素 K，对使用华法林等抗凝剂的患者应注意监测凝血功能。

2. 不应将其他药物与本药混合使用，以免因物理化学性质的改变而使本药稳定性发生变化。

肠内营养混悬液（TP-MCT）（1ml：1kcal）

❖ **本药用于治疗哪些疾病？**

适用于同时伴有脂质代谢障碍、有部分正常胃肠道功能的患者的营养支持。

❖ **本药如何服用，何时服用最合适？**

1. 按照患者体重和营养状态计算每日用量，通过管饲或口服使用。

2. 推荐摄入量为每日 1500~2000ml。

❖ **使用本药期间需要注意什么？**

1. 严禁静脉使用。

2. 使用前先摇匀，不宜稀释。

3. 管饲输注过程使用恒温加温器，确保营养液在 37℃左右。

4. 管饲输注的速度：速度由慢到快，初始速度宜慢，耐受后可逐渐加快至规定的速度。

5. 若出现腹胀、腹泻，通过调整给药速度、浓度和温度可以得到改善，若不能缓解，暂停给药，待胃肠功能恢复后可继续使用。

6. 防止管道阻塞，每次输注后或每输注 2~8 小时，用 20~50ml 温水冲洗。

7. 管饲输注时间一般不超过 8 小时，装置每日一换。

8. 管饲输注过程患者采取半卧位（头高位 30°~45°），防止食物反流。

9. 操作前先洗手，使用过程中应严格遵守无菌配制原则。

10. 若使用中发生严重不良反应，应立即停止使用，到院就医。

11. 1 岁以下婴儿禁用；不宜作为 1~6 岁儿童的单一营养来源。

12. 半乳糖血症患者和对牛奶、大豆蛋白质敏感者不适宜。

13. 性状发生改变时，禁止使用。

❖ **本药如何居家保存?**

1. 本药密闭、10~30℃保存，开启后加盖在 2~8℃冰箱中可保存 24 小时。

2. 请将药品置于儿童触及不到的地方。

❖ **妊娠期妇女与哺乳期妇女用药注意事项:**

本药含维生素 A，高剂量维生素 A 可能增加胎儿发生畸形的危险。妊娠 3 个月内或计划妊娠的妇女给药需注意用法用量。

❖ **忘记用药时怎么办?**

若忘记服药，则于想起时尽快服用，并根据机体营养情况，调整剂量。

❖ **用药过量怎么办?**

给药过量时可能会出现恶心、呕吐、腹泻等胃肠道反应，减少剂量或少量多次给药即可。若症状加重，请立即就诊。

❖ **与其他药物合用需注意什么?**

不应将其他药物与本药混合使用，以免因物理化学性质的改变而使本药稳定性发生变化。

肠内营养混悬液（TP-SPA）（500ml）

❖ **本药用于治疗哪些疾病?**

适用于因危重疾病不能或不愿正常进食而不能满足机体营养需求的患者的营养补充及营养支持。

❖ **本药如何服用，何时服用最合适?**

1. 按照患者体重和营养状态计算每日用量，通过管饲或口服使用。

2. 一般患者：推荐剂量为一日 1500ml。

❖ **使用本药期间需要注意什么?**

1. 严禁静脉使用。

2. 使用前先摇匀，不宜稀释。

3. 管饲输注过程使用恒温加温器，确保营养液在 37℃左右。

4. 管饲输注的速度：速度由慢到快，初始速度宜慢，耐受后可逐渐加快至规定的速度。

5. 若出现腹胀、腹泻，通过调整给药速度、浓度和温度可以得到改善，若不能缓解，暂停给药，待胃肠功能恢复后可继续使用。

6. 防止管道阻塞，每次输注后或每输注 2~8 小时，用 20~50ml 温水冲洗。

7. 管饲输注时间一般不超过 8 小时，装置每日一换。

8. 管饲输注过程患者采取半卧位（头高位 30°~45°），防止食物反流。

9. 操作前先洗手，使用过程中应严格遵守无菌配制原则。

10. 若使用中发生严重不良反应，应立即停止使用，到院就医。

11. 1 岁以下婴儿禁用；不宜作为 1~5 岁儿童的单一营养来源。

12. 肝硬化患者禁用。

13. 性状发生改变时，禁止使用。

❖ **本药如何居家保存?**

1. 本药密闭、室温保存，开启后加盖在 0~4℃冰箱中可保存 24 小时。

2. 请将药品置于儿童触及不到的地方。

❖ **妊娠期妇女与哺乳期妇女用药注意事项：**

本药含维生素 A，高剂量维生素 A 可能增加胎儿发生畸形的危险。妊娠 3 个月内或计划妊娠的妇女给药需注意用法用量。

❖ **忘记用药时怎么办？**

若忘记服药，则于想起时尽快服用，并根据机体营养情况，调整剂量。

❖ **用药过量怎么办？**

给药过量时可能会出现恶心、呕吐、腹泻等胃肠道反应，减少剂量或少量多次给药即可。若症状加重，请立即就诊。

❖ **与其他药物合用需注意什么？**

不应将其他药物与本药混合使用，以免因物理化学性质的改变而使本药稳定性发生变化。

肠内营养混悬液Ⅱ（TP）（237ml，1L）

❖ **本药用于治疗哪些疾病？**

本药专门用于肺部疾病患者的营养制剂。可用于慢性阻塞性肺部疾病、呼吸衰竭、呼吸机依赖等疾病。

❖ **本药如何服用，何时服用最合适？**

1. 按照患者体重和营养状态计算每日用量，通过管饲或口服使用。

2. 补充营养：推荐用量为 1~3 瓶（每瓶 237ml）。

3. 全营养：推荐用量为 4 瓶（每瓶 237ml）。

❖ **使用本药期间需要注意什么？**

1. 严禁静脉使用。

2. 使用前先摇匀，不宜稀释。

3. 管饲输注过程使用恒温加温器，确保营养液在 37℃左右。

4. 管饲输注的速度：速度由慢到快，初始速度宜慢，耐受后可逐渐加快至规定的速度。

5. 若出现腹胀、腹泻，通过调整给药速度、浓度和温度可以得到改善，若不能缓解，暂停给药，待胃肠功能恢复后可继续使用。

6. 防止管道阻塞，每次输注后或每输注 2~8 小时，用 20~50ml 温水冲洗。

7. 管饲输注时间一般不超过 8 小时，装置每日一换。

8. 管饲输注过程患者采取半卧位（头高位 30°~45°），防止食物反流。

9. 操作前先洗手，使用过程中应严格遵守无菌配制原则。

10. 若使用中发生严重不良反应，应立即停止使用，到院就医。

11. 定时评估液体，应保证适量的液体补充。

12. 1 岁以下婴儿禁用；4 岁以下儿童只能在医师指导下使用。

13. 半乳糖血症患者和对牛奶、大豆蛋白质敏感者不适宜。

14. 性状发生改变时，禁止使用。

❖ **本药如何居家保存？**

1. 本药密闭、室温保存；开启后加盖在 0~4℃冰箱中可保存 24 小时。

2. 请将药品置于儿童触及不到的地方。

❖ **妊娠期妇女与哺乳期妇女用药注意事项：**

本药含维生素 A，高剂量维生素 A 可能增加胎儿发生畸形的危险。妊娠 3 个月内或计划妊娠的妇女给药需注意用法用量。

❖ **忘记用药时怎么办？**

若忘记服药，则于想起时尽快服用，并根据机体营养情况，调整剂量。

❖ **用药过量怎么办？**

给药过量时可能会出现恶心、呕吐、腹泻等胃肠道反应，减少剂量或少量多次给药即可。若症状加重，请立即就诊。

❖ **与其他药物合用需注意什么？**

不应将其他药物与本药混合使用，以免因物理化学性质的改变而使本药稳定性发生变化。

三、水、电解质、酸碱平衡调节药

在病理状态下人体维持体液容量、渗透压、各种电解质和酸碱度平衡被打破，严重时甚至危及生命，必须及时予以本类药物纠正。此部分涉及的水、电解质、酸碱平衡药有以下几类：①盐类；②酸碱平衡调节药。

（一）盐类

氯化钾缓释片（0.5g）

❖ **本药用于治疗哪些疾病？**

1. 用于预防和治疗各种原因引起的低钾血症。

2. 治疗洋地黄中毒引起的频发性、多源性期前收缩或快速心律失常。

❖ **本药如何服用，何时服用最合适？**

一次 0.5~1g，每日 2~4 次，饭后或随餐用一杯水送服。

❖ **使用本药期间需要注意什么？**

1. 每日最大剂量不超过 6g（24 片）。

2. 监测血钾浓度，并相应调整剂量。

3. 不要空腹服用，缓释片需要整片吞服，不得压碎、咀嚼。

4. 服用本药品后，大便中可能会出现完整的药片（该药片只是不被吸收的外壳）。

5. 禁用于尿量少和尿闭患者。

❖ **本药如何居家保存？**

1. 本药密封，在干燥处保存。

2. 请将药品置于儿童触及不到的地方。

❖ **妊娠期妇女与哺乳期妇女用药注意事项：**

妊娠期与哺乳期妇女应在医师的指导下使用。

❖ **忘记用药时怎么办？**

若是规律性服用此药，则于发现忘记服药时立即服药。但若发现忘记服药时已接近下次服药时间，请按原计划服用下次剂量即可，切勿一次或短时间内服用两次剂量。

❖ **用药过量怎么办？**

给药过量或原有肾功能损害时，易出现高钾血症；如果大剂量过量服用，请尽早到医院检测血钾水平。

❖ **与其他药物合用需注意什么？**

1. 与保钾利尿剂、血管紧张素转化酶抑制剂和环孢素、肝素合用易发生高钾血症。

2. 与盐皮质激素、促肾上腺皮质激素合用时，会降低钾盐疗效。

3. 服用大量含钾量高的食物（香蕉、新鲜水果或蔬菜、新鲜肉类），需要注意血钾水平。

葡萄糖酸钙片（0.5g）

❖ **本药用于治疗哪些疾病？**

用于预防和治疗钙缺乏症，如骨质疏松、手足抽搐、佝偻病、老年人钙补充等。

❖ **本药如何服用，何时服用最合适？**

口服。一次 1~4 片，每日 3 次。服用最好在两餐之间或晚餐后半小时。

❖ **使用本药期间需要注意什么？**

1. 肾结石患者应在医师指导下使用。

2. 高钙血症、维生素 D 增多症患者不宜使用。

3. 大量进食富含纤维素的食物、大量饮用含酒精、咖啡因的饮料及吸烟，均会抑制钙的吸收。

4. 本药性状发生改变时禁止使用。

❖ **本药如何居家保存？**

1. 本药密封处保存。

2. 请将药品置于儿童触及不到的地方。

❖ **妊娠期妇女与哺乳期妇女用药注意事项：**

根据自身缺钙情况补钙，请勿盲目服用。

❖ **忘记用药时怎么办？**

若是规律性服用此药，则于发现忘记服药时立即服药。但若发现忘记服药时已接近下次服药时间，请按原计划服用下次剂量即可，切勿一次或短时间内服用两次剂量。

❖ **用药过量怎么办？**

1. 一般过量，不会全部吸收，不会引起高钙血症。

2. 长期过量或同时合并其他药物，易引起高钙血症，处理方法：①立即停用钙剂和其他含钙药品、食物；②到医院监测血钙浓度。

❖ **与其他药物合用需注意什么？**

1. 不宜与洋地黄类强心苷药物合用。

2. 与噻嗪类利尿药（如氢氯噻嗪）合用时，易发生高钙血症。

3. 本药与苯妥英钠及四环素合用，二者吸收减少。

4. 维生素 D、避孕药、雌激素能增加钙的吸收。

（二）酸碱平衡调节药

碳酸氢钠片（0.5g）

❖ **本药用于治疗哪些疾病？**

1. 用于碱化尿液，治疗酸血症。

2. 用于缓解胃酸过多引起的胃痛、胃灼热感、反酸。

❖ **本药如何服用，何时服用最合适？**

一次 1~2 粒，每日 3 次，口服。

❖ **使用本药期间需要注意什么？**

1. 可能会产生嗳气等不适。

2. 若有消化性溃疡，不建议使用本药。

3. 本药对胃酸分泌试验及血、尿 pH 值测定结果有明显影响。

4. 本药长时间使用，可能会出现肌无力和痉挛，如发生请就医咨询。

5. 本药连续使用不得超过 7 日。

6. 6 岁以下儿童不推荐使用。

7. 本药性状发生改变时禁止使用。

❖ **本药如何居家保存？**

1. 本药密封、干燥处保存。

2. 请将药品置于儿童触及不到的地方。

❖ **妊娠期妇女与哺乳期妇女用药注意事项：**

妊娠期与哺乳期妇女应权衡利弊后使用。孕妇不易长期或大量使用。哺乳期妇女若服用建议停止授乳。

❖ **忘记用药时怎么办？**

若是规律性服用此药，则于发现忘记服药时立即服药。但若发现忘记服药时已接近下次服药时间，请按原计划服用下次剂量即可，切勿一次或短时间内服用两次剂量。

❖ **用药过量怎么办？**

若服药过量，出现肌肉痉挛、血压升高时，请立即就诊。

❖ **与其他药物合用需注意什么？**

1. 与酸性药物（如阿司匹林）不易同服，至少隔开 1 小时。

2. 本药与大量牛奶、钙制剂合用时，可能会出现高钙血症、高尿酸血症，不宜合用。

3. 本药可降低胃蛋白酶、维生素 E 的疗效。

口服补液盐Ⅲ（5.125g）

❖ **本药用于治疗哪些疾病？**

用于预防和治疗腹泻等引起的轻、中度失水，可补充水、钾和钠。

❖ **本药如何服用，何时服用最合适？**

一袋的量溶解于 250ml 温开水中，随时口服。婴幼儿应少量多次。

成人：开始时 50ml/kg，4~6 小时内服完，以后根据情况调整剂量直至腹泻停止。

儿童：开始时 50ml/kg，4 小时内服完，以后根据情况调整剂量直至腹泻停止。

❖ **使用本药期间需要注意什么?**

1. 一般不用于早产儿。

2. 严重失水或应用本药后失水无明显纠正者需改为静脉补液。

3. 腹泻停止后应立即停用。

4. 少尿或无尿患者禁用。

❖ **本药如何居家保存?**

1. 本药密封、干燥处保存。

2. 本药性状发生改变时禁止使用。

3. 请将药品置于儿童触及不到的地方。

❖ **妊娠期妇女与哺乳期妇女用药注意事项:**

妊娠期与哺乳期妇女应权衡利弊后使用。哺乳期妇女若服用建议停止授乳。

❖ **忘记用药时怎么办?**

本药根据脱水、腹泻情况服用,漏服一般不需补服。

❖ **用药过量怎么办?**

过量服用,请立即停用,警惕高钠血症! 可直接经口补充水分和适当的淡盐糖水,严重者,请到医院请医师协助处理。

❖ **与其他药物合用需注意什么?**

服药期间加用其他药物,需提前告知医师或药师,以便及时调整服药剂量。

第十三节　妇产科疾病用药

本章重点介绍妇产科用药,包括作用于子宫的药(早期终止妊娠药物、子宫松弛药等)、子宫颈及阴道局部用药、退乳药、性激素相关药物(雌激素、孕激素、选择性雌激素受体调节药等)和避孕药。

一、作用于子宫的药

(一)终止妊娠药

本书涉及药物主要用于终止停经 49 天内的正常宫内妊娠。

米非司酮片(25mg)

❖ **本药用于治疗哪些疾病?**

主要与前列腺素类药物序贯合并使用,终止停经 49 天内的妊娠。

❖ **本药如何服用,何时服用最合适?**

本药应空腹或进食后 2 小时服用,服用方案有两种:(1)顿服 8 片;(2)首次口服米非司酮 2 片,当晚再服 1 片,以后每隔 12 小时服 1 片,第三天早晨服 1 片米非司酮后 1 小时,前往医疗机构,具体使用方法请遵医嘱。

❖ **使用本药期间需要注意什么？**

1. 服用本药终止妊娠一般需确诊为正常宫内孕者，停经天数一般不超过 49 天，必须在具有急诊、刮宫手术和输液、输血条件的医疗机构内使用。

2. 服药后 8~15 日应去医院复诊，以确定流产效果。

3. 如服药后出现长期大量出血，如每 4 小时或在连续 2 小时内湿透 2 条加厚卫生巾，可能是不全流产或其他并发症的征兆，应当立即就医。

4. 本药在异常子宫出血、腺肌症等疾病存在多种超说明书用药。如发现用法用量与说明书不一致情况，请详细咨询医师或药师。

❖ **本药如何居家保存？**

请将本药放置于遮光、密封处储存，请将药品置于儿童触及不到的地方。

❖ **妊娠期妇女与哺乳期妇女用药注意事项：**

除需终止妊娠外，妊娠期妇女禁用本药；哺乳期妇女确需用药应停止哺乳。

❖ **与其他药物合用需注意什么？**

服用本药 1 周内，避免服用阿司匹林和其他非甾体抗炎药。可与多种药物产生相互作用，服药期间如加用其他药物，需提前告知医师或药师。

米索前列醇片（0.2mg）

❖ **本药用于治疗哪些疾病？**

主要与抗孕激素药物米非司酮序贯应用，用于终止停经 49 天内的早期妊娠。

❖ **本药如何服用，何时服用最合适？**

服用米非司酮 36~48 小时后，顿服米索前列醇 0.6mg。

❖ **使用本药期间需要注意什么？**

1. 服用本药可能会发生腹泻、腹痛，且与服用剂量相关，通常发生在治疗早期，如症状持续且加重，请及时就诊。

2. 对于有腹泻易发因素如炎症性肠病的患者，为了降低腹泻的风险，应将本药与食物同服，并且应避免使用含镁的抗酸剂，如铝碳酸镁制剂。

3. 本药用于终止早期妊娠时，必须与米非司酮配伍，严禁单独使用，且必须在医师指导下，在具有急诊、刮宫手术和输液、输血条件的医疗机构内使用。

4. 因本药可引起头晕，服用此药物 4 小时内，尽可能避免驾驶车辆或操作机器。若症状一直未改善，请与医师联络或就诊。

5. 本药在中期引产，产后出血等疾病存在多种超说明书用药。如发现用法用量与说明书不一致情况，请详细咨询医师或药师。

❖ **本药如何居家保存？**

请将本药放置于 30℃以下，干燥处储存，请将药品置于儿童触及不到的地方。

❖ **妊娠期妇女与哺乳期妇女用药注意事项：**

本药禁用于妊娠期妇女，除需要终止妊娠外；因乳汁分泌会导致母乳喂养的婴儿出现腹泻，因此正在哺乳的妇女不应使用。

❖ **用药过量怎么办？**

服用米索前列醇过量可产生的症状有镇静、震颤、惊厥、呼吸困难、腹痛、腹泻、发热、心悸、低血压、心动过缓等，需前往医院对症治疗。

❖ 与其他药物合用需注意什么?

米索前列醇治疗期间应避免同时使用含镁的抗酸剂，如铝碳酸镁，因为合用可能会加重本药引起的腹泻。联合使用其他非甾体抗炎药（如阿司匹林、布洛芬等），胃肠道反应可能会增加。因此，如遇其他疾病就诊，需告知医师或药师正在服用本药。

（二）子宫松弛药

利托君（10mg）

❖ **本药用于治疗哪些疾病?**

抑制宫缩，主要用于预防妊娠 20 周以后的流产和早产。

❖ **本药如何服用，何时服用最合适?**

本药口服，分次给药，温开水送服。给药剂量根据病情而定，但每日总量不得超过 12 片，具体使用方法请依照医师指示。

❖ **使用本药期间需要注意什么?**

1. 服用本药在妊娠期妇女情况稳定后，每 1~6 小时仍需检查血压、脉搏和胎儿心跳速率，需密切观察。

2. 使用过程中，如果出现心率加快或心动过速，应及时告知医师，进行减量等适当处置。

❖ **本药如何居家保存?**

本药应室温储存，请将药品置于儿童触及不到的地方。

❖ **妊娠期妇女与哺乳期妇女用药注意事项:**

1. 怀孕 20 周后的妇女可以使用本药；如在分娩之前用药，应避免分娩后立即哺乳。

2. 可升高血糖，造成 OGTT 试验结果不准确。

❖ **用药过量怎么办?**

过量服用利托君片可能会发生心动过速（孕妇和胎儿）、心悸、心律不齐、高血压、呼吸困难、颤抖、恶心、呕吐等，如果过量服用，应及时就医，对症治疗。

❖ **与其他药物合用需注意什么?**

本药可与多种药物产生相互作用，如与糖皮质激素合用时，可引起肺水肿等严重反应；与排钾利尿剂（如氢氯噻嗪、呋塞米等）合用，可能会导致血钾降低过多；与阿托品、硫酸镁、哌替啶等联合用药会加重对心血管系统的影响。因此，服药期间如需加用其他药物，需提前告知医师或药师。

（三）子宫收缩药

缩宫素鼻喷雾剂（400IU）

❖ **本药用于治疗哪些疾病?**

本药主要用于协助产后乳腺分泌乳汁排出。

❖ **本药如何使用，何时使用最合适?**

在开始哺乳 2~3 分钟前，采用坐姿，向两侧鼻孔各喷入本药一次。

❖ **使用本药期间需要注意什么?**

1. 使用本药时，偶有鼻腔刺激反应、鼻出血、子宫出血、子宫收缩过度和流泪等，如症状持续或加重，请及时就医。

2. 本药仅有协助乳汁排出作用，无促进乳汁生成作用，因此，不能作为生乳药物长期使用。

❖ **本药如何居家保存？**

本药应密闭，避光不超过 20℃保存，请勿冷冻。请将药品置于儿童触及不到的地方。

❖ **妊娠期妇女与哺乳期妇女用药注意事项：**

妊娠期妇女禁用，哺乳期妇女可以使用。

❖ **与其他药物合用需注意什么？**

使用此药期间如需服用其他药品，请主动告知医师或药师。

二、子宫颈局部用药

子宫颈局部用药主要用于治疗宫颈慢性炎症等。

聚甲酚磺醛溶液（36%）

❖ **本药用于治疗哪些疾病？**

用于治疗宫颈糜烂、宫颈炎、各类阴道感染、外阴瘙痒、宫颈息肉切除或切片检查后的止血、尖锐湿疣等。

❖ **本药如何使用，何时使用最合适？**

用于阴道冲洗时，聚甲酚磺醛溶液应按 1：5 的比例用水稀释，用于局部涂抹或敷贴时则无需稀释。宫颈治疗时需由专业医师操作。

❖ **使用本药期间需要注意什么？**

1. 本药为外用药，切忌内服。避免与眼睛接触。

2. 本药使用过程中，如果出现坏死组织从病灶处脱落，有时甚至是大片脱落，无需惊恐。

3. 经期停止治疗；治疗期间避免性生活；不要使用刺激性肥皂清洗患处。

4. 治疗期间出现不良反应较严重时，如强烈的灼烧感、疼痛感等，应停药，并咨询医师。

5. 所有治疗用具使用后均应在水中浸泡、清洗。

❖ **本药如何居家保存？**

本药应遮光，密封保存。请将药品置于儿童触及不到的地方。

❖ **妊娠期妇女与哺乳期妇女用药注意事项：**

妊娠期与哺乳期妇女禁用。

❖ **与其他药物合用需注意什么？**

聚甲酚磺醛只能局部应用，同一部位避免同时使用两种以上的药物。

重组人干扰素 α-2a 栓（50 万 IU/ 枚）

❖ **本药用于治疗哪些疾病？**

主要用于治疗病毒感染引起的慢性宫颈炎、宫颈糜烂、阴道炎。

❖ **本药如何使用，何时使用最合适？**

本药睡前使用，将栓剂置于阴道后穹窿，一次 1 枚，隔日 1 次，通常使用 9 次为一疗程或遵医嘱。

❖ **使用本药期间需要注意什么？**

1. 使用本药时，采取仰卧位，将栓剂送入阴道深部，置阴道后穹隆，尽量接触到子宫颈。

2. 用药期间禁止坐浴和性生活，月经期停止用药。

3. 如环境温度过高，本药会变软，但不影响疗效，请置于 4℃冰箱中冷藏 3~5 分钟，撕开栓带取出使用。

4. 极少数患者初次用药后出现轻微腰腹酸痛，偶见一过性低热，外阴、阴道不适，通常可自行消失，不影响治疗，若症状持续，请及时就诊。

❖ **本药如何居家保存？**

2~8℃遮光保存。请将药品置于儿童触及不到的地方。

❖ **妊娠期妇女与哺乳期妇女用药注意事项：**

妊娠期妇女禁用，哺乳期妇女正常使用。

❖ **用药过量怎么办？**

本药为局部使用，一般不会造成药物过量。若药物过量使用，并引起严重不适反应，请立即停药并就诊治疗。

❖ **与其他药物合用需注意什么？**

与其他药物同时使用，暂未发现对药效影响，但如需合并使用其他药物，也请咨询医师或药师。

重组人干扰素 α-2b［**阴道栓**（10 万 IU/ 粒），**凝胶** 5g/ 支（1.0×10^5IU/g）］

❖ **本药用于治疗哪些疾病？**

主要用于治疗病毒性感染引起的宫颈糜烂，凝胶剂还可用于治疗尖锐湿疣和生殖器疱疹。

❖ **本药如何使用，何时使用最合适？**

1. 治疗宫颈糜烂：阴道栓，睡前使用，一次 1 粒，直接将本药放置于阴道后穹隆接近宫颈口处，通常隔日一次，6~9 粒为一疗程，或遵医嘱。

凝胶，睡前使用，一次 1g，用推进器将凝胶送至阴道深处穹隆部，6~10 次为一疗程，或遵医嘱。

2. 治疗尖锐湿疣和生殖器疱疹：凝胶，涂患处，每日 4 次。每次涂药后按摩患处 2~3 分钟以帮助药物吸收。尖锐湿疣连续用药 6 周，生殖器疱疹连续用药 1 周。

❖ **使用本药期间需要注意什么？**

1. 极少数患者在初次用药后出现轻微的下腹坠胀、腰酸、阴道有刺痛或灼伤感、一过性低热、白带增多，停药后自行消失，若症状持续或加重，请及时就医。

2. 月经期间停止用药，用药期间禁止性生活和坐浴。

3. 重组人干扰素 α-2b 栓剂在高温时可能发生融化现象，使用前请放置于 2~8℃冷藏，待栓剂变硬后再行使用。

4. 用此药期间如需使用其他药品，请主动告知医师或药师。

❖ **本药如何居家保存？**

请将阴道栓置于 2~8℃干燥避光保存。凝胶置于 0~20℃避光保存。请将药品置于儿童触及不到的地方。

❖ **妊娠期妇女与哺乳期妇女用药注意事项：**

阴道栓：妊娠期妇女、哺乳期妇女禁用；凝胶：需医师权衡利弊后使用。

❖ **用药过量怎么办？**

本药为局部使用，一般不会造成药物过量。若药物过量使用，并引起严重不适反应，请立即停药并就诊治疗。

三、阴道局部用药

阴道局部用药，主要包括抗滴虫药、抗厌氧菌药、抗真菌药和其他相关药物。

（一）抗滴虫药

甲硝唑栓（0.5g）

❖ **本药用于治疗哪些疾病？**

主要用于阴道毛滴虫病，也可用于治疗细菌性阴道炎。

❖ **本药如何使用，何时使用最合适？**

阴道给药。每晚睡前使用，一次1枚，通常连用7~10日，具体使用时间请遵医嘱。

❖ **使用本药期间需要注意什么？**

1. 使用本药治疗，尿液可呈深红色，停药后恢复正常。

2. 本药治疗期间，如饮酒可能出现腹痛、呕吐、头痛等症状，因此用药期间应戒酒。

3. 本药在高温环境可能出现轻微融化现象，可置于4℃环境待栓剂变硬后再行使用。

4. 用此药期间如需使用其他药品，请主动告知医师或药师。

❖ **本药如何居家保存？**

本药应遮光，密封，30℃以下保存。请将药品置于儿童触及不到的地方。

❖ **妊娠期妇女与哺乳期妇女用药注意事项：**

妊娠期妇女应在医师指导下使用。妊娠3个月之内不宜使用。哺乳期妇女慎用。

（二）抗厌氧菌药

克林霉素磷酸酯阴道用乳膏（5g：0.1g）

❖ **本药用于治疗哪些疾病？**

主要用于治疗细菌性阴道病。

❖ **本药如何使用，何时使用最合适？**

每日1支，临睡前用给药器放置于阴道内（图2-13-1）。连续使用7天为1个疗程。

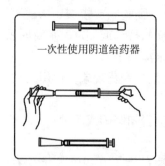
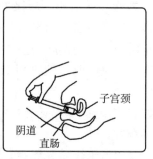

图2-13-1 克林霉素磷酸酯阴道用乳膏使用方法

临睡前取本药 1 支，拧下塑料盖，将一次性使用给药器旋于药管螺丝口上。平躺后将给药器（已装有克林霉素磷酸酯阴道用乳膏）轻轻插入阴道，挤压活塞。挤出全部药物后，将给药器取出，使用后的器具及药品软管应放入回收袋丢弃。

❖ **使用本药期间需要注意什么？**

1. 本药仅用于阴道内给药，不可口服、涂眼或涂抹于皮肤。若误进眼睛，应以清水彻底冲洗。

2. 使用本药期间应避免房事，同时避免冲洗阴道。

3. 月经期间不宜使用本药，可在月经干净后使用。

4. 本药含矿物油，可能削弱乳胶或橡胶制品（如避孕套）的作用。

❖ **本药如何居家保存？**

请将本药放置于遮光，密闭，阴凉处保存。请将药品置于儿童触及不到的地方。

❖ **妊娠期妇女与哺乳期妇女用药注意事项：**

妊娠期妇女一般不宜使用。哺乳期妇女若使用本药，应暂停哺乳。

❖ **用药过量怎么办？**

过量使用克林霉素磷酸酯阴道制剂如出现全身反应，如消化道反应、过敏反应、假膜性结肠炎等，应就医治疗。

❖ **与其他药物合用需注意什么？**

克林霉素磷酸酯与红霉素不宜合用；不宜与益生菌等阴道用活菌制剂同时使用。因此，需合并使用其他药物时，请提前告知医师或药师。

替硝唑栓（0.25g，1g）

❖ **本药用于治疗哪些疾病？**

主要用于滴虫性阴道炎及细菌性阴道病。

❖ **本药如何使用，何时使用最合适？**

替硝唑栓（1g）：阴道给药。晚上睡前使用，一次 1 枚，放入阴道后穹隆处，隔日 1 次，连用 2 次为一疗程。

替硝唑栓（0.25g）：阴道给药。每日 1 次，于晚上临睡前清洗外阴后将本药 0.25g（1 粒）放入阴道后穹隆处，连用 5 天，或遵医嘱。

❖ **使用本药期间需要注意什么？**

1. 使用本药时，用药部位如有烧灼感、红肿等情况应停药，并将局部药物洗净，必要时向医师咨询。

2. 如用药期间出现过敏反应、局部疼痛、头痛、头晕等不良反应，应停药并就医。

3. 用药期间注意个人卫生，给药时应洗净双手或戴指套。为防止重复感染，治疗期间应使用避孕套或避免房事。

4. 使用本药期间不得饮酒或饮用含有酒精的饮料。

❖ **本药如何居家保存？**

请将本药放置于遮光、密封处保存。请将药品置于儿童触及不到的地方。

❖ **妊娠期妇女与哺乳期妇女用药注意事项：**

妊娠期及哺乳期妇女禁用。

❖ **与其他药物合用需注意什么?**

与其他药物同时使用可能会发生药物相互作用,如需合并使用其他药物,请咨询医师或药师。

(三)抗真菌药

克霉唑阴道片(0.5g)

❖ **本药用于治疗哪些疾病?**

主要用于念珠菌性外阴阴道病。

❖ **本药如何使用,何时使用最合适?**

阴道给药。每晚睡前使用 1 片,一般用药 1 次即可,如有必要,可在 4 天后进行第二次治疗。

使用给药器的方法见图 2-13-2。

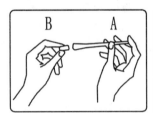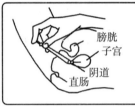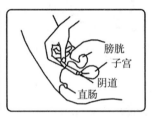

图 2-13-2 克霉唑阴道片使用方法

取出给药器,拉开给药器的拉杆(A),将阴道片的一半放入给药器(B)内,另一半置于给药器外,当您在阴道内放置时,用手指轻压给药器的拉杆(A)即可。

使用时,最好采用仰卧位,并将带有药片的给药器小心地放入阴道深处。轻推给药器的拉杆(A),将药片放入阴道内的正确位置。然后将给药器取出。

如不使用给药器,请按图 2-13-2 中第 3 幅图操作,洗净双手放入阴道片。

❖ **使用本药期间需要注意什么?**

1. 使用本药,用药部位可能会产生局部刺激,如有烧灼感、红肿等情况应停药,并将局部药物洗净,必要时向医师咨询。

2. 如您在使用期间出现发热、下腹疼痛、背痛、阴道排出物恶臭、恶心、阴道出血等症状,请及时就诊。

3. 用药期间注意个人卫生,给药时应洗净双手或戴指套,防止重复感染。

4. 使用本药应避开月经期,治疗期间应使用避孕套或避免性生活。

5. 本药需要阴道内湿润才可彻底溶解,否则未溶解的部分阴道片剂会流出阴道外。为防止这种情况,请入睡时使用,并将药物尽可能深地放入阴道内。

6. 一旦将片剂放入给药器,应立即使用。使用之后,将给药器丢弃。

❖ **本药如何居家保存?**

请将本药放置在 25℃以下储存。勿将本药放在儿童可以接触到的地方。

❖ **妊娠期妇女与哺乳期妇女用药注意事项:**

妊娠期、哺乳期妇女应在医师指导下使用。妊娠早期应特别小心,妊娠期使用本药时不要使用给药器。哺乳期妇女在使用本药治疗期间,应停止哺乳。

❖ **与其他药物合用需注意什么？**

本药通常不与其他抗真菌药同用，如制霉菌素等。与其他药物同时使用可能会发生药物相互作用，请咨询医师或药师。

硝酸咪康唑栓（0.2g）

❖ **本药用于治疗哪些疾病？**

主要用于治疗念珠菌性外阴阴道病和革兰阳性细菌引起的双重感染。

❖ **本药如何使用，何时使用最合适？**

阴道给药，洗净双手后将栓剂置于阴道深处。通常每晚 1 次，一次 1 枚。具体使用方法请遵医嘱。

❖ **使用本药期间需要注意什么？**

1. 用药期间注意个人卫生，给药时应洗净双手或戴指套或手套。防止重复感染。治疗期间应避免房事。

2. 用药部位如有烧灼感、瘙痒、红肿等情况应停药，并将局部药物洗净，必要时向医师咨询。

3. 本药为局部用药，不得口服。使用时避开月经期。

4. 本药在高温环境可能出现轻微融化现象，可在使用前放置于 2~8℃冷藏，待栓剂变硬后再行使用。

5. 本药的成分可使乳胶制品破损，应避免本药与避孕隔膜、避孕套等乳胶产品接触，以免导致避孕失败。

❖ **本药如何居家保存？**

本药应遮光，密闭，30℃以下保存。请将药品置于儿童触及不到的地方。

❖ **妊娠期妇女与哺乳期妇女用药注意事项：**

妊娠期及哺乳期妇女慎用。

❖ **与其他药物合用需注意什么？**

如需合并使用其他药物，请咨询医师或药师。

（四）其他

硝呋太尔制霉菌素阴道软胶囊（硝呋太尔 0.5g 与制霉菌素 20 万单位）

❖ **本药用于治疗哪些疾病？**

主要用于细菌性阴道病、滴虫性阴道炎、念珠菌性外阴阴道炎、阴道混合感染的治疗。

❖ **本药如何使用，何时使用最合适？**

阴道软胶囊：于每晚睡前清洗外阴后，将阴道软胶囊一枚放入阴道深部，连用 6 天，具体使用疗程请遵医嘱。

❖ **使用本药期间需要注意什么？**

1. 请尽量将本药置入阴道深处。

2. 给药时应洗净双手或戴指套，注意个人卫生，防止重复感染。

3. 使用本药应避开月经期，治疗期间应避免性生活。

4. 使用本药后可出现轻度外阴灼热、阴道干涩和恶心，如用药部位有烧灼感、红肿等情况应停药，将局部药物清洗干净，并向医师咨询。

5. 用药期间如饮酒会引起不适或恶心，因此，治疗期间勿饮用酒精饮料。

❖ **本药如何居家保存？**

请将本药置于遮光，密封，不超过 20℃的干燥处保存，请将药品置于儿童触及不到的地方。

❖ **妊娠期妇女与哺乳期妇女用药注意事项：**

妊娠期妇女请在医师指导下使用；哺乳期妇女慎用。

❖ **与其他药物合用需注意什么？**

如需与其他药物同时使用，请咨询医师或药师。

阴道用乳杆菌活菌胶囊（0.25g）

❖ **本药用于治疗哪些疾病？**

主要用于由菌群紊乱而引起的细菌性阴道病的治疗。

❖ **本药如何使用，何时使用最合适？**

清洁外阴后，戴上指套，将本药放入阴道深部，一次 1 粒，每晚一次，连用 10 天为一个疗程。

❖ **使用本药期间需要注意什么？**

1. 本药治疗期间应避免性生活。

2. 本药最好在睡前使用，应放在阴道深部，用药期间不可冲洗阴道。

❖ **本药如何居家保存？**

请将本药放置于 2~8℃，避光干燥处保存，请将药品置于儿童触及不到的地方。

❖ **妊娠期妇女与哺乳期妇女用药注意事项：**

妊娠期及哺乳期妇女如需用药，请遵医嘱。

❖ **与其他药物合用需注意什么？**

本药对多种抗生素如 β- 内酰胺类、大环内酯类、氨基糖苷类等敏感，如需联用请错开用药时间。

乳酸菌阴道胶囊（0.25g：600 万活乳酸菌）

❖ **本药用于治疗哪些疾病？**

主要用于由菌群紊乱而引起的细菌性阴道病的治疗。

❖ **本药如何使用，何时使用最合适？**

清洗外阴后，将本药放入阴道深部，一次 2 粒，每晚一次，连用七天为一疗程。

❖ **使用本药期间需要注意什么？**

1. 本药治疗期间应避免性生活。

2. 本药最好在睡前使用，应放在阴道深部，用药期间不可冲洗阴道。

❖ **本药如何居家保存？**

请将本药放置于遮光、密闭、不超过 20℃处保存，请将药品置于儿童触及不到的地方。

❖ **与其他药物合用需注意什么？**

本药对多种抗生素如 β- 内酰胺类、大环内酯类、氨基糖苷类等敏感，如需联用请错开用药时间。

四、退乳药

此部分涉及的退乳药主要是溴隐亭。

甲磺酸溴隐亭片（2.5mg）

❖ **本药用于治疗哪些疾病？**

主要用于月经不调及女性不孕症、多囊卵巢综合征、男性高泌乳素血症、泌乳素瘤、退乳等。

❖ **本药如何服用，何时服用最合适？**

本药应餐中服用，剂量及用法因疾病不同而异。请依照医师指示按时服药，勿自行增减药量或任意停药。

❖ **使用本药期间需要注意什么？**

1.溴隐亭治疗期间可能会恢复生育能力，服用本药期间，患者可根据实际需要选择是否采用避孕措施。

2.本药可能会引起头痛、嗜睡、头晕、低血压等不良反应，因此，在驾驶和操作机器时应特别谨慎。

3.服用本药可能会增加购物欲望、食欲等，若出现上述症状，请及时告知医师。

4.接受溴隐亭治疗期间如果患者怀孕，需密切监测可能发生的视力障碍、视野缺损。

❖ **本药如何居家保存？**

请将本药放置于25℃以下，避光处储存，请将药品置于儿童触及不到的地方。

❖ **妊娠期妇女与哺乳期妇女用药注意事项：**

非治疗需要，不建议妊娠期和哺乳期妇女使用。

❖ **用药过量怎么办？**

本药服用过量会导致恶心、呕吐、头晕、低血压、心动过速、困倦、幻觉等，若服用过量应及时前往医院对症治疗。

❖ **与其他药物合用需注意什么？**

服药期间加用其他药物，特别是一些抗高血压药、镇静催眠药、口服避孕药等，可能会发生相互作用。因此，需联合使用其他药物，请提前告知医师或药师，以便及时调整服药剂量。

五、雌激素、孕激素及相关药品

主要通过与特异性激素受体相互作用，调节靶组织的蛋白质合成，从而发挥各种生理效应。此部分涉及的药物主要为口服制剂和外用制剂。

（一）雌激素

主要用于治疗雌激素不足引起的女性性腺功能减退症、围绝经期综合征、骨质疏松等。

雌二醇片（1mg）

❖ **本药用于治疗哪些疾病？**

主要用于治疗由雌激素缺乏引起的各种症状，尤其是与绝经有关的症状（潮热、盗汗、泌尿系统症状、阴道干燥、骨质疏松等）。

❖ **本药如何服用，何时服用最合适？**

本药口服，通常一日 1 片，每 28 日为一个疗程。如是保留子宫的妇女，应加用孕激素，在后 14 日服用。具体使用方法请遵医嘱。

❖ **使用本药期间需要注意什么？**

1. 服药周期结束，停药期间可能会发生撤退性出血，在继续治疗后，通常会消失。

2. 服用本药期间如出现血栓症状，如单腿胀痛、胸部突发疼痛、呼吸急促、偏头痛、视力部分或完全丧失等，应立即停药并就诊。

3. 长期服用本药需定期检查评估，包括：乳房、子宫、肝功能、凝血功能、血压和体重等。

4. 本药可增加血栓风险，接受本药治疗者手术前须告知医师。

5. 服用本药期间应避免食用葡萄柚或饮用葡萄柚汁。

6. 本药在子宫异常出血、先兆流产等疾病存在多种超说明书用药。如发现用法用量与说明书不一致情况，请详细咨询医师或药师。

❖ **本药如何居家保存？**

请将本药放置于遮光、密闭处，30℃以下储存，请将药品置于儿童触及不到的地方。

❖ **妊娠期妇女与哺乳期妇女用药注意事项：**

一般不用于妊娠期和哺乳期妇女。特殊情况，请遵医嘱。

❖ **与其他药物合用需注意什么？**

雌激素与多种药物可发生相互作用，本药可降低抗凝药效应；卡马西平、利福平等会降低雌激素的活性；与抗高血压药同用，可降低抗高血压药的作用。因此，需联合使用其他药物时，请提前告知医师或药师。

雌二醇凝胶（0.06%，1g 凝胶含雌二醇 0.6mg）

❖ **本药用于治疗哪些疾病？**

用于治疗雌激素缺乏引起的各种症状，尤其用于与绝经有关的症状，如潮热、盗汗、泌尿系统症状、阴道干燥等。

❖ **本药如何使用，何时使用最合适？**

每日用量为一计量尺，大约 2.5g 凝胶，将药物涂抹于较大面积的皮肤上，如胳膊、臀部的上部、下腹部、腰部、大腿上部，涂抹后无需揉搓，每个月使用 24~28 日，使用时间最好在每日早晨或晚间沐浴后。

❖ **忘记用药时怎么办？**

若忘记使用，请勿私自增加剂量，按照处方剂量继续治疗。或遵医嘱，切勿一次使用两倍剂量。

❖ **使用本药期间需要注意什么？**

1. 连续治疗过程中如停止用药可能出现少量出血，属于正常情况。若出现大量或不规则出血，请告知医师。

2. 使用本药期间一旦出现血栓症状，如单腿胀痛、胸部突发疼痛、呼吸急促、偏头痛、视力部分或完全丧失等，应立即停药并就诊。

3. 请勿涂抹在乳房或黏膜区域。

4. 长期使用本药需定期进行检查；检查内容包括：乳房、子宫、血压和体重等。

5. 本药可增加血栓风险，接受本药治疗者手术前须告知医师。

❖ **本药如何居家保存？**

请将本药放置于密闭，阴凉处（不超过20℃）储存。请将药品置于儿童触及不到的地方。

❖ **妊娠期妇女与哺乳期妇女用药注意事项：**

本药妊娠期妇女不应使用，如果意外使用了此药物，发现已经怀孕也不必停止妊娠，停止用药并向医师说明情况。哺乳期妇女不应使用本药。

❖ **用药过量怎么办？**

过量使用本药，可能出现乳房肿胀、疼痛、恶心、焦虑不安等现象，停止或减少用药剂量，症状消失。若症状严重或持续较长时间不能缓解，请向医师报告。

❖ **与其他药物合用需注意什么？**

本药与多种药物可发生相互作用，如雌二醇可降低抗凝药效应；卡马西平、利福平等会降低雌激素的活性；与抗高血压药同用，可降低抗高血压药的作用。因此，需联合使用其他药物时，请提前告知医师或药师。

戊酸雌二醇片（0.5mg，1mg）

❖ **本药用于治疗哪些疾病？**

主要与孕激素联合使用建立人工月经周期；补充与自然或人工绝经相关的雌激素缺乏，具体症状包括：血管舒缩性疾病（潮热）、生殖泌尿道营养性疾病（外阴阴道萎缩、性交困难、尿失禁）以及精神性疾病（睡眠障碍、衰弱）。

❖ **本药如何服用，何时服用最合适？**

本药口服，通常每日1mg温水吞服，剂量和用药方案可根据个体调整，请依照医师指示服用。

❖ **忘记用药时怎么办？**

若是规律性服用此药，则于发现忘记服药时立即服药。但若发现忘记服药时已接近下次服药时间，请按原计划服用下次剂量即可，切勿一次或短时间内服用两次剂量。

❖ **使用本药期间需要注意什么？**

1. 开始治疗前和治疗期间应进行检查，包括乳房和盆腔检查，以及宫颈细胞涂片等。

2. 出现以下情况应立即停药并就诊：新发的偏头痛或频繁发作少见的严重头痛、突发性感觉障碍（如视觉或听觉障碍）、血栓性静脉炎或血栓栓塞症状（如异常的腿痛或腿肿、不明原因的呼吸或咳嗽时的刺痛感）、胸部疼痛及紧缩感、黄疸、肝炎、全身瘙痒、癫痫发作次数增加、血压显著增高。

3. 服药周期结束，停药期间可能会发生撤退性出血，在继续治疗后，通常会消失。

4. 服药后出现乳房发胀，可能是由于剂量过高；服药后未能缓解雌激素缺乏的症状，可能是由于剂量不足。如遇上述情况，应当告知医师，重新调整药物剂量。

5.本药可增加血栓风险，接受本药治疗者手术前须告知医师。

6.服用本药期间应避免食用葡萄柚或饮用葡萄柚汁。

7.本药在子宫异常出血、先兆流产等疾病存在多种超说明书用药。如发现用法用量与说明书不一致情况，请详细咨询医师或药师。

❖ **本药如何居家保存?**

请将本药放置于30℃以下室温保存，请将药品置于儿童触及不到的地方。

❖ **妊娠期妇女与哺乳期妇女用药注意事项:**

本药不能用于妊娠期及哺乳期妇女，辅助生育患者用药请遵医嘱。

❖ **用药过量怎么办?**

本药用药过量，如出现恶心和呕吐症状，应到医院及时进行对症治疗。

❖ **与其他药物合用需注意什么?**

本药与多种药物会产生相互作用。与利福平、卡马西平等联用，戊酸雌二醇代谢加快；与抗真菌药（如氟康唑、酮康唑等）、大环内酯类药（如克拉霉素、红霉素等）联合使用，会增加戊酸雌二醇的作用；联合应用降糖药物，如口服降糖药或注射胰岛素，戊酸雌二醇治疗剂量可能需要调整。因此，服本药期间如需同时使用其他药物，请提前告知医师或药师。

苯甲酸雌二醇软膏（1.5g：1.35mg）

❖ **本药用于治疗哪些疾病?**

主要用于与绝经有关的症状，如潮热、多汗、阴道干燥等。

❖ **本药如何使用，何时使用最合适?**

外用，一次1.5g，涂于干净皮肤上（如手臂内侧、下腹部、腰部、臀部和大腿等部位），每日1次。具体使用方案请遵医嘱。

❖ **忘记用药时怎么办?**

若忘记使用，请勿私自增加剂量，按照处方剂量继续治疗。或遵医嘱，切勿一次使用两倍剂量。

❖ **使用本药期间需要注意什么?**

1.开始治疗前，应进行全面检查（包括乳房和盆腔检查及宫颈细胞涂片等）。

2.出现以下情况应立即停药就诊，新发的偏头痛或频繁发作少见的严重头痛、突发性感觉障碍（如视觉或听觉障碍）、血栓性静脉炎或血栓栓塞的前发指征（如异常的腿痛或腿肿、不明原因的呼吸或咳嗽时的刺痛感）、胸部疼痛及紧缩感、黄疸、肝炎、全身瘙痒、癫痫发作次数增加、血压显著增高。

3.治疗周期结束，停药期间可能会发生撤退性出血，在继续治疗后，通常会消失。

4.使用该药期间若出现乳房发胀、腹部肿胀等情况，应当告知医师，重新调整使用剂量。

5.请勿涂抹在乳房或黏膜区域。

6.本药可增加血栓风险，接受本药治疗者手术前须告知医师。

❖ **本药如何居家保存?**

请将本药放置于遮光，密闭处保存。请将药品置于儿童触及不到的地方。

❖ **妊娠期妇女与哺乳期妇女用药注意事项：**

妊娠期及哺乳期妇女禁用。

❖ **与其他药物合用需注意什么？**

本药与多种药物可发生相互作用，如雌二醇可降低抗凝药效应；卡马西平、利福平等会降低雌激素的活性；与抗高血压药同用，可降低抗高血压药的作用。因此，需联合使用其他药物时，请提前告知医师或药师。

炔雌醇片（0.005mg，0.0125mg，0.5mg）

❖ **本药用于治疗哪些疾病？**

主要用于补充雌激素不足，治疗女性性腺功能不良、闭经、更年期综合征等；也可用于治疗晚期乳腺癌（绝经期妇女）、前列腺癌；以及与孕激素类药合用，抑制排卵，起到避孕作用。

❖ **本药如何服用，何时服用最合适？**

本药口服，剂量及用法因人及疾病不同而异。请依照医师指示按时服药，勿自行增减药量或任意停药。

❖ **使用本药期间需要注意什么？**

1. 开始治疗前，应进行全面检查，包括乳房和盆腔检查及宫颈细胞涂片等。

2. 出现以下情况应立即停药就诊，新发的偏头痛或频繁发作少见的严重头痛、突发性感觉障碍（如视觉或听觉障碍）、血栓性静脉炎或血栓栓塞的前发指征（如异常的腿痛或腿肿、不明原因的呼吸或咳嗽时的刺痛感）、胸部疼痛及紧缩感、黄疸、肝炎、全身瘙痒、癫痫发作次数增加、血压显著增高。

3. 服用本药若出现乳房发胀、腹部肿胀等情况，应当告知医师，重新调整使用剂量。

4. 青春期前儿童慎用，以免早熟及骨骼早期闭合。

5. 本药可增加血栓风险，接受本药治疗者手术前须告知医师。

6. 服用本药期间应避免食用葡萄柚或饮用葡萄柚汁。

❖ **本药如何居家保存？**

请将本药放置于遮光、密封处保存。请将药品置于儿童触及不到的地方。

❖ **妊娠期妇女与哺乳期妇女用药注意事项：**

妊娠期及哺乳期妇女禁用。

❖ **与其他药物合用需注意什么？**

本药与多种药物会发生相互作用，如与抗凝药同用时可降低抗凝效应；与卡马西平、苯巴比妥、利福平等同时使用，可降低雌激素的效应；与三环类抗抑郁药同时使用，可增强抗抑郁药的不良反应，同时降低其应有的效应；与抗高血压药同时使用，可降低抗高血压药的作用。因此，合并使用其他药物时，需提前告知医师或药师。

雌三醇栓剂（0.5mg）

❖ **本药用于治疗哪些疾病？**

本药适用于治疗妇女绝经后因雌激素缺乏而引起的泌尿生殖道萎缩和萎缩性阴道炎（即老年性阴道炎）。表现为外阴或阴道干燥、瘙痒、灼热、阴道分泌物异常及性交疼痛，或尿频、尿急、尿失禁等症状。

❖ **本药如何使用，何时使用最合适？**

阴道给药，每晚 1 次，睡前使用，清洗外阴后将一枚栓剂推入阴道后穹窿处，根据个体差异，可酌情增减用药剂量及间隔时间。

❖ **用药过量怎么办？**

乳房持续发胀或宫颈黏液分泌过多是剂量过大的迹象，通常不会产生严重不良反应，可按要求继续用药，并告知医师，咨询是否需要调整给药剂量。

❖ **忘记用药时怎么办？**

如偶有漏用，不需补用，按照医嘱每晚使用 1 枚栓剂即可。如多次漏用，需咨询医师或药师。

❖ **使用本药期间需要注意什么？**

1. 用药初期，偶有患者出现轻微乳房胀痛、阴道轻度灼热、瘙痒等症状，随着时间的延长，这些反应通常自行消失，若症状持续或加重，应告知医师。

2. 应在医师指导下用药，长期使用需定期检查乳房、子宫和盆腔、血压、肝功能等。

3. 使用本药过程中，出现偏头痛、严重头痛、突发性视觉障碍、血栓性静脉炎或血栓栓塞的前发指征（如异常的腿痛或腿肿、不明原因的呼吸或咳嗽时的刺痛感）、胸部疼痛、血压显著增高等情况应立即停药并就诊。

4. 意外口服本药一般不会产生严重毒性，但可能会发生腹部疼痛和呕吐，应咨询医师。

5. 如计划中断或提前结束治疗，应咨询医师。

❖ **本药如何居家保存？**

请将本药放置于密闭，阴凉处保存。请将药品置于儿童触及不到的地方。

❖ **妊娠期妇女与哺乳期妇女用药注意事项：**

妊娠期及哺乳期妇女禁用。

❖ **与其他药物合用需注意什么？**

本药与皮质激素（如泼尼松、地塞米松）、苯巴比妥、利福平、胰岛素等多种药物可能会发生相互作用。因此，需合并使用其他药物时，请提前告知医师或药师。

雌三醇乳膏（15g：15mg）

❖ **本药用于治疗哪些疾病？**

主要用于治疗雌激素缺乏引起的泌尿生殖道萎缩性症状，例如阴道干燥、性交痛和瘙痒，尿频、尿急、下尿路感染和轻度尿失禁等。

❖ **本药如何使用，何时使用最合适？**

阴道给药，通常每晚一次，睡前使用，清洗外阴后用给药器将 0.5g 软膏推入阴道深处，根据病症和个体差异，用药剂量及间隔时间可酌情调整，请遵医师指示使用。

❖ **用药过量怎么办？**

阴道给予雌三醇乳膏一般不会发生过量。如果过量使用，并发生恶心、呕吐和撤退性出血，必要时进行对症治疗。

❖ **忘记用药时怎么办？**

若您是规律性用药，请于想起时立即补上。但若已接近下次用药时间，请直接使用下次剂量即可，切勿一天内使用两次剂量。

❖ **使用本药期间需要注意什么？**

1. 用药初期，可能会出现轻微乳房胀痛、阴道轻度灼热、瘙痒等症状，随着时间的延长，这些反应通常自行消失，若症状持续或加重，应告知医师。

2. 使用本药过程中，出现偏头痛、严重头痛、突发性视觉障碍、血栓性静脉炎或血栓栓塞的前发指征（如异常的腿痛或腿肿、不明原因的呼吸或咳嗽时的刺痛感）、胸部疼痛、血压显著增高等情况应立即停药并就诊。

3. 长期使用需定期检查，包括乳房、子宫和盆腔、血压、肝功能等。

4. 本药可能导致体液潴留，因此对使用本药的心功能不全或肾功能不全患者应密切监测相关指标。

5. 本药含鲸蜡醇和硬脂醇，可能导致局部皮肤反应（如接触性皮炎）。

❖ **本药如何居家保存？**

请将本药放置于 2~25℃保存，忌冷冻。请将药品置于儿童触及不到的地方。

❖ **妊娠期妇女与哺乳期妇女用药注意事项：**

妊娠期和哺乳期妇女禁止使用。

❖ **与其他药物合用需注意什么？**

本药与皮质激素（如泼尼松、地塞米松）、苯巴比妥、利福平、胰岛素等多种药物可能会发生相互作用。因此，需合并使用其他药物时，请提前告知医师或药师。

尼尔雌醇片（戊炔雌醇）（1mg，2mg，5mg）

❖ **本药用于治疗哪些疾病？**

主要用于围绝经期妇女雌激素替代治疗。

❖ **本药如何服用，何时服用最合适？**

口服：1 次 2mg，每 2 周 1 次。症状改善后维持量为每次 1~2mg，每月 2 次，3 个月为一个疗程。本药剂量及用法因人及疾病不同而异。请依照医师指示按时服药，勿自行增减药量或任意停药。

❖ **忘记用药时怎么办？**

若是规律性服用此药，则于发现忘记服药时立即服药。但若发现忘记服药时已接近下次服药时间，请按原计划服用下次剂量即可，切勿一次或短时间内服用两次剂量。

❖ **使用本药期间需要注意什么？**

1. 本药应在医师指导下服用，长期使用需定期检查，包括乳房和盆腔、肝功能、血压等。

2. 服用本药有可能会产生恶心、呕吐、突破性出血、乳房轻微胀痛等反应，一般无需停药，如症状持续或加重，请联系医师。

3. 服用本药过程中，若出现偏头痛、严重头痛、突发性视觉障碍、血栓性静脉炎或血栓栓塞的前发指征（如异常的腿痛或腿肿、不明原因的呼吸或咳嗽时的刺痛感）、胸部疼痛、血压显著增高等情况应立即停药并就诊。

4. 本药可增加血栓风险，接受本药治疗者手术前须告知医师。

❖ **本药如何居家保存？**

请将本药放置于密封，干燥处保存。请将药品置于儿童触及不到的地方。

❖ **妊娠期妇女与哺乳期妇女用药注意事项：**

妊娠期和哺乳期妇女禁止使用。

普罗雌烯［阴道用软胶囊（10mg），乳膏（1g：10mg）］

❖ **本药用于治疗哪些疾病？**

主要用于治疗因雌激素不足引起的阴道萎缩，包括外阴、前庭部及阴道环部的萎缩性病变。

❖ **本药如何使用，何时使用最合适？**

阴道用软胶囊：阴道内用药，通常每日 1 粒，睡前使用，一个疗程 20 天。具体使用方法请按医师指示。

乳膏：阴道内用药，每日 1~2 次。将医嘱量乳膏涂满需要治疗部位的表面。每日 1 次者，建议每晚睡前使用；每日 2 次者，则早晚各 1 次使用。具体使用方法请按医师指示。

❖ **用药过量怎么办？**

本药为局部外用药，仅有极少量活性成分进入循环系统，一般不易发生用药过量。如确因过量使用出现不良反应时，应立即停药并及时就诊。

❖ **使用本药期间需要注意什么？**

1. 本药应在医师指导下使用，使用期间如果出现阴道出血，应及时就医。

2. 使用过程中可能会出现刺激、瘙痒、过敏反应等，尤其在治疗初期，若症状持续或严重时，请停药并告知医师。

3. 治疗期间如需使用其他药品时，请主动告知医师或药师。

❖ **本药如何居家保存？**

请将本药放置在密闭，阴凉（不超过 20℃）干燥处保存。请将药品置于儿童触及不到的地方。

❖ **妊娠期妇女与哺乳期妇女用药注意事项：**

普罗雌烯妊娠期禁止使用，哺乳期不推荐使用。

己烯雌酚片（0.5mg，1mg，2mg）

❖ **本药用于治疗哪些疾病？**

主要用于补充体内雌激素不足（如绝经后泌尿生殖道萎缩综合征、围绝经期综合征）；乳腺癌、绝经后及男性晚期乳腺癌，不能进行手术治疗者；前列腺癌，不能手术治疗的晚期患者；预防产后泌乳、退乳。

❖ **本药如何服用，何时服用最合适？**

本药口服，通常每日一次，剂量及用法因人及疾病不同而异。请依照医师指示按时服药，勿自行增减药量或任意停药。

❖ **使用本药期间需要注意什么？**

1. 服用本药可能会发生轻微的恶心、呕吐、厌食、头痛、乳房胀痛等不良反应，如症状持续或加重，请及时就诊。

2. 服用本药过程中，若出现偏头痛、严重头痛、突发性视觉障碍、血栓性静脉炎或血栓栓塞的前发指征（如异常的腿痛或腿肿、不明原因的呼吸或咳嗽时的刺痛感）、胸部疼痛、血压显著增高等情况应立即停药并就诊。

3.连续治疗过程中停止用药阶段可能出现少量出血，属于正常情况。若出现大量或不规则出血，请告知医师。

4.长期使用可能会引起子宫内膜增生过度、肝功能损伤等，因此，需长期使用时应定期检查血压、肝功能、子宫、乳房等。

5.老年患者用药易引起钠潴留，当发现有水肿、四肢麻木、心律失常等情况及时就医。

6.本药可增加血栓风险，接受本药治疗者手术前须告知医师。

7.服用本药时吸烟，可能会增加心血管系统不良反应发生的概率，因此用药期间应避免吸烟。

8.服用本药期间应避免食用葡萄柚或饮用葡萄柚汁。

❖ **本药如何居家保存?**

请将本药放置于遮光，密封处保存。请将药品置于儿童触及不到的地方。

❖ **妊娠期妇女与哺乳期妇女用药注意事项:**

妊娠期及哺乳期妇女禁用。

❖ **与其他药物合用需注意什么?**

本药与多种药物可发生相互作用，如与抗凝药同用，可降低抗凝药效应，与抗高血压药同用时，可降低抗高血压药的作用。与卡马西平、苯巴比妥、利福平等同时使用，可降低己烯雌酚的作用。因此，需合并使用其他药物时，须提前告知医师或药师。

结合雌激素片（0.3mg，0.625mg）

❖ **本药用于治疗哪些疾病?**

主要用于绝经妇女的雌激素替代治疗，如与绝经相关的潮热、出汗、外阴和阴道萎缩；以及因性腺功能减退、去势或原发性卵巢功能衰退所致的雌激素低下症。

❖ **本药如何服用，何时服用最合适?**

本药口服，通常每日一次，可与孕激素联合序贯应用也可联合连续应用。剂量及用法因人及疾病不同而异，请依照医师指示按时服药，勿自行增减药量或任意停药。

❖ **用药过量怎么办?**

过量服用本药可能会导致恶心、呕吐、乳房胀痛、头昏、腹痛、嗜睡等，如有发生，应及时告知医师采取对症治疗。

❖ **使用本药期间需要注意什么?**

1.服用本药可能会发生轻微的恶心、呕吐、厌食、头痛、乳房胀痛等不良反应，如症状持续或加重，请及时就诊。

2.服用本药过程中，若出现偏头痛、严重头痛、突发性视觉障碍、血栓性静脉炎或血栓栓塞的前发指征（如异常的腿痛或腿肿、不明原因的呼吸或咳嗽时的刺痛感）、胸部疼痛、血压显著增高等情况应立即停药并就诊。

3.连续治疗过程中停止用药阶段可能出现少量出血，属于正常情况。若出现大量或不规则出血，请告知医师。

4.长期使用可能会引起子宫内膜增生过度、肝功能损伤等，因此，需长期使用时应定期检查血压、肝功能、子宫、乳房等。

5. 老年患者用药易引起钠潴留和高钾血症，当发现有水肿、四肢麻木、心律失常等情况应及时就医。

6. 本药可增加血栓风险，接受本药治疗者手术前须告知医师。

7. 服用本药期间应避免食用葡萄柚或饮用葡萄柚汁。

❖ **本药如何居家保存？**

本药常温贮存。请将药品置于儿童触及不到的地方。

❖ **妊娠期妇女与哺乳期妇女用药注意事项：**

雌激素不应用于怀孕妇女。结合雌激素可降低乳汁的质量和产量，哺乳妇女如确需使用，请遵医嘱。

❖ **与其他药物合用需注意什么？**

本药与多种药物可发生相互作用，与卡马西平、苯巴比妥、利福平等同时使用，可降低结合雌激素的作用，导致治疗效果降低和（或）子宫出血的情况。如与红霉素、克林霉素、酮康唑等合用，可以增强雌激素作用，引起不良反应。因此，需合并使用其他药物时，请提前告知医师或药师。

结合雌激素乳膏（1g：0.625mg）

❖ **本药用于治疗哪些疾病？**

本药主要用于治疗萎缩性阴道炎和外阴干燥。

❖ **本药如何服用，何时服用最合适？**

阴道内给药，将给药器末端旋到软管上，挤压软管底部将医嘱量乳膏挤入给药器，并旋下给药器。清洗外阴后，将给药器插入阴道深处向下推活塞至原位。给药剂量及用法因人及疾病不同而异，请依照医师指示按时给药。

❖ **忘记用药时怎么办？**

若您是规律性使用此药，请于想起时立即补上。但若已接近下次用药时间，请直接使用下次之剂量即可，切勿一次或短期间使用两次剂量。

❖ **用药过量怎么办？**

本药过量使用可引起恶心、呕吐等症状，如有发生，应停止使用并对症治疗。

❖ **使用本药期间需要注意什么？**

1. 使用本药期间应接受定期随访，判断是否应调整剂量或是否仍有继续接受治疗的必要。

2. 使用本药过程中，若出现偏头痛、严重头痛、突发性视觉障碍、血栓性静脉炎或血栓栓塞的前发指征（如异常的腿痛或腿肿、不明原因的呼吸或咳嗽时的刺痛感）、胸部疼痛、血压显著增高等情况应立即停药并就诊。

3. 长期使用可能会引起子宫内膜增生过度和乳房疼痛、压痛等，因此，需长期使用时应定期检查子宫和乳房等。

4. 使用期间可能会发生一定程度的体液潴留，有心肾功能不良者，使用期间应严密监测。

5. 使用期间出现异常子宫出血时，应前往医院就诊检查。

6. 每次使用后，将给药器活塞取下，用软性肥皂和温水冲洗。

❖ **本药如何居家保存?**

请将本药放置于遮光、密闭处保存。请将药品置于儿童触及不到的地方。

❖ **妊娠期妇女与哺乳期妇女用药注意事项:**

妊娠期及哺乳期妇女禁用。

❖ **与其他药物合用需注意什么?**

本药与多种药物可发生相互作用,如与卡马西平、苯巴比妥、利福平等同时使用,可降低结合雌激素的作用,导致治疗效果降低和(或)子宫出血的情况。如与红霉素、克林霉素、酮康唑等合用,可增强雌激素作用,引起不良反应。因此,需合并使用其他药物时,请提前告知医师或药师。

氯烯雌醚 (滴丸: 4mg; 胶囊: 4mg, 12mg)

❖ **本药用于治疗哪些疾病?**

主要用于治疗围绝经期综合征及手术后因雌激素缺乏所引起的症状、青春期功能失调性子宫出血等。

❖ **本药如何服用,何时服用最合适?**

本药口服,应在饭后服用,以减少恶心反应。给药剂量及用法因人及疾病不同而异。请依照医师指示按时服药,勿自行增减药量或任意停药。

❖ **忘记用药时怎么办?**

若是规律性服用此药,则于发现忘记服药时立即服药。但若发现忘记服药时已接近下次服药时间,请按原计划服用下次剂量即可,切勿一次或短时间内服用两次剂量。

❖ **使用本药期间需要注意什么?**

1. 使用本药过程中,若出现偏头痛、严重头痛、突发性视觉障碍、血栓性静脉炎或血栓栓塞的前发指征(如异常的腿痛或腿肿、不明原因的呼吸或咳嗽时的刺痛感)、胸部疼痛、血压显著增高等情况应立即停药并就诊。

2. 服药期间可能会发生轻微的恶心、呕吐、腹痛、乳房胀痛等情况,如症状持续或加重,请及时告知医师。

3. 本药应在医师指导下服用,长期使用需定期检查,包括乳房和盆腔、肝功能、血压等。

4. 一旦发现怀孕,应立即停药并就医。

❖ **本药如何居家保存?**

请将本药密闭保存,并放在儿童不易取得的场所。

❖ **妊娠期妇女与哺乳期妇女用药注意事项:**

本药对胎儿有致畸作用,并能在母乳中分泌,故妊娠期及哺乳期妇女不应使用。

❖ **与其他药物合用需注意什么?**

本药与多种药物可发生相互作用,如与抗凝药合用,可使抗凝药作用减弱;与苯巴比妥、苯妥英钠等合用,可使氯烯雌醚作用降低;与三环类抗抑郁药(如丙咪嗪、阿米替林)合用时,可使抗抑郁药不良反应增加、效应减弱。因此,需合并使用其他药物时,请提前告知医师或药师。

（二）孕激素

主要用于保胎、缓解痛经、治疗功能失调性子宫出血等。主要包括天然孕激素和人工合成孕激素。

黄体酮胶囊（50mg）

❖ **本药用于治疗哪些疾病？**

主要用于月经失调、先兆流产和习惯性流产、经前期紧张综合征、与雌激素联合使用治疗围绝经期综合征等。

❖ **本药如何服用，何时服用最合适？**

本药口服，给药剂量和方法因疾病不同而异，但一次剂量不超过 4 粒，服药时间最好远隔进餐时间。请遵照医师指示使用。

❖ **使用本药期间需要注意什么？**

1. 服用本药期间一旦出现下肢不正常的疼痛或肿胀、突然发作的胸痛、呼吸困难、身体半侧麻木等血栓栓塞性疾病症状，应立即停药，前往医院就诊。

2. 服用本药期间出现突发性部分视力丧失或突发性失明，复视或偏头痛，应立即停药并就诊。

3. 因黄体酮可能会引起诸如嗜睡、头晕目眩等不良反应，服药期间请谨慎驾驶或操作机器。

4. 服用本药期间应避免吸烟。

5. 服用此药期间如需服用其他药品时，请主动告知医师或药师。

❖ **本药如何居家保存？**

请将本药放置于遮光、密封、阴凉处保存。请将药品置于儿童触及不到的地方。

❖ **妊娠期妇女与哺乳期妇女用药注意事项：**

妊娠期和哺乳期妇女如需使用，请遵医师指导。

❖ **用药过量怎么办？**

本药服用过量可能会引起嗜睡和头晕目眩、月经周期改变、月经中止或出血，如过量服用，应告知医师，对症治疗。

黄体酮软胶囊（100mg）

❖ **本药用于治疗哪些疾病？**

主要用于治疗月经失调，痛经及经前期综合征，绝经前紊乱，以及助于妊娠。

❖ **本药如何服用，何时服用最合适？**

本药口服或阴道给药，给药剂量和方法因疾病不同而异，一次剂量不得超过 2 粒，每日最高剂量不超过 6 粒。如口服，服药时间最好远隔进餐时间。请依照医师指示使用。

❖ **使用本药期间需要注意什么？**

1. 服用本药期间一旦出现下肢不正常的疼痛或肿胀、突然发作的胸痛、呼吸困难、身体半侧麻木等血栓栓塞性疾病症状，应立即停药，前往医院就诊。

2. 服用本药期间出现突发性部分视力丧失或突发性失明、复视或偏头痛，应立即停药。

3. 因黄体酮可能引起诸如嗜睡、困倦、头晕目眩等，需谨慎驾驶或操作机器。

4. 服用本药期间应避免吸烟。

5. 建议在妊娠 3 个月之后采用阴道给药方式使用，同时观察是否出现瘙痒、黄疸或肝功能异常。如有上述不良反应发生，则立即停止用药并进行相应治疗。

6. 如果阴道用药，请把胶囊塞到阴道深处。

7. 本药含葵花籽油和大豆磷脂，对此有过敏反应者不应使用。

8. 用此药期间如需服用其他药品，请主动告知医师或药师。

❖ **本药如何居家保存？**

请将本药放置于密闭处，常温保存。请将药品置于儿童触及不到的地方。

❖ **妊娠期妇女与哺乳期妇女用药注意事项：**

妊娠期和哺乳期妇女如需使用，请遵医师指导。

❖ **用药过量怎么办？**

本药服用过量一般可能引起嗜睡和头晕目眩，或改变月经周期，使月经中止或出血，如过量服用，应告知医师，对症治疗。

醋酸甲羟孕酮片（2mg，4mg，10mg，250mg，500mg）

❖ **本药用于治疗哪些疾病？**

主要用于月经不调、功能性子宫出血及子宫内膜异位症等。还可用于晚期乳腺癌、子宫内膜癌。

❖ **本药如何服用，何时服用最合适？**

本药口服，剂量及用法因人及疾病不同而异。请依照医师指示按时服药，勿自行增减药量或任意停药。

❖ **使用本药期间需要注意什么？**

1. 服用本药期间出现突发性部分视力丧失或突发性失明、复视或偏头痛，应立即停药。

2. 服本药期间，如出现静脉血栓栓塞相关症状，如下肢疼痛肿胀、身体半侧麻木等，应立即停药并就诊。

3. 接受本药治疗的患者可能会出现糖耐量下降，因此，糖尿病患者在用药治疗时应严密监测血糖。

4. 个别女性用药过程中可能有不规则出血，若症状持续请及时就医。

5. 长期用药需注意检查乳房及监测肝功能。

6. 服用本药期间避免吸烟。

❖ **本药如何居家保存？**

请将本药放置于遮光，密封处储存，请将药品置于儿童触及不到的地方。

❖ **妊娠期妇女与哺乳期妇女用药注意事项：**

妊娠期禁用，哺乳期避免使用。若哺乳期确需使用本药，应停止哺乳。

❖ **与其他药物合用需注意什么？**

服药期间如需合并使用其他药品，请提前告知医师或药师。

炔诺酮片（0.625mg，2.5mg，3mg，5mg）

❖ **本药用于治疗哪些疾病？**

主要用于月经不调、子宫功能性出血、子宫内膜异位症等；单方或与雌激素合用抑制排卵，作避孕药。

❖ **本药如何服用，何时服用最合适？**

本药剂量及用法因人及疾病不同而异。请依照医师指示按时服药，勿自行增减药量或任意停药。

❖ **使用本药期间需要注意什么？**

1. 本药服用期间可能会发生恶心、呕吐、头昏、乏力、嗜睡，以及不规则出血、闭经、乳房胀痛等，一般可自行消失，若症状持续或加重，请停止用药，及时就诊。

2. 长期用药者应定期进行全面体检，包括妇科及乳房检查、肝肾功能检查等。

3. 服本药期间，如出现静脉血栓栓塞相关症状，如下肢疼痛肿胀、身体半侧麻木等，应立即停药并就诊。

4. 服用本药期间应避免吸烟。

❖ **本药如何居家保存？**

请将本药放置于遮光，密封处储存。请将药品置于儿童触及不到的地方。

❖ **妊娠期妇女与哺乳期妇女用药注意事项：**

妊娠期妇女不宜使用，哺乳期妇女如需使用，请遵医嘱。

❖ **与其他药物合用需注意什么？**

本药与多种药物可发生相互作用，如与利福平、氯霉素、氨苄西林、苯巴比妥、苯妥英钠、扑米酮、对乙酰氨基酚等同服，可能会导致避孕失败、突破性出血。因此，服药期间如需合并使用其他药物，需提前告知医师或药师。

左炔诺孕酮片（0.75mg，1.5mg）

❖ **本药用于治疗哪些疾病？**

主要用于女性紧急避孕，以及功能失调性子宫出血的治疗。

❖ **本药如何服用，何时服用最合适？**

作为紧急避孕药：口服，在无防护性生活或避孕失败后 72 小时内服用，单次服 2 片或首次服 1 片，间隔 12 小时服第 2 片。

治疗子宫功能性出血：口服，给药剂量及用法因人而异，血止后逐渐减量。请依照医师指示按时服药。

❖ **使用本药期间需要注意什么？**

1. 作为紧急避孕药，72 小时内服药越早，避孕效果越好。如服药后 2 小时发生呕吐，应立即补服 1 片。

2. 本药是用于避孕失误的紧急补救避孕药，不能作为常规避孕药来使用，服药后至下次月经前仍应采取可靠的避孕措施。

3. 作为紧急避孕药服用时，可能会使下次月经提前或错后，如推后超过一周，应检查是否妊娠。

4. 服药后可能会有轻度恶心、呕吐、乳房触痛、头痛、眩晕、疲劳等症状，一般不需处理，可在 24 小时后自行消失，如症状较重或持续应向医师咨询。

5. 服药后约 3~5 周如出现严重下腹疼痛、不规则出血，应及时就医。

6. 服用本药期间避免吸烟。

7. 由于未成年人生殖系统发育不成熟，使用本药前应咨询医师或药师。

❖ **本药如何居家保存？**

请将本药放置于避光、密封处保存。请将药品置于儿童触及不到的地方。

❖ **妊娠期妇女与哺乳期妇女用药注意事项：**

妊娠期妇女禁用，哺乳期妇女如需服药，请遵医嘱，且服用本药后应暂停哺乳至少 3 天。

❖ **与其他药物合用需注意什么？**

本药与多种药物可发生相互作用，如与利福平、苯巴比妥、苯妥英钠、咪康唑、红霉素、克拉霉素同服，可能影响避孕效果。因此，服药期间如需合并使用其他药物，需提前告知医师或药师。

醋酸甲地孕酮片（4mg，160mg）

❖ **本药用于治疗哪些疾病？**

主要用于治疗月经不调、功能性子宫出血、子宫内膜异位症；晚期乳腺癌和子宫内膜腺癌。

❖ **本药如何服用，何时服用最合适？**

本药口服，剂量及用法因人及疾病不同而异。请依照医师指示按时服药，勿自行增减药量或任意停药。

❖ **忘记用药时怎么办？**

若是规律性服用此药，则于发现忘记服药时立即服药。但若发现忘记服药时已接近下次服药时间，请按原计划服用下次剂量即可，切勿一次或短时间内服用两次剂量。

❖ **使用本药期间需要注意什么？**

1. 服用本药期间可能会导致体重增加、食欲增加。对体重下降、食欲减退的肿瘤患者，这种副作用常常是有益的。

2. 服用本药可能会发生轻微恶心、呕吐、水肿、子宫突破性出血，如症状持续或加重，请及时就医。

3. 服本药期间，如出现血栓栓塞相关症状，如下肢疼痛肿胀、身体半侧麻木等，应立即停药并就诊。

4. 长期用药应定期检查肝功能及乳房。

5. 服用本药期间应避免吸烟。

6. 服用此药期间如需服用其他药品，请主动告知医师或药师。

❖ **本药如何居家保存？**

请将本药放置于遮光，密封处储存，请将药品置于儿童触及不到的地方。

❖ **妊娠期妇女与哺乳期妇女用药注意事项：**

育龄妇女在服用本药期间应避免怀孕，妊娠期妇女不宜使用，特别在妊娠前四个月内。哺乳期妇女确需用药时应停止哺乳。

❖ **用药过量怎么办？**

醋酸甲地孕酮服用过量时，应及时就医，对症治疗。

烯丙雌醇片（5mg）

❖ **本药用于治疗哪些疾病？**

本药主要用于治疗先兆流产、习惯性流产、先兆早产等。

❖ **本药如何服用，何时服用最合适？**

本药口服，剂量及用法因人及疾病不同而异。请依照医师指示按时服药，勿自行增减药量或任意停药。

❖ **使用本药期间需要注意什么？**

1. 由于本药可降低糖耐量，故糖尿病妊娠期妇女应定期测定血糖水平。

2. 严重肝功能障碍，既往病史中有过妊娠疱疹或妊娠毒血症患者禁用。

3. 服本药有可能会发生轻微恶心、头痛、水肿，请及时告知医师。

4. 用于保胎时，必须根据病情改善情况及时调整药量。

❖ **本药如何居家保存？**

请将本药放置于遮光，密封处储存。请将药品置于儿童触及不到的地方。

❖ **妊娠期妇女与哺乳期妇女用药注意事项：**

哺乳期妇女不宜服用高剂量孕激素。具体请遵医嘱。

❖ **与其他药物合用需注意什么？**

本药与多种药物可发生相互作用，如与利福平、苯巴比妥、苯妥英钠等同服，会影响本药保胎疗效。因此，服药期间如需合并使用其他药物，需提前告知医师或药师。

地屈孕酮片（10mg）

❖ **本药用于治疗哪些疾病？**

主要用于治疗内源性孕酮不足引起的疾病，如痛经、子宫内膜异位症、继发性闭经、月经周期不规则、功能失调性子宫出血、经前期综合征、先兆性流产或习惯性流产、黄体不足所致不孕症。

❖ **本药如何服用，何时服用最合适？**

本药口服，剂量及用法因人及疾病不同而异。请依照医师指示按时服药，勿自行增减药量或任意停药。

❖ **使用本药期间需要注意什么？**

1. 使用本药治疗的前几个月可能会发生突破性出血和点滴出血。如果治疗一段时间之后或终止治疗后持续出血，请及时就诊。

2. 首次使用本药，可能会发生轻微的乳房敏感、疼痛、偏头痛、头痛，如症状持续或加重，请停止用药，并告知医师。

3. 长期用药者应定期进行全面体检，包括妇科及乳房检查、肝肾功能检查。

4. 抑郁症患者使用本药应密切观察。如果严重抑郁症复发，地屈孕酮治疗必须停止。

❖ **本药如何居家保存？**

请将本药放置于15~30℃，干燥处储存，请将药品置于儿童触及不到的地方。

❖ **妊娠期妇女与哺乳期妇女用药注意事项：**

妊娠期妇女应在医师指导下使用，母乳喂养期间不应使用地屈孕酮。

❖ **用药过量怎么办？**

地屈孕酮片过量服用可出现恶心、呕吐、嗜睡和眩晕等症状，如服用过量，请就医对症治疗。

❖ **与其他药物合用需注意什么？**

当地屈孕酮与雌激素联合使用时，如发生肝功能异常、血栓栓塞或血压大幅度升高时，应立即停药。服用此药期间如需服用其他药品，请主动告知医师或药师。

（三）雌/孕激素

此部分主要涉及雌孕激素复合制剂。

戊酸雌二醇片/雌二醇环丙孕酮片
（戊酸雌二醇 2mg/戊酸雌二醇 2mg 及醋酸环丙孕酮 1mg）

❖ **本药用于治疗哪些疾病？**

主要用于治疗围绝经期雌激素缺乏相关症状，如潮热、外阴阴道萎缩、性交困难、睡眠障碍，以及预防原发性或继发性雌激素缺乏所造成的骨质丢失。

❖ **本药如何服用，何时服用最合适？**

本药口服，通常每日一片，按药品铝箔上日历式包装顺序服用，无间断的服用21日，随后为7日的治疗中断期。请依照医师指示按时服药，勿自行增减药量或任意停药。

❖ **使用本药期间需要注意什么？**

1. 本药治疗过程中，在用药的中断期内，可能发生撤退性出血。

2. 当从其他的序贯激素补充治疗转换到戊酸雌二醇片/雌二醇环丙孕酮片复合包装时，建议在出血后开始服药，即一个新的序贯激素补充疗法从这一天开始。

3. 本药治疗的前几个月期间，可能发生突破出血和点状出血。如果发生频繁、持续或复发不规则出血，或在治疗后期的任意时间出现出血，有必要进行全面的妇科检查。

4. 开始治疗前和治疗期间应进行定期检查，包括乳房和盆腔检查、肝功能、血压等。

5. 服药期间出现以下情况应立即停药并就诊：首次发生的偏头痛或频繁发作少见的严重头痛、突发性感觉障碍（如视觉或听觉障碍）、血栓性静脉炎或血栓栓塞的前发指征（如异常的腿痛或腿肿、不明原因的呼吸或咳嗽时的刺痛感）、胸部疼痛及紧缩感、发生黄疸、肝炎、全身瘙痒、癫痫发作次数增加、血压显著增高。

6. 若为预防绝经后的骨质疏松，本药治疗的疗程可持续数年。

7. 本药可增加血栓风险，接受本药治疗者手术前须告知医师。

8. 服用本药期间应避免食用葡萄柚或饮用葡萄柚汁。

❖ **本药如何居家保存？**

本药应于30℃以下贮存。请将药品置于儿童触及不到的地方。

❖ **妊娠期妇女与哺乳期妇女用药注意事项：**

本药禁用于妊娠期或哺乳期妇女。

❖ **忘记用药时怎么办？**

如果患者忘记服药，忘记的药片应该在24小时内服用，以免发生撤退性出血。

❖ **用药过量怎么办？**

用药过量可能会导致恶心、呕吐以及撤退性出血，可采用对症治疗。

❖ **与其他药物合用需注意什么？**

本药与多种药物可发生相互作用，如与氟康唑、伊曲康唑、克拉霉素、红霉素合用，可增强本药药效，增加不良反应发生的概率；与苯巴比妥、卡马西平、利福平等同用，可加快本药代谢，可能会诱发出血。因此，需合并使用其他药物时，请提前告知医师或药师。

炔雌醇环丙孕酮片（炔雌醇 35μg，醋酸环丙孕酮 2mg）

❖ **本药用于治疗哪些疾病？**

可用于女性口服避孕，也可用于治疗育龄女性雄激素敏感所致的中重度痤疮、脂溢性皮炎、多毛，及需要治疗这些症状的多囊卵巢综合征患者。

❖ **本药如何服用，何时服用最合适？**

本药口服，通常每日 1 片，月经周期的第一天开始服用，按包装所指方向每日约在同一时间用少量温水送服，连服 21 日，停药 7 日后开始下一盒药。剂量及用法可因疾病不同而异，请依照医师指示按时服药，勿自行增减药量或任意停药。

❖ **使用本药期间需要注意什么？**

1. 对治疗痤疮，本药应用于不适宜采用局部治疗的痤疮。

2. 停药 7 天期间大多会发生撤退性出血。通常在该周期最后一片药服完后 2~3 天开始出血，在开始服用下一盒药时出血可能尚未结束，无须惊慌。

3. 服用本药可能会有轻微恶心、腹痛、体重增加、头痛、乳房触痛、不规则出血等，如症状持续或加重，请及时就诊。

4. 服药期间出现以下情况应立即停药并就诊：首次发生的偏头痛或频繁发作少见的严重头痛、突发性感觉障碍（如视觉或听觉障碍）、血栓性静脉炎或血栓栓塞的前发指征（如异常的腿痛或腿肿、不明原因的呼吸或咳嗽时的刺痛感）、胸部疼痛及紧缩感、发生黄疸、肝炎、全身瘙痒、癫痫发作次数增加、血压显著增高。

5. 如果在服药后的 3~4 小时内发生呕吐或者严重的腹泻，则应参考"忘记用药时怎么办"。

6. 开始治疗前和治疗期间应进行定期检查，包括乳房和盆腔检查、肝功能、血压等。

7. 本药可抑制排卵，起到避孕作用。因此，不应与其他避孕药物同时服用。

8. 本药可增加血栓风险，接受本药治疗者手术前须告知医师。

9. 服用本药期间应避免食用葡萄柚或饮用葡萄柚汁。

10. 服用本药期间应避免吸烟。

❖ **本药如何居家保存？**

本药应于 30℃以下密闭保存。请将药品置于儿童触及不到的地方。

❖ **妊娠期妇女与哺乳期妇女用药注意事项：**

妊娠期和哺乳期妇女禁用。如果服用炔雌醇环丙孕酮片期间发生妊娠，应立即停药。

❖ **忘记用药时怎么办？**

如果忘记服药的时间在 12 小时以内，一旦想起，立即补服，下一次仍按常规时间服药即可。

若忘记服药的时间超过 12 小时，处理遵循以下原则：

（1）停止服药不能超过 7 日。

（2）需要不间断地连服 7 日。

如果漏服药片，并在随后第一个正常停药的 7 日内无撤退性出血，应考虑妊娠的可能性，请前往医院就诊。

❖ **用药过量怎么办？**

本药服用过量可能会发生恶心、呕吐以及阴道出血等症状，需前往医院进行对症治疗。

❖ **与其他药物合用需注意什么？**

本药与多种药物可发生相互作用，如与氟康唑、伊曲康唑、克拉霉素、红霉素合用，可增强本药药效，加重不良反应；与苯巴比妥、卡马西平、利福平等同用，可能会诱发出血。因此，需合并使用其他药物时，请提前告知医师或药师。

（四）选择性雌激素受体调节药

选择性雌激素受体调节药主要对不同雌激素受体产生有选择性的激动或拮抗活性。

枸橼酸氯米芬片（50mg）

❖ **本药用于治疗哪些疾病？**

主要用于诱导妇女排卵，治疗黄体不足，测试卵巢功能。也可用于治疗男性不育症。

❖ **本药如何服用，何时服用最合适？**

本药口服，剂量及用法因疾病不同而异，请依照医师指示按时服药，勿自行增减药量或任意停药。

❖ **使用本药期间需要注意什么？**

1. 在用药期间应每日测量基础体温，以监测排卵与受孕，一旦受孕立即停药。

2. 服用本药期间如感到腹部不适、面部潮红、恶心、呕吐、乳房不适、头晕、便秘或腹泻等情况，应告知医师。

3. 治疗前需测定肝功能，治疗 1 年以上者，需进行眼底及裂隙灯检查；用药中若出现视力障碍应立即停药并进行相应检查。

❖ **本药如何居家保存？**

本药应于 10~30℃保存。请将药品置于儿童触及不到的地方。

❖ **妊娠期妇女与哺乳期妇女用药注意事项：**

本药禁用于妊娠期与哺乳期妇女。

❖ **用药过量怎么办？**

本药过量服用可能会引起卵巢刺激过度，表现为腹部胀满感和疼痛、恶心、呕吐、腹泻等症状，如症状比较轻微，可通过休息、观察来缓解，并请告知医师。如症状较严重，请及时前往医院进行对症治疗。

❖ **与其他药物合用需注意什么？**

本药与某些药物可发生相互作用，如与达那唑合用，氯米芬促排卵的作用被抑制；与炔雌醇合用，炔雌醇的疗效会减低；与醋酸戈那瑞林联合使用，可能会引起卵巢过度刺激。因此，需合并使用其他药物时，请提前告知医师或药师。

枸橼酸他莫昔芬片（10mg）

❖ **本药用于治疗哪些疾病？**

主要用于治疗复发或转移性乳腺癌，及早期乳腺癌术后的辅助治疗。

❖ **本药如何服用，何时服用最合适？**

本药口服，通常每日 2 次，剂量及用法因人及疾病不同而异。请依照医师指示按时服药，勿自行增减药量或任意停药。

❖ **忘记用药时怎么办？**

若是规律性服用此药，则于发现忘记服药时立即服药。但若发现忘记服药时已接近下次服药时间，请按原计划服用下次剂量即可，切勿一次或短时间内服用两次剂量。

❖ **使用本药期间需要注意什么？**

1. 在本药治疗初期，骨和肿瘤疼痛可一过性加剧，继续治疗可逐渐减轻。

2. 服用本药期间或曾接受过本药治疗的女性，发生非月经期阴道出血、月经不调、阴道分泌物增多、盆腔疼痛或压迫等妇科疾病症状，请及时就医。

3. 本药长期时间（17 个月以上）大量使用可出现视网膜病或角膜浑浊，因此大剂量长期服用时应定期做眼科检查。有眼底疾病患者在治疗前应告知医师，禁止使用本药。

4. 服用本药过程中，若出现偏头痛、严重头痛、突发性视觉障碍、血栓性静脉炎或血栓栓塞的前发指征（如异常的腿痛或腿肿、不明原因的呼吸或咳嗽时的刺痛感）、胸部疼痛、血压显著增高等情况应立即停药并就诊。

5. 如有骨转移，在治疗初期需定期查血钙。

❖ **本药如何居家保存？**

请将本药放置于遮光、密闭处保存。请将药品置于儿童触及不到的地方。

❖ **妊娠期妇女与哺乳期妇女用药注意事项：**

服用本药期间应避免妊娠，妊娠期禁止使用，哺乳期不建议使用。

❖ **与其他药物合用需注意什么？**

本药与多种药物可发生相互作用，如与雌激素合用，可影响枸橼酸他莫昔芬的疗效；与香豆素类抗凝剂（如华法林）合用，可增强抗凝作用；与细胞毒类药物（如化疗药物紫杉醇、表柔比星、奥沙利铂等）联合使用，发生血栓栓塞的风险会增加。因此，需合并使用其他药物时，请提前告知医师或药师。

雷洛昔芬片（60mg）

❖ **本药用于治疗哪些疾病？**

主要用于预防和治疗绝经后妇女的骨质疏松症。

❖ **本药如何服用，何时服用最合适？**

本药口服，通常为每日一片，在一天内任何时间均可服用，无需考虑进餐与否，或遵医嘱。

❖ **忘记用药时怎么办？**

若是规律性服用此药，则于发现忘记服药时立即服药。但若发现忘记服药时已接近下次服药时间，请按原计划服用下次剂量即可，切勿一次或短时间内服用两次剂量。

❖ **使用本药期间需要注意什么？**

1. 雷洛昔芬本身不引起子宫内膜增厚，如出现阴道出血，应查明原因。

2. 以往服用雌激素导致甘油三酯升高的患者，应定期监测血脂水平。

3. 本药通常需要长期服用，建议饮食钙摄入不足的妇女同时补充钙剂和维生素 D。

4. 服用本药过程中，若出现突发性视觉障碍、血栓性静脉炎或血栓栓塞的前发指征（如异常的腿痛或腿肿、不明原因的呼吸或咳嗽时的刺痛感）、胸部疼痛等情况应立即停药并就诊。

5. 因骨折或其他情况，需要长时间制动的患者，应停止服用，直到可以完全活动再开始使用。

6. 本药仅用于绝经后女性，不适用于男性患者。

❖ **本药如何居家保存？**

请将本药放置于避光，30℃以下干燥处保存，不得冷冻。请将药品置于儿童触及不到的地方。

❖ **妊娠期妇女与哺乳期妇女用药注意事项：**

妊娠期妇女禁用。

❖ **与其他药物合用需注意什么？**

本药与华法林合用，可影响华法林的抗凝作用，联合使用期间需密切监测。考来烯胺可抑制本药的吸收，减弱雷洛昔芬的作用，两药不宜联合使用。

（五）其他相关药物

达那唑胶囊（0.1g，0.2g）

❖ **本药用于治疗哪些疾病？**

主要用于子宫内膜异位症的治疗，也可用于治疗纤维囊性乳腺病、自发性血小板减少性紫癜、遗传性血管性水肿等。

❖ **本药如何服用，何时服用最合适？**

本药口服，剂量及用法因人及疾病不同而异。请依照医师指示按时服药，勿自行增减药量或任意停药。

❖ **使用本药期间需要注意什么？**

1. 服用本药可能会发生闭经、突破性子宫出血、毛发增多、痤疮、下肢水肿或体重增加，可能与药量有关，应告知医师。

2. 本药治疗期间应注意检查肝功能。男性用药时，需检查精液量、黏度、精子数和活动力，每 3~4 月检查一次，特别是青年患者。

3. 服药期间如持续出现阴道灼热、干燥及瘙痒，或阴道出血、皮肤发红、情绪改变、多汗、肌痉挛性疼痛时，应及时告知医师。

4. 治疗子宫内膜异位症与纤维囊性乳腺病时，应在月经来潮的第一天开始服药。

5. 女性服药期间，应采取工具避孕，防止妊娠。

6. 运动员慎用。

❖ **本药如何居家保存？**

本药应遮光，密封保存。请将药品置于儿童触及不到的地方。

❖ **妊娠期妇女与哺乳期妇女用药注意事项：**

妊娠期与哺乳期妇女禁用。

❖ **与其他药物合用需注意什么？**

本药与多种药物可发生相互作用，如与华法林合用，有增加出血的可能，联合使用期间需密切监测；与口服降糖药瑞格列奈、那格列奈合用，使降糖作用削弱；与环孢素、他克莫司合用，可增加中毒风险；与辛伐他汀合用，可增加横纹肌溶解的风险。因此，需合并使用其他药物时，请提前告知医师或药师。

孕三烯酮（胶囊：2.5mg；片：1.5mg，2.5mg）

❖ **本药用于治疗哪些疾病？**

主要用于子宫内膜异位症的治疗。也可用于避孕或抗早孕。

❖ **本药如何服用，何时服用最合适？**

子宫内膜异位症：通常一次 2.5mg，每周 2 次。在月经周期的第一天服用第 1 次药，第四天服用第 2 次，以后每周相同时间服用，具体使用方法和剂量请按医师指示。

用作避孕或抗早孕：剂量和用法有所不同，请严格按医嘱服用。

❖ **忘记用药时怎么办？**

在治疗子宫内膜异位症时，如果发生一次漏服，应立即补服 2.5mg，以后仍按原来每周服药的日期继续用药。对于多次漏服者，应暂停服药，待下次月经周期第一天重新开始服药。

❖ **使用本药期间需要注意什么？**

1. 治疗前须排除怀孕的可能，整个治疗期间应严格避孕（禁止使用口服避孕药），一旦发现妊娠，应停止治疗。

2. 服用本药可能会发生轻微头晕、头痛、胃部不适、体重增加、痤疮、多毛、潮热、突破性出血等，如症状持续或严重，请及时就医。

3. 服药期间要定期检查肝功能。对肝酶轻度升高，且在服用保肝药的患者，可继续服用本药，如肝酶明显升高或保肝药无效时应停止治疗。

4. 高血脂、糖尿病患者服用本药期间应定期监测血脂、血糖水平。

5. 本药可引起体液潴留，故对心、肾功能不全者应密切观察。

6. 运动员慎用。

❖ **本药如何居家保存？**

请将本药放置于避光，密闭处保存。请将药品置于儿童触及不到的地方。

❖ **妊娠期妇女与哺乳期妇女用药注意事项：**

妊娠期与哺乳期妇女禁用。

❖ **与其他药物合用需注意什么？**

服药期间如需联用其他药物，需提前告知医师或药师。

替勃龙（2.5mg）

❖ **本药用于治疗哪些疾病？**

主要用于治疗自然绝经和手术绝经所引起的更年期综合征，如潮热、出汗等。

❖ **本药如何服用，何时服用最合适？**

本药口服，通常每日 1 次，固定在每日同一时间服用，给药剂量请依照医师指示服用。

❖ **忘记用药时怎么办？**

如果未超过 12 小时，应尽快补服漏服剂量；如已超过 12 小时，则忽略漏服剂量，正常服用下一剂量。漏服会使出血和点滴出血的可能性升高。

❖ **使用本药期间需要注意什么？**

1. 服用本药治疗的最初几个月可能出现突破性出血和点滴出血。如果治疗 6 个月后或更长时间开始出现突破性出血或点滴出血，或治疗停止后仍继续出血，应及时就医。

2. 服用本药期间如发生静脉血栓症状，如腿部疼痛、下肢水肿、突发胸痛、呼吸困难、视觉模糊等症状，应立即与医师联系，进行检查。

3. 开始治疗前和治疗期间应定期检查，包括乳房和盆腔检查、肝功能、血压等。

❖ **本药如何居家保存？**

请将本药放置于避光，干燥处（2~25℃）保存。请将药品置于儿童触及不到的地方。

❖ **妊娠期妇女与哺乳期妇女用药注意事项：**

妊娠期与哺乳期妇女禁用。

❖ **用药过量怎么办？**

服用替勃龙过量，可能会出现恶心、呕吐和阴道出血，须及时就医并对症治疗。

❖ **与其他药物合用需注意什么？**

本药与多种药物会产生相互作用，如与华法林合用，抗凝作用可能会加强，应给予密切监测，必要时调整华法林剂量；如与苯巴比妥、卡马西平、利福平等合用，可能会减弱替勃龙的疗效。因此，如需合并使用其他药物，请提前告知医师或药师。

米非司酮片（10mg）

❖ **本药用于治疗哪些疾病？**

主要用于无防护性生活后或避孕失败后（如避孕套破损、滑脱、体外射精失败、安全期计算失误等），72 小时以内的紧急避孕。

❖ **本药如何服用，何时服用最合适？**

在无防护性生活或避孕失败后 72 小时以内，空腹或进食 2 小时后口服 1 片，服药后禁食 1~2 小时。特殊情况请依照医师指示使用。

❖ **使用本药期间需要注意什么？**

1. 服用本药可能会发生恶心、乏力、下腹痛、头晕、乳房胀痛、头痛、呕吐等，但症状通常较轻微，无需处理。如症状加重或持续，请及时就医。

2. 本月经周期之前至少有过一次常规月经，本月经周期第一次无防护性生活时，才能使用此药进行紧急避孕。

3. 服药后，到下次月经来之前应避免同房或采用有效的避孕措施（如戴避孕套），以防止用药后发生妊娠。

4. 服用本药后，可能使下次月经延期，月经逾期一周后仍未来潮，应及时进行检查。

5. 如服药后 2 小时内发生呕吐，应立即补服 1 片。

6. 本药不能作为常规避孕药于每次性生活后服用，只能用作避孕失败后的紧急补救。

7. 本药在子宫异常出血、中期引产等疾病存在多种超说明书用药。如发现用法用量与说明书不一致情况，请详细咨询医师或药师。

❖ **本药如何居家保存？**

请将本药放置于遮光、密封、干燥处储存，请将药品置于儿童触及不到的地方。

❖ **妊娠期妇女与哺乳期妇女用药注意事项：**

哺乳期妇女如需使用，应咨询医师以决定是否应当在用药后停止哺乳 5~7 天。

❖ **用药过量怎么办？**

米非司酮片超大剂量过量使用，应前往医院对症治疗。

❖ **与其他药物合用需注意什么？**

服用本药 1 周内，避免服用阿司匹林和其他非甾体抗炎药。本药与多种药物会产生相互作用，服药期间如需联用其他药物，需提前告知医师或药师。

左炔诺孕酮炔雌醚片（左炔诺孕酮 6mg，炔雌醚 3mg）

❖ **本药用于治疗哪些疾病？**

本药有抑制排卵的作用，为女用长效口服避孕药。

❖ **本药如何服用，何时服用最合适？**

口服，于月经来潮的第 5 日午饭后服药一次，间隔 20 日服第二次，或月经第 5 日及第 10 日各服 1 片。以后均以第二次服药日为每月的服药日期，每月服一片。具体使用方法请按医师指示。

❖ **用药过量怎么办？**

本药如过量服用，应前往医院对症治疗。

❖ **使用本药期间需要注意什么？**

1. 本药用于避孕，每月只需服药一次，一般在服药后 6~12 日有撤退性出血，无需惊慌。请严格在医师指导下使用。

2. 初次服药后 10~15 天来一次月经，开始服药的两次月经周期有些缩短，属于正常现象，若在以后的几个月持续，请及时告知医师。

3. 服药期间出现下列症状时应立即停药就诊：血栓栓塞性疾病、视觉障碍、原因不明的剧烈头疼、高血压、肝功能异常、精神抑郁、缺血性心脏病等。

4. 严格按照规定方法服药，漏服不仅可发生突破性出血，还可导致避孕失败。

5. 服药期间如需生育，应停药半年后再怀孕。

6. 本药可增加血栓风险，接受本药治疗者手术前须告知医师。

7. 服用本药期间应避免食用葡萄柚或饮用葡萄柚汁。

8. 服用本药期间避免吸烟，年龄超过 40 岁的吸烟女性不宜服用本药。

❖ **本药如何居家保存？**

请将本药放置于遮光，密封处保存。请将药品置于儿童触及不到的地方。

❖ **妊娠期妇女与哺乳期妇女用药注意事项：**

妊娠期妇女禁用。哺乳期妇女服药后可使乳汁减少，应于产后半年开始服用。

❖ **与其他药物合用需注意什么？**

本药与多种药物可发生相互作用，如与苯巴比妥、卡马西平、利福平等同用，可能影响避孕效果；与华法林等抗凝药合用，需密切关注凝血功能；与胰岛素等降糖药合用，使降糖作用减弱等。因此，需合并使用其他药物时，请提前告知医师或药师。

屈螺酮炔雌醇片（屈螺酮 3mg，炔雌醇 0.03mg）

❖ **本药用于治疗哪些疾病？**

主要用于女性避孕。

❖ **本药如何服用，何时服用最合适？**

本药口服，通常在月经来潮的第 1 天开始服药，也可以在第 2~5 天开始，按照包装所标明的顺序，每日大约在同一时间服一片，连续服 21 天。随后停药 7 天，在停药的第 8 天开始服用下一盒。

❖ **使用本药期间需要注意什么？**

1. 所有避孕方法都不可能 100% 避孕有效，所以建议您服用第一盒药的最初 7 天内，同时加用屏障避孕法。

2. 在 7 天的停药期中通常会出现撤退性出血，一般在最后一次服药后的 2~3 日发生，且可能持续到服用下一板药前还不会结束。

3. 本药治疗期间如发现腿肿胀、腿部静脉肿胀，或站立行走时腿部疼痛，皮肤发红或变色，突发面部、臂部或腿部麻木或无力，无原因的气短或呼吸急促，胸部锐痛等血栓栓塞性疾病相关症状时，请立即停药并就医。

4. 如果在服本药期间出现高血压，急、慢性肝功能紊乱，或以前服用性激素期间出现过胆汁淤积性疾病，在服用本药期间复发，请立即停药并就医。

5. 如果发生漏服药片，并在停药期无撤退性出血，需考虑妊娠的可能性，请前往医院就医。

6. 本药可增加血栓风险，接受本药治疗者手术前须告知医师。

7. 服用本药期间应避免食用葡萄柚或饮用葡萄柚汁。

8. 服用本药期间避免吸烟，年龄超过 40 岁的吸烟女性不宜服用本药。

❖ **药品如何居家保存？**

请将本药放置于 15~30℃储存，请将药品置于儿童触及不到的地方。

❖ **妊娠期妇女与哺乳期妇女用药注意事项：**

已妊娠或怀疑妊娠以及哺乳期妇女禁用。

❖ **忘记用药时怎么办？**

忘记服药在 12 小时内，一旦想起，立即补服，下一次仍按常规时间服药即可；如忘记服药超过 12 小时，请详细阅读药物说明书，按相对应的漏服时间建议处理。

❖ **与其他药物合用需注意什么？**

本药与多种药物会产生相互作用，如与卡托普利、贝那普利、缬沙坦、厄贝沙坦、螺内酯、肝素等药物合用，血钾水平可能会升高，用药期间需严密监测；与利福平、苯巴比妥、卡马西平、奥卡西平等药物合用，可能会降低避孕药效或加重突破性出血。因此，服药期间如需合并使用其他药物，请提前告知医师或药师。

第十四节　眼科疾病用药

眼科给药的主要途径是结膜囊局部滴药，主要经由角膜吸收进入眼内。眼病涉及的疾病谱广泛，眼科用药有数百种之多，许多药物亦同时用于其他疾病的治疗，并非眼科专用。本章主要介绍收载于《中华人民共和国药典》以及临床常用的眼科用药。

一、降眼压药

此部分涉及的降眼压药有下列几类：①胆碱能受体激动药；②肾上腺素受体激动剂；③β受体拮抗剂；④碳酸酐酶抑制剂；⑤前列腺素类似物。

（一）胆碱能受体激动药

胆碱能受体激动药通常用于原发性青光眼的治疗，也用于眼科检查后及手术的缩瞳。

硝酸毛果芸香碱滴眼液（0.5%，1%，2%，4%）

❖ **本药用于治疗哪些疾病？**

本药用于急性闭角型青光眼、慢性闭角型青光眼、开角型青光眼、继发性青光眼等。

❖ **本药如何使用，何时使用最合适？**

1. 慢性青光眼：0.5%~4% 溶液一次 1 滴，每日 1~4 次。

2. 急性闭角型青光眼急性发作期：1%~2% 溶液一次 1 滴，每 5~10 分钟滴眼 1 次，3~6 次后每 1~3 小时滴眼 1 次，直至眼压下降（注意：对侧眼每 6~8 小时滴眼 1 次，以防对侧眼闭角型青光的发作）。

❖ **使用本药期间需要注意什么？**

1. 本药会缩小瞳孔，常引起暗适应困难，需在夜间开车或从事照明不好的危险职业的患者应特别小心。

2. 定期检查眼压。如出现视力改变，需查视力、视野、眼压描记及房角等，根据病情变化改变用药及治疗方案。

3. 为避免吸收过多引起全身不良反应，滴眼后需用手指压迫泪囊部 1~2 分钟。

4. 如意外服用，需给予催吐或洗胃；如吸收过多出现全身中毒反应，应使用阿托品类抗胆碱药进行对抗治疗。

5. 哮喘，急性角膜炎患者慎用。

6. 儿童慎用，儿童体重轻，容易用药过量引起全身中毒。

7. 开封 1 个月后不再使用。

❖ **本药如何居家保存？**

遮光，密封，在凉暗处（不超过 20℃）保存；放置于儿童接触不到的地方。

❖ **妊娠期妇女与哺乳期妇女用药注意事项：**

妊娠期与哺乳期妇女慎用。

❖ **忘记用药时怎么办？**

如果不是接近下一次给药时间，可以马上按量补用药物，如果已接近下一次给药时间，就不必补用，只需按原来方案给药即可。

❖ **用药过量怎么办？**

本药眼局部滴用过量时，可用温水或 0.9% 氯化钠注射液将其从眼部冲洗掉。

❖ **与其他药物合用需注意什么？**

本药与拉坦前列素合用可减弱降眼压作用。

如与其他药物同时使用可能会发生药物相互作用，详情请咨询医师或药师。

（二）肾上腺素受体激动剂

用于治疗青光眼的肾上腺素受体激动药为 α 受体激动剂，是房水生成抑制药。

阿可乐定滴眼液（0.5%，1%）

❖ **本药用于治疗哪些疾病？**

本药用于开角型青光眼，及时防止激光小梁成形术、虹膜切除术后的眼压升高。

❖ **本药如何使用，何时使用最合适？**

使用传统方法未能控制的眼内压升高，本药可用作短期的辅助治疗，滴入 0.5% 本药溶液，一次 1~2 滴，每日 3 次。

❖ **使用本药期间需要注意什么？**

1. 本药不同规格的用法用量可能存在差异，请阅读具体药物说明书使用，或遵医嘱。

2. 用药 1 小时后可见眼内压下降，3~4 小时后疗效最强。

3. 应严格按规定剂量使用，避免毒性反应。

4. 开封 1 个月后不再使用。

❖ **本药如何居家保存？**

密封、避光、室温（8~30℃）保存；放置于儿童接触不到的地方。

❖ **妊娠期妇女与哺乳期妇女用药注意事项：**

妊娠期妇女使用本药应权衡利弊，慎用。

哺乳期妇女在眼科手术前后滴用本药时要停止哺乳。

❖ **忘记用药时怎么办？**

如果不是接近下一次给药时间，可以马上按量补用药物，如果已接近下一次给药时间，就不必补用，只需按原来方案给药即可。

❖ **用药过量怎么办？**

本药眼局部滴用过量时，可用温水或 0.9% 氯化钠注射液将其从眼部冲洗掉。

❖ **与其他药物合用需注意什么？**

如与其他药物同时使用可能会发生药物相互作用，详情请咨询医师或药师。

酒石酸溴莫尼定滴眼液（5ml：10mg）

❖ **本药用于治疗哪些疾病？**

本药适用于降低开角型青光眼及高眼压症患者的眼内压。

❖ **本药如何使用,何时使用最合适?**

滴入眼睑内。常规剂量滴患病的眼,一次 1 滴,每日 2 次。

眼内压在下午达高峰的患者或眼内压需额外控制的患者,下午可增加一滴。

❖ **使用本药期间需要注意什么?**

1. 可与其他眼表应用的降眼内压药物合用,但用药间隔应大于 5 分钟。

2. 本药中使用的保存剂为苯扎溴铵,而苯扎溴铵有可能被软性接触镜吸收。因此佩戴软性接触镜的患者应在滴用本药后至少等待 15 分钟再佩戴。

3. 本药亦可使某些患者产生疲劳或倦怠,从事危险作业的患者使用本药有出现精神集中下降的可能性。

4. 开封 1 个月后不再使用。

❖ **本药如何居家保存?**

遮光,密封保存。放置于儿童接触不到的地方。

❖ **妊娠期妇女与哺乳期妇女用药注意事项:**

妊娠期与哺乳期妇女慎用。

❖ **忘记用药时怎么办?**

如果不是接近下一次给药时间,可以马上按量补用药物,如果已接近下一次给药时间,就不必补用,只需按原来方案给药即可。

❖ **用药过量怎么办?**

本药眼局部滴用过量时,可用温水或 0.9% 氯化钠注射液将其从眼部冲洗掉。

❖ **与其他药物合用需注意什么?**

如与其他药物同时使用可能会发生药物相互作用,详情请咨询医师或药师。

(三)β 受体拮抗剂

β 受体拮抗剂降眼压效果良好,眼部副作用小,为治疗原发性青光眼的首选局部用药。

马来酸噻吗洛尔滴眼液(5ml:12.5mg,5ml:25mg)

❖ **本药用于治疗哪些疾病?**

本药对原发性开角型青光眼具有良好的降低眼内压疗效。对于某些继发性青光眼、高眼压症、部分原发性闭角型青光眼以及其他药物或手术无效的青光眼,加用本药滴眼可进一步增强降眼压效果。

❖ **本药如何使用,何时使用最合适?**

1. 滴眼,一次 1 滴,每日 1~2 次,如眼压已控制,可改为每日 1 次。

2. 如原用其他药物,在改用本药治疗时,原药物不宜突然停用,应自滴用本药的第二天起逐渐停用。

❖ **使用本药期间需要注意什么?**

1. 当出现呼吸急促、脉搏明显减慢、过敏等症状时,请立即停止使用本药。

2. 使用中若出现脑供血不足症状应立即停药。

3. 对无心衰史的患者,如出现心衰症状应立即停药。

4. 与其他滴眼液联合使用时,请间隔 10 分钟以上。

5. 定期复查眼压,根据眼压变化调整用药方案。

6. 用前应摇匀，避免容器尖端接触眼睛，防止滴眼液污染。

7. 开封 1 个月后不再使用。

❖ **本药如何居家保存？**

遮光，密封保存。放置于儿童接触不到的地方。

❖ **妊娠期妇女与哺乳期妇女用药注意事项：**

妊娠期及哺乳期妇女慎用。

❖ **忘记用药时怎么办？**

如果不是接近下一次给药时间，可以马上按量补用药物，如果已接近下一次给药时间，就不必补用，只需按原来方案给药即可。

❖ **用药过量怎么办？**

过量应用本药可能引起如头晕、头痛、气短、心动过缓、支气管痉挛及心搏停止等症状。若出现上述症状应立即停药并就医。

本药眼局部滴用过量时，可用温水或 0.9% 氯化钠注射液将其从眼部冲洗掉。

❖ **与其他药物合用需注意什么？**

心功能损害者，使用本药时应避免服用钙离子拮抗剂。如患者同时在服用高血压药物，请告知药师。

左布诺洛尔滴眼液（5ml：25mg）

❖ **本药用于治疗哪些疾病？**

本药用于慢性开角型青光眼及高眼压症患者的眼内压控制。

❖ **本药如何使用，何时使用最合适？**

滴入眼睑内。常规剂量滴患眼一次 1 滴，每日 1~2 次。

❖ **使用本药期间需要注意什么？**

1. 本药含苯扎氯铵，戴软性角膜接触镜者不宜使用。

2. 有明显心脏疾病患者应监测脉搏。

3. 开封 1 个月后不再使用。

❖ **本药如何居家保存？**

避光 15~25℃保存。放置于儿童接触不到的地方。

❖ **妊娠期妇女与哺乳期妇女用药注意事项：**

妊娠期及哺乳期妇女慎用。

❖ **忘记用药时怎么办？**

如果不是接近下一次给药时间，可以马上按量补用药物，如果已接近下一次给药时间，就不必补用，只需按原来方案给药即可。

❖ **用药过量怎么办？**

如果出现意外的滴眼过量，用水或 0.9% 氯化钠注射液冲洗眼睛。

如果意外食入，可能导致全身症状。很可能出现心动过缓、低血压、支气管痉挛和心衰。应及时就医。

❖ **与其他药物合用需注意什么？**

对应用全身性降血压药的患者，本药有相加作用，如患者同时在服用高血压药物请告知药师。

美替洛尔滴眼液（0.1%，0.3%，0.6%）

❖ **本药用于治疗哪些疾病？**

本药治疗开角型青光眼，手术后未完全控制的闭角型青光眼和高眼压症。

❖ **本药如何使用，何时使用最合适？**

一次 1 滴，每日滴眼 2 次。开始治疗时，用 0.1% 本药，如未能达到疗效或维持治疗者，及时就医选择本药其他浓度眼药水。

❖ **使用本药期间需要注意什么？**

1. 本药不同规格的用法用量可能存在差异，请阅读具体药物说明书使用，或遵医嘱。

2. 开封 1 个月后不再使用。

❖ **本药如何居家保存？**

密闭，室温（10~30℃）保存。放置于儿童接触不到的地方。

❖ **妊娠期妇女与哺乳期妇女用药注意事项：**

妊娠期及哺乳期妇女请在医师指导下用药。

❖ **忘记用药时怎么办？**

如果不是接近下一次给药时间，可以马上按量补用药物，如果已接近下一次给药时间，就不必补用，只需按原来方案给药即可。

❖ **用药过量怎么办？**

本药眼局部滴用过量时，可用温水或 0.9% 氯化钠注射液将其从眼部冲洗掉。

❖ **与其他药物合用需注意什么？**

如与其他药物同时使用可能会发生药物相互作用，详情请咨询医师或药师。

盐酸卡替洛尔滴眼液（5ml：50mg，5ml：100mg）

❖ **本药用于治疗哪些疾病？**

本药用于青光眼，高眼压症。

❖ **本药如何使用，何时使用最合适？**

滴眼，一次 1 滴，每日 2 次。滴于结膜囊内，滴后用手指压迫内眦角泪囊部 3~5 分钟。效果不明显时改用 2% 制剂，一次 1 滴，每日 2 次。

❖ **使用本药期间需要注意什么？**

1. 对有明显心脏疾病的患者应用本药应监测心率。

2. 与其他滴眼液联合使用时，请间隔 10 分钟以上。

3. 本药含氯化苯烷铵，戴软性角膜接触镜者不宜使用。

4. 定期复查眼压，根据眼压变化调整用药方案。

5. 用前应摇匀，避免容器尖端接触眼睛，防止滴眼液污染。

6. 开封 1 个月后不再使用。

❖ **本药如何居家保存？**

密闭，室温（10~30℃）保存。放置于儿童接触不到的地方。

❖ **妊娠期妇女与哺乳期妇女用药注意事项：**

妊娠期与哺乳期妇女慎用。

❖ **忘记用药时怎么办？**

如果不是接近下一次给药时间，可以马上按量补用药物，如果已接近下一次给药时间，就不必补用，只需按原来方案给药即可。

❖ **用药过量怎么办？**

本药眼局部滴用过量时，可用温水或 0.9% 氯化钠注射液将其从眼部冲洗掉。

❖ **与其他药物合用需注意什么？**

与利血平等合用，可引起低血压和明显的心动过缓，应严密观察；心功能受损患者，应避免与钙通道阻滞剂合用，如患者同时在服用高血压药物或使用其他同类眼用制剂，请告知药师。

倍他洛尔滴眼液（5ml：12.5mg）

❖ **本药用于治疗哪些疾病？**

用于慢性开角型青光眼和高眼压症。

❖ **本药如何使用，何时使用最合适？**

滴眼一次 1 滴，每日 2 次。滴于结膜囊内，滴后用手指压迫内眦角泪囊部 2 分钟。如本药尚不足以控制患者眼内压，可根据医嘱合用其他药物。

❖ **使用本药期间需要注意什么？**

1. 一旦发现有心脏不舒服，须及时咨询医师或药师，当有心脏衰竭的征兆，应立即停药并就医。

2. 对糖尿病患者要特别注意使用合用药物，须告知药师。

3. 合并甲亢的患者在使用 β 受体拮抗剂时不可立即停用治疗甲亢的药物，以免引起甲状腺危象。

4. 在患者施行全身麻醉前，应逐渐停用 β 受体拮抗剂。

5. 开封 1 个月后不再使用。

❖ **本药如何居家保存？**

密闭，室温（8~30℃）保存，将药瓶置于外包装内盒内；放置于儿童接触不到的地方。

❖ **妊娠期妇女与哺乳期妇女用药注意事项：**

妊娠期与哺乳期妇女慎用。

❖ **忘记用药时怎么办？**

如果不是接近下一次给药时间，可以马上按量补用药物，如果已接近下一次给药时间，就不必补用，只需按原来方案给药即可。

❖ **用药过量怎么办？**

本药眼局部滴用过量时，可用温水或 0.9% 氯化钠注射液将其从眼部冲洗掉。

❖ **与其他药物合用需注意什么？**

如与其他药物同时使用可能会发生药物相互作用，详情请咨询医师或药师。

（四）碳酸酐酶抑制剂

碳酸酐酶抑制剂滴眼液用于治疗青光眼，显著减少了口服碳酸酐酶抑制剂产生的不良反应，而且使用方便，故应用更加广泛。

乙酰唑胺片（0.25g）

❖ **本药用于治疗哪些疾病?**

1. 本药适用于各种类型的青光眼，对各种类型青光眼急性发作时的短期控制是一种有效地降低眼压的辅助药物。

2. 开角型（慢性单纯性）青光眼，如用药物不能控制眼压，并用本药治疗可使其中大部分病例的眼压得到控制，作为术前短期辅助药物。

3. 闭角型青光眼急性期应用本药降压后，原则上应根据房角及眼压描记情况选择适宜的抗青光眼手术。

4. 抗青光眼及某些内眼手术前降低眼压。抗青光眼术后眼压控制不满意者，仍可应用本药控制眼压。

5. 继发性青光眼也可用本药降低眼压。

❖ **本药如何使用，何时使用最合适?**

成人常用量:

1. 开角型青光眼：口服首量一次 1 片，每日 1~3 次。维持量应根据患者对药物的反应决定，尽量使用较小的剂量使眼压得到控制，一般一次 1 片，每日 2 次，就可使眼压控制在正常范围。

2. 继发性青光眼和手术前降眼压：口服一次 1 片，每 4~8 小时 1 次，一般每日 2~3 次。

3. 急性病例：首次药量加倍给 2 片，以后用 0.5~1 片维持量，每日 2~3 次。

❖ **使用本药期间需要注意什么?**

1. 对磺胺类药物或其他磺胺衍生物利尿药过敏的患者，禁用本药。

2. 与食物同服可减少胃肠道反应。

❖ **本药如何居家保存?**

遮光，密封保存。放置于儿童接触不到的地方。

❖ **妊娠期妇女与哺乳期妇女用药注意事项:**

妊娠期妇女不宜使用，尤其是妊娠的前 3 个月内。

哺乳期妇女确需使用本药应暂停哺乳。

❖ **忘记用药时怎么办?**

如果不是接近下一次给药时间，可以马上按量补用药物，如果已接近下一次给药时间，就不必补用，只需按原来方案给药即可。

❖ **用药过量怎么办?**

如果用药过量，请立即告知医师或药师，并到医院就诊。

❖ **与其他药物合用需注意什么?**

可提高洋地黄类的毒性，并可发生低钾血症；与甘露醇合用，能降低眼内压，增加尿量；如与其他药物同时使用可能会发生药物相互作用，详情请咨询医师或药师。

醋甲唑胺片（25mg，50mg）

❖ **本药用于治疗哪些疾病?**

本药适用于慢性开角型青光眼、继发性青光眼。也适用于急性闭角型青光眼的术前治疗。

❖ **本药如何使用，何时使用最合适？**

成人：口服，初始用药时，一次用 25mg，每日 2 次。早晚饭后各服一次。如用药后降眼压效果不理想，一次剂量可加为 50mg，每日 2 次。

❖ **使用本药期间需要注意什么？**

1. 本药属磺胺类药物，用药后应密切关注皮肤不良反应。再次服用磺胺时，可能发生过敏反应，如果过敏反应或其他严重的反应出现，应立即停止服用本药。

2. 本药不能长期用于控制眼压。

❖ **本药如何居家保存？**

密封，在干燥处保存。放置于儿童接触不到的地方。

❖ **妊娠期妇女与哺乳期妇女用药注意事项：**

妊娠期妇女应避免服用。哺乳期妇女使用本药治疗，应停止哺乳。

❖ **忘记用药时怎么办？**

如果不是接近下一次给药时间，可以马上按量补用药物，如果已接近下一次给药时间，就不必补用，只需按原来方案给药即可。

❖ **用药过量怎么办？**

当发生急性中毒时应立即停药，及时就医并对症治疗。

❖ **与其他药物合用需注意什么？**

本药与水杨酸制剂合用要慎重，与糖皮质激素联合使用可导致严重的低血钾，如与其他药物同时使用可能会发生药物相互作用，详情请咨询医师或药师。

布林佐胺滴眼液（5ml∶50mg）

❖ **本药用于治疗哪些疾病？**

本药用于下列情况降低升高的眼压：高眼压症；开角型青光眼；可以作为对 β 受体拮抗剂无效或者有使用禁忌证的患者单独的治疗药物，也可以作为 β 受体拮抗剂的协同治疗药物。

❖ **本药如何使用，何时使用最合适？**

当作为单独或者协同治疗药物时，其使用剂量是往患眼结膜囊内滴入 1 滴本药，每日 2 次。有些患者每日 3 次时效果更佳。

当用本药替代另外一种抗青光眼药物时，停用该药物，并在第二天开始使用本药。

❖ **使用本药期间需要注意什么？**

1. 建议点药后压迫鼻泪道或者是轻轻闭上眼睛。

2. 如果同时应用不止一种抗青光眼眼药时，每种药物的滴用时间至少间隔 5 分钟。

3. 如果出现严重的药物反应或过敏，应立即停用本药。

4. 开封 1 个月后不再使用。

❖ **本药如何居家保存？**

存放在 4~30℃，放置于儿童接触不到的地方。

❖ **妊娠期妇女与哺乳期妇女用药注意事项：**

妊娠期妇女慎用，哺乳期妇女避免使用本药。

❖ **忘记用药时怎么办？**

如果不是接近下一次给药时间，可以马上按量补用药物，如果已接近下一次给药时间，就不必补用，只需按原来方案给药即可。

❖ **用药过量怎么办？**

本药眼局部滴用过量时，可用温水或 0.9% 氯化钠注射液将其从眼部冲洗掉。超量后应进行对症和支持治疗。

❖ **与其他药物合用需注意什么？**

如与其他药物同时使用可能会发生药物相互作用，详情请咨询医师或药师。

（五）前列腺素类似物

拉坦前列素滴眼液（2.5ml：125μg）

❖ **本药用于治疗哪些疾病？**

本药用于降低开角型青光眼和高眼压症患者升高的眼压。

❖ **本药如何使用，何时使用最合适？**

成人推荐剂量（包括老年人）：一次 1 滴，每日 1 次，滴于患眼。晚间使用效果最好。本药不可超过每日 1 次，因为用药次数增加会削弱降眼压效果。

❖ **使用本药期间需要注意什么？**

1. 每次滴眼后应立即按压内眼角处泪囊 1 分钟以减少全身性吸收（闭塞泪点）。

2. 不推荐联合使用两种或两种以上前列腺素、前列腺素类似物（包括拉坦前列素）。

3. 使用本药滴眼前应摘除角膜接触镜（隐形眼镜），并在使用 15 分钟后才可重新佩戴。

4. 如果还需使用其他眼用药物，至少应间隔 5 分钟用药。

❖ **本药如何居家保存？**

1. 开封前 2~8℃冷藏，避光保存。放置于儿童接触不到的地方。

2. 开封后可在低于 25℃室温保存，4 周内用完。

❖ **妊娠期妇女与哺乳期妇女用药注意事项：**

妊娠期妇女不应使用本药。

哺乳期妇女不应使用本药，或者停止哺乳。

❖ **忘记用药时怎么办？**

如果忘记用药，在下次用药时仍应按常规用药。

❖ **用药过量怎么办？**

本药过量滴眼，除了眼部刺激和结膜充血外，尚未发现其他眼部副作用。

❖ **与其他药物合用需注意什么？**

不推荐同时使用两种或多种前列腺素、前列腺素类似物或前列腺素衍生物。

曲伏前列素滴眼液（2.5ml：0.1mg）

❖ **本药用于治疗哪些疾病？**

本药用于降低开角型青光眼或高眼压症患者升高的眼压，这些患者对使用其他降眼压药不耐受或疗效不佳。

❖ **本药如何使用，何时使用最合适？**

推荐用量一次 1 滴，每晚 1 次，滴入患眼。剂量不能超过每日 1 次，因为频繁使用会降低药物的降眼压效应。

❖ **使用本药期间需要注意什么?**

1. 本药的降眼压作用大约在用药 2 小时后开始出现，在 12 小时达到最大。

2. 同时使用不止一种眼药时，每种药物的滴用时间至少间隔 5 分钟。

3. 应避免皮肤接触本药。

4. 在使用本药之前摘取隐形眼镜，并且在用药 15 分钟后再次带入。

❖ **本药如何居家保存?**

2~25℃保存。开封 4 周后应丢弃。放置于儿童接触不到的地方。

❖ **妊娠期妇女与哺乳期妇女用药注意事项:**

怀孕或准备怀孕的女性应采取适当的预防措施以避免与瓶中的内容物直接接触，万一不慎触碰到瓶中大部分内容物，应立即彻底清洗接触区域。

❖ **忘记用药时怎么办?**

如果忘记用药，在下次用药时仍应按常规用药。

❖ **用药过量怎么办?**

药物过量的病例未见报道。发生局部使用药物过量或产生相关毒性的可能性较低。曲伏前列素滴眼液局部药物过量可使用温水冲洗眼部。对疑似口服摄入过量的治疗方式为对症治疗和支持治疗。

❖ **与其他药物合用需注意什么?**

不推荐同时使用两种或多种前列腺素、前列腺素类似物或前列腺素衍生物。

二、散瞳药

硫酸阿托品眼用凝胶（2.5g：25mg）

❖ **本药用于治疗哪些疾病?**

本药适用于虹膜睫状体炎、检查眼底前的散瞳、验光配镜屈光度检查前的散瞳。

❖ **本药如何使用，何时使用最合适?**

每次 1 滴，滴于结膜囊内，每日 3 次。或遵医嘱。

❖ **使用本药期间需要注意什么?**

1. 少数患者眼睑出现发痒、红肿、结膜充血等过敏现象，应立即停药。

2. 开封后最多可使用 4 周。

3. 用药时管嘴勿接触眼部，以防污染药品。

4. 滴眼后用手指压迫内眦泪囊部，以减少药物的全身吸收，防止或减轻副作用。

5. 本药系外用药品，严禁口服。

6. 对眼压异常或窄角、浅前房眼患者或 40 岁以上的患者不应用阿托品滴眼。

❖ **本药如何居家保存?**

遮光，密闭，在凉暗处（避光并不超过 20℃）保存。请放置在儿童触摸不到的地方。

❖ **妊娠期妇女与哺乳期妇女用药注意事项:**

妊娠期妇女慎用，哺乳期妇女应避免使用或停止哺乳。

❖ **忘记用药时怎么办?**

如果不是接近下一次给药时间，可以马上按量补用药物，如果已接近下一次给药时间，就不必补用，只需按原来方案给药即可。

❖ **用药过量怎么办？**

本药眼局部滴用过量时，可用温水或 0.9% 氯化钠注射液将其从眼部冲洗掉。

如果用药过量或误食，应立即就医。

❖ **与其他药物合用需注意什么？**

如与其他药物同时使用可能会发生药物相互作用，详情请咨询医师或药师。

托吡卡胺滴眼液（5ml：12.5mg，5ml：25mg，6ml：15mg，6ml：30mg）

❖ **本药用于治疗哪些疾病？**

本药用于滴眼散瞳和调节麻痹。

❖ **本药如何使用，何时使用最合适？**

滴眼剂 0.5%~1% 溶液滴眼，一次 1 滴，间隔 5 分钟滴第二次。

❖ **使用本药期间需要注意什么？**

1. 本药为散瞳药，故在散瞳期间视物稍有不便，5 小时一般即可恢复眼的正常调节功能。

2. 为避免药物经鼻黏膜吸收，滴眼后应压迫泪囊部 2~3 分钟。

3. 出现眼压升高及过敏症状时应停用。

4. 如出现口干、颜面潮红等阿托品样毒性反应应立即停用，及时就医，必要时给予拟胆碱类药物解毒。

5. 眼用制剂在开封后最多可使用 4 周。

❖ **本药如何居家保存？**

密闭保存。放置于儿童接触不到的地方。

❖ **妊娠期妇女与哺乳期妇女用药注意事项：**

请咨询医师或者药师。

❖ **忘记用药时怎么办？**

如果不是接近下一次给药时间，可以马上按量补用药物，如果已接近下一次给药时间，就不必补用，只需按原来方案给药即可。

❖ **用药过量怎么办？**

本药眼局部滴用过量时，可用温水或 0.9% 氯化钠注射液将其从眼部冲洗掉。

❖ **与其他药物合用需注意什么？**

如与其他药物同时使用可能会发生药物相互作用，详情请咨询医师或药师。

复方托吡卡胺滴眼液（1ml：托吡卡胺 5mg 与盐酸去氧肾上腺素 5mg）

❖ **本药用于治疗哪些疾病？**

本药适用于以诊断及治疗为目的的散瞳及调节麻痹。

❖ **本药如何使用，何时使用最合适？**

1. 用于散瞳时，通常为一次 1 滴，间隔 5 分钟再滴第 2 次，共滴眼 2 次。

2. 用于调节麻痹时，通常为一次 1 滴，间隔 5 分钟，共滴眼 4 次。

❖ **使用本药期间需要注意什么？**

1. 若出现全身症状时应停止给药。

2. 仅用于滴眼。

3. 滴眼时原则上患者应仰卧，翻开患者的眼睑滴入结膜囊内，闭眼并压迫泪囊部 1~5 分钟后睁开眼睛。

4. 为了防止污染药液，滴眼时应注意避免容器的前端直接接触眼部。

5. 当药液变色或有沉淀时不得使用。

6. 使用本药的患者在散瞳及调节麻痹的作用消失之前应避免从事驾车等具有危险性的机械操作工作。

7. 患者应采取戴太阳镜等方法避免直接接触强光。

8. 开封 1 个月后不再使用。

❖ **本药如何居家保存?**

密封容器，1~30℃保存。放置于儿童接触不到的地方。

❖ **妊娠期妇女与哺乳期妇女用药注意事项:**

只有在其治疗上的有益性超过危险性时予以使用。

❖ **忘记用药时怎么办?**

如果不是接近下一次给药时间，可以马上按量补用药物，如果已接近下一次给药时间，就不必补用，只需按原来方案给药即可。

❖ **用药过量怎么办?**

本药眼局部滴用过量时，可用温水或 0.9% 氯化钠注射液将其从眼部冲洗掉。

❖ **与其他药物合用需注意什么?**

如与其他药物同时使用可能会发生药物相互作用，详情请咨询医师或药师。

三、抗过敏药

洛度沙胺滴眼液（5ml：5mg）

❖ **本药用于治疗哪些疾病?**

1. 过敏性眼病，如春季卡他性结膜炎、巨乳头睑结膜炎、过敏性或特异反应性角结膜炎等，解除其症状和体征。

2. 由 I 型速发型变态反应（或肥大细胞）引起的炎症性眼病。

❖ **本药如何使用，何时使用最合适?**

成人和 2 岁以上儿童一次滴眼 1~2 滴，每日 4 次。

❖ **使用本药期间需要注意什么?**

1. 本药的疗效依赖于有规律的间隔滴药，给药频率不得超过推荐的频率。

2. 用药后，症状（瘙痒、流泪、发红及分泌物）的明显改善通常在 1 周内出现。用药后一旦症状减轻，要坚持用药至进一步改善，有时需持续治疗 4 周。

3. 不要将滴眼液瓶口接触任何地方，以免污染药液。在不使用时，瓶子必须密封好。

4. 在应用本药前，患者必须取下隐形眼镜，在滴药后必须等待 15 分钟才能重新戴上隐形眼镜。

5. 在应用滴眼液后，采取下列措施可以有效减少全身酸软：闭上眼睛 2 分钟；使用手指按压鼻泪管 2 分钟。

6. 开封后 1 个月，药液不应再滴用。

❖ **本药如何居家保存?**

15~27℃保存，防止儿童接触到。

❖ **妊娠期妇女与哺乳期妇女用药注意事项：**

妊娠期和哺乳期妇女慎用。

❖ **忘记用药时怎么办？**

如果不是接近下一次给药时间，可以马上按量补用药物，如果已接近下一次给药时间，就不必补用，只需按原来方案给药即可。

❖ **用药过量怎么办？**

本药眼局部滴用过量时，可用温水或 0.9% 氯化钠注射液将其从眼部冲洗掉。

❖ **与其他药物合用需注意什么？**

如与其他药物同时使用可能会发生药物相互作用，详情请咨询医师或药师。

色甘酸钠滴眼液（8ml：0.16g）

❖ **本药用于治疗哪些疾病？**

本药用于预防春季过敏性结膜炎。

❖ **本药如何使用，何时使用最合适？**

外用滴眼，一次 1~2 滴，每日 4 次，重症可适当增加到每日 6 次。在好发季节提前 2~3 周使用。

❖ **使用本药期间需要注意什么？**

1. 用前应洗净双手。使用后应将药瓶拧紧，以免瓶口污染。

2. 使用前请检查药品，性状发生改变时禁止使用。

3. 儿童必须在成人监护下使用。

4. 开封 1 个月后不再使用。

❖ **本药如何居家保存？**

遮光，密闭保存。请将药品置于儿童触及不到的地方。

❖ **妊娠期妇女与哺乳期妇女用药注意事项：**

妊娠期和哺乳期妇女应在医师指导下使用。

❖ **忘记用药时怎么办？**

如果不是接近下一次给药时间，可以马上按量补用药物，如果已接近下一次给药时间，就不必补用，只需按原来方案给药即可。

❖ **用药过量怎么办？**

本药眼局部滴用过量时，可用温水或 0.9% 氯化钠注射液将其从眼部冲洗掉。

❖ **与其他药物合用需注意什么？**

如与其他药物同时使用可能会发生药物相互作用，详情请咨询医师或药师。

富马酸酮替芬滴眼液（5ml：2.5mg）

❖ **本药用于治疗哪些疾病？**

本药用于过敏性结膜炎。

❖ **本药如何使用，何时使用最合适？**

滴眼，一次 1~2 滴，每日 4 次（早、中、晚及睡前），或遵医嘱。

❖ **使用本药期间需要注意什么？**

1. 有时会出现眼睑炎、眼睑皮肤炎等，当出现这种症状时应终止用药。

2. 有时会出现结膜充血，有刺激感，或有极少的角膜糜烂等现象，当出现上述症状时终止用药。

3. 开封 1 个月后不再使用。

❖ **本药如何居家保存？**

遮光，密封，阴凉处（不超过 20℃）保存。放置于儿童接触不到的地方。

❖ **妊娠期妇女与哺乳期妇女用药注意事项：**

妊娠期和哺乳期妇女慎用。

❖ **忘记用药时怎么办？**

如果不是接近下一次给药时间，可以马上按量补用药物，如果已接近下一次给药时间，就不必补用，只需按原来方案给药即可。

❖ **用药过量怎么办？**

本药眼局部滴用过量时，可用温水或 0.9% 氯化钠注射液将其从眼部冲洗掉。

❖ **与其他药物合用需注意什么？**

如与其他药物同时使用可能会发生药物相互作用，详情请咨询医师或药师。

酮咯酸氨丁三醇滴眼液（1ml：5mg，5ml：25mg）

❖ **本药用于治疗哪些疾病？**

本药用于暂时解除季节性过敏性结膜炎引起的眼部瘙痒。亦可用于治疗内眼手术后（白内障摘除术）的炎症。

❖ **本药如何使用，何时使用最合适？**

1. 治疗季节性过敏性结膜炎，一次 1 滴，每日 4 次或遵医嘱。

2. 用于白内障摘除术后炎症，应在白内障术后 24 小时内开始使用，一次 1 滴，每日 4 次，连用 2 周。

❖ **使用本药期间需要注意什么？**

1. 避免佩戴隐形眼镜等软性接触镜时用药。

2. 使用前或使用过程中，发现药物浑浊应避免使用或停用。

3. 为避免本药污染，不要将滴头接触眼睑表面。

4. 每支开启一日后不可再用。

5. 使用本药感觉不适，应立即停药。

❖ **本药如何居家保存？**

遮光，密闭，在阴凉处（不超过 20℃）保存。放置于儿童接触不到的地方。

❖ **妊娠期妇女与哺乳期妇女用药注意事项：**

妊娠期和哺乳期妇女慎用。

❖ **忘记用药时怎么办？**

如果不是接近下一次给药时间，可以马上按量补用药物，如果已接近下一次给药时间，就不必补用，只需按原来方案给药即可。

❖ **用药过量怎么办？**

本药眼局部滴用过量时，可用温水或 0.9% 氯化钠注射液将其从眼部冲洗掉。

❖ **与其他药物合用需注意什么？**

避免与强酸性药物合用。

盐酸萘甲唑林滴眼液（1ml∶0.12mg）

❖ **本药用于治疗哪些疾病？**

本药适用于角膜炎、结膜炎、眼干等眼病。

❖ **本药如何使用，何时使用最合适？**

滴眼，一次 1~2 滴，每日 2~3 次。

❖ **使用本药期间需要注意什么？**

1. 出现过敏反应症状或疼痛增加，应立即停止使用。

2. 应调节使用量及使用间隔，避免过量或长期使用。

3. 如药液发生混浊，应停止使用。

4. 勿让滴嘴接触任何物体表面以避免污染，用后请盖好瓶盖。

5. 每支开启一日后不可再用。

❖ **本药如何居家保存？**

遮光，密封保存。放置于儿童接触不到的地方。

❖ **妊娠期妇女与哺乳期妇女用药注意事项：**

妊娠期及哺乳期妇女慎用。

❖ **忘记用药时怎么办？**

如果不是接近下一次给药时间，可以马上按量补用药物，如果已接近下一次给药时间，就不必补用，只需按原来方案给药即可。

❖ **用药过量怎么办？**

本药眼局部滴用过量时，可用温水或 0.9% 氯化钠注射液将其从眼部冲洗掉。

❖ **与其他药物合用需注意什么？**

如与其他药物同时使用可能会发生药物相互作用，详情请咨询医师或药师。

复方萘甲唑林滴眼液（15ml∶马来酸非尼拉敏 45mg，盐酸萘甲唑林 3.75mg）

❖ **本药用于治疗哪些疾病？**

本药用于缓解因尘埃、感冒、过敏、揉眼、佩戴角膜接触镜（隐形眼镜）、游泳以及眼睛疲劳等引起的眼睛充血、瘙痒、灼热感以及其他刺激症状。

❖ **本药如何使用，何时使用最合适？**

滴眼，一次 1~2 滴，每 3~4 小时 1 次。可根据症状缓解情况而减少滴眼次数。

❖ **使用本药期间需要注意什么？**

1. 连用 3~4 日，症状未缓解者应咨询医师或药师。

2. 在使用过程中，如发现眼红、疼痛等情况，应立即停药并就医。

3. 佩戴隐形眼镜者滴药前应摘下隐形眼镜，滴入后 15 分钟再戴上。

4. 使用后应将瓶盖拧紧以免污染药液。

5. 本药开封 1 个月后应弃之。

6. 本药性状发生改变时禁止使用。

7. 儿童必须在成人监护下使用。

❖ **本药如何居家保存？**

遮光，密闭，5~25℃保存。放置于儿童接触不到的地方。

❖ **妊娠期妇女与哺乳期妇女用药注意事项：**

妊娠期及哺乳期妇女慎用。

❖ **忘记用药时怎么办？**

如果不是接近下一次给药时间，可以马上按量补用药物，如果已接近下一次给药时间，就不必补用，只需按原来方案给药即可。

❖ **用药过量怎么办？**

本药眼局部滴用过量时，可用温水或 0.9% 氯化钠注射液将其从眼部冲洗掉。

❖ **与其他药物合用需注意什么？**

单胺氧化酶抑制剂或拟交感神经药物与本药合用可加强前者的药效。

复方牛磺酸滴眼液

（每 10ml 含牛磺酸 100mg、氨基己酸 100mg、门冬氨酸 15.5mg、马来酸氯苯那敏 1.0mg）

❖ **本药用于治疗哪些疾病？**

本药主要用于 15 岁以下儿童，以缓解视疲劳和慢性结膜炎或伴有结膜充血者。

❖ **本药如何使用，何时使用最合适？**

滴眼，一次 1~2 滴，每日 4~6 次。

❖ **使用本药期间需要注意什么？**

1. 本药仅供儿童眼用，切勿内服。

2. 滴眼时，瓶口勿接触手和眼睛，避免污染。

3. 本药性状发生改变时禁止使用。

4. 儿童必须在成人监护下使用。

5. 如正在使用其他药品，使用本药前请咨询医师或药师。

6. 开封 1 个月后不再使用。

❖ **本药如何居家保存？**

密闭保存。请将药品置于儿童触及不到的地方。

❖ **妊娠期妇女与哺乳期妇女用药注意事项：**

请咨询医师或药师。

❖ **忘记用药时怎么办？**

如果不是接近下一次给药时间，可以马上按量补用药物，如果已接近下一次给药时间，就不必补用，只需按原来方案给药即可。

❖ **用药过量怎么办？**

本药眼局部滴用过量时，可用温水或 0.9% 氯化钠注射液将其从眼部冲洗掉。

❖ **与其他药物合用需注意什么？**

如与其他药物同时使用可能会发生药物相互作用，详情请咨询医师或药师。

复方门冬维甘滴眼液

（每 10ml 含门冬氨酸 78mg、维生素 B6 5mg、甘草酸二钾 10mg、盐酸萘甲唑啉 0.3mg、甲硫酸新斯的明 0.5mg、马来酸氯苯那敏 1mg）

❖ **本药用于治疗哪些疾病？**

本药用于抗眼疲劳，减轻结膜充血症状。

❖ **本药如何使用，何时使用最合适？**

滴眼，一次 1~2 滴，每日 4~6 次。

❖ **使用本药期间需要注意什么？**

1. 本药仅供眼用，切忌口服。

2. 过敏体质者、闭角型青光眼慎用。

3. 滴眼时，瓶口勿接触手和眼睛，避免污染。

4. 在使用过程中，如发现眼红、疼痛等情况，应立即停药并就医。

5. 使用后应将瓶盖拧紧以免污染药品。

6. 本药性状发生改变时禁止使用。

7. 儿童必须在成人监护下使用。

8. 开封 1 个月后不再使用。

❖ **本药如何居家保存？**

密封保存。请将药品置于儿童触及不到的地方。

❖ **妊娠期妇女与哺乳期妇女用药注意事项：**

请咨询医师或药师。

❖ **忘记用药时怎么办？**

如果不是接近下一次给药时间，可以马上按量补用药物，如果已接近下一次给药时间，就不必补用，只需按原来方案给药即可。

❖ **用药过量怎么办？**

本药眼局部滴用过量时，可用温水或 0.9% 氯化钠注射液将其从眼部冲洗掉。

❖ **与其他药物合用需注意什么？**

如与其他药物同时使用可能会发生药物相互作用，详情请咨询医师或药师。

富马酸依美斯汀滴眼液（5ml：2.5mg）

❖ **本药用于治疗哪些疾病？**

本药用于暂时缓解过敏性结膜炎的体征和症状。

❖ **本药如何使用，何时使用最合适？**

推荐量为患眼一次 1 滴，每日 2 次，如需要可增加到每日 4 次。

❖ **使用本药期间需要注意什么？**

1. 本药只用于眼部滴用，不能用于注射或口服。

2. 为防止污染药瓶口和药液，不要使药瓶口接触眼睑和眼周部位。不用时应将药瓶口拧紧。

3. 若与其他眼科用药同时使用，两次用药之间应间隔 10 分钟。

4. 一旦出现角膜浸润，应停止用药并适当处理。

5. 使用本药时应摘除软性接触镜并在滴眼 15 分钟后再重新佩戴。

6. 开封一个月后应丢弃。

❖ **本药如何居家保存？**

保存于 4~30℃。放置于儿童接触不到的地方。

❖ **妊娠期妇女与哺乳期妇女用药注意事项：**

妊娠期和哺乳期妇女慎用。

❖ **忘记用药时怎么办？**

如果不是接近下一次给药时间，可以马上按量补用药物，如果已接近下一次给药时间，就不必补用，只需按原来方案给药即可。

❖ **用药过量怎么办？**

本药眼局部滴用过量时，可用温水或 0.9% 氯化钠注射液将其从眼部冲洗掉。

可采取对症和支持疗法。

❖ **与其他药物合用需注意什么？**

如与其他药物同时使用可能会发生药物相互作用，详情请咨询医师或药师。

吡嘧司特钾滴眼液（5ml：5mg）

❖ **本药用于治疗哪些疾病？**

本药用于过敏性结膜炎、春季卡他性结膜炎。

❖ **本药如何使用，何时使用最合适？**

滴入眼睑内，一次 1 滴，每日 2 次（早、晚）。

❖ **使用本药期间需要注意什么？**

1. 滴眼时如眼药滴到眼睑上时，应立即擦去。

2. 滴眼时应注意不要将药瓶口与眼部接触。

3. 开封 1 个月后不再使用。

❖ **本药如何居家保存？**

密闭，2~10℃避光保存。放置于儿童接触不到的地方。

❖ **妊娠期妇女与哺乳期妇女用药注意事项：**

妊娠期与哺乳期妇女应慎用。

❖ **忘记用药时怎么办？**

如果不是接近下一次给药时间，可以马上按量补用药物，如果已接近下一次给药时间，就不必补用，只需按原来方案给药即可。

❖ **用药过量怎么办？**

本药眼局部滴用过量时，可用温水或 0.9% 氯化钠注射液将其从眼部冲洗掉。

❖ **与其他药物合用需注意什么？**

如与其他药物同时使用可能会发生药物相互作用，详情请咨询医师或药师。

四、组织粘连与干眼治疗药

玻璃酸钠滴眼液（0.1%，0.2%）

❖ **本药用于治疗哪些疾病？**

本药用于干眼症、角膜上皮机械性损伤。

❖ **本药如何使用，何时使用最合适？**

滴眼，一次 1 滴，每日 3 次，可根据症状适当增减。

❖ **使用本药期间需要注意什么？**

1. 出现眼睑炎、眼睑皮肤炎等过敏症状，应停药。

2. 出现瘙痒感、刺激感、充血、弥漫性表层角膜炎等角膜障碍，应停药。

3. 勿与污物接触，勿接触瓶口，以防污染药液。

4. 用后立即密封，开封后使用不超过 1 个月。

5. 药液变混浊时，请勿使用。

❖ **本药如何居家保存？**

密闭保存。放置于儿童接触不到的地方。

❖ **妊娠期妇女与哺乳期妇女用药注意事项：**

妊娠期与哺乳期妇女用药无特殊禁忌。

❖ **忘记用药时怎么办？**

如果不是接近下一次给药时间，可以马上按量补用药物，如果已接近下一次给药时间，就不必补用，只需按原来方案给药即可。

❖ **用药过量怎么办？**

本药眼局部滴用过量时，可用温水或 0.9% 氯化钠注射液将其从眼部冲洗掉。

❖ **与其他药物合用需注意什么？**

如与其他药物同时使用可能会发生药物相互作用，详情请咨询医师或药师。

甲基纤维素滴眼液（每 1ml 含本药 10~20mg）

❖ **本药用于治疗哪些疾病？**

本药用于角膜、结膜干燥症，以及前房角镜、三面镜检查、眼底接触镜检查时做介质用。

❖ **本药如何使用，何时使用最合适？**

滴眼。一次 1~2 滴，每日 1 次。安置接触镜前滴入接触镜凹面内。

❖ **使用本药期间需要注意什么？**

开封 1 个月后不再使用。

❖ **本药如何居家保存？**

密封保存。放置于儿童接触不到的地方。

❖ **妊娠期妇女与哺乳期妇女用药注意事项：**

妊娠期与哺乳期妇女用药无特殊禁忌。

❖ **忘记用药时怎么办？**

如果不是接近下一次给药时间，可以马上按量补用药物，如果已接近下一次给药时间，就不必补用，只需按原来方案给药即可。

❖ **用药过量怎么办？**

本药眼局部滴用过量时，可用温水或 0.9% 氯化钠注射液将其从眼部冲洗掉。

❖ **与其他药物合用需注意什么？**

如与其他药物同时使用可能会发生药物相互作用，详情请咨询医师或药师。

羟丙甲纤维素滴眼液（0.5%）

❖ **本药用于治疗哪些疾病？**

本药适用于滋润泪液分泌不足的眼睛，消除眼部不适。

❖ **本药如何使用，何时使用最合适？**

一次 1~2 滴，每日 3 次；或遵医嘱。

❖ **使用本药期间需要注意什么?**

1. 切勿将滴瓶头接触眼睑及其他表面,以防污染。

2. 每个塑料瓶打开后仅能使用一次,使用完毕后应马上弃去。

3. 如出现视物模糊、持续结膜充血或眼睛刺痛感,应停止使用该药,去医院检查。

❖ **本药如何居家保存?**

遮光,密封保存。请将本药放于儿童接触不到的地方。

❖ **妊娠期妇女与哺乳期妇女用药注意事项:**

妊娠期与哺乳期妇女用药无特殊禁忌。

❖ **忘记用药时怎么办?**

如果不是接近下一次给药时间,可以马上按量补用药物,如果已接近下一次给药时间,就不必补用,只需按原来方案给药即可。

❖ **用药过量怎么办?**

本药眼局部滴用过量时,可用温水或 0.9% 氯化钠注射液将其从眼部冲洗掉。

❖ **与其他药物合用需注意什么?**

如与其他药物同时使用可能会发生药物相互作用,详情请咨询医师或药师。

羧甲基纤维素钠滴眼液(0.5%,1%)

❖ **本药用于治疗哪些疾病?**

本药适用于缓解眼部干燥或因暴露于阳光或风沙所引起的眼部烧灼、刺痛等不适感,也是防止进一步刺激的保护剂。

❖ **本药如何使用,何时使用最合适?**

完全扭断然后拉掉瓶盖,打开滴眼液瓶。滴 1~2 滴于患眼。用后即弃。

❖ **使用本药期间需要注意什么?**

1. 本药只可外用。

2. 为防止污染,勿将瓶嘴触及任何物体表面。不可重复使用,用后即弃。

3. 瓶嘴不得接触眼睛。

4. 如果应用时感觉眼痛、视力改变、眼睛持续充血或刺激感、症状加重或症状持续 72 小时以上,则应停止用药并咨询医师。

5. 包装完好的滴眼液方可使用,本药性状发生改变时禁止使用。

6. 儿童必须在成人监护下使用。

❖ **本药如何居家保存?**

室温保存。请将药品置于儿童触及不到的地方。

❖ **妊娠期妇女与哺乳期妇女用药注意事项:**

妊娠期与哺乳期妇女用药无特殊禁忌。

❖ **忘记用药时怎么办?**

如果不是接近下一次给药时间,可以马上按量补用药物,如果已接近下一次给药时间,就不必补用,只需按原来方案给药即可。

❖ **用药过量怎么办?**

本药眼局部滴用过量时,可用温水或 0.9% 氯化钠注射液将其从眼部冲洗掉。

❖ **与其他药物合用需注意什么？**

如与其他药物同时使用可能会发生药物相互作用，详情请咨询医师或药师。

硫酸软骨素滴眼液（5ml：0.15g，8ml：0.24g）

❖ **本药用于治疗哪些疾病？**

本药适用于角膜炎（干燥型、创伤型、病原型）、角膜溃疡、角膜损伤或其他化学因素所致的角膜灼伤等。

❖ **本药如何使用，何时使用最合适？**

滴眼。一次 1~2 滴，每日 6~8 次。

❖ **使用本药期间需要注意什么？**

1. 本药只限于滴眼用。

2. 滴眼时请勿使瓶口接触手和眼睛。

3. 使用后请拧紧瓶盖，以防污染。

4. 当药品性状发生改变时禁止使用。

5. 眼用制剂在启用后最多可使用 4 周。

❖ **本药如何居家保存？**

密封，于凉暗处（不超过 20℃）保存。放置于儿童接触不到的地方。

❖ **妊娠期妇女与哺乳期妇女用药注意事项：**

尚不明确，请咨询医师或者药师。

❖ **忘记用药时怎么办？**

如果不是接近下一次给药时间，可以马上按量补用药物，如果已接近下一次给药时间，就不必补用，只需按原来方案给药即可。

❖ **用药过量怎么办？**

本药眼局部滴用过量时，可用温水或 0.9% 氯化钠注射液将其从眼部冲洗掉。

❖ **与其他药物合用需注意什么？**

如与其他药物同时使用可能会发生药物相互作用，详情请咨询医师或药师。

聚乙烯醇滴眼液（0.4ml：5.6mg，0.8ml：11.2mg）

❖ **本药用于治疗哪些疾病？**

本药可作为一种润滑剂预防或治疗眼部干涩、异物感、眼疲劳等刺激症状或改善眼部的干燥症状。

❖ **本药如何使用，何时使用最合适？**

滴眼，根据需要适量滴于每只眼。

❖ **使用本药期间需要注意什么？**

1. 勿让滴嘴接触任何物体表面以避免污染。

2. 滴眼后若觉眼痛、视物模糊、眼部持续充血、出现刺激症状或病情加重，且持续时间超过 72 小时，应停止使用并向医师咨询。

3. 若药液变色或浑浊，勿再使用。

4. 佩戴软性隐形眼镜时请将隐形眼镜摘下后滴用本药。

5. 本药性状发生改变时禁止使用。

6. 儿童必须在成人监护下使用。

7. 如果是单剂量包装，开启瓶盖后立即使用，每次使用后剩余药液请务必丢弃。

❖ **本药如何居家保存？**

密闭（10~30℃）保存。请将本药放在儿童接触不到的地方。

❖ **妊娠期妇女与哺乳期妇女用药注意事项：**

妊娠期与哺乳期妇女用药无特殊禁忌。

❖ **忘记用药时怎么办？**

如果不是接近下一次给药时间，可以马上按量补用药物，如果已接近下一次给药时间，就不必补用，只需按原来方案给药即可。

❖ **用药过量怎么办？**

本药眼局部滴用过量时，可用温水或 0.9% 氯化钠注射液将其从眼部冲洗掉。

❖ **与其他药物合用需注意什么？**

如与其他药物同时使用可能会发生药物相互作用，详情请咨询医师或药师。

氯化钠滴眼液（0.4ml∶2.2mg）

❖ **本药用于治疗哪些疾病？**

本药用于暂时性缓解眼部干涩症状。

❖ **本药如何使用，何时使用最合适？**

滴眼，一次 1~2 滴，每日 5~6 次。

❖ **使用本药期间需要注意什么？**

1. 眼部充血、红肿、瘙痒者应咨询医师或药师后再用。

2. 本药不得作为隐形眼镜的冲洗液使用。

3. 使用 2 周后症状未缓解应停药并就医。

4. 本药性状发生改变时禁止使用。

5. 儿童必须在成人监护下使用。

6. 本药不含防腐剂，单支开启后限一次性使用。

❖ **本药如何居家保存？**

密封，室温（10~30℃）保存。请将药品置于儿童触及不到的地方。

❖ **妊娠期妇女与哺乳期妇女用药注意事项：**

妊娠期与哺乳期妇女用药无特殊禁忌。

❖ **忘记用药时怎么办？**

如果不是接近下一次给药时间，可以马上按量补用药物，如果已接近下一次给药时间，就不必补用，只需按原来方案给药即可。

❖ **与其他药物合用需注意什么？**

如与其他药物同时使用可能会发生药物相互作用，详情请咨询医师或药师。

五、防治白内障药

白内障是最主要的致盲眼病。目前治疗白内障的主要方法是手术摘除。本节介绍的一些防治白内障的药物，其确切疗效有待进一步观察和研究。

法可林滴眼液（10ml：1.5mg）

❖ **本药用于治疗哪些疾病?**

本药用于早期老年性白内障，外伤性白内障，先天性白内障，继发性白内障。

❖ **本药如何使用，何时使用最合适?**

滴眼，一次 2~3 滴，每日 3~5 次。

❖ **使用本药期间需要注意什么?**

开封 1 个月后不再使用。

❖ **本药如何居家保存?**

遮光，密闭保存。放置于儿童接触不到的地方。

❖ **妊娠期妇女与哺乳期妇女用药注意事项:**

尚不明确，请咨询医师或者药师。

❖ **忘记用药时怎么办?**

如果不是接近下一次给药时间，可以马上按量补用药物，如果已接近下一次给药时间，就不必补用，只需按原来方案给药即可。

❖ **用药过量怎么办?**

本药眼局部滴用过量时，可用温水或 0.9% 氯化钠注射液将其从眼部冲洗掉。

❖ **与其他药物合用需注意什么?**

如与其他药物同时使用可能会发生药物相互作用，详情请咨询医师或药师。

牛磺酸滴眼液（8ml：0.4g，10ml：0.5g）

❖ **本药用于治疗哪些疾病?**

本药适用于急性结膜炎、疱疹性结膜炎、病毒性结膜炎等眼科炎症的辅助治疗。也可用于牛磺酸代谢失调引起的白内障。

❖ **本药如何使用，何时使用最合适?**

滴眼，一次 1~2 滴，每日 3~5 次或遵医嘱。

❖ **使用本药期间需要注意什么?**

1. 本药仅用于滴眼。

2. 如发现溶液中出现浑浊或沉淀应停止使用。

3. 开封 1 个月后不再使用。

❖ **本药如何居家保存?**

避光，密闭保存。放置于儿童接触不到的地方。

❖ **妊娠期妇女与哺乳期妇女用药注意事项:**

尚不明确，请咨询医师或者药师。

❖ **忘记用药时怎么办?**

如果不是接近下一次给药时间，可以马上按量补用药物，如果已接近下一次给药时间，就不必补用，只需按原来方案给药即可。

❖ **用药过量怎么办?**

本药眼局部滴用过量时，可用温水或 0.9% 氯化钠注射液将其从眼部冲洗掉。

❖ **与其他药物合用需注意什么？**

如与其他药物同时使用可能会发生药物相互作用，详情请咨询医师或药师。

还原型谷胱甘肽滴眼液（5ml：0.1g）

❖ **本药用于治疗哪些疾病？**

本药用于角膜溃疡、角膜上皮剥离、角膜炎、初期老年性白内障。

❖ **本药如何使用，何时使用最合适？**

将还原型谷胱甘肽 1 片，溶解于所附的 5ml 专用溶剂中，即为还原型谷胱甘肽滴眼液，溶解后的滴眼液为无色透明的液体，还原型谷胱甘肽的浓度是 2%。

一次 1~2 滴，每日 3~5 次，滴眼用。

❖ **使用本药期间需要注意什么？**

1. 如出现刺激感、瘙痒感、结膜充血、一过性视物模糊等症状，即停止用药。

2. 本药双铝包装内含还原型谷胱甘肽 1 片和干燥剂 1 包，临用前将药片放于专用溶剂中，振摇溶解后滴眼。干燥剂仅用于防止吸潮，请不要放入溶剂中使用。

3. 溶解后低温（2~10℃）保存，应在三周内使用，过期不得使用。

❖ **本药如何居家保存？**

密封，置阴凉干燥处保存。放置于儿童接触不到的地方。

❖ **妊娠期妇女与哺乳期妇女用药注意事项：**

妊娠期与哺乳期妇女请在医师指导下用药。

❖ **忘记用药时怎么办？**

如果不是接近下一次给药时间，可以马上按量补用药物，如果已接近下一次给药时间，就不必补用，只需按原来方案给药即可。

❖ **用药过量怎么办？**

本药眼局部滴用过量时，可用温水或 0.9% 氯化钠注射液将其从眼部冲洗掉。

❖ **与其他药物合用需注意什么？**

如与其他药物同时使用可能会发生药物相互作用，详情请咨询医师或药师。

吡诺克辛钠滴眼液（15ml：0.8mg）

❖ **本药用于治疗哪些疾病？**

本药用于初期老年性白内障、轻度糖尿病性白内障或并发性白内障等。

❖ **本药如何使用，何时使用最合适？**

将片剂放入配套专业溶剂中溶解，滴入眼睑内。

一次 1~2 滴，每日 3~4 次。

❖ **使用本药期间需要注意什么？**

1. 使用前须将 1 片药片投入 1 瓶溶剂中，待药物完全溶解后，方可使用。片剂溶解入溶剂后，应连续使用，在 20 天内用完。

2. 糖尿病引起的白内障患者，应在使用本药的同时，在医师指导下结合其他方法治疗。

3. 滴眼时请勿使瓶口接触手和眼睛，避免污染瓶内眼药水。

4. 本药宜避光保存；使用后请拧紧瓶盖，以防污染。

5. 本药性状发生改变时禁止使用。

6. 请将药品置于儿童触及不到的地方。

❖ **本药如何居家保存?**

遮光,密闭保存。放置于儿童接触不到的地方。

❖ **妊娠期妇女与哺乳期妇女用药注意事项:**

妊娠期与哺乳期妇女请在医师指导下用药。

❖ **忘记用药时怎么办?**

如果不是接近下一次给药时间,可以马上按量补用药物,如果已接近下一次给药时间,就不必补用,只需按原来方案给药即可。

❖ **用药过量怎么办?**

本药眼局部滴用过量时,可用温水或 0.9% 氯化钠注射液将其从眼部冲洗掉。

❖ **与其他药物合用需注意什么?**

如与其他药物同时使用可能会发生药物相互作用,详情请咨询医师或药师。

苄达赖氨酸滴眼液(5ml:25mg,8ml:40mg)

❖ **本药用于治疗哪些疾病?**

本药用于早期老年性白内障。

❖ **本药如何使用,何时使用最合适?**

滴眼。一次 1~2 滴,每日 3 次,或遵医嘱。

❖ **使用本药期间需要注意什么?**

1. 滴眼时请勿使瓶口接触手和眼睛,避免污染瓶内眼药水。

2. 使用后请拧紧瓶盖,以防污染。

3. 本药放入冰箱冷藏后使用可降低刺激。若发现药水污染或混浊请弃去不用。

4. 本药性状发生改变时禁止使用。

5. 开封 1 个月后不再使用。

❖ **本药如何居家保存?**

遮光,密封保存。请将药品置于儿童触及不到的地方。

❖ **妊娠期妇女与哺乳期妇女用药注意事项:**

妊娠期与哺乳期妇女请在医师指导下用药。

❖ **忘记用药时怎么办?**

如果不是接近下一次给药时间,可以马上按量补用药物,如果已接近下一次给药时间,就不必补用,只需按原来方案给药即可。

❖ **用药过量怎么办?**

本药眼局部滴用过量时,可用温水或 0.9% 氯化钠注射液将其从眼部冲洗掉。

❖ **与其他药物合用需注意什么?**

如与其他药物同时使用可能会发生药物相互作用,详情请咨询医师或药师。

六、抗感染药

此部分涉及的眼科抗感染药分类如下:①抗生素;②喹诺酮类药;③磺胺类药;④抗病毒药;⑤抗真菌药。

（一）抗生素

妥布霉素滴眼液（5ml：15mg，8ml：24mg）

❖ **本药用于治疗哪些疾病？**

本药适用于敏感细菌所致的外眼及附属器的局部感染。

❖ **本药如何使用，何时使用最合适？**

滴于眼睑内。轻、中度感染：一次 1~2 滴，每 4 小时 1 次。重度感染：一次 2 滴，每小时 1 次。

❖ **使用本药期间需要注意什么？**

1. 若出现过敏反应，应立即停药。

2. 长期应用本药可能导致耐药菌过度生长，甚至引起真菌感染。

3. 若患者同时接受氨基糖苷类抗生素的全身用药，应监测本药及氨基糖苷类抗生素的血药浓度。

4. 儿童慎用。

5. 开封 1 个月后不再使用。

❖ **本药如何居家保存？**

遮光，密闭，在凉暗处（避光并不超过 20℃）保存。放置于儿童接触不到的地方。

❖ **妊娠期妇女与哺乳期妇女用药注意事项：**

妊娠期妇女慎用，哺乳期妇女使用本药期间宜暂停哺乳。

❖ **忘记用药时怎么办？**

如果不是接近下一次给药时间，可以马上按量补用药物，如果已接近下一次给药时间，就不必补用，只需按原来方案给药即可。

❖ **用药过量怎么办？**

本药眼局部滴用过量时，可用温水或 0.9% 氯化钠注射液将其从眼部冲洗掉。

❖ **与其他药物合用需注意什么？**

本药不宜与其他肾毒性或耳毒性药物合用或先后应用，以免出现肾毒性或耳毒性。

妥布霉素眼膏（0.3%）

❖ **本药用于治疗哪些疾病？**

本药适用于敏感细菌所致的外眼及附属器的局部感染。

❖ **本药如何使用，何时使用最合适？**

轻度及中度感染的患者，每日 2~3 次，每次取约 1.5cm 长的药膏涂入患眼，病情缓解后减量。

妥布霉素滴眼液可与眼膏联合使用，即白天滴用滴眼液，晚上使用眼膏。

❖ **使用本药期间需要注意什么？**

1. 若出现过敏反应，应立即停药。

2. 长期应用本药可能导致耐药菌过度生长，甚至引起真菌感染。

3. 若患者同时接受氨基糖苷类抗生素的全身用药，应监测本药及氨基糖苷类抗生素的血药浓度。

4. 儿童慎用。

5. 开封 1 个月后不再使用。

❖ **本药如何居家保存?**

置于 8~30℃保存。用后拧紧瓶盖。放置于儿童接触不到的地方。

❖ **妊娠期妇女与哺乳期妇女用药注意事项:**

妊娠期妇女慎用,哺乳期妇女使用本药期间宜暂停哺乳。

❖ **忘记用药时怎么办?**

如果不是接近下一次给药时间,可以马上按量补用药物,如果已接近下一次给药时间,就不必补用,只需按原来方案给药即可。

❖ **用药过量怎么办?**

本药眼局部使用过量时,可用温水或 0.9% 氯化钠注射液将其从眼部冲洗掉。

❖ **与其他药物合用需注意什么?**

本药不宜与其他肾毒性或耳毒性药物合用或先后应用,以免出现肾毒性或耳毒性。

妥布霉素地塞米松

[**滴眼液**(5ml:妥布霉素 15mg,地塞米松 5mg),**眼膏**(3g:妥布霉素 9mg,地塞米松 3mg)]

❖ **本药用于治疗哪些疾病?**

1. 对肾上腺皮质激素敏感的眼部疾患及外眼部细菌感染。

2. 用于眼睑、球结膜、角膜、眼球前膜及确诊的传染性结膜炎等炎症性疾病,可以减轻水肿和炎症。同时也适用于慢性前葡萄膜炎,化学性、放射性、灼伤性及异物穿透性角膜损伤及白内障等眼科手术后的炎症。

❖ **本药如何使用,何时使用最合适?**

眼膏:每日 3~4 次,每次取约 1~1.5cm 长的药膏涂入结膜囊中。

滴眼液:每 4~6 小时一次,每次 1~2 滴,滴入结膜囊内,在最初 1~2 天剂量可增加至每 2 小时 1 次。

❖ **使用本药期间需要注意什么?**

1. 注意不要过早停止治疗。

2. 用前摇匀。

3. 如长期应用需定期监测眼压。

4. 对眼用氨基糖苷类有过敏史者应小心使用本药。

5. 开封 1 个月后不再使用。

❖ **本药如何居家保存?**

遮光,在 25℃以下保存。放置于儿童接触不到的地方。

❖ **妊娠期妇女与哺乳期妇女用药注意事项:**

妊娠期妇女慎用,哺乳期妇女使用本药期间宜暂停哺乳。

❖ **忘记用药时怎么办?**

如果不是接近下一次给药时间,可以马上按量补用药物,如果已接近下一次给药时间,就不必补用,只需按原来方案给药即可。

❖ **用药过量怎么办?**

本药眼局部滴用过量时,可用温水或 0.9% 氯化钠注射液将其从眼部冲洗掉。

❖ **与其他药物合用需注意什么?**

如与其他药物同时使用可能会发生药物相互作用,详情请咨询医师或药师。

硫酸庆大霉素滴眼液(8ml:4万单位)

❖ **本药用于治疗哪些疾病?**

本药用于治疗葡萄球菌属(金黄色葡萄球菌及凝固酶阴性葡萄球菌中甲氧西林敏感株)及敏感革兰阴性杆菌,如大肠埃希菌、克雷伯菌属、变形杆菌属、肠杆菌属、沙雷菌属、铜绿假单胞菌等所致的结膜炎、角膜炎、泪囊炎、眼睑炎、睑板腺炎等感染。

❖ **本药如何使用,何时使用最合适?**

滴入眼结膜囊内,一次1~2滴,每日3~5次。

❖ **使用本药期间需要注意什么?**

1. 本药不得直接注入球结膜下或眼前房内。

2. 该药品不宜长期连续使用,使用3~4日症状未缓解时,应停药并就医。

3. 若出现充血、眼痒、水肿等症状,应停药并就医。

4. 该药品性状发生改变时禁止使用。

5. 儿童必须在成人监护下使用。

6. 泪囊感染(泪囊炎)常发生于泪囊管闭塞的儿童,除用本药滴眼外,可同时辅以局部热敷。

7. 滴眼时瓶口勿接触眼睛,使用后应将瓶盖拧紧,以免污染药液。

8. 启用后最多可使用4周。

❖ **本药如何居家保存?**

密封,在凉暗处(不超过20℃)保存。请将该药品放在儿童接触不到的地方。

❖ **妊娠期妇女与哺乳期妇女用药注意事项:**

除非特别必要,妊娠期和哺乳期妇女禁用该药,哺乳期妇女必须用药时要暂停哺乳。

❖ **忘记用药时怎么办?**

如果不是接近下一次给药时间,可以马上按量补用药物,如果已接近下一次给药时间,就不必补用,只需按原来方案给药即可。

❖ **用药过量怎么办?**

本药眼局部滴用过量时,可用温水或0.9%氯化钠注射液将其从眼部冲洗掉。

❖ **与其他药物合用需注意什么?**

其他肾毒性及耳毒性药物与本药合用或先后连续应用应慎重,以免加重肾毒性或耳毒性。如与其他药物同时使用可能会发生药物相互作用,详情请咨询医师或药师。

硫酸阿米卡星滴眼液(5ml:12.5mg,8ml:20mg)

❖ **本药用于治疗哪些疾病?**

本药用于敏感菌所致结膜炎、角膜炎等。

❖ **本药如何使用,何时使用最合适?**

滴眼,一次1~2滴,每日3~5次。

❖ **使用本药期间需要注意什么?**

1. 请将药品置于儿童不易接触之处。

2. 发现不良反应应停止使用。

3. 药品性状发生改变时禁用。

4. 开封 1 个月后不再使用。

❖ **本药如何居家保存?**

密闭,在凉暗处(避光,不超过 20℃)保存。放置于儿童接触不到的地方。

❖ **妊娠期妇女与哺乳期妇女用药注意事项:**

除非特别必要,妊娠期和哺乳期妇女禁用该药,哺乳期妇女必须用药时要暂停哺乳。

❖ **忘记用药时怎么办?**

如果不是接近下一次给药时间,可以马上按量补用药物,如果已接近下一次给药时间,就不必补用,只需按原来方案给药即可。

❖ **用药过量怎么办?**

本药眼局部滴用过量时,可用温水或 0.9% 氯化钠注射液将其从眼部冲洗掉。

❖ **与其他药物合用需注意什么?**

如与其他药物同时使用可能会发生药物相互作用,详情请咨询医师或药师。

硫酸卡那霉素滴眼液(8ml:40mg)

❖ **本药用于治疗哪些疾病?**

本药适用于治疗敏感大肠埃希菌、克雷伯菌属、变形杆菌属、淋病奈瑟菌及葡萄球菌属等细菌所致结膜炎、角膜炎、泪囊炎、眼睑炎、睑板腺炎等感染。

❖ **本药如何使用,何时使用最合适?**

滴入眼结膜囊内,一次 1~2 滴,每日 3~5 次。

❖ **使用本药期间需要注意什么?**

1. 本药不得直接注入球结膜下或眼前房内。

2. 泪囊感染(泪囊炎)常发生于泪囊管闭塞的儿童,除用本药滴眼外,可同时辅以局部热敷。

3. 滴眼前轻摇药瓶,滴眼时瓶口勿接触眼睛,使用后应将瓶盖拧紧,勿使瓶口接触皮肤以免污染。

4. 开封 1 个月后不再使用。

❖ **本药如何居家保存?**

密闭,在凉暗处保存。放置于儿童接触不到的地方。

❖ **妊娠期妇女与哺乳期妇女用药注意事项:**

妊娠期及哺乳期妇女应注意不可过量使用,以免影响胎儿及婴儿的生长发育。

❖ **忘记用药时怎么办?**

如果不是接近下一次给药时间,可以马上按量补用药物,如果已接近下一次给药时间,就不必补用,只需按原来方案给药即可。

❖ **用药过量怎么办?**

本药眼局部滴用过量时,可用温水或 0.9% 氯化钠注射液将其从眼部冲洗掉。

❖ **与其他药物合用需注意什么?**

如与其他药物同时使用可能会发生药物相互作用,详情请咨询医师或药师。

硫酸新霉素滴眼液（8ml：4万单位）

❖ **本药用于治疗哪些疾病？**

本药用于由敏感葡萄球菌属（甲氧西林敏感金黄色葡萄球菌和凝固酶阴性葡萄球菌）、流感嗜血杆菌、大肠埃希菌、变形杆菌属等敏感革兰阴性杆菌所致结膜炎、泪囊炎、角膜炎、眼睑炎、睑板腺炎等。

❖ **本药如何使用，何时使用最合适？**

滴入眼结膜囊内，一次1~2滴，每日3~5次。

❖ **使用本药期间需要注意什么？**

1. 本药不得直接注入球结膜下或眼前房内。

2. 泪囊感染（泪囊炎）常发生于泪囊管闭塞的儿童，除用本药滴眼外，可同时辅以局部热敷。

3. 滴眼时瓶口勿接触眼睛，使用后将瓶盖拧紧，以免污染药液。

4. 开封1个月后不再使用。

❖ **本药如何居家保存？**

遮光，密闭，在阴凉处保存（不超过20℃）。放置于儿童接触不到的地方。

❖ **妊娠期妇女与哺乳期妇女用药注意事项：**

妊娠期与哺乳期妇女应在医师指导下使用。

❖ **忘记用药时怎么办？**

如果不是接近下一次给药时间，可以马上按量补用药物，如果已接近下一次给药时间，就不必补用，只需按原来方案给药即可。

❖ **用药过量怎么办？**

本药眼局部滴用过量时，可用温水或0.9%氯化钠注射液将其从眼部冲洗掉。

❖ **与其他药物合用需注意什么？**

如与其他药物同时使用可能会发生药物相互作用，详情请咨询医师或药师。

氯霉素［滴眼液（5ml：12.5mg，8ml：20mg），眼膏（1%，3%）］

❖ **本药用于治疗哪些疾病？**

本药用于治疗由大肠埃希菌、流感嗜血杆菌、克雷伯菌属、金黄色葡萄球菌、溶血性链球菌和其他敏感菌所致的结膜炎、角膜炎、睑缘炎、沙眼等。

❖ **本药如何使用，何时使用最合适？**

滴眼液：滴于眼睑内，一次1~2滴，每日3~5次。

眼膏：涂入眼睑内，每日3次。

❖ **使用本药期间需要注意什么？**

1. 长期使用（超过3个月）可引起视神经炎或视神经乳头炎（特别是小儿）。长期应用本药的患者，应事先做眼部检查，并密切注意患者的视功能及是否出现视神经炎症状，一旦出现即停药。同时服用维生素C和维生素B。

2. 滴眼或涂眼时瓶口勿接触眼睛，使用后应将瓶盖拧紧，勿使瓶口接触皮肤以免污染。

3. 开封1个月后不再使用。

❖ **本药如何居家保存？**

遮光，密封，在阴凉处（不超过 20℃）保存。放置于儿童接触不到的地方。

❖ **妊娠期妇女与哺乳期妇女用药注意事项：**

妊娠期及哺乳期妇女慎用。

❖ **忘记用药时怎么办？**

如果不是接近下一次给药时间，可以马上按量补用药物，如果已接近下一次给药时间，就不必补用，只需按原来方案给药即可。

❖ **用药过量怎么办？**

局部用药，很少吸收。本药眼局部滴用过量时，可用温水或 0.9% 氯化钠注射液将其从眼部冲洗掉。

❖ **与其他药物合用需注意什么？**

与林可霉素类或红霉素类等大环内酯类抗生素合用可发生拮抗作用，因此不宜联合应用。

四环素眼膏（0.5%）

❖ **本药用于治疗哪些疾病？**

本药用于敏感病原菌所致结膜炎、眼睑炎、角膜炎、沙眼等。

❖ **本药如何使用，何时使用最合适？**

涂于眼睑内，每日 1~2 次。

❖ **使用本药期间需要注意什么？**

1. 涂眼前，注意清洁双手，管口勿接触手和眼睛，防止损伤和污染。

2. 开封 1 个月后不再使用。

❖ **本药如何居家保存？**

密闭，在干燥阴凉处（不超过 20℃）保存。放置于儿童接触不到的地方。

❖ **妊娠期妇女与哺乳期妇女用药注意事项：**

妊娠期和哺乳期妇女应在医师指导下使用。

❖ **忘记用药时怎么办？**

如果不是接近下一次给药时间，可以马上按量补用药物，如果已接近下一次给药时间，就不必补用，只需按原来方案给药即可。

❖ **用药过量怎么办？**

局部用药，很少吸收。本药眼局部使用过量时，可用温水或 0.9% 氯化钠注射液将其从眼部冲洗掉。

❖ **与其他药物合用需注意什么？**

如与其他药物同时使用可能会发生药物相互作用，详情请咨询医师或药师。

金霉素眼膏（0.5%）

❖ **本药用于治疗哪些疾病？**

本药用于细菌性结膜炎、睑腺炎及细菌性眼睑炎。也用于治疗沙眼。

❖ **本药如何使用，何时使用最合适？**

涂于眼睑内，每日 1~2 次，最后一次宜在睡前使用。

❖ **使用本药期间需要注意什么？**

1. 涂眼前，注意清洁双手，管口勿接触手和眼睛，防止损伤和污染。

2. 本药不宜长期连续使用，使用 5 日症状未缓解，应停药并就医。

3. 若出现充血、眼痒、水肿等症状，应停药并就医。

4. 本药性状发生改变时禁止使用。

5. 开封 1 个月后不再使用。

❖ **本药如何居家保存？**

密闭，在干燥阴凉处（不超过 20℃）保存。放置于儿童接触不到的地方。

❖ **妊娠期妇女与哺乳期妇女用药注意事项：**

妊娠期与哺乳期妇女应在医师指导下使用。

❖ **忘记用药时怎么办？**

如果不是接近下一次给药时间，可以马上按量补用药物，如果已接近下一次给药时间，就不必补用，只需按原来方案给药即可。

❖ **用药过量怎么办？**

局部用药，很少吸收。本药眼局部使用过量时，可用温水或 0.9% 氯化钠注射液将其从眼部冲洗掉。

❖ **与其他药物合用需注意什么？**

如与其他药物同时使用可能会发生药物相互作用，详情请咨询医师或药师。

红霉素眼膏（0.5%）

❖ **本药用于治疗哪些疾病？**

本药用于沙眼、结膜炎、睑缘炎及眼外部感染。

❖ **本药如何使用，何时使用最合适？**

涂于眼睑内，每日 2~3 次，最后一次宜在睡前使用。

❖ **使用本药期间需要注意什么？**

1. 避免接触其他黏膜（如口、鼻等）。

2. 用前应洗净双手。

3. 使用后应拧紧瓶盖，以免污染药品。

4. 本药性状发生改变时禁止使用。

5. 用药部位如有烧灼感、瘙痒、红肿等情况应停药，并将局部药物洗净，必要时向医师咨询。

6. 开封 1 个月后不再使用。

❖ **本药如何居家保存？**

密闭，在阴凉干燥处（不超过 20℃）保存。放置于儿童接触不到的地方。

❖ **妊娠期妇女与哺乳期妇女用药注意事项：**

妊娠期与哺乳期妇女应在医师指导下使用。

❖ **忘记用药时怎么办？**

如果不是接近下一次给药时间，可以马上按量补用药物，如果已接近下一次给药时间，就不必补用，只需按原来方案给药即可。

❖ **用药过量怎么办?**

本药眼局部使用过量时,可用温水或 0.9% 氯化钠注射液将其从眼部冲洗掉。

❖ **与其他药物合用需注意什么?**

如与其他药物同时使用可能会发生药物相互作用,详情请咨询医师或药师。

盐酸林可霉素滴眼液(8ml:0.2g)

❖ **本药用于治疗哪些疾病?**

本药适用于敏感菌所致的结膜炎、角膜炎等。

❖ **本药如何使用,何时使用最合适?**

滴眼。一次 1~2 滴,每日 3~5 次。

❖ **使用本药期间需要注意什么?**

1.1 个月以内的婴儿禁用。

2. 开封 1 个月后不再使用。

❖ **本药如何居家保存?**

遮光,密闭,在凉暗处(避光并不超过 20℃)保存。放置于儿童接触不到的地方。

❖ **妊娠期妇女与哺乳期妇女用药注意事项:**

妊娠期与哺乳期妇女慎用。

❖ **忘记用药时怎么办?**

如果不是接近下一次给药时间,可以马上按量补用药物,如果已接近下一次给药时间,就不必补用,只需按原来方案给药即可。

❖ **用药过量怎么办?**

本药眼局部滴用过量时,可用温水或 0.9% 氯化钠注射液将其从眼部冲洗掉。

❖ **与其他药物合用需注意什么?**

如与其他药物同时使用可能会发生药物相互作用,详情请咨询医师或药师。

利福平滴眼液(5mg:10ml,10mg:10ml)

❖ **本药用于治疗哪些疾病?**

本药适用于沙眼、结膜炎、角膜炎等。

❖ **本药如何使用,何时使用最合适?**

将药物放入缓冲液中,振摇,使完全溶解后,滴眼。一次 1~2 滴,每日 4~6 次。

❖ **使用本药期间需要注意什么?**

1. 使用本药时忌饮酒。

2. 利福平可降低口服避孕药作用,患者应用本药时,应改用其他避孕方法。

3. 开封 1 个月后不再使用。

❖ **本药如何居家保存?**

密封,在凉暗干燥处保存(避光并不超过 20℃)。放置于儿童接触不到的地方。

❖ **妊娠期妇女与哺乳期妇女用药注意事项:**

妊娠期与哺乳期妇女慎用。

❖ **忘记用药时怎么办?**

如果不是接近下一次给药时间,可以马上按量补用药物,如果已接近下一次给药时间，就不必补用，只需按原来方案给药即可。

❖ **用药过量怎么办？**

本药眼局部滴用过量时，可用温水或 0.9% 氯化钠注射液将其从眼部冲洗掉。

❖ **与其他药物合用需注意什么？**

如与其他药物同时使用可能会发生药物相互作用，详情请咨询医师或药师。

（二）喹诺酮类药

氧氟沙星［滴眼液（5ml∶15mg），眼膏（0.3%）］

❖ **本药用于治疗哪些疾病？**

本药用于治疗敏感细菌引起的细菌性结膜炎、细菌性角膜炎。

❖ **本药如何使用，何时使用最合适？**

滴眼液：滴于眼睑内，一次 1~2 滴，每日 3~5 次，或遵医嘱。

眼膏：涂于眼睑内，每日 3 次，每次适量，或遵医嘱。

❖ **使用本药期间需要注意什么？**

1. 本药不宜长期使用。

2. 本药只限于滴眼用，不能用于结膜下注射，也不能直接滴入眼睛前房内。

3. 使用中出现过敏症状，应立即停止使用。

4. 用药时管口勿接触眼部。

5. 当药品性状发生改变时禁止使用。

6. 开封后最多可使用 4 周。

❖ **本药如何居家保存？**

遮光，密封保存。放置于儿童接触不到的地方。

❖ **妊娠期妇女与哺乳期妇女用药注意事项：**

妊娠期与哺乳期妇女慎用。

❖ **忘记用药时怎么办？**

如果不是接近下一次给药时间，可以马上按量补用药物，如果已接近下一次给药时间，就不必补用，只需按原来方案给药即可。

❖ **用药过量怎么办？**

本药眼局部滴用过量时，可用温水或 0.9% 氯化钠注射液将其从眼部冲洗掉。

❖ **与其他药物合用需注意什么？**

如与其他药物同时使用可能会发生药物相互作用，详情请咨询医师或药师。

左氧氟沙星滴眼液（5ml∶24.4mg）

❖ **本药用于治疗哪些疾病？**

眼睑炎、睑腺炎、泪囊炎、结膜炎、睑板腺炎、角膜炎。

❖ **本药如何使用，何时使用最合适？**

一般一次 1 滴、每日 3 次滴眼，根据症状可适当增减。

对角膜炎的治疗在急性期每 15~30 分钟滴眼 1 次，对严重的病例在开始 30 分钟内每 5 分钟滴眼 1 次，病情控制后逐渐减少滴眼次数。

治疗细菌性角膜溃疡推荐使用高浓度的抗生素滴眼制剂。

❖ **使用本药期间需要注意什么？**

1. 仅用于滴眼。

2. 为了防止耐药菌的出现，原则上应确认敏感性，尽量将用药时间控制在治疗疾病所需的最少时间以内。

3. 为了防止污染药液，滴眼时应注意避免容器的前端直接接触眼部。

4. 开封 1 个月后不再使用。

❖ **本药如何居家保存？**

密封，遮光，室温保存。放置于儿童接触不到的地方。

❖ **妊娠期妇女与哺乳期妇女用药注意事项：**

妊娠期与哺乳期妇女慎用。

❖ **忘记用药时怎么办？**

如果不是接近下一次给药时间，可以马上按量补用药物，如果已接近下一次给药时间，就不必补用，只需按原来方案给药即可。

❖ **用药过量怎么办？**

本药眼局部滴用过量时，可用温水或 0.9% 氯化钠注射液将其从眼部冲洗掉。

❖ **与其他药物合用需注意什么？**

如与其他药物同时使用可能会发生药物相互作用，详情请咨询医师或药师。

诺氟沙星滴眼液（5ml：15mg，8ml：24mg）

❖ **本药用于治疗哪些疾病？**

本药用于敏感菌所致的外眼感染，如结膜炎、角膜炎、角膜溃疡等。

❖ **本药如何使用，何时使用最合适？**

滴入眼睑内，一次 1~2 滴，每日 3~6 次。

❖ **使用本药期间需要注意什么？**

1. 本药不宜长期使用。

2. 为了防止污染药液，滴眼时应注意避免容器的前端直接接触眼部。

3. 开封后最多可使用 4 周。

❖ **本药如何居家保存？**

遮光，密闭保存。放置于儿童接触不到的地方。

❖ **妊娠期妇女与哺乳期妇女用药注意事项：**

不宜用于妊娠期妇女，哺乳期妇女应避免使用本药或于应用时停止哺乳。

❖ **忘记用药时怎么办？**

如果不是接近下一次给药时间，可以马上按量补用药物，如果已接近下一次给药时间，就不必补用，只需按原来方案给药即可。

❖ **用药过量怎么办？**

本药眼局部滴用过量时，可用温水或 0.9% 氯化钠注射液将其从眼部冲洗掉。

❖ **与其他药物合用需注意什么？**

如与其他药物同时使用可能会发生药物相互作用，详情请咨询医师或药师。

依诺沙星滴眼液（8ml：24mg）

❖ **本药用于治疗哪些疾病？**

本药适用于敏感菌引起的结膜炎、角膜炎等眼部感染。

❖ **本药如何使用，何时使用最合适？**

滴眼，一次 1~2 滴，每日 4~6 次。

❖ **使用本药期间需要注意什么？**

1. 只用于滴眼。

2. 使用过程中若出现皮疹等过敏症状或其他严重不良反应，应立即停药。

3. 开封 1 个月后不再使用。

❖ **本药如何居家保存？**

遮光，密封，阴凉处（不超过 20℃）保存。放置于儿童接触不到的地方。

❖ **妊娠期妇女与哺乳期妇女用药注意事项：**

妊娠期妇女禁用，哺乳期妇女应用本药时应暂停哺乳。

❖ **忘记用药时怎么办？**

如果不是接近下一次给药时间，可以马上按量补用药物，如果已接近下一次给药时间，就不必补用，只需按原来方案给药即可。

❖ **用药过量怎么办？**

如果眼局部滴用过量时，可用温水或 0.9% 氯化钠注射液将其从眼部冲洗掉。

❖ **与其他药物合用需注意什么？**

长期大量使用经局部吸收后，可产生与全身用药相同的药物相互作用，如可使茶碱类、环孢素、丙磺舒等药物血药浓度升高，增强抗凝药华法林的抗凝作用，干扰咖啡因的代谢等。

环丙沙星 ［滴眼液（5ml：15mg），眼膏（2.5g：7.5mg）］

❖ **本药用于治疗哪些疾病？**

本药用于敏感菌引起的外眼部感染（如结膜炎等）。

❖ **本药如何使用，何时使用最合适？**

滴眼液：滴于眼睑内，一次 1~2 滴，每日 3~6 次，疗程为 6~14 日。

眼膏：一次约 0.1g，每日 2 次，或遵医嘱。

❖ **使用本药期间需要注意什么？**

1. 使用过程中若出现过敏现象应立即停药，并采取相应措施。

2. 只用于滴眼。

3. 不宜长期使用。

4. 开封 1 个月后不再使用。

❖ **本药如何居家保存？**

遮光，密封，在阴凉处（不超过 20℃）保存。放置于儿童接触不到的地方。

❖ **妊娠期妇女与哺乳期妇女用药注意事项：**

妊娠期与哺乳期妇女应慎用。

❖ **忘记用药时怎么办？**

如果不是接近下一次给药时间，可以马上按量补用药物，如果已接近下一次给药时间，就不必补用，只需按原来方案给药即可。

❖ **用药过量怎么办？**

本药眼局部滴用过量时，可用温水或 0.9% 氯化钠注射液将其从眼部冲洗掉。

❖ **与其他药物合用需注意什么？**

长期大量使用经局部吸收后，可产生与全身用药相同的药物相互作用，如可使茶碱类、环孢素、丙磺舒等药物血药浓度升高，增强抗凝药华法林的抗凝作用，干扰咖啡因的代谢等。

（三）磺胺类药

磺胺醋酰钠滴眼液（15%）

❖ **本药用于治疗哪些疾病？**

本药适用于结膜炎、睑缘炎；也可用于沙眼衣原体感染的辅助治疗。

❖ **本药如何使用，何时使用最合适？**

滴眼，一次 1~2 滴，每日 3~5 次。

❖ **使用本药期间需要注意什么？**

1. 滴眼时瓶口勿接触眼睛。

2. 使用后应将瓶盖拧紧，以免污染药品。

3. 用药部位如有烧灼感、瘙痒、红肿等情况应停药，并将局部药物洗净，必要时向医师咨询。

4. 本药性状发生改变时禁止使用。

5. 儿童必须在成人监护下使用。

6. 开封 1 个月后不再使用。

❖ **本药如何居家保存？**

密封，遮光，置阴凉处（不超过 20℃）保存。请将药品置于儿童触及不到的地方。

❖ **妊娠期妇女与哺乳期妇女用药注意事项：**

妊娠期与哺乳期妇女应在医师指导下使用。

❖ **忘记用药时怎么办？**

如果不是接近下一次给药时间，可以马上按量补用药物，如果已接近下一次给药时间，就不必补用，只需按原来方案给药即可。

❖ **用药过量怎么办？**

本药眼局部滴用过量时，可用温水或 0.9% 氯化钠注射液将其从眼部冲洗掉。

❖ **与其他药物合用需注意什么？**

如与其他药物同时使用可能会发生药物相互作用，详情请咨询医师或药师。

复方磺胺甲噁唑钠滴眼液

（每 10ml 含磺胺甲噁唑钠 400mg，氨基己酸 200mg，甘草酸二钾 10mg，马来酸氯苯那敏 2mg）

❖ **本药用于治疗哪些疾病？**

本药用于敏感细菌所引起的细菌性结膜炎、睑腺炎及细菌性眼睑炎。

❖ **本药如何使用，何时使用最合适？**

滴眼，一次 1~2 滴，每日 4~6 次。

❖ **使用本药期间需要注意什么？**

1.本药仅限眼用，切勿内服。

2.滴眼时，瓶口勿接触手和眼睛，避免污染。使用后应将瓶盖拧紧以免污染药品。

3.本药不宜长期连续使用，若连续使用 3~4 日后症状未见改善，应停药并咨询医师。

4.使用过程中，如出现充血、眼痒、疼痛等症状时，应停药并就医。

5.本药性状发生改变时禁止使用。

6.儿童必须在成人监护下使用。

7.开封 1 个月后不再使用。

❖ **本药如何居家保存？**

密闭保存。请将药品置于儿童触及不到的地方。

❖ **妊娠期妇女与哺乳期妇女用药注意事项：**

妊娠期与哺乳期妇女慎用。

❖ **忘记用药时怎么办？**

如果不是接近下一次给药时间，可以马上按量补用药物，如果已接近下一次给药时间，就不必补用，只需按原来方案给药即可。

❖ **用药过量怎么办？**

本药眼局部滴用过量时，可用温水或 0.9% 氯化钠注射液将其从眼部冲洗掉。

❖ **与其他药物合用需注意什么？**

如与其他药物同时使用可能会发生药物相互作用，详情请咨询医师或药师。

磺胺嘧啶眼膏（5%）

❖ **本药用于治疗哪些疾病？**

沙眼、结膜炎、眼内敏感菌感染等。

❖ **本药如何使用，何时使用最合适？**

涂于眼睑内，每日 2 次。

❖ **使用本药期间需要注意什么？**

1.由于本药可自局部部分吸收，其注意事项同磺胺嘧啶全身应用。

2.本药不可用于对磺胺药过敏的患者。

3.新生儿不宜用本药，因其吸收后有发生新生儿核黄疸的可能。

4.肝、肾功能损害者宜避免使用或慎用本药。

5.开封 1 个月后不再使用。

❖ **本药如何居家保存？**

密闭，在凉暗处保存（避光并不超过 20℃）。放置于儿童接触不到的地方。

❖ **妊娠期妇女与哺乳期妇女用药注意事项：**

妊娠期与哺乳期妇女禁用。

❖ **忘记用药时怎么办？**

如果不是接近下一次给药时间，可以马上按量补用药物，如果已接近下一次给药时间，就不必补用，只需按原来方案给药即可。

❖ **用药过量怎么办？**

本药眼局部使用过量时，可用温水或 0.9% 氯化钠注射液将其从眼部冲洗掉。

❖ **与其他药物合用需注意什么？**

如与其他药物同时使用可能会发生药物相互作用，详情请咨询医师或药师。

（四）抗病毒药

利巴韦林滴眼液（0.5ml：0.5mg，8ml：8mg，10ml：10mg，10ml：50mg）

❖ **本药用于治疗哪些疾病？**

本药适用于单纯疱疹病毒性角膜炎。

❖ **本药如何使用，何时使用最合适？**

滴入眼睑内，一次 1~2 滴，每 1 小时 1 次，好转后每 2 小时 1 次。

❖ **使用本药期间需要注意什么？**

1. 本药不宜用于其他病毒性眼病。

2. 若长期大量使用本药可能会产生与全身用药相同的不良反应，如肝功能、血常规出现异常。

3. 开封 1 个月后不再使用。

❖ **本药如何居家保存？**

密封，在阴凉处（不超过 20℃）保存。放置于儿童接触不到的地方。

❖ **妊娠期妇女与哺乳期妇女用药注意事项：**

妊娠期妇女禁用。哺乳期妇女应用时应暂停哺乳。

❖ **忘记用药时怎么办？**

如果不是接近下一次给药时间，可以马上按量补用药物，如果已接近下一次给药时间，就不必补用，只需按原来方案给药即可。

❖ **用药过量怎么办？**

本药眼局部滴用过量时，可用温水或 0.9% 氯化钠注射液将其从眼部冲洗掉。

❖ **与其他药物合用需注意什么？**

大量使用本药可能会产生与全身用药相似的药物相互作用，如与齐多夫定同用时有拮抗作用，因本药可抑制齐多夫定转变成活性物质磷酸齐多夫定。

阿昔洛韦 [**滴眼液**（8ml：8mg），**眼膏**（3%）]

❖ **本药用于治疗哪些疾病？**

本药适用于单纯疱疹性角膜炎。

❖ **本药如何使用，何时使用最合适？**

滴眼液：滴入眼睑内，一次 1 滴，每 2 小时 1 次。

眼膏：涂于眼睑内，每日 4~6 次。

❖ **使用本药期间需要注意什么？**

1. 本药水溶性差，滴眼液在寒冷气候下易析出结晶，用时需使之溶解。

2. 眼用制剂在开封后最多可使用 4 周。

❖ **本药如何居家保存？**

密封，在凉暗处（避光，不超过 20℃）保存。放置于儿童接触不到的地方。

❖ **妊娠期妇女与哺乳期妇女用药注意事项：**

妊娠期与哺乳期妇女应慎用。

❖ **忘记用药时怎么办？**

如果不是接近下一次给药时间，可以马上按量补用药物，如果已接近下一次给药时间，就不必补用，只需按原来方案给药即可。

❖ **用药过量怎么办？**

本药眼局部滴用过量时，可用温水或 0.9% 氯化钠注射液将其从眼部冲洗掉。

❖ **与其他药物合用需注意什么？**

如与其他药物同时使用可能会发生药物相互作用，详情请咨询医师或药师。

更昔洛韦 ［滴眼液（8ml：8mg），眼用凝胶（5g：7.5mg）］

❖ **本药用于治疗哪些疾病？**

本药用于治疗单纯疱疹性角膜炎。

❖ **本药如何使用，何时使用最合适？**

滴眼液：滴入眼睑内，一次 2 滴，每 2 小时 1 次，每日给药 7~8 次。

眼用凝胶：涂入结膜囊中。一次约 8mm，每日 4 次，疗程 3 周。

❖ **使用本药期间需要注意什么？**

1. 本药不能入口，请勿过量用药。

2. 在开封后最多可使用 4 周。

❖ **本药如何居家保存？**

遮光，密封保存，在 10℃以上保存。放置于儿童接触不到的地方。

❖ **妊娠期妇女与哺乳期妇女用药注意事项：**

妊娠期与哺乳期妇女应慎用。

❖ **忘记用药时怎么办？**

如果不是接近下一次给药时间，可以马上按量补用药物，如果已接近下一次给药时间，就不必补用，只需按原来方案给药即可。

❖ **用药过量怎么办？**

本药眼局部滴用过量时，可用温水或 0.9% 氯化钠注射液将其从眼部冲洗掉。

❖ **与其他药物合用需注意什么？**

应避免与氨苯砜、喷他脒、氟胞嘧啶、长春碱、多柔比星、甲氧苄啶、磺胺类及核苷类药物合用，可能会增加更昔洛韦的毒性。

（五）抗真菌药

那他霉素滴眼液（5ml：250mg，10ml：500mg）

❖ **本药用于治疗哪些疾病？**

用于对本药敏感的微生物引起的眼睑炎、结膜炎和角膜炎，包括腐皮镰刀菌角膜炎。

❖ **本药如何使用，何时使用最合适？**

1. 应用那他霉素滴眼液治疗真菌性角膜炎的最佳起始剂量为一次 1 滴，每 1~2 小时 1 次，滴入结膜囊内。3~4 日后改为一次 1 滴，每日 6~8 次。治疗一般要持续 14~21 日，或者一直持续到活动性真菌性角膜炎消退。

2. 大多数病例，每隔 4~7 日逐渐减少药物使用剂量，对确保消除病原体的复制是非常必要的。

3. 治疗真菌性眼睑炎和结膜炎初始剂量可以小一些，一次 1 滴，每日 4~6 次。

❖ **使用本药期间需要注意什么？**

1. 使用前请充分摇匀。

2. 本药只限于眼部滴用，不能注射使用。

3. 定时将本药涂于上皮溃疡处或滴于穹窿部。

4. 勿触及药瓶瓶口，以防药液污染。

5. 开封 1 个月后不再使用。

❖ **本药如何居家保存？**

遮光，密闭保存。放置于儿童接触不到的地方。

❖ **妊娠期妇女与哺乳期妇女用药注意事项：**

妊娠期与哺乳期妇女应慎用。

❖ **忘记用药时怎么办？**

如果不是接近下一次给药时间，可以马上按量补用药物，如果已接近下一次给药时间，就不必补用，只需按原来方案给药即可。

❖ **用药过量怎么办？**

本药眼局部滴用过量时，可用温水或 0.9% 氯化钠注射液将其从眼部冲洗掉。

❖ **与其他药物合用需注意什么？**

如与其他药物同时使用可能会发生药物相互作用，详情请咨询医师或药师。

氟康唑滴眼液（5ml：25mg）

❖ **本药用于治疗哪些疾病？**

本药适用于治疗白色念珠菌、烟曲霉菌、隐球菌及球孢子菌属等引起的真菌性角膜炎。

❖ **本药如何使用，何时使用最合适？**

滴入眼睑内，一次 1~2 滴，每 2~4 小时一次，或遵医嘱。

❖ **使用本药期间需要注意什么？**

1. 使用过程中若发现异常，应立即停药。

2. 用药前需就诊，以明确是否需先进行清创处理。

3. 滴眼前轻摇药瓶，滴眼时瓶口勿接触眼睛，使用后应将瓶盖拧紧，勿使瓶口接触皮肤以免污染。

4. 本药在开封后最多可使用 4 周。

❖ **本药如何居家保存？**

遮光，密封保存。放置于儿童接触不到的地方。

❖ **妊娠期妇女与哺乳期妇女用药注意事项：**

妊娠期与哺乳期妇女禁用。

❖ **忘记用药时怎么办？**

如果不是接近下一次给药时间，可以马上按量补用药物，如果已接近下一次给药时间，就不必补用，只需按原来方案给药即可。

❖ **用药过量怎么办？**

本药眼局部滴用过量时，可用温水或 0.9% 氯化钠注射液将其从眼部冲洗掉。

❖ **与其他药物合用需注意什么？**

如与其他药物同时使用可能会发生药物相互作用，详情请咨询医师或药师。

七、激素类药物

盐酸氢化可的松［**滴眼液**（3ml：15mg，5ml：25mg），**眼膏**（0.5%）］

❖ **本药用于治疗哪些疾病？**

本药适用于过敏性结膜炎、角膜炎、结膜炎、眼睑炎、眼红、泪囊炎等。

❖ **本药如何使用，何时使用最合适？**

滴眼液：滴眼，每日 3~4 次，用前摇匀。

眼膏：涂于眼睑内，每日 3 次。

❖ **使用本药期间需要注意什么？**

1. 眼部细菌性或病毒性感染时应与抗菌药物合用。

2. 应定期检查眼压和有无疱疹性或霉菌性角膜炎早期症候。

3. 开封 1 个月后不再使用。

❖ **本药如何居家保存？**

遮光，密闭保存。放置于儿童接触不到的地方。

❖ **妊娠期妇女与哺乳期妇女用药注意事项：**

妊娠期与哺乳期妇女慎用。

❖ **忘记用药时怎么办？**

如果不是接近下一次给药时间，可以马上按量补用药物，如果已接近下一次给药时间，就不必补用，只需按原来方案给药即可。

❖ **用药过量怎么办？**

大剂量时可能引起眼睑肿胀。如果过量使用，可用温水或 0.9% 氯化钠注射液冲洗眼睛。

❖ **与其他药物合用需注意什么？**

如与其他药物同时使用可能会发生药物相互作用，详情请咨询医师或药师。

醋酸泼尼松龙滴眼液（5ml：50mg，10ml：100mg）

❖ **本药用于治疗哪些疾病？**

本药用于短期治疗对类固醇敏感的眼部炎症（排除病毒、真菌和细菌感染）。

❖ **本药如何使用，何时使用最合适？**

滴入结膜囊内。一次 1~2 滴，每日 2~4 次。治疗开始的 24~48 小时，剂量可酌情加大至每小时 2 滴。注意不宜过早停药。

❖ **使用本药期间需要注意什么？**

1. 本药无抗菌作用，故存在感染时，需针对致病菌进行适当的抗菌治疗。

2. 使用该药期间常测眼压，尤其是对正患青光眼的患者或曾患青光眼的患者。

3. 开封 1 个月后不再使用。

❖ **本药如何居家保存？**

贮存于 15~25℃，防止冷冻。放置于儿童接触不到的地方。

❖ **妊娠期妇女与哺乳期妇女用药注意事项：**

妊娠期与哺乳期妇女慎用。

❖ **忘记用药时怎么办？**

如果不是接近下一次给药时间，可以马上按量补用药物，如果已接近下一次给药时间，就不必补用，只需按原来方案给药即可。

❖ **用药过量怎么办？**

大剂量时可能引起眼睑肿胀。如果过量使用，可用温水或 0.9% 氯化钠注射液冲洗眼睛。

❖ **与其他药物合用需注意什么？**

如与其他药物同时使用可能会发生药物相互作用，详情请咨询医师或药师。

地塞米松滴眼液（5ml：125mg）

❖ **本药用于治疗哪些疾病？**

本药用于虹膜睫状体炎、虹膜炎、角膜炎、过敏性结膜炎、眼睑炎、泪囊炎等。

❖ **本药如何使用，何时使用最合适？**

滴眼，每日 3~4 次。

❖ **使用本药期间需要注意什么？**

1. 用前摇匀。

2. 眼部细菌性或病毒性感染时应与抗生素合用。

3. 长期使用应定期检查眼压和有无真菌、病毒感染早期症候。

4. 开封 1 个月后不再使用。

❖ **本药如何居家保存？**

密闭，在凉暗处（避光并不超过 20℃）保存。放置于儿童接触不到的地方。

❖ **妊娠期妇女与哺乳期妇女用药注意事项：**

妊娠期与哺乳期妇女慎用。

❖ **忘记用药时怎么办？**

如果不是接近下一次给药时间，可以马上按量补用药物，如果已接近下一次给药时间，就不必补用，只需按原来方案给药即可。

❖ **用药过量怎么办？**

大剂量时可能引起眼睑肿胀。如果过量使用，可用温水或 0.9% 氯化钠注射液冲洗眼睛。

❖ **与其他药物合用需注意什么？**

如与其他药物同时使用可能会发生药物相互作用，详情请咨询医师或药师。

氟米龙滴眼液（5ml：5mg）

❖ **本药用于治疗哪些疾病？**

本药适用于治疗对皮质类固醇敏感的睑结膜、球结膜、角膜及其他眼前段组织的炎症。

❖ **本药如何使用，何时使用最合适？**

滴入结膜囊内，一次 1~2 滴，每日 2~4 次。在治疗开始的 24~48 小时内，可酌情增加至每小时 2 滴。

❖ **使用本药期间需要注意什么？**

1. 本药仅供眼局部用药。使用前摇匀。

2. 如果患者使用本药后，炎症或疼痛持续存在超过 48 小时，或者加重，建议立即停药并就医。

3. 本药可根据病情减量使用，但不宜过早停止治疗。长期使用情况下，应注意逐步减量停药。

4. 本药包装完好时为无菌，为防止污染，应注意避免滴头接触眼睑或任何物体表面。

5. 多人共用一瓶可能会传播感染，不使用时应将药瓶拧紧。

6. 同时使用其他眼科产品时，应在滴用本药之前 5 分钟使用。

7. 必须避免本药与软性隐形眼镜接触，在滴入本药前需摘除隐形眼镜，滴入后至少等待 15 分钟后再重新佩戴隐形眼镜。

8. 开瓶 28 天后即弃。

❖ **本药如何居家保存？**

保存于 15~25℃。放置于儿童接触不到的地方。

❖ **妊娠期妇女与哺乳期妇女用药注意事项：**

妊娠期妇女不推荐使用。

哺乳期妇女，必须用药时应停止授乳。

❖ **忘记用药时怎么办？**

如果不是接近下一次给药时间，可以马上按量补用药物，如果已接近下一次给药时间，就不必补用，只需按原来方案给药即可。

❖ **用药过量怎么办？**

如果出现意外的滴眼过量，应用温水或 0.9% 氯化钠注射液冲洗眼睛。意外食入可服水稀释。

❖ **与其他药物合用需注意什么？**

如与其他药物同时使用可能会发生药物相互作用，详情请咨询医师或药师。

八、收敛腐蚀与促进吸收药

普罗碘铵注射液（1.1ml：0.2g，2.2ml：0.4g）

❖ **本药用于治疗哪些疾病？**

本药适用于晚期肉芽肿或非肉芽肿性虹膜睫状体炎、视网膜脉络膜炎、眼底出血、玻璃体混浊、半陈旧性角膜白斑、斑翳，亦可作为视神经炎的辅助治疗。

❖ **本药如何使用，何时使用最合适？**

1. 结膜下注射：一次 0.1~0.2g，2~3 日 1 次，5~7 次为一疗程。

2. 肌内注射：一次 0.4g，每日或隔日 1 次，10 次为一疗程，每疗程间隔 7~14 日，一般用 2~3 个疗程。

❖ **使用本药期间需要注意什么？**

1. 本药不同剂型、不同规格的用法用量可能存在差异，请阅读具体药物说明书使用，或遵医嘱。

2. 本药应严格于有效期内使用，并密切关注质量是否变化。

❖ **本药如何居家保存？**

遮光，密闭保存。放置于儿童接触不到的地方。

❖ **妊娠期妇女与哺乳期妇女用药注意事项：**

妊娠期与哺乳期妇女慎用。

❖ **忘记用药时怎么办？**

如果不是接近下一次给药时间，可以马上按量补用药物，如果已接近下一次给药时间，就不必补用，只需按原来方案给药即可。

❖ **用药过量怎么办？**

用药过量请立即就医处理。

❖ **与其他药物合用需注意什么？**

如与其他药物同时使用可能会发生药物相互作用，详情请咨询医师或药师。

氨碘肽滴眼液（5ml）

❖ **本药用于治疗哪些疾病？**

本药用于早期老年性白内障、玻璃体浑浊等眼病的治疗。

❖ **本药如何使用，何时使用最合适？**

滴眼。一次 1 滴，每日 3 次。

❖ **使用本药期间需要注意什么？**

1. 患者应严格遵照说明书规定的用法和用量，切勿过量使用。

2. 如用药后有持续性结膜充血或刺痛、不适感，应停药就诊。

3. 眼部有慢性炎症的患者，使用本药或合并使用其他药物，请咨询医师。

4. 本药开封后要避免污染，如发现药液浑浊，切勿再用，用毕后密闭存放于阴凉避光处。

5. 为维持疗效，本药宜长期使用。

6. 当药品性状发生改变时禁止使用。

7. 开封 1 个月后不再使用。

❖ **本药如何居家保存？**

遮光、密闭，在凉处（不超过 20℃）保存。放置于儿童接触不到的地方。

❖ **妊娠期妇女与哺乳期妇女用药注意事项：**

妊娠期与哺乳期妇女请在医师指导下用药。

❖ **忘记用药时怎么办？**

如果不是接近下一次给药时间，可以马上按量补用药物，如果已接近下一次给药时间，就不必补用，只需按原来方案给药即可。

❖ **用药过量怎么办？**

本药眼局部滴用过量时，可用温水或 0.9% 氯化钠注射液将其从眼部冲洗掉。

❖ **与其他药物合用需注意什么？**

禁止与汞制剂配伍使用，如与其他药物同时使用，请咨询医师或药师。

九、生物制品与生化药品

重组牛碱性成纤维细胞生长因子
[滴眼液（5ml：2.1万IU），眼用凝胶（5g：2.1万IU）]

❖ **本药用于治疗哪些疾病？**

各种原因引起的角膜上皮缺损和点状角膜病变，复发性浅层点状角膜病变、轻中度干眼症、大泡性角膜炎、角膜擦伤、轻中度化学烧伤、地图状（或营养性）单纯疱疹性角膜溃疡等。

❖ **本药如何使用，何时使用最合适？**

滴眼液：滴眼，一次1~2滴，每日4~6次，或遵医嘱。

眼用凝胶：取适量涂于眼睑内。

❖ **使用本药期间需要注意什么？**

1. 本药为无菌包装，用后请立即盖紧，操作过程中，尽量保持无污染。

2. 勿将本药置于高温或冰冻环境中。

3. 用药期间出现任何严重、持续或进展性的症状，应及时咨询医师或就医。

4. 开封1个月后不再使用。

❖ **本药如何居家保存？**

2~8℃避光保存，放置于儿童接触不到的地方。

❖ **妊娠期妇女与哺乳期妇女用药注意事项：**

妊娠期与哺乳期妇女请在医师指导下用药。

❖ **忘记用药时怎么办？**

如果不是接近下一次给药时间，可以马上按量补用药物，如果已接近下一次给药时间，就不必补用，只需按原来方案给药即可。

❖ **用药过量怎么办？**

本药眼局部滴用过量时，可用温水或0.9%氯化钠注射液将其从眼部冲洗掉。

❖ **与其他药物合用需注意什么？**

如与其他药物同时使用可能会发生药物相互作用，详情请咨询医师或药师。

重组人干扰素 α1b 滴眼液（2ml：20万IU）

❖ **本药用于治疗哪些疾病？**

用于治疗眼部病毒性疾病，对单纯疱疹性眼病，包括眼睑单纯疱疹、单纯疱疹性结膜炎、角膜炎（树枝状、地图状、盘状、实质性角膜炎）、单纯疱疹性虹膜睫状体炎疗效显著；对带状疱疹性眼病（如眼睑带状疱疹、带状疱疹性角膜炎、巩膜炎、虹膜睫状体炎）、腺病毒性结膜角膜炎、流行性出血性结膜炎等也有良好效果。

❖ **本药如何使用，何时使用最合适？**

结膜囊内滴本药一滴，滴后闭眼1~2分钟。

急性炎症期，每日滴用4~6次，随病情好转逐渐减为每日2~3次，基本痊愈后改为每日1次，继续用药一周后停药。

有多次复发史的单纯疱疹性角膜炎患者，每遇感冒、发烧或其他诱因，如疲劳、生活不规律可滴用本药，每日2次，连续三日，以预防复发。

❖ **使用本药期间需要注意什么?**

1. 本药为微黄色液体,如遇有浑浊、异物等异常现象,则不宜使用。

2. 滴药时注意药瓶不要触及眼部,以防污染药物。

3. 本药开封后一周内用完。

❖ **本药如何居家保存?**

2~8℃冷藏保存。放置于儿童接触不到的地方。

❖ **妊娠期妇女与哺乳期妇女用药注意事项:**

妊娠期与哺乳期妇女慎用。

❖ **忘记用药时怎么办?**

如果不是接近下一次给药时间,可以马上按量补用药物,如果已接近下一次给药时间,就不必补用,只需按原来方案给药即可。

❖ **用药过量怎么办?**

本药为外用药,过量使用一般不会引起严重的不良反应,但使用过程中应注意给药剂量。

❖ **与其他药物合用需注意什么?**

如与其他药物同时使用可能会发生药物相互作用,详情请咨询医师或药师。

重组人干扰素 $\alpha2b$ 滴眼液（2.5ml：50 万 IU，5ml：100 万 IU，10ml：200 万 IU）

❖ **本药用于治疗哪些疾病?**

本药适用于治疗单纯疱疹病毒性角膜炎。

❖ **本药如何使用,何时使用最合适?**

直接将本药滴于患眼的结膜囊内,一次 1~2 滴,每日 6 次,滴后闭眼 1~2 分钟。一般两周为一疗程,必要时可遵医嘱。

❖ **使用本药期间需要注意什么?**

1. 本药应为无色或微黄色澄明液体,如出现浑浊、异物等异常现象,不得使用。

2. 滴药时注意药瓶不要触及眼部,以防污染药物。

3. 本药为无菌制剂,打开瓶盖后,应尽快用完,不得长时间贮存后再用,每次用药后应将瓶盖旋紧。

4. 开封后一周内用完。

❖ **本药如何居家保存?**

遮光,密封,在干燥处保存。放置于儿童接触不到的地方。

❖ **妊娠期妇女与哺乳期妇女用药注意事项:**

妊娠期与哺乳期妇女慎用。

❖ **忘记用药时怎么办?**

如果不是接近下一次给药时间,可以马上按量补用药物,如果已接近下一次给药时间,就不必补用,只需按原来方案给药即可。

❖ **用药过量怎么办?**

本药为外用药,过量使用一般不会引起严重的不良反应,但使用过程中应注意给药剂量。

❖ **与其他药物合用需注意什么？**

如与其他药物同时使用可能会发生药物相互作用，详情请咨询医师或药师。

重组人表皮生长因子滴眼液（2ml∶40μg，3ml∶60μg，4ml∶80μg）

❖ **本药用于治疗哪些疾病？**

本药用于角膜移植、翼状胬肉手术后等的治疗。

❖ **本药如何使用，何时使用最合适？**

滴眼，一次 2~3 滴，每日 4 次。

❖ **使用本药期间需要注意什么？**

1. 使用前应仔细检查药液，如药液有浑浊、絮凝情况，不得使用。

2. 本滴眼液开封后，应在一周内使用。

❖ **本药如何居家保存？**

于 4~25℃避光处保存，放置于儿童接触不到的地方。

❖ **妊娠期妇女与哺乳期妇女用药注意事项：**

妊娠期与哺乳期妇女请在医师指导下用药。

❖ **忘记用药时怎么办？**

如果不是接近下一次给药时间，可以马上按量补用药物，如果已接近下一次给药时间，就不必补用，只需按原来方案给药即可。

❖ **用药过量怎么办？**

本药眼局部滴用过量时，可用温水或 0.9% 氯化钠注射液将其从眼部冲洗掉。

❖ **与其他药物合用需注意什么？**

如与其他药物同时使用可能会发生药物相互作用，详情请咨询医师或药师。

十、眼科其他用药

羟苯磺酸钙（0.25g，0.5g）

❖ **本药用于治疗哪些疾病？**

用于微血管病、静脉曲张综合征、微循环障碍伴发静脉功能不全等疾病的治疗。

❖ **本药如何服用，何时服用最合适？**

本药剂量及用法因人及疾病不同而异。请依照医师指示按时服药，勿自行增减药量或任意停药。

❖ **使用本药期间需要注意什么？**

1. 本药不同剂型、不同规格的用法用量可能存在差异，请阅读具体药物说明书使用，或遵医嘱。

2. 当本药性状发生改变时禁止服用。

3. 请将此药品放在儿童不能接触的地方，儿童必须在成人监护下使用。

❖ **本药如何居家保存？**

密封，在阴暗（不超过 20℃）、干燥处保存。

❖ **妊娠期妇女与哺乳期妇女用药注意事项：**

妊娠前 3 个月及哺乳期妇女不推荐使用。

❖ **忘记用药时怎么办？**

若是规律性服用此药，则于发现忘记服药时立即服药。但若发现忘记服药时已接近下次服药时间，请按原计划服用下次剂量即可，切勿一次或短时间内服用两次剂量。

❖ **用药过量怎么办？**

立即停药，及时就医。

❖ **与其他药物合用需注意什么？**

如与其他药物同时使用可能会发生药物相互作用，详情请咨询医师或药师。

双氯芬酸钠滴眼液（5ml：5mg）

❖ **本药用于治疗哪些疾病？**

本药适用于眼科手术后非细菌性炎症的治疗。

❖ **本药如何使用，何时使用最合适？**

一日 4~6 次，一次 1 滴；眼科手术用药：术前 3、2、1 和 0.5 小时各滴眼一次，一次 1 滴。白内障手术后 24 小时开始用药，一日 4 次，持续用药两周；角膜屈光术后 15 分钟即可用药，一日 4 次，持续用药三天。

❖ **使用本药期间需要注意什么？**

1. 勿与污物接触，勿接触瓶口，以防污染药液。

2. 本药与缩瞳剂不能同时使用，青光眼患者术前 3 小时停止滴用缩瞳剂。

3. 用后立即密闭保存。

4. 药液变浑浊时请勿使用。

5. 根据控制症状的需要，在最短治疗时间内使用最低有效剂量，可以使不良反应降到最低。

6. 出现皮肤皮疹或过敏反应的其他征象时，应停用本药。

7. 开封 1 个月后不再使用。

❖ **本药如何居家保存？**

请将本药放置于室温、阴凉、干燥处，无需冷藏或冷冻；

请勿存放在孩童可以接触到的地方。

❖ **妊娠期妇女与哺乳期妇女用药注意事项：**

妊娠期妇女慎用，哺乳期妇女使用本药时应停止哺乳。

❖ **忘记用药时怎么办？**

如果不是接近下一次给药时间，可以马上按量补用药物，如果已接近下一次给药时间，就不必补用，只需按原来方案给药即可。

❖ **用药过量怎么办？**

过量可出现双氯芬酸钠所致的肝毒性症状，应尽快给予护肝解毒药乙酰半胱氨酸等。

本药眼局部滴用过量时，可用温水或 0.9% 氯化钠注射液将其从眼部冲洗掉。

❖ **与其他药物合用需注意什么？**

如与其他药物同时使用可能会发生药物相互作用，详情请咨询医师或药师。

环孢素滴眼液（3ml：30mg）

❖ **本药用于治疗哪些疾病？**

本药适用于预防和治疗眼角膜移植术后的免疫排斥反应。

❖ **本药如何使用，何时使用最合适？**

在与糖皮质激素联合应用时本药的用法用量为：将药物滴入结膜囊内，一次 1~2 滴，每日 4~6 次。本药临床应用根据治疗疾病的种类不同，用量有一定差异，必须在专业医师的指导下用药。

使用方法：因本药为油溶液，使用时旋开瓶盖，将滴眼瓶与眼部垂直，轻轻挤压滴眼瓶，使药液滴入眼内，避免药液挂流瓶口造成污染，用完后立即盖好瓶盖。

❖ **使用本药期间需要注意什么？**

1. 本药不具有抗感染功效，若发生感染，应立即用抗生素治疗。

2. 儿童用药须在成人的监护下使用。

3. 本药低温贮存时，有凝固倾向，可呈轻微凝固状、轻微烟雾状或见少量絮状物，如果出现这些情况，使用时将本药放置在室温下（25~30℃），并轻微振摇直至其消失。本药出现凝固状、烟雾状或少量絮状物并不影响药物质量。

4. 药品包装开启后应在 2 周内用完。

❖ **本药如何居家保存？**

本药应避光、密闭、2~8℃存放。请将药品置于儿童触及不到的地方。

❖ **妊娠期妇女与哺乳期妇女用药注意事项：**

妊娠期与哺乳期妇女避免使用。

如必须使用，应在使用前排除妊娠的可能性，哺乳期妇女不应哺乳。

❖ **忘记用药时怎么办？**

如果不是接近下一次给药时间，可以马上按量补用药物，如果已接近下一次给药时间，就不必补用，只需按原来方案给药即可。

❖ **用药过量怎么办？**

本药眼局部滴用过量时，可用温水或 0.9% 氯化钠注射液将其从眼部冲洗掉。

❖ **与其他药物合用需注意什么？**

如与其他药物同时使用可能会发生药物相互作用，详情请咨询医师或药师。

第十五节 耳鼻喉科疾病用药

耳鼻咽喉各器官结构与功能不用，药物的品种、剂型亦各不相同，从使用方法上，可分为全身应用和局部应用药物两类，本章仅介绍耳鼻咽喉的局部用药。

一、鼻部用药

（一）血管收缩药

盐酸麻黄碱滴鼻液（0.5%，1%，2%）

❖ **本药用于治疗哪些疾病？**

用于急、慢性鼻炎、鼻窦炎，缓解鼻黏膜充血肿胀引起的鼻塞，减少鼻腔分泌物。也用于鼻出血的辅助治疗。

❖ **本药如何使用，何时使用最合适？**

滴鼻或喷入鼻腔，滴鼻时应采取立式或坐式。

成人使用1%浓度，儿童使用0.5%浓度，一次3~4滴，每日3次。止血用2%的溶液。特殊情况请依照医师指示使用，不可随意停药。

❖ **使用本药期间需要注意什么？**

1. 仅供滴鼻，切忌口服。使用后应拧紧瓶盖，以防污染。

2. 将鼻腔内的分泌物擤净。如果鼻腔内有干痂，则应先用温盐水清洗浸泡，待干痂变软取出后，再使用鼻喷剂。

3. 请勿用尖锐利器破坏鼻喷剂喷嘴。

4. 本药不宜长期使用，建议使用5~7天。

5. 可能会出现一过性的轻微烧灼感、干燥感、头痛、头晕、心率加快。长期使用可致心悸、焦虑不安、失眠、药物性鼻炎等。若症状持续未改善，则应及时就医。

6. 偶有患者使用后出现血压升高，高血压患者应注意监测血压。

❖ **本药如何居家保存？**

请将本药放置于室温、阴凉、干燥处，避光储存，请勿冷藏或冷冻。请将药品置于儿童触及不到的地方。

❖ **妊娠期妇女与哺乳期妇女用药注意事项：**

妊娠期、哺乳期妇女慎用。

❖ **用药过量怎么办？**

如使用过量或出现严重不良反应，应立即就医。

❖ **与其他药物合用需注意什么？**

不能与单胺氧化酶抑制剂（如司来吉兰、呋喃唑酮等）、三环类抗抑郁药（阿米替林、氯米帕明、多塞平等）同用。其他合用药物，请咨询医师或药师。

盐酸羟甲唑啉（喷雾剂：0.0125%，0.025%，0.05%；滴鼻液：0.05%）

❖ **本药用于治疗哪些疾病？**

用于急慢性鼻炎、鼻窦炎、过敏性鼻炎、肥厚性鼻炎患者。

❖ **本药如何使用，何时使用最合适？**

滴鼻或喷鼻，使用时应采取立式或坐式。

（1）喷雾剂：2~6岁儿童（0.025%浓度），成人和6岁以上儿童（0.05%浓度）：每次每侧1~3喷，早晨跟睡前各1次。

（2）滴鼻液：成人和6岁以上儿童（0.05%浓度），一次一侧1~3滴，早晚各一次。

特殊情况请依照医师指示使用，不可随意停药。

❖ **使用本药期间需要注意什么？**

1. 仅供滴鼻，切忌口服。使用后应拧紧瓶盖，以防污染。

2. 将鼻腔内的分泌物擤净。如果鼻腔内有干痂，则应先用温盐水清洗浸泡，待干痂变软取出后，再使用鼻喷剂。

3. 请勿用尖锐利器破坏鼻喷剂喷嘴。

4. 连续使用不得超过 7 天，如需继续使用，应咨询医师。

5. 滴药过频易致反跳性鼻充血，久用可致药物性鼻炎。

6. 少数人有轻微烧灼感、针刺感、鼻黏膜干燥以及头痛、头晕、心率加快等反应。若症状严重或持续数日不能缓解，应立即停药并就医。

❖ **本药如何居家保存？**

请将本药放置于室温、阴凉、干燥处，避光储存，请勿冷藏或冷冻。请将药品置于儿童触及不到的地方。

❖ **妊娠期妇女与哺乳期妇女用药注意事项：**

哺乳期妇女慎用，妊娠期妇女禁用。

❖ **儿童用药注意事项：**

2 周岁以内儿童禁用。

❖ **用药过量怎么办？**

如使用过量引起严重不适或出现严重不良反应，应立即就医。

❖ **与其他药物合用需注意什么？**

不能与单胺氧化酶抑制剂（如司来吉兰、呋喃唑酮、异烟肼等）同用。其他合用药物，请咨询医师或药师。

赛洛唑啉（鼻用喷雾剂：0.05%，0.1%；滴鼻液：0.05%，0.1%）

❖ **本药用于治疗哪些疾病？**

用于减轻急慢性鼻炎、鼻窦炎、过敏性鼻炎等所致的鼻塞症状。

❖ **本药如何使用，何时使用最合适？**

滴鼻或喷鼻，使用时应采取立式或坐式。

（1）喷雾剂：成人（0.1% 浓度），6 岁以上儿童（0.05% 浓度），一次一侧 2~3 喷，早晨和睡前各 1 次。

（2）滴鼻液：一次 1~2 滴，每日 2 次。专用于成人（0.1% 浓度），一次 2~3 滴，每日 2 次。

特殊情况请依照医师指示使用，不可随意停药。

❖ **使用本药期间需要注意什么？**

1. 仅供滴鼻，切忌口服。使用后应拧紧瓶盖，以防污染。

2. 将鼻腔内的分泌物擤净。如果鼻腔内有干痂，则应先用温盐水清洗浸泡，待干痂变软取出后，再使用鼻喷剂。

3. 请勿用尖锐利器破坏鼻喷剂喷嘴。

4. 连续使用不得超过 7 天，如需继续使用，应咨询医师。

5. 滴药过频易致反跳性鼻充血，久用可致药物性鼻炎。

6. 少数人有轻微烧灼感、针刺感、鼻黏膜干燥以及头痛、头晕、心率加快等反应。若情况严重，则应及时就医。

❖ **本药如何居家保存？**

请将本药放置于室温、阴凉、干燥处，避光储存，请勿冷藏或冷冻。请将药品置于儿童触及不到的地方。

❖ **妊娠期妇女与哺乳期妇女用药注意事项：**

哺乳期妇女慎用，妊娠期妇女禁用。

❖ **儿童用药注意事项：**

2周岁以内儿童禁用。

❖ **用药过量怎么办？**

如使用过量或出现严重不良反应，应立即就医。

❖ **与其他药物合用需注意什么？**

不能与单胺氧化酶抑制剂（如司来吉兰、呋喃唑酮等）、三环类（阿米替林、氯米帕明、多塞平等）和四环类（马普替林等）抗抑郁药同用。其他合用药物，请咨询医师或药师。

（二）鼻用抗过敏药

盐酸左卡巴斯汀鼻喷剂（50μg）

❖ **本药用于治疗哪些疾病？**

主要用于季节性及常年性变应性鼻炎患者。

❖ **本药如何使用，何时使用最合适？**

成人：一次一侧2喷（100μg），每日2次；可增加至一次一侧2喷，每日3~4次。儿童：一次一侧2喷，每日2次。特殊情况请依照医师指示使用，不可随意停药。

❖ **使用本药期间需要注意什么？**

1. 将鼻腔内的分泌物擤净。如果鼻腔内有干痂，则应先用温盐水清洗浸泡，待干痂变软取出后，再使用鼻喷剂。

2. 请勿用尖锐利器破坏鼻喷剂喷嘴。

3. 用前需摇匀。第一次喷药前，应先试喷几次直至出现均匀的雾滴。在使用药物前，必须清理鼻道。

4. 通常情况下对精神活动无影响。若发生嗜睡，应停止驾驶机、车、船、从事高空作业、机械作业及操作精密仪器。

5. 偶有一过性轻微的局部刺激症状，如鼻刺痛和烧灼感；偶见轻微头痛、嗜睡及口干。若症状严重或持续数日不能缓解，应立即停药并就医。

❖ **本药如何居家保存？**

请将本药放置于室温、阴凉、干燥处，避光储存，请勿冷藏或冷冻。请将药品置于儿童触及不到的地方。

❖ **妊娠期妇女与哺乳期妇女用药注意事项：**

妊娠期与哺乳期妇女慎用，使用前需咨询医师或药师。

❖ **儿童用药注意事项：**

3岁以下儿童在医师指导下使用。

❖ **忘记用药时怎么办?**

若您不慎忘记用药,请于想起时立即使用。但若已接近下次用药时间,请直接使用下次剂量,切勿一次或短期内使用两次剂量。

❖ **用药过量怎么办?**

左卡巴斯汀过量,可出现镇静作用,应服用大量清水以加快左卡巴斯汀的肾脏清除。

❖ **与其他药物合用需注意什么?**

服药期间如需使用其他药物,请主动告知医师或药师。

盐酸氮䓬斯汀鼻喷雾剂(10ml:10mg)

❖ **本药用于治疗哪些疾病?**

用于预防和治疗季节性过敏性鼻炎(包括花粉症)及常年性过敏性鼻炎患者。

❖ **本药如何使用,何时使用最合适?**

喷鼻,用药时保持头部直立。每次给药,两侧鼻孔各1喷(0.14mg),每日早晚各1次。特殊情况依照医师指示使用,不可随意停药。

特殊装置的使用方法(图2-15-1):

1.拔去瓶盖。

2.首次用药前,应试喷几次,直至出现均匀的雾滴。

3.保持头部直立,每个鼻孔各喷一次。

4.盖好瓶盖。

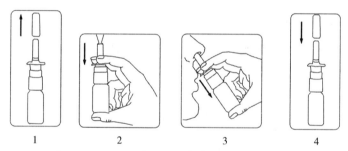

图 2-15-1 盐酸氮䓬斯汀鼻喷雾剂使用方法

❖ **使用本药期间需要注意什么?**

1.仅限于鼻腔内局部使用,避免接触口腔、眼部等。

2.将鼻腔内的分泌物擤净。如果鼻腔内有干痂,则应先用温盐水清洗浸泡,待干痂变软取出后,再使用鼻喷剂。

3.请勿用尖锐利器破坏鼻喷剂喷嘴。

4.用药期间应避免饮酒或含酒精的饮料。

5.若出现嗜睡症状,应停止驾驶机、车、船、从事高空作业、机械作业及操作精密仪器。

6.可能会对鼻黏膜产生刺激(如刺痛、发痒)、打喷嚏和流鼻血等。若给药方法不正确(如头部后仰)会有苦味的感觉,偶尔会产生恶心的症状。若症状持续未改善,则应及时就医。

7.本药连续使用不得超过6个月。

8. 服用此药期间如需使用其他药品，请主动告知医师或药师。

❖ **本药如何居家保存？**

请将本药放置于室温、阴凉、干燥处，避光储存，请勿冷藏或冷冻。请将药品置于儿童触及不到的地方。开瓶 6 个月后，不要再使用。

❖ **妊娠期妇女与哺乳期妇女用药注意事项：**

妊娠期与哺乳期妇女避免使用。

❖ **儿童用药注意事项点：**

5 岁及以下儿童不推荐使用。

❖ **忘记用药时怎么办？**

若您不慎忘记用药，请于想起时立即使用。若已接近下次用药时间，直接使用下次剂量即可，切勿一次或短期间使用两次剂量。

❖ **用药过量怎么办？**

若用药过量并出现不适症状，应及时就医。

富马酸酮替芬

（**滴鼻液**：0.15%；**鼻喷雾剂**：15ml：16.7mg；**鼻吸入气雾剂**：14g：25.5mg）

❖ **本药用于治疗哪些疾病？**

用于过敏性鼻炎。

❖ **本药如何使用，何时使用最合适？**

（1）滴鼻液：滴鼻，一次 1~2 滴，每日 1~3 次。

（2）鼻喷雾剂：喷鼻，一次 1~2 喷（0.15~0.30mg），每日 1~3 次。

（3）鼻吸入气雾剂：喷雾吸入，一次 1~2 揿，每日 2~3 次。

使用方法：用前须摇匀，将装在气雾剂上的鼻腔专用喷头对准鼻腔孔倒喷，在吸气时揿喷一次，喷时须用手按压另一侧鼻孔。

特殊情况请遵医师指示使用，不可随意停药。

❖ **使用本药期间需要注意什么？**

1. 将鼻腔内的分泌物擤净。如果鼻腔内有干痂，则应先用温盐水清洗浸泡，待干痂变软取出后，再使用鼻喷剂。

2. 请勿用尖锐利器破坏鼻喷剂喷嘴。吸入气雾剂如遇堵塞不畅，可用细针挑通阀门杆旁小孔及喷雾头小孔。

3. 服药期间避免饮酒，不得驾驶机、车、船、从事高空作业、机械作业及操作精密仪器。

4. 可能有嗜睡、倦怠、口干、恶心、鼻腔干燥等反应。偶见头痛、头晕、迟钝以及体重增加。若症状严重或持续数日不能缓解，应立即停药并就医。

❖ **本药如何居家保存？**

请将本药放置于室温、阴凉、干燥处，避光储存，请勿冷藏或冷冻。请将药品置于儿童触及不到的地方。

鼻吸入气雾剂应避免受热、撞击或自行拆散。

❖ **妊娠期妇女与哺乳期妇女用药注意事项：**

妊娠期与哺乳期妇女应在医师指导下使用。

❖ **儿童用药注意事项：**

儿童必须在成人监护下使用。

❖ **忘记用药时怎么办？**

若您不慎忘记用药，请于想起时立即使用。若已接近下次用药时间，直接使用下次剂量即可，切勿一次或短期间使用两次剂量。

❖ **用药过量怎么办？**

若用药过量且出现不适症状，应及时就医。

❖ **与其他药物合用需注意什么？**

不得与口服降糖药合用。与多种中枢神经抑制剂（如酒石酸唑吡坦、阿米替林）合用，可增加酮替芬的镇静作用，应尽量避免。如需合用其他药物，请咨询医师或药师。

丙酸倍氯米松（鼻喷雾剂：50μg；鼻气雾剂：50μg；吸入粉雾剂：50μg）

❖ **本药用于治疗哪些疾病？**

用于常年性变应性鼻炎和季节性变应性鼻炎及血管运动性鼻炎患者；亦用于鼻息肉手术后，预防息肉的再生。

❖ **本药如何使用，何时使用最合适？**

（1）鼻喷雾剂/鼻气雾剂：鼻腔喷入，左手喷右侧鼻孔，右手喷左侧鼻孔，避免直接喷向鼻中隔。成人：一次每侧鼻孔 1~2 揿（50~100μg），每日 2~4 次。

（2）吸入粉雾剂：喷雾吸入。成人：一次喷药 1~2 揿（50~100μg），每日 3~4 次。

特殊情况请依照医师指示使用，不可随意停药。

❖ **使用本药期间需要注意什么？**

1.每次用药后漱口，避免药液残留于咽喉部。

2.仅为鼻腔用药，不得接触眼睛，若接触眼睛，马上用水清洗。

3.将鼻腔内的分泌物擤净。如果鼻腔内有干痂，则应先用温盐水清洗浸泡，待干痂变软取出后，再使用鼻喷剂。

4.请勿用尖锐利器破坏鼻喷剂喷嘴。

5.鼻部有感染时，应遵照医嘱同时给予抗菌治疗。

6.可能出现鼻、咽部干燥或烧灼感、喷嚏或轻微鼻出血。若症状严重或持续数日不能缓解，应立即停药并就医。

7.使用 14 天后，症状仍未改善，请咨询医师。

8.连续使用超过 3 个月应咨询医师。

9.运动员慎用。

10.服用此药期间如需使用其他药品，请主动告知医师或药师。

❖ **本药如何居家保存？**

请将本药放置于室温、阴凉、干燥处，避光储存，请勿冷藏或冷冻。请将药品置于儿童触及不到的地方。切勿受热，避免撞击或自行拆启。

❖ **妊娠期妇女与哺乳期妇女用药注意事项：**

妊娠期与哺乳期妇女慎用。

❖ **儿童用药注意事项**

6 岁以下儿童慎用。

❖ **忘记用药时怎么办?**

若您不慎忘记用药,请于想起时立即使用。若已接近下次用药时间,直接使用下次剂量即可,切勿一次或短期间使用两次剂量。

❖ **用药过量怎么办?**

若使用过量且出现不适症状,应及时就医。

糠酸莫米松鼻喷雾剂（50μg）

❖ **本药用于治疗哪些疾病?**

主要用于治疗成人和 3 岁以上儿童季节性或常年性鼻炎。

❖ **本药如何使用,何时使用最合适?**

常用推荐量为每侧鼻孔 2 喷（每喷为 50μg）,每日 1 次（总量为 200μg）,根据患者需要调整剂量,每侧鼻孔每日最大用量为 4 喷。

3 岁以上儿童:常用推荐量为每侧鼻孔 1 喷（每喷为 50μg）,每日 1 次（总量为 100μg）。特殊情况请遵医嘱使用,不可随意停药。

使用方法（图 2-15-2）:

1. 取下防尘帽。

2. 首次使用本药前,用拇指托住瓶底部,食指和中指向下按压白色喷嘴两侧。手揿喷雾器 10 次,直至出现均匀的喷雾。

3. 轻轻擤鼻,清洁两个鼻孔。用手按住 1 侧鼻孔,头微微向上倾斜,保持瓶体垂直,将喷鼻嘴小心插入另一侧鼻孔中。

4. 每次喷雾时,使瓶体保持垂直,拇指托住瓶底,用食指和中指用力向下按压白色喷雾两侧 1 次,夹住喷嘴。通过鼻孔轻轻吸气。

5. 然后通过口腔呼气。

6. 另一鼻孔重复同样操作。

7. 用干净的纸巾擦拭喷嘴,并盖上防尘帽。

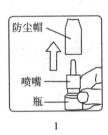 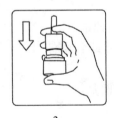 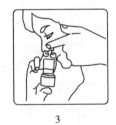 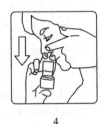

图 2-15-2 糠酸莫米松鼻喷雾剂使用方法

❖ **使用本药期间需要注意什么?**

1. 将鼻腔内的分泌物擤净。如果鼻腔内有干痂,则应先用温盐水清洗浸泡,待干痂变软取出后,再使用鼻喷剂。

2. 请勿用尖锐利器破坏鼻喷剂喷嘴。

3. 若鼻部有伤口,愈合前不宜使用。若存在肺结核、真菌、细菌、病毒感染或眼单纯疱疹感染请告知医师。

4. 常见鼻出血、鼻部刺激感等不适症状,一般可自愈。若症状严重或持续数日不能缓解，应立即停药并就医。

5. 长时间使用本药患者，应定期检查鼻黏膜。

6. 服用此药期间如需使用其他药品，请主动告知医师或药师。

❖ **本药如何居家保存？**

请将本药放置于室温、阴凉、干燥处，避光储存，请勿冷藏或冷冻。请将药品置于儿童触及不到的地方。

❖ **妊娠期妇女与哺乳期妇女用药注意事项：**

妊娠期、哺乳期妇女应权衡利弊，慎重使用。

❖ **忘记用药时怎么办？**

若您不慎忘记用药，请于想起时立即使用。若已接近下次用药时间，直接使用下次剂量即可，切勿一次或短期间使用两次剂量。

❖ **用药过量怎么办？**

如糠酸莫米松使用过量，请密切观察患者情况，如出现严重不适，请立即就医。

布地奈德鼻喷雾剂（32μg，64μg）

❖ **本药用于治疗哪些疾病？**

用于常年性变应性鼻炎和季节性变应性鼻炎、血管运动性鼻炎患者，亦用于鼻息肉切除术后，预防息肉的再生，对症治疗鼻息肉。

❖ **本药如何使用，何时使用最合适？**

喷鼻。64μg：一日4喷（256μg），早晨每个鼻孔内喷入2喷；或早晚两次，每次每个鼻孔1喷。

32μg：每个鼻孔各2喷（64μg），早晚各1次。

特殊情况请依照医师指示使用，不可随意停药。

使用方法（图2-15-3）：

第一次用药前，振摇药瓶并向空中试喷几次，直至形成均匀的喷雾。若长期不使用本药，再次使用前需重复上述操作。

1. 擤鼻，振摇药瓶，打开棕色的保护盖。

2. 照图示姿势握住药瓶。

3. 将喷头插入鼻孔，喷压处方规定的剂量。同法在另一鼻孔喷药。

4. 盖上瓶盖，喷药次数不要超过医师处方量。

5. 定期清洁药瓶上部的塑料部分，打开瓶盖，拧开白色喷头，在温水中清洗塑料部分，在空气中晾干然后重新装上药瓶。

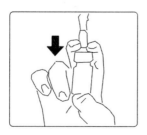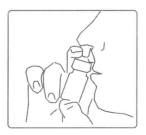

图2-15-3　布地奈德鼻喷雾剂使用方法

❖ **使用本药期间需要注意什么？**

1. 每次用药后漱口，不使药液残留于咽喉部。

2. 不可接触眼睛，若接触眼睛，马上用水冲洗。

3. 将鼻腔内的分泌物擤净。如果鼻腔内有干痂，则应先用温盐水清洗浸泡，待干痂变软取出后，再使用鼻喷剂。

4. 请勿用尖锐利器破坏鼻喷剂喷嘴。

5. 鼻部有感染或患有肺结核的患者谨慎使用。

6. 常见局部刺激，如鼻出血、鼻腔出现轻度血性分泌物等。停药后自行消失。若症状持续未改善，则应及时就医。

7. 使用本药 14 天后，症状仍未改善，请咨询医师。

8. 运动员慎用。

9. 服用此药期间如需服用其他药品，请主动告知医师或药师。

❖ **本药如何居家保存？**

请将本药放置于室温、阴凉、干燥处，避光储存，请勿冷藏或冷冻。请将药品置于儿童触及不到的地方。

❖ **妊娠期妇女与哺乳期妇女用药注意事项：**

妊娠期与哺乳期妇女应在医师指导下使用。

❖ **儿童用药注意事项：**

6 岁以下儿童不推荐使用。长期使用的儿童和青少年，建议定期监测生长情况。

❖ **忘记用药时怎么办？**

若您不慎忘记用药，请于想起时立即使用。若已接近下次用药时间，直接使用下次剂量即可，切勿一次或短期间使用两次剂量。

❖ **用药过量怎么办？**

若使用过量且出现不适症状，应及时就医。

❖ **与其他药物合用需注意什么？**

避免与酮康唑、克拉霉素、西柚汁等强效的 CYP3A4 肝药酶抑制药合用。其他合用药物，请咨询医师或药师。

丙酸氟替卡松鼻喷雾剂（0.05%）

❖ **本药用于治疗哪些疾病？**

用于预防和治疗季节性过敏性鼻炎（包括花粉症）和常年性过敏性鼻炎的患者。

❖ **本药如何使用，何时使用最合适？**

经鼻腔喷入，左手喷右侧鼻孔，右手喷左侧鼻孔，避免直接喷向鼻中隔。

成人及 12 岁以上儿童：一次每个鼻孔 1~2 喷（50~100μg），每日 1~2 次。每个鼻孔一日最大剂量不超过 4 喷。特殊情况请依照医师指示使用，不可随意停药。

使用方法（图 2-15-4）：

1. 使用前轻轻地振摇瓶子，拔掉瓶盖。食指和中指各位于喷嘴的一侧，拇指在瓶底。如果首次使用或长期未使用，需检查一下喷雾器喷雾是否正常。可将喷嘴远离身体，向下压几次，直到形成均匀的雾滴。

2. 按住一个鼻孔，将喷嘴放入另一鼻孔，头稍前倾，保持瓶子直立。开始用鼻吸气，此时用手指压一下小瓶使其喷出 1 喷药液。

　3. 用口呼气。

　4. 另一鼻孔重复上述操作。

　5. 用纱布或手帕擦干，盖上瓶盖。

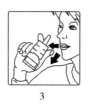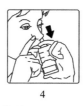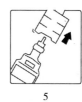

图 2-15-4　丙酸氟替卡松鼻喷雾剂使用方法

请每 4 日按下述方法彻底清洁装置：

　1. 轻轻拔掉瓶盖，用热水清洗。

　2. 振摇瓶子，倒掉剩余的水，在温暖处干燥，避免过热。

　3. 小心将喷嘴放回到瓶子上，盖好瓶盖。

　4. 如果喷嘴堵塞，请如上述步骤 1 将其取下，然后浸泡在温水中。用冷水冲洗，干燥，放回到瓶子上，不要用大头针或其他锐器尝试疏通喷嘴。

❖ **使用本药期间需要注意什么?**

　1. 将鼻腔内的分泌物擤净。如果鼻腔内有干痂，则应先用温盐水清洗浸泡，待干痂变软取出后，再使用鼻喷剂。

　2. 请勿用尖锐利器破坏鼻喷剂喷嘴。

　3. 鼻部有感染或发烧感冒的患者应在医师指导下使用。

　4. 肺结核患者、全身性感染者、糖尿病患者及过敏体质者慎用。

　5. 使用 7 天后，症状仍未改善或虽然有改善但不能完全控制，应停药并及时就医。

　6. 使用后有令人不愉快的味道和气味，可能引起头痛和鼻、喉部干燥、刺激等。若症状严重或持续数日不能缓解，应立即停药并就医。

　7. 连续使用超过 3 个月应咨询医师。

　8. 运动员慎用。

　9. 服用此药期间如需服用其他药品，请主动告知医师或药师。

❖ **本药如何居家保存?**

　请将本药放置于室温、阴凉、干燥处，避光储存，请勿冷藏或冷冻。请将药品置于儿童触及不到的地方。

❖ **妊娠期妇女与哺乳期妇女用药注意事项：**

　妊娠期与哺乳期妇女慎用。

❖ **儿童用药注意事项**

　12 岁以下儿童应在医师指导下使用，如需长期使用应定期监测身高。

❖ **忘记用药时怎么办?**

　若您不慎忘记用药，请于想起时立即使用。若已接近下次用药时间，直接使用下次剂量即可，切勿一次或短期间使用两次剂量。

❖ **用药过量怎么办？**

若用药过量且出现不适症状，请及时就医。

❖ **与其他药物合用需注意什么？**

避免与利托那韦合用。使用此药期间如需联用其他药品，请咨询医师或药师。

二、耳部用药

氯霉素滴耳液（2.5%，5%）

❖ **本药用于治疗哪些疾病？**

主要用于治疗由大肠埃希菌、流感杆菌、克雷伯菌属、金黄色葡萄球菌、溶血链球菌和其他敏感菌所致耳部感染，慢性化脓性中耳炎发作期患者。

❖ **本药如何使用，何时使用最合适？**

滴耳，一次 2~3 滴，每日 3 次。急性中耳炎，已排脓者可应用浓度为 2.5% 的药液。滴耳后进行约 5 分钟耳浴。特殊情况下请按照医师指示使用，不可随意停药。

❖ **使用本药期间需要注意什么？**

1. 滴耳之前应先清除耳内分泌物。滴耳时，注意不要将药瓶尖端直接接触耳朵。使用后应拧紧瓶盖，防止污染。

2. 药液较凉时有引起眩晕的可能，冬季用前可用手将药捂温。

❖ **本药如何居家保存？**

请将本药放置于室温、阴凉、干燥处，避光储存，请勿冷藏或冷冻。请将药品置于儿童触及不到的地方。

❖ **妊娠期妇女与哺乳期妇女用药注意事项：**

妊娠期与哺乳期妇女慎用。

❖ **儿童用药注意事项：**

新生儿和早产儿禁用。

❖ **与其他药物合用需注意什么？**

同时使用其他药物，需提前告知医师或药师。

氧氟沙星滴耳液（5ml：15mg，8ml：24mg，10ml：30mg）

❖ **本药用于治疗哪些疾病？**

主要用于急、慢性化脓性中耳炎，急性外耳道炎及鼓膜炎患者。

❖ **本药如何使用，何时使用最合适？**

滴耳。成人一次滴耳 6~10 滴，每日 2 次。滴耳后进行约 10 分钟耳浴。特殊情况下请按照医师指示使用，不可随意停药。

❖ **使用本药期间需要注意什么？**

1. 滴耳之前应先清除耳内分泌物。滴耳时，注意不要将药瓶尖端直接接触耳朵。使用后应拧紧瓶盖，防止污染。

2. 药液较凉时有引起眩晕的可能，冬季用前可用手将药捂温。若症状严重或持续数日不能缓解，应立即停药并就医。

3. 疗程一般不超过 4 周。

4. 出现过敏症状应立即停药。

❖ **本药如何居家保存?**

请将本药放置于室温、阴凉、干燥处，避光储存，请勿冷藏或冷冻。请将药品置于儿童触及不到的地方。

❖ **妊娠期妇女与哺乳期妇女用药注意事项：**

妊娠期与哺乳期妇女慎用。

❖ **忘记用药时怎么办?**

若您不慎忘记用药，请于想起时立即使用。若已接近下次用药时间，直接使用下次剂量即可，切勿一次或短期间使用两次剂量。

❖ **与其他药物合用需注意什么?**

使用其他药物，需提前告知医师或药师。

环丙沙星滴耳液（5ml：15mg，8ml：24mg，10ml：30mg）

❖ **本药用于治疗哪些疾病?**

主要用于中耳炎、外耳道炎、鼓膜炎、乳突腔术后感染患者。

❖ **本药如何使用，何时使用最合适?**

滴耳。成人：一次 6~10 滴，每日 2~3 次。耳浴 10 分钟，根据症状适当增减滴耳次数。儿童：适当减少滴数。特殊情况下请按照医师指示使用，不可随意停药。

❖ **使用本药期间需要注意什么?**

1. 滴耳之前应先清除耳内分泌物。滴耳时，注意不要将药瓶尖端直接接触耳朵。使用后应拧紧瓶盖，防止污染。

2. 药液较凉时有引起眩晕的可能，冬季用前可用手将药捂温。

3. 偶有中耳痛及瘙痒感。若症状持续未改善，则应及时就医。

4. 使用疗程以 4 周为限。

5. 本药一般不用于婴幼儿。

❖ **本药如何居家保存?**

请将本药放置于室温、阴凉、干燥处，避光储存，请勿冷藏或冷冻。请将药品置于儿童触及不到的地方。

❖ **妊娠期妇女与哺乳期妇女用药注意事项：**

妊娠期与哺乳期妇女慎用。

❖ **忘记用药时怎么办?**

若您不慎忘记用药，请于想起时立即使用。若已接近下次用药时间，直接使用下次剂量即可，切勿一次或短期间使用两次剂量。

❖ **与其他药物合用需注意什么?**

若同时使用其他药物，需提前告知医师或药师。

三、咽喉部用药

碘甘油（1%）

❖ **本药用于治疗哪些疾病?**

主要用于口腔黏膜溃疡、牙龈炎及冠周炎。

❖ **本药如何使用，何时使用最合适?**

用棉签蘸取少量本药涂于患处，每日 2~4 次。特殊情况请依照医师指示使用，不可随意停药。

❖ **使用本药期间需要注意什么?**

1. 供口腔局部使用，若误服中毒，应立即用淀粉糊或米汤灌肠，并送医院救治。

2. 连续使用 5 日无效，应咨询医师。

3. 出现烧灼感、瘙痒、红肿等情况应停药，局部清洗干净，必要时咨询医师。

4. 不得与碱、生物碱、水合氯醛、苯酚、硫代硫酸钠、淀粉、鞣酸同服或接触。

5. 新生儿慎用。

❖ **本药如何居家保存?**

请将本药放置于室温、阴凉、干燥处，避光储存，请勿冷藏或冷冻。请将药品置于儿童触及不到的地方。

❖ **忘记用药时怎么办?**

若您不慎忘记用药，请于想起时立即使用。若已接近下次用药时间，直接使用下次剂量即可，切勿一次或短期间使用两次剂量。

❖ **与其他药物合用需注意什么?**

服用此药期间如需服用其他药品，请主动告知医师或药师。

西地碘含片（1.5mg）

❖ **本药用于治疗哪些疾病?**

主要用于治疗慢性咽喉炎、口腔溃疡、慢性牙龈炎、牙周炎。

❖ **本药如何服用，何时服用最合适?**

含化（不可用水送服），一次 1 片，每日 3~5 次。特殊情况请依照医师指示使用，不可随意停药。

❖ **使用本药期间需要注意什么?**

1. 含药后可出现一过性刺激感，但不影响疗效。

2. 长期应用可出现口内铜腥味、喉部烧灼感、鼻炎、皮疹、舌苔染色等，停药后即可消退。

3. 有甲状腺疾病患者请咨询医师。

4. 连续使用 5 日症状未见缓解应停药并就医。

5. 若正在测试甲状腺吸收 ^{131}I 功能，可能会对结果造成影响。

❖ **本药如何居家保存?**

请将本药放置于室温、阴凉、干燥处，避光储存，请勿冷藏或冷冻。请将药品置于儿童触及不到的地方。

❖ **妊娠期妇女与哺乳期妇女用药注意事项:**

妊娠期与哺乳期妇女慎用。

❖ **忘记用药时怎么办?**

若是规律性服用此药，则于发现忘记服药时立即服药。但若发现忘记服药时已接近下次服药时间，请按原计划服用下次剂量即可，切勿一次或短时间内服用两次剂量。

❖ **与其他药物合用需注意什么？**

用药期间如需服用其他药品，请主动告知医师或药师。

薄荷喉片

❖ **本药用于治疗哪些疾病？**

主要用于咽喉炎、扁桃体炎及口臭等患者。

❖ **本药如何服用，何时服用最合适？**

每隔 0.5~1 小时含 1 片，并徐徐咽下。特殊情况请依照医师指示使用，不可随意停药。

❖ **使用本药期间需要注意什么？**

1. 与铁盐和重金属属于配伍禁忌，避免同服。

2. 偶可发生哮喘、荨麻疹、血管性水肿等，若症状严重或持续数日不能缓解，应立即停药并就医。

❖ **本药如何居家保存？**

请将本药放置于室温、阴凉、干燥处，避光储存，请勿冷藏或冷冻。请将药品置于儿童触及不到的地方。

❖ **忘记用药时怎么办？**

若是规律性服用此药，则于发现忘记服药时立即服药。但若发现忘记服药时已接近下次服药时间，请按原计划服用下次剂量即可，切勿一次或短时间内服用两次剂量。

❖ **与其他药物合用需注意什么？**

若同时使用其他药物，需提前告知医师或药师，以便及时调整使用剂量。

度米芬（含片：0.5mg；滴丸：20mg）

❖ **本药用于治疗哪些疾病？**

主要用于急慢性咽喉炎、扁桃体炎、鹅口疮及口腔黏膜溃疡患者的辅助治疗。

❖ **本药如何服用，何时服用最合适？**

含片：含服，一次 1~2 片，每 2~3 小时 1 次。

滴丸：口含，一次 1 粒，每日 3~4 次。

特殊情况请依照医师指示使用，不可随意停药。

❖ **使用本药期间需要注意什么？**

1. 连续使用 3 日症状未缓解，请停药并及时就医。

2. 偶见过敏反应，若症状严重或持续数日不能缓解，应立即停药并就医。

❖ **本药如何居家保存？**

请将本药放置于室温、阴凉、干燥处，避光储存，请勿冷藏或冷冻。请将药品置于儿童触及不到的地方。

❖ **忘记用药时怎么办？**

若是规律性服用此药，则于发现忘记服药时立即服药。但若发现忘记服药时已接近下次服药时间，请按原计划服用下次剂量即可，切勿一次或短时间内服用两次剂量。

❖ **用药过量怎么办？**

如用药过量且出现严重不良反应，请立即停药并就医。

❖ **与其他药物合用需注意什么？**

若同时使用其他药物，需提前告知医师或药师。

第十六节　口腔科疾病用药

口腔科临床用药分为全身用药和局部用药。前者根据疾病的性质，选择合适的全身用药；后者的临床用药有其特殊性，具有给药方便、用药量小、局部药物浓度高、能降低全身用药所致药物不良反应的优点，因此，局部用药在口腔疾病治疗中发挥着重要的作用。

制霉菌素（粉剂：150万U；片：10万U，25万U，50万U）

❖ **本药用于治疗哪些疾病？**

用于口腔黏膜念珠菌病，如鹅口疮（雪口）、义齿性口炎、正中菱形舌、念珠菌性口角炎、念珠菌性唇炎和增殖型念珠菌感染等。

❖ **本药如何服用，何时服用最合适？**

1. 含服：每日3次，饭后含化并咽下。如不能耐受该药的特殊味道，或出现消化道症状，可在含化后将药吐出。

2. 含漱：取本药、甘油、纯化水适量，振摇或搅拌均匀成含漱液。含漱，让其在口腔中保留10分钟，然后吐出。每日3次，饭后含漱。

3. 外用：取本药加入鱼肝油，搅拌均匀。病灶局部涂抹，每日3次。

❖ **使用本药期间需要注意什么？**

1. 本药有特殊味道，可能会引起不适，出现恶心等消化道症状。

2. 制霉菌素口服治疗口腔真菌感染的效果不好。

3. 对深部真菌感染无效。

❖ **本药如何居家保存？**

密闭、凉暗（不超过20℃）、干燥处保存。

❖ **妊娠期妇女与哺乳期妇女用药注意事项：**

妊娠期与哺乳期妇女慎用。

❖ **用药过量怎么办？**

若用药过量，请立即告知医师或药师，并到医院就诊。

❖ **忘记用药时怎么办？**

若您是规律性地使用此药，则请于忘记用药时立即用药。但若已接近下次用药时间时，请直接使用下次之剂量即可，切勿一次或短期间使用两次剂量。

❖ **与其他药物合用需注意什么？**

用药期间加用其他药物，需提前告知医师或药师。

克霉唑（**乳膏**：1%，3%；**药膜**：50mg；**喷雾剂**：1.5%；**溶液**：1.5%）

❖ **本药用于治疗哪些疾病？**

用于口腔念珠菌病，最常用于真菌性口角炎。

❖ **本药如何使用，何时使用最合适？**

外用。遵医嘱使用。

❖ **使用本药期间需要注意什么？**

1. 避免接触眼睛和其他黏膜（如口、鼻等）。

2. 用药部位如有烧灼感、红肿等情况应停药，并将局部药物洗净，必要时向医师咨询。

3. 对本药过敏者禁用，过敏体质者慎用。

4. 本药性状发生改变时禁止使用。

5. 请将药品置于儿童触及不到的地方。儿童必须在成人监护下使用。

❖ **本药如何居家保存？**

密封，在凉暗处（避光并不超过20℃）保存。

❖ **妊娠期妇女与哺乳期妇女用药注意事项：**

妊娠期与哺乳期妇女应在医师指导下使用。

❖ **用药过量怎么办？**

若用药过量，请立即告知医师或药师，并到医院就诊。

❖ **忘记用药时怎么办？**

若您是规律性使用此药，则请于忘记用药时立即用药。但若已接近下次时间，请直接使用下次之剂量即可，切勿一次或短期间内使用两次剂量。

❖ **与其他药物合用需注意什么？**

如正在使用其他药品，使用本药前请咨询医师或药师。

硝酸咪康唑搽剂（2%）

❖ **本药用于治疗哪些疾病？**

用于念珠菌性口角炎的治疗。

❖ **本药如何使用，何时使用最合适？**

外用。涂布于病损处，每日4次，每次饭后及睡前使用。

❖ **使用本药期间需要注意什么？**

1. 避免接触眼睛和其他黏膜（如口、鼻等）。

2. 用药部位如有烧灼感、红肿等情况应停药，并将局部药物洗净，必要时向医师咨询。

3. 对本药过敏者禁用，过敏体质者慎用。

4. 本药性状发生改变时禁止使用。

5. 请将药品置于儿童触及不到的地方。儿童必须在成人监护下使用。

6. 如出现敏感或过敏反应，应马上停药并及时咨询医师。

7. 本药为局部用药，不得口服。

❖ **本药如何居家保存?**

密封保存。

❖ **妊娠期妇女与哺乳期妇女用药注意事项:**

妊娠期与哺乳期妇女慎用。

❖ **用药过量怎么办?**

使用过量会引起皮肤刺激,通常在停药后症状消失。

❖ **忘记用药时怎么办?**

若您是规律性使用此药,则请于忘记用药时立即用药。但若已接近下次用药时间,请直接使用下次之剂量即可,切勿一次或短期间内使用两次剂量。

❖ **与其他药物合用需注意什么?**

1. 如与其他药物同时使用可能会发生药物相互作用,详情请咨询医师或药师。

2. 临床上的药物相互作用非常罕见。

阿昔洛韦(片:0.1g;乳膏:3%,5%)

❖ **本药用于治疗哪些疾病?**

用于病毒感染性口炎,如带状疱疹、疱疹性龈口炎、手足口病、疱疹性咽峡炎等。

❖ **本药如何使用,何时使用最合适?**

1. 口服:每日5次,连服7日。

2. 外用:涂搽患处并覆盖,每次用量适中,每3小时1次,每日6次,连用7日。

❖ **使用本药期间需要注意什么?**

1. 涂搽本药时,应注意用防护指套或橡皮手套涂搽,以免感染身体其他部位或感染他人。

2. 连续使用7日,症状未缓解,请咨询医师。

3. 本药仅用于皮肤黏膜,不能用于眼部。

4. 用药部位如有烧灼感、瘙痒、红肿等情况应停药,并将局部药物洗净,必要时向医师咨询。

5. 对本药过敏者禁用,过敏体质者慎用。

6. 本药性状发生改变时禁止使用。

7. 请将药品置于儿童触及不到的地方。儿童必须在成人监护下使用。

❖ **本药如何居家保存?**

密封,在凉暗(避光并不超过20℃)干燥处保存。

❖ **妊娠期妇女与哺乳期妇女用药注意事项:**

妊娠期与哺乳期妇女慎用。

❖ **用药过量怎么办?**

若用药过量,请立即告知医师或药师,并到医院就诊。

❖ **忘记用药时怎么办?**

若您是规律性使用此药,则请于忘记用药时立即用药。但若已接近下次时间请直接使用下次之剂量即可,切勿一次或短期间内使用两次剂量。

❖ **与其他药物合用需注意什么?**

如与其他药物同时使用可能会发生药物相互作用,详情请咨询医师或药师。

复方硼砂含漱液（250ml）

❖ **本药用于治疗哪些疾病？**

用于口腔炎、咽喉炎及扁桃体炎等的消毒。

❖ **本药如何使用，何时使用最合适？**

含漱。一次 10ml，加温开水 50ml 稀释后含漱，含漱 5 分钟后吐出，每日 3~4 次。

❖ **使用本药期间需要注意什么？**

1. 含漱后应吐出，不可咽下。

2. 小儿、老年人、妊娠期妇女、哺乳期妇女慎用。

3. 本药误服后可引起局部组织腐蚀，吸收后可发生急性中毒，早期症状为呕吐、腹泻、皮疹以及中枢神经系统先兴奋后抑制等症状。一旦发生应马上就医。

4. 用时应避免接触眼睛。

5. 对本药过敏者禁用，过敏体质者慎用。

6. 本药性状发生改变时禁止使用。

7. 请将药品置于儿童触及不到的地方。儿童必须在成人监护下使用。

8. 大面积皮肤损害者禁用本药。

❖ **本药如何居家保存？**

密封保存。

❖ **妊娠期妇女与哺乳期妇女用药注意事项：**

妊娠期与哺乳期妇女慎用。

❖ **与其他药物合用需注意什么？**

1. 使用本药期间，欲使用其他口腔含漱液，应至少间隔 2 小时。

2. 如与其他药物同时使用可能会发生药物相互作用，使用前请咨询医师或药师。

3. 勿与生物碱的盐、氯化汞、硫酸锌及其他金属盐并用。

碳酸氢钠注射液（100ml∶5g；250ml∶12.5g；500ml∶25g）

❖ **本药用于治疗哪些疾病？**

1. 用于口腔黏膜念珠菌感染。

2. 用于预防及抑制义齿或奶瓶等表面真菌生长。

3. 用于口腔、颜面部等酸性物质或有机溶剂灼伤。

❖ **本药如何使用，何时使用最合适？**

本药给药途径及剂量因个体而异，请依照医师指示使用。

❖ **使用本药期间需要注意什么？**

碳酸氢钠溶液宜现用现配制。一般情况下可用配好的瓶装 5% 碳酸氢钠溶液，加注射用水适量稀释配成所需的浓度。

氯己定

（葡萄糖氯己定含漱液：0.008%；葡萄糖氯己定溶液：250ml∶50g；葡萄糖氯己定软膏：0.20%；醋酸氯己定溶液：0.02%，0.05%；醋酸氯己定软膏：0.5%）

❖ **本药用于治疗哪些疾病？**

1. 用于清除牙菌斑，预防和减少牙菌斑的形成。

2. 作为辅助用药用于义齿性口炎，也可将义齿浸泡于氯己定溶液中。

3. 用于复发性阿弗他溃疡的发作期。

4. 用于超声波洁牙前含漱 1 分钟或冲洗龈缘。

5. 用于牙周袋内冲洗或缓释制剂放入袋内，加强刮治的效果。

❖ **本药如何使用，何时使用最合适？**

本药给药途径及剂量因个体而异，请依照医师指示使用。

❖ **使用本药期间需要注意什么？**

1. 含漱可一定程度地减轻牙龈炎症，但对牙周袋内的菌群无作用，故不能替代正规的牙周治疗。

2. 本药连续使用不宜超过 3 个疗程。

3. 含漱时至少在口腔内停留 2~5 分钟。

4. 本药仅供含漱用。含漱后吐出，不得咽下。

5. 用时应避免接触眼睛。

6. 对本药过敏者禁用，过敏体质者慎用。

7. 本药性状发生改变时禁止使用。

8. 请将药品置于儿童触及不到的地方。儿童必须在成人监护下使用。

❖ **本药如何居家保存？**

遮光、密封保存。

❖ **与其他药物合用需注意什么？**

1. 使用本药期间，如使用其他口腔含漱液，应至少间隔 2 小时。

2. 如与其他药物同时使用可能会发生药物相互作用，详情请咨询医师或药师。

复方氯己定含漱液［100ml，150ml，200ml；葡萄糖酸氯己定∶甲硝唑（6∶1）］

❖ **本药用于治疗哪些疾病？**

用于牙龈炎、急慢性冠周炎、口腔黏膜炎等引起的牙周脓肿、牙龈出血、牙周肿痛、牙槽部炎症、溢脓、口臭、口腔黏膜溃疡等。

❖ **本药如何使用，何时使用最合适？**

含漱，每日 2 次，早、晚于刷牙后含漱。具体给药剂量和方法因个体而异，请依照医师指示使用。

❖ **使用本药期间需要注意什么？**

1. 对本药成分过敏者禁用。

2. 偶见过敏反应或口腔黏膜浅表脱屑。长期使用能使口腔黏膜表面与牙齿着色，舌苔发黄，味觉改变。

3. 本药连续使用不宜超过 3 个疗程。

4. 含漱时至少在口腔内停留 2~5 分钟。

5. 本药仅供含漱用，含漱后吐出，不得咽下。

6. 用时应避免接触眼睛。

7. 本药性状发生改变时禁止使用。

8. 使用本药期间，如使用其他口腔含漱液，应至少间隔 2 小时。

❖ **本药如何居家保存**？

遮光、密封保存。

地喹氯铵含片（0.25mg）

❖ **本药用于治疗哪些疾病**？

用于急性咽喉炎、慢性咽喉炎、口腔黏膜溃疡和牙龈炎。

❖ **本药如何服用，何时服用最合适**？

口含，每 2~3 小时 1 次，1 次 1~2 片，必要时可重复用药。给药剂量和方法因个体而异，请依照医师指示使用。

❖ **使用本药期间需要注意什么**？

1. 对本药过敏者禁用。

2. 本药应逐渐含化，勿嚼碎口服。

3. 不慎接触眼睛后，请立即用大量清水冲洗并征求医师意见。

❖ **本药如何居家保存**？

遮光，密封保存。

❖ **用药过量怎么办**？

若使用过量或出现严重不良反应，请立即告知医师或药师，并到医院就诊。

❖ **忘记用药时怎么办**？

若是规律性服用此药，则于发现忘记服药时立即服药。但若发现忘记服药时已接近下次服药时间，请按原计划服用下次剂量即可，切勿一次或短时间内服用两次剂量。

❖ **与其他药物合用需注意什么**？

如正在使用其他药品，使用本药前请咨询医师或药师。

西吡氯铵（含漱液：120ml∶120mg，200ml∶200mg；含片∶2mg）

❖ **本药用于治疗哪些疾病**？

1. 用于口腔白色念珠菌感染，减少或抑制牙菌斑形成。

2. 用于口腔日常护理及清洁口腔。

❖ **本药如何使用，何时使用最合适**？

1. 含漱液：刷牙前后或需要时使用，每次 15ml，强力漱口 1 分钟，每天至少 2 次。

2. 含片：口含，使其徐徐溶化，给药剂量因个体而异，请依照医师指示使用。

❖ **使用本药期间需要注意什么**？

1. 对本药过敏者禁用。

2. 含漱液：含漱后吐出，不得咽下。

3. 含片：6 岁以下儿童不宜使用；本药应逐渐含化，勿嚼碎口服。

❖ **本药如何居家保存?**

avoid 避光、密封,在阴凉处保存。

❖ **妊娠期妇女与哺乳期妇女用药注意事项:**

妊娠期与哺乳期妇女禁用西吡氯铵含片。

❖ **用药过量怎么办?**

若使用过量或出现严重不良反应,请立即告知医师或药师,并到医院就诊。

❖ **忘记用药时怎么办?**

若是规律性使用此药,则请于忘记用药时立即用药。但已接近下次用药时间,请直接使用下次之剂量即可,切勿一次或短期间内使用两次剂量。

❖ **与其他药物合用需注意什么?**

本药与部分药物或产品合用有配伍禁忌,可能降低其杀菌效果,请咨询医师或药师。

西地碘含片(1.5mg)

❖ **本药用于治疗哪些疾病?**

用于慢性咽喉炎、口腔黏膜溃疡、慢性牙龈炎、牙周炎。

❖ **本药如何服用,何时服用最合适?**

口含,给药剂量因个体而异,请依照医师指示使用。

❖ **使用本药期间需要注意什么?**

1. 对本药过敏者或对其他碘制剂过敏者禁用。

2. 甲状腺疾病患者慎用。

3. 个别口腔溃疡较重患者含药后可出现一过性刺激感,但不影响疗效。

4. 极少数患者可出现过敏症状,在用药后立即或几小时后发生血管神经性水肿、上呼吸道黏膜刺激症状,甚至喉头水肿引起窒息,偶见皮疹、皮肤瘙痒等过敏反应。若发现应立即就医。

5. 长期应用可出现口内铜腥味、喉部烧灼感、鼻炎、皮疹等;长期含服可导致舌苔染色,停药后可消失。

6. 连续使用 5 日症状未见缓解应停药并就医。

❖ **本药如何居家保存?**

避光、密封,在阴凉处保存。

❖ **妊娠期妇女与哺乳期妇女用药注意事项:**

妊娠期与哺乳期妇女慎用。

❖ **用药过量怎么办?**

若服药过量或出现严重不良反应,请立即告知医师或药师,并到医院就诊。

❖ **忘记用药时怎么办?**

若是规律性服用此药,则于发现忘记服药时立即服药。但若发现忘记服药时已接近下次服药时间,请按原计划服用下次剂量即可,切勿一次或短时间内服用两次剂量。

❖ **与其他药物合用需注意什么?**

如与其他药物同时使用可能会发生药物相互作用,详情请咨询医师或药师。

聚维酮碘

（**软膏**：10%；**凝胶**：5g：0.25g，5g：0.5g；**溶液**：0.5%，1%，5%；**含漱液**：250ml：2.5g）

❖ **本药用于治疗哪些疾病？**

1. 用于口腔炎、咽喉炎、口腔溃疡、牙周炎、冠周炎等口腔疾病。

2. 用于口腔手术前的消毒，以及日常的口腔消毒保健。

❖ **本药如何使用，何时使用最合适？**

本药使用方法及剂量因个体和用药目的而异，请依照医师指示使用。

❖ **使用本药期间需要注意什么？**

1. 对本药及其他碘制剂过敏者禁用。

2. 注意请勿吞服。

❖ **本药如何居家保存？**

避光、密封，在阴凉处保存。

❖ **妊娠期妇女与哺乳期妇女用药注意事项：**

妊娠期与哺乳期妇女经医师评估后使用。

❖ **与其他药物合用需注意什么？**

本药与部分药物或产品不得同用或接触，请咨询医师或药师。

乳酸依沙吖啶溶液（0.1%）

❖ **本药用于治疗哪些疾病？**

1. 用于糜烂、水肿、充血等范围较大、渗出较多的口腔黏膜溃疡。

2. 用于牙龈炎、牙周炎的辅助治疗。

3. 用于各种唇炎、扁平苔藓、盘状红斑狼疮、渗出性多形性红斑、药物过敏等唇部有厚痂糜烂病损需要湿敷者。

❖ **本药如何使用，何时使用最合适？**

1. 含漱：每日 3 次，饭后口腔鼓漱 1~3 分钟（鼓漱：闭口鼓腮做漱口动作，使口腔中的唾液分泌，同时以舌尖在牙齿的内外上下进行按摩）。

2. 湿敷：唇部有厚痂糜烂需要湿敷者，用医用纱布或棉球蘸药液至饱和状态覆盖于病损处，一次 20~30 分钟，每日 1~3 次。干燥后须更换新蘸药纱布或棉球。

❖ **使用本药期间需要注意什么？**

1. 用于湿敷的医用纱布或棉球，应剪成病损大小；湿敷过程中，纱布、棉球要保持药液饱和状态；湿敷后若病损结痂未变软，则应继续湿敷，直至结痂变软。

2. 本药见光容易分解变色，应避光保存，药液遇光后色泽加深，不可再用。

3. 使用前请拧紧瓶盖，以防污染。

4. 本药仅供外用，切忌口服。

5. 用药部位如有烧灼感、瘙痒、红肿等情况应停药，并将局部药物洗净，必要时向医师咨询。

6. 对本药过敏者禁用，过敏体质者慎用。

7. 本药性状发生改变时禁用。

8. 请将此药品放在儿童不能接触的地方。儿童必须在成人监护下使用。

❖ **本药如何居家保存？**

遮光，密闭保存。本药见光容易分解变色，应避光保存，药液遇光后色泽加深，不可再用。

❖ **与其他药物合用需注意什么？**

与其他药物同时使用可能会发生药物相互作用，若需联用药物，请咨询医师或药师。

曲安奈德口腔软膏（1g：1mg）

❖ **本药用于治疗哪些疾病？**

用于辅助性治疗，缓解口腔炎症，创伤性溃疡等症状。

❖ **本药如何使用，何时使用最合适？**

取适量口腔软膏涂抹患处，通常每日一至数次，可依患者的症状增减，最好餐后或睡前使用。使用后暂时避免饮食。

❖ **使用本药期间需要注意什么？**

1. 短期外用无明显不良反应。长期局部使用，可能出现短暂灼烧感或刺痛感，以及乏力、头晕等，出现这些情况应该与医师联系，个别患者可能出现口腔真菌感染。

2. 口腔、咽部的真菌和细菌感染性疾病禁用。由病毒引起的口腔疱疹，如唇疱疹、疱疹性龈口炎、疱疹性咽峡炎等禁用。

3. 用药 7 天后，如果病损没有显著修复、愈合，建议做进一步检查。

4. 儿童使用本药应减少到可以达到有效治疗的最小给药使用面积。

❖ **本药如何居家保存？**

密封。适宜温度：20~25℃，15~30℃下亦可保存。

❖ **妊娠期妇女与哺乳期妇女用药注意事项：**

妊娠期妇女经医师评估后方可使用。会导致母乳减少，哺乳期妇女慎用。

❖ **用药过量怎么办？**

若用药过量或出现严重不良反应，如乏力、头晕等，请立即告知医师或药师，并到医院就诊。

他克莫司软膏（10g：3mg，10g：10mg）

❖ **本药用于治疗哪些疾病？**

用于非免疫受损的因潜在危险而不宜使用传统疗法，或对传统疗法反应不充分或无法耐受传统疗法的中到重度特应性皮炎患者，可作为短期或间歇性长期治疗。

该药还可用于糜烂型扁平苔藓、天疱疮、类天疱疮的口腔局部病损。

❖ **本药如何使用，何时使用最合适？**

患处涂上一薄层本药，轻轻擦匀，并完全覆盖，一天两次。不应采用封包敷料外用。

❖ **使用本药期间需要注意什么？**

1. 对他克莫司或制剂中任何其他成分有过敏史的患者禁用。免疫受损的成人和儿童禁用。2 岁以下儿童禁用。

2. 本药建议短期应用。必要时可间断性重复使用。下列情况应尽快向医师报告：①用后症状恶化；②皮肤感染；③治疗六周后症状未改善。有时其他皮肤病可能看起来像湿疹。

3. 保持良好的皮肤护理是很重要的。如果要用保湿剂，请在用他克莫司软膏后再用。

4. 要避免弄进眼睛或嘴巴中。如果吞咽了他克莫司软膏，应向医师求助。

5. 用药期间不要用紫外线治疗、日光灯或晒床；要限制阳光暴露，避免接触到阳光；建议用适当的保护免受阳光暴露。

6. 不要用绷带、衣服或缚裹包住治疗区的皮肤。可以穿正常的衣物。

7. 在应用本药前洗手。

❖ **本药如何居家保存**？

室温 25℃保存；允许的温度范围是 15~30℃。

❖ **妊娠期妇女与哺乳期妇女用药注意事项：**

会导致新生儿高血钾和肾功能紊乱，妊娠期妇女经医师评估后使用。本药可分泌至乳汁，由于可能会对哺乳婴儿造成严重不良反应，因此哺乳期妇女应根据医师评估来决定是停止哺乳还是停止用药。

❖ **用药中毒怎么办**？

本药不能用于口服。口服本药可出现与全身性应用他克莫司相关的不良反应。一旦误服，应寻求医师帮助。

❖ **与其他药物合用需注意什么**？

与其他药物同时使用可能会发生药物相互作用，若需联用药物，请咨询医师或药师。

维 A 酸乳膏（10g：5mg，10g：10mg，20g：20mg）

❖ **本药用于治疗哪些疾病**？

用于斑块型口腔扁平苔藓和口腔白斑。

❖ **本药如何使用，何时使用最合适**？

擦干局部病损，并隔离唾液，将本药适量涂于病损表面，每日 1 次。

❖ **使用本药期间需要注意什么**？

1. 本药适用于病损孤立面积较小的白斑，或病损面积较大并局限的斑块样扁平苔藓；除斑块状病损外，本药不得用于网状、丘疹状等其他类型的扁平苔藓。

2. 避免将药涂于斑块样病损之外，以免引起黏膜充血溃疡。

3. 本药不宜大面积应用。

4. 儿童慎用。

❖ **本药如何居家保存**？

遮光，密封，在阴凉处（不超过 20℃）保存。

❖ **妊娠期妇女与哺乳期妇女用药注意事项：**

妊娠起初 3 个月内妇女禁用；哺乳期妇女禁用，以免婴儿经口摄入本制剂。

❖ **用药过量怎么办**？

偶尔因误食本药引起的药物过量会导致维生素 A 过多症，包括头痛、恶心、呕吐、瞌睡及瘙痒。请咨询医师。

❖ **与其他药物合用需注意什么**？

1. 与光敏感药如司帕沙星、氢氯噻嗪等合用有增加光敏性的危险。

2. 如与其他药物同时使用可能会发生药物相互作用，详情请咨询医师或药师。

氨来呫诺（口腔贴片：2mg；糊剂：2g∶100mg，5g∶250mg）

❖ **本药用于治疗哪些疾病?**

用于免疫系统正常的阿弗他口腔溃疡。

❖ **本药如何使用，何时使用最合适?**

一旦发现有溃疡出现就应使用本药，每日 4 次，最好是在三餐后和睡前使用。口腔贴片应在睡前 80 分钟使用。用药前，将手洗净并擦干，特别是直接接触溃疡的指尖，然后将贴片类白色面贴于溃疡处，并轻压，以使贴片紧贴溃疡处。

❖ **使用本药期间需要注意什么?**

1. 对本药过敏者禁用。

2. 尽可能在口腔溃疡一出现就使用本药。

3. 为保证药物分散至患处，同时避免误吸贴片，用药一小时内避免进食；睡前 80 分钟内不能用药。

4. 用药后 20~80 分钟内，药物会完全分散至口腔的溃疡处。当药物分散至患处时，会感觉到口腔中有微小的颗粒，这些颗粒可安全地吞咽。

5. 如持续用药 10 日后仍无明显的愈合或疼痛减轻，应及时就医。

6. 如果出现皮疹或接触性黏膜炎症应停止用药。

7. 不推荐 12 岁以下的患者使用口腔贴片。

❖ **本药如何居家保存?**

密闭，室温保存。

❖ **妊娠期妇女与哺乳期妇女用药注意事项:**

妊娠期与哺乳期妇女应经医师评估后方可使用。

❖ **用药过量怎么办?**

过大剂量可导致胃肠道紊乱、腹泻或呕吐。请立即告知医师或药师，并到医院就诊。

第十七节　免疫调节药

免疫调节药通过影响机体的免疫应答反应和免疫病理反应而调节机体的免疫功能，防治免疫功能异常所致的疾病。依其作用方式不同，主要可分为免疫抑制药和免疫增强药。前者主要用于防治免疫病理反应，如器官移植时的排斥反应、结缔组织病（CTD）或其他自身免疫性疾病和过敏反应；后者则主要用于免疫缺陷性疾病以及增强抗感染和抗肿瘤免疫力。

一、免疫抑制药

甲氨蝶呤片（2.5mg，5mg）

❖ **本药用于治疗哪些疾病?**

本药除抗肿瘤作用外，也可作为免疫抑制剂，用于类风湿关节炎、银屑病关节炎、脊柱关节病的周围关节炎、多肌炎及皮肌炎、系统性红斑狼疮伴有中枢神经受累等疾病的治疗。

❖ **本药如何服用，何时服用最合适？**

口服。一次 5~10mg，每日 1 次，一周 1~2 次。给药剂量和方法因个体而异，请依照医师指示使用。

❖ **使用本药期间需要注意什么？**

1. 作为免疫抑制药，本药每周只服用一天（一天内可以分次）。

2. 本药治疗各种关节炎的起效期为 6~8 周，故评价本药疗效必须在 8 周后。

3. 本药控制关节炎症状，尤其是类风湿关节炎的效果明显，但阻止其骨破坏的作用尚不明确。

4. 全身极度衰竭、恶液质或并发感染及心、肺、肝、肾功能不全时，禁用本药。

5. 本药可引起中枢神经系统症状（如疲劳、头晕），会影响患者驾驶及操作机械。

6. 本药可引起血尿酸水平升高，若痛风或高尿酸血症患者使用本药，应服用抗痛风药。

❖ **本药如何居家保存？**

遮光，密封保存。

❖ **妊娠期妇女与哺乳期妇女用药注意事项：**

本药会引起遗传毒性和生殖毒性，妊娠期妇女禁用；用药期间应终止哺乳。

❖ **用药过量怎么办？**

若服药过量，请立即告知医师或药师，并到医院就诊。医师会给予亚叶酸钙中和毒性反应，严重者需要水化治疗和碱化尿液。

❖ **忘记用药时怎么办？**

若是规律性服用此药，则于发现忘记服药时立即服药。但若发现忘记服药时已接近下次服药时间，请按原计划服用下次剂量即可，切勿一次或短时间内服用两次剂量。

❖ **与其他药物合用需注意什么？**

本药与多种药物会产生相互作用，服药期间如加用其他药物，需提前告知医师或药师。

环磷酰胺片（50mg）

❖ **本药用于治疗哪些疾病？**

细胞毒类抗肿瘤药，其免疫抑制作用亦适用于系统性红斑狼疮、大动脉炎、韦格纳肉芽肿、结节性动脉周围炎、显微镜下多动脉炎、类风湿关节炎以及器官移植后的排斥反应。

❖ **本药如何服用，何时服用最合适？**

口服给药，一日 2~6mg/kg。本药给药途径及剂量因个体而异，请依照医师指示服用。

❖ **使用本药期间需要注意什么？**

1. 若有骨髓抑制、感染、肝肾功能损害，请提前告知医师。对本药过敏者禁用。

2. 本药的代谢产物对尿路有刺激性，应用时请注意多饮水。

3. 若有心脏毒性风险或心脏病病史请慎用。

❖ **本药如何居家保存？**

遮光，密封，在 30℃以下保存。

❖ **妊娠期妇女与哺乳期妇女用药注意事项:**

妊娠期妇女禁用,哺乳期妇女在开始用药前必须中止哺乳。

❖ **用药过量怎么办?**

服用过量会导致骨髓抑制、尿毒性、心脏毒性(包括心力衰竭)、肝静脉闭塞症、口炎。过量服用请立即告知医师,并到医院就诊。

❖ **忘记用药时怎么办?**

若是规律性服用此药,则于发现忘记服药时立即服药。但若发现忘记服药时已接近下次服药时间,请按原计划服用下次剂量即可,切勿一次或短时间内服用两次剂量。

❖ **与其他药物合用需注意什么?**

本药与多种药物会产生相互作用,服药期间如加用其他药物,需提前告知医师或药师。

硫唑嘌呤片(50mg)

❖ **本药用于治疗哪些疾病?**

本药主要用于急、慢性白血病,系统性红斑狼疮,慢性类风湿关节炎,预防移植排斥反应等。

❖ **本药如何服用,何时服用最合适?**

口服给药,一日 1.5~3mg/kg,每日 1 次或分次口服。本药给药途径及剂量因个体而异,请依照医师指示使用。

❖ **使用本药期间需要注意什么?**

1. 为监测本药对血液系统的影响,在治疗的前 8 周内,应至少每周检查 1 次包括血小板在内的血常规,若有变化请立即就医,由医师根据病情及时调整药物。

2. 若正在接受大剂量药物治疗,或有肝、肾功能异常,在治疗的头 3 个月内,应每半月至 1 个月检查 1 次肝肾功能,若有变化请立即就医。

3. 有证据显示,使用本药的男女患者均可出现染色体异常,但停药后可逐渐恢复。

4. 接受本药治疗的各种疾病患者,用长波紫外线照射会产生协同的致畸作用。

5. 对患有次黄嘌呤 – 鸟嘌呤 – 磷酸核糖转移酶缺乏综合征(莱施 – 奈恩综合征)的患者慎用本药,若出现异常请告知医师。

6. 若为老年患者,注意复查血常规。

7. 用药期间若出现皮肤、黏膜出血,肤色发白,血细胞减少,肝或肾功能异常,以及过敏反应等以上症状,请立即就医。

8. 对本药过敏者禁用,对巯嘌呤过敏者也可能对本药过敏。

❖ **本药如何居家保存?**

遮光,密封保存。

❖ **妊娠期妇女与哺乳期妇女用药注意事项:**

妊娠期与哺乳期妇女慎用。

❖ **用药过量怎么办?**

服药过量的表现有:不明原因的感染、喉部溃疡、紫癜和出血等,多见于用药 9~14 日,多因骨髓抑制所致,应立即停药并就医,医师会给予血液透析处理。

❖ **忘记用药时怎么办？**

若是规律性服用此药，则于发现忘记服药时立即服药。但若发现忘记服药时已接近下次服药时间，请按原计划服用下次剂量即可，切勿一次或短时间内服用两次剂量。

❖ **与其他药物合用需注意什么？**

本药与多种药物会产生相互作用，服药期间如加用其他药物，需提前告知医师或药师。

环孢素

（**软胶囊**：10mg，25mg，50mg，100mg；**胶囊**：10mg，25mg，50mg，100mg；**口服溶液**：50ml：5g；**注射液**：5ml：250mg）

❖ **本药用于治疗哪些疾病？**

本药主要用于器官移植，骨髓移植，类风湿关节炎，系统性红斑狼疮等。

❖ **本药如何服用，何时服用最合适？**

环孢素的一日总用量应分 2 次服用（早上和晚上）。本药剂量及用法因人及疾病不同而异。请依照医师指示按时服药。

❖ **使用本药期间需要注意什么？**

1. 除了某些情况需静脉滴注环孢素浓缩液外，对大部分病例，推荐口服环孢素治疗。

2. 3 岁以下儿童和 18 岁以下类风湿关节炎患者不能使用。肾功能异常、患高血压未得到控制或患有恶性肿瘤的类风湿关节炎患者、银屑病患者禁用。对环孢素及其任何赋形剂过敏者禁用。

3. 本药可导致肾损害，使用期间应监测肾功能，若出现异常值应告知医师，必要时降低给药剂量。

4. 本药可引起血清胆红素及肝酶呈剂量依赖性和可逆性升高。应密切监测肝功能，若出现异常应告知医师，必要时降低给药剂量。

5. 环孢素可增加患皮肤癌的风险，使用期间应避免过度暴露在紫外线下。

6. 治疗期间要定期监测血压，如果出现高血压，请就医，应进行适当的降压治疗。

7. 使用本药偶见血脂轻微可逆性升高，建议在治疗前及治疗 1 个月后进行血脂测定。如果发现血脂升高，应考虑限制含脂肪食物的摄入或咨询医师降低给药剂量。

8. 本药可增加高钾血症的风险，特别是有肾功能障碍的患者。请注意控制钾的水平。

9. 环孢素可导致症状性低镁血症，特别是移植期间。因此建议在移植期间控制血清镁的水平，若异常请告知医师。

10. 有高尿酸血症的患者要谨慎使用本药。

11. 增强身体免疫力，若并发其他感染请及时就医。

❖ **本药如何居家保存？**

遮光，密封保存。

❖ **妊娠期妇女与哺乳期妇女用药注意事项：**

妊娠期妇女在权衡利弊后慎用；哺乳期妇女应停止哺乳。

❖ **用药过量怎么办？**

在口服后的最初几小时内，催吐和洗胃可能有效，过量请及时就医。

❖ **忘记用药时怎么办？**

若是规律性服用此药，则于发现忘记服药时立即服药。但若发现忘记服药时已接近下次服药时间，请按原计划服用下次剂量即可，切勿一次或短时间内服用两次剂量。

❖ **与其他药物合用需注意什么？**

若与保钾药和含钾药物合用，或食用富含钾食物的患者，使用环孢素时应谨慎，在这些情况下建议控制钾的水平。

本药与多种药物会产生相互作用，服药期间如加用其他药物，需提前告知医师或药师。

吗替麦考酚酯（胶囊：250mg，500mg；分散片：250mg，500mg）

❖ **本药用于治疗哪些疾病？**

预防肾脏移植排斥反应，也可用于有以下临床情况的自身免疫病：①狼疮肾炎；②原发性小血管炎导致的肾损害；③难治性肾病综合征；④不能耐受其他免疫抑制药，或疗效不佳，或有严重器官损害的（弥漫性）结缔组织病（CTD）。

❖ **本药如何服用，何时服用最合适？**

在肾脏、心脏或肝脏移植后应尽早开始口服吗替麦考酚酯治疗。

推荐空腹服用。对稳定的肾脏移植患者，吗替麦考酚酯可以和食物同服。请依照医师指示服用。

❖ **使用本药期间需要注意什么？**

1. 本药禁用于对吗替麦考酚酯、麦考酚酸或药物中的其他成分有超敏反应的患者。

2. 本药使发生皮肤癌的危险性增加，可通过穿防护衣或含高防护因子的防晒霜来减少暴露于阳光和紫外线下。

3. 若出现任何感染症状、意外瘀肿、出血或其他骨髓抑制表征，应立即就医。

4. 免疫系统的过度抑制可增加对感染的易感性。

5. 有严重的活动性消化系统疾病的患者慎用。

❖ **本药如何居家保存？**

30℃以下避光保存。

❖ **妊娠期妇女与哺乳期妇女用药注意事项：**

妊娠期妇女与哺乳期妇女禁用。

❖ **用药过量怎么办？**

吗替麦考酚酯过量会增加感染和骨髓抑制。如果出现中性粒细胞降低，请停用本药或咨询医师减少剂量。过量请及时就医。

❖ **忘记用药时怎么办？**

若是规律性服用此药，则于发现忘记服药时立即服药。但若发现忘记服药时已接近下次服药时间，请按原计划服用下次剂量即可，切勿一次或短时间内服用两次剂量。

❖ **与其他药物合用需注意什么？**

本药与多种药物会产生相互作用，服药期间如加用其他药物，需提前告知医师或药师。

他克莫司胶囊（0.5mg，1mg，5mg）

❖ **本药用于治疗哪些疾病？**

预防肝脏或肾脏移植术后的移植物排斥反应。治疗肝脏或肾脏移植术后应用其他免疫抑制药物无法控制的移植物排斥反应。

❖ **本药如何服用，何时服用最合适？**

推荐空腹或于餐前 1 小时或餐后 2~3 小时服用，口服，给药剂量和方法因个体而异，请依照医师指示使用。

❖ **使用本药期间需要注意什么？**

1. 他克莫司治疗剂量和中毒剂量相当接近，用药个体间差异较大，因此，移植术后医师会监测全血谷浓度。口服给药时，在给药后约 12 小时左右医师会在下次给药前测定谷浓度。

2. 对他克莫司或其他大环内酯类药物过敏，或对胶囊中其他成分过敏者禁用本药。

3. 应由有免疫抑制治疗经验及对器官移植患者有管理经验的医师调整剂量。

4. 用药期间医师应监测血压、心电图、视力、血糖浓度、血钾及其他电解质浓度、血肌酐、尿素氮、血液学参数、凝血值及肝功能。

5. 本药不能与环孢素合用。先前接受过环孢素治疗的患者，给予他克莫司时应谨慎。

6. 本药与视觉及神经系统紊乱有关。服用本药并已出现上述不良反应的患者，不应驾车或操作危险器械。酒精可加剧这种作用。

7. 本药口服胶囊中含有乳糖，患有半乳糖不耐症、乳糖酵素缺乏症或葡萄糖 – 半乳糖吸收障碍等罕见遗传疾病的患者不应服用。

8. 患者应维持他克莫司单一剂型及相应的日剂量给药方案，防止因用药错误导致用量不足或过量引起的副作用。

9. 患皮肤癌风险增加的患者平常应穿着防护衣，使用保护系数高的防晒油，以减少阳光和紫外线暴露。

10. 本药可延长 Q–T 间期，先天性长 Q–T 综合征患者应避免使用。

❖ **本药如何居家保存？**

需保存在原包装中防潮。硬胶囊从泡罩中取出后应立即服用。10~30℃室温保存。

❖ **妊娠期妇女与哺乳期妇女用药注意事项：**

妊娠期妇女在权衡利弊后使用。服用本药的妇女应停止哺乳。

❖ **用药过量怎么办？**

若服药过量，请立即告知医师或药师，并到医院就诊，医师会给予洗胃或使用吸附剂处理。

❖ **忘记用药时怎么办？**

若是规律性服用此药，则于发现忘记服药时立即服药。但若发现忘记服药时已接近下次服药时间，请按原计划服用下次剂量即可，切勿一次或短时间内服用两次剂量。

❖ **与其他药物合用需注意什么？**

本药与多种药物会产生相互作用，服药期间如加用其他药物，需提前告知医师或药师。

甲泼尼龙片（4mg，16mg）

❖ **本药用于治疗哪些疾病?**

用于：①抗感染治疗，包括风湿性疾病、胶原性疾病（免疫复合物疾病）、皮肤疾病、过敏性疾病、眼部疾病、胃肠道疾病、呼吸道疾病和水肿状态等；②免疫抑制治疗，包括器官移植、血液疾病、肿瘤；③其他，包括休克、神经系统疾病、预防癌症化疗引起的恶心和呕吐、内分泌失调等。

❖ **本药如何服用，何时服用最合适?**

口服。本药给药剂量因个体而异，请依照医师指示使用。

❖ **使用本药期间需要注意什么?**

1. 全身性霉菌感染、已知对药物成分过敏者禁用。用药期间禁止使用活疫苗或减毒活疫苗。

2. 儿童、糖尿病患者、高血压患者及有精神病史的患者应用时，应采取严密的医疗监护并尽可能缩短疗程。

3. 眼部单纯疱疹患者、非特异性溃疡性结肠炎患者和运动员慎用本药。

4. 为减少因用药而产生的肾上腺皮质功能不全现象，可遵医嘱逐渐减少用药量。

5. 甲状腺功能减退和肝硬化会增强药物作用。

6. 应注意观察长期接受治疗的婴儿和儿童的生长发育，此类人群还具有颅内压升高的特殊风险，且高剂量可能会引发儿童胰腺炎。

7. 因产生骨质疏松症及高血压的潜在风险增加，故老年人长期采用皮质类固醇治疗应谨慎。

8. 对于肾功能衰竭的患者不需要调整剂量。

❖ **本药如何居家保存?**

密闭，15~25℃保存。

❖ **妊娠期妇女与哺乳期妇女用药注意事项：**

妊娠期、哺乳期妇女使用本药需充分权衡利弊，经医师评估指导后使用。

❖ **用药过量怎么办?**

1. 可能出现心律失常或心血管性虚脱。

2. 长期过量使用会导致满月脸、多血质外貌、向心性肥胖、痤疮、紫纹、高血压、继发性糖尿病和骨质疏松等。

3. 若服药过量，请尽快就医咨询。

❖ **忘记用药时怎么办?**

若是规律性服用此药，则于发现忘记服药时立即服药。但若发现忘记服药时已接近下次服药时间，请按原计划服用下次剂量即可，切勿一次或短时间内服用两次剂量。

❖ **与其他药物合用需注意什么?**

1. 同时服用甲泼尼龙和环孢素会引起惊厥，不良反应更易发生。

2. 本药与他克莫司合用时，可以降低或升高他克莫司的血药浓度。

3. 服药期间如加用其他药物，需提前告知医师或药师。

来氟米特片（10mg）

❖ **本药用于治疗哪些疾病？**

类风湿关节炎，银屑病关节炎，强直性脊柱炎，狼疮性肾病及难治性肾病。

❖ **本药如何服用，何时服用最合适？**

本药给药途径及剂量因个体而异，请依照医师指示使用。

❖ **使用本药期间需要注意什么？**

1. 如果剂量过大或出现毒性时，可给予考来烯胺或活性炭加以消除。

2. 对本药及其代谢产物过敏者禁用。

3. 接受本药治疗的患者，在用药前及用药期间前 3 个月内应每 2~4 周检查一次肝功能，如无不良反应则可延长复查时间。

4. 接受本药治疗者在治疗前及治疗期间的前 3 个月内应定期复查血常规。

5. 下列情况应慎用：①严重肝损害和乙型肝炎或丙型肝炎血清学指标阳性的患者；②免疫缺陷、未控制的感染、活动性胃肠道疾病、肾功能不全及骨髓发育不良的患者；③用药期间有生育计划的男性应考虑中断治疗，同时服用考来烯胺。

❖ **本药如何居家保存？**

避光，密封，于干燥处保存。

❖ **妊娠期妇女与哺乳期妇女用药注意事项：**

妊娠期妇女、尚未采取可靠避孕措施的育龄妇女及哺乳期妇女禁用。

❖ **用药过量怎么办？**

据文献报道，当剂量过大或出现毒性时，可给予考来烯胺或活性炭加以消除。

❖ **忘记用药时怎么办？**

若是规律性服用此药，则于发现忘记服药时立即服药。但若发现忘记服药时已接近下次服药时间，请按原计划服用下次剂量即可，切勿一次或短时间内服用两次剂量。

❖ **与其他药物合用需注意什么？**

本药与多种药物会产生相互作用，服药期间如加用其他药物，需提前告知医师或药师。

咪唑立宾片（25mg，50mg）

❖ **本药用于治疗哪些疾病？**

预防肾移植时的排斥反应。

❖ **本药如何服用，何时服用最合适？**

口服，给药剂量和方法因个体而异，请依照医师指示使用。本药耐药量及有效量随患者而异，必须慎重增减用量。

❖ **使用本药期间需要注意什么？**

1. 对本药过敏者、白细胞数 3.0×10^9/L 以下者（有可能加重骨髓功能抑制，出现严重感染、出血倾向等）禁用。

2. 本药主要从肾脏排泄，应考虑肾功能及年龄、体重等，从低剂量开始给药并注意用量。

3. 合并细菌、病毒、真菌等感染症患者（因骨髓功能抑制，有可能加重感染）、有出血因素的患者（因骨髓功能抑制，有可能出现出血倾向）慎用。

4. 本药有时会引起骨髓功能抑制等严重副作用，应进行临床检验监测（血液检查、肝功能及肾功能检查等），如有异常，应咨询医师减量或停药。

5. 儿童及育龄患者有必要用药时，应考虑对性腺的影响。

❖ **本药如何居家保存？**

密闭、室温（不超过 30℃）保存、注意防潮。

❖ **妊娠期妇女与哺乳期妇女用药注意事项：**

妊娠期妇女或计划妊娠的妇女禁用。哺乳期妇女应在服用药物时停止哺乳。

❖ **用药过量怎么办？**

若服药过量，请立即告知医师或药师，并到医院就诊。

❖ **忘记用药时怎么办？**

若是规律性服用此药，则于发现忘记服药时立即服药。但若发现忘记服药时已接近下次服药时间，请按原计划服用下次剂量即可，切勿一次或短时间内服用两次剂量。

❖ **与其他药物合用需注意什么？**

如与其他药物同时使用可能会发生药物相互作用，详情请咨询医师或药师。

西罗莫司（片：1mg；口服溶液：1ml：1mg）

❖ **本药用于治疗哪些疾病？**

用于肾移植时的器官抗排斥反应，应与环孢素和糖皮质激素合用。

❖ **本药如何服用，何时服用最合适？**

建议与环孢素和糖皮质激素合并使用。移植后尽早开始服用，首次应服用负荷量，具体剂量及用法因人及疾病不同而异。请依照医师指示按时服药。

❖ **使用本药期间需要注意什么？**

1. 本药仅用于口服。

2. 禁用于对本药及其衍生物或口服液中任何成分过敏的患者。

3. 免疫抑制增加了淋巴瘤和其他恶性肿瘤的易感性，尤其是皮肤癌，患者应减少与紫外线的接触，可穿防护衣、使用高保护系数的防晒用品。

4. 对已有高脂血症的患者应用本药前应权衡利弊，一旦发生高血脂，应采取相应干预治疗。

5. 同时服用本药、环孢素和他汀类降血脂药和（或）贝特类药品时，应监测横纹肌溶解症的发生情况。

6. 本药和环孢素合用应监测肾功能，血肌酐升高者应调整治疗方案。

7. 建议在移植后进行为期 1 年的预防卡氏肺囊虫性肺炎的抗微生物治疗；在移植后进行 3 个月的巨细胞病毒预防治疗，特别是对该病毒易感者。

8. 使用本药时，疫苗的效能会减弱，应避免使用活疫苗。

❖ **本药如何居家保存？**

片剂：遮光，密闭，25℃以下保存。

口服溶液：2~8℃，避光保存。一旦开启，应在 1 个月内用完。冷藏时可能会产生轻度浑浊，可将本药置于室温中，轻轻振摇直至浑浊消失，并不影响本药的质量；如必要，可将药瓶置于室温下（最高为 25℃）短期贮存，但最长不超过 30 日。

❖ **妊娠期妇女与哺乳期妇女用药注意事项：**

在西罗莫司治疗开始前、治疗维持期间和治疗停止后 12 周内，应采取有效的避孕措施。妊娠期妇女和哺乳期妇女应在医师指导下使用。

❖ **用药过量怎么办？**

若服药过量，请立即告知医师或药师，并到医院就诊。

❖ **忘记用药时怎么办？**

若是规律性服用此药，则于发现忘记服药时立即服药。但若发现忘记服药时已接近下次服药时间，请按原计划服用下次剂量即可，切勿一次或短时间内服用两次剂量。

❖ **与其他药物合用需注意什么？**

本药与多种药物会产生相互作用，服药期间如加用其他药物，需提前告知医师或药师。

依维莫司片（2.5mg，5mg，10mg）

❖ **本药用于治疗哪些疾病？**

晚期肾细胞癌、神经内分泌瘤、星形细胞瘤、肾血管平滑肌脂肪瘤。

❖ **本药如何服用，何时服用最合适？**

口服，推荐剂量为 10mg，一天 1 次，每日同一时间服用，可与或不与食物同服。不应咀嚼或压碎。

对于无法吞咽片剂的患者，用药前将本药片剂放入一杯水中（约 30ml）搅拌至完全溶解（约 7 分钟）后马上服用。用相同容量的水清洗水杯并将清洗液全部服用，以确保服用了完整剂量。

具体给药剂量和方法，可能因个体而异，请谨遵医嘱使用。

❖ **使用本药期间需要注意什么？**

1. 对本药及其衍生物或片剂中任何成分过敏的患者禁用。

2. 肝损伤者依维莫司清除率明显降低。对于轻度至中度肝功能损伤患者，用药剂量应减少。

3. 使用本药时应进行血药浓度监测。

❖ **本药如何居家保存？**

30℃以下贮藏。避光、防潮。

❖ **妊娠期妇女与哺乳期妇女用药注意事项：**

非必要本药不应用于妊娠期妇女。哺乳期妇女在治疗期间以及最后一次服药后 2 周内不应进行母乳喂养。

❖ **用药过量怎么办？**

若服药过量，请立即告知医师或药师，并到医院就诊。

❖ **忘记用药时怎么办？**

若是规律性服用此药，则于发现忘记服药时立即服药。但若发现忘记服药时已接近下次服药时间，请按原计划服用下次剂量即可，切勿一次或短时间内服用两次剂量。

❖ **与其他药物合用需注意什么？**

本药与多种药物会产生相互作用，服药期间如加用其他药物，需提前告知医师或药师。

麦考酚钠肠溶片（180mg）

❖ **本药用于治疗哪些疾病？**

本药适用于与环孢素和皮质类固醇合用，用于对接受同种异体肾移植成年患者急性排斥反应的预防。

❖ **本药如何服用，何时服用最合适？**

本药应空腹服用。不要碾碎、咀嚼或切割本药，应整片吞服。

麦考酚钠肠溶片推荐的起始剂量为一次 720mg，每日 2 次，在进食前 1 小时或进食后 2 小时空腹服用；随后遵循医嘱进行剂量调整。老年患者（≥ 65 岁）最大推荐剂量为一次 720mg，每日 2 次。

❖ **使用本药期间需要注意什么？**

1. 对麦考酚钠、麦考酚酸和吗替麦考酚酸酯，以及对本药所含任何赋形剂成分过敏者禁用。

2. 接受免疫抑制剂治疗（包括与麦考酚钠联合用药）的患者，有增加皮肤癌的风险。暴露在阳光下和紫外光下应该穿着保护衣并使用高防晒指数的防晒霜。

3. 免疫系统的过度抑制增加了感染的易感性，包括机会感染、致命性感染和败血症。应认真监测接受麦考酚钠治疗的患者。一旦出现任何感染迹象、意外擦伤、流血或骨髓抑制现象请尽快就医咨询，并根据医师的判断调整剂量。

4. 在接受麦考酚钠治疗期间疫苗的作用会减弱，应该避免使用减毒活疫苗。

5. 由于已经证明麦考酚钠的衍生物与消化系统不良反应发生的增加有关，包括罕见的胃肠溃疡和出血穿孔，患有严重消化系统疾病的患者应当谨慎使用麦考酚钠。

6. 麦考酚钠在临床研究中已经与以下多种药物联合使用：抗胸腺细胞球蛋白、巴利昔单抗、环孢素微乳剂和皮质激素。尚未研究麦考酚钠与其他免疫抑制剂联合使用的有效性和安全性。

7. 本药与吗替麦考酚酯片剂或胶囊吸收的速度不同，没有医师指导，两者不可以互换。

❖ **本药如何居家保存？**

保存于原包装盒中，于 30℃以下保存。

❖ **妊娠期妇女与哺乳期妇女用药注意事项：**

本药禁用于哺乳期妇女、妊娠期妇女和未使用高效避孕方法的育龄期妇女。

❖ **用药过量怎么办？**

本药用药过量可能导致免疫系统过度抑制，增加感染的易感性包括机会感染、致死性感染和败血症。

急性药物过量可能出现的体征和症状有：血液学异常（如白细胞减少和中性粒细胞减少）以及胃肠道症状（如腹痛、腹泻、恶心、呕吐及消化不良）。

若遇服药过量，请尽快就医。

❖ **忘记用药时怎么办？**

若是规律性服用此药，则于发现忘记服药时立即服药。但若发现忘记服药时已接近下次服药时间，请按原计划服用下次剂量即可，切勿一次或短时间内服用两次剂量。

❖ **与其他药物合用需注意什么？**

本药与多种药物存在相互作用，因此在使用此药期间如需服用任何其他药品，请主动与医师或药师沟通，以了解是否可以合用药物、是否需要调整药物治疗剂量。

二、免疫增强药

A 型链球菌甘露聚糖

（片：5mg；口服溶液：10ml：5mg，10ml：10mg，10ml：25mg；注射剂：2ml：10mg）

❖ **本药用于治疗哪些疾病？**

用于抗肿瘤药物的辅助治疗，以提高其疗效，减少不良反应。

❖ **本药如何服用，何时服用最合适？**

口服：一次 5~20mg，每日 2~3 次。

肌内注射：一次 2~20mg，每周 2~3 次，或一次 10~20mg，隔日一次，一个月为一疗程。

❖ **使用本药期间需要注意什么？**

1. 初次使用本药需做皮肤实验，视情况在专科医师或药师的监督指导下使用本药。

2. 停药一周以上的患者再使用本药请告知医师。

3. 偶有发热反应，请立即告知医师。

4. 风湿性心脏病患者禁用。

5. 个别患者有一过性的心悸、气促，偶见皮疹，请立即告知医师。

❖ **本药如何居家保存？**

2~8℃保存。

❖ **妊娠期妇女与哺乳期妇女用药注意事项：**

请咨询医师或药师使用。

❖ **用药过量怎么办？**

若服药过量，请立即告知医师或药师，并到医院就诊。

盐酸左旋咪唑片（25mg，50mg）

❖ **本药用于治疗哪些疾病？**

用于肺癌、乳腺癌手术后或急性白血病、恶性淋巴瘤化疗后的辅助治疗；可用于自身免疫性疾病如类风湿关节炎、红斑狼疮以及上呼吸道感染、小儿呼吸道感染、银屑病、肝炎、疮疖、菌痢、脓肿等；对顽固性支气管哮喘疗效显著；可作为免疫增强剂应用；左旋咪唑已被建议用于受森线虫属感染治疗的药物之一。

❖ **本药如何服用，何时服用最合适？**

肿瘤辅助治疗：一日量 150~250mg，每日 3 次，连服 3 日，休息 7 日，然后再进行下一疗程。

类风湿关节炎：一次 50mg，每日 2~3 次，可连续服用。

支气管哮喘：一次 50mg，每日 3 次，连服 3 日，停药 7 日，6 个月为一疗程。

银屑病：外用涂布，一次 5ml，每 3~5 日 1 次，涂布剂需保持 24 小时以上。

❖ **使用本药期间需要注意什么？**

过敏体质患者、肝肾功能不全患者、类风湿关节炎患者及干燥综合征患者请在医师指导下使用本药。

❖ **本药如何居家保存？**

室温密封保存。

❖ **妊娠期妇女与哺乳期妇女用药注意事项：**

请咨询医师或药师使用。

❖ **用药过量怎么办？**

若服药过量，请立即告知医师或药师，并到医院就诊。

❖ **忘记用药时怎么办？**

若是规律性服用此药，则于发现忘记服药时立即服药。但若发现忘记服药时已接近下次服药时间，请按原计划服用下次剂量即可，切勿一次或短时间内服用两次剂量。

❖ **与其他药物合用需注意什么？**

1. 与噻嘧啶合用可治疗严重的钩虫感染，并可提高驱除美洲钩虫的效果。

2. 与甲苯达唑合用可增强驱虫效果，并避免蛔虫游走。

3. 与枸橼酸乙胺嗪先后顺序应用可治疗丝虫感染。

4. 不宜与四氯乙烯合用，以免增加其毒性。

5. 可与乙醇产生双硫仑样反应。

6. 与氟尿嘧啶合用，可使华法林活性增强。

7. 与氟尿嘧啶合用，苯妥英钠浓度升高。

异丙肌苷片（0.5g）

❖ **本药用于治疗哪些疾病？**

①用于多种病毒感染，包括亚急性硬化性全脑炎、急性病毒性脑膜炎、带状疱疹、皮肤疱疹、流行性感冒及鹅口疮、疱疹病毒角膜炎、葡萄膜炎、获得性免疫缺陷综合征（艾滋病）、免疫缺陷病等；②作为治疗剂用于恶性淋巴瘤、骨髓瘤、早期恶性黑素瘤、与手术合用治疗食管癌、胃癌、直肠癌、甲状腺癌术后患者。

❖ **本药如何服用，何时服用最合适？**

口服。一次 1~1.5g，每日 2~3 次。

❖ **使用本药期间需要注意什么？**

因该药的肌苷部分最后转变为尿酸，可使血清和尿中尿酸短暂升高。注意适当多饮水。

用药前应做细胞免疫功能检查。

❖ **本药如何居家保存？**

室温密封保存。

❖ **妊娠期妇女与哺乳期妇女用药注意事项：**

请咨询医师或药师使用。

❖ **用药过量怎么办？**

若服药过量，请立即告知医师或药师，并到医院就诊。

❖ **与其他药物合用需注意什么？**

如与其他药物同时使用可能会发生药物相互作用，详情请咨询医师或药师。

匹多莫德

（**片**：400mg；**颗粒**：400mg，2.0g；**粉剂**：400mg；**口服溶液**：10ml∶200mg；10ml∶400mg）

❖ **本药用于治疗哪些疾病？**

用于慢性或反复发作的呼吸道感染和尿路感染的辅助治疗。

❖ **本药如何服用，何时服用最合适？**

口服。成人一次800mg，每日2次，不超过60日。与抗感染药物联合应用。

❖ **使用本药期间需要注意什么？**

1. 先天性免疫缺陷患者使用本药前请咨询医师。

2. 食物可影响匹多莫德的吸收，需空腹服用。

3. 伴有既往过敏史的患者请在医师指导下使用本药。

4. 使用本药期间，如出现任何不良事件或不良反应，请咨询医师。

❖ **本药如何居家保存？**

密封，在干燥处保存。

❖ **妊娠期妇女与哺乳期妇女用药注意事项：**

妊娠期妇女请在医师指导下使用本药。妊娠3个月内妇女禁用。

❖ **用药过量怎么办？**

如遇药物过量，则需用常规方法如催吐、导泻、输液等促进过量药物排出，并立即就医。

❖ **忘记用药时怎么办？**

若是规律性服用此药，则于发现忘记服药时立即服药。但若发现忘记服药时已接近下次服药时间，请按原计划服用下次剂量即可，切勿一次或短时间内服用两次剂量。

咪喹莫特乳膏（0.25g∶12.5mg；0.5g∶25mg；1g∶50mg；2g∶0.1g；5g∶250mg）

❖ **本药用于治疗哪些疾病？**

用于治疗外生殖器和肛周尖锐湿疣。

❖ **本药如何使用，何时使用最合适？**

外用。每周3次，临睡前用药，建议用药前后洗手。本药给药剂量因个体而异，请依照医师指示使用。

❖ **使用本药期间需要注意什么？**

1. 用药期间应尽量避免光照。

2. 若出现过敏反应则需停药，并立即告知医师。

3. 合并自身免疫性疾病的患者请在医师指导下使用本药。

❖ **本药如何居家保存？**

25℃以下密闭保存，勿冷冻。

❖ **妊娠期妇女与哺乳期妇女用药注意事项：**

妊娠期妇女请在医师指导下使用本药。

❖ **用药过量怎么办？**

由于咪喹莫特经皮再吸收很少，因此不易引起全身系统反应。一次使用过量，可将局部药物洗净；局部持续过量用药，出现皮肤反应加重，应停药并咨询相关医师或药师。

❖ **与其他药物合用需注意什么？**

如与其他药物同时使用可能会发生药物相互作用，详情请咨询医师或药师。

香菇多糖（片：2.5mg；注射剂：2ml：1mg）

❖ **本药用于治疗哪些疾病？**

①急、慢性白血病、胃癌、肺癌、乳腺癌等肿瘤的辅助治疗，提高患者的免疫功能，减少放射治疗和化学治疗的副作用；②用于乙型病毒性肝炎；③应用于具有耐药性的肺结核，也用于治疗老年人慢性支气管炎；④用于慢性肝炎、消化道肿瘤放疗及化疗的辅助治疗。

❖ **本药如何服用，何时服用最合适？**

本药给药途径及剂量因个体而异，请依照医师指示使用。

❖ **使用本药期间需要注意什么？**

1. 使用本药后注意是否有过敏反应，若发生应立即告知医师。

2. 患者或家族中易发生支气管哮喘、荨麻疹等过敏症状的特异质体质患者请在医师指导下使用本药。

3. 老人和儿童用药前请咨询医师。

❖ **本药如何居家保存？**

室温密封保存。

❖ **妊娠期妇女与哺乳期妇女用药注意事项：**

请咨询医师或药师使用。

❖ **用药过量怎么办？**

若服药过量，请立即告知医师或药师，并到医院就诊。

猪苓多糖（胶囊：0.25g；注射液：20mg，40mg）

❖ **本药用于治疗哪些疾病？**

①用于原发性肺癌、肝癌、子宫颈癌、鼻咽癌、食管癌以及白血病等恶性肿瘤放疗、化疗的辅助治疗；②用于慢性传染性肝病。

❖ **本药如何服用，何时服用最合适？**

口服：一次0.5g，每日3次。

肌内注射：一次20~40mg，每日1次。配合放疗、化疗，根据病情以6~10周为一个疗程，间隔2个月，反复应用。

❖ **使用本药期间需要注意什么？**

若用药期间出现皮疹等可对症处理，具体请咨询医师。

❖ **本药如何居家保存？**

遮光，密闭，置阴凉处保存。

❖ **妊娠期妇女与哺乳期妇女用药注意事项：**

请咨询医师或药师使用。

❖ **用药过量怎么办？**

若服药过量，请立即告知医师或药师，并到医院就诊。

云芝多糖 K 片（1g）

❖ **本药用于治疗哪些疾病？**

①用于胃癌、食管癌、结肠癌、直肠癌、肺癌、乳腺癌等，有改善症状的效果，如改善食欲、体重增加、疼痛减轻，有时可见胸、腹水减少；②对食管癌、肺癌、子宫癌、乳腺癌等术后复发有一定预防效果；③与小剂量局部放射线合用于治疗子宫颈癌，其效果与大剂量放射线照射治疗效果相同。

❖ **本药如何服用，何时服用最合适？**

口服。一日 3g，1 次服或分 3 次服，连服数日，剂量可视症状增减，具体咨询医师。

❖ **使用本药期间需要注意什么？**

放疗、化疗患者根据病情适当增减剂量，具体咨询医师。

❖ **本药如何居家保存？**

密闭，干燥，阴凉处保存。

❖ **妊娠期妇女与哺乳期妇女用药注意事项：**

请咨询医师或药师使用。

❖ **用药过量怎么办？**

若服药过量，请立即告知医师或药师，并到医院就诊。

❖ **与其他药物合用需注意什么？**

单用疗效不明显，常与化疗或放疗合用增强抗肿瘤效果。

与丝裂霉素、环磷酰胺、阿糖胞苷、氟尿嘧啶等化疗药物合用能增强其抗肿瘤作用。

第十八节　皮肤科疾病用药

一、抗感染药

抗感染药主要用于治疗感染性疾病。此部分涉及的皮肤科抗感染药有下列几类：①抗真菌药；②磺胺类；③抗寄生虫类；④其他抗生素类；⑤过氧化物类；⑥氨硫脲类；⑦含氯制剂；⑧喹啉衍生物；⑨嘧啶类似药；⑩其他类。

（一）抗真菌药

克霉唑乳膏（3%）

❖ **本药用于治疗哪些疾病？**

用于体癣、股癣、手癣、足癣、花斑癣、头癣，以及念珠菌性甲沟炎和念珠菌性外阴阴道炎。

❖ **本药如何使用，何时使用最合适？**

皮肤感染：涂于洗净的患处，一日 2~3 次。

外阴阴道炎：涂于洗净的患处，每晚 1 次，连续 7 日。

❖ **使用本药期间需要注意什么？**

1. 避免接触眼睛和其他黏膜（如口、鼻等）。

2. 用药部位如有烧灼感、红肿等情况应停药，并将局部药物洗净，必要时向医师咨询。

❖ **本药如何居家保存？**

密封，在凉暗处（避光并不超过 20℃）保存。请将药品置于儿童触及不到的地方。

❖ **妊娠期妇女与哺乳期妇女用药注意事项：**

妊娠期妇女与哺乳期妇女应在医师指导下使用。

硝酸咪康唑乳膏（2%）

❖ **本药用于治疗哪些疾病？**

由皮真菌、酵母菌及其他真菌、革兰阳性细菌引起的皮肤、指（趾）甲感染。

由酵母菌（如念珠菌等）和革兰阳性细菌引起的阴道感染和继发感染。

❖ **本药如何使用，何时使用最合适？**

皮肤感染：外用，涂擦于洗净的患处，早晚各 1 次，症状消失后（通常需 2~5 周）应继续用药 10 天，以防复发。

指（趾）甲感染：尽量剪尽患甲，将本药涂擦于患处，一日 1 次，患甲松动后（约需 2~3 周）应继续用药至新甲开始生长。确见疗效一般需 7 个月左右。

念珠菌阴道炎：每日就寝前用涂药器将药膏（约 5g）挤入阴道深处，必须连续用 2 周。月经期内也可用药。二次复发后再用仍然有效。

❖ **使用本药期间需要注意什么？**

1. 避免接触眼睛和其他黏膜（如口、鼻等）。

2. 治疗念珠菌病，需避免密封包扎，否则可促使致病菌生长。

3. 用药部位如有烧灼感、红肿等情况应停药，并将局部药物洗净，必要时向医师咨询。

4. 用于妇科疾病时，用药期间应注意个人卫生，防止重复感染。

5. 出现局部敏感或过敏反应，应立即停药并及时咨询医师。

6. 本药为局部用药，不得口服。使用过量会引起皮肤刺激，通常在停药后症状消失。

7. 同时使用乳胶避孕套（或隔膜）和阴道抗感染产品可能会降低乳胶避孕产品的功效，因此本药不应与乳胶避孕套或乳胶隔膜同时使用。由于本药的成分可使乳胶制品破损，也应避免本药与避孕隔膜、避孕套等乳胶产品接触。

❖ **本药如何居家保存？**

密封保存。请将药品置于儿童触及不到的地方。

❖ **妊娠期妇女与哺乳期妇女用药注意事项：**

妊娠期妇女与哺乳期妇女慎用。

复方益康唑乳膏（1%）

❖ **本药用于治疗哪些疾病？**

用于治疗由皮肤癣菌和犬小孢子菌等所致的浅表皮肤真菌感染。

❖ **本药如何使用，何时使用最合适？**

1% 霜剂和溶液剂供外用治疗体表皮肤癣菌病和皮肤念珠菌病，每日 2 次，疗程 2~4 周。

❖ **使用本药期间需要注意什么？**

用药过程中一旦局部皮肤过敏、皮疹加重或出现瘙痒，应立即停用。

❖ **本药如何居家保存？**

密闭，25℃以下保存，请将药品置于儿童触及不到的地方。

❖ **妊娠期妇女与哺乳期妇女用药注意事项：**

妊娠期妇女与哺乳期妇女慎用。

酮康唑乳膏（2%）

❖ **本药用于治疗哪些疾病？**

用于治疗由皮肤癣菌和犬小孢子菌等所致的浅表皮肤真菌感染。

❖ **本药如何使用，何时使用最合适？**

体癣、股癣、花斑糠疹、皮肤念珠菌病，每日 1~2 次；脂溢性皮炎，每日 2 次；头癣和手癣、足癣，每日 3 次。

❖ **使用本药期间需要注意什么？**

1. 避免接触眼睛。

2. 治疗念珠菌病，需避免密封包扎，否则可促使酵母菌生长。

3. 对念珠菌感染、股癣和体癣治疗 2 周，手癣、足癣治疗 4 周，以免复发。

❖ **本药如何居家保存？**

密闭，25℃以下保存，请将药品置于儿童触及不到的地方。

❖ **妊娠期妇女与哺乳期妇女用药注意事项：**

妊娠期妇女与哺乳期妇女慎用。

联苯苄唑乳膏（1%）

❖ **本药用于治疗哪些疾病？**

适用于皮肤真菌、酵母菌、霉菌和其他皮肤真菌如糠秕孢子菌引起的皮肤真菌病，以及微小棒状杆菌引起的感染。

❖ **本药如何使用，何时使用最合适？**

联苯苄唑乳膏每日使用一次，最好是在晚上休息前使用。

在患处皮肤薄涂一层并摩擦促使其吸收。为达到持续的疗效，联苯苄唑乳膏必须按时使用且要达到足够的疗程。常规的疗程如下：

脚的真菌病，运动脚（足癣）	3 周
躯干、手及皮肤皱褶处的真菌病（手癣、体癣、股癣）	2~3 周
花斑癣	2 周
表皮念珠菌病	2~4 周

❖ **使用本药期间需要注意什么？**

1. 避免接触眼睛和其他黏膜（如口、鼻等），请勿吞服。

2.用药部位如有烧灼感、红肿等应停止用药，并将局部药物洗净。必要时向医师咨询。

❖ **本药如何居家保存?**

密闭，在25℃以下保存，请将药品置于儿童触及不到的地方。

❖ **妊娠期妇女与哺乳期妇女用药注意事项:**

妊娠期妇女慎用，哺乳期妇女使用本药期间应停止母乳喂养。

硝酸舍他康唑乳膏（2%）

❖ **本药用于治疗哪些疾病?**

本药用于局部治疗表皮的真菌感染，如：足癣，股癣，体癣，须癣，手癣和花斑癣。

❖ **本药如何使用，何时使用最合适?**

每日用药1~2次（最好是晚上或早晚用药），轻轻均匀涂于患处。

感染痊愈的疗程，因人而异，应根据病因及局部感染的部位而定。一般建议用药四周，以确保临床和微生物学治愈，避免复发。但在大多数情况下，这种临床和微生物学的痊愈出现的时间较早，多在治疗2~4周时出现。

❖ **使用本药期间需要注意什么?**

本药禁用于眼科治疗。

❖ **本药如何居家保存?**

密闭，30℃以下保存，请将药品置于儿童触及不到的地方。

❖ **妊娠期妇女与哺乳期妇女用药注意事项:**

妊娠期与哺乳期妇女慎用。

卢立康唑乳膏（1%）

❖ **本药用于治疗哪些疾病?**

适用于敏感菌引起的皮肤浅表真菌感染：足癣、体癣、股癣，也可用于皮肤念珠菌病和花斑癣。

❖ **本药如何使用，何时使用最合适?**

局部外用，取本药适量涂于患处，一日1次。

❖ **使用本药期间需要注意什么?**

1.仅限于皮肤局部使用，不可作为眼科用药使用于角膜、结膜。

2.不能用于高度溃烂的皮肤表面，破裂、溃烂的皮肤表面应慎用。

3.涂布部位如出现瘙痒、发红、刺激感、接触性皮炎、疼痛、湿疹等情况时，应停止用药，并采取适当措施，必要时向医师咨询。

❖ **本药如何居家保存?**

遮光密封，置25℃以下贮存，不得冷冻，请将药品置于儿童触及不到的地方。

❖ **妊娠期妇女与哺乳期妇女用药注意事项:**

妊娠期妇女与哺乳期妇女慎用。

利拉萘酯乳膏（2%）

❖ **本药用于治疗哪些疾病？**

用于足癣、体癣、股癣的治疗。

❖ **本药如何使用，何时使用最合适？**

外用，每日 1 次涂于患处。

❖ **使用本药期间需要注意什么？**

1. 禁用于角膜、结膜等部位。

2. 不慎入眼时，请用大量水冲洗，并立即到医院接受医师检查。

3. 禁用于明显糜烂的部位。

4. 涂布部位如出现接触性皮炎、瘙痒、发红、红斑、疼痛、刺激感等，应停止用药，并采取适当措施，必要时向医师咨询。

❖ **本药如何居家保存？**

密闭，在阴凉处（不超过 20℃）保存，请将药品置于儿童触及不到的地方。

❖ **妊娠期妇女与哺乳期妇女用药注意事项：**

妊娠期妇女或准备妊娠的妇女应权衡利弊，慎用。

环吡酮胺乳膏（1%）

❖ **本药用于治疗哪些疾病？**

用于浅部皮肤真菌感染，如体、股癣、手、足癣（尤其是角化增厚型）、花斑癣、皮肤念珠菌病。也适用于甲癣。

❖ **本药如何使用，何时使用最合适？**

外用，取本药适量涂于患处，一日 1~2 次，疗程 2~4 周。治疗甲癣，先用温水泡软甲板，尽可能把病甲削薄，将药膏用胶布固定在患处，每日 1 次，疗程 3~6 个月。

❖ **使用本药期间需要注意什么？**

1. 避免接触眼睛和其他黏膜（如口、鼻等）。

2. 用药部位如有灼烧感、红肿等情况应停药，并将局部药物洗净。必要时向医师咨询。

❖ **本药如何居家保存？**

遮光，密封，在阴凉处（不超过 20℃）保存，请将药品置于儿童触及不到的地方。

❖ **妊娠期妇女与哺乳期妇女用药注意事项：**

妊娠期妇女与哺乳期妇女慎用。

盐酸萘替芬乳膏（1%）

❖ **本药用于治疗哪些疾病？**

适用于体股癣、手足癣、头癣、甲癣、花斑癣、浅表念珠菌病。

❖ **本药如何使用，何时使用最合适？**

外用，适量涂抹患处及其周围，一日 2 次。疗程一般 2~4 周，严重者可用到 8 周，甲癣需用 6 个月。为防止复发，体征消失后可继续用药 2 周。

❖ **使用本药期间需要注意什么?**

1. 仅供外用,切忌口服。

2. 涂布部位如有烧灼感、局部发红、瘙痒时,应停止用药,并向医师咨询。

3. 不宜用于眼部及黏膜部位、急性炎症部位及开放性损伤部位。

4. 连续用药 4 周后症状无改善请再到医院就诊。

❖ **本药如何居家保存?**

避光,密闭,在阴凉处(不超过 20℃)保存,请将药品置于儿童触及不到的地方。

❖ **妊娠期妇女与哺乳期妇女用药注意事项:**

妊娠期妇女与哺乳期妇女慎用。

盐酸布替萘芬乳膏(1%)

❖ **本药用于治疗哪些疾病?**

主要用于由絮状癣菌、红色癣菌、须发癣菌及斑秃癣菌等引起的足趾癣、体癣、股癣的局部治疗。

❖ **本药如何使用,何时使用最合适?**

外用,每次适量搽于患处,用于足趾癣时,一天 2 次,连用 7 天,或一天 1 次,连用 4 周;用于体癣、股癣时,一天 1 次,连用 2 周。

❖ **使用本药期间需要注意什么?**

1. 仅供外用,切忌口服。不宜用于眼部、黏膜部位、急性炎症部位及破损部位。

2. 用药部位如有烧灼感、红肿等情况应停药,并将局部药物洗净,必要时向医师咨询。

❖ **本药如何居家保存?**

密封,在阴凉处(不超过 20℃)保存,请将药品置于儿童触及不到的地方。

❖ **妊娠期妇女与哺乳期妇女用药注意事项:**

妊娠期妇女与哺乳期妇女慎用。

盐酸特比萘芬乳膏(1%)

❖ **本药用于治疗哪些疾病?**

用于治疗手癣、足癣、体癣、股癣、花斑癣及皮肤念珠菌病等。

❖ **本药如何使用,何时使用最合适?**

外用,一日 2 次,涂患处,并轻揉片刻。疗程 1~2 周。

❖ **使用本药期间需要注意什么?**

1. 避免接触眼睛和其他黏膜(如口、鼻等)。

2. 用药部位如有烧灼感、红肿等情况应停药,并将局部药物洗净,必要时向医师咨询。

3. 本药涂敷后不必包扎。

4. 不得用于皮肤破溃处。

❖ **本药如何居家保存?**

遮光,密闭保存,请将药品置于儿童触及不到的地方。

❖ **妊娠期妇女与哺乳期妇女用药注意事项：**

妊娠期妇女与哺乳期妇女慎用。

盐酸阿莫罗芬乳膏（0.25%）

❖ **本药用于治疗哪些疾病？**

由皮肤真菌引起的皮肤真菌病：足癣（脚癣，运动员脚），股癣，体癣，皮肤念珠菌病。

❖ **本药如何使用，何时使用最合适？**

在受感染皮肤区域处涂抹本药，每日 1 次（晚间）；应持续使用本药直至观察到临床状况痊愈，此后再坚持使用数天。通常治疗阶段不应少于 2 周，不应超过 6 周。

❖ **使用本药期间需要注意什么？**

本药不能与眼睛、耳朵或黏膜接触。

❖ **本药如何居家保存？**

避免高温贮存（应低于 30℃），请将药品置于儿童触及不到的地方。

❖ **妊娠期妇女与哺乳期妇女用药注意事项：**

妊娠期与哺乳期妇女禁用。

制霉菌素乳膏（1g：10 万 U）

❖ **本药用于治疗哪些疾病？**

适用于由念珠菌属引起的皮肤、口腔及阴道感染。

❖ **本药如何使用，何时使用最合适？**

外涂于患处，每日 2 次。

❖ **妊娠期妇女与哺乳期妇女用药注意事项：**

妊娠期妇女与哺乳期妇女应在医师指导下用药。

两性霉素 B 溶液（3%）

❖ **本药用于治疗哪些疾病？**

用于着色芽生菌病、灼烧伤后皮肤真菌感染。

❖ **本药如何使用，何时使用最合适？**

灼烧伤后皮肤真菌感染，以 0.1% 溶液外涂。

❖ **使用本药期间需要注意什么？**

可有局部刺激等。

❖ **妊娠期妇女与哺乳期妇女用药注意事项：**

妊娠期妇女与哺乳期妇女应在医师指导下用药。

复方十一烯酸锌

（软膏：十一烯酸 5%：十一烯酸锌 20%；乳膏：十一烯酸 3%：十一烯酸锌 20%；撒布剂：十一烯酸 2%：十一烯酸锌 20%：硼酸 1%）

❖ **本药用于治疗哪些疾病？**

用于治疗头癣、体癣、股癣、手癣、足癣等浅表皮肤真菌感染，也可治疗由念珠菌引起的阴道感染。

❖ **本药如何使用，何时使用最合适？**

外用于患处，一日 2 次，需连续应用数周。

❖ **使用本药期间需要注意什么？**

1. 症状消失后继续用药 2 周，如治疗 4 周未见好转，应向医师咨询。

2. 对持久的真菌感染，白天使用撒布剂，晚上使用软膏。

3. 感染缓解、消失后，可继续使用撒布剂，以防再次感染。

4. 不可用于眼睛。

❖ **本药如何居家保存？**

遮光，密封，在阴凉（不超过 20℃）干燥处保存，请将药品置于儿童触及不到的地方。

❖ **妊娠期妇女与哺乳期妇女用药注意事项：**

妊娠期妇女与哺乳期妇女应在医师指导下用药。

二硫化硒洗剂（2.5%）

❖ **本药用于治疗哪些疾病？**

用于去头屑、头皮脂溢性皮炎、花斑癣（汗斑）。

❖ **本药如何使用，何时使用最合适？**

治疗头皮屑和头皮脂溢性皮炎：先用肥皂清洗头发和头皮，然后取 5~10g 药液于湿发及头皮上，轻揉至出泡沫。待 3~5 分钟后，用温水洗净，必要时可重复一次。每周 2 次，一个疗程 2~4 周，必要时可重复 1 个或 2 个疗程。

治疗花斑癣：洗净患处，根据病患面积取适量药液涂抹（一般 10~30g），保留 10~30 分钟后用温水洗净。每周 2 次，一个疗程 2~4 周，必要时可重复 1 个或 2 个疗程。

❖ **使用本药期间需要注意什么？**

1. 在染发、烫发后两天内不得使用本药。

2. 头皮用药后应完全冲洗干净，以免头发脱色。

3. 避免接触眼睛和其他黏膜（如口、鼻等）。

4. 用前应充分摇匀，若天冷药液变稠可温热后使用。

5. 不要用金属器件接触药液，以免影响药效。

6. 如经 2 个或 3 个疗程病症仍未见好转请向医师咨询。

7. 用药部位如有烧灼感、红肿等情况应停药，并将局部药物洗净，必要时向医师咨询。

❖ **本药如何居家保存？**

避光、密封，阴凉处（不超过 20℃）保存。请将药品置于儿童触及不到的地方。

❖ **妊娠期妇女与哺乳期妇女用药注意事项：**

妊娠期妇女与哺乳期妇女应在医师指导下用药。

（二）磺胺类

磺胺嘧啶银乳膏（1%）

❖ **本药用于治疗哪些疾病？**

用于预防和治疗小面积、程度较轻的烧伤（Ⅰ度或浅Ⅱ度）烫伤继发创面感染。

❖ **本药如何使用，何时使用最合适？**

局部外用，直接涂于创面，约 1.5mm 厚度，一日 1 次。

❖ **使用本药期间需要注意什么？**

1. 本药可能引起新生儿贫血和核黄疸，故新生儿及 2 个月以下婴儿不宜使用。

2. 用药部位如有灼烧感、瘙痒、红肿等情况应停药，并将局部药物洗净，必要时向医师咨询。

3. 不宜大面积使用，以免吸收过量中毒。

❖ **本药如何居家保存？**

遮光，密封，在阴凉处（不超过 20℃）保存，请将药品置于儿童触及不到的地方。

❖ **妊娠期妇女与哺乳期妇女用药注意事项：**

妊娠期妇女与哺乳期妇女慎用。

磺胺嘧啶锌软膏（5%）

❖ **本药用于治疗哪些疾病？**

本药适用于预防及治疗Ⅱ、Ⅲ度烧伤继发创面感染，包括对该药呈现敏感的肠杆菌科细菌、铜绿假单胞菌、金黄色葡萄球菌、肠球菌属、念珠菌等所致者。

❖ **本药如何使用，何时使用最合适？**

用消毒溶液清洁创面后，本药可直接涂于创面，然后用无菌纱布覆盖包扎；或将软膏涂于无菌纱布上，贴于创面，再覆盖无菌纱布包扎；或将涂有软膏的无菌纱布直接放入脓腔引流脓液，软膏用量随创面的大小及感染情况而定，每日用量不超过 500g。

❖ **使用本药期间需要注意什么？**

1. 本药可自局部部分吸收，其注意事项同磺胺药全身应用。

2. 下列情况应慎用：缺乏葡萄糖 –6– 磷酸脱氢酶、血卟啉病、失水、休克和老年患者。

3. 交叉过敏反应：对一种磺胺药呈现过敏的患者对其他磺胺药亦可能过敏。

4. 对呋塞米、砜类、噻嗪类利尿药、磺脲类、碳酸酐抑制药呈现过敏的患者，对磺胺药亦可过敏。

5. 应用本药期间多饮水，保持高尿流量，以防结晶尿的发生，必要时亦可服药碱化尿液。

6. 治疗中须注意检查：①全血象，对接受较长疗程的患者尤为重要。②定期尿液检查以发现长疗程或高剂量治疗时可能发生的结晶尿。③肝、肾功能。

❖ **本药如何居家保存？**

遮光、密封，在阴凉处保存（不超过 20℃），请将药品置于儿童触及不到的地方。

❖ **妊娠期妇女与哺乳期妇女用药注意事项：**

妊娠期妇女宜避免应用，哺乳期妇女不宜应用本药。

（三）抗寄生虫类

升华硫软膏（5%，10%）

❖ **本药用于治疗哪些疾病？**

用于疥疮、头癣、痤疮、脂溢性皮炎、酒渣鼻、单纯糠疹等。

❖ **本药如何使用，何时使用最合适？**

外用，治疗疥疮时药物应涂抹在全身（颈部以下）。儿童：用 5% 硫软膏，早晚各涂 1 次，连续 3 日，此期间不洗澡，不更衣，3 天后洗澡、更衣。换下的衣服及床单等均应煮沸消毒。成人：用 10% 硫软膏。早晚各涂 1 次，连续 3 日，此期间不洗澡，不更衣，3 日后洗澡、更衣。换下的衣服及床单等均应煮沸消毒。必要时，在停用 3 日后，可重复第 2 个疗程。

❖ **使用本药期间需要注意什么？**

1. 长时间使用可引起皮肤瘙痒、刺激等不适。

2. 避免接触眼睛和其他黏膜。

❖ **本药如何居家保存？**

密闭，在 30℃ 以下保存，请将药品置于儿童触及不到的地方。

❖ **妊娠期妇女与哺乳期妇女用药注意事项：**

妊娠期妇女与哺乳期妇女慎用。

苯甲酸苄酯搽剂（25%）

❖ **本药用于治疗哪些疾病？**

疥疮，也用于体虱、头虱和阴虱。

❖ **本药如何使用，何时使用最合适？**

用法同升华硫，一日 1~2 次，并应在用药 24 小时后洗去，共用 3~5 天。再用肥皂洗澡一次，并换用消毒的衣被。

❖ **使用本药期间需要注意什么？**

同升华硫。不得用于破溃处；避免接触眼睛和其他黏膜。

❖ **本药如何居家保存？**

密闭，在 30℃ 以下保存。请将药品置于儿童触及不到的地方。

❖ **妊娠期妇女与哺乳期妇女用药注意事项：**

妊娠期妇女与哺乳期妇女慎用。

（四）其他抗生素类

莫匹罗星软膏（2%）

❖ **本药用于治疗哪些疾病？**

本药为局部外用抗菌药物，适用于敏感细菌，尤其是革兰阳性球菌引起的皮肤感染，如脓疱病、毛囊炎、疖肿等原发性皮肤感染。

❖ **本药如何使用，何时使用最合适？**

取适量软膏涂一薄层于患处，每日 3 次，5 天一疗程，必要时可重复一疗程。但不要超过 10 天。需要时可用敷料包扎或敷盖。

❖ **使用本药期间需要注意什么？**

1. 本药不适用于眼内或鼻腔内，如于脸部使用本药，应避免接触眼睛。若误入眼内，应用水冲洗。

2. 软膏基质中的聚乙二醇能被有创伤的皮肤吸收后经肾脏排泄，有中度或重度肾损害者慎用。

❖ **本药如何居家保存？**

密闭，25℃以下保存。请将药品置于儿童触及不到的地方。

❖ **妊娠期妇女与哺乳期妇女用药注意事项：**

妊娠期妇女与哺乳期妇女慎用。

夫西地酸乳膏（5g：0.1g）

❖ **本药用于治疗哪些疾病？**

本药适用于各种细菌性皮肤感染，主要用于革兰阳性球菌引起的皮肤感染。

❖ **本药如何使用，何时使用最合适？**

本药应局部涂于患处，并缓和地摩擦；必要时可用多孔绷带包扎患处。每日 2~3 次，7 天为一疗程，必要时可重复一个疗程。

❖ **使用本药期间需要注意什么？**

1. 夫西地酸对眼结膜有刺激作用，尽量避免在眼睛周围使用。

2. 若发生严重刺激作用或出现过敏反应时，应停止用药并就医。

❖ **本药如何居家保存？**

15~25℃密闭保存，请将药品置于儿童触及不到的地方。

❖ **妊娠期妇女与哺乳期妇女用药注意事项：**

妊娠期妇女与哺乳期妇女宜慎用。

酞丁安乳膏（10g：0.3g）

❖ **本药用于治疗哪些疾病？**

用于单纯疱疹、带状疱疹；也可用于治疗浅表真菌感染，如体癣、股癣、手足癣等。

❖ **本药如何使用，何时使用最合适？**

外用，涂患处。用于治疗单纯疱疹、带状疱疹时，一日 3 次；用于治疗浅表真菌感染时，早晚各 1 次，体、股癣连用 3 周，手、足癣连用 4 周。

❖ **使用本药期间需要注意什么？**

1. 避免接触眼睛和其他黏膜（如口、鼻等）。

2. 用药部位如有烧灼感、红肿等情况应停药，并将局部药物洗净，必要时向医师咨询。

❖ **本药如何居家保存？**

密闭保存，请将药品置于儿童触及不到的地方。

❖ **妊娠期妇女与哺乳期妇女用药注意事项：**

妊娠期妇女禁用；哺乳期妇女不宜使用。

克罗米通乳膏（10g：1g）

❖ **本药用于治疗哪些疾病？**

用于治疗疥疮及皮肤瘙痒。

❖ **本药如何使用，何时使用最合适？**

用于疥疮时，治疗前洗澡、擦干，将本药从颈以下涂擦全身皮肤，特别是皱褶处、手足、指趾间、腋下和腹股沟；24小时后涂第2次，再隔48小时后洗澡将药物洗去，穿上干净衣服，更换床单；配偶及家中患者应同时治疗。1周后可重复1次。

用于止痒时，局部涂于患处，每日3次。

❖ **使用本药期间需要注意什么？**

1. 婴幼儿慎用。

2. 避免接触眼睛及其他黏膜（如口、鼻等）。

3. 用药部位如有烧灼感、红肿等情况应停药，并将局部药物洗净，必要时向医师咨询。

❖ **本药如何居家保存？**

密封，在阴凉处（避光不超过20℃）保存，请将药品置于儿童触及不到的地方。

❖ **妊娠期妇女与哺乳期妇女用药注意事项：**

妊娠期与哺乳期妇女应在医师指导下使用本药。

（五）过氧化物类

过氧苯甲酰凝胶（10g：0.5g）

❖ **本药用于治疗哪些疾病？**

局部外用治疗寻常痤疮。

❖ **本药如何使用，何时使用最合适？**

均匀涂搽于患部皮肤，每日早晚各搽1次。用药前应将病变部位以肥皂和清水洗净，擦干。

❖ **使用本药期间需要注意什么？**

1. 若用药后局部出现明显的刺激症状，应暂停用药。反应消退后降低药物浓度，减少用药次数，大多能继续用药。

2. 勿接触眼睛、口唇与其他部位黏膜。不慎接触后，应立即清洗。

3. 本药能漂白头发，故不要用在毛发部位。接触衣服后，也可因氧化作用而脱色。

❖ **本药如何居家保存？**

遮光，密封，在15~25℃条件下保存，请将药品置于儿童触及不到的地方。

❖ **妊娠期妇女与哺乳期妇女用药注意事项：**

妊娠期妇女避免使用；哺乳期妇女慎用。

（六）氨硫脲类

鬼臼毒素酊（3ml：15mg）

❖ **本药用于治疗哪些疾病？**

治疗男、女外生殖器或肛门周围的尖锐湿疣。

❖ **本药如何使用，何时使用最合适？**

涂药前先用消毒、收敛溶液（如高锰酸钾溶液等）清洗患处、擦干；以特制药签蘸药液后，均匀涂布于疣体表面，等待 2~3 分钟使药液挥发干燥。尽量减少接触正常皮肤与黏膜。

每日用药 2 次，连续 3 天，然后停用观察 4 天为 1 疗程。若疣体未消退，可同法重复治疗，最多不超过 3 疗程。

对复发病例，仍可按上法外用治疗。

❖ **使用本药期间需要注意什么？**

1. 本药仅供外用，不可口服。

2. 药液应避免接触正常皮肤、黏膜和眼睛，若不慎接触，应立即用大量流动水洗净。

❖ **本药如何居家保存？**

遮光，密封，在 30℃以下保存，请将药品置于儿童触及不到的地方。

❖ **妊娠期妇女与哺乳期妇女用药注意事项：**

妊娠期妇女与哺乳期妇女禁用。

（七）含氯制剂

林旦乳膏（1%）

❖ **本药用于治疗哪些疾病？**

疥疮、阴虱病。

❖ **本药如何使用，何时使用最合适？**

疥疮：自颈部以下将药均匀涂擦全身，无皮疹处亦需搽到，尤其是皮肤的褶皱部位。成人一次不超过 30g（儿童酌减量）。擦药 24 小时后洗澡，同时更换衣被及床单。首次治疗 1 周后，如未治愈，可再用药作第 2 次治疗。

阴虱病：剃去阴毛后涂擦本药，一日 3~5 次。

❖ **使用本药期间需要注意什么？**

1. 不能用于皮肤破损处。

2. 避免与眼和黏膜接触。

❖ **本药如何居家保存？**

密闭，置阴凉处（不超过 20℃）保存，请将药品置于儿童触及不到的地方。

❖ **妊娠期妇女与哺乳期妇女用药注意事项：**

妊娠期妇女禁用，哺乳期妇女应在医师指导下使用。

（八）喹啉衍生物

氯碘羟喹乳膏（10g∶0.3g）

❖ **本药用于治疗哪些疾病?**

主要用于皮肤、黏膜真菌病，可用于细菌感染性皮肤病、肛门生殖器瘙痒和湿疹类炎症性皮肤病，以及这类疾病伴发感染。此外也用于皮脂溢出的治疗。

❖ **本药如何使用，何时使用最合适?**

应清洁皮损后涂药。局部外用，一日 2~3 次。

❖ **使用本药期间需要注意什么?**

该药可引起衣物染色。

❖ **本药如何居家保存?**

密封，在凉处（不超过 20℃）保存，请将药品置于儿童触及不到的地方。

❖ **妊娠期妇女与哺乳期妇女用药注意事项:**

妊娠期妇女与哺乳期妇女慎用。

（九）嘧啶类似药

氟尿嘧啶乳膏（4g∶20mg）

❖ **本药用于治疗哪些疾病?**

用于治疗光线性角化、日光性唇炎、鲍温病、Queyrat 红斑增殖病、鲍温样丘疹病、尖锐湿疣、白癜风、皮肤淀粉样变、播散性浅表性汗孔角化症、寻常疣、扁平疣、银屑病、着色性干皮病、浅表性基底细胞上皮瘤等。

❖ **本药如何使用，何时使用最合适?**

局部外用，一日 1~2 次。

❖ **使用本药期间需要注意什么?**

1. 面部损害涂药时可引起色素沉着。

2. 用药期间若出现毒性反应，应立即停药。

❖ **本药如何居家保存?**

密封，在阴凉处（不超过 20℃）保存，请将药品置于儿童触及不到的地方。

❖ **妊娠期妇女与哺乳期妇女用药注意事项:**

妊娠期妇女及用药其间可能怀孕的妇女禁用。应用本药期间禁止哺乳。

（十）其他类

间苯二酚洗剂（3%）

❖ **本药用于治疗哪些疾病?**

用于脂溢性皮炎、痤疮、浅部皮肤真菌感染、糠疹、胼胝、鸡眼、寻常疣的治疗。

❖ **本药如何使用，何时使用最合适?**

外用，局部涂擦。

❖ **使用本药期间需要注意什么?**

1. 避免接触眼睛。

2. 本药可使淡色发染黑，用药后数天内可使皮肤发红和脱屑。

❖ **本药如何居家保存?**

遮光，密封，在凉暗（避光并不超过 20℃）处保存，请将药品置于儿童触及不到的地方。

❖ **妊娠期妇女与哺乳期妇女用药注意事项:**

妊娠期妇女与哺乳期妇女应在医师指导下使用。

二、糖皮质激素

糖皮质激素是临床最为广泛而有效的抗炎和免疫抑制剂，主要用于治疗各种过敏反应性皮肤病。此部分涉及的糖皮质激素有以下几类:①弱效糖皮质激素类;②中效糖皮质激素类;③强效糖皮质激素类;④超强效糖皮质激素类。

（一）弱效糖皮质激素类

氢化可的松乳膏（10g:25mg）

❖ **本药用于治疗哪些疾病?**

用于对糖皮质激素有效的非感染性、炎症性及瘙痒性皮肤病，如特应性皮炎、湿疹、神经性皮炎、接触性皮炎及脂溢性皮炎等。

❖ **本药如何使用，何时使用最合适?**

涂于患处，成人一日 2~4 次;儿童一日 1~2 次。

❖ **使用本药期间需要注意什么?**

1. 不宜长期、大面积使用。

2. 若用药部位发生局部皮肤过敏、皮疹加重、瘙痒，应立即停用。

❖ **本药如何居家保存?**

密封，在阴凉处（不超过 20℃）保存。请将药品置于儿童触及不到的地方。

❖ **妊娠期妇女与哺乳期妇女用药注意事项:**

妊娠期妇女、哺乳期妇女应权衡利弊，慎重使用。

醋酸氢化可的松乳膏（1%）

❖ **本药用于治疗哪些疾病?**

用于过敏性、非感染性皮肤病和一些增生性皮肤疾患。如皮炎、湿疹、神经性皮炎、脂溢性皮炎及瘙痒症等。

❖ **本药如何使用，何时使用最合适?**

局部外用，一日 2~4 次。

❖ **使用本药期间需要注意什么?**

1. 不宜长期、大面积使用。

2. 用药 1 周后症状未缓解，应向医师咨询。

3. 涂布部位如有烧灼感、瘙痒、红肿等，应停止用药，洗净。必要时向医师咨询。

❖ **本药如何居家保存?**

密封，在阴凉处（不超过 20℃）保存。请将药品置于儿童触及不到的地方。

❖ **妊娠期妇女与哺乳期妇女用药注意事项:**

妊娠期与哺乳期妇女慎用。

醋酸泼尼松龙乳膏（4g：20mg）

❖ **本药用于治疗哪些疾病？**

用于治疗过敏性、非感染性皮肤病和一些增生性皮肤疾患。如皮炎、湿疹、神经性皮炎、脂溢性皮炎及瘙痒症等。

❖ **本药如何使用，何时使用最合适？**

局部外用，一日 2~4 次。

❖ **使用本药期间需要注意什么？**

1. 涂布部位如有烧灼感、瘙痒、红肿等，应停止用药，洗净。必要时向医师咨询。

2. 不宜长期使用，并避免全身大面积使用。用药一周后症状未缓解，应向医师咨询。

❖ **本药如何居家保存？**

密封，在阴凉处（不超过 20℃）保存。请将药品置于儿童触及不到的地方。

❖ **妊娠期妇女与哺乳期用药注意事项：**

妊娠期妇女与哺乳期妇女应在医师指导下用药。

丁酸氢化可的松乳膏（10g：10mg）

❖ **本药用于治疗哪些疾病？**

用于对糖皮质激素外用有效的皮肤病，如接触性皮炎、特应性皮炎、脂溢性皮炎、湿疹、神经性皮炎、银屑病等瘙痒性及非感染性、炎症性皮肤病。可用于儿童。

❖ **本药如何使用，何时使用最合适？**

外用均匀涂于患处，用后轻轻揉搓，每日 2 次。对顽固、肥厚性皮损可采用封包疗法。

❖ **使用本药期间需要注意什么？**

1. 婴儿及儿童勿长期、大面积使用或采用封包治疗。

2. 涂布部位如有烧灼感、瘙痒、红肿等，应停止用药，洗净。必要时向医师咨询。

3. 避免与眼部接触。

4. 不宜用于破损皮肤。

5. 久用可产生耐受性。

❖ **本药如何居家保存？**

密封，在阴凉处（不超过 20℃）保存。请将药品置于儿童触及不到的地方。

❖ **妊娠期妇女与哺乳期妇女用药注意事项：**

妊娠期妇女与哺乳期妇女应权衡利弊，慎重使用。

（二）中效糖皮质激素类

醋酸地塞米松乳膏（4g：2mg）

❖ **本药用于治疗哪些疾病？**

用于对糖皮质激素有效的非感染性、炎症性及瘙痒性皮肤病，如特应性皮炎、湿疹、神经性皮炎、接触性皮炎、脂溢性皮炎及局限性瘙痒症等。

❖ **本药如何使用，何时使用最合适？**

涂于患处，一日 2~3 次。

❖ **使用本药期间需要注意什么?**

1. 不宜长期、大面积使用。

2. 外用部位如有灼烧感、瘙痒、红肿等，应停止用药，洗净。必要时向医师咨询。

3. 本药不可用于眼部。

4. 面部、皮肤褶皱部位如腹股沟、腋窝，以及儿童，连续使用不应超过 2 周。

❖ **本药如何居家保存?**

密闭，在阴凉处（不超过 20℃）保存。请将药品置于儿童触及不到的地方。

❖ **妊娠期妇女与哺乳期妇女用药注意事项:**

妊娠期妇女与哺乳期妇女应权衡利弊，慎重使用。

醋酸氟氢可的松乳膏（10g：2.5mg）

❖ **本药用于治疗哪些疾病?**

用于对糖皮质激素有效的皮肤病，如接触性皮炎、特应性皮炎、脂溢性皮炎、湿疹、皮肤瘙痒症、银屑病、神经性皮炎等。

❖ **本药如何使用，何时使用最合适?**

外用涂于患处，一日 2 次。

❖ **使用本药期间需要注意什么?**

1. 不能长期或大面积使用。

2. 皮肤有化脓感染和真菌感染时需同时使用抗感染药物。若同时使用后，感染的症状没有及时改善，应停用本药直至感染得到控制。

❖ **本药如何居家保存?**

密闭，在阴凉处（不超过 20℃）保存。请将药品置于儿童触及不到的地方。

丁酸氯倍他松乳膏（0.05%）

❖ **本药用于治疗哪些疾病?**

用于短期治疗和控制各种湿疹和皮炎，包括特应性、原发刺激性和过敏性皮炎。

❖ **本药如何使用，何时使用最合适?**

外用。成人及 12 岁以上儿童：一日 2 次，轻涂于患处。连续使用最长为 7 天。

❖ **使用本药期间需要注意什么?**

1. 若 7 天内症状消除，即可停止治疗；若 7 天后症状缓解但仍需继续治疗，请咨询医师；7 天后症状未缓解或加重，请咨询医师。若症状复发，除非得到医师的建议，同一部位的治疗不应超过两次。

2. 用于眼皮治疗时，注意不要让本药进入眼内，因糖皮质激素类外用药可能导致青光眼。

3. 使用本药时，请勿封包；勿合用其他糖皮质激素类外用药，合用这些药物可能会增加不良反应的发生率。

4. 不宜长期、全身大面积使用。

❖ **本药如何居家保存?**

密封，25℃以下保存。请将药品置于儿童触及不到的地方。

❖ **妊娠期妇女与哺乳期妇女用药注意事项：**

妊娠期妇女与哺乳期妇女应权衡利弊后慎用。

醋酸曲安奈德乳膏（4g：4mg）

❖ **本药用于治疗哪些疾病？**

用于接触性皮炎、脂溢性皮炎、神经性皮炎、湿疹、银屑病、盘状红斑狼疮等糖皮质激素外用治疗有效的皮肤病。

❖ **本药如何使用，何时使用最合适？**

外用，涂于患处，一日 2~3 次。

❖ **使用本药期间需要注意什么？**

1. 本药不宜大面积或长期局部外用。

2. 儿童慎用，婴儿不宜使用。

3. 患处涂药后不需封包。封包疗法只适于掌跖及肥厚的皮损，应在医务人员指导下使用。

4. 本药不可用于眼部。

5. 皮肤有化脓感染和真菌感染时需同时使用抗感染药物。若同时使用后，感染的症状没有及时改善，应停用本药直至感染得到控制。

❖ **本药如何居家保存？**

密闭，在阴凉处（不超过 20℃）保存。请将药品置于儿童触及不到的地方。

❖ **妊娠期妇女与哺乳期妇女用药注意事项：**

妊娠期妇女与哺乳期妇女应权衡利弊，慎重使用。

（三）强效糖皮质激素类

地奈德乳膏（0.05%）

❖ **本药用于治疗哪些疾病？**

用于对糖皮质激素有效的非感染性、炎症性及瘙痒性皮肤病，如特应性皮炎、接触性皮炎、神经性皮炎、脂溢性皮炎、湿疹、银屑病、扁平苔藓等的治疗。

❖ **本药如何使用，何时使用最合适？**

均匀涂搽于患处，一日 2~4 次。发生在掌跖及肥厚的皮损可采用封包治疗。

❖ **使用本药期间需要注意什么？**

1. 本药需在医师指导下使用，仅供外用，避免接触眼睛。

2. 避免长期、大面积外用糖皮质激素。

3. 如果出现局部接触性皮炎症状，应停药并就医。

4. 若用药后继发感染性皮肤病，应停用糖皮质激素至感染被完全控制。

5. 封包疗法只适用于掌跖及肥厚的皮损，应在医务人员指导下使用。封包后若出现毛囊炎等不良反应，则应停用。

❖ **本药如何居家保存？**

密闭，在凉暗处（避光并不超过 20℃）保存。请将药品置于儿童触及不到的地方。

❖ **妊娠期妇女与哺乳期妇女用药注意事项：**

妊娠期妇女与哺乳期妇女应权衡利弊，慎重使用。

糠酸莫米松乳膏（0.1%）

❖ **本药用于治疗哪些疾病？**

用于对糖皮质激素外用治疗有效的皮肤病，如接触性皮炎、特应性皮炎、湿疹、神经性皮炎及银屑病等瘙痒性及非感染性、炎症性皮肤病。

❖ **本药如何使用，何时使用最合适？**

外用均匀涂于患处，一日 1 次。

❖ **使用本药期间需要注意什么？**

1. 不可用于眼部。

2. 避免大面积、长期外用或采用封包疗法使用本药。

3. 如伴有皮肤感染，必须同时使用抗感染药物。若临床症状没有及时得到改善，应停用本药直至感染得到控制。

4. 使用过程中发生刺激和过敏反应时，应停止用药并适当治疗。

5. 儿童使用本药应注意尽可能减少药物的用量。

❖ **本药如何居家保存？**

避光，密闭，25℃以下保存。请将药品置于儿童触及不到的地方。

❖ **妊娠期妇女与哺乳期妇女用药注意事项：**

妊娠期妇女慎用。哺乳期妇女使用本药需考虑停止哺乳。

醋酸氟轻松乳膏（4g：1mg）

❖ **本药用于治疗哪些疾病？**

用于对糖皮质激素有效的皮肤病，如接触性皮炎、特应性皮炎、脂溢性皮炎、湿疹、皮肤瘙痒症、银屑病、神经性皮炎等瘙痒性及非感染性、炎症性皮肤病。

❖ **本药如何使用，何时使用最合适？**

外用均匀涂于患处，一日 2 次。封包疗法仅适用于肥厚或掌跖部位的皮损。

❖ **使用本药期间需要注意什么？**

1. 不可用于眼部。

2. 对于强效糖皮质激素外用制剂，不能长期、大面积应用。

3. 如伴有皮肤感染，必须同时使用抗感染药物。若临床症状没有及时得到改善，应停用本药直至感染得到控制。

❖ **本药如何居家保存？**

密闭，在阴凉处（不超过 20℃）保存。请将药品置于儿童触及不到的地方。

❖ **妊娠期妇女与哺乳期妇女用药注意事项：**

妊娠期妇女与哺乳期妇女应权衡利弊后慎用。

丙酸氟替卡松乳膏（0.05%）

❖ **本药用于治疗哪些疾病？**

用于对糖皮质激素有效的非感染性、炎症性及瘙痒性皮肤病，如特应性皮炎、湿疹、神经性皮炎、接触性皮炎、脂溢性皮炎及寻常型银屑病等。

❖ **本药如何使用，何时使用最合适？**

涂于患处，一日 2 次。

❖ **使用本药期间需要注意什么？**

1. 本药仅供外用，避免接触眼睛。

2. 患处涂药后不需封包。

3. 本药不宜大面积或长期局部外用。

❖ **本药如何居家保存？**

遮光，密闭，30℃以下保存。请将药品置于儿童触及不到的地方。

❖ **妊娠期妇女与哺乳期妇女用药注意事项：**

妊娠期妇女与哺乳期妇女应权衡利弊，慎重使用。

丙酸倍氯米松乳膏（10g：2.5mg）

❖ **本药用于治疗哪些疾病？**

用于对糖皮质激素外用有效的各种非感染性、炎症性皮肤病，例如：亚急性和慢性湿疹、脂溢性皮炎、接触性皮炎、特应性皮炎、局限性神经性皮炎、寻常型银屑病、盘状红斑狼疮、掌跖脓疱病和扁平苔藓等。

❖ **本药如何使用，何时使用最合适？**

涂于患处，一日 2~3 次，必要时予以包扎。

❖ **使用本药期间需要注意什么？**

1. 本药不宜长期、大面积应用，亦不宜采用封包治疗，大面积使用不能超过 2 周。

2. 治疗顽固、斑块状银屑病。若用药面积仅占体表面积的 5%~10%，可连续应用 4 周，每周用量均不能超过 50g。

3. 本药不能用于眼部。

❖ **本药如何居家保存？**

密封，在阴凉处（不超过 20℃）保存。请将药品置于儿童触及不到的地方。

❖ **妊娠期妇女与哺乳期妇女用药注意事项：**

妊娠期与哺乳期妇女应慎用。

（四）超强效糖皮质激素类

丙酸倍他米松软膏（0.05%）

❖ **本药用于治疗哪些疾病？**

用于对糖皮质激素有效的非感染性、炎症性及瘙痒性皮肤病，如特应性皮炎、湿疹、神经性皮炎、接触性皮炎、脂溢性皮炎及寻常型银屑病等。

❖ **本药如何使用，何时使用最合适？**

外用，一日 1~2 次，涂于患处，并轻揉片刻。

❖ **使用本药期间需要注意什么？**

1. 本药不宜大面积或长期局部外用。

2. 患处涂药后无需封包。封包疗法只适用于掌跖及肥厚的皮损，应在医务人员指导下使用。

3. 本药不可用于眼部，面部和婴儿皮肤。

❖ **本药如何居家保存?**

密封,在阴凉处(不超过 20℃)保存。请将药品置于儿童触及不到的地方。

❖ **妊娠期妇女与哺乳期妇女用药注意事项:**

妊娠期妇女与哺乳期妇女应权衡利弊,慎重使用。

卤米松乳膏(0.05%)

❖ **本药用于治疗哪些疾病?**

适用于对糖皮质激素外用有效的各种非感染性、炎症性皮肤病,例如:亚急性和慢性湿疹、脂溢性皮炎、接触性皮炎、特应性皮炎、局限性神经性皮炎、寻常型银屑病和扁平苔藓等。

❖ **本药如何使用,何时使用最合适?**

将本药薄薄地涂敷于患处,轻轻揉擦,一日 1~2 次。对顽固、肥厚的皮损,可采用封包治疗。封包应限于短期和小面积皮损。

❖ **使用本药期间需要注意什么?**

1. 对于慢性皮肤疾患(如银屑病或慢性湿疹),使用本药时不应突然停用,应交替换用润肤剂或药效较弱的另一种皮质类固醇,逐渐减少本药用药剂量。

2.2 岁以下的儿童应慎用,治疗不应超过 7 天。

3. 不可用于眼部,勿接触眼结膜。

4. 如伴有皮肤感染,必须同时使用抗感染药物。若同时使用后,感染的症状没有及时得到改善,应停用本药直至感染得到控制。

5. 本药不宜大面积或长期局部外用。

❖ **本药如何居家保存?**

密闭,在阴凉处(不超过 20℃)保存。请将药品置于儿童触及不到的地方。

❖ **妊娠期妇女与哺乳期妇女用药注意事项:**

妊娠期妇女与哺乳期妇女应慎用。

氯氟舒松(哈西奈德)溶液(0.1%)

❖ **本药用于治疗哪些疾病?**

适用于低效或中效糖皮质激素治疗无效的亚急性或慢性非感染性皮肤病,如接触性皮炎、特应性皮炎、脂溢性皮炎、神经性皮炎、湿疹、银屑病、盘状红斑狼疮等。

❖ **本药如何使用,何时使用最合适?**

涂于患处,每日早晚各 1 次。

❖ **使用本药期间需要注意什么?**

1. 不宜大面积或长期局部外用。

2. 婴幼儿及儿童皮肤细薄,外用易被吸收,应慎用,1 岁以内儿童尽量不用。

3. 本药应避免接触眼睛及其周围部位。

4. 若用药部位发生烧灼感、瘙痒、局部红肿,应立即停药。

❖ **本药如何居家保存?**

遮光,密闭,室温保存。请将药品置于儿童触及不到的地方。

❖ **妊娠期妇女与哺乳期妇女用药注意事项：**

妊娠期妇女与哺乳期妇女应权衡利弊，慎重使用。

丙酸氯倍他索乳膏（10g：5mg）

❖ **本药用于治疗哪些疾病？**

适用于慢性顽固性湿疹和神经性皮炎、斑块状银屑病、掌跖脓疱病、扁平苔藓、盘状红斑狼疮等糖皮质激素外用治疗有效的瘙痒性及非感染性、炎症性皮肤病。

❖ **本药如何使用，何时使用最合适？**

外用，薄薄一层均匀涂于患处，一日 2 次。除手掌、足跖及角化肥厚的皮损外，一般不宜采用封包治疗。每周软膏用量不能超过 50g。

❖ **使用本药期间需要注意什么？**

1. 本药不宜大面积或长期局部外用。大面积使用不能超过 2 周

2. 不能应用于面部、腋下、腹股沟等皮肤细嫩部位，即便短期应用也可造成皮肤萎缩等不良反应。

3. 本药不可用于眼部。

4. 如伴有皮肤感染，必须同时使用抗感染药物。若同时使用后，感染的症状没有及时改善，应停用本药直至感染得到控制。

❖ **本药如何居家保存？**

密封，在阴凉处（不超过 20℃）保存。请将药品置于儿童触及不到的地方。

❖ **妊娠期妇女与哺乳期妇女用药注意事项：**

妊娠期妇女与哺乳期妇女应权衡利弊，慎重使用。

三、抗角化药

角化病的药物治疗主要是维 A 酸霜剂或凝胶。本节涉及的抗角化药有以下几类：①维 A 酸类；②维生素 D 衍生物；③非甾体抗炎药；④蒽衍生物；⑤其他。

（一）维 A 酸类

维 A 酸乳膏（0.025%）

❖ **本药用于治疗哪些疾病？**

治疗寻常痤疮、鱼鳞病及银屑病，亦可用于其他角化异常性皮肤病。如扁平苔疣、黏膜白斑、毛发红糠疹及毛囊角化病的辅助治疗。

❖ **本药如何使用，何时使用最合适？**

外用，涂于患处。寻常痤疮：一日 1 次，于睡前用手将药轻轻涂于患处。鱼鳞病、银屑病等：一日 1~2 次。

❖ **使用本药期间需要注意什么？**

1. 避免接触眼和黏膜。

2. 日光可加重维 A 酸对皮肤的刺激，导致维 A 酸分解，用药部位应避免强烈日光照射，本药宜夜间睡前使用。

3. 使用后应洗手。

❖ **本药如何居家保存？**

遮光，密封，在阴凉处（不超过 20℃）保存。请将药品置于儿童触及不到的地方。

❖ **妊娠期妇女与哺乳期妇女用药注意事项：**

妊娠期妇女禁用，哺乳期妇女用药期间应停止哺乳，育龄妇女用药期间严禁受孕。

❖ **与其他药物合用需注意什么？**

1. 与光敏感药物共用有增加光敏感的危险性。与过氧苯甲酰在同一时间、同一部位外用有物理性配伍禁忌。与过氧苯甲酰合用时，应早晚交替使用，即夜间睡前用维 A 酸制剂，晨起洗漱后用过氧苯甲酰制剂。

2. 避免同时使用含乙醇的制剂及碱性强的肥皂，以免加剧皮肤干燥和刺激作用。

他扎罗汀乳膏（30g：30mg）

❖ **本药用于治疗哪些疾病？**

治疗寻常性斑块型银屑病及寻常痤疮。

❖ **本药如何使用，何时使用最合适？**

银屑病：外用，每晚临睡前半小时将适量本药涂于患处。用药前，先清洗患处，待皮肤干爽后，将药物均匀涂布于皮损上，形成一层薄膜，涂药后应轻轻揉擦，以促进药物吸收，之后再用肥皂将手洗净。

痤疮：清洁面部，待皮肤干爽后，取适量（2mg/cm^2）他扎罗汀乳膏涂于患处，形成一层薄膜，每日 1 次，每晚用药。

❖ **使用本药期间需要注意什么？**

1. 由于本药有致畸作用，育龄妇女在开始用他扎罗汀乳膏治疗前 2 周内，必须进行血清或尿液妊娠试验，确认为妊娠试验阴性后，在下次正常月经周期的第 2 天或第 3 天开始治疗。在治疗前、治疗期间和停止治疗后一段时间内，必须使用有效的避孕方法。治疗期间，如发生妊娠，应考虑中止妊娠。

2. 避免药物与眼睛、口腔和黏膜接触，并尽量避免药物与正常皮肤接触。如果与眼接触，用水彻底冲洗。

3. 外用部位若出现瘙痒、灼热、红斑、肿胀等皮肤刺激现象，可涂少量润肤剂，改为隔日用药；严重时，应停用本药。

4. 治疗期间，要避免在阳光下过多暴露。

❖ **本药如何居家保存？**

密闭，在阴凉处（不超过 20℃）保存。请将药品置于儿童触及不到的地方。

❖ **妊娠期妇女与哺乳期妇女用药注意事项：**

妊娠期妇女、哺乳期妇女及近期有生育愿望的妇女禁用。

阿达帕林凝胶（15g：15mg）

❖ **本药用于治疗哪些疾病？**

适用于以粉刺、丘疹和脓疱为主要表现的寻常痤疮。

❖ **本药如何使用，何时使用最合适？**

局部外用，每晚将本药轻轻涂于患处，使之成为一薄层，一日 1 次。使用本药时，要保证皮肤干燥。

❖ **使用本药期间需要注意什么？**

1. 避免本药接触眼睛、口腔黏膜或其他部位的黏膜。如果本药接触以上黏膜，应立即用温水冲洗。

2. 不能同时使用酒精或香水。

3. 应避免强烈日晒。

4. 睡前清洗痤疮患处，待干燥后涂一薄层本药，注意避免接触眼、口唇。对于必须减少用药次数或暂停用药的患者，当证实患者已恢复对本药的耐受时可恢复用药次数，严禁同时使用可导致粉刺产生和有收缩性的化妆品。

❖ **本药如何居家保存？**

不超过 25℃保存。请将药品置于儿童触及不到的地方。

❖ **妊娠期妇女与哺乳期妇女用药注意事项：**

妊娠期妇女禁用；哺乳期妇女应慎用本药。

异维 A 酸胶丸（10mg）

❖ **本药用于治疗哪些疾病？**

适用于重型痤疮，尤其是结节囊肿型痤疮，聚合性痤疮，重症酒渣鼻。亦可用于毛发红糠疹、掌跖角化症等角化异常性皮肤病。

❖ **本药如何使用，何时使用最合适？**

本药应在医师指导下使用。口服，一次 10~20mg（按体重每日 0.5~1.0mg/kg），每日 2~3 次。2~4 周后视病情可减为一次 10~20mg，每日 1~2 次，饭后服用。疗程一般为 6~8 周，视病情遵医嘱增减。

❖ **使用本药期间需要注意什么？**

1. 本药有致畸胎作用，育龄期妇女或其配偶服药期间及服药前、后三个月内应严格避孕。接受治疗前 2 周应做妊娠试验，以后每月 1 次，确保无妊娠。

2. 服药期间应定期做血、尿常规及血脂、肝功能等检查。

3. 可发生光敏感反应，在服药期间应避免过度日晒。

❖ **本药如何居家保存？**

密封，在阴凉（不超过 20℃）干燥处保存。请将药品置于儿童触及不到的地方。

❖ **妊娠期妇女与哺乳期妇女用药注意事项：**

妊娠期妇女与哺乳期妇女禁用。

❖ **与其他药物合用需注意什么？**

1. 本药应避免与四环素同时服用。

2. 与阿维 A、维胺酯或维 A 酸类共用，可增加不良反应的发生率及严重程度。

3. 与光敏感药物共用，可加剧光敏反应。

阿维 A 胶囊（10mg）

❖ **本药用于治疗哪些疾病？**

严重的银屑病，包括红皮病型银屑病、脓疱型银屑病。

其他角化性皮肤病，如毛发红糠疹、毛囊角化病、严重鱼鳞病等。

❖ **本药如何使用，何时使用最合适?**

本药个体差异较大，剂量需要个体化，才能取得最大的临床治疗效果，同时不良反应最小。常用剂量是一日 0.5~1.0mg/kg，一次服用。

开始治疗：阿维 A 应为一日 25mg 或 30mg，作为一个单独剂量与主餐一起服用。如果经过 4 周治疗效果不满意，又没有毒性反应，一日最大剂量可逐渐增加至 60~75mg。

维持治疗：治疗开始有效后，可给予一日 25~50mg 的维持剂量。维持剂量应以临床效果和耐受性作为根据。一般来说，当皮损已充分消退，治疗应该停止。如果复发可按开始治疗时的方法再治疗。

其他角化性疾病：角化性疾病的维持剂量为一日 10mg，最大为一日 50mg。

❖ **使用本药期间需要注意什么?**

1. 在开始治疗前、治疗期间和停止治疗后至少 2 年内，必须使用有效的避孕方法。治疗期间，应定期进行妊娠试验，如妊娠试验为阳性，应立即与医师联系，共同讨论对胎儿的危险性及是否继续妊娠等。

2. 服药期间或治疗后 2 个月内，应避免饮用含乙醇的饮料。

3. 正在服用维 A 酸类药物治疗及停药后 2 年内，患者不得献血。

❖ **本药如何居家保存?**

遮光，密封，在阴凉处（不超过 20℃）保存。请将药品置于儿童触及不到的地方。

❖ **妊娠期妇女与哺乳期妇女用药注意事项:**

妊娠期妇女、哺乳期妇女及有生育愿望的妇女禁用。

❖ **用药过量怎么办?**

如发生过量服用，应立即停药，并就医。

❖ **与其他药物合用需注意什么?**

不能与四环素、甲氨蝶呤、维生素 A 及其他维 A 酸类药物并用。

喜树碱软膏（10g：3mg）

❖ **本药用于治疗哪些疾病?**

外用治疗寻常性银屑病。

❖ **本药如何使用，何时使用最合适?**

将软膏薄涂于病损处，一日 1 次，一日用量不超过 10g，一疗程不超过 6 周。

❖ **使用本药期间需要注意什么?**

1. 禁用于皮肤破损部位。

2. 慎用于有生育要求的青年男女，尤其需大面积使用时，更应注意。

3. 本药应在医师指导下使用。尽可能避免涂在正常皮肤上。用药时勿用力摩擦。用药后应及时洗手。

❖ **本药如何居家保存?**

避光，密闭，10~30℃保存。请将药品置于儿童触及不到的地方。

❖ **妊娠期妇女与哺乳期妇女用药注意事项:**

妊娠期妇女与哺乳期妇女禁用。

维胺酯维 E 乳膏（15g：维胺酯 45mg，维生素 E 75mg）

❖ **本药用于治疗哪些疾病？**

用于痤疮。

❖ **本药如何使用，何时使用最合适？**

外用涂搽于患处，一日 1 次，宜夜间使用。

❖ **使用本药期间需要注意什么？**

1. 避免接触眼和黏膜。

2. 用药部位应避免强烈日光照射。

❖ **本药如何居家保存？**

遮光，密封，在阴凉（不超过 20℃）干燥处保存。请将药品置于儿童触及不到的地方。

❖ **妊娠期妇女与哺乳期妇女用药注意事项：**

妊娠期妇女禁用。哺乳期妇女在医师指导下使用。

（二）维生素 D 衍生物

卡泊三醇软膏（15g：0.75mg）

❖ **本药用于治疗哪些疾病？**

用于寻常性银屑病。

❖ **本药如何使用，何时使用最合适？**

外用，将软膏涂于患处皮肤，轻轻揉擦，一日 2 次。有效后可减为一日 1 次。

❖ **使用本药期间需要注意什么？**

1. 不宜全身大面积、长期使用。

2. 勿用于面部、眼及其他黏膜部位。

3. 用药后应洗手。

4. 本药不能与水杨酸制剂合用。

5. 本药可有局部皮肤刺激症状，还可引起光敏反应。

❖ **本药如何居家保存？**

密闭，在室温（不超过 25℃）保存。请将药品置于儿童触及不到的地方。

❖ **妊娠期妇女与哺乳期妇女用药注意事项：**

妊娠期妇女与哺乳期妇女应慎用。

他卡西醇软膏（10g：0.02mg）

❖ **本药用于治疗哪些疾病？**

用于寻常性银屑病。

❖ **本药如何使用，何时使用最合适？**

外用，将软膏涂于患处皮肤，轻轻揉擦，一日 2 次。有效后可减为一日 1 次。

❖ **使用本药期间需要注意什么？**

1. 注意不要涂在眼角膜、结膜上。

2. 不宜全身大面积、长期使用。

3. 在擦伤部位使用应谨慎，可导致刺激。

4. 用药后应洗手。

❖ **本药如何居家保存？**

遮光，密封，在室温（不超过 25℃）保存。请将药品置于儿童触及不到的地方。

❖ **妊娠期妇女与哺乳期妇女用药注意事项：**

妊娠期妇女与哺乳期妇女应慎用。

（三）非甾体抗炎药

水杨酸软膏（2%）

❖ **本药用于治疗哪些疾病？**

用于寻常痤疮、脂溢性皮炎、银屑病、皮肤浅部真菌病、寻常疣、鸡眼及局部角质增生。

❖ **本药如何使用，何时使用最合适？**

每日外涂 2 次。

❖ **使用本药期间需要注意什么？**

1. 本药可经皮肤吸收，不宜长时期使用，不宜大面积应用。

2. 涂药后应洗手。

3. 避免接触眼睛和其他部位黏膜。

4. 不能用于破溃皮肤。

❖ **本药如何居家保存？**

密闭，在 30℃以下保存。请将药品置于儿童触及不到的地方。

（四）蒽衍生物

地蒽酚软膏（0.5%）

❖ **本药用于治疗哪些疾病？**

用于治疗寻常型银屑病、斑秃等。

❖ **本药如何使用，何时使用最合适？**

银屑病：将药涂于患处，通常每日 1 次，以晚上最为合适。过夜，第 2 日清晨或在第 2 次涂药前洗掉。对短期接触治疗，通常以 0.1% 的药膏涂在皮损上，保留 20~30 分钟后洗去。

斑秃：每日涂 1 次。

首次用药，应从低浓度（如 0.1%）、小面积开始，以后根据皮肤的耐受性及皮损的反应逐渐提高浓度（如 0.5%，1.0%），并扩大使用范围。若皮损或邻近的正常皮肤出现明显的红斑、灼热，提示药物浓度、涂药次数和药物保留时间需缩减。

❖ **使用本药期间需要注意什么？**

1. 勿接触眼和其他黏膜。

2. 本药可将皮肤、头发、衣服、床单、浴缸染成红色。

3. 用药后应立即洗手。

❖ **本药如何居家保存？**

请将本药放置于避光、密闭、阴凉处保存。请将药品置于儿童触及不到的地方。

❖ **妊娠期妇女与哺乳期妇女用药注意事项:**

妊娠期与哺乳期妇女应经医师权衡利弊是否可以使用本药。

（五）其他

煤焦油软膏（5%）

❖ **本药用于治疗哪些疾病?**

用于治疗头屑增多、脂溢性皮炎、特应性皮炎、湿疹等，也可与紫外线联合治疗银屑病。

❖ **本药如何使用，何时使用最合适?**

用于治疗银屑病，先涂煤焦油制剂，1~2 小时后接受紫外线（UVB）照射，照射前应对每个患者先测定最小红斑量（MED），开始照射不应超过最小红斑量，以后逐渐增大照射剂量。

将本药涂在病变部位，继以轻擦，每日 1~2 次。

❖ **使用本药期间需要注意什么?**

1. 本药可暂时将头发染色，使皮肤或衣服着色。

2. 避免接触眼睛和其他黏膜。

❖ **本药如何居家保存?**

请将本药放置于避光、密闭、阴凉处保存，请将药品置于儿童触及不到的地方。

❖ **妊娠期妇女与哺乳期妇女用药注意事项:**

不推荐用于妊娠期妇女。

四、其他

其他皮肤病药包括消炎止痛药、止痒药、皮肤收敛剂、瘢痕软化剂、免疫抑制剂、氨硫脲类、砜类抑菌剂、锌制剂、补骨脂素类、促进表皮生长制剂等。

（一）消炎止痛药、止痒药

樟脑搽剂（10ml：2g）

❖ **本药用于治疗哪些疾病?**

用于治疗瘙痒性皮肤病、冻疮、纤维组织炎、神经痛。

❖ **本药如何使用，何时使用最合适?**

面部避免应用。小儿和老人避免采用高浓度，避免大面积使用，特别在寒冷天气。局部外搽，一日 2~3 次。

❖ **使用本药期间需要注意什么?**

1. 本药有挥发作用，药物使用后宜将瓶塞塞紧。

2. 不得用于皮肤破损处，避免接触眼睛和其他黏膜。

3. 用药部位如有烧灼感、瘙痒、红肿等情况应停药，并将局部药物洗净，必要时向医师咨询。

❖ **本药如何居家保存?**

密封，在 30℃以下保存。请将药品置于儿童触及不到的地方。

❖ **妊娠期妇女与哺乳期妇女用药注意事项：**

本药可透过胎盘屏障，妊娠期、哺乳期妇女慎用。

炉甘石洗剂（100ml，每1000ml含甘油50ml、氧化锌50g、炉甘石150g）

❖ **本药用于治疗哪些疾病？**

用于急性皮炎、急性湿疹、荨麻疹等急性瘙痒性皮肤病。

❖ **本药如何使用，何时使用最合适？**

用前需振荡混匀，外搽于皮损处，每日可多次使用。

❖ **使用本药期间需要注意什么？**

1. 避免接触眼睛和其他黏膜。

2. 涂抹时应注意皮肤有破损不能使用。对有显著渗出的皮肤损害，不宜使用本药。

3. 寒冷季节不宜大面积涂用，否则易受凉。

4. 用药部位如有烧灼感、瘙痒、红肿等情况应停药，并将局部药物洗净，必要时向医师咨询。

5. 有较强收敛作用，可使皮肤变得干燥。

❖ **本药如何居家保存？**

密封保存。请将药品置于儿童触及不到的地方。

薄荷脑软膏（1%~2%）

❖ **本药用于治疗哪些疾病？**

用于各种原因引起的皮肤瘙痒和瘙痒性皮肤病。

❖ **本药如何使用，何时使用最合适？**

外搽于皮肤瘙痒处，每日可多次使用。

❖ **使用本药期间需要注意什么？**

1. 勿用于眼及黏膜部位。

2. 不得用于皮肤破溃处。

3. 用药部位如有烧灼感、瘙痒、红肿等情况应停药，并将局部药物洗净，必要时向医师咨询。

❖ **本药如何居家保存？**

密闭。在阴凉处（不超过20℃）保存。请将药品置于儿童触及不到的地方。

（二）皮肤收敛剂、瘢痕软化剂

尿囊素乳膏（1%）

❖ **本药用于治疗哪些疾病？**

用于皮肤干燥、手足皲裂、鱼鳞病、老年性皮肤瘙痒症等皮肤病。

❖ **本药如何使用，何时使用最合适？**

外用涂于患处，每日2~3次。

❖ **使用本药期间需要注意什么？**

外用时，注意勿进入眼内。

❖ **本药如何居家保存?**

置于 25℃以下阴凉处储存。

❖ **妊娠期妇女与哺乳期妇女用药注意事项:**

妊娠期与哺乳期妇女如确需要,应在医师指导下使用本药。

尿素软膏（10%）

❖ **本药用于治疗哪些疾病?**

用于鱼鳞病、手足皲裂、皲裂性湿疹、老年性皮肤瘙痒症;掌跖角化症、毛发红糠疹等角化性皮肤病。

❖ **本药如何使用,何时使用最合适?**

外用涂于患处后轻轻搓擦,每日 2~3 次。

❖ **使用本药期间需要注意什么?**

1. 用后应拧紧瓶盖。

2. 避免接触眼睛和其他黏膜。

3. 用药部位如有烧灼感、瘙痒、红肿等情况应停药,并将局部药物洗净,必要时向医师咨询。

❖ **本药如何居家保存?**

密封,在凉暗处（不超过 20℃）保存。请将药品置于儿童触及不到的地方。

❖ **妊娠期妇女与哺乳期妇女用药注意事项:**

妊娠期与哺乳期妇女如确需要,应在医师指导下使用本药。

二氧化钛乳膏（5%）

❖ **本药用于治疗哪些疾病?**

外用防晒药。光敏性皮肤病患者外出活动时涂于外露部位。

❖ **本药如何使用,何时使用最合适?**

本药为防晒药,因此应在外出前外搽于日光暴露部位,如面颈部及前臂等。尤适用于春夏季节及对日晒敏感者。外用,每日 1~2 次。

❖ **使用本药期间需要注意什么?**

1. 对有显著渗出的皮肤损害,不宜使用本药。

2. 避免接触眼睛和其他黏膜。

3. 用药部位如有烧灼感、瘙痒、红肿等情况应停药,并将局部药物洗净,必要时向医师咨询。

❖ **本药如何居家保存?**

遮光,密封于干燥处保存。请将药品置于儿童触及不到的地方。

（三）免疫抑制剂

他克莫司软膏（0.03%，0.1%）

❖ **本药用于治疗哪些疾病?**

用于对常规治疗反应较差或不能耐受的成人中至重度特应性皮炎的治疗。

❖ **本药如何使用，何时使用最合适？**

本药可用于体表的任何部位，包括面部、颈部和屈侧部位。将软膏在受损皮肤处涂薄薄一层。通常在开始治疗1周内病情即出现改善。成人可用0.03%和0.1%他克莫司软膏。治疗开始时应使用0.1%他克莫司软膏，每日2次，持续3周，然后改为0.03%他克莫司软膏，每日用药2次。儿童（2岁和2岁以上）应用0.03%他克莫司软膏治疗，开始时每日用药2次，持续3周，然后应减少用药次数至每日1次，直至病变痊愈。若临床情况允许，应尽量减少用药次数。应治疗至皮损痊愈后再停药。间歇性长期治疗时，根据医师指导用药。

❖ **使用本药期间需要注意什么？**

1. 慎用于黏膜部位。避免与眼睛黏膜接触。若不小心接触到该部位时，应将其彻底擦除或用水冲洗。

2. 不推荐使用封包治疗。

3. 治疗期间，应尽量减少暴露在日光下，避免强烈日晒，外用防晒品并穿适当衣服遮盖皮肤。

4. 若治疗6周后仍未见任何改善，应考虑采取进一步的治疗措施。

5. 如果不是用于手部的治疗，患者用药后应洗手。

❖ **本药如何居家保存？**

室温25℃保存，允许的温度范围是15~30℃。请将药品置于儿童触及不到的地方。

❖ **妊娠期妇女与哺乳期妇女用药注意事项：**

妊娠期应经医师权衡利弊后决定是否可以使用本药；哺乳期不推荐使用。

吡美莫司乳膏（1%）

❖ **本药用于治疗哪些疾病？**

用于2岁及2岁以上轻度至中度特应性皮炎（湿疹）患者。

❖ **本药如何使用，何时使用最合适？**

在受累皮肤局部涂一薄层，轻柔地充分涂擦，每日2次，直到症状和体征消失。停药后若症状和体征再次出现，应立即重新开始使用，以预防病情加重。吡美莫司乳膏可用于全身皮肤的任何部位，包括头面部、颈部和擦破的部位，但不能用于黏膜。应用吡美莫司乳膏后，可立即使用润肤剂。

由于吡美莫司乳膏吸收量很少，对每日用药量、用药面积或治疗持续时间没有限制。

❖ **使用本药期间需要注意什么？**

1. 用吡美莫司乳膏治疗时在用药局部会发生轻度和一过性反应。如果用药局部反应严重，则暂停使用。

2. 应避免药物接触眼睛黏膜。如果不慎接触了该部位，应彻底擦去乳膏，并用水冲洗。

❖ **本药如何居家保存？**

25℃以下保存，请勿冷冻。请将药品置于儿童触及不到的地方。

❖ **妊娠期妇女与哺乳期妇女用药注意事项：**

妊娠期与哺乳期妇女慎用。

（四）氨硫脲类

咪喹莫特乳膏（250mg：12.5mg）

❖ **本药用于治疗哪些疾病？**

用于治疗外生殖器及肛周的尖锐湿疣。

❖ **本药如何使用，何时使用最合适？**

涂药前，先用清水或中性肥皂清洗患处、擦干；用棉签将药物在疣体上均匀涂抹一层薄膜，保留 6~10 小时后用清水或中性肥皂将药物从疣体上洗掉。睡前涂抹，一日 1 次，每周 3 次（1、3、5 或 2、4、6）。一般疗程为 8~12 周，最多不超过 16 周。

❖ **使用本药期间需要注意什么？**

1. 用药后不要封包。用药后 6~10 小时将药物清洗掉。

2. 局部破损处应避免使用本药；曾用药物或激光等治疗尖锐湿疣，并出现了破损的部位，应等到伤口愈合后再用药。

3. 不可将药物涂入眼、口、鼻等部。

4. 用药期间避免性生活。使用避孕套的，应先将外用的咪喹莫特冲洗干净，因为咪喹莫特可使避孕套变脆弱。

❖ **本药如何居家保存？**

25℃以下密闭保存，勿冷冻，请将药品置于儿童触及不到的地方。

❖ **妊娠期妇女与哺乳期妇女用药注意事项：**

妊娠期与哺乳期妇女慎用。

（五）砜类抑菌剂

氨苯砜片（50mg）

❖ **本药用于治疗哪些疾病？**

1. 麻风。

2. 无菌性脓疱性皮肤病、大疱性类天疱疮、坏死性脓皮病、环形肉芽肿及囊肿性和聚合性痤疮等。

3. 以中性粒细胞浸润为主的非感染性炎症性皮肤病，如白细胞破碎性血管炎、持久性隆起性红斑、急性发热性嗜中性皮肤病、疱疹样皮炎、线状 IgA 大疱性皮肤病等。

❖ **本药如何服用，何时服用最合适？**

口服，一般成人用量为一次 50~100mg，每日 1 次。治疗疱疹性皮炎等，成人开始剂量为一日 50mg，逐渐递增至病情得到控制，有时可达一日 200~300mg。以后渐减至最小有效维持量。小儿开始一日 2mg/kg，顿服，如症状未完全控制，可逐渐增加剂量。一旦症状得到控制，应将剂量减至最小有效量。

❖ **使用本药期间需要注意什么？**

用药过程中若出现瘙痒性、泛发性皮疹，应立即停药并就医。用药数周后，不明原因出现发热、皮疹，应及时停药并就医。

❖ **本药如何居家保存？**

密封保存。请将药品置于儿童触及不到的地方。

❖ **妊娠期妇女与哺乳期妇女用药注意事项：**

妊娠期与哺乳期妇女慎用。

❖ **用药过量怎么办？**

及时就医。

（六）锌制剂

氧化锌软膏（15%）

❖ **本药用于治疗哪些疾病？**

用于皮炎、湿疹、痱子及轻度、小面积溃疡等。

❖ **本药如何使用，何时使用最合适？**

外涂，一日 2 次。

❖ **使用本药期间需要注意什么？**

1. 避免接触眼睛和其他黏膜。

2. 用药部位如有烧灼感、红肿等情况应停药，并将局部药物洗净，必要时向医师咨询。

❖ **本药如何居家保存？**

密封保存。请将药品置于儿童触及不到的地方。

❖ **妊娠期妇女与哺乳期妇女用药注意事项：**

妊娠期与哺乳期妇女应充分权衡利弊后慎用。

硫酸锌片（25mg）

❖ **本药用于治疗哪些疾病？**

用于锌缺乏引起的食欲缺乏、贫血、生长发育迟缓、营养性侏儒及肠病性肢端皮炎。也可用于痤疮、口疮、慢性溃疡、结膜炎等的辅助治疗。

❖ **本药如何服用，何时服用最合适？**

口服。治疗肠病性肢端皮炎或缺锌症：一次 50~100mg，一日 3 次，症状减轻后改为每日或隔日 50mg。儿童每日每千克体重口服 2~4mg，分 3 次服，或遵医嘱。

❖ **使用本药期间需要注意什么？**

需餐后服用，以减少对胃肠道的刺激。消化道溃疡患者禁用。

❖ **本药如何居家保存？**

密封保存。请将药品置于儿童触及不到的地方。

❖ **用药过量怎么办？**

超量服用中毒反应表现为急性胃肠炎、恶心、呕吐、腹痛、腹泻，应及时就医。

❖ **与其他药物合用需注意什么？**

本药与铝、钙、锶盐、硼砂、碳酸盐和氢氧化物（碱类）、蛋白银和鞣酸有配伍禁忌。

本药与青霉胺共用可使后者作用减弱。

（七）补骨脂素类

甲氧沙林片（10mg）

❖ **本药用于治疗哪些疾病？**

与长波紫外线（UVA）合用（称为 PUVA 疗法），治疗银屑病、白癜风、蕈样肉芽肿，亦可用于掌跖脓疱病、湿疹、特应性皮炎、扁平苔藓等的治疗。

❖ **本药如何服用，何时服用最合适？**

为减少服药对胃肠道的刺激，应与食物或牛奶一起服。治疗银屑病，需 8~10 次治疗后出现较明显疗效。治疗白癜风则疗效出现更慢。口服，然后照射紫外线，每周至少 2~3 次（至少间隔 48 小时）。口服剂量为一次 0.5mg/kg，用药后 2 小时接受长波紫外线照射。治疗前应测试最小光毒量（MPD），首次照射用 MPD 或稍小的剂量照射，如未测试，应从较小剂量开始（0.5~1.0J/cm²），以后根据反应情况增减量，一般每隔 1~2 次增加 0.2~0.5J/cm²。1 个疗程一般为 1 个月。治愈后，每周或隔周照射 1 次以巩固治疗。如未治愈应继续治疗，如 2 个疗程结束，皮损无明显消退，应停止治疗。治愈后如有复发，重新治疗仍然有效。

❖ **使用本药期间需要注意什么？**

1. 治疗期间不得服用含有呋喃香豆素的食物，如酸橙、无花果、香菜、芥、胡萝卜、芹菜等。

2. 照射紫外线时及照射后至少 8 小时内应戴墨镜。

3. 治疗期间应戒酒，不适合吃过于辛辣的食物。

❖ **本药如何居家保存？**

遮光，密封保存。请将药品置于儿童触及不到的地方。

❖ **妊娠期妇女与哺乳期妇女用药注意事项：**

妊娠期妇女与哺乳期妇女禁用。

❖ **用药过量怎么办？**

用药过量时，注意避光，并及时就医。

❖ **与其他药物合用需注意什么？**

不得服用其他光敏性药物。与吩噻嗪类药物同用可加剧对眼脉络膜、视网膜和晶体的光化学损伤。

三甲沙林片（5mg）

❖ **本药用于治疗哪些疾病？**

与长波紫外线（UVA）合用治疗白癜风、银屑病。

❖ **本药如何服用，何时服用最合适？**

为减少服药对胃肠道的刺激，应与食物或牛奶一起服。治疗银屑病，需 8~10 次治疗后出现较明显疗效。治疗白癜风则疗效出现更慢。口服一次 0.3~0.5mg/kg，服药后 1.5~2 小时接受长波紫外线照射。每周 2~3 次。治疗前应测试最小光毒量（MPD），首次照射用 MPD 或稍小的剂量照射，如未测试，应从较小剂量开始（0.5~1.0J/cm²），以后根据反应情况增减量，一般每隔 1~2 次增加 0.2~0.5J/cm²。1 个疗程一般为 1 个月。治愈后，每周或隔周照射 1 次以巩固治疗。如未治愈应继续治疗，如 2 个疗程结束，皮损无明显消退，应停止治疗。治愈后如有复发，重新治疗仍然有效。

❖ **使用本药期间需要注意什么?**

1. 治疗期间不得服用含有呋喃香豆素的食物，如酸橙、无花果、香菜、芥、胡萝卜、芹菜等。

2. 照射紫外线时及照射后至少 8 小时内应戴墨镜。

❖ **本药如何居家保存?**

密封保存。请将药品置于儿童触及不到的地方。

❖ **妊娠期妇女与哺乳期妇女用药注意事项:**

妊娠期妇女与哺乳期妇女禁用。

❖ **与其他药物合用需注意什么?**

不得服用其他光敏性药物，与吩噻嗪类药物同用可加剧对眼脉络膜、视网膜和晶体的光化学损伤。

（八）促进表皮生长制剂

重组人表皮生长因子凝胶（20g∶10 万 IU）

❖ **本药用于治疗哪些疾病?**

1. 难愈性创面的治疗，如足靴区溃疡、糖尿病性溃疡、褥疮、窦道、肛门、会阴部创面及其他难以愈合的创面。

2. 切口愈合障碍的治疗，如切口感染、切口脂肪液化、切口张力过大、术后使用糖皮质激素、化疗药物、合并低蛋白血症、贫血以及重要脏器功能障碍。

3. 预防和减少手术疤痕。

4. 适用于皮肤烧烫伤创面（浅Ⅱ度至深Ⅱ度烧烫伤创面）的治疗。

❖ **本药如何使用，何时使用最合适?**

常规清创后，用 0.9% 氯化钠注射液清洗创面，取本药适量，均匀涂于患处。需要包扎者，同时将本药均匀涂于适当大小的内层消毒纱布，覆盖于创面，常规包扎，一日 1 次或遵医嘱。推荐剂量为每 $100cm^2$ 创面使用本药 10g（以凝胶重量计）。

❖ **使用本药期间需要注意什么?**

1. 本药为无菌包装，用后请即旋紧管口，以防污染。

2. 对于各种慢性创面，如溃疡、褥疮等，在应用本药前，应先行彻底清创去除坏死组织，有利于本药与创面肉芽组织的充分接触，提高疗效。

❖ **本药如何居家保存?**

4~25℃保存，请将药品置于儿童触及不到的地方。

❖ **与其他药物合用需注意什么?**

本药遇酒精、碘酒等，可能会使表皮生长因子（EGF）变性，而使活性降低。所以使用酒精、碘酒等消毒后，应再用 0.9% 氯化钠注射液清洗创面，然后使用本药。

（九）其他

对氨基苯甲酸钾片（0.5g）

❖ **本药用于治疗哪些疾病?**

用于皮肌炎、全身性硬皮病、硬斑病、带状硬皮病、佩罗尼病（纤维性海绵体炎）。

❖ **本药如何服用，何时服用最合适？**

口服。成人每日 12g，分 4~6 次，餐后服用。

小儿按体重每日 220mg/kg，分 4~6 次，餐后服用。

❖ **使用本药期间需要注意什么？**

1. 对诊断的干扰能使血糖浓度降低，白细胞计数减少，停药后可恢复正常。

2. 片剂先溶于水后再服用。

3. 如发生低血糖，应停药，饮糖水，并及时就医。

❖ **与其他药物合用需注意什么？**

本药与对氨基水杨酸盐或磺胺类药共用，可抑制这些药的作用。

肝素钠乳膏（20g：5000U）

❖ **本药用于治疗哪些疾病？**

用于早期冻疮、皲裂、溃疡、湿疹及浅表性静脉炎和软组织损伤。

❖ **本药如何使用，何时使用最合适？**

局部外用，一日 2~3 次。

❖ **使用本药期间需要注意什么？**

1. 用药部位出现皮疹、瘙痒、红肿等，应停止用药，洗净，必要时向医师或药师咨询。

2. 不可长期、大面积使用。

3. 有出血性疾病或烧伤者禁用。

❖ **本药如何居家保存？**

密闭，在阴凉处（不超过 20℃）保存。请将药品置于儿童触及不到的地方。

❖ **妊娠期妇女与哺乳期妇女用药注意事项：**

妊娠期妇女与哺乳期妇女慎用。

盐酸氨酮戊酸外用散（118mg）

❖ **本药用于治疗哪些疾病？**

外用配合光照治疗（光动力治疗）尖锐湿疣，尤其适用于发生在尿道口的尖锐湿疣，且单个疣体直径最好不超过 0.5cm。

❖ **本药如何使用，何时使用最合适？**

临用前加入注射用水溶解（118mg 加入注射用水 0.5ml），配制成浓度为 20% 的溶液。每次治疗时，药液必须新鲜配制，保存时间不超过 4 小时。

清洁患处并干燥后，将配制的 20% 盐酸氨酮戊酸溶液滴于棉球并覆盖于疣体表面，每隔 30 分钟左右重复将溶液滴于棉球上，持续敷药于患处不少于 3 个小时（整个敷药过程应处于避光环境中，敷药后患处避免强光直射）。然后用氦氖激光照射，输出波长 632.8nm，激光能量 100~150J/cm^2，治疗光斑应完全覆盖病灶。

治疗后 1 周复查，若皮损未消退可再次治疗，在三周内，治疗次数最多不超过 3 次。

❖ **使用本药期间需要注意什么？**

1. 仅外用于患处，尽量避免用于周围正常皮肤。应避免与眼接触。

2. 应用本药后，患处在光照治疗前应避免暴露于日光或明亮的可见光下（如手术灯、太阳床或近距离光源）；应用本药后如不能进行光照治疗，患处应至少在 40 小时内避光或避免暴露于上述光源。

3. 本药溶液应新鲜配制，并在 4 小时内使用。

❖ **本药如何居家保存？**

本药应在遮光、密封、阴凉（不超过 20℃）处储存。请将药品置于儿童触及不到的地方。

❖ **妊娠期妇女与哺乳期妇女用药注意事项：**

妊娠期妇女与哺乳期妇女慎用。

❖ **用药过量怎么办？**

如遇药物过量，请您避免在 40 小时内暴露于强光源下，并尽快就医咨询，接受监测和支持治疗。

❖ **与其他药物合用需注意什么？**

与光敏性药物，如灰黄霉素、噻嗪类利尿剂、磺脲、吩噻嗪、磺胺类药物和四环素等合并使用，可能会增加本药光动力治疗患处局部的光敏反应。

第三章

常见病症交代要点

第一节　支气管哮喘

1. 什么是支气管哮喘?

支气管哮喘简称哮喘,是一种以气道慢性炎症和气道高反应性为特征的异质性疾病。主要特征是气道慢性炎症,气道对各种激发因素产生高反应性,多变的可逆性气流受限,以及随病程延长导致气道重构。

2. 哮喘有哪些危害?

哮喘会影响生活质量。哮喘突然发作可以引起气胸、呼吸衰竭甚至危及生命。哮喘反复发作易诱导阻塞性肺疾病和慢性心脏病的发生,对小儿将影响生长发育。

3. 哮喘的典型症状有哪些?

反复发作性喘息、呼吸困难、胸闷气急、咳嗽等,大多数有季节性,日轻夜重(下半夜或凌晨易发作),可自行缓解或经治疗缓解。

4. 哪些情况下您需要去医院就医?

· 出现呼吸困难,需要增加支气管扩张剂的使用量。

· 哮喘已持续发作数天没有好转。

· 出现意识模糊,极度衰弱或发绀(肢端和口唇青紫),脉搏加快,大量出汗。

· 伴发剧烈的咳嗽或发烧。

· 幼童出现哮喘。

· 第一次发生喘息或用药后情况没有好转。

5. 哪些事物可能会诱发哮喘发作?

动物皮毛、螨虫、病毒(感冒或流感)、花粉、香水、粉尘、香烟、刺激性气味、季节变化、剧烈运动、精神压力大、情绪激动、药物等。

提示:了解自身哮喘发作的诱发因素,远离或避免接触诱发因素是有效控制哮喘发作的关键之一。

6. 哮喘是否可以根治?

哮喘是一种慢性疾病,强调综合治疗的长期性,目前不能治愈。哮喘的治疗包括避免接触诱发因素,控制急性发作,巩固治疗,改善肺功能,防止复发和提高患者的免疫力等。对绝大多数哮喘患者来说,如果接受系统治疗,可以达到控制哮喘的目的。

7. 哮喘治疗原则有哪些?

(1)总体治疗原则:长期、规范、持续、个体化。

(2)发作期治疗原则:快速缓解症状,气道解痉和抗炎。

(3)缓解期治疗原则:长期抗炎治疗,控制发作,降低气道高反应,避免触发因素。

8. 哮喘患者为什么要坚持长期治疗?

长期治疗可以控制症状和降低风险:降低急性发作的风险;降低气流受限持续存在的风险;降低发生药物不良反应的风险。

9. 哮喘患者多长时间复诊较适宜?

一般在初诊后 1~3 个月内必须进行门诊随访,以后每 3 个月随访一次。若出现哮喘急性加重，则必须在随后 2 周至 1 个月内复诊。

10. 治疗哮喘的药物有哪些?

治疗哮喘的药物种类繁多，可以分为控制药物和缓解药物两大类。

（1）控制药物：是指需要长期每天使用的药物，这些药物主要通过抗炎作用使哮喘症状得以控制。

（2）缓解药物：是指按需使用的药物，这些药物通过迅速解除支气管痉挛从而缓解哮喘症状。

11. 吸入给药的装置有哪些?

（1）定量吸入器（MDI）：MDI 是利用揿压制动，定量喷射药物微粒的装置。正确使用方法：①取下盖子，用力震摇。②头后仰，将喷头放在两唇之间，牙齿轻咬住，口唇包围喷头。③先深呼气，然后在吸气的同时揿压阀门，深吸气后尽可能屏气 10 秒，随后呼气。④随即漱口。该装置对患者的揿动与吸气协调性要求较高，部分患者掌握不好。

（2）干粉吸入器（DPI）：与 MDI 相比，干粉剂的吸入方法较易掌握。其利用吸气时的气流把药物吸入气道，吸入时动作尽量用力快速深吸气。适于揿动与吸气不能同步的患者，进入气道和肺组织的药量要比气雾剂多，特别适于老年人。

（3）雾化器：雾化吸入不需要患者主动配合，适用于任何年龄和任何状态的患者，临床上主要用于严重发作的患者或不能配合的小儿。

（4）软雾吸入剂：主动喷雾，对吸气流速要求低，尤其适用于吸气功能差的患者。

（5）储雾罐：是 MDI 吸入疗法的辅助工具，用于储存气雾。药物通过储雾罐，解决了喷雾与吸气不同步的问题，停留在口咽部的药量减少，所以疗效明显增加，而对口咽部的局部刺激作用减少。储雾罐是一个非常简单的装置，患者可以自己制作储雾罐。

12. 其他需要注意什么?

· 尽量避免接触引发哮喘发作的过敏原。

· 注意保持室内空气清新，无灰尘、毛发、螨虫等。

· 严格禁烟，哮喘患者避免待在吸烟的环境中，建议哮喘儿童的父母或者看护者不要抽烟。

· 进行适当的体育锻炼，以增强心、肺功能，但应避免剧烈的体育运动。

· 有些药物（比如阿司匹林）容易诱发哮喘发作，所以在使用任何药物之前，应咨询医师或药师。

· 哮喘发作时，应尽量保持平静，正确使用医师给予的药物。

· 中重度哮喘患者，建议每年接种流感疫苗。

· 学会正确使用吸入装置。

· 建议每天记录哮喘日记，内容包括是否出现症状及症状的严重程度、对使用药物的反应、是否出现任何药物副作用等。以便就医时帮助医师准确了解疾病的控制情况。

第二节　慢性阻塞性肺疾病

1. 什么是慢性阻塞性肺疾病?

慢性阻塞性肺疾病简称慢阻肺,是一种常见的、可预防和治疗的慢性气道疾病,其特征是持续存在的气流受限和相应的呼吸系统症状;其病理学改变主要是气道和(或)肺泡异常,通常与显著暴露于有害颗粒或气体相关,遗传易感性、异常的炎症反应以及肺发育异常等众多因素与发病过程有关;严重的合并症可能影响疾病的表现和病死率。

2. 慢阻肺有哪些危害?

慢阻肺是一种严重危害人类健康的常见病,严重影响患者的生命质量,是导致死亡的重要病因,并给患者及其家庭带来沉重的经济负担。

3. 慢阻肺的典型症状有哪些?

慢性咳嗽、咳痰和呼吸困难。早期慢阻肺患者可能没有明显的症状,随病情进展日益显著;咳嗽、咳痰症状通常在疾病早期出现,后期则以呼吸困难为主要表现。

4. 哪些情况下您需要去医院就医?

· 慢性咳嗽/咳痰。

· 气短或呼吸困难。

· 胸闷和喘息。

· 第一次发生慢阻肺或用药后情况没有好转。

5. 哪些事物可能会诱发慢阻肺发作?

慢阻肺发作可由多种因素引起,常见的是上呼吸道和气管、支气管感染。吸烟、空气污染、吸入变应原、气温变化等理化因素以及稳定期治疗不规范或中断均可导致急性加重。

提示:了解自身慢阻肺发作的诱发因素,远离或避免接触诱发因素是有效控制慢阻肺发作的关键之一。

6. 慢阻肺是否可以根治?

慢阻肺是一种慢性疾病,强调综合治疗的长期性,目前不能治愈。慢阻肺的治疗包括避免接触诱发因素,减少急性发作的频率和严重程度,提高运动耐力和生命质量。对绝大多数慢阻肺患者来说,如果接受系统治疗,可以达到控制慢阻肺的目的。

7. 慢阻肺治疗原则有哪些?

(1)急性加重期治疗原则:使本次急性加重的影响最小化,预防再次急性加重的发生。

(2)稳定期治疗原则:减轻当前症状(缓解呼吸系统症状、改善运动耐量和健康状况),降低未来风险(防止疾病进展、防治急性加重及降低病死率)。

8. 慢阻肺患者为什么要坚持长期治疗?

长期治疗可以控制症状和降低风险,更有效地减轻患者的病痛,提高生命质量,降低病死率,减轻疾病负担。

9. 慢阻肺患者多长时间复诊较适宜？

慢阻肺患者在初诊后第一个月、第三个月必须进行门诊随访，以后每半年复诊一次。若患者出现慢阻肺急性加重期，应尽快就诊。

10. 治疗慢阻肺的药物有哪些？

慢阻肺常用药物包括：①支气管舒张剂：如 $\beta2$ 受体激动剂（沙丁胺醇、特布他林、福莫特罗、茚达特罗等），抗胆碱能药物（异丙托溴铵、噻托溴铵等），茶碱类药物（氨茶碱、茶碱缓释片、多索茶碱等）；②糖皮质激素/支气管扩张剂复合制剂：如布地奈德/福莫特罗、氟替卡松/沙美特罗、倍氯米松/福莫特罗等；③支气管扩张剂复合制剂：沙丁胺醇/异丙托溴铵、乌美溴铵/维兰特罗等；④磷酸二酯酶–4抑制剂：罗氟司特、西洛司特等；⑤止咳祛痰药等其他治疗用药：氨溴索、乙酰半胱氨酸等。

慢阻肺的用药特点：急性加重期治疗主要是尽量降低本次急性加重的不良影响，预防未来急性加重的发生；稳定期治疗主要为减轻症状和降低未来风险，药物治疗用于预防和控制症状，减少急性加重的频率和严重程度，提高运动耐力和生命质量。

11. 吸入给药的装置有哪些？

（1）定量吸入器（MDI）：MDI是利用揿压制动，定量喷射药物微粒的装置。正确使用方法：①取下盖子，用力震摇。②头后仰，将喷头放在两唇之间，牙齿轻咬住，口唇包围喷头。③先深呼气，然后在吸气的同时揿压阀门，深吸气后尽可能屏气10秒，随后呼气。④随即漱口。该装置对患者的揿动与吸气协调性较高，部分患者掌握不好。如异丙托溴铵气雾剂、沙丁胺醇气雾剂等。

（2）干粉吸入器（DPI）：与MDI相比，干粉剂的吸入方法较易掌握。其利用吸气时的气流把药物吸入气道，吸入时动作尽量用力快速深吸气。适于揿动与吸气不能同步的患者，进入气道和肺组织的药量要比气雾剂多，特别适于老年人。如噻托溴铵粉雾吸入剂、布地奈德/福莫特罗粉吸入剂。

（3）软雾吸入装置（SMI）：患者通过软雾吸入剂喷嘴吸入药物。正确使用方法：①将透明底座按照标签红色箭头指示方向旋转半周直至听到"咔哒"声。②完全打开防尘帽。③先尽量呼气（不要将气呼入装置），然后双唇包住口含器，按压给药按钮并缓慢且尽可能长时间吸气，然后将装置从口中拿出，继续屏气约10秒。④盖上防尘帽。最后漱口。该装置对患者的揿动与吸气协调性要求较高，部分患者掌握不好。如噻托溴铵喷雾剂等。

（4）储雾罐：是MDI吸入疗法的辅助工具，用于储存气雾。药物通过储雾罐，解决了喷雾与吸气不同步的问题，停留在口咽部的药量减少，所以疗效明显增加，而对口咽部的局部刺激作用减少。储雾罐是一个非常简单的装置，患者可以自己制作储雾罐。

12. 其他需要注意什么？

· 戒烟，吸烟的慢阻肺患者应戒烟，同时应避免待在吸烟的环境中，建议患者家属或看护者不要抽烟。

· 减少职业性粉尘和化学物质吸入，对于接触职业性粉尘的人群如：煤矿、金属矿、棉纺织业、化工行业及某些机械加工等工作人员应做好劳动保护。

· 避免居住在空气污染严重或气候寒冷、潮湿地区以及使用燃煤、木柴取暖的地方。

· 进行适当的体育锻炼，避免过度劳累。

· 注意保暖，特别是进行户外运动、季节交替及昼夜温差大时。

- 保持乐观情绪，避免精神疲劳。
- 合理膳食，提高机体免疫力。主要原则是：高蛋白、高脂肪、低碳水化合物。
- 慢阻肺发作时，应尽量保持平静，正确使用医师给予的药物。
- 在加强营养和体育锻炼增强免疫力的基础上，仍有频繁加重和（或）多次住院的年老体弱合并多种基础疾病的患者，在流感流行季可以考虑接种流感疫苗。
- 学会正确使用吸入装置。
- 每天记录慢阻肺日记，内容包括是否出现症状及症状的严重程度、对使用药物的反应、是否出现任何药物副作用等。以便就医时帮助医师准确了解疾病的控制情况。

第三节 高血压

1. 什么是高血压？

高血压是指在未使用降压药物的情况下，非同日 3 次测量诊室血压，收缩压（SBP）≥ 140mmHg 和（或）舒张压（DBP）≥ 90mmHg。SBP ≥ 140mmHg 和 DBP < 90mmHg 为单纯收缩期高血压。

根据血压升高水平，将高血压分为 1 级、2 级和 3 级。根据血压水平、心血管危险因素、靶器官损害、临床并发症和糖尿病进行心血管风险分层，分为低危、中危、高危和很高危 4 个层次。

不同血压测量方法对应的高血压诊断标准如下表：

血压测量方法	诊断标准
诊室血压	≥ 140/90mmHg
动态血压	24 小时平均 SBP/DBP ≥ 130/80mmHg
	白天平均 SBP/DBP ≥ 135/85mmHg
	夜间平均 SBP/DBP ≥ 120/70mmHg
家庭血压	≥ 135/85mmHg

2. 高血压发病有哪些危险因素？

（1）高钠、低钾膳食。

（2）超重和肥胖。

（3）吸烟或被动吸烟。

（4）过量饮酒。

（5）长期精神紧张。

（6）其他危险因素：年龄、高血压家族史、缺乏体力活动、糖尿病和血脂异常等。

3. 高血压的典型症状有哪些？

头晕、头痛、头胀、颈部不适、疲倦或不安、心律失常、心悸、耳鸣等。

4. 需要监测哪些指标？何时监测？

（1）健康人群可以进行家庭血压监测（HBPM），家庭血压监测可以评估数日、数周、数月，甚至数年的降压治疗效果和长时血压变异。有助于增强患者健康参与意识，改善患者治疗依从性。

（2）建议每天早晨和晚上测量血压，每次测 2~3 遍，取平均值。

（3）最好在早上起床后，服降压药和早餐前，排尿后，固定时间自测坐位血压。

（4）精神高度焦虑患者，不建议家庭自测血压。

5. 哪些情况下您需要去医院就医？

· 血压数值明显升高。

· 出现头晕、头痛、头胀等不适症状且数天没有好转。

· 出现恶心、呕吐、肢体麻木、流涎、眩晕、走路不稳。

· 出现胸闷、胸痛、大汗、心慌、气短，另有烦躁不安、嗜睡、抽搐、昏迷等。

· 出现视物模糊、鼻出血等。

· 出现血尿或者泡沫尿等。

· 出现眼睑或全身水肿等。

6. 高血压是否可以根治？

高血压是一种慢性疾病，强调综合治疗的长期性，目前不能治愈。

降压治疗的目的是通过降低血压，有效预防或延迟脑卒中、心肌梗死、心力衰竭、肾功能不全等并发症的发生；有效控制高血压的疾病进程，预防高血压急症、亚急症等重症高血压发生。

目前，高血压的治疗包括生活方式干预、药物治疗，将血压降低到目标水平可以显著降低心脑血管并发症的风险。

7. 高血压治疗原则有哪些？

（1）降压达标的方式：除高血压急症和亚急症外，对大多数高血压患者而言，应根据病情，在 4 周内或 12 周内将血压逐渐降至目标水平。

（2）降压药物治疗的时机：在改善生活方式的基础上，血压仍 ≥ 140mmHg 和（或）高于目标血压的患者应启动药物治疗。

（3）年轻、病程较短的高血压患者，降压速度可稍快；老年人、病程较长，有合并症且耐受性差的患者，降压速度则应缓慢。

8. 高血压药物治疗原则有哪些？

（1）起始剂量：一般患者采用常规剂量；老年人（尤其是高龄老年人）初始治疗时应采用较小的有效治疗剂量。根据需要，可逐渐增加至足量。

（2）长效降压药物：优先使用长效降压药物，以有效控制 24 小时血压，更有效预防心脑血管并发症发生。如使用中、短效制剂，则需每天 2~3 次给药，以达到平稳控制血压的目的。

（3）联合治疗：对血压 ≥ 160/100mmHg、高于目标血压 20/10mmHg 的高危患者，或单药治疗未达标的高血压患者应进行联合降压治疗，包括自由联合或单片复方制剂。对于血压 ≥ 140/90mmHg 的患者，也可开始小剂量联合治疗。

（4）个体化治疗：根据患者合并症的不同和药物疗效及耐受性，以及患者个人意愿或长期承受能力，选择适合患者个体的降压药物。

（5）药物经济学：高血压是终生治疗，需要考虑成本 /效益。

9. 高血压患者的饮食和运动建议有哪些？

（1）减少钠盐摄入，每人每日食盐摄入量逐步降至 < 6g，增加钾盐摄入。

（2）低油、低糖饮食，多吃蔬菜、杂粮。

（3）控制体重，使 BMI < 24kg/m²；腰围，男性 < 90cm，女性 < 85cm。

（4）不吸烟，彻底戒烟，避免被动吸烟。

（5）不饮或限制饮酒。

（6）增加运动，中等强度，每周 4~7 次，每次持续 30~60 分钟。

（7）减轻精神压力，保持心理平衡。

10. 高血压患者为什么要坚持长期治疗？

长期治疗控制血压可以降低并发症风险。血压水平与心血管风险呈连续、独立、直接的正相关关系。脑卒中是目前我国高血压人群最主要的并发症，冠心病事件也有明显上升，其他并发症包括心力衰竭、左心室肥厚、心房颤动、终末期肾病。预防脑卒中是我国治疗高血压的重要目标。

11. 治疗高血压的药物有哪些？

降压药物包括钙通道阻滞剂（CCB）、血管紧张素转换酶抑制剂（ACEI）、血管紧张素 II 受体拮抗剂（ARB）、利尿剂、β 受体拮抗剂、α 受体拮抗剂和其他降压药物七类，以及由上述药物组成的固定配比复方。

12. 其他需要注意什么？

· 健康人群定期体检，监测血压。

· 对无症状高血压应早发现，早期进行非药物干预。

· 非药物干预后不能控制者，尽早就医。

· 劳逸结合，避免过度疲劳。

· 控制情绪，避免精神刺激、紧张，尤其不宜过度生气或兴奋。

· 避免使用太热、太冷的水洗澡。

· 大便不宜久蹲，避免太过用力，适当食用通便的食物或使用药物。

第四节 冠状动脉性心脏病

1. 什么是冠状动脉性心脏病？

冠状动脉性心脏病是指冠状动脉粥样硬化使管腔狭窄或阻塞，或因冠状动脉功能性改变导致心肌缺血、缺氧或坏死而引发的心脏病，简称冠心病，亦称冠状动脉粥样硬化性心脏病、冠状动脉病或缺血性心脏病，是动脉粥样硬化导致器官病变的最常见类型，主要包括急性冠脉综合征和稳定性冠心病。

2. 冠状动脉性心脏病的危险因素有哪些？

冠状动脉性心脏病主要危险因素有高血压、血脂异常、糖尿病、肥胖和超重、吸烟、不良饮食习惯、性别、心理社会因素、遗传因素等。

3. 冠状动脉性心脏病的典型症状有哪些？

冠状动脉性心脏病的典型症状有压迫性、紧缩性、烧灼感、沉重感胸痛；无法解释的上腹痛或腹胀；疼痛通常位于胸骨体之后，可波及心前区，有手掌大小范围，甚至横贯前胸，界限不是很清楚，常放射至颈部、下颌、肩部、背部、左臂或双上臂；烧心感，胸部不适伴恶心、呕吐；伴持续性气短或呼吸困难，无力、眩晕、头晕或意识丧失，大汗；通常持续数分钟至 10 余分钟，大多数情况下 3~5 分钟，很少超过 30 分钟。

4. 哪些情况下您需要去医院就医？

存在高血压、血脂异常、糖尿病、肥胖和超重、吸烟等冠状动脉性心脏病高危因素的患者如出现胸闷、胸痛等症状时需要及时去医院排查是否存在冠状动脉性心脏病，明确诊断。

症状严重或已确诊有冠状动脉性心脏病的患者如出现上述冠状动脉性心脏病典型症状时需要立刻就近去医院（优先选择有胸痛中心的医院）就医。

5. 哪些事物可能会诱发冠状动脉性心脏病？

劳累、情绪激动、饱食、气候突变、急性循环衰竭等为常见诱因。

6. 冠状动脉性心脏病是否可以根治？

冠状动脉性心脏病目前不能治愈，通过药物治疗、控制血压、血脂、血糖、控制饮食、戒烟、运动锻炼等措施病情可长期稳定，也可能出现变化，如发生不稳定性心绞痛、心肌梗死、心力衰竭等，病情严重的患者可能需要进行血运重建治疗。

7. 冠状动脉性心脏病治疗原则有哪些？

急性冠脉综合征的治疗原则为尽快再灌注缺血心肌，防止梗死范围扩大，缩小心肌缺血范围；及时处理恶性心律失常、心力衰竭、休克及各种并发症，防止猝死；保护和维持心功能，提高患者的生活质量。

稳定性冠心病的治疗原则为缓解症状、改善预后、阻止病情进展。

8. 冠状动脉性心脏病患者为什么要坚持长期治疗？

坚持长期治疗可以延缓或阻止动脉粥样硬化病情进展，控制冠状动脉性心脏病症状，降低发生急性心肌梗死或猝死的风险。

9. 冠状动脉性心脏病患者多长时间复诊较适宜？

应根据医师医嘱确定复诊时间，一般情况下第一年建议每 1~3 个月随访 1 次，之后随访间期可延长至 1 年。

10. 治疗冠状动脉性心脏病的药物有哪些？

治疗冠状动脉性心脏病的药物可以分为三大类：改善缺血、减轻症状药物，预防心肌梗死、改善预后药物和中成药。

（1）改善缺血、减轻症状药物：β 受体拮抗剂、硝酸酯类药物、钙通道阻滞剂、曲美他嗪、尼可地尔。

（2）预防心肌梗死、改善预后药物：阿司匹林、氯吡格雷、替格瑞洛、抗凝药物、β 受体拮抗剂、他汀类药物、血管紧张素转化酶抑制剂或血管紧张素 II 受体拮抗剂。

（3）中成药：复方丹参滴丸、冠心舒通胶囊、芪参益气滴丸、速效救心丸、麝香保心丸、稳心颗粒等。

11. 饮食建议和运动建议

注意保暖、戒烟限酒、限盐、增加新鲜果蔬摄入量和低脂饮食。坚持日常体育锻炼，在允许的情况下每周至少 5 天进行 30~60 分钟中等强度的有氧锻炼，如健步走、慢跑、游泳等以增强心肺功能。

12. 其他需要注意什么？

冠状动脉性心脏病有一级预防和二级预防。

（1）一级预防：针对动脉粥样硬化的危险因素进行管理，预防冠状动脉性心脏病。

（2）二级预防：按照"ABCDE"方案，防止已诊断的冠状动脉性心脏病患者原有冠状动脉病变加重，降低相关死亡率。A：ACEI、抗血小板治疗及抗心绞痛治疗；B：β 受体拮抗剂与控制血压；C：戒烟与控制血脂；D：合理饮食与控制糖尿病；E：运动与教育。

第五节　心力衰竭

1. 什么是心力衰竭？

心力衰竭简称"心衰"，是多种原因导致心脏结构和（或）功能的异常改变，使心室收缩和（或）舒张功能发生障碍，从而引起的一组复杂临床综合征。

2. 心力衰竭有哪些危害？

心衰是各种心脏疾病的严重表现或晚期阶段，死亡率和再住院率居高不下。心衰影响患者生命质量。心衰急性发作可能导致呼吸困难、血流动力学不稳定，威胁生命，通常需要紧急入院进行医疗干预。

3. 心力衰竭的典型症状有哪些？

呼吸困难、疲乏（活动耐量受限）和液体潴留（肺淤血、体循环淤血及外周水肿）等。

4. 哪些情况下您需要去医院就医？

· 疲乏加重。

· 呼吸困难加重。

· 活动耐量下降。

· 静息心率增加≥ 15 次 / 分。

· 水肿（尤其下肢）再现或加重。

· 体重增加（3 天内突然增加 2kg 以上）。

5. 哪些因素可能会诱发心衰？

· 感染：呼吸道等部位感染是心衰最常见、最重要的诱因。

· 心律失常：房颤是诱发心衰最常见的心律失常之一，其他各型快速型心律失常和严重缓慢型心律失常也可诱发心衰。

· 血容量增加：钠盐摄入过多，静脉液体输入过多及过快，妊娠等。

· 情绪激动或过度体力消耗，如暴怒和分娩等。

· 治疗不当或原有心脏病加重：不恰当地停用降压药、利尿剂，冠心病发生心肌梗死，风湿性心瓣膜病出现风湿活动，合并甲状腺功能亢进或贫血。

6. 心衰是否可以根治？

心衰是一种慢性疾病，强调综合治疗的长期性，目前不能治愈。心衰的治疗包括通过避免接触诱发因素，控制急性发作，改善临床症状和生活质量，预防或逆转心脏重构，减少再住院，降低死亡率。

7. 慢性心衰治疗原则有哪些？

慢性心衰根据左心室射血分数（LVEF）分为 LVEF 降低的心衰（HFrEF）、LVEF 保留的心衰（HFpEF）和 LVEF 中间值的心衰（HFmrEF）。

- HFrEF：改善临床症状和生活质量，预防或逆转心脏重构，减少再住院，降低死亡率。
- HFpEF 及 HFmrEF：针对症状、心血管基础疾病和合并症、心血管疾病危险因素，采取综合性治疗手段以改善症状及预后。

8. 心衰患者为什么要坚持长期治疗？

长期治疗可以改善临床症状和生活质量，预防或逆转心脏重构，减少再住院，降低死亡率。

9. 心衰患者多长时间复诊较适宜？

心衰患者在初诊后 1~3 个月内必须进行门诊随访，以后每 3 个月随访一次。若患者出现心衰急性加重，则必须立即复诊。

10. 治疗慢性心衰的药物有哪些？

HFrEF：治疗药物主要是利尿剂与神经激素抑制剂，前者减轻症状、改善功能，后者提高存活率，延缓疾病进展。

- 利尿剂：消除水钠潴留，如呋塞米、布美他尼、托拉塞米、氢氯噻嗪、吲达帕胺、氨苯蝶啶、托伐普坦等。
- RASS 系统抑制剂：ACEI、ARB、ARNI 等，改善心室重构，显著降低住院风险和死亡率，改善症状和运动能力，如卡托普利、依那普利、福辛普利、赖诺普利、培哚普利、雷米普利、贝那普利、缬沙坦、坎地沙坦、氯沙坦、厄贝沙坦、替米沙坦、奥美沙坦、沙库巴曲缬沙坦等。
- β 受体拮抗剂：控制心室率，改善症状和生活质量，降低死亡、住院、猝死风险，如美托洛尔、比索洛尔、卡维地洛等。
- 醛固酮受体拮抗剂：降低全因死亡、心血管死亡、猝死和心衰住院风险，如螺内酯。
- 钠 – 葡萄糖协同转运蛋白 2（SGLT2）抑制剂：降低心衰恶化风险、心血管死亡风险及全因死亡风险，如达格列净、恩格列净、卡格列净等。
- 伊伐布雷定：控制心室率，降低心血管死亡和心衰恶化住院风险。
- 洋地黄类药物：正性肌力药，改善心衰患者的症状和运动耐量，如地高辛。

HFpEF：临床研究未能证实 RASS 抑制剂、β 受体拮抗剂能改善 HFpEF 患者的预后和降低病死率。

- 有液体潴留的患者应使用利尿剂。
- 积极控制、治疗其他基础疾病和合并症。

11. 其他需要注意什么？

- 坚持长期用药，控制危险因素，将血压、血脂、血糖、肾功能、电解质等控制在合适范围。
- 心衰患者宜限钠限水，低脂饮食，吸烟患者应戒烟，肥胖患者应减轻体重。
- 建议每日监测体重，若 3 日内体重增加 2kg，考虑有液体潴留，应调整利尿剂的应用。

- 严重心衰伴明显消瘦（心脏恶病质）者，应给予营养支持。
- 失代偿期需卧床休息，多做被动运动以预防深部静脉血栓形成。
- 临床情况改善后在不引起症状的情况下，鼓励进行运动训练或规律的体力活动，避免久坐。
- 宜保持积极乐观的心态，应避免情绪激动。
- 每年接种流感疫苗、定期接种肺炎疫苗，预防感染。

第六节　糖尿病

1. 什么是糖尿病？

糖尿病是一组由多病因引起的，以慢性高血糖为特征的代谢性疾病，是由于胰岛素绝对或相对分泌不足伴（或不伴）靶器官对胰岛素敏感性降低等引起的糖、脂肪和蛋白质代谢紊乱。其主要特点是高血糖，糖尿。目前国际通用的糖尿病分型标准将糖尿病分为1型糖尿病、2型糖尿病、特殊类型糖尿病及妊娠期糖尿病。

2. 糖尿病的危险因素有哪些？

糖尿病的病因和发病机制极为复杂，至今未完全阐明，其主要的高危因素包括遗传因素、自身免疫、病毒感染、肥胖等。

3. 糖尿病有哪些危害？

（1）糖尿病可引起严重的急性代谢紊乱，如糖尿病酮症酸中毒、高渗性高血糖状态，需立即就医、及时处理，如病情危重且处理不及时可导致死亡。

（2）糖尿病容易并发各种感染，如肾盂肾炎、膀胱炎、皮肤化脓性感染及真菌性感染。

（3）与非糖尿病患者群相比，糖尿病患者群发生心、脑血管疾病的风险增加2~4倍，全因死亡、心血管病死亡、失明和下肢截肢风险均明显增高。在我国，糖尿病是导致成人失明、非创伤性截肢、终末期肾脏病的主要原因。

4. 糖尿病的典型症状有哪些？

糖尿病早期患者往往没有任何症状或者症状较轻。待血糖升高到一定程度后可出现"三多一少"的症状，即多饮、多食、多尿，体重减轻；还可有疲乏无力，皮肤瘙痒，视物模糊等，儿童可见生长发育受阻。随着疾病的发展，糖尿病患者可出现多系统损伤，容易并发各种感染，慢性肾脏病变，视网膜病变，心血管疾病和糖尿病足等。

5. 糖尿病需要监测什么指标？何时监测？

糖尿病的病情监测包括血糖监测、脑血管危险因素和并发症的监测。

- 血糖监测基本指标包括空腹血糖、餐后血糖和糖化血红蛋白检测（HbA1c）。建议应用便携式血糖仪进行自我血糖监测，无症状低血糖和（或）频发低血糖患者还需持续血糖监测。HbA1c用于评价长期血糖控制情况，患者治疗之初或HbA1c不在目标范围且需要调整治疗，应每3个月检测1次HbA1c。如果HbA1c符合目标且血糖控制稳定，可每6个月检测1次HbA1c。还应每年检测1次空腹血脂以及尿白蛋白/肌酐比值。

- 每年实施 2~4 次病史采集和体格检查，以了解营养状况、运动状况、糖尿病和心血管危险因素的管理情况及糖尿病相关并发症。
- 在每次就诊时应测量患者血压并视诊足部。每年还需实施全面的足部检查和散瞳检查。眼科检查频率根据眼部病变的存在与否和严重程度以及其他因素而定。

6. 哪些情况下患者需要去医院就医？

- 体重明显下降（尤其在没有严格饮食运动干预或药物作用下体重下降超过 5%），口渴、多饮、多尿症状加剧。
- 血糖居高不下或反复波动，尿糖阳性者。
- 糖尿病急性并发症患者。
- 发生严重感染。
- 尿液泡沫增多、下肢浮肿。
- 出现不明原因的酸中毒、休克、昏迷等。
- 出现心悸、出汗、震颤、饥饿等不适症状。

7. 糖尿病是否可以根治？

糖尿病是一种终身疾病，需要终身治疗，尚不能治愈。目前，糖尿病的治疗通过各种方式控制血糖，延缓并发症的发生与发展，维持良好的健康状态和学习、工作能力，提高患者生活质量，延长寿命和降低病死率。

8. 糖尿病患者为什么要长期坚持治疗？

糖尿病是一种慢性疾病，影响糖尿病的可变因素较多，如不坚持长期治疗，症状很快就会重现，反复性大。糖尿病目前尚不能治愈，所有的治疗只是控制高血糖和相关代谢紊乱以消除糖尿病症状和防止急性严重代谢紊乱，预防和（或）延缓糖尿病慢性并发症的发生和发展。患者必须要长期坚持治疗，因长期碳水化合物、脂肪、蛋白质代谢紊乱可引起多系统损害，导致眼、肾、神经、心脏、血管等组织、器官的慢性进行性病变、功能衰退甚至衰竭；病情严重或应激状态时可发生急性严重代谢紊乱。

9. 糖尿病患者的饮食及运动建议有哪些？

您可以在医师或营养师指导下根据自身情况制定营养计划，形成良好的饮食习惯，合理均衡分配营养物质。总的来说需采取以谷物为主，搭配膳食纤维，低盐、低糖、低脂肪摄入，含水果、蔬菜、坚果的多样化饮食方案。

- 主食按需摄入：米、面粉以及各种杂粮，根据实际情况在医师或营养师的指导下摄入。
- 搭配新鲜蔬菜：可选择不同种类、颜色的蔬菜，有利于降低膳食血糖指数。
- 常吃鱼类以及禽类，适量吃畜肉，减少肥肉摄入。少吃腌制、烟熏、烧烤等加工类肉产品。
- 血糖控制较好时，两餐之间可选择升糖指数较低的水果，同时注意合理安排进食时间和进食量。
- 烹饪要注意少油、少盐，且限制含盐量高的调味品。
- 重视大豆及豆制品的摄入，每日 300ml 液态奶或者奶制品。
- 足量饮用白开水，可适当饮用淡茶或咖啡（无糖），不喝含糖饮料。不推荐饮酒。
- 进食需注意定时、定量，细嚼慢咽。
- 运动可以控制体重、降低慢性并发症的发生并提高生活质量。鼓励规律运动，运动时间与进餐和胰岛素注射需保持一段时间间隔，且需根据个人的体力或限制情况合理安排运动种类和强度。

10. 其他需要注意什么？

· 戒烟，戒酒，积极治疗高血压、高血脂等慢性疾病。

· 改变久坐的生活方式，并适当锻炼。

· 建议 45 周岁以上人群每 1~2 年检测一次血糖。

· 建议糖尿病患者定期评估糖尿病相关并发症，包括眼底检查、肾功能和足底检查等项目。

· 出现头晕目眩等低血糖症状时可适当补充含糖食物或糖水。

· 每天记录血糖值以便更直观地了解身体对饮食、运动、药物和压力的反应，从而更好地调整糖尿病控制计划。

· 学会正确使用胰岛素。

第七节　慢性肾病

1. 什么是慢性肾病？

慢性肾病定义为肾脏结构或功能异常＞3 个月。临床上，慢性肾病的诊断标准为出现以下任何一项指标异常且持续时间超过 3 个月：（1）肾的结构或功能发生异常，肾损伤指标：①白蛋白尿［AER ≥ 30mg/24h；ACR ≥ 30mg/g（或 ≥ 3mg/mmol）］；②尿沉渣异常；③肾小管相关病变；④组织学异常；⑤影像学所见结构异常；⑥肾移植病史。（2）明确肾小球滤过率（GFR）＜ 60ml/（min · 1.73m^2）。

临床上根据肾小球滤过率（GFR）将慢性肾病分为 5 期，其中第 5 期又称为终末期肾病，即尿毒症。

2. 慢性肾病的病因？

目前糖尿病和高血压是公认的导致慢性肾病（CKD）两大主要因素。在我国以 IgA 肾病为主的原发性肾小球肾炎最为多见，其次是糖尿病肾病、高血压肾病、狼疮性肾炎、梗阻性肾病以及多囊肾等。

3. 影响慢性肾病进展的因素有哪些？

慢性肾病是一个不可逆的过程，病程的长短受多种因素影响，有的可能快速发展为尿毒症，有的可能发展较慢，甚至相当长一段时间内维持在一个比较平稳的水平而不继续恶化。影响慢性肾病的因素主要为年龄、性别、种族、基因和原发病类型及病理生理因素。病理生理因素包括：①肾素 - 血管紧张素系统（RAS）被激活；②高血压；③蛋白尿；④贫血；⑤代谢性酸中毒；⑥钙磷代谢紊乱。对病理生理因素进行干预治疗，可以延缓 CKD 进展。

4. 慢性肾病的危害有哪些？

慢性肾病会引起一系列并发症，包括心血管疾病、感染、肾性高血压、肾性贫血、矿物质代谢紊乱和肾性骨病等，引起死亡率增加。

5. 慢性肾病的典型症状有哪些？

关注早期信号。慢性肾病可以出现许多症状：

· 疲劳、乏力，眼睑、颜面、下肢水肿。

· 尿中泡沫增多、尿色异常，排尿疼痛或困难，夜间排尿次数增多。

· 不明原因的食欲减退、恶心、呕吐、腰痛。

· 血压升高（特别是年轻人）。原发性高血压多见于老年人或有高血压家族史的患者，当没有高血压家族史的年轻人出现血压升高时，就更应当警惕有无肾功能异常。

· 呼气带尿味、皮肤瘙痒、肌肉震颤、手脚麻木、嗜睡、反应迟钝等。

这些症状均不特异，但都能表现在慢性肾病中。如果出现，应尽早到医院就诊，完善相关化验检查，以明确诊断，及时治疗。定期体检，检查尿常规及肾功能情况，也是早期发现慢性肾病的有效手段。

6. 需要监测的指标有哪些？哪些情况下您需要去医院就医？

· 尿常规：如尿液颜色改变（发红或浓茶样），或尿中泡沫增多，需及时就医。

· 尿敏感肾功能或 24 小时尿蛋白：发现尿中泡沫增多时，可以做相应监测。

· 血肌酐、肌酐清除率：通常出现在我们的生化检查单上，是反映肾功能的重要指标，如结果异常应及时就医。

· 肾超声检查：在 B 超中，慢性肾病通常表现为肾变小、肾皮质变薄、皮髓分界不清。急性肾损伤常常表现为肾增大。

7. 慢性肾病是否可以根治？

就目前医学水平来说，慢性肾病是无法根治的，只有采取适当的干预措施来延缓肾功能的恶化。一旦进入尿毒症，需要进行腹膜透析、血液透析或肾移植等替代治疗。

8. 慢性肾病的饮食及营养建议有哪些？

· 优质低蛋白饮食。

量：限制蛋白质的摄入量。正常成年人推荐摄入量为每天每千克体重 0.8~1.2g，而慢性肾病患者应控制在每天每千克体重 0.6~0.8g，以满足基本生理需要。过多的蛋白摄入，将加重肾脏负担，加快肾病发展的进程。

质：尽量多地供给优质蛋白质。一般来说，动物蛋白质所含必需氨基酸的种类与人体需要相近，其营养价值高，吸收利用好，如蛋清、牛奶、牛肉、家禽、猪肉、鱼等。

· 低盐饮食。慢性肾病患者肾脏钠代谢调节能力下降，对于肾小球疾病患者，应限制食盐的摄入。生活中常见的含钠高的食品如咸菜、泡菜、咸蛋、松花蛋等，都不适合大量食用。

· 保证总热量摄入。无论应用何种饮食治疗方案，慢性肾病患者都必须摄入足够热量，一般为每天每千克体重 125.6~146.5kJ（33~35kcal）。热量主要来源于主食，可增加进食的次数，增加点心、甜食、糖类。

· 低脂饮食。食物挑选油脂、胆固醇含量低者。低脂饮食适用于肾功能不全或者血脂升高的肾病患者。

· 低磷饮食。每日的磷摄入量一般应小于 800~1000mg，并定期测定血磷浓度。常见含磷比较高的食物如含防腐剂的方便食品、肉汤、可乐等饮料。建议在营养师指导下合理进食。

9. 慢性肾病患者的运动建议有哪些？

大多数情况下，运动是慢性肾病常规治疗中不可缺少的一部分。适当运动对患者的身体功能和心理状况都会产生有益的影响，可以明显改善生活质量。

- 选择适宜的天气进行运动，天气过热或过冷时不宜运动。
- 可在身体状态良好时适量运动，如运动过程中出现身体不适，应立即中止。如果发热或感冒，需待恢复后再运动。
- 判断运动量大小是否合适，运动前后最好测量脉搏、血压，并做好记录。
- 循序渐进，逐步适应。

10. 其他需要注意什么？

- 补肾不等于护肾。补肾是许多人崇尚的养生理念。中医学所指的"肾"，是一个功能学概念，包括了现代医学的生殖系统、内分泌系统和泌尿系统的综合功能，而现代医学所指的"肾"，则是实实在在的肾器官。只重补肾而忽视肾功能健康是危险的，与其经常补肾，不如好好保护肾。
- 忌憋尿。
- 忌饮水不足。
- 切忌使用来历不明的中药、草药，尽量少用止痛药、退烧药。
- 劳逸结合，防护统一。
- "洗肾保健"靠不住。
- 孕前检查，早查早医。
- 防寒避湿保护肾。

第八节　肺结核

1. 什么是肺结核？

肺结核属于结核病。结核病是一种由结核杆菌引起的常见的慢性传染病，可以发生在身体的任何部位。最常发生在肺部，称为肺结核。

2. 肺结核有哪些危害？

肺结核的主要危害是引起机体肺部的炎症损伤，从而影响呼吸功能。如果不及时治疗，会影响您的健康、工作和生活，严重时甚至可引起呼吸衰竭和死亡。还有可能传染给家人或朋友，给患者、家庭和社会带来沉重负担，是一种长期严重危害人民群众健康的慢性传染病。

3. 肺结核的典型症状有哪些？

①呼吸道症状：咳嗽、咳痰持续2周以上或痰中带血，应高度怀疑得了肺结核。可出现咯血、胸痛、呼吸困难等症状。②全身症状：发热最常见，多为长期午后潮热，部分患者有盗汗、疲劳乏力、食欲减退、体重减轻等症状。

4. 肺结核的传播途径有哪些？

肺结核主要通过飞沫传播：患者通过咳嗽、咳痰、打喷嚏或是大声说话，均会把带有结核杆菌的飞沫散播到空气中，健康人吸入带有结核杆菌的飞沫即可能受到感染。经消化道和皮肤等途径传播较为罕见。

5. 哪些人容易感染肺结核？

与肺结核患者共同居住、同室工作、学习的人都属于密切接触者，有可能感染肺结核；艾滋病病毒感染者、免疫力低下者、糖尿病患者、尘肺患者、老年人等是易感人群，应每年定期进行结核病检查。

6. 哪些情况下您需要去医院就医？

一旦出现前文所述的症状，尤其是咳嗽、咳痰持续 2 周以上，您就应当及时到当地的结核病定点医疗机构就诊。我国各省、市、县均设有结核病定点医疗机构。

7. 诊断肺结核主要做哪些检查？

肺结核的主要检查项目有痰涂片和胸部的 X 线检查，此外，如果怀疑耐药，还需进行痰培养和药物敏感试验。

8. 肺结核可以治愈吗？

只要按照医师的要求规范治疗，绝大多数肺结核患者都可以治愈。如果不规范治疗，容易转变为耐药肺结核，一旦发生耐药，则治愈率低、治疗费用高。

9. 肺结核的用药原则是什么？

一旦确诊为肺结核，就应当立即开始药物治疗。肺结核的用药原则为：早期、联合、适量、规律、全程。即：尽可能早地使用药物进行治疗；联合 2 种或以上的药物；使用适宜的剂量达到个体化用药；在医师的指导下规律用药，切不可随心所欲、不遵医嘱；必须有始有终地完成全部的用药疗程。

10. 肺结核的治疗时间为多久？

初治活动性肺结核治疗全程约为 6 个月；复治涂阳肺结核治疗全程约为 8~12 个月，以痰结核分枝杆菌转阴为准；耐药肺结核的治疗全程为 18~24 个月。

服药期间还必须定期复查，任何治疗方案的改变必须由医师做出决定。

11. 什么是耐药肺结核和耐多药肺结核？

耐药肺结核是指结核杆菌对一种或一种以上的抗结核药物耐药；耐多药肺结核是指结核杆菌对至少异烟肼和利福平 2 种抗结核药物耐药；耐药种类越多治疗越困难。

12. 耐多药肺结核有什么危害？

耐多药肺结核比普通的肺结核病情重、难治愈，最严重的几乎无药可治。其治疗时间长达 18~24 个月，是普通肺结核的 3~4 倍，治疗费用高，病程长，传播给他人的机会更多，被传染者一旦发病很可能也是耐多药肺结核。

13. 抗结核药物有哪些？

目前治疗肺结核的药物主要可分为一线药物和二线药物。

一线药物主要有：异烟肼、利福平、乙胺丁醇、链霉素、吡嗪酰胺等。

二线药物主要有：对氨基水杨酸钠、丙硫异烟胺、阿米卡星、左氧氟沙星、莫西沙星。

14. 治疗期间什么时候需要复查？

定期复查对于肺结核的治疗具有重要意义。

初治肺结核患者：治疗满 2、5、6 个月时。

复治肺结核患者：治疗满 2、5、8 个月时。

耐多药肺结核患者：每 1~2 个月均需复查痰涂片和痰培养。

15. 肺结核治愈后会复发吗?

新发现的肺结核患者，按照标准的治疗方案，规律治疗并完成规定疗程后，大部分患者可达到痰菌转阴而治愈。经观察，两年后的复发率在 2% 左右。停药后加强营养、积极锻炼、治疗并发症、防止诱因、及时随诊是防止复发的有效措施。

16. 肺结核患者能够生育吗?

育龄妇女如果患了肺结核应暂时避孕，如果怀孕，不但可导致自身病情加重，也会导致胎儿营养不良或缺氧，以至发育不良或死胎；最好使用避孕药以外的方式避孕。

如果肺结核患者已经怀孕，应询问主治医师，由医师根据具体情况提出建议；通常肺结核治愈半年后可正常妊娠。

17. 哺乳期的肺结核患者应该怎么办?

患有肺结核的哺乳期妇女，应当尽早接受规范的抗结核治疗，以便尽早切断母婴传播的可能；如果母亲排菌，应当由家庭其他成员照顾婴儿，直至母亲痰检转阴。

为避免母亲将肺结核传染给婴儿，建议以人工喂养的方式替代母乳喂养。

18. 肺结核会遗传吗?

肺结核不是遗传性疾病，不会通过生育传给下一代。

19. 如何减少肺结核的传播?

肺结核患者咳嗽、打喷嚏时应当避让他人、遮掩口鼻。

肺结核患者不要随地吐痰，可将痰液吐在带有消毒液的带盖的痰盂中；不方便时可吐在消毒湿纸巾或密封的痰袋里。

肺结核患者尽量不去人群密集的公共场所，如必须要去，应当佩戴口罩。

居家治疗的肺结核患者，应尽量与他人分室而居，保持室内通风并佩戴口罩。

20. 接触过肺结核患者就会得肺结核吗?

健康人受到结核杆菌的感染后，不一定发生结核病。是否发生结核病，主要与细菌的数量及毒力和自身的抵抗力有关。人体初次受到结核菌感染后，通常绝大多数人没有任何症状，也不会发生结核病。但当少数人抵抗力降低时，可在一生中的任何时期发生结核病。受感染的人群发生结核病的概率大约为 10%。

21. 肺结核患者还应当注意哪些事项以利于康复?

养成良好的卫生习惯，避免传染给他人。

戒烟：吸烟会加重咳嗽、咳痰、咯血等症状，大量咯血会危及生命。

禁酒：抗结核药物大部分经肝脏代谢，并且对肝脏有不同程度的损伤，饮酒会使肝脏的负担加重；酒还能扩张血管，有引发肺结核患者咯血的可能。

注意休息，适当锻炼，增强体质，避免重体力劳动。

加强营养，多吃奶类、蛋类、鱼虾、瘦肉、豆制品等高蛋白食物，还应多吃新鲜蔬菜、水果、粗粮等富含维生素、无机盐等营养的食物，避免食用过于辛辣和刺激的食物。

第九节　帕金森病

1. 什么是帕金森病？

帕金森病是一种慢性、进行性神经元变性疾病，包括以下症状：运动过缓（运动不能）、肌肉强直、震颤、姿势及步态异常。主要病理改变为黑质多巴胺能神经元进行性退变和路易小体形成，导致纹状体多巴胺递质减少，使得神经递质的平衡被破坏，从而乙酰胆碱的兴奋作用相对增强，出现震颤麻痹症状。

2. 帕金森病有哪些危害？

常因运动并发症的出现导致生活质量下降。

疾病晚期由于患者对药物反应差，症状不能得到控制，患者可全身僵硬，生活不能自理，甚至长期卧床。

3. 帕金森病的典型症状有哪些？

特征性运动症状：包括静止性震颤、运动迟缓、肌强直和姿势平衡障碍等。

非运动症状：神经精神症状（抑郁、焦虑、认知障碍/痴呆、淡漠、冲动控制及相关障碍）、自主神经功能障碍（体位性低血压、便秘、流涎、泌尿功能障碍、性功能障碍、与药物相关的胃肠不适、多汗等）、睡眠–觉醒障碍（失眠或睡眠碎片化、日间过度嗜睡和睡眠发作、快速眼球运动期睡眠行为障碍）、疼痛、疲劳、嗅觉及视觉障碍等。

4. 疾病危险因素有哪些？

环境及生活习惯因素：①环境因素：如接触杀虫剂、除草剂等工业或农业毒素可能是病因之一；②年龄：患病率随年龄增长而逐渐增加。

遗传风险因素：帕金森病在一些家族中呈聚集现象。约10%帕金森病患者有家族史，为不完全外显的常染色体显性遗传。遗传因素可使患病易感性增加，但只有在环境因素及年龄老化的共同作用下，才会导致发病。

5. 需要监测的指标有哪些？

需要定期监测的指标包括：肝、肾功能、血常规，并注意监测血压变化。

6. 帕金森病是否可以根治？为什么要坚持长期治疗？

帕金森病是一种慢性进展性疾病，具有高度异质性，目前尚不能治愈。早期患者通过药物治疗可很好的控制症状。大多数患者在合理治疗的情况下能维持较好的生活质量。

7. 帕金森病治疗原则有哪些？

（1）早诊断，早治疗，提高生活质量。

（2）剂量滴定：应坚持"剂量滴定"以避免产生药物的急性不良反应，力求实现"尽可能以小剂量达到满意临床效果"的用药原则，避免或降低运动并发症尤其是异动症的发生率。

（3）综合治疗：兼顾合并症、药物副作用（耐受性）、年龄、表型（震颤或者强直）、实际需求、经济状况等。

（4）进行抗帕金森病药物治疗时，特别是使用复方左旋多巴制剂及多巴胺受体激动剂时不能突然停药，以免发生撤药恶性综合征。

8. 帕金森病患者的饮食建议有哪些?

帕金森患者在日常生活中需注意饮食,在饮食上要多吃些谷类和蔬菜瓜果。通常每天吃 300~500g 的谷类食物,如米、面、杂粮等。摄入足够的膳食纤维及充足的水分,有助于预防便秘。同时,每天应至少喝 8 杯以上的水。选择低盐,低脂,低胆固醇,适量优质蛋白的易消化饮食。选取容易咀嚼的食物,如稀饭、面条等。避免刺激性食物,如辣椒。戒烟戒酒。

9. 帕金森病患者的运动建议有哪些?

鼓励患者坚持适当的运动和体育锻炼,可以延缓身体功能障碍的发生和发展,从而延长寿命,提高生活质量。

10. 治疗帕金森病的药物分类

(1)增加多巴胺前体物质:左旋多巴。

(2)外周多巴脱羧酶抑制药与左旋多巴的复合制剂:常用的外周多巴脱羧酶抑制药有卡比多巴和苄丝肼,它们单独应用并无治疗作用,多与左旋多巴制成复方制剂,如多巴丝肼片、卡左双多巴缓释片。

(3)促进多巴胺释放和多巴胺受体激动剂:金刚烷胺、美金刚。

(4)多巴胺受体(DR)激动剂:非麦角类 DR 激动剂,普拉克索、吡贝地尔、罗匹尼罗、罗替高汀等;半合成多肽类麦角生物碱,溴隐亭、培高利特。

(5)单胺氧化酶 B 型(MAO-B)抑制剂:主要有司来吉兰和雷沙吉兰。

(6)中枢抗胆碱能药:目前国内主要应用苯海索。

(7)儿茶酚 -O- 甲基转移酶(COMT)抑制剂:恩他卡朋、托卡朋。

11. 其他需要注意什么?

(1)按医嘱正确服药,定期复查肝、肾功能和血常规,监测血压变化,疗效减退或运动障碍及时至门诊复查。

(2)保持平衡心态和规律的生活,避免情绪紧张、波动;均衡饮食,预防便秘。

(3)培养有益的兴趣爱好,坚持适当的运动和体育锻炼,注意安全,防止受伤和意外。

第十节　阿尔茨海默病

1. 什么是阿尔茨海默病(AD)?

阿尔茨海默病(AD),为老年性痴呆症的其中一大类型,是一种与年龄高度相关的、以进行性认知障碍和记忆力损害为主的中枢神经系统退行性疾病。表现为记忆力、判断力、抽象思维等一般智力的丧失,但视力、运动能力等则不受损害。

2. 阿尔茨海默病有哪些危害?

(1)阿尔茨海默病影响患者生活质量。病程早期由于记忆力减退,患者会感到焦虑、抑郁,造成心理创伤;中晚期时,容易迷路走失,引发摔伤、饥饿情况;后期病情逐渐加重,长期卧床可出现坠积性肺炎和多器官衰竭。

(2)增加家庭负担。患者随着病情发展,出现人格改变,性格变得暴躁多疑,可能到后期智力丧失，基本生活无法自理，需要家属花费大量精力、时间和金钱照料，给家庭带来精神和经济压力。

3.阿尔茨海默病的典型症状有哪些？

进行性认知、识别功能障碍，有明显记忆力减退并伴随性格和行为的改变；视觉空间关系、语言交流能力、抽象思维、学习和计算能力及日常生活工作能力持续下降，严重者可影响日常工作和社会活动，并伴有各种精神症状，如嗜睡、抑郁、焦虑、乱放物品、攻击行为等；病变严重并持续发展最终导致认知以外的运动等神经功能障碍，生活不能自理，甚至终日卧床。

4.哪些情况下您需要去医院就医？

· 记忆力下降，尤其是近期记忆力下降，如无法回忆刚发生的事情。

· 语言功能下降，无法准确表达物体名称。

· 时间、地点定向障碍，如外出无法找到回家的路。

· 理解或执行能力下降，如无法自觉增减衣物。

5.引发阿尔茨海默病可能的相关因素有哪些？

高龄、遗传因素、脑血管病变、受过头部外伤、心脏病等。

6.阿尔茨海默病是否可以根治？

阿尔茨海默病目前尚无根治的方法，早期的预防可以推迟疾病的进程。长期治疗可以更好地控制疾病进展和改善患者症状，包括减轻记忆力减退、纠正精神行为紊乱等，以提高患者生活质量，延长寿命。

7.治疗阿尔茨海默病的药物有哪些？

（1）胆碱酯酶抑制剂（ChEIs）：是用于阿尔茨海默病治疗的一线药物，为轻、中度患者的标准治疗药物，能延缓智力衰退的进程并减轻神经精神症状，包括多奈哌齐、加兰他敏、石杉碱甲等。

（2）兴奋性氨基酸（NMDA）受体拮抗剂：如美金刚，用于治疗中、重度阿尔茨海默病，可改善患者的认知能力、日常生活能力、全面能力及精神行为症状。美金刚与胆碱酯酶抑制剂同时使用效果更好。

（3）中药及其他治疗药物：适当选用银杏叶提取物（EGb761）、维生素 E、非甾体抗炎药、他汀类、吡拉西坦等作为阿尔茨海默病患者的协同辅助治疗药物。

8.其他需要注意什么？

· 阿尔茨海默病患者在生活还能自理时，因存在认知及行为异常，照料人需要做好防止患者走失、自残的工作。

· 晚期患者长期卧床，需加强翻身、拍背，预防压疮及坠积性肺炎等并发症。

第十一节 精神分裂症

1.什么是精神分裂症？

精神分裂症是一组常见的病因未明的严重精神疾病。多起病于青壮年，常有知觉、思维、情感和行为等方面的障碍，一般无意识及智能障碍。病程多迁延，约占精神科住院患者的一半以上，约一半的患者最终结局为出现精神残疾，给社会及患者家属带来严重的负担。

2. 精神分裂症有哪些危害？

精神分裂症患者由于情感行为与现实不符，或者在幻觉、妄想的支配下有多疑、毁物行为，破坏公共财产，严重情况会伤害自己以及他人的安全。由于疾病长期存在，对家庭、社会造成安全隐患。长期患病会影响身体感觉，造成虚假的幻觉、听觉，同时会出现焦虑、抑郁的情绪，长期治疗会导致体重增加、月经不调，以及伴发糖尿病、高血压等代谢性疾病。

3. 精神分裂症的典型症状有哪些？

①阳性症状：是指因为精神分裂症而出现的异常体验或行为。

· 幻觉－即听到、看到、感觉到、闻到或尝到并不存在的东西。例如，患者常听到脑袋里有声音告诉他们去做某些事情，而实际上并没有人在讲话。

· 妄想－即相信并不属实的事情。例如，患者觉得有人在对他不利，有人想要害他等。

· 思维或言语紊乱－患者难以有条理地思考，可能在谈论了许多事情后才进入主题。有时，他们会编造词汇或说些不合情理的内容。

②阴性症状：是指因为精神分裂症而停止出现的正常行为。

· 情绪表现不多，面部表情无变化。

· 活动或说话不多。

· 不洗澡或不保持清洁。

· 对与他人相处或对娱乐活动没多大兴趣。

③认知症状：即影响思考和记忆的症状。患者通常在以下方面存在困难：学习和记忆；理解言语或其他形式的交流；理解新信息；解决问题。

④情绪症状：患者往往伴有焦虑或抑郁症状。

4. 精神分裂症患者需进行哪些检查？

应进行必要的躯体和实验室检查，检查应全面、仔细、认真。实验室检查包括血、尿常规、血生化、电解质、甲状腺功能、激素水平等，还应进行胸透或胸X线片、脑电图、心电图等检查，尤其注意血糖、血脂、肝肾功能、心电图等。以便对同时存在的躯体疾病作出诊断，或排除可能引起精神分裂症样症状的其他躯体疾病。

虽然目前尚没有客观的生物学指标可用于精神分裂症的诊断，但可选择有一定参考价值的眼球轨迹（追踪）运动试验和近红外脑血流热成像检查辅助诊断。

5. 精神分裂症的治疗原则是什么？

①一旦诊断为精神分裂症，应尽早开始抗精神病药物治疗。根据临床症状群的表现，可选择一种非典型药物，如利培酮、奥氮平、喹硫平、齐拉西酮或阿立哌唑等；也可选择典型药物，如氯丙嗪、奋乃静、氟哌啶醇或舒必利等。

②急性发作病例，包括复发和病情恶化的患者，根据既往用药情况继续使用原有效药物，剂量低于有效治疗剂量者，可增加至治疗剂量继续观察；如果已达治疗剂量仍无效者，酌情加量或考虑换用另一种化学结构的非典型药物或典型药物。

③以单一用药为原则。治疗需个体化，因人而异。从小剂量起始，逐渐加至有效剂量。药物滴定速度视药物不良反应及患者症状改善而定。

④定期评价疗效，指导治疗方案。

⑤注重药物不良反应，因为药物不良反应既影响医师选药，也影响患者是否停药。药物不良反应可引起或加重精神症状，影响患者的生活质量。

6. 抗精神病药物有哪些？

第一代抗精神病药物（典型抗精神病药物）指主要作用于中枢 D2 受体的抗精神病药物，包括：①吩噻嗪类，如氯丙嗪、硫利达嗪、奋乃静、氟奋乃静及其长效剂、三氟拉嗪等；②硫杂蒽类，如氟哌噻吨及其长效剂、三氟噻吨及其长效剂、泰尔登等；③丁酰苯类，如氟哌啶醇及其长效剂、五氟利多等；④苯甲酰胺类，如舒必利等。

吩噻嗪类又分为高效价药物如奋乃静、三氟拉嗪；低效价药物如氯丙嗪、硫利达嗪（效价分类适用于第一代药物）。

第二代抗精神病药物（非典型抗精神病药物）与吩噻嗪类等药物相比，它们具有较高的 5 - 羟色胺（5-HT）2 受体阻断作用，称多巴胺（DA）- 5 - 羟色胺（derotonin）受体拮抗剂（SDAs），对中脑边缘系统的作用比对纹状体系统的作用更具有选择性，包括氯氮平、利培酮、奥氮平、喹硫平、齐拉西酮和阿立哌唑等。这类药物由于临床作用谱广、引发锥体外系反应概率较小或不明显，在临床上有更广阔的应用前景。

7. 其他需要注意什么？

①坚持规律服药，定期复查，巩固治疗，是预防疾病复发的关键。

②对于维持治疗阶段的患者，应有计划地安排好每天的活动，最好能为他们制订一个作息时间表，督促患者自觉遵照执行。

③患者可进行适当的体育锻炼，培养兴趣爱好如读书、看报、下棋等；在饮食方面要注意饮食规律，忌食辛辣刺激食物，尽量避免酗酒，少吸烟或不吸烟，戒除一些不良的饮食习惯等。

④家属在关心患者日常生活的时候，还要注意观察患者的病情，随时与医师保持联系，以调整用药。药物一定要由家属妥善保管，尤其是有自杀念头的患者，以免发生意外。

第十二节　双相情感障碍

1. 什么是双相情感障碍？

双相情感障碍，又称为"躁狂抑郁症"，是一种以情感的异常高涨或低落为特征的精神障碍性疾病，其病因尚不明确，兼有躁狂状态和抑郁状态两种主要表现，可在同一患者间歇交替反复发作，也可以一种状态为主反复发作，具有周期性和可缓解性，间歇期患者精神活动完全正常，一般不表现人格缺损。

2. 双相情感障碍的症状有哪些？

持久的忧愁、焦虑或心境空虚；对以前感兴趣的活动丧失兴趣；不安和焦躁；注意力和做决定的能力下降；精力不足；产生自杀的想法；有罪感、无助感和（或）无望感增加；由于进食增多或减少致体重和（或）食欲变化；睡眠变化；社交退缩；标准治疗仍不能缓解的躯体症状（如慢性疼痛、头痛）等。

3. 双相情感障碍的治疗原则是什么?

（1）充分评估、量化检测原则：治疗决策受多因素影响，需充分评估；定期对治疗反应、耐受性、安全性、社会功能、生活质量以及药物经济负担等方面进行量化监测。

（2）综合治疗原则：采取药物治疗、物理治疗、心理治疗等措施，综合管理疾病、促进患者全面康复。

（3）全程治疗原则：病情易反复且病程较长，需进行全病程治疗。

（4）治疗联盟原则：患者与家属共同参与，不仅提高治疗依从性，还可增强预防复发效果，也有助于维护良好的医患关系。

4. 双相情感障碍患者需进行哪些检查?

由于双相情感障碍无特异性生物学指标，应结合病史资料进行相关体格检查及实验室检查。在治疗过程中还需进行相关血药浓度检测，以保障药物治疗的有效性及安全性。此外，双相情感障碍有两种基本发作形式：抑郁和躁狂，还需围绕这两方面症状进行对应精神检查。

5. 治疗双相情感障碍的药物有哪些?

（1）心境稳定剂，是指对躁狂或抑郁发作具有治疗和预防复发的作用，且不会引起躁狂与抑郁转相，或导致发作变频的药物。目前，比较公认的心境稳定剂包括碳酸锂及抗抽搐药丙戊酸盐、卡马西平。

（2）第二代抗精神病药中的氯氮平、奥氮平、喹硫平、利培酮，也可能具有抗躁狂与抗抑郁的心境稳定作用，在双相情感障碍躁狂发作的急性期治疗阶段，可作为补充或辅助治疗措施与常规心境稳定剂联合使用。

（3）苯二氮䓬类药物中劳拉西泮、氯硝西泮具有抗躁狂作用，两药具有起效快和作用时间较短的特点。在躁狂发作治疗的早期阶段，常与心境稳定剂临时联合使用，以控制兴奋、激动、攻击等急性症状，在心境稳定剂疗效产生后可考虑停止使用。

（4）增效剂：对于难治性的双相情感障碍患者，特别是难治性双相快速循环发作患者，候选心境稳定剂（拉莫三嗪、托吡酯、加巴喷丁）、钙通道阻滞剂（维拉帕米、尼莫地平）、甲状腺激素、5-HTIA 受体拮抗剂（如丁螺环酮）可考虑作为增效剂与经典心境稳定剂联合使用。

（5）抗抑郁药物：如抑郁症状十分严重且持续时间超过 4 周以上，既往发作以抑郁为主要临床相，则可以在充分使用心境稳定剂的前提下，合用抗抑郁药物。一般可首选丁胺苯丙酮，其次选用 5- 羟色胺再摄取抑制剂，尽量不选择转躁作用强的三环类抗抑郁药物。

6. 其他需要注意什么?

坚持规律服药，定期复查，巩固治疗，是预防疾病复发的关键。

患者可进行适当的体育锻炼，培养兴趣爱好如读书、看报、下棋等；在饮食方面要注意饮食规律，忌食辛辣刺激食物，尽量避免酗酒，少吸烟或不吸烟，戒除一些不良的饮食习惯等。

第十三节　慢性肝炎

1. 什么是慢性肝炎？

慢性肝炎是指不同病因引起的肝脏损害或肝脏炎症持续存在，病程超过 6 个月以上，临床上可有相应的症状、体征和肝生化检查异常，也可以无明显临床症状，仅有肝组织的坏死和炎症。我国最常见的慢性肝炎病因依次为：乙型病毒性肝炎、丙型病毒性肝炎、非酒精性脂肪性肝病、酒精性脂肪性肝病、药物性肝损害、自身免疫性肝炎等。

2. 慢性肝炎有哪些危害？

慢性肝炎的持续炎症会缓慢地损伤肝脏，若不进行适当的治疗，最终会导致肝硬化和肝衰竭。"慢性肝炎→肝纤维化→肝硬化→肝癌"是肝脏疾病演化的一条途径，对病患的生存造成相当大的威胁。

3. 慢性肝炎的典型症状有哪些？

慢性肝炎的早期症状轻微且缺乏特异性，呈波动性间歇性甚至多年没有任何症状。轻度者症状不明显或较轻微，可见乏力、食欲减退、肝区不适、腹胀等；中度者症状介于轻度和重度之间；重度者有明显或持续症状，如乏力、食欲不振、肝区痛、腹胀、大便次数增多等，可有尿色加深、巩膜和皮肤黄染，体检可见肝病面容、肝掌、蜘蛛痣或肝脾大等，当患者尿色进行性加深，皮肤巩膜黄染进行性加深，乏力、食欲下降越来越明显时提示病情已恶化。重度肝炎可表现为重度乏力、高度腹胀、重度黄疸，可出现低蛋白血症、腹水胸水、上消化道出血等。

4. 哪些情况下您需要去医院就医？

· 感到乏力、厌油、尿黄、肝区不适时。
· 肝功能、肝炎病毒学指标或 B 超检查有异常时。
· 在治疗过程中，症状越来越严重或实验室指标发生改变、出现并发症和不良反应时。

5. 哪些行为可能会诱发或加重慢性肝炎发作？

· 停药：比如慢性乙肝患者接受核苷类药物治疗时，不遵医嘱擅自停药。
· 劳累：包括过度的体力和脑力劳动。
· 饮酒：酗酒或长期、大量饮酒。
· 不良饮食习惯：暴饮暴食，大油大荤饮食等。
· 情绪因素：长期紧张状态和较大情绪波动。
· 药物：长期接触和服用对肝脏有损伤的药物或毒物。
· 其他疾病：其他感染性疾病、甲亢、糖尿病等可诱发慢性肝炎的加重。

6. 慢性肝炎是否可以根治？

慢性肝炎的预后取决于其病因、疾病的进展、诊断时的病变状态及治疗是否及时和合理。早期的合理治疗，可以阻断或延缓向肝纤维化发展；在轻、中度肝纤维化时的合理治疗，可能逆转肝纤维化；在肝硬化时即使得到合理治疗，组织学上可以得到改善，但通常无法完全逆转。

- 病毒性肝炎通过抗病毒治疗，病毒的复制可以得到控制，从而控制病情进展，部分可以达临床治愈。
- 自身免疫性肝炎容易波动复发，远期预后较差。
- 药物性肝病预后较好。

7. 慢性肝炎治疗原则有哪些？

- 早查早诊早治。
- 慢性乙肝病毒携带者，通常不需要治疗，但需要定期体检复查。
- 针对不同的病因并去除病因，是慢性肝炎治疗中最重要的原则。
- 抗病毒治疗是病毒性肝炎的关键治疗。
- 戒酒是治疗慢性肝炎的基本措施。

8. 慢性乙型病毒性肝炎患者为什么要坚持长期治疗？

长期的抗病毒治疗可以最大程度地抑制病毒复制，延缓或减少肝硬化失代偿、肝功能衰竭和肝细胞癌的发生，从而改善患者生活质量并延长生存时间。

9. 慢性乙型病毒性肝炎患者多长时间复诊较适宜？

- 慢性乙肝病毒携带者：每 6~12 月定期复查。
- 初始治疗，1~3 月复诊，病情改善后可每 3~6 月复诊。
- 急性加重，则需立即到院复诊。

10. 治疗慢性肝炎的药物有哪些？

- 抗病毒药物：是指能够抑制病毒复制或清除病毒，控制病情进展的一类药物。

（1）核苷（酸）类似物

①抗乙型肝炎病毒（HBV）药物：恩替卡韦、替诺福韦、拉米夫定、阿德福韦酯、替比夫定等。

②抗丙型肝炎病毒（HCV）药物：利巴韦林、达拉他韦、索磷布韦、索磷布韦/维帕他韦、来迪派韦/索磷布韦等。

（2）干扰素类：兼有抑制病毒和提高机体免疫清除能力的作用，包括普通干扰素和聚乙二醇干扰素。

- 保护肝细胞药物：具有抗炎、抗氧化和保护肝细胞等作用，有望减轻肝脏炎症损伤，如硫普罗宁、腺苷蛋氨酸、双环醇、多烯磷脂酰胆碱、甘草酸类制剂、水飞蓟素类制剂、五味子类制剂等。
- 抗纤维化药物：以中药为主，有一定的抗纤维化作用，如复方鳖甲软肝片、扶正化瘀片，可酌情选用。
- 免疫抑制剂：糖皮质激素、硫唑嘌呤等。

11. 其他需要注意什么？

- 预防接种是关键：接种乙型肝炎疫苗是预防 HBV 感染最有效的方法，从而减少乙型病毒性肝炎发生。
- 阻断传播途径：乙肝、丙肝病毒主要通过血液途径、母婴以及性传播；不经呼吸道和消化道传播。因此日常学习、工作或生活接触，如握手、拥抱、同住、共用厕所等无血液暴露的接触，一般不会传染乙肝及丙肝病毒。平时不要共用剃须刀、牙具等。对青少年应进行正确的性教育。对于 HBV-DNA 阳性的孕妇，应到专门的医疗机构实行母婴阻断；对 HCV-RNA 阳性的孕妇避免羊膜腔穿刺、尽量缩短分娩时间。

· 定期体检，及时发现、及时治疗。一旦确诊，正规治疗、定期跟踪检测体内病毒载量及其他指标。

· 依从性：严格遵医嘱用药，不能随意增药、减药、换药、停药。用药过程中不应忽视休息、营养等因素。平时应注意营养均衡、多食用新鲜蔬菜水果，尽量少食用油炸食品，禁烟禁酒，保证睡眠时间，注意劳逸结合。

第十四节 终末期肾病

1. 什么是终末期肾病？

终末期肾病（end-stage renal disease，ESRD），也被称为第五期慢性肾病，是肾功能衰竭最严重的阶段。在这个阶段，肾脏已经丧失了清除体内废物和过剩液体的能力，可能导致一系列症状，如疲劳、水肿、食欲不振、呼吸困难等。一旦进入 ESRD，患者需要进行肾脏移植或其他方式的肾脏替代治疗。其中，最常见的一种替代治疗方式就是透析。

2. 终末期肾病的典型症状有哪些？

随肾功能的不断下降，会逐渐出现乏力、食欲缺乏、恶心、呕吐、面色苍白、抽筋、体力下降、气短、水肿、夜尿增多或者尿量减少等。严重者还会出现精神症状，如：烦躁、睡眠差、胡言乱语、嗜睡，甚至昏迷，个别患者还可能心搏骤停。

3. 什么是透析？

透析通俗地讲是将体内多余的水分、有害成分和代谢废物等物质通过治疗器械排出体外的过程，是终末期肾脏病患者主要的用于肾脏替代治疗的手段。透析分为血液透析和腹膜透析。

4. 血液透析的适应证有哪些？

（1）终末期肾病；

（2）急性肾损伤；

（3）急性药物或毒物中毒；

（4）严重水、电解质和酸碱平衡紊乱；

（5）其他，如常规内科治疗无效的严重水肿、严重电解质紊乱、肾性高血压、难治性充血性心力衰竭和急性肺水肿的急救、肝功能衰竭等。

5. 血液透析的并发症有哪些？

①血透常见并发症有：透析低血压、高血压、心力衰竭、脑出血、心包炎、心脏压塞、心绞痛、急性心肌梗死、肌肉痉挛、恶心和呕吐、头痛、胸痛和背痛、皮肤瘙痒、失衡综合征、透析器反应、心律失常、溶血、空气栓塞、发热、透析器破膜、体外循环凝血等。

②血液透析常见的远期并发症有：心脑血管并发症、贫血、矿物质和骨代谢障碍、感染、营养不良等。

③血管通路常见并发症：感染、血栓、血管狭窄、窃血综合征、内瘘侧手肿胀、内瘘瘤样扩张和真、假性动脉瘤。

6. 血透充分性评估

达到如下要求即可认为得到了充分透析：

（1）患者自我感觉良好；

（2）透析并发症较少，程度较轻；

（3）患者血压和容量状态控制较好，透析间期体重增长不超过干体重 5%，透前血压 ＜ 160/90mmHg 且 ＞ 120/70mmHg；

（4）血清肌酐、电解质、尿素氮和酸碱平衡指标基本维持于正常范围；

（5）营养状况良好；

（6）血液透析溶质清除较好，透析充分性评估良好。

7. 透析患者饮食建议

透析饮食的指导原则主要有以下几点：

（1）蛋白质：摄入适量的优质蛋白；

（2）热量：摄取足够的热量；

（3）水分及盐：控制水分和盐的摄入量；

（4）钾：限制含钾丰富食物的摄入量，根据血钾水平调节；

（5）磷：应控制磷的摄入，特别避免含大量防腐剂食品的摄入（见于常用的方便食品，如方便面等）。

8. 透析患者运动建议

（1）透析患者运动前应该做哪些准备：控制血压、评估心功能、纠正贫血、保持合适的干体重、维持血钾正常水平，透析患者运动时最好有家人陪伴；

（2）透析患者可以做哪些运动：步行（非透析日最好能达 4000 步以上）、简单家务、健身操、抬腿运动、锻炼用自行车等，以自我感觉不累为宜，透析中也可尝试抬腿、蹬自行车等运动；

（3）透析患者运动的好处：提高运动耐受能力及肌肉含量，改善营养及炎症状态，提高透析充分性及生活质量。

9. 内瘘的自我护理

进行血液透析的先决条件是建立并保持有效的血管通路，目前临床上常以动静脉内瘘作为首选血管通路，是透析患者的生命线。内瘘使用时间的长短与疾病、护理等多种因素有关。患者要学会进行内瘘的自我护理与观察。

（1）内瘘术后 1 周伤口无感染、无渗血、愈合良好的情况下，每天用内瘘侧手捏握皮球或橡皮圈数次，每次 15~20 分。局部肿胀者可使用毛巾热敷内瘘侧手臂，促使血管扩张，内瘘尽快成熟。

（2）做到"六个坚持"。坚持良好的卫生习惯，透析前确保手臂清洁；坚持每日触摸内瘘有无搏动、震颤，倾听内瘘杂音；坚持遵医嘱，进行合理的饮食和水分控制，并进行适宜的运动；坚持遵医嘱，定时服药，维持良好的血压；坚持透析针头拔出后轻压穿刺部位止血，压迫程度以不渗血且能扪及震颤和听到血管杂音为宜，停止压迫后注意观察有无渗血；坚持配合护士，遵循"穿刺方案"，变换穿刺部位。

（3）做到"五个不要"。不要在皮肤消毒后或透析治疗过程中用手接触无菌区域；不要在内瘘或移植血管侧佩戴手表、首饰，避免衣袖过紧；不要在内瘘或移植血管侧肢体携带重物；睡觉时不要压迫内瘘；不要在内瘘侧肢体静脉注射药物、抽血及测血压。

第十五节　高尿酸血症

1. 什么是高尿酸血症？

高尿酸血症是嘌呤代谢紊乱引起血尿酸升高的代谢异常综合征。日常饮食下，非同日 2 次空腹血尿酸水平超过 420μmol/L，称之为高尿酸血症。

2. 高尿酸血症有哪些危害？

高尿酸血症患者可引起痛风发作和关节损害，常累及肾脏引起慢性间质性肾炎和尿酸肾结石，与糖尿病、高血压、冠心病、脑卒中等有关。

3. 高尿酸血症的典型症状有哪些？

（1）无症状性高尿酸血症：仅有波动性或持续性血尿酸升高而无其他临床症状。

（2）急性痛风性关节炎：好发于下肢关节，初次发病只影响单个关节，反复发作受累关节增多，典型发作起病急骤，数小时内症状发展至高峰，关节及周围软组织出现明显的红肿热痛，疼痛剧烈。

（3）慢性痛风石及慢性痛风性关节炎：更多关节受累，发作变得频繁，逐渐进展为慢性、双侧受累、多发性关节炎，最终出现关节畸形，在关节附近肌腱、腱鞘及皮肤结缔组织中形成痛风结节或痛风石。

4. 需要监测的指标有哪些？何时监测？

需要监测的指标有血尿酸、肾功能、尿常规、C 反应蛋白等，建议空腹监测。

5. 什么情况下需要去医院就医？

（1）如体检发现血尿酸＞ 420μmol/L，需要到医院就诊。

（2）一旦出现关节异常疼痛、肿胀或关节皮肤发红，可能是痛风的表现，建议去医院检查。

6. 高尿酸血症是否可以根治，为什么要长期用药？

高尿酸血症是代谢异常综合征，对其管理是一个连续的过程，需要长期甚至是终生的病情监测与管理，根据血尿酸水平决定降尿酸药物的服用时间和服用剂量。血尿酸控制目标为＜ 360μmol/L。但如果合并其他心血管疾病高危因素、慢性肾脏疾病或痛风反复发作，控制目标更为严格，需要＜ 300μmol/L。长期治疗过程中，不建议血尿酸低于 180μmol/L。

7. 饮食建议有哪些？

（1）提倡均衡饮食，鼓励多食用新鲜蔬菜，可适量食用豆类及豆制品。

（2）食用含果糖较少的水果，如樱桃、草莓、菠萝、西瓜、桃子等。

饮食建议	食物种类
鼓励食用	蔬菜；低脂、脱脂奶及其制品；鸡蛋
限制食用	牛肉、羊肉、猪肉、富含嘌呤的海鲜；调味糖、甜点、调味盐（酱油和调味汁）；红酒、果酒
避免食用	果糖饮料；动物内脏；黄酒、啤酒、白酒

8. 运动建议有哪些?

推荐高尿酸血症和痛风患者可适当运动,并遵循下列原则:

(1)高尿酸血症患者建议规律锻炼。

(2)痛风患者的运动应从低强度开始,逐步过渡至中等强度,避免剧烈运动,有痛风石沉积患者注意关节保护。

(3)运动次数以每周4~5次为宜,每次0.5~1小时。可采取有氧运动,如慢跑、太极拳等。

(4)运动期间或运动后,应适量饮水,促进尿酸排泄。

9. 其他需要注意什么?

(1)需维持适当的体内水分,多饮水,维持每日尿量2000~3000ml。

(2)控制体重,将体重控制在正常范围(BMI 18.5~23.9kg/m^2)。

(3)吸烟或被动吸烟增加高尿酸血症和痛风的发病风险,应当戒烟,避免被动吸烟。

(4)高尿酸血症的药物治疗,务必在专业医师指导下进行。

第十六节　甲状腺疾病

甲状腺疾病包括甲状腺功能亢进症、甲状腺功能减退症、甲状腺肿、甲状腺结节及甲状腺癌等。

一、甲状腺功能亢进症

1. 什么是甲状腺功能亢进症?

甲状腺功能亢进症(hyperthyroidism)简称甲亢,是指甲状腺本身的病变致甲状腺激素产生过多,这些甲状腺激素作用于全身的组织、器官,造成机体多个系统兴奋性增高和代谢亢进为主要表现的疾病。

2. 引起甲亢的病因与发病机制?

引起甲亢的病因包括弥漫性毒性甲状腺肿(Graves病)、结节性毒性甲状腺肿和甲状腺自主高功能腺瘤。其中Graves病是甲亢最常见的病因,约占80%~85%。甲亢的发生与自身免疫、家族遗传以及环境因素(如感染、应激、碘摄入、辐射)等因素相关。

3. 甲亢的临床表现有哪些?

甲亢的临床症状和体征的严重程度与病史长短、激素升高的程度以及患者年龄等因素相关。症状主要表现为易激动、烦躁失眠、心悸、乏力、怕热、多汗、消瘦、食欲亢进、大便次数增多或腹泻、女性月经稀少等;在体征方面,Graves病大多数患者有程度不等的甲状腺肿大。还可出现Graves病特有的表现,如特异性眼眶病、眼病以及少见的皮肤病变。

4. 治疗甲亢的药物有哪些? 疗程多久?

甲亢的治疗方式有抗甲状腺药物(ATD)、^{131}I和手术治疗。其中常用的ATD分为硫脲类和咪唑类两大类,临床普遍使用的是甲巯咪唑(MMI)和丙硫氧嘧啶(PTU)。抗甲状腺药物一般需规律服用1.5~2年以上。

5. 需要监测的指标有哪些？何时监测？

（1）抗甲状腺药物治疗期：建议每 4 周复查血清甲状腺激素水平。

（2）维持期：建议每 2 个月复查血清甲状腺激素。

（3）停药后：ATD 治疗的复发率大约在 50%，75% 发生在停药后的 3 个月内。停药第 1 年建议第 1 个月、第 3 个月复查，之后每三个月复查一次；停药第 2~3 年，建议每半年复查一次；停药 3 年后每年复查一次。

此外，抗甲状腺药物常见的不良反应为粒细胞缺乏、皮疹、中毒性肝病、血管炎等，用药期间应定期监测血常规、肝功能等。

6. 甲亢患者的饮食建议及其他注意事项

（1）建议食用无碘盐及低碘饮食，因为碘会刺激甲状腺激素合成。

（2）服药期间应禁辛辣食物、浓茶、咖啡、烟酒等，保持心情平静，防止劳累。

二、甲状腺功能减退症

1. 什么是甲状腺功能减退症？

甲状腺功能减退症（hypothyroidism）简称甲减，是由各种原因导致的低甲状腺激素血症或甲状腺激素抵抗而引起的全身性低代谢综合征。

2. 引起甲减的病因有哪些？发病机制是什么？

甲减是常见的内分泌疾病，可以发生于各个年龄，以女性多见。非缺碘地区甲减患病率为 0.3%~1.0%，60 岁以上可达 2%，且随着年龄的增长，发病率逐渐增加。

引起成人甲减的主要病因是：①自身免疫损伤：如桥本甲状腺炎、萎缩性甲状腺炎、产后甲状腺炎等；②甲状腺破坏：如甲状腺手术；③碘过量；④服用抗甲状腺药物：如锂盐、硫脲类、咪唑类等。

3. 甲减的临床表现有哪些？

病情轻的早期患者可以没有特异症状；典型患者会出现畏寒、乏力、手足肿胀感、嗜睡、记忆力减退、少汗、关节疼痛、体重增加、便秘、女性月经紊乱或者月经过多、不孕等症状。

4. 治疗甲减的药物有哪些？疗程多久？服药期间有哪些注意事项？

治疗甲减的药物主要有左甲状腺素钠片（L-T_4）、甲状腺片（含有 T_3，临床现已不常用）。左甲状腺素钠片的用量取决于患者的年龄和体重，遵循个体化原则，通常需要终生服药。

服药期间还应注意：

（1）有心脏疾病者起始剂量宜小，调整剂量宜慢，防止诱发和加重心脏病。

（2）T_4 半衰期长达 7 天，故可每天一次服药，宜早上空腹服用。

（3）某些药物如铁剂、钙剂会影响 L-T_4 吸收，须间隔 4 小时服用。

5. 需要监测的指标有哪些？何时监测？

药物治疗初期，建议每 4~6 周复查一次血清 TSH 和甲状腺激素水平；达标后每 6~12 个月复查一次。

6. 甲减患者的饮食建议

对于妊娠期和哺乳期甲减一定要补充适当的碘以供胎儿和小儿甲状腺所需。碘补充量一般为 250μg/ 天，但不要超过 500μg/ 天。

三、甲状腺肿

1. 什么是甲状腺肿?

甲状腺肿(goiter)是指良性甲状腺上皮细胞增生形成的甲状腺肿大。单纯性甲状腺肿也称为非毒性甲状腺肿,是指非炎症和非肿瘤原因,不伴有临床甲状腺功能异常的甲状腺肿。单纯性甲状腺肿患者约占人群的 5%,女性发病率是男性的 3~5 倍。如果一个地区儿童中单纯性甲状腺肿的患病率超过 10%,称之为地方性甲状腺肿。

2. 引起甲状腺肿的病因有哪些?

碘缺乏病是引起地方性甲状腺肿最常见的原因,而散发性甲状腺肿原因则较为复杂。外源性因素包括食物中的碘化物、致甲状腺肿物质和药物等;内源性因素包括儿童先天性甲状腺激素合成障碍,如甲状腺内的碘转运障碍、过氧化物酶活性缺乏、碘化酪氨酸偶联障碍、异常甲状腺球蛋白形成、甲状腺球蛋白水解障碍、脱碘酶缺乏等。

3. 甲状腺肿的临床症状有哪些?

临床上一般无明显症状。甲状腺常呈现轻、中度肿大,表面光滑,质地较软。重度肿大的甲状腺可引起压迫症状,出现咳嗽、气促、吞咽困难或声音嘶哑等。

4. 什么情况下需要去医院就医?

除有压迫症状者可手术治疗外,甲状腺肿本身一般不需要治疗,主要是改善碘营养状态。

5. 甲状腺肿的防治及饮食建议

食盐加碘是目前国际公认的预防碘缺乏病的有效措施,妊娠期和哺乳期妇女尤其要注意防治。WHO 推荐成人每日碘摄入量为 150μg,我国食盐加碘标准为碘浓度在 20~30mg/kg,即大约 6g 食盐所含的碘就能满足一个人一天的需要量。但要注意,补充碘的同时要避免碘过量,否则可能引起甲状腺功能亢进症(IIH)、自身免疫甲状腺病(AITD)。

四、甲状腺结节与甲状腺癌

1. 什么是甲状腺结节?

甲状腺结节是长在甲状腺内肿物的统称,是临床常见的疾病,以女性和老年人群更为多见。甲状腺结节分为良性结节和恶性结节,只有约 5%~15% 的甲状腺结节是恶性肿瘤。绝大多数甲状腺结节是良性的,可能是囊肿、炎症、退行性变以及良性肿瘤等。

2. 甲状腺结节与甲状腺癌的危险因素有哪些?

目前认为甲状腺结节的出现可能与家族遗传、接触放射线、情绪压力大、自身免疫紊乱、碘摄入不足或过量等相关。

甲状腺癌的危险因素有:① 18~40 岁女性,女性发病率高于男性;② 45 岁以上中老年;③有放射线接触史;④有甲状腺结节及桥本甲状腺炎;⑤有甲状腺癌家族史。

3. 甲状腺结节与甲状腺癌的典型症状有哪些?

绝大多数的甲状腺结节并无临床症状,多由体检查出。一般良性甲状腺结节没有特殊症状。但如果结节过大或侵袭性生长的时候,可能会压迫食管、气管、神经等而出现吞咽困难、呼吸困难和声音嘶哑等症状。如果结节合并甲状腺功能异常时,可出现相应的临床表现:如合并甲状腺功能亢进时,会出现心慌、心悸、脾气暴躁、失眠等症状;

如合并有桥本甲状腺炎导致甲状腺功能低下时，会有畏寒、倦怠、嗜睡等症状。

早期的甲状腺癌也没有明显的症状，一般疾病发展到中晚期，才会有一些体征表现出来，比如声音嘶哑等。

4. 什么情况下需要去医院就医？

甲状腺结节一般不需要治疗，定期随访即可。当出现气管、食管及静脉阻塞时需要治疗。此外，当甲状腺肿向胸腔内延伸或出现颈部不适时也可给予治疗。

甲状腺癌可以表现为结节，但结节不等于癌。当出现以下几种情况，甲状腺结节恶化成甲状腺癌的可能性较高，应引起足够的重视并及时就医：

（1）吞咽变得困难，并且排除食管疾病和呼吸道疾病。

（2）结节增长速度快。

（3）结节和附近的组织粘连在一起，或造成附近组织异常增大。

5. 如何鉴别甲状腺结节的良恶性？

B 超是目前临床中最常用的甲状腺结节筛查手段，可以有效辨明甲状腺结节的良恶性，诊断准确率能达到 90% 以上。当超声发现以下征象时，就要考虑甲状腺癌：①极低回声；②垂直位生长（纵横比＞1）；③边缘不规则；④沙砾样钙化。

6. 有良性甲状腺结节的人如何进行随访？

良性甲状腺结节恶变的概率很小，建议每 6~12 个月随访一次。

7. 有甲状腺结节一定需要动手术治疗吗？

如果甲状腺结节过大，压迫了食管和气管，合并有甲状腺功能亢进，或者高度怀疑恶性的时候，才需要手术治疗。但结节的大小不是手术的绝对参考指标。

8. 甲状腺结节患者的饮食建议

首先需进行甲状腺功能检查：

（1）如果甲功正常，则饮食不受限，保持正常的碘摄入即可。

（2）如果合并甲亢，需要严格戒碘。建议此类人群尽量食用无碘盐，也不要过量食用富含碘的海产品，如紫菜、海带等。

（3）如果合并桥本甲状腺炎，需要低碘饮食。

（4）如果合并甲减，可适当增加碘摄入。

9. 其他注意事项

尽量减少放射源的暴露，定期检查。

参考文献

［1］葛均波，徐永健．内科学［M］．9 版．北京：人民卫生出版社，2018：725-744.

［2］中国营养学会糖尿病营养工作组．《中国 2 型糖尿病膳食指南》及解读［J］．营养学报，2017，39（6）：521-529.

第四章

特殊人群、特殊剂型及其他交代要点

第一节　妊娠期、哺乳期妇女用药交代与用药指导

一、妊娠期妇女用药

根据世界卫生组织对不同国家和地区孕妇用药状况的调查资料，约86%的孕妇在妊娠期接受过药物治疗，平均每人接受2.9种处方药物，还不包括非处方药物的使用。虽然孕妇都担心药物对胎儿的影响，但依然有众多孕妇在妊娠期因为各种原因使用多种药物。

在日常发药交代和用药咨询门诊中发现妊娠期用药存在很大误区：①患病时不敢吃药，恐惧药物，导致妊娠并发症和其他病症得不到及时治疗，从而影响孕妇和胎儿的健康。②随便用药，按相似症状自行购买服用药品或保健品，没有药师或医师指导，盲目用药。③很多人误认为使用中草药是安全的，事实上，中药成分十分复杂，许多中药含有多种化学成分，中药的使用同样存在风险。

（一）妊娠期用药关注点

1.妊娠期药物代谢特点

妊娠期是一个特殊的生理阶段，药物在母体、胎盘和胎儿代谢，受很多因素影响。

（1）吸收　妊娠早期约有80%的孕妇会出现恶心、呕吐等早孕反应，故口服药物的吸收会减少。受孕激素影响，胃酸、胃蛋白酶分泌量减少，胃肠蠕动减慢，使药物吸收延缓，血药达峰时间延迟，药物在胃肠道停留时间延长，药物吸收增加。胃肠道pH值升高，碱性药物吸收增多。

（2）分布　妊娠期母体血容量增加，血液被稀释，血浆蛋白浓度降低，与药物结合减少，血中游离的药物增加，导致通过胎盘的药物增加。脂肪组织的增加，影响脂溶性药物的血药浓度，增大分布容积。

（3）代谢　妊娠期间肝脏的微粒体酶活性降低，肝脏生物转化功能下降，药物清除减慢，半衰期延长；胆汁分泌减少，胆汁淤积，对经胆汁排泄和肝肠循环药物影响很大。

（4）排泄　妊娠期心搏出量增加，肾血流及肾小球滤过率增加，肌酐清除率增加，导致由肾脏排泄的药物清除加速，半衰期发生改变。

2.药物对胎儿的影响

部分药物能通过胎盘转运到达胎儿体内。药物对胎儿的影响有致畸、流产、神经中枢抑制和神经系统损害、胎儿生长受限、功能行为异常等。主要取决于药物的安全性、药物的暴露时间和药物的暴露量。

（1）药物的安全性　目前不同国家对妊娠期药物的风险分级有不同的标准。2015年FDA更新妊娠及哺乳期用药标签信息发布规则，新的标签规则基于可供使用的信息，对母亲、胎儿及乳儿可能的收益及风险提供了解释。"妊娠"及"哺乳"部分包含三部分内容："风险概述""临床考虑"及"数据"。

（2）药物暴露时间　由于孕周不同，胎儿对药物的敏感性存在差异。妊娠可分4个时期：①着床前期，受精后2周内，也称"全"或"无"时期，此阶段胚胎细胞尚未进

行分化，如药物毒性强，其结果为胚胎死亡，如果只有部分细胞受损，通常可以在发育过程中得到修补，而不造成影响。②胚胎期，受精后3~8周，为药物致畸敏感期，此阶段是器官发育分化，发生结构畸形的最关键时期。③胎儿期，受精后9周至足月，是胎儿生长、功能完善阶段，药物的致畸作用较胚胎期下降，但对中枢神经系统、生殖系统等仍有影响。④分娩期，分娩过程用药应考虑对新生儿和产程的影响。

（3）药物暴露量　一般来说，药物对胎儿的影响与药物的暴露量成正相关，药物的理化性质、给药剂量、给药持续时间、给药途径及胎盘功能等决定药物的暴露量。分子量小、解离度低，脂溶性高、血浆蛋白结合率低的药物容易通过胎盘转运进入胎儿体内。给药剂量、给药持续时间，直接影响用药的安全性，对于合并某些慢性疾病需要持续服药的孕妇，应经专科医师评估后使用最低有效剂量。胎盘血流量、药物的胎盘代谢作用（胎盘有多种酶，可以代谢药物）也影响药物的暴露量。

3. 妊娠期用药原则

（1）用药必须有明确的指征，避免不必要的用药。

（2）根据病情在医师指导下选用有效且对胎儿相对安全的药物。

（3）尽量选择单一用药，避免联合用药。

（4）选用结论比较肯定，上市时间较长的药物，避免使用较新的、尚未明确对胎儿是否有不良影响的药物。

（5）严格掌握剂量和用药持续时间，注意及时停药。分娩时用药应考虑对新生儿和产程的影响。

（6）有些药物对胎儿可能有影响，但孕妇又必须使用，需权衡利弊给药，并根据病情调整剂量，病情控制后遵医嘱及时停用药物。

（7）妊娠早期若病情允许，尽量推迟到妊娠中晚期再用药。

4. 备孕期间用药

为了达到优生优育，拥有健康宝宝，对于计划怀孕的妇女，最好有备孕期。在备孕期间，如遇身体不适，需要用药时，必须告知主诊医师，让医师选择妊娠期相对安全的治疗药物。即便不是备孕期，对于育龄期妇女，使用药物也同样要谨慎。有些药物消除半衰期长，可在机体组织积蓄，且又有强致畸性，如抗病毒药利巴韦林，需停药半年以上才能怀孕；免疫抑制剂来氟米特，停药后需等待2年才可怀孕，或借助螯合剂（考来烯胺）洗脱。另外，对于患有慢性疾病的妇女，计划怀孕前，要告知主诊医师，医师根据病情权衡利弊，分析可否怀孕，是否需要调整药物和剂量，尽量选择相对安全的药物和最低有效剂量，待病情稳定后考虑怀孕。

（二）妊娠期用药交代

孕妇是特殊群体，妊娠期用药关乎两代人的健康，做好用药交代和用药指导尤为重要。消除用药顾虑，提高依从性，保障用药安全，是药师的职责。在为孕妇配发药品和用药交代过程中，必须注意以下事项。

1. 药物的安全性

妊娠期用药既要考虑对母体的治疗作用，还要考虑药物对胎儿的影响，需要权衡利弊给药。药师应熟悉妊娠期常见疾病的治疗药物的妊娠期安全性，根据药品说明书、用药手册、最新指南及研究文献指导孕妇安全有效使用药物。如妊娠期便秘使用乳果糖口服液相对安全；拉贝洛尔片是国内治疗妊娠期高血压最常用的药物之一。确认处方药物妊娠期可否使用，注意药品说明书〖孕妇及哺乳期妇女用药〗项内容。对于说明书提示"禁用"或妊娠期风险分级较高的药物，要格外谨慎。确认用药是否为治疗必须，有无相对安全的替代药品，权衡利弊用药。对于医院已有超说明书使用备案的药物，如妊娠期糖尿病使用二甲双胍片，要协助医师做好解释和告知工作，知情同意，消除顾虑。

2. 孕妇目前的孕周

药物对胎儿的影响与孕周密切相关，有些药物孕早期使用相对安全，有些药物则孕中晚期使用相对安全，如替硝唑片说明书提示妊娠前 3 个月禁用。一般来说，糖皮质激素孕早期使用风险大于孕中、晚期使用；四环素类药物孕中、晚期使用风险大于孕早期使用；非甾体抗炎药孕早、晚期使用风险大，特别是孕晚期使用可致新生儿动脉导管早闭。

3. 给药剂量和持续时间

药物的药理效应和毒理反应通常都是剂量依赖性的，给药剂量增加、时间延长，增加暴露时间和暴露剂量，从而增加不良风险。对于合并某些慢性疾病需要长期用药的孕妇，建议使用最低有效剂量，并专科随诊。必须强调用药依从性，切勿随意增减药物剂量或延长用药时间。如妊娠合并系统性红斑狼疮，使用糖皮质激素治疗时，应用最小可控制疾病的剂量，建议维持剂量每日不超过相当于泼尼松量 15mg。病情轻度活动时，可酌情加大激素量至中等剂量。叶酸补充因人而异，计划怀孕前 3 个月到怀孕满 3 个月，无高危因素的妇女每日补充叶酸 0.4mg 或 0.8mg，既往生育过神经管缺陷儿（NTD）的孕妇，则需每日补充叶酸 4~5mg，患糖尿病、肥胖或癫痫的妇女，每日增补 0.8~1.0mg 叶酸。对于高同型半胱氨酸血症妇女，每日增补至少 5mg 叶酸，直至血液同型半胱氨酸水平降至正常后再考虑受孕，且持续每日增补 5mg 叶酸；癫痫女性备孕期至妊娠 3 个月每日需补充 5mg 叶酸。

4. 药物相互作用

妊娠是妇女特殊的生理过程，有一些孕妇在妊娠期合并内外科疾病，如妊娠期缺铁性贫血、妊娠期糖尿病、妊娠期高血压等。还有一些患有慢性病的孕妇在妊娠期需要继续服用相关治疗药物以控制病情。所以孕妇同时使用多种药物的情况较多，如不注意可能造成药效下降或副作用增加，药师在配发药品时需特别关注。如非甾体解热镇痛药可增强胰岛素的降血糖作用，妊娠期糖尿病孕妇使用时需特别注意。另外，用药时还需注意对原有疾病的影响，如妊娠合并癫痫的孕妇，要避免使用可诱发癫痫的药物，如碳青霉烯类、糖皮质激素类以及含咖啡因、异丙嗪成分的感冒药。

5. 药物的主要不良反应及注意事项

药师应熟悉妊娠期常用药物的主要不良反应和用药注意事项，给孕妇发放药品时要仔细交代，使孕妇用药时有心理准备，能有效应对，免除恐慌。如预防和治疗缺铁性贫血常口服铁剂，可能出现大便变黑；抑制宫缩，治疗早产的 β 受体激动剂会引起心跳加快，心动过速；治疗妊娠合并甲状腺功能亢进的丙硫氧嘧啶，应选用最低有效剂量，否则可能导致新生儿甲状腺功能亢进和甲状腺肿，特别是孕 10~14 周，胎儿甲状腺形成时用药必须经医师认真检查。

（三）案例

基本信息　患者 ×××，女，32 岁，体重 52kg。

实验室检查　甲状腺功能测定：TSH 5.09mIU/L

血常规测定：血红蛋白 105g/L、血清铁蛋白 9.23ng/ml

过敏史　否认食物、药物等过敏史

诊断　孕 24 周妊娠合并甲状腺功能减退，妊娠合并缺铁性贫血

处方医嘱　左甲状腺素钠片　50μg×100 片　1 片 qd

琥珀酸亚铁片　0.1g×24 片　1 片 tid

发药交代　①左甲状腺素钠片早餐前半小时空腹服用，有助药物的吸收。琥珀酸亚铁片餐后或餐时服用，以减轻胃部刺激。

②含铝、含铁、含钙药物影响左甲状腺素吸收，两药服用需间隔 2 小时以上；左甲状腺素钠片和奶、豆类食品间隔 4 小时以上；铁剂可与维生素 C 及富含维生素 C 的水果同服，促进吸收，不能与茶、牛奶同服，影响吸收。

③服用铁剂后可能出现恶心、呕吐、便秘，大便颜色可能变黑，如无特殊情况可不予处理。

④左甲状腺素钠片遵医嘱调整剂量，切勿随意增减。如同时使用抗糖尿病药物，需注意血糖水平。

⑤药物偶尔漏服一次一般不影响，不需要补服，下次仍按原时间间隔用药，但不可经常漏服。

二、哺乳期妇女用药

母乳具有比婴儿配方奶更优越的营养和免疫特性，是婴儿最好的食物。目前，母乳喂养的优势已被广泛认可。但母乳喂养常常因母亲生病和服用药物受到影响。

（一）哺乳期用药关注点

1. 影响药物进入乳汁的因素

影响药物进入乳汁的因素主要有药物的脂溶性、酸碱性、分子量、解离度及血浆蛋白结合率。一般来说脂溶性高、弱碱性、分子量小和解离度低的药物，容易从血浆转运至乳汁。血浆中的游离药物可进入乳汁，药物的血浆蛋白结合率越高，进入乳汁的量越少，对接受母乳喂养的婴儿安全性则越高。这些因素在产后不同时期和每次哺乳的不同阶段有所不同。如每次哺乳的后半部分分泌出的乳汁脂类含量较高，在相同条件下，后半部分乳汁药物浓度可能会较前半部分高。其他影响药物进入乳汁的因素还包括乳糖、溶菌酶、催乳素和矿物质等。同时，乳汁中药物对婴儿的安全性还取决于药物通过乳汁进入婴儿消化系统后的吸收情况。

2. 婴儿的药代动力学

乳汁中药物的浓度、婴儿摄取母乳的量及婴儿胃肠道吸收功能等因素决定了婴儿的药物暴露剂量，是药物是否会对婴儿产生影响的重要因素。婴儿因自身的生理特点对药物的代谢与成人不同：由于蛋白水解酶、胃酸等的影响，部分药物在胃肠道内已被破坏，乳汁中药物被婴儿经消化道吸收有限。但与成人相比，婴儿体液含量大、脂肪含量少；

血浆蛋白与药物结合率低；血脑屏障发育不成熟；肝功能尚不健全，酶类活性较低，多数药物代谢率降低；肾小球滤过和排泄功能也不完善。婴儿对药物清除能力弱，半衰期也通常比成人长。婴儿通过母乳反复摄取药物，可能会导致药物在婴儿体内不断蓄积，发生毒性反应。

3. 哺乳风险等级

Medications and Mother Milk（《药物与母乳喂养》第 17 版）一书将药物哺乳风险分为 5 个等级。

（1）L1 级（适用） 大量哺乳期母亲服药后没有观察到会使婴儿的不良反应增加。

（2）L2 级（有限数据，可能适用） 有限数量的哺乳期母亲用药研究证据显示药物对婴儿的不良反应没有增加，和（或）哺乳期母亲使用药物后能证实危险性的证据很少。

（3）L3 级（没有数据，可能适用） 没有在哺乳期母亲中进行对照研究，但母乳喂养的婴儿出现不良反应的可能性存在；或者对照研究显示仅有轻微的不良反应。

（4）L4 级（有潜在风险） 有对母乳喂养婴儿或对乳汁分泌的危险性的明确证据，但哺乳期母亲用药后的益处大于对婴儿的危害。

（5）L5 级（危险） 对哺乳期母亲的研究已经证实对婴儿有明确的风险，或者药物对婴儿产生损害的风险高。该类药物禁用于哺乳期母亲。

一般认为，相对婴儿剂量（RID，婴儿从乳汁中获得的药物剂量与母亲剂量之比）小于 10% 的药物被认为在哺乳期是相对安全的，大多数药物的 RID 小于 10%。

4. 哺乳期用药原则

哺乳期用药应综合考虑母乳喂养对母婴的益处、母亲的意愿、婴儿暴露于药物的危险性以及患病母亲必须进行治疗而又不放弃哺乳的可能性。总体原则如下。

（1）存在自愈功能的疾病尽量不使用药物治疗。

（2）患病必须使用药物时，尽可能选用哺乳期相对安全、疗效确切、半衰期短的药物。

（3）尽可能应用最小的有效剂量和最短有效疗程。

（4）尽量采用单一成分的药品，避免使用复方制剂。

（5）可在一次哺乳后立即用药，并适当延迟下次哺乳时间，有利于婴儿吸吮乳汁时避开血药浓度的高峰期。

（6）避免使用哺乳期妇女禁用药物，如必须使用，应停止哺乳。使用慎用药物时，应在医师指导下用药，并密切观察婴儿的反应。

（二）哺乳期用药交代

哺乳期用药必须重视药物对婴儿的影响，考虑对婴儿的潜在危害。药师在为哺乳期妇女配发药品过程中应交代以下事项。

1. 用药期间可否哺乳

确认处方药物使用期间可否哺乳，注意药品说明书【孕妇及哺乳期妇女用药】项提示内容。

（1）对于说明书提示"禁用"或哺乳风险分级较高的药物，发药时要告知用药期间需暂停哺乳，同时告知恢复哺乳时间。如甲硝唑单次口服治疗，美国儿科协会推荐停止哺乳 12~24 小时。一般来说，药物在最后一次给药达峰值的 5 个半衰期后，血药浓度可降至峰值的3%左右，此时血浆中仅有微量药物残留，乳汁中药物浓度更是极其微量，可在停药5个半衰期后恢复哺乳。如有相对安全、在用药期间可继续哺乳的替代药品，则建议处方医师更换药品。

（2）对于药品说明书提示哺乳期可以使用的药物，也需注意服药时间。母亲应在一次哺乳后立即用药，尽量使下次哺乳时血药浓度降至最低。若为口服药物，还应考虑食物对药物吸收的影响，一般应选择母体吸收最快的方式服药，如普通药物应于空腹时服药，脂溶性高的药物则应在进食时服药。

（3）注意用药疗程，如果哺乳期母亲需长期用药，而药物对婴儿有较高风险，则应考虑暂停哺乳。如果仅为短期用药（如呼吸道感染等），则应考虑尽可能缩短用药疗程，在医师指导下暂停和重新启动母乳喂养。

2. 监测婴儿可能发生的潜在不良反应

药师应熟悉药品说明书和药品属性，告知母亲服用药物对婴儿可能造成的不良影响。一般新生儿的肝肾功能尚未成熟，药物在婴儿体内存在时间较长，哺乳时新生儿持续从母乳中摄入药物而使药物蓄积。因此在哺乳期用药后，应密切关注婴儿的状况，如是否有呕吐、嗜睡、腹泻、皮疹等症状。母亲用药后观察到的婴儿不良反应因药物而异，如抗生素可使婴儿大便变稀，还可引起过敏反应；抗抑郁药、抗组胺药可造成镇静作用。重复给药比单次用药时更要进行严密的监控。

3. 影响乳汁分泌的药物

哺乳期妇女应避免使用可以影响乳汁分泌的药物。抑制乳汁分泌的药物主要是一些激素类药物，通过影响雌孕激素水平或抑制泌乳素的分泌，使乳汁分泌量显著减少，一般哺乳分类等级为L5，如溴隐亭。促进乳汁分泌的药物有抗高血压药甲基多巴、刺激肠蠕动药物多潘立酮及盐酸甲氧氯普胺等，这些药物能增加催乳素的分泌，促进母乳产生；交感神经阻断药利血平也具有类似的作用；噻嗪类利尿药（如氢氯噻嗪）和袢利尿药（呋塞米）只有在高剂量使用时才影响泌乳。其他还有一些影响乳汁口味的药物，如甲硝唑、克林霉素等。精神因素如情绪紧张、焦虑、忧郁、睡眠等都可直接或间接地影响乳汁的合成和分泌。

（三）案例

基本信息 患者×××，女，30岁，体重54kg。

实验室检查 白细胞计数 14.9×10^9/L 中性粒细胞绝对值 11.6×10^9/L
超敏C反应蛋白 42.4mg/L

过敏史 否认食物、药物等过敏史

诊断 急性乳腺炎

门诊处方 头孢呋辛酯片 0.25g×12片 1片 bid
复方对乙酰氨基酚片 20片 1片 tid

发药交代 ①头孢呋辛酯片餐后服用，便于吸收。

②头孢呋辛酯可以泌入乳汁，用药后需仔观察婴儿状况，注意有无呕吐、腹泻、肠道菌群失调和皮疹。

③复方对乙酰氨基酚片，说明书提示哺乳期妇女不宜使用，最好换用单一成分的对乙酰氨基酚片。

④复方对乙酰氨基酚片不能长期使用，一般烧退即止，连续使用不超过 3 天，超剂量使用时有肝毒性风险。

⑤在哺乳后服药，适当延长下一次服药时间。

第二节　儿童用药交代与用药指导

儿童作为一个特殊的群体，身体各方面的器官和生理功能尚未发育成熟，药物代谢能力较为脆弱，容易出现不良反应等用药风险。《2016 年儿童用药安全调查报告白皮书》显示我国儿童不合理用药高达 12%~32%，儿童用药不良反应发生率约 12.9%，是成人的两倍。因用药不当，我国每年约有 3 万名儿童耳聋，约有 7000 名儿童死亡，因此，用药交代与用药指导是确保儿童合理安全用药的重要环节，具有很强的必要性。儿科用药交代与用药指导的对象多是患儿家长，家长作为用药的执行者，其用药安全意识、文化程度等差异较大，儿童用药安全难以控制。加强药师对患儿家长用药方面的指导，使患儿能够正确的服用药品，较好地遵循医嘱，对儿童安全用药有重大意义。

一、儿童药动学特点

生长发育是一个连续不断又循序渐进的过程，是整个儿童时期的重要特点。随着年龄的增长，儿童的身高、体重、体表面积、全身组织器官都在逐步增长，内脏功能尤其是肝肾功能都在逐步成熟，对药物的吸收、分布、代谢和排泄功能也日益完善，因此儿童药代/药效动力学及相互作用等问题的年龄依赖性明显，年龄越小越明显。

1. 药物的吸收

药物的吸收速度和程度取决于药物的理化性质、机体情况和给药途径。在儿科人群中，因机体发育而产生的可能影响口服药物吸收的因素包括：胃的酸度、胃及肠道排空的速率、药物吸收部位的表面积、小肠的药物代谢酶和转运体、胃肠道的渗透性以及胆道功能等。与之相似，因发育而体现在皮肤、肌肉、脂肪、体内水含量及血管形成程度方面的差异，也可影响通过肌内、皮下或表皮等途径给药后的药物吸收情况。新生儿肌肉量少，末梢神经不完善，经肌内注射的给药方式可能导致药物的吸收不完全。婴幼儿皮肤角质层薄，比表面积大，经皮肤给药时，药物较之成人更容易透过吸收。

2. 药物的分布

药物的分布可能受体内组分比例如身体总含水量及脂肪组织总量变化的影响。随着儿科人群机体的生长和发育，体内组分发生变化，药物的血浆蛋白结合率和组织结合率也发生改变，这些都可能会影响药物的分布。婴幼儿脂肪含量较成人低，脂溶性药物不能充分与之结合，血浆中游离药物浓度增高。

3. 药物的代谢

药物代谢的主要器官是肝脏，此外血液、胃肠道壁、肾脏、皮肤等器官也可同时参与药物代谢。机体发育导致代谢能力改变，会影响药物的吸收和清除。这一过程取决于肠道和肝脏等各类代谢器官参与药物代谢的程度。尽管已经认识到机体发育会导致药物代谢的变化，但针对某一药物在不同年龄段儿科人群体内药物代谢过程的认识仍然有限。

总体而言，药物在儿科人群体内通过氧化、还原、水解等代谢途径可能会形成与在成人体内相同的活性代谢物，但是由于儿科人群药物消除器官的成熟程度与成人可能不同，原药代谢的速率和代谢物形成的速率有可能存在差异。

4. 药物的排泄

药物经由肾脏排泄的过程受肾小球滤过、肾小管分泌及肾小管重吸收的影响。由于各年龄段儿童的相关脏器细胞的成熟度不同，因此在肾脏排泄作为药物清除主要途径的情况下，年龄可能影响药物全身暴露水平，尤其是新生儿，在给药时应注意新生儿的月龄、药物剂量以及给药间隔。同时，还应对其他排泄器官，如胆道和肺等的成熟度进行判定，以确定是否纳入影响因素。

二、儿童药效学特点

药效学研究药物对机体的作用，即作用部位、作用方式和作用机制。受体药理学是药物机制研究的热点，研究证实，受体也存在发育规律。如胆碱和肾上腺素受体在胎儿体内已存在，但药效在出生后才显示出来，且随年龄增长而逐渐减少。兴奋性氨基酸NMDA受体数目在小儿时期较成人多，故小儿兴奋性较强。

三、儿童用药交代与用药指导

儿童药品剂型、规格不全，儿童专用药品市场存在大量空白；儿童自身的药动/药效学特点决定了其不是成人的缩小版，不能按照成人剂量等比例递减；儿童科学用药信息不足，药品说明书中儿童用法用量信息不全甚至缺失，儿科超说明书用药现象普遍；年龄较小儿童的服药依从性差等因素都大大增加了儿童用药风险，因此儿科药师做好用药交代与用药指导极其重要。面对不同的家长群体，药师需结合自身专业知识使用通俗易懂的语言，为其进行用药指导，具体注意事项如下。

1. 药品的使用

（1）给药时间 适宜的给药时间可以有效地降低药物的不良反应、增强药物疗效，药师应准确了解药品的最佳给药时间，做好相应的用药交代。有的药物需在晚上睡前服用，例如哮喘发作时间一般是晚上，孟鲁司特钠咀嚼片宜睡前服用，可有效地控制和预防哮喘发作；有些药物需餐前单独服用效果最好，如蒙脱石散剂属于吸附剂，饭后服用或与其他食物同服会降低自身疗效，也会影响其他药物的效果；有些药品需要在特定的时候服用，如布洛芬混悬液建议在高热或疼痛不适时服用。

（2）给药次数 根据药物的半衰期长短，药物的给药频率也不尽相同。由于惯性思维，有些家长默认为药物服用次数为一天三次，可能造成严重用药不良事件。药师在日常用药指导过程中应着重对特殊给药频率的药物详细告知。例如阿奇霉素干混悬剂，由于半衰期长，每日用药一次，用药交代时应明确每日一次。

（3）给药途径及注意事项 随着制剂技术的发展和临床用药的需要，儿科药物剂型也呈现多样化，例如咀嚼片、泡腾片、肠溶片、混悬液等。儿科药师应明确特殊剂型的使用特点，在用药交代时充分告知，确保药物疗效，减少相关不良事件的发生。泡腾片因其化水后口感较好，且能解决片剂吞咽难的问题而应用广泛，其用药交代须明确化水后服用，避免患儿直接放入口腔产生大量二氧化碳造成窒息；维生素AD滴剂的使用群体以婴幼儿居多，婴幼儿一般无法吞咽胶囊，可告知其剪开胶囊后滴服；环境温度升高时布洛芬栓容易变软而无法有效使用，可交代其置于冰箱冷藏一段时间待其重新固化后使用。

（4）药物用量　儿童的用药剂量大多需根据体重换算，故大多时候不是整片或整包的用量，需分剂量服用。由于患儿家长文化程度大不相同，药品剂量的单位宜换算为包、袋、片、粒等；用量为分数时应特别交代解释清楚，曾有家长把一次服用二分之一包理解为两分钟吃一包。面对不同人群，药师需灵活应对，除了书面用药指导外还应给予口头交代，确保家长理解准确。

（5）相互作用　部分药物与其他药物或食物存在相互作用，为避免药物疗效受到影响，用药交代与指导时应明确告知。例如：婴幼儿每天喝的奶粉中的铁、镁等微量元素与头孢地尼可形成络合物，若两者服用间隔不足 3 小时，就可能导致患儿服药后出现红色大便；有些腹泻患儿需要同时服用抗生素和益生菌，但抗生素和活菌同时使用可导致活菌制剂的活性降低，影响疗效，药师需要提醒患者两种药宜间隔 1 小时以上服用。

（6）重复用药　目前市场上成分相似的同类药很多，药师需提醒家长有相同成分的药品不可同时服用，以免药物过量。儿科呼吸道疾病较为常见，含对乙酰氨基酚的感冒药品种繁多，例如对乙酰氨基酚滴剂、对乙酰氨基酚口服液、酚麻美敏混悬液、酚麻美敏片、氨酚黄那敏颗粒等，若不注意其成分与含量，易造成对乙酰氨基酚过量服用。此外同时患有多种疾病，分别由不同医师处方抗菌药物的患儿，需将正在服用的其他药物提前告知医师，请医师评估是否确实需要联合用药。

2. 药品的不良反应及相关注意点

各种药物都有不同程度的不良反应，严重的不良反应或有针对性预防措施需特别交代。青霉素、破伤风抗毒素等易发生过敏反应，使用前需进行皮试，阳性患者不可使用，避免药品不良反应带来的危害，提高药物安全性。服药过程中注意一些细节可减轻不良反应的发生程度，降低不良反应发生率。例如磺胺类药物溶解度相对较低，经过肾脏排泄时易析出而出现结晶尿，可提醒家属让患儿大量饮水，避免或减轻肾脏毒性，且服用此类药物时不宜同时饮用酸性果汁；应提醒长期服用大剂量糖皮质激素类药物的患儿家属不可随意停药，需遵医嘱缓慢减停。

有年龄禁忌或某种疾病禁用的药物，药师需确认患儿年龄或疾病诊断名称，避免引起药物性损伤。例如羟甲唑林鼻喷雾剂不可用于 2 岁以下患儿；枯草杆菌二联活菌颗粒等含有乳糖的药品一般不可用于乳糖不耐受患儿。

3. 药品的储存

每个药品都有其特定的存放条件，一般药物需放置于阴凉、干燥、小儿不易取到之处。对于需要特殊存放的药品，药师须特别交代，如：维生素 C 注射液应避光保存；酪酸梭菌二联活菌散宜放冰箱冷藏；甘精胰岛素注射液开封前应放冰箱冷藏保存，不得冷冻，开封后可在室温条件下最长保存 4 周；氟米龙滴眼液需向上直立保管，开封后最多可使用 4 周。

第三节　老年患者用药交代与用药指导

年龄不仅是各类慢性疾病高风险因素之一，也是影响药物药动学、药效学、临床有效性的关键因素之一。老年患者作为一类特殊用药人群，具有各项生理机能减退、基础疾病多、可能同时患有多种疾病等特点，这些改变可能会影响药物在老年患者的体内过程；同时，老年人记忆力、理解力等有所下降，可能会影响老年人正确服用药品。老年患者因多病共患，通常需要服用多种药物，相关研究报道发现，我国大约 78% 以上老年患者每天服药种类超过 5 种。此外，老年患者用药通常具有多重用药、长期持续服药、易产生用药差错等特点，并且随着用药增加，患者依从性降低，易引起不良后果。药师运用医药学知识，简单、通俗、易懂地向老年患者阐明配发药品的用法用量、配伍禁忌、注意事项和潜在的风险，保证老年患者正确合理用药，对于提高医疗质量具有重要意义。

一、老年患者药动学特点

药物动力学指机体对药物处置的动态变化，包括药物在机体内的吸收、分布、代谢和排泄过程。随着年龄增长，器官、组织结构的退化，生理、生化功能的减退，这些都会影响老年人机体内对药物处置的变化。

（一）吸收

影响老年患者药物吸收受多种因素影响：胃酸分泌减少，pH 增高，酸性药物解离部分增多，使药物吸收减少。胃肠蠕动减弱，胃肠排空速度减慢，致使药物进入小肠的时间延迟，药物吸收速率减慢，有效血药浓度到达时间和血药浓度达峰时间推迟，血药峰浓度下降，但药物与肠表面接触时间延长，可能使药物吸收增加；肝脏血流减少，使药物首过效应减弱，如维拉帕米，因首过效应减弱，血药浓度包括峰浓度增高，药效增强并易发生不良反应。

老年患者胃功能的变化，对需被动扩散方式吸收的药物几乎没有影响，如阿司匹林、对乙酰氨基酚、复方磺胺甲噁唑等；但对需载体参与主动转运方式吸收的药物，如铁剂、钙剂、B 族维生素、维生素 C 等药物，吸收则会减少。

（二）分布

多种因素能够影响药物在体内的分布，影响老年患者体内药物分布的因素主要包括以下几类。

（1）机体构成成分变化　体内脂肪含量增加，体液总量减少，使得水溶性药物（如对乙酰氨基酚、水杨酸盐等）分布容积下降，血浆中浓度升高，效应增强；脂溶性药物（如地西泮、胺碘酮等）分布容积增加，半衰期延长，易在体内蓄积中毒。

（2）血浆蛋白结合率　老年人机体血浆蛋白含量减少，使血浆蛋白结合率高的药物（如华法林）体内游离药物浓度增加，作用增强，易出现药物不良反应。口服降糖药、长效磺胺类药等均属于蛋白结合率高的药物，应予以注意。

（3）红细胞结合率　有些药物与红细胞的结合能力随年龄增长而减弱，如哌替啶、喷他佐辛、地西泮等，因此老年患者体内此类药物的游离血药浓度较高。

（4）P-糖蛋白的影响　P-糖蛋白是具有药物外排泵功能的糖蛋白，分布于肝脏、肾脏、胃肠道和血脑屏障等组织，其外排作用对药物的转运具有重要意义。随着年龄增加，P-糖蛋白活性降低，使药物不易被外排，组织内浓度增加、滞留时间延长。

（三）代谢

肝脏是药物代谢的主要器官。老年人肝脏血流量降低，肝微粒体酶活性减弱，并且随着年龄增长，肝脏体积和质量均变小，均对老年患者的药物代谢、首过效应产生影响。

因肝脏老化而代谢降低的药物主要包括：普萘洛尔、阿米替林、三唑仑、奥美拉唑、华法林、维拉帕米、布洛芬等；部分药物的代谢不受肝脏老化影响，如：塞来昔布、奥沙西泮、咪达唑仑、五氟尿嘧啶等。

（四）排泄

肾脏是药物排泄的主要器官。老年人肾小球和肾小管上皮细胞数减少，肾实质重量减少，肾小球滤过率和肾血流量降低，肾功能也相应减退。除生理机能衰退之外，老年人经常患有高血压和糖尿病，这类基础疾病也会使肾脏功能受损。因此，主要经肾排泄的药物在老年人体内的消除延缓，药物易在体内蓄积，产生不良反应或中毒。易引起肾脏毒性的药物包括头孢菌素类、氨基糖苷类、磺胺类药物、苯巴比妥、地高辛、依那普利、呋塞米等，在使用这些药物时应严格控制用药剂量，减少因药物蓄积引起的不良反应。

二、老年患者药效学特点

随着年龄增加，老年人除通过影响药物体内动力学影响药效以外，机体内受体数目、受体亲和力、信号传导机制、患病脏器的细胞免疫受损水平也都会影响药效。老年人生理功能和内环境稳态的变化，也会进一步影响各生理系统的变化，如主动脉的弹性下降、心肌发生电生理或结构的变化，以及压力感受性反射变迟钝等，这些均会影响药物的疗效。在药效增强的同时，不良反应发生概率也增加，如静脉注射卡马西平或苯妥英时，老年患者心脏毒性显著增加。

（一）神经系统变化对药效学的影响

老年人神经系统的变化主要体现在：随着年龄增长，大脑质量逐渐减少，神经元和突触数目降低，对中枢抑制性药物敏感性增强。

老年人神经系统变化对药效的影响主要包括：①多巴胺及多巴胺受体减少：使用神经阻滞剂和甲氧氯普胺等多巴胺阻滞剂时，老年人锥体外系症状发生的频率和严重性增加；长期使用精神病抑制类药物时，迟发性运动障碍、静坐不能和帕金森综合征发生概率增加；②脑内乙酰胆碱及其受体减少：在使用神经阻滞剂和三环类抗抑郁药时，老年人更易受到认知损伤，发生精神错乱和共济失调；③使用中枢抑制性降压药利血平或氯丙嗪、抗组胺药等时，可引起明显的精神抑制和自杀倾向；④对麻醉剂和阿片类药物的敏感性也随之提高，在使用此类药物时，老年人所需药物剂量显著降低。

（二）心血管系统变化对药效学的影响

老年人心血管系统的变化主要体现在：动脉压增高，压力感受器的敏感度降低，易出现体位性低血压，心脏和自主神经系统反应障碍，对 β 受体的反应性减弱；肾素－血管紧张素－醛固酮系统（Renin-Angiotensin-Aldosterone System，RAAS）活性增加；此外机体含水量和肾排泄能力降低，肾素分泌减少，这些因素都会影响药物的药效。

老年人心血管系统变化对药效的影响主要包括：①心肌对儿茶酚胺类物质敏感性降低，β 受体敏感性下调，使得 β 受体阻断剂抗高血压药效降低；②对利尿药、亚硝酸盐类、抗高血压药等敏感性增高，药理作用增强，在正常药物剂量即可引起直立性低血压；③对抗凝药物敏感性增强，出血风险增加；④RAAS 活性增加，RAAS 抑制剂降血压作用减弱；⑤肾排泄能力降低，使用地高辛的中毒风险增加；⑥机体含水量降低，使用利尿药时脱水风险增加，联合使用噻嗪类和袢利尿剂时，低钾血症、低钠血症和肾前性氮质血症风险增加。

（三）内分泌系统变化对药效学的影响

老年人内分泌系统变化主要体现在：糖皮质激素受体数量减少，对葡萄糖耐受力降低，进而引起胰岛素分泌减少和敏感性降低，机体对葡萄糖的调节功能受损。

老年人内分泌系统变化对药效的影响主要包括：①糖皮质激素受体数量约减少 16%，使其对皮质激素促进蛋白异化作用敏感性增高，引起骨质疏松；②对葡萄糖耐受力降低，在使用降糖类药物时，易引起低血糖反应，甚至昏迷。

三、老年患者用药交代与用药指导

老年患者是特殊的用药群体，除上述体内药动学和药效学的变化外，还存在长期服药、药物繁多、记忆力下降、听力不佳、认知能力下降等特点，因此在发放药品时不仅要交代常规事项，还需注意使用明确、易理解的语言，对于老年患者的疑惑仔细、耐心解答，提高老年患者用药依从性和药品使用规范率。

（一）药品名称和用途交代

老年患者服用药品种类较多，在发放药品时应提示药品名称和用途，尤其是外观相似、名称相似、更换新包装或是第一次服用的药品，避免服用错误。

（二）用药时间交代

药品服用时间应交代清晰，适宜的给药时间不仅可避免一些不良反应，甚至可以影响到药物疗效。

（1）与三餐相关的服药时间　空腹服用指饭前 1 小时、饭后 2 小时；餐前指饭前 30 分钟；餐中指进食的同时服用药物；餐后指饭后 15~30 分钟。使用降糖药和胃肠道药品时应尤其注意服药时间，如：磺酰脲类降糖药药理作用为刺激胰岛分泌胰岛素，应餐前服用；双胍类降糖药易引起胃肠道不适，餐中服用效果更佳；伊托必利等促进胃肠道蠕动的药物，于餐前服用效果更佳。有些药物体内药动学过程易受食物影响，如多索茶碱、利福平、帕罗西汀等，食物可能会影响其吸收、达峰时间等，应空腹服药。

（2）与生物节律相关的服药时间　肾上腺糖皮质激素分泌高峰时间为早晨 7~8 时，此时服用糖皮质激素类药物效果更佳；抑郁症症状"晨重暮轻"，且部分抗抑郁药物有一定的兴奋作用，建议早上或中午服用；哮喘多在夜间发作，平喘药睡前服用更易控制发作；除"勺型"血压等特殊情况，人体血压在上午 9~11 时和下午 4~6 时达到高峰，凌晨 2~3 时处于低谷，因此高血压药建议在早上服用，避免夜间低血压风险等。

（3）其他需注意用药时间的药物　如利尿药，建议早晨起来服用，避免夜间排尿；肠镜前泻药的用药时间交代等。

（4）老年患者记忆力下降，存在漏服药的可能。对于大多数说明书中未特别注明的药品漏服，可以交代："若您是规律性服用此药，则请于想起时立即服药。但若已接近下次服药时间，请直接服用下次剂量即可，切勿一次或短期服用两次剂量。"对于镇静催眠药忘记服药时可交代："若您是规律性服用此药，发现忘记服药时剩余睡眠时间小于 7~8 小时，此时补服药物次日发生驾驶障碍或精神运动损害的风险会升高，请您务必谨慎补服；如果第二天想起前一天未服药，请于下次服药时间服用一次的剂量即可，切勿一次或短期服用两次剂量。"

（三）药品用法和剂量交代

（1）口服药　如控释剂、缓释剂、肠溶剂等，绝大多数需整片吞服，不可嚼碎服用；铝碳酸镁片、硒酵母片等应嚼碎后吞服；活菌类制剂如双歧杆菌三联活菌、助消化类如胰酶片、维生素类如维生素 C、黏液溶解性祛痰药如桉柠蒎不可用开水服药，避免药品失效；阿仑膦酸钠服药后应多饮水，保持站立 30 分钟以上，避免胃食道损伤；有些药品如特拉唑嗪，服用后建议保持横卧姿势，避免产生直立性低血压；有些药物用前需摇匀，如硫糖铝混悬液、氟米龙滴眼液等；有些药物如硝酸甘油片需舌下含服；服用口崩片时需告知其片剂应先置于舌面，遇唾液崩解后借吞咽动力入胃即可；老年人的代谢较慢，部分药物不能按常规剂量服药，一般服用剂量宜从成人的二分之一或三分之一开始，应严格遵循医嘱做好用药交代。

（2）外用药　鼻喷剂、口腔吸入剂等应详细告知患者使用方法、药品剩余剂量查检方法等，避免不能正确给药的情况发生；有些特殊用法药物如吲哚美辛栓是直肠给药，需告知老年患者不能口服；醋酸溶液、高锰酸钾片等须稀释使用的外用药物，应告知稀释比例、调配方法和贮存期限等。

（四）药物的相互作用交代

药物的相互作用不仅包括药物之间的相互作用，也包括与食物、饮品的相互作用。

（1）药物与药物之间的相互作用　老年患者通常同时服用多种药物，有的药物可能会发生相互作用，使药效减轻、不良反应加重或影响体内药动学，应间隔一段时间后服用。如：抗生素和活菌类药物、阿司匹林和其他非甾体抗炎药、胺碘酮和 β 受体阻断剂、碳酸氢钠片和酸性药物等。老年患者中，草药或膳食补充剂（例如：人参、银杏叶提取物和氨基葡萄糖）的应用增加，草药可能与处方药物相互作用，如银杏叶提取物与华法林同时使用导致出血风险增加；圣约翰草与 5- 羟色胺再摄取抑制剂同时使用会增加老年人发生 5- 羟色胺综合征的风险。用药交代前要仔细询问患者使用草药或膳食补充剂的情况。

（2）药物与食物之间的相互作用 酸性条件下，磺胺类药物易在尿中结晶而损伤肾脏，因此服药期间，应避免食用酸性食物；枸橼酸铋钾服用期间应避免高蛋白饮食，因高蛋白饮食会干扰枸橼酸铋钾的作用，甚至可能危及生命；服用左甲状腺素期间食用大豆类食物，可能会使药物有效性降低；西柚可能会影响经肝脏代谢的药物等。

（3）药物与某些饮品之间的相互作用 服用多酶片、硫酸亚铁、葡萄糖酸钙、氢氧化铝、地高辛等不宜用茶水送服，因茶水中鞣酸易与药物中的蛋白质、生物碱、重金属盐等相互作用产生沉淀，影响药效；服用含麻黄碱类药物期间，应避免饮用含咖啡因的饮料，因两者合用会导致毒性相加；服用甲硝唑、替硝唑、头孢米诺等药物期间，禁止饮用含酒精的饮料，避免产生严重的不良反应甚至死亡。

（五）药品不良反应和异常现象的交代

老年患者长期服药且服用种类繁多，不良反应出现的概率也相应增加，应提醒老年患者出现不良反应症状时的应对措施。如：长期服用他汀类药物，当出现跟腱处疼痛时，应及时就医；服用磺胺类药物时应多加饮水，避免尿液中形成结晶；服用降糖药后应及时进餐，避免低血糖反应；对有肝肾损害的药物，应提示患者定期检查肝肾功能。提示一些药物可能增加跌倒的风险。需要提醒老年患者药物过量时的一些症状或体征，如苯二氮䓬类镇静催眠药过量时可能会出现持续的精神错乱、严重嗜睡、抖动、语言不清、蹒跚、心跳异常减慢、呼吸短促或困难、严重乏力等症状，出现此类症状时需要及时就医。

有些药物服用后，可能会引起排泄物、味觉、嗅觉异常，但通常无害，停药后即可消失，应告知老年患者，避免产生焦虑。如服用利福平、苯妥英钠后，尿液变红；服用高价铁制剂、左旋多巴后粪便出现暗黑色；服用甲硝唑片后，口腔金属味等。有些采用不可吸收外壳的缓控释制剂服用后，会有完整的空药片经肠道排出，应提前告知老年患者，避免产生恐慌，如：硝苯地平控释片（拜新同）。

（六）药品贮存方法交代

药品贮存不适宜可能会引起药品失效，因此发放药品时，对于需特殊贮存的药品应重点提示。如：胰岛素制剂需放冰箱 2~8℃保存；硝酸甘油片需避光在阴凉处保存。

（七）老年患者用药交代注意事项

老年患者通常听力不佳、记忆力和认知能力下降，对药物安全性可能有较多疑虑，有时会反复询问相同问题，因此发放药品时应耐心给予交代和指导。交代时宜选用简洁明了，通俗易懂的语言，尽量避免使用专业术语，更好地提高老年患者用药正确性和依从性，提高药物治疗效果。老年人往往需要多种药物治疗，药师在做用药交代时，合理运用医院信息系统作为辅助，可以达到事半功倍的效果。

调配发放药品是患者就诊流程的最后一个环节，用药交代是这一环节中的重要部分。在面对老年患者这一特殊人群时，正确地提供用药交代，关系到患者能否有效执行医嘱并达到预期治疗效果。因此，针对老年患者体内药物动力学、药效学的改变和老年人的特点，结合药师专业素养，采取正确适宜的表达方式，交代药品用法，与老年患者有效交流，不仅保证了药品的规范使用，更体现了药师在医疗服务中的重要地位。

第四节　胰岛素注射笔用药交代与用药指导

❖ **本类药物治疗哪些疾病？**

主要用于需用胰岛素治疗的糖尿病患者。

❖ **胰岛素注射笔的分类有哪些？**

胰岛素注射笔可分为胰岛素预充注射笔和笔芯可更换的胰岛素注射笔。胰岛素预充注射笔是一种预充 3ml（含 300U）胰岛素的一次性注射装置，无需更换笔芯，用完后丢弃。笔芯可更换胰岛素注射笔由注射笔和笔芯构成。胰岛素注射笔主要包括笔帽、针头、笔体三个部分，笔前端为胰岛素储存筒，用以安装胰岛素笔芯，笔尾有胰岛素剂量选择窗和注射按钮，易于感官认识。胰岛素注射笔有与之相配套的笔芯，目前同一品牌的胰岛素注射笔只能与同一品牌的胰岛素搭配，安装笔芯时要仔细辨别。各种笔芯按其起作用的时间特点又分为短效、中效、长效和预混胰岛素等不同剂型，其中，短效和预混胰岛素笔和笔芯是分开的，可以更换笔芯，更换前需检查笔芯及笔芯内药液的质量；而长效笔和笔芯一般是一体的，用完则丢。

❖ **胰岛素注射笔用针头如何选择？注射方法是什么？**

1. 4mm 针头应垂直刺入皮肤，进入皮下组织，肌内（或皮内）注射风险极小，是成人和儿童最安全的注射笔用针头，不分年龄、性别和身体质量指数（BMI）。

2. 不论是否捏皮，4mm 针头都应垂直进针。

3. 注射时应避免按压皮肤出现凹陷，以防止针头刺入过深而达到肌肉组织。

4. 儿童及青少年患者应使用长度为 4、5 或 6mm 的针头。鉴于长针头增加肌内注射的风险，儿童和青少年患者应尽量避免使用 8mm 的针头。

5. 在大多数儿童和青少年患者中，使用 4mm 的针头可以不捏皮，90° 垂直进针。身材较瘦或选择四肢部位进行注射的患者，尤其当选用 5mm 或 6mm 的针头时，需捏起皮肤形成皮褶后再行注射。使用 6mm 针头时可采取 45° 角进针以代替捏皮。

6. 成人患者采用短针头（4mm、5mm 和 6mm）注射时，应使针头与皮肤表面呈 90° 垂直进针。在四肢或脂肪较少的腹部进行注射时，为防止肌内注射，甚至在使用 4mm 和 5mm 针头时，可捏皮注射。使用 6mm 针头时，可以采用捏皮或 45° 角注射。

❖ **胰岛素注射笔的使用步骤是什么？**

1. 注射前洗手。

2. 未开封的瓶装胰岛素或胰岛素笔芯应提前 30 分钟取出，在室温下回暖。

3. 核对胰岛素和笔芯：包括核对胰岛素剂型；检查笔芯有无破损或漏液，检查笔芯中的药液性状，并确认在有效期内；确保胰岛素注射笔内有足够的胰岛素量。注射预混胰岛素前，为保证剩余的胰岛素能被充分混匀，应确保胰岛素注射笔中的预混胰岛素大于 12U。若不足，应及时更换新笔芯。

4. 安装笔芯。安装前应仔细检查笔芯是否完好，有无裂缝；笔芯中药液的颜色、性状有无异常，有无絮状物或结晶沉淀；笔芯是否过了有效期。如果正在使用云雾状胰岛素（胰岛素混悬液），应在每次注射前使之混匀——将注射笔放在手中前后滚动 10 次，再上下颠倒摇匀10次，以确保胰岛素笔芯已成为均匀白色雾状。如果笔芯已安装好，则在注射笔中进行混匀。确定无误后，扭开笔芯架，装入笔芯，用75%乙醇消毒笔芯前端橡皮膜。

5.安装针头。取出针头，打开包装，顺时针旋紧针头，安装完毕。注射时摘去针头保护帽即可。

6.排尽笔芯内空气：切记使用前及更换笔芯后均应排尽笔芯内空气。排气步骤：将笔垂直竖起，使笔芯中的气泡聚集在上部，把剂量调节旋钮拨至"2单位"处，之后再按压注射键使之归零，如有1滴胰岛素从针头溢出，即表示驱动杆已与笔芯完全接触且笔芯内气泡已彻底排尽。如果没有药液排出，重复进行此操作，直至排出1滴胰岛素为止。

7.将剂量旋钮旋至所需刻度。

8.检查注射部位，消毒，选择合适的注射方法。如所注射的胰岛素为混悬液（如中效胰岛素或预混胰岛素），应按前文所述方法使之混匀，以防药液浓度不均匀导致血糖控制不良。速效胰岛素、短效胰岛素及甘精胰岛素均是澄清的溶液，可以直接注射。

9.判断是否捏皮，选择合适的注射手法及进针角度。

10.注射。右手握胰岛素注射笔，快速进针，右手拇指按压注射键缓慢匀速推注药液，注射完毕后针头在皮下停留10秒，再顺着进针方向快速拔出针头（因为针头较细，若拔针过早，注射动作虽结束但注射过程还在继续，注射剂量易达不到预期要求），用干棉签按压针眼处30秒。盖上针头帽，注射结束。

11.丢弃针头。应将针头盖帽放于加盖的硬塑料或金属容器中，见图4-4-1。

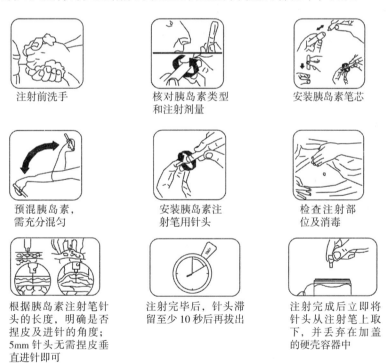

图 4-4-1　胰岛素注射笔使用方法

❖ **胰岛素注射笔使用时应注意哪些细节？**

1.同一品牌的胰岛素注射笔只能与同一品牌的胰岛素搭配应用。

2.为了防止传染性疾病的传播，一人一笔，不能与他人共用胰岛素注射笔、笔芯及药瓶。

3.注射前，为保证药液通畅并消除针头死腔，可按厂家说明书推按注射笔按钮，确保至少1滴药液挂在针尖上。

4.为防止空气或其他污染物进入笔芯和药液渗漏，影响剂量准确性，注射笔的针头在使用后应丢弃，不得留在注射笔上。

5.在完全按下拇指摁钮后，应在拔出针头前至少停留10秒，从而确保药物全部被注入体内，同时防止药液渗漏。剂量较大时，有必要超过10秒。

6.注射笔用针头垂直完全刺入皮肤后，才能触碰拇指按钮。之后，应当沿注射笔轴心按压拇指按钮，不能倾斜按压。

7.注射胰岛素后产生局部硬结和皮下脂肪增生是胰岛素治疗的常见并发症之一，注射部位注意轮换。每天同一时间注射同一部位，每周轮换注射部位。每次注射点应与上次注射点至少相距1cm。避免在1个月内重复使用同一注射点。

8.不可在皮下脂肪增生、炎症、水肿、溃疡或感染的部位注射。

9.注射时，应保持注射部位清洁。当注射部位不洁净或患者处于感染易于传播的环境（如医院或疗养院），注射前应消毒注射部位。

10.不可隔衣注射。

❖ **胰岛素注射笔及笔芯如何保存？**

1.未开启的胰岛素笔芯应避光冷藏，温度保持在2~8℃，在胰岛素包装盒上的有效期内使用；切勿冷冻，冷冻后的胰岛素不可使用。

2.已启用的胰岛素笔芯应尽量存放在低于30℃的环境中，并注意避光避热，注明开启日期，一般在室温下可保存4周。

3.应用中的胰岛素注射笔常温保存，不得将使用过程中的胰岛素注射笔放在冰箱内。如果室温过高需将胰岛素注射笔内的胰岛素笔芯取出放入冰箱，胰岛素注射笔不得放入冰箱。

4.避免受热或阳光照射，防止震荡，剧烈的震动也会影响胰岛素的活性。若是外出携带胰岛素注射笔应随身放置，如乘坐飞机时勿托运胰岛素注射笔。

❖ **胰岛素注射笔如何选择注射部位？**

1.人体适合注射胰岛素的部位是腹部、大腿前侧及外侧、上臂外侧和臀部外上侧，见图4-4-2。

2.餐时注射短效胰岛素等，最好选择腹部。

3.希望减缓胰岛素的吸收速度时，可选择臀部，臀部注射可最大限度地降低注射至肌肉的风险。

4.给儿童患者注射中效或者长效胰岛素时，最好选择臀部或大腿。

5.将注射部位分为四个等分区域（大腿或臀部可等分为两个等分区域），每周使用一个等分区域并始终按顺时针方向轮换。

6.在任何一个等分区域内注射时，连续两次注射应间隔至少1cm（或大约一个成人手指的宽度），以避免重复组织创伤。

❖ **妊娠期妇女与哺乳期妇女使用注意事项**

1.腹部是妊娠期胰岛素给药的安全部位。考虑到子宫扩张使腹部脂肪变薄，患有糖尿病（任何类型）的孕妇应当使用 4mm 针头。

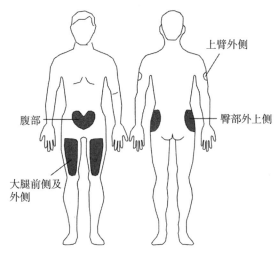

图 4-4-2　胰岛素注射部位

2. 早期妊娠：不需要改变胰岛素注射部位或技术。

3. 中期妊娠：腹部外侧远离胎儿的皮肤，可用于注射胰岛素。

4. 晚期妊娠：在确保正确捏皮的情况下，可经腹部注射胰岛素。有顾虑的患者可经大腿、上臂或腹部外侧自行注射。

❖ **胰岛素注射笔漏液的处理措施**

因注射胰岛素而导致的漏液有三种类型，具体处理措施如下。

1. 由于针头和胰岛素笔芯之间密封不良导致药液从注射笔漏出：确保针头与胰岛素注射笔的兼容性具有 ISO 认证；在拧紧或旋上针头前，先确保针头对准轴位；针头垂直刺穿笔芯隔离塞。

2. 针尖漏液：未正确按压拇指按钮或针头过快从注射部位拔出。使用具有更宽内径的针头，以提高胰岛素流量（如超薄壁针头）；从完全按下拇指按钮后至针头从皮肤拔出需停留 10 秒，以便将按压力通过所有的注射笔部件传递到胰岛素笔芯；通过反复试验，患者可能会了解在按下拇指按钮后针头需在皮下停留多长时间后才能拔出，以避免针尖及皮肤漏液；可将较大的剂量拆分，以减少每次胰岛素的注射剂量。

3. 皮肤漏液（反流或逆流出注射部位）：因过快拔出针头或某些其他原因（肥胖患者）。使用具有薄壁或超薄壁技术的针头；从完全按下拇指按钮后至针头从皮肤拔出之间需要停留 10 秒。这使注射药物有足够时间分散于组织中和（或）在组织内扩散；少量皮肤漏液（注射部位的小液珠）可忽略不计。

❖ **常见不良反应及应对方法**

1. 低血糖：低血糖是胰岛素治疗最常见的不良反应，如果注射胰岛素的剂量高于患者对胰岛素的需求量，就可能发生低血糖反应。低血糖症状通常会突然发生，表现为出冷汗、皮肤苍白、发冷、疲乏、神经紧张或震颤、焦虑、异常疲倦、意识模糊、难以集中注意力、嗜睡、过度饥饿、视觉异常、头痛、恶心和心悸等。重度低血糖可导致意识丧失和（或）惊厥及暂时性或永久性脑功能损害甚至死亡。对于轻度低血糖反应可采取口服葡萄糖或含糖食物的治疗方式。对于严重的低血糖，在患者已丧失意识的情况下，可由受过专业训练的人员给患者肌内或皮下注射高血糖素（0.5~1mg），或由医务人员给予葡萄糖静脉注射。如果患者在10~15分钟内对高血糖素无反应，则必须立即给予葡萄糖静脉注射。患者神志恢复之后，建议口服碳水化合物以免复发。

2. 脂肪代谢障碍：注射部位可能会发生脂肪代谢障碍（包括脂肪萎缩和脂肪增生）。在特定注射部位不断轮换注射点，有助于减少这些反应的发生。

3. 注射部位异常：注射部位反应包括发红、疼痛、瘙痒、荨麻疹、肿胀或炎症。多数胰岛素注射部位的轻微反应，通常在数天或数周内恢复。

第五节　眼用制剂用药交代与用药指导

❖ **如何正确使用滴眼液？**

1. 用药前仔细阅读说明书。先核对药名，确定药品在有效期内，再查看药品性状是否正常。如果制剂本身就是混悬型，在使用前将它轻轻摇匀，保证药液的浓度一致。

2. 滴眼前洗净双手，避免使用过程中细菌进入眼睛引起感染。

3. 打开瓶盖后，将瓶盖口朝上放于桌子上，身体的任何部位不要触碰瓶口及盖口，避免细菌污染药瓶。

4. 患者可仰卧或坐下，把头轻轻往后仰，眼睛向头顶的方向看，在滴眼药水时尽量不要滴到黑眼球上，以减少对角膜的刺激。

5. 一只手将下眼皮往下拉，露出结膜囊（眼睑与眼球之间形成沟状），另一只手拿着药瓶，距离眼睛上方1~2cm处，滴1滴眼药水于结膜囊，注意瓶口不要碰触手、眼睛或睫毛，以免污染药液。

6. 滴完后，轻轻闭眼，转动眼珠，不要挤眼睛，也不要由于滴入眼药水后受刺激而揉眼睛，马上用中指按压鼻内侧和眼角之间的鼻泪管2~3分钟，防止药液进入鼻腔口腔，如有溢出的药液及时擦除，继续闭眼睛5分钟即可。

7. 使用后要立即旋紧瓶盖，按要求存放。

❖ **如何正确使用眼膏？**

1. 先洗净双手，再用消毒的剪刀剪开眼膏管口。如果不是第一次使用，最好先挤出一点弃去。

2. 拉眼睑：坐位或仰卧位，头部后仰，眼往上望，用手指轻轻拉开下眼睑呈一袋状。

3. 挤药膏：将药膏挤进下眼袋内，眼膏不要挤太多，每次绿豆粒大小即可，注意眼膏管不要触及眼睑及眼球。

4. 眨眨眼：涂上药膏后眨眼数次，然后轻轻按摩眼睑2分钟，这样可使药膏分布均匀。最后用脱脂棉擦去眼外多余药物。

5. 使用后要立即旋紧瓶盖，并按要求存放。

6. 眼膏是药物与眼膏基质混合制成的一种半固体的无菌制剂，在眼内停留的时间较长，可以延长药效，大多数在睡觉前使用。

❖ **使用多种不同类型的眼用制剂时是否要注意顺序？**

1. 双眼均需用药时，先点症状较轻的眼睛，后点症状严重的眼睛。

2. 如果点两种或以上眼药水，不同的滴眼液之间应间隔 5~10 分钟，凝胶或眼膏与滴眼液之间应间隔 10~20 分钟。先用水溶性滴眼液，再用混悬液，最后用凝胶或眼膏，先滴刺激性小的，后再滴刺激性大的。

3. 一般顺序如下：

①抗菌类：妥布霉素、左氧氟沙星滴眼液等；

②抗炎止痛类：双氯芬酸、普拉洛芬、溴芬酸滴眼液等；

③激素类：氟米龙、泼尼松滴眼液等；

④保湿润滑类：玻璃酸钠滴眼液、小牛血去蛋白提取眼用凝胶等；

⑤眼膏类：氧氟沙星、加替沙星眼膏等。

❖ **眼用制剂打开后通常能保存多久？**

1. 一般保存在阴凉、干燥、通风、避光的环境下。

2. 大多数瓶装滴眼液，开启后使用不超过 1 个月，1 个月后的剩余药液应当丢弃。

3. 部分眼用制剂以说明书存储要求为准，如小牛血去蛋白提取眼用凝胶，20℃ 以下保存，开启 1 周后不可再用。

4. 如果是单剂量包装的滴眼液，通常用后即丢弃。

5. 特别提醒：很多人习惯随身带着眼药水，眼睛干时滴，眼疼时候滴，其实大家忽略了体温的作用，体温会给眼药水加热，有效期也会大大缩短。

❖ **眼用制剂滴几次比较合适？**

1. 如果是湿润眼睛的，可以一日多次使用，目前没有明确几次最好。一般情况下，一天最好不超过 6 次。

2. 如果是治疗用的滴眼液，有明确的使用要求，按照说明书或者按照医嘱使用，不要擅自调整使用剂量和频次。

❖ **其他注意事项**

1. 请将药品放在儿童不能接触的地方，以防误食。

2. 家庭成员之间不要互相使用滴眼液，避免交叉感染。

3. 用药期间出现任何严重、持续或进展性的症状，应及时就医。

4. 眼局部滴用过量时，可用温水或 0.9% 氯化钠注射液冲洗眼部。

5. 平时戴隐形眼镜的患者，发生眼疾，则需摘除隐形眼镜，等治疗好之后才能继续佩戴隐形眼镜。如果只是轻微干眼，使用润滑滴眼液时应摘除软性接触镜并在滴眼 15 分钟后再重新佩戴。

6. 大部分眼药水中都含有防腐剂，长期滥用可能导致角膜损伤。

7. 药物开启后请标明开启的时间。

第六节　耳用制剂用药交代与用药指导

耳用制剂按剂型可分为洗耳剂、耳用喷雾剂、耳用软膏剂、耳用乳膏剂、耳用凝胶剂、耳塞、耳用散剂和耳丸剂等。耳用制剂直接用于耳部发挥局部治疗作用。

❖ **使用前的准备**

仔细阅读药瓶上的说明书或者医师的医嘱单，确定每次滴耳液的使用量（每次滴几滴）和使用次数（每天滴几次）。仔细检查药瓶的外包装和有效期，确定药瓶无破损且未过期的情况下，方可使用该药品。若药瓶破损被污染了，或者过期了，均不可再使用。

❖ **常用耳用制剂使用注意事项**

1.滴耳液：面朝一侧躺下，外耳道口向上。将滴耳液滴入外耳道，并尽量充满外耳道，保持原体位静止10分钟，然后起身，将药液倒出来，拭去耳道口残余药液及分泌物，即完成一次"耳浴"。

2.洗耳剂：常用如"过氧化氢溶液"，使用时应先去除外耳道内的脓性分泌物。滴入洗耳剂使之充满外耳道，待药物停留10~15分钟后，使用棉签轻轻旋转吸尽外耳道内的药液，并保持外耳道洁净。

3.耳栓剂：先将耳内的分泌物擦拭干净，将一粒栓剂放入患耳的外耳道内。若患耳内无分泌物，可先将栓剂塞入耳道内，再将一个湿的医用棉球塞于栓剂尾部即可。

4.耳用散剂：用消毒棉签将耳道擦拭干净，以医用纸卷成细管或用细塑料管摄入适量药粉，吹入耳道深部，每日4~6次。若药末在耳内长期（8~10天）不脱出，可用过氧化氢溶液反复浸泡冲出。

5.耳用滴丸：先用过氧化氢溶液洗净耳内分泌物，再根据鼓膜穿孔大小，选用适宜规格的耳丸，置入中耳腔。每日或隔日换药一次。

❖ **"耳浴"注意事项**

1.滴药液时，需要牵拉耳廓及耳朵将弯曲的耳道拉直，以便使药液顺利进入外耳道深处，成年人需要向后上方牵拉耳廓，儿童则应向后下方牵拉。

2.滴药液时应悬空进行，不要让滴耳液瓶口或滴管接触到耳道皮肤，尤其不能接触到病灶部位或渗出液，一旦接触就会污染滴耳液，无法再次使用。

3.药液用量通常需要至少5滴才能将外耳道浸满，使药液充分与耳道皮肤接触来发挥最大疗效。

4.冬季因气温低，药液温度低，滴耳后药液的低温容易经过鼓膜刺激到内耳的前庭器官，使患者出现眩晕、恶心、刺痛等不适症状。预防的方法是：将滴耳液装入内衣口袋片刻或用双手轻轻滚动加温后再使用，但不可用沸水加热。

5.在同时使用两种或两种以上药物时，可在第一种使用完毕后，间隔1~2小时后再使用第二种，若是需要先洗耳再滴药，则洗耳后不需要间隔时间。

❖ **"过氧化氢溶液洗耳朵"的正确方法**

1.处理污垢：对于清洗已经化脓的耳朵，第一步是用干净的棉签，保持其干燥。然后将棉签慢慢伸进耳朵里面吸干里面的脓水。记住一定要小心一点儿，不要再次伤害耳朵。

2.滴过氧化氢溶液到耳道里面：耳道被清洗干净以后，将过氧化氢溶液滴入耳道中。一定要将整个耳道都滴满，这样做的目的一方面是消毒，另一方面是将耳道里面一些比较硬的污垢软化，方便之后的清理工作。

3.浸泡：将过氧化氢溶液滴满耳道以后，浸泡5~10分钟。时间一定要足够，因为如果达不到时间的话耳垢被软化程度不够，之后的清理工作则会比较困难。

4.吸干过氧化氢溶液：10分钟以后将耳道中的过氧化氢溶液吸干，可以用棉签或者是棉花。切记一定要将耳道中的过氧化氢溶液吸干，如果不吸干会引起耳道发炎。

5. 涂抹消炎药：把耳道吸干以后，抹（滴）上一些消炎药（可以是药膏，也可以是药水），之后就只要保持耳道干净就好了。

在清理耳朵的时候一定要小心，以防不小心触动神经，对耳朵造成二次伤害。

第七节　阿片类药物用药交代与用药指导

1. 阿片类镇痛药主要是指哪些药?

通过活化中枢神经系统阿片受体发挥镇痛效果的药物，称之为阿片类镇痛药。医院门诊常开具且可带回家使用的强效阿片类镇痛药包括口服或外用的阿片类药物，如：硫酸吗啡缓释片、盐酸羟考酮缓释片及芬太尼透皮贴剂等。

2. 使用阿片类镇痛药是否会成瘾?

长期的临床实践证明，在以止痛治疗为目的时，常规剂量规范化使用阿片类药物，疼痛患者出现成瘾的现象极为罕见。

3. 如何使用阿片类镇痛药物?

（1）按时用药：吗啡缓释片、羟考酮缓释片一般情况下均为每隔 12 小时服用 1 次，芬太尼透皮贴剂每隔 72 小时换一贴。应按照规定的间隔时间给药，无论给药当时是否疼痛发作，以保证疼痛的连续缓解。

（2）按医师开具的剂量用药，不得擅自调整剂量，缓释片应整片用水吞服，不得切断、分割、咀嚼、溶解或研磨后服用。

（3）用药过程中若出现爆发性疼痛，应根据医嘱服用解救药物或联系主管医师。

（4）密切留意用药后的反应，若出现恶心呕吐、便秘等不良反应及时遵医嘱处理或联系主管医师。

4. 忘记用药时怎么办?

口服缓释片若忘记服药，应尽快补服忘记的剂量，与下次服药时间间隔 12 小时；芬太尼透皮贴剂若 72 小时后忘记换药，应及时换新贴，不可一次使用两倍的剂量。

5. 开具阿片类药物需遵守哪些国家法律规定?

（1）阿片类药物为国家特殊管理的麻醉药品，根据《处方管理办法》规定，门诊需长期使用麻醉药品的癌痛和中、重度慢性疼痛患者需建立相应的专用病历，签署《麻醉药品和第一类精神药品使用知情同意书》，患者每 3 个月需复诊一次。

（2）麻醉药品和精神药品开具后不得办理退药手续。停药后，患者（或患者家属）应无偿交回剩余的麻醉药品和精神药品。

（3）门诊长期使用麻醉药品、第一类精神药品注射剂或者贴剂的患者，自第二次调配相同药品时，门诊药师应要求患者（或代办人）将原批号药品的空安瓿或者用过的贴剂交回药房。

6. 保存方法

（1）药品请置于室温保存，避免存放于高温或潮湿处。

（2）请将药品存放于儿童不易取得处。

7. 案例

盐酸二氢埃托啡舌下片（20μg，40μg）

❖ **本药用于治疗哪些疾病？**

仅限用于创伤、手术后及诊断明确的各种剧烈疼痛的止痛，包括对吗啡或哌替啶无效者。

❖ **本药如何服用，何时服用最合适？**

舌下含化。一次 20~40μg，经 10~15 分钟疼痛可获明显减轻，视需要可于 3~4 小时后重复用药。允许使用最大剂量一般为一次 60μg，一日 180μg，连续用药不得超过 3 天。超大剂量使用时应遵医嘱。

❖ **使用本药期间需要注意什么？**

1. 脑外伤神志不清患者、肺功能不全患者禁用。

2. 常见副作用为头晕、恶心、呕吐、乏力、出汗，卧床患者比活动患者反应轻。但一般都不严重，若症状恶化且无法忍受请回诊。

3. 本药有耐受性及依赖性，连续多次使用本药后，止痛持续时间缩短。

❖ **本药如何居家保存？**

放置于室温、阴凉、干燥处，避光储存。

❖ **妊娠期妇女与哺乳期妇女用药注意事项**

未进行该项试验且无可靠参考文献。

❖ **忘记用药时怎么办？**

若是规律性服用此药，则于发现忘记服药时立即服药。但若发现忘记服药时已接近下次服药时间，请按原计划服用下次剂量即可，切勿一次或短时间内服用两次剂量。

❖ **用药过量怎么办？**

在规定剂量内使用时未发生过中毒反应，但在非医嘱或用法不当的超量用药时，可发生急性中毒，主要表现为呼吸近乎停止、昏迷等，应及时就诊。

❖ **特殊管理规定**

本药为国家特殊管理的麻醉药品，只可在医疗机构凭专用处方获得，并在医师、药师指导下使用，长期使用应在医疗机构办理《麻醉药品专用病历》。妥善保管药品，不得用于治疗外的其他用途，剩余药品不能随意丢弃，应无偿交回医疗机构。

芬太尼透皮贴（12μg，25μg，50μg，75μg）

❖ **本药用于治疗哪些疾病？**

主要用于治疗中度到重度慢性疼痛以及那些只能依靠阿片样镇痛药治疗的难消除的疼痛。

❖ **本药如何使用，何时使用最合适？**

疼痛患者：将芬太尼透皮贴剂贴于平整皮肤表面（最好选择无毛发部位），可以持续贴用 72 小时。在更换贴剂时，应更换粘贴部位。几天后才可在相同的部位重复贴用。特殊情况请依照医师指示使用，不可任意增减药物。

❖ **使用本药期间需要注意什么？**

1. 在首次使用本药至镇痛开始起效期间，应逐渐停止先前使用的镇痛药。

2.最初 24 小时内血清芬太尼的浓度逐渐升高,不能评价其最佳镇痛效果。若疼痛不能控制可能需要短效镇痛药,如非阿片类镇痛药:对乙酰氨基酚、乙酰水杨酸盐、非甾体抗炎药和吗啡样药物(应避免那些具有部分激动或拮抗作用的产品)。

3.若疼痛不能缓解,应及时告知医师,在医师指导下 48 小时后更换相同剂量的本药贴剂或在 72 小时后增加新贴剂的使用剂量。

4.除非患者对芬太尼贴剂的作用耐受,一般不建议驾驶或操纵机器。本药可能会影响驾驶汽车或操纵机器等具有潜在性危险的工作所需的脑力、体力。

5.用药部位和周围区域不得直接暴露于外部热源,热暴露可导致芬太尼吸收增加。

6.本药用于发热患者或剧烈运动导致体温升高的患者,也有芬太尼暴露增加的风险。

7.芬太尼透皮贴剂与其他中枢神经系统抑制剂合用,包括苯二氮䓬类药物和其他镇静剂催眠药、阿片类药物、全身麻醉药、吩噻嗪类药物、肌肉松弛药、镇静性抗组胺药及酒精和一些违禁药物,可不成比例地增加中枢系统抑制作用;可能发生呼吸抑制、低血压、深度镇静、昏迷或死亡。因此,与上述任何一种药物合用时,应对患者进行特殊护理和观察。

8.使用此药期间如需服用其他药品,请主动告知医师或药师。

❖ **本药如何居家保存?**

请将本药放置于 15~25℃密封保存。请将药品置于儿童触及不到的地方。

❖ **妊娠期妇女与哺乳期妇女用药注意事项**

妊娠期妇女、分娩期妇女不推荐使用芬太尼透皮贴,哺乳期妇女使用应停止授乳。

❖ **忘记用药时怎么办?**

请及时更换,避免疼痛爆发。但不可加量使用。

❖ **用药过量怎么办?**

芬太尼过量最严重的影响为可能导致呼吸抑制。应及时就诊。

❖ **与其他药物合用需注意什么?**

用药期间加用其他药物,特别是中枢神经系统抑制剂如镇静安眠药、酒精或抗抑郁药,需提前告知医师或药师,以便及时调整服药剂量。

❖ **特殊管理规定**

本药为国家特殊管理的麻醉药品,只可在医疗机构凭专用处方获得,并在医师、药师指导下使用,长期使用应在医疗机构办理《麻醉药品专用病历》。妥善保管药品,不得用于治疗外的其他用途,剩余药品不能随意丢弃,应无偿交回医疗机构。

美沙酮片(2.5mg,5mg,10mg)

❖ **本药用于治疗哪些疾病?**

慢性、中度至重度剧烈疼痛和剧烈咳嗽患者;脱瘾治疗。

❖ **本药如何服用,何时服用最合适?**

口服,慢性、中度至重度剧烈疼痛和剧烈咳嗽患者:成人每次 5~10mg,一日 10~15mg;极量:一次 10mg,一日 20mg。

脱瘾治疗:剂量应根据戒断症状严重程度和患者躯体状况及反应而定。开始剂量 15~20mg,可酌情加量。剂量换算为 1mg 美沙酮替代 4mg 吗啡、2mg 海洛因、20mg 哌替啶。特殊情况请依照医师指示使用,不可任意突然停药。

❖ **使用本药期间需要注意什么？**

美沙酮为阿片类药物，存在成瘾、滥用风险。过量服用可能导致呼吸抑制，危及生命，应避免过量服用。

❖ **本药如何居家保存？**

密闭保存。

❖ **妊娠期妇女与哺乳期妇女用药注意事项**

妊娠期妇女禁用盐酸美沙酮片，哺乳期妇女使用美沙酮片时应停止授乳。

❖ **忘记用药时怎么办？**

若是规律性服用此药，则于发现忘记服药时立即服药。但若发现忘记服药时已接近下次服药时间，请按原计划服用下次剂量即可，切勿一次或短时间内服用两次剂量。

❖ **用药过量怎么办？**

美沙酮过量可能导致呼吸抑制，嗜睡，皮肤发冷，有时还有心动过缓和低血压。应停用药物，及时就医。

❖ **与其他药物合用需注意什么？**

服药前告知医师是否存在癫痫、肠道梗阻、严重呼吸道疾病等。服药期间加用其他药物，特别是苯二氮䓬类镇静催眠药、抗抑郁药，需提前告知医师或药师，以便及时调整服药剂量。

❖ **特殊管理规定：**

本药为国家特殊管理的麻醉药品，应在医师、药师指导下使用，目前国内用于戒毒治疗，只能在规定戒毒场所现场服用本药。

硫酸吗啡缓释片（10mg，30mg，60mg）

❖ **本药用于治疗哪些疾病？**

本药为强效镇痛药，用于晚期癌症患者镇痛。

❖ **本药如何服用，何时服用最合适？**

医师根据病情需要和耐受情况决定剂量，患者不可任意突然停药。每隔 12 小时服用 1 次。

本药必须整片吞服，不可掰开、碾碎或咀嚼。

❖ **使用本药期间需要注意什么？**

1. 请告知医师或药师是否有药物过敏或其他疾病，特别是吗啡类药物过敏、肝、心、肺、肾、神经、胃肠道功能障碍、气喘、头部损伤、酒精中毒、癫痫、胆管阻塞、排尿及前列腺问题。

2. 请告知医师或药师是否正在服用其他药物，特别是使用其他止痛药、骨骼肌松弛剂、抗忧郁剂、单胺氧化酶抑制剂、止咳、感冒或抗过敏药物、镇静安眠药。

3. 吗啡可能产生身体上的和（或）精神上的依赖性，所以不经医师允许，不能调整该药剂量。

4. 请勿饮用酒类，酒精会增强此类药物的镇静作用。

5. 本药可能会让人晕眩、嗜睡、警觉性降低，在还没确定对患者有何影响前，请勿开车或操作危险机械。

6. 若有剩余药品请携至药房回收，不可随意处置。

7. 常见副作用为皮肤瘙痒、便秘、恶心、晕眩、头痛、嗜睡、排尿困难，但一般都不严重，若症状恶化且无法忍受请回诊。

8. 如果有下列症状，请立刻就医：心跳异常、非常虚弱、异常嗜睡、严重呼吸困难（呼吸变慢、变浅）、皮疹瘙痒合并脸部或喉部肿大、意识混乱或行为改变、癫痫、抽搐。

❖ **本药如何居家保存？**

请将本药放置于低于 25℃，干燥处，密闭储存，请勿冷藏或冷冻。请将药品置于儿童触及不到的地方。

❖ **妊娠期妇女与哺乳期妇女用药注意事项**

妊娠期妇女禁用硫酸吗啡缓释片，哺乳期妇女使用硫酸吗啡缓释片时应停止授乳。

❖ **忘记用药时怎么办？**

若是规律性服用此药，则于发现忘记服药时立即服药。但若发现忘记服药时已接近下次服药时间，请按原计划服用下次剂量即可，切勿一次或短时间内服用两次剂量。

❖ **用药过量怎么办？**

压碎并服用缓释制剂的内容物可导致吗啡以即释方式释放，可导致过量致死。吗啡毒性和过量的体征是针尖样瞳孔、骨骼肌松弛、心动过缓、呼吸抑制、低血压、发绀、尿少，体温下降，皮肤湿冷，肌无力、嗜睡和中枢神经系统抑制，这些症状可进一步发展至木僵或昏迷。在更严重的情况下可发生循环衰竭和深度昏迷。请及时就医。

❖ **与其他药物合用需注意什么？**

与吩噻嗪类、镇静催眠药、单胺氧化酶抑制剂、三环类抗抑郁药、抗组胺药等合用，可加剧及延长吗啡的抑制作用。本药可增强香豆素类药物的抗凝血作用。与西咪替丁合用，可能引起呼吸暂停、精神错乱、肌肉抽搐等。需提前告知医师或药师，以便及时调整服药剂量。

❖ **特殊管理规定：**

本药为国家特殊管理的麻醉药品，只可在医疗机构凭专用处方获得，并在医师、药师指导下使用，长期使用应在医疗机构办理《麻醉药品专用病历》。妥善保管药品，不得用于治疗外的其他用途，剩余药品不能随意丢弃，应无偿交回医疗机构。

硫酸吗啡栓（10mg，20mg）

❖ **本药用于治疗哪些疾病？**

1. 适用于急性锐痛，如严重创伤、战伤、烧伤等疼痛；心肌梗死和左心室衰竭患者出现心源性肺水肿，用吗啡后情况可暂时有所缓解；用于麻醉和手术前保持患者宁静进入嗜睡。

2. 用于癌症患者的第三阶梯止痛。

❖ **本药如何使用，何时使用最合适？**

经肛门给药，成人常用剂量为一次 10~20mg，每 4 小时一次，按照拟定时间表按时给药。医师可根据患者病情和耐受情况调整剂量，患者不可任意突然停药。

❖ **使用本药期间需要注意什么？**

1. 请告知医师或药师是否有药物过敏或其他疾病，特别是吗啡类药物过敏、肝、心、肺、肾、神经、胃肠道功能障碍、气喘、头部损伤、酒精中毒、癫痫、胆管阻塞、排尿及前列腺问题。

2. 请告知医师或药师是否正在服用其他药物，特别是使用其他止痛药、骨骼肌松弛剂、抗忧郁剂、单胺氧化酶抑制剂、止咳、感冒或抗过敏药物、镇静安眠药。

3. 吗啡可能产生身体上的和（或）精神上的依赖性，所以不经医师允许，不能调整该药剂量。

4. 请勿饮用酒类，酒精会增强此类药物的镇静作用。

5. 本药可能会让人晕眩、嗜睡、警觉性降低，在还没确定对患者有何影响前，请勿开车或操作危险机械。

6. 若有剩余药品请携至药房回收，不可随意处置。

7. 常见副作用为皮肤瘙痒、便秘、恶心、晕眩、头痛、嗜睡、排尿困难，但一般都不严重，若症状恶化且无法忍受请回诊。

8. 如果有下列症状，请立刻就医：心跳异常、非常虚弱、异常嗜睡、严重呼吸困难（呼吸变慢、变浅）、皮疹瘙痒合并脸部或喉部肿大、意识混乱或行为改变、癫痫、抽搐。

❖ **本药如何居家保存？**

请将本药放置于25℃以下、遮光密闭储存，请勿冷藏或冷冻。请将药品置于儿童触及不到的地方。

❖ **妊娠期妇女与哺乳期妇女用药注意事项**

妊娠期妇女禁用硫酸吗啡栓，哺乳期妇女使用硫酸吗啡栓时应停止授乳。

❖ **忘记用药时怎么办？**

若忘记用药，则于想起时尽快使用；但若接近下一次用药，则不需要补用，按原时间服用即可，切勿一次使用两倍剂量。

❖ **用药过量怎么办？**

吗啡过量可致急性中毒，主要症状为嗜睡并可发展至恍惚或昏迷、呼吸深度抑制、瞳孔极度缩小（两侧对称，或呈针尖样大）、心动过缓、血压下降、发绀、尿少、体温下降、皮肤湿冷、肌无力，由于严重缺氧致休克、循环衰竭、瞳孔散大和死亡。如药物过量请及时就医。

❖ **与其他药物合用需注意什么？**

与吩噻嗪类、镇静催眠药、单胺氧化酶抑制剂、三环类抗抑郁药、抗组胺药等药物合用，可加剧及延长吗啡的抑制作用。本药可增强香豆素类药物的抗凝血作用。与西咪替丁合用，可能引起呼吸暂停、精神错乱、肌肉抽搐等。需提前告知医师或药师，以便及时调整服药剂量。

❖ **特殊管理规定：**

本药为国家特殊管理的麻醉药品，只可在医疗机构凭专用处方获得，并在医师、药师指导下使用，长期使用应在医疗机构办理《麻醉药品专用病历》。妥善保管药品，不得用于治疗外的其他用途，剩余药品不能随意丢弃，应无偿交回医疗机构。

盐酸吗啡片（5mg，10mg，20mg，30mg）

❖ **本药用于治疗哪些疾病？**

本药为强效镇痛药，适用于其他镇痛药无效的急性剧痛，如严重创伤、战伤、烧伤、晚期癌症等疼痛。

❖ **本药如何服用，何时服用最合适？**

口服，医师根据病情需要和耐受情况决定剂量，患者不可任意突然停药。

❖ **使用本药期间需要注意什么？**

1. 请告知医师或药师是否有药物过敏或其他疾病，特别是吗啡类药物过敏、肝、心、肺、肾、神经、胃肠道功能障碍、气喘、头部损伤、酒精中毒、癫痫、胆管阻塞、排尿及前列腺问题。

2. 请告知医师或药师是否正在服用其他药物，特别是使用其他止痛药、骨骼肌松弛剂、抗忧郁剂、单胺氧化酶抑制剂、止咳、感冒或抗过敏药物、镇静安眠药。

3. 吗啡可能产生身体上的和（或）精神上的依赖性，未经医师允许，不能调整该药剂量。

4. 请勿饮用酒类，酒精会增强此类药物的镇静作用。

5. 本药可能会让人晕眩、嗜睡、警觉性降低，在还没确定对患者有何影响前，请勿开车或操作危险机械。

6. 若有剩余药品请携至药房回收，不可随意处置。

7. 常见副作用为皮肤瘙痒、便秘、恶心、晕眩、头痛、嗜睡、排尿困难，但一般都不严重，若症状恶化且无法忍受请回诊。

8. 如果有下列症状，请立刻就医：心跳异常、非常虚弱、异常嗜睡、严重呼吸困难（呼吸变慢、变浅）、皮疹瘙痒合并脸部或喉部肿大、意识混乱或行为改变、癫痫、抽搐。

❖ **本药如何居家保存？**

请将本药放置于室温、阴凉、干燥处，遮光密闭储存，请勿冷藏或冷冻。请将药品置于儿童触及不到的地方。

❖ **妊娠期妇女与哺乳期妇女用药注意事项**

妊娠期妇女禁用盐酸吗啡片，哺乳期妇女使用盐酸吗啡片时应停止授乳。

❖ **忘记用药时怎么办？**

若是规律性服用此药，则于发现忘记服药时立即服药。但若发现忘记服药时已接近下次服药时间，请按原计划服用下次剂量即可，切勿一次或短时间内服用两次剂量。

❖ **用药过量怎么办？**

吗啡过量可致急性中毒，主要症状为嗜睡并可发展至恍惚或昏迷、呼吸深度抑制、瞳孔极度缩小（两侧对称，或呈针尖样大）、心动过缓、血压下降、发绀，尿少、体温下降、皮肤湿冷、肌无力，由于严重缺氧致休克、循环衰竭、瞳孔散大和死亡。如药物过量请及时就医。

❖ **与其他药物合用需注意什么？**

与吩噻嗪类、镇静催眠药、单胺氧化酶抑制剂、三环类抗抑郁药、抗组胺药等合用，可加剧及延长吗啡的抑制作用。本药可增强香豆素类药物的抗凝血作用。与西咪替丁合用，可能引起呼吸暂停、精神错乱、肌肉抽搐等。需提前告知医师或药师，以便及时调整服药剂量。

❖ **特殊管理规定：**

本药为国家特殊管理的麻醉药品，只可在医疗机构凭专用处方获得，并在医师、药师指导下使用，长期使用应在医疗机构办理《麻醉药品专用病历》。妥善保管药品，不得用于治疗外的其他用途，剩余药品不能随意丢弃，应无偿交回医疗机构。

阿片酊（1.0%±0.05%）

❖ **本药用于治疗哪些疾病？**

适用于各种急性剧痛，偶用于腹泻、镇咳。

❖ **本药如何服用，何时服用最合适？**

口服，常用量：一次 0.3~1ml，一日 1~4ml；极量：一次 2ml，一日 6ml。特殊情况请依照医师指示使用，不可任意突然停药。

❖ **使用本药期间需要注意什么？**

1. 可能产生身体上的和（或）精神上的依赖性，未经医师允许，不能调整该药剂量。

2. 服用此药期间如需服用其他药品，请主动告知医师或药师。

❖ **本药如何居家保存？**

请将本药放置于 30℃以下，密封储存，请勿冷藏或冷冻。请将药品置于儿童触及不到的地方。

❖ **妊娠期妇女与哺乳期妇女用药注意事项**

妊娠期妇女禁用阿片酊，哺乳期妇女禁用阿片酊，使用阿片酊时应停止授乳。

❖ **忘记用药时怎么办？**

若是规律性服用此药，则于发现忘记服药时立即服药。但若发现忘记服药时已接近下次服药时间，请按原计划服用下次剂量即可，切勿一次或短时间内服用两次剂量。

❖ **用药过量怎么办？**

阿片过量可致急性中毒，主要症状为嗜睡并可发展至恍惚或昏迷、呼吸深度抑制、瞳孔极度缩小（两侧对称，或呈针尖样大）、心动过缓、血压下降、发绀、尿少、体温下降、皮肤湿冷、肌无力，由于严重缺氧致休克、循环衰竭、瞳孔散大和死亡。如药物过量请及时就医。

❖ **与其他药物合用需注意什么？**

如有合并用药，请提前告知医师或药师，以便及时调整用药方案。

❖ **特殊管理规定：**

本药为国家特殊管理的麻醉药品，只可在医疗机构凭专用处方获得，并在医师、药师指导下使用，长期使用应在医疗机构办理《麻醉药品专用病历》。妥善保管药品，不得用于治疗外的其他用途，剩余药品不能随意丢弃，应无偿交回医疗机构。

阿片片（50mg）

❖ **本药用于治疗哪些疾病？**

用于某些腹泻和肛门手术后，亦可用于镇痛镇咳。

❖ **本药如何服用，何时服用最合适？**

口服，一次 50~100mg，一日 3 次。特殊情况请依照医师指示使用，不可任意突然停药。

❖ **使用本药期间需要注意什么？**

1. 可能产生身体上的和（或）精神上的依赖性，未经医师允许，不能调整该药剂量。

2. 服用此药期间如需服用其他药品，请主动告知医师或药师。

❖ **本药如何居家保存？**

请将本药放置于室温、阴凉、干燥处，遮光储存，请勿冷藏或冷冻。请将药品置于儿童触及不到的地方。

❖ **妊娠期妇女与哺乳期妇女用药注意事项**

妊娠期妇女禁用阿片片，哺乳期妇女禁用阿片片，使用阿片片时应停止授乳。

❖ **忘记用药时怎么办？**

若是规律性服用此药，则于发现忘记服药时立即服药。但若发现忘记服药时已接近下次服药时间，请按原计划服用下次剂量即可，切勿一次或短时间内服用两次剂量。

❖ **用药过量怎么办？**

阿片过量可致急性中毒，主要症状为嗜睡并可发展至恍惚或昏迷、呼吸深度抑制、瞳孔极度缩小（两侧对称，或呈针尖样大）、心动过缓、血压下降、发绀、尿少、体温下降、皮肤湿冷、肌无力，由于严重缺氧致休克、循环衰竭、瞳孔散大和死亡。请及时就医。

❖ **与其他药物合用需注意什么？**

如有合并用药，请提前告知医师或药师，以便及时调整用药方案。

❖ **特殊管理规定：**

本药为国家特殊管理的麻醉药品，只可在医疗机构凭专用处方获得，并在医师、药师指导下使用，长期使用应在医疗机构办理《麻醉药品专用病历》。妥善保管药品，不得用于治疗外的其他用途，剩余药品不能随意丢弃，应无偿交回医疗机构。

盐酸羟考酮缓释片（5mg，10mg，20mg，40mg）

❖ **本药用于治疗哪些疾病？**

主要用于缓解各种中度至重度疼痛。

❖ **本药如何服用，何时服用最合适？**

为了缓解严重慢性痛，应该按照有规律的时间表（每12个小时），服用能够有效镇痛的最低剂量的盐酸羟考酮片。特殊情况请依照医师指示使用，不可随意增减剂量。

本药必须整片吞服，不得掰开、咀嚼或研磨。如果掰开、嚼碎或研磨药片，会导致羟考酮的快速释放与潜在致死量的吸收。

❖ **使用本药期间需要注意什么？**

1. 请告知医师或药师是否有药物过敏或其他疾病，特别是吗啡类药物过敏、是否合并缺氧性呼吸抑制、颅脑损伤、麻痹性肠梗阻、急腹症、胃排空延迟、慢性阻塞性呼吸道疾病、肺源性心脏病、慢性支气管哮喘、高碳酸血症、中重度肝功能障碍、重度肾功能障碍（肌酐清除率＜10ml/min）等问题。

2. 请告知医师或药师是否有在服用其他药物，特别是使用其他止痛药、骨骼肌松弛剂、抗忧郁剂、单胺氧化酶抑制剂、镇静安眠药。

3. 羟考酮可能产生身体上的和（或）精神上的依赖性，所以未经医师允许，不能调整该药剂量。

4. 请勿饮用酒类，酒精会增强此类药物的镇静作用。

5. 本药可能会让人晕眩、嗜睡、警觉性降低，在还没确定对患者有何影响前，请勿开车或操作危险机械。

6. 若有剩余药品请携至药房回收，不可随意处置。

7. 常见副作用为恶心、便秘、呕吐、头痛、瘙痒、失眠、眩晕、体弱和嗜睡，但一般都不严重，若症状恶化且无法忍受请回诊。

8. 如果有下列症状，请立刻就医：心跳异常、非常虚弱、异常嗜睡、严重呼吸困难（呼吸变慢/浅）、皮疹瘙痒合并脸部或喉部肿大、意识混乱或行为改变、癫痫、抽搐。

❖ **本药如何居家保存？**

请将本药放置于温度不超过 25℃、干燥处，密闭储存，请勿冷藏或冷冻。请将药品置于儿童触及不到的地方。

❖ **妊娠期妇女与哺乳期妇女用药注意事项：**

妊娠、哺乳妇女禁用盐酸羟考酮缓释片。哺乳期妇女如使用盐酸羟考酮缓释片应停止授乳。

❖ **忘记用药时怎么办？**

若是规律性服用此药，则于发现忘记服药时立即服药。但若发现忘记服药时已接近下次服药时间，请按原计划服用下次剂量即可，切勿一次或短时间内服用两次剂量。

❖ **用药过量怎么办？**

羟考酮缓释片过量及中毒症状表现为针尖样瞳孔、呼吸抑制和低血压症。严重者可能发生嗜睡、昏迷、循环衰竭及深度昏迷、骨骼肌松弛、心动过缓和死亡。请及时就诊。

❖ **与其他药物合用需注意什么？**

请告知医师或药师是否正在服用其他药物，特别是使用镇静剂、麻醉剂、催眠药、酒精、抗精神病药、肌肉弛缓剂、抗抑郁药、吩噻嗪类和降压药及其他中枢神经系统抑制剂。以便及时调整服药剂量。

❖ **特殊管理规定：**

本药为国家特殊管理的麻醉药品，只可在医疗机构凭专用处方获得，并在医师、药师指导下使用，长期使用应在医疗机构办理《麻醉药品专用病历》。妥善保管药品，不得用于治疗外的其他用途，剩余药品不能随意丢弃，应无偿交回医疗机构。

盐酸羟考酮片（5mg，10mg，20mg，40mg）

❖ **本药用于治疗哪些疾病？**

主要用于用于缓解中度至重度癌症疼痛。

❖ **本药如何服用，何时服用最合适？**

必须整片吞服，不可掰开、碾碎或咀嚼。为了缓解严重慢性痛，应该按照有规律的时间表（每 12 小时）服用能够有效镇痛的最低剂量的盐酸羟考酮片。特殊情况请依照医师指示使用，不可随意增减剂量。

❖ **使用本药期间需要注意什么？**

1. 请告知医师或药师是否有药物过敏或其他疾病，特别是吗啡类药物过敏、是否合并缺氧性呼吸抑制、颅脑损伤、麻痹性肠梗阻、急腹症、胃排空延迟、慢性阻塞性呼吸道疾病、肺源性心脏病、慢性支气管哮喘、高碳酸血症、中重度肝功能障碍、重度肾功能障碍（肌酐清除率＜10ml/min）等问题。

2. 羟考酮可能产生身体上的和（或）精神上的依赖性，所以未经医师允许，不能调整该药剂量。

3. 请勿饮酒，酒精会增强此类药物的镇静作用。

4. 本药可能会让人晕眩、嗜睡、警觉性降低，在还没确定对患者有何影响前，请勿开车或操作危险机械。

5. 若有剩余药品请携至药房回收，不可随意处置。

6. 常见副作用为恶心、便秘、呕吐、头痛、瘙痒、失眠、眩晕、体弱和嗜睡，但一般都不严重，若症状恶化且无法忍受请回诊。

7. 如果有下列症状，请立刻就医：心跳异常、非常虚弱、异常嗜睡、严重呼吸困难（呼吸变慢/浅）、皮疹瘙痒合并脸部或喉部肿大、意识混乱或行为改变、癫痫、抽搐。

❖ **本药如何居家保存?**

请将本药放置于室温、阴凉（≤25℃）、干燥处，密闭储存，请勿冷藏或冷冻。请将药品置于儿童触及不到的地方。

❖ **妊娠期妇女与哺乳期妇女用药注意事项:**

妊娠、哺乳期妇女禁用盐酸羟考酮片。哺乳期妇女如使用盐酸羟考酮片应停止授乳。

❖ **忘记用药时怎么办?**

若是规律性服用此药，则于发现忘记服药时立即服药。但若发现忘记服药时已接近下次服药时间，请按原计划服用下次剂量即可，切勿一次或短时间内服用两次剂量。

❖ **用药过量怎么办?**

盐酸羟考酮片急性用药过量的表现有呼吸抑制、嗜睡进而发展为麻痹或昏迷、骨骼肌松弛、皮肤冷湿、针状瞳孔、心动过缓、低血压和死亡。请及时就诊。

❖ **与其他药物合用需注意什么?**

请告知医师或药师是否有在服用其他药物，特别是使用其他止痛药、骨骼肌松弛剂、抗忧郁剂、单胺氧化酶抑制剂、镇静安眠药。以便及时调整服药剂量。

❖ **特殊管理规定:**

本药为国家特殊管理的麻醉药品，只可在医疗机构凭专用处方获得，并在医师、药师指导下使用，长期使用应在医疗机构办理《麻醉药品专用病历》。妥善保管药品，不得用于治疗外的其他用途，剩余药品不能随意丢弃，应无偿交回医疗机构。

哌替啶片（25mg，50mg）

❖ **本药用于治疗哪些疾病?**

本药为强效镇痛药，适用于各种剧痛，如创伤性疼痛、手术后疼痛、麻醉前用药，或局麻与静吸复合麻醉辅助用药等。对内脏绞痛应与阿托品配伍应用。用于分娩止痛时，须监护本药对新生儿的呼吸抑制作用。麻醉前给药、人工冬眠时，常与氯丙嗪、异丙嗪组成人工冬眠合剂应用。用于心源性哮喘，有利于肺水肿的消除。

❖ **本药如何服用，何时服用最合适?**

口服，医师根据病情需要和耐受情况决定剂量，患者不可任意突然停药。

❖ **使用本药期间需要注意什么?**

1. 请告知医师或药师是否有药物过敏或其他疾病，如室上性心动过速、颅脑损伤、颅内占位性病变、慢性阻塞性肺疾患、支气管哮喘、严重肺功能不全、肝功能损伤、甲状腺功能不全等。

2. 请勿饮酒，酒精会增强此类药物的镇静作用。

3. 常见副作用为眩晕、出汗、口干、恶心、呕吐、心动过速及直立性低血压，但一般都不严重，若症状恶化且无法忍受请回诊。

4. 若有剩余药品请携至药房回收，不可随意处置。

❖ **本药如何居家保存？**

请将本药放置于室温、阴凉、干燥处，密闭储存，请勿冷藏或冷冻。请将药品置于儿童触及不到的地方。

❖ **妊娠期妇女与哺乳期妇女用药注意事项：**

本药能通过胎盘屏障及分泌入乳汁，因此产妇分娩镇痛时以及哺乳期间使用时剂量酌减。

❖ **忘记用药时怎么办？**

若是规律性服用此药，则于发现忘记服药时立即服药。但若发现忘记服药时已接近下次服药时间，请按原计划服用下次剂量即可，切勿一次或短时间内服用两次剂量。

❖ **用药过量怎么办？**

逾量中毒时可出现呼吸减慢、浅表而不规则，发绀，嗜睡，进而昏迷，皮肤潮湿冰冷，肌无力，脉缓及血压下降，偶尔可先出现阿托品样中毒症状，瞳孔扩大、心动过速、兴奋、谵妄，甚至惊厥，然后转入抑制。请及时就诊。

❖ **与其他药物合用需注意什么？**

服药期间加用其他药物，特别是单胺氧化酶抑制药（如呋喃唑酮、丙卡巴肼等）、吩噻嗪类药物（如氯丙嗪等）以及中枢抑制药，需提前告知医师或药师，以便及时调整服药剂量。

❖ **特殊管理规定：**

本药为国家特殊管理的麻醉药品，只可在医疗机构凭专用处方获得，并在医师、药师指导下使用，长期使用应在医疗机构办理《麻醉药品专用病历》。妥善保管药品，不得用于治疗外的其他用途，剩余药品不能随意丢弃，应无偿交回医疗机构。

第八节　皮试药物用药交代与用药指导

❖ **皮试前需要注意什么？**

1. 医师要详细询问患者的过敏史以及用药史，患者是否对此类药物有过敏史，或者有家族过敏史的情况。

2. 门冬酰胺酶：患者必须住院，在对肿瘤化疗有经验的医师指导下治疗，每次注射前需备有抗过敏反应的药物（包括肾上腺素、抗组胺药物、静脉用的类固醇药物如地塞米松等），及抢救器械。

3. 白喉抗毒素、破伤风抗毒素、多价气性坏疽抗毒素、抗炭疽血清、抗狂犬病毒血清：凡本人及其直系亲属曾有支气管哮喘、枯草热、湿疹或血管神经性水肿等病史，或对某种物质过敏，或本人过去曾注射马血清制剂者，需特别提防过敏反应的发生。

4. 卡介菌纯蛋白衍化物、结核菌素纯蛋白衍生物：患急性传染病（如麻疹、百日咳、流行性感冒、肺炎等）、急性眼结膜炎、急性中耳炎、广泛皮肤病者及过敏体质者暂不宜使用。

❖ **不适宜做皮试的情况有哪些？**

1. 皮肤表面有皮炎或湿疹感染的时候。

2. 不宜空腹做皮试。

3. 最近有服用过免疫抑制剂、糖皮质激素或抗过敏药物也是不适合做皮试的，如果服用了这些药物还坚持做皮试，可能会导致皮试结果假阴性，不能将药物过敏有效地预测出来，潜在风险很大。

❖ **青霉素类、头孢类皮试中需要注意哪些问题？**

1. 目前我国青霉素类抗菌药物说明书、《抗菌药物临床应用指导原则》和《中华人民共和国药典临床用药须知》均要求在使用青霉素类抗菌药物之前需常规做青霉素皮试。

2. 凡停用 72 小时以上或者使用青霉素且青霉素更换生产厂家或更换批号时，均应重做青霉素皮肤过敏试验。

3. 头孢菌素给药前常规皮试对过敏反应的临床预测价值无充分循证医学证据支持，大多数头孢菌素类抗菌药物的说明书、《抗菌药物临床应用指导原则》和《中华人民共和国药典临床用药须知》均未要求头孢菌素用药前常规进行皮试。因此，不推荐在使用头孢菌素前常规进行皮试。

4. 既往有明确的青霉素或头孢菌素 I 型（速发型）过敏史患者，如临床确有必要使用头孢菌素，并具有专业人员、急救条件，在获得患者知情同意后，选用与过敏药物侧链不同的头孢菌素进行皮试。

5. 药品说明书明确规定要皮试的头孢菌素，需进行皮试。

6. 有过敏性疾病病史，如过敏性鼻炎、过敏性哮喘、特应性皮炎、食物过敏和其他药物（非 β 内酰胺类抗菌药物）过敏，发生头孢菌素过敏的概率并不高于普通人群，应用头孢菌素前也无需常规进行皮试。但上述患者用药后一旦出现过敏反应，症状可能会更重，应加强用药后观察。

7. 青霉素类、头孢菌素类的 β 内酰胺酶抑制剂复方制剂，皮试适应证和方法可分别参照青霉素类、头孢菌素类药物。

8. 单环类、头霉素类、氧头孢烯类、碳青霉烯类、青霉烯类等其他 β 内酰胺类抗菌药物均无循证医学证据支持皮试预测作用，给药前无需常规进行皮试。若这些类别药物的说明书要求使用前皮试，参照头孢菌素类处理。

9. 过敏试验本身也可导致严重过敏反应。

10. 药物过敏试验阴性结果也存在给药过程中发生过敏反应的可能性。因此给药前需要做好必要的抢救准备，在首次用药或每次注射后的半小时内，也应该警惕，一定要仔细观察。

11. 进行头孢菌素类药物的皮试，必须使用原药配制皮试液，严禁用青霉素皮试液代替，也不能用某一种头孢菌素配制成皮试液做其他头孢菌素类药物的皮试。

❖ **皮试液该如何配制？**

青霉素皮试液配制：根据《中华人民共和国药典临床用药须知》规定，以注射用青霉素 G 或青霉素 G 皮试制剂稀释为 500U/ml 的皮试液。

头孢菌素皮试液配制：若确需进行皮试，需将拟使用的头孢菌素加 0.9% 氯化钠注射液稀释至 2mg/ml 浓度配制成皮试液。

❖ **皮试后需要注意什么？**

患者应在注射室等候 20~30 分钟，切勿按揉皮试形成的小皮丘。如果局部有少许渗出，也不可揉搓，以防局部皮肤发红，这将直接影响皮试结果的判断。皮试期间避免剧烈活动，如果患者感觉不适，如头晕、面色苍白、出冷汗、皮试处皮肤出现皮疹，则应立即通知注射室护士。

❖ **β 内酰胺类药物侧链相似性比较**

青霉素 C$_6$ 位与头孢菌素 C$_7$ 位侧链相同或相似		头孢菌素 C$_7$ 位侧链相同或相似	
阿莫西林 氨苄西林 头孢氨苄 头孢克洛 头孢拉定 头孢丙烯 头孢羟氨苄	哌拉西林 头孢哌酮	头孢噻肟 头孢西丁	头孢泊肟 头孢克肟 头孢唑肟 头孢曲松 头孢噻肟 头孢匹罗 头孢吡肟	头孢他啶 氨曲南

备注：同一列内药物具有相同或相似的侧链结构。

❖ **皮试药物判断标准（因不同厂家说明书不同，故具体以药品说明书为准）**

药物名称	皮试药液浓度（ml）	给药方法与剂量	皮试观察时间	皮试期限	皮试判断标准
青霉素类抗生素	500U	皮内 0.1ml	20 分钟	药物过敏试验结果的有效期为 72 小时	阴性：局部无晕团和红斑，直径 < 1cm； 阳性：局部晕团和红斑，直径 ≥ 1cm 或伴伪足或伴小水疱者
头孢菌素类抗生素	300μg 或 500μg	皮内 0.1ml	20 分钟	药物过敏试验结果的有效期为 72 小时	阴性：局部无晕团和红斑，直径 < 1cm； 阳性：局部晕团和红斑，直径 ≥ 1cm 或伴伪足或伴小水疱者； 强阳性：除注射部位外的全身反应（头痛、发热、晕厥、耳鸣、大汗淋漓、胸闷、气急、发麻、血压下降、过敏性休克、急性喉头水肿、急性肺水肿、剥脱性皮炎等）
细胞色素 C 注射液	0.03mg	皮内 0.03~0.05ml；划痕 1 滴；滴眼 1 滴	20 分钟	中止用药后再继续用药时，需再做皮试	阳性：单刺者局部红晕直径 10mm 以上或丘疹直径 > 7mm 以上，多刺和皮内注射者红晕直径 15mm 以上或丘疹直径 10mm 以上
门冬酰胺酶注射剂	20U	皮内 0.2ml	至少观察 1 小时	凡首次采用本药或已用过本药但已停药一周或一周以上的患者，在注射本药前需做皮试	阳性：有红斑或风团
抑肽酶注射剂	5.56 单位	静注 1ml	15 分钟	临用前先进行过敏试验	注意受试者有无胸闷、气促、皮痒、发麻、头昏等过敏症状

药物名称	皮试药液浓度（ml）	给药方法与剂量	皮试观察时间	皮试期限	皮试判断标准
白喉抗毒素、破伤风抗毒素、多价气性坏疽抗毒素、抗炭疽血清、抗狂犬病毒血清	稀释10倍	皮内0.05ml	30分钟	注射前必须先做过敏试验并详细询问既往过敏史	阴性：注射部位无明显反应者，可在严密观察下直接注射抗毒素； 阳性：如注射部位出现皮丘增大、红肿、浸润，特别是形似伪足或有痒感者，必须用脱敏法进行注射； 强阳性：如注射局部反应特别严重或伴有全身症状，如荨麻疹、鼻咽刺痒、喷嚏等，应避免使用抗毒素。如必须使用时，则应采用脱敏注射，并做好抢救准备，一旦发生过敏休克，立即抢救
抗蛇毒血清注射剂	稀释20倍	皮内0.1ml	20~30分钟	每次用药前必须进行皮试	阴性：注射皮丘在2cm以内，且皮丘周围无红晕及蜘蛛足者； 阳性：注射部位出现皮丘增大、红肿、浸润，特别是形似伪足或有痒感者； 阳性可疑者：预先注射扑尔敏10mg（儿童根据体重酌减），15分钟后再注射本药
玻璃酸酶注射剂	150U	皮内0.02ml	20~30分钟	使用前应做过敏试验	阳性：皮内注射5分钟内出现具有伪足的疹块，持续20~30分钟，并有瘙痒感； 假阳性：在局部出现一过性红斑，是由于血管扩张所引起，并非阳性反应
鱼肝油酸钠注射剂	0.1%溶液	皮内0.1~0.2ml	5~10分钟	使用前应做过敏试验	周围红肿者忌用
右旋糖酐氨基酸注射液	原液	开始几毫升缓慢静滴	5~10分钟	过敏体质者用前应做皮试	出现任何不正常征象（寒战、皮疹等）都应马上停药
维生素B₁注射剂	10倍稀释液	皮内0.1ml	20分钟	使用前应做过敏试验	注意观察皮丘反应，若出现过敏症状则停止使用
普鲁卡因注射剂	2.5mg	皮内0.1ml	20分钟	给药前必须做皮内敏感试验	遇周围有较大红晕时应谨慎，必须分次给药，有丘肿者应做较长时间观察，每次不超过30~50mg，证明无不良反应时，方可继续给药；有明显丘肿者或主诉不适者，立即停药
蕲蛇酶	稀释10倍	皮内0.1ml	30分钟	使用前须做过敏试验	丘疹直径超过15mm者判为阳性
鲑降钙素注射剂	10IU	皮内0.1ml	15分钟	一般情况下，本药治疗前并不需要做皮试，但怀疑对降钙素过敏的患者应考虑在治疗前进行皮肤试验，例如有多种过敏史及对任何药物过敏的患者	出现中度红斑或水疱则视为阳性反应，不适合本药治疗

药物名称	皮试药液浓度（ml）	给药方法与剂量	皮试观察时间	皮试期限	皮试判断标准
注射用天花粉蛋白	0.5μg	皮内 0.05ml	15 分钟	使用本药必须先做皮内试验	如皮试阴性，再用安瓿内剩余的皮试液，即 0.045mg/0.9ml 作肌内试探注射，观察 2 小时，如血压、心率等无异常不良反应才可注射
注射用黄芪多糖	0.05%	皮内 0.1ml	20 分钟	使用前需先做皮试，皮试阴性者方可使用	阴性：皮试部位无反应或皮丘直径＜3mm，不痒；可疑：风团直径 3~5mm，不痒；阳性：风团不明显，但局部充血伴瘙痒，或风团直径＞5mm；强阳性：风团直径＞10mm，周围充血，伴伪足，有皮试部位以外的反应
荧光素钠注射液	原液	皮内 0.05ml	30~60 分钟	如果怀疑会发生过敏反应，应在静脉注射前进行荧光素钠皮试	注意观察皮丘反应
卡介菌纯蛋白衍化物（BCG-PPD）、结核菌素纯蛋白衍生物（TB-PPD）	5IU	皮内 0.1ml	48~72 小时	每次使用时	测量应以硬结的横径及纵径的毫米数记录之，平均直径不低于 5mm 为阳性反应，凡有水泡、坏死、淋巴管炎者均属强阳性反应，应详细注明
含碘制剂：碘帕醇、碘比醇、碘氟醇、泛影钠、泛影葡胺、碘化油等	若药品说明书中自行明确规定皮试液配制方法，则按说明书执行；若药品说明书中没有明确规定，按以下不同皮试法中的含量	静脉注射 1ml；皮内 0.1ml；结膜 1~2 滴	皮内注射法：10~15 分钟；静脉注射法：5~10 分钟；口含试验法：5 分钟；结膜试验法：1 分钟	每次用药前进行皮试	皮内注射法：抽取 0.1ml 造影剂皮内注射，10~15 分钟后，观察结果，如注射处有 1cm 大小的红斑，即为强阳性；静脉注射法：抽取碘造影剂 1ml 缓慢注入静脉，5~10 分钟后观察结果。患者如有血压、呼吸、脉搏面色等改变可判定为阳性；口含试验法：将 1~5ml 造影剂含于口中，过 5 分钟后观察有无血压、呼吸、脉搏方面的反应，如有可判为阳性；结膜试验法：将 1~2 滴造影剂滴入一侧眼结膜囊内，过 1 分钟后，观察患者结膜与巩膜充血情况并与另一侧进行对比，如有血管扩张、显著充血即为强阳性

第九节 中药用药交代与用药指导

一、中成药用药交代要点

1. 中成药概述与应用原则

（1）中成药概述 中成药是在中医药理论指导下，以中药饮片为原料，按规定的处方和标准制成具有一定规格的剂型，可直接用于防治疾病的制剂。中成药有着悠久的历史，应用广泛，在防病治病、保障人民群众健康方面发挥了重要作用。

中成药具有特定的名称和剂型，在标签和说明书上注明了批准文号、品名、规格、处方成分、功效和适应证、用法用量、禁忌、注意事项、生产批号、有效期等内容。

相对于中药汤剂来说，中成药无需煎煮，可直接使用，尤其方便急危病症患者的治疗及需要长期治疗的患者使用，且体积小，有特定的包装，存贮、携带方便。

（2）应用原则 在合理使用的情况下，中成药的安全性是较高的。合理使用包括正确的辨证选药、用法用量、使用疗程、禁忌证、合并用药等多方面，其任何环节有问题都可能引发药物不良事件。

①辨证用药：依据中医理论，辨认、分析疾病的证候，针对证候确定具体治法，依据治法，选定适宜的中成药。

②辨病辨证结合用药：辨病用药是针对中医的疾病或西医诊断明确的疾病，根据疾病特点选用相应的中成药。临床使用中成药时，可将中医辨证与中医辨病相结合、西医辨病与中医辨证相结合，选用相应的中成药，但不能仅根据西医诊断选用中成药。

③剂型和使用剂量的选择：应根据患者的体质强弱、病情轻重缓急及各种剂型的特点，选择适宜的剂型。对于有明确使用剂量的，慎重超剂量使用。有使用剂量范围的中成药，老年人使用剂量应取偏小值。

④合理选择给药途径：能口服给药的，不采用注射给药；能肌内注射给药的，不选用静脉注射或滴注给药。中药注射剂需注意以下几点。

a. 中药注射剂应按照药品说明书推荐的剂量、调配要求、给药速度和疗程使用药品，不超剂量、过快滴注和长期连续用药。

b. 中药注射剂应单独使用，严禁混合配伍，谨慎联合用药。对长期使用的，在每疗程间要有一定的时间间隔。

c. 加强用药监护。用药过程中应密切观察用药反应，发现异常，立即停药，必要时采取积极救治措施；尤其对老人、儿童、肝肾功能异常等特殊人群和初次使用中药注射剂的患者应慎重使用，加强监测。

⑤中成药之间的联合使用

a. 当疾病复杂，一个中成药不能满足所有证候时，可以联合应用多种中成药。

b. 多种中成药的联合应用，应遵循药效互补原则及增效减毒原则。功能相同或基本相同的中成药原则上不宜叠加使用。

c. 药性烈的或含毒性成分的药物应避免重复使用。

d. 合并用药时，注意中成药各药味、各成分间的配伍禁忌。

e. 一些病证可采用中成药的内服与外用药联合使用。

⑥中药注射剂联合使用

a. 两种以上中药注射剂联合使用，应遵循主治功效互补及增效减毒原则，符合中医传统配伍理论的要求，无配伍禁忌。

b. 谨慎联合用药，如确需联合使用时，应谨慎考虑中药注射剂的间隔时间以及药物相互作用等问题。

c. 需同时使用两种或两种以上中药注射剂，严禁混合配伍，应分开使用。除有特殊说明，中药注射剂不宜两个或两个以上品种同时共用一条通道。

⑦中成药与西药的联合使用：针对具体疾病制定用药方案时，考虑中西药物的主辅地位确定给药剂量、给药时间、给药途径。

a. 中成药与西药如无明确禁忌，可以联合应用，给药途径相同的，应分开使用。

b. 应避免副作用相似的中西药联合使用，也应避免有不良相互作用的中西药联合使用。

c. 中西药注射剂谨慎联合使用。如果中西药注射剂确需联合用药，应根据中西医诊断和各自的用药原则选药，充分考虑药物之间的相互作用，尽可能减少联用药物的品种数和剂量，根据临床情况及时调整用药。同时尽可能选择不同的给药途径（如穴位注射、静脉注射）。必须同一途径用药时，应将中西药分开使用，谨慎考虑两种注射剂的使用间隔时间以及药物相互作用，严禁混合配伍。

⑧妊娠期妇女使用中成药的原则

a. 妊娠期妇女必须用药时，应选择对胎儿无损害的中成药。

b. 妊娠期妇女使用中成药，尽量采取口服途径给药，应慎重使用中药注射剂；根据中成药治疗效果，应尽量缩短妊娠期妇女用药疗程，及时减量或停药。

c. 可以导致妊娠期妇女流产或对胎儿有致畸作用的中成药，为妊娠禁忌。此类药物多含有毒性较强或药性猛烈的药物组分，如砒霜、雄黄、轻粉、斑蝥、蟾酥、麝香、马钱子、土鳖虫、水蛭、虻虫、三棱、莪术、商陆、甘遂、大戟、芫花、牵牛子、巴豆等。

d. 可能会导致妊娠期妇女流产等副作用，属于妊娠慎用药物。如：通经祛瘀类的桃仁、红花、牛膝、蒲黄、五灵脂、穿山甲、王不留行、凌霄花、虎杖、卷柏、三七等；行气破滞类枳实、大黄、芒硝、番泻叶、郁李仁等；辛热燥烈类的干姜、肉桂、附子等；滑利通窍类的冬葵子、瞿麦、木通、漏芦等。

⑨儿童使用中成药的原则

a. 儿童使用中成药应注意生理特殊性，根据不同年龄阶段儿童生理特点，选择恰当的药物和用药方法，儿童中成药用药剂量，必须兼顾有效性和安全性。

b. 宜优先选用儿童专用药，儿童专用中成药一般情况下说明书都列有与儿童年龄或体重相应的用药剂量，应根据推荐剂量选择相应药量。

c. 非儿童专用中成药应结合具体病情，在保证有效性和安全性的前提下，根据儿童年龄与体重选择相应药量。一般情况 3 岁以内服 1/4 成人量，3~5 岁的可服 1/3 成人量，5~10 岁的可服 1/2 成人量，10 岁以上与成人量相差不大即可。

d. 含有较大毒副作用成分的中成药，或者含有对小儿有特殊毒副作用成分的中成药，应充分衡量其风险/收益，除没有其他治疗药物或方法而必须使用外，其他情况下不应使用。

e. 儿童患者使用中成药的种类不宜多，应尽量采取口服或外用途径给药，慎重使用中药注射剂。

f. 根据治疗效果，应尽量缩短儿童用药疗程，及时减量或停药。

2. 含西药成分的中成药用药交代要点

在使用含有西药成分中成药的时候，要注意不能再使用同种成分的西药或随意加大该中药的剂量，以免重复用药或用药过量；同时也要注意和其他西药联用的药物相互作用，以防降低药物疗效和出现药物不良反应。

（1）使用含西药组分的感冒中成药的注意事项　含有西药成分的感冒中成药种类比较多，大多都有相同成分，而患者在使用此类药物时往往忽略对服用药物成分、作用的了解，进而造成患者出现重复使用药物、药物剂量过量。

（2）使用含安乃近的中成药的注意事项　服用含安乃近成分中成药时，患者不能按照自己的意愿随意增加药物的剂量，也不可以延长使用药物的时间，不可以联合使用西药。

若患者符合以下几点，则不可使用此类药物：①年老体弱者；②对阿司匹林类药物过敏的患者；③对安乃近过敏的患者；④对吡唑酮类药物过敏的患者。

（3）使用含对乙酰氨基酚的中成药的注意事项　在使用此类药物的过程中，要注意以下几点：①不可以长期使用；②若患者患有肝肾功能不全，则要谨慎使用此类药物；③不可以同肝药酶诱导剂联合使用，以免出现肝肾毒性反应；④不可以超过使用说明书上提示的药物剂量。

（4）使用含有盐酸麻黄碱的中成药的注意事项　在使用含有盐酸麻黄碱中成药的过程中，要注意以下几点：①若患者患有前列腺肥大，则需要谨慎使用该类药物，以免造成排尿困难；②要严格按照使用方法科学、合理使用该类药物，不可以随意增大剂量或者延长药物的使用时间，以免出现焦虑、失眠、头痛等不良反应；③若患者属于高血压者、动脉硬化症者、心绞痛者，需要谨慎使用该类药物。

（5）使用含有氢氯噻嗪的中成药的注意事项　实践提示，氢氯噻嗪引起的不良反应最常见的为低血钾，同时因其会对胰岛素的释放产生抑制作用，会降低糖耐量、升高血糖，故肝病患者、肾病患者、糖尿病患者、妊娠期妇女及哺乳期妇女不能服用该类药物。此外，在使用含有氢氯噻嗪中成药时一方面要注意氢氯噻嗪本身所具有的不良反应，同时也要避免重复用药，以防药物自身不良反应的发生。

（6）使用含格列本脲的中成药的注意事项　格列本脲可促进胰岛 B 细胞分泌胰岛素，抑制肝糖原分解和糖原异生，增加胰外组织对胰岛素的敏感性和糖的利用，可降低空腹血糖与餐后血糖。其常用量一般为一次 2.5mg，一天 3 次。磺胺过敏、白细胞减少患者禁用，妊娠期妇女及哺乳期妇女不宜使用，肝肾功能不全、体虚高热、甲状腺功能亢进者慎用。服用过量易致低血糖。

（7）使用含马来酸氯苯那敏的中成药的注意事项　氯苯那敏也称扑尔敏，常用其马来酸盐，用于各种过敏性疾病，并与解热镇痛药配伍用于感冒，但有嗜睡、疲劳乏力等不良反应。因此在服药期间，不得驾驶车船、登高作业或操作危险的机器。

（8）使用含吲哚美辛的中成药的注意事项　吲哚美辛的不良反应发生率高达35%~50%，其中 20% 的患者常因不能耐受而被迫停药。常见的有：①胃肠道反应：如恶心、呕吐、厌食、消化不良、胃炎、腹泻，偶有胃溃疡、穿孔、出血；②中枢神经系统反应：头痛、眩晕、困倦，偶有惊厥、周围神经痛、晕厥、精神错乱等；③造血系统损害：可有粒细胞、血小板减少，偶有再生障碍性贫血；④过敏反应：常见为皮疹、哮喘、呼吸抑制、血压下降等；⑤可引起肝肾损害。

鉴此，溃疡病、哮喘、帕金森病、精神病患者、妊娠期妇女、哺乳期妇女禁用；14岁以下儿童一般不用：老年患者、心功能不全、高血压病、肝肾功能不全、出血性疾病患者慎用；且不宜与阿司匹林、丙磺舒、钾盐、氨苯蝶啶合用。

3. 案例分析

患者周某，女，44岁，于2016年4月12日突发胃寒不适，症状进行性加重，晚9点出现头晕、恶心、咽痛等不适症状，无咳嗽咳痰、无腹泻腹痛，自测体温39℃。次日，当地医院予以散利痛退热、静脉滴注头孢呋辛抗感染后，体温有所下降，数小时后体温又升高至39℃。14日晚患者出现呕吐清水、大汗淋漓、头胀痛、四肢酸痛等症状，遂至某院就诊。入院后，神志消、精神差，急性病容，皮肤巩膜无黄染，未见皮疹出血点，浅表淋巴结未见肿大，咽不红扁桃体不大。双肺呼吸音清、未闻及干湿啰音，心音无减弱，心律齐。腹平软，无压痛反跳痛，肝脾肋下未及，Murphy征（-），肝区和双肾区无叩痛，移动性浊音（-），双下肢无水肿。血常规及超敏CRP检查，发现淋巴细胞分类11.2%，中性粒细胞分类83.7%，淋巴细胞计数0.72×10^9/L，超敏C反应蛋白331mg/L。查肝功能后，发现：ALT 3810U/L，AST 7526 U/L，AST：ALT 1.98，GGT 49U/L。患者因药物不良反应投诉至门诊办公室，门办要求门诊药房协同处理该事件。经询问后发现，患者发病前4月1日因腰痛就诊该院，4月1日至4月12日口服骨康胶囊（一次4粒，一天3次），风湿祛痛胶囊（一次6粒，一天3次）治疗近半个月。既往身体健康，无饮酒史，无药物过敏史。查乙肝六项及甲丙戊肝抗体均阴性，免疫球蛋白阴性，抗核提取物阴性。分析为骨康胶囊导致的药源性肝损，给予常规护肝药物改善肝功能。2016年4月28日患者情况好转，给予护肝口服药带药出院。

此次药品不良反应事件中该院采取的措施：

（1）第一时间反应，组织人员查询病历、药品说明书和相关资料，快速给出临床意见。

（2）经查，骨康胶囊说明书上明确注明用药期间应定期监测肝生化指标，如出现异常，或出现全身乏力、食欲不振、厌油、恶心、上腹胀痛、尿黄、目黄、皮肤黄染等可能与肝损伤有关的临床表现时，应立即停药并到医院就诊。当时发药药师并没有交代定期查肝功能。同时浙江省药品不良反应预警平台自2006年1月1日到2014年5月21日收集到的骨康胶囊不良反应报告，经统计分析，发现在93例骨康胶囊引起的不良反应病例中，肝胆系统损害占18.87%（30例），其中肝功能异常16例、肝炎10例、肝酶升高2例、肝衰竭和肝细胞损害各1例。并且在27例严重病例中多数属于肝损害。鉴于该院骨康胶囊在骨科应用较为广泛，药学部在医院内网药物警示栏目给出详细警示并指导临床医师在使用骨康胶囊时应先充分了解它的不良反应，并做到以下几点：①用药前仔细询问患者的过敏史和用药史，肝功能异常者、长期酗酒患者、白癜风病史服用治疗白癜风药物患者、骨科及风湿免疫科病史服用其他中成药患者、使用其他有严重肝脏毒副作用药品患者慎用；②如为初次使用，建议同时开具肝功能检查单，交代患者服药后定期复查肝功能指标；③谨慎联合用药，避免与有肝毒性的药物联合使用；④叮嘱患者出现乏力、头晕、肝区不适等不良反应时，应减量或停药，症状严重的患者应立即来院复诊。

（3）在 HIS 系统医师处方环节给予医师提醒条目。

（4）组织部门药师筛查本院中成药目录，发现含肝损成分补骨脂素的其他中成药，也在 HIS 系统中做了相应提示。

（5）组织部门成员学习该案例，注意在发放类似药物时口头提醒患者注意。

（6）记录该案例，报省 ADR 中心严重不良反应一例。

二、中药饮片（配方颗粒）用药交代要点

1. 中药饮片（配方颗粒）概述与应用原则

（1）中药饮片（配方颗粒）概述　中药饮片是按中医药理论、中药炮制方法，对中药材进行加工炮制后可直接用于中医临床的中药。根据《中国药典》定义，"饮片系指药材经过炮制后可直接用于中医临床或制剂生产使用的药品"。

中药配方颗粒是中药饮片经过新的制药工艺及制备工艺后的发展产物，单味中药配方颗粒的发展快速。中药配方颗粒剂的辅料多为糖类和糊精，保留了中药饮片治疗作用的物质基础，便于服用、携带，易于储存，更符合现代生活方式，为中医药走向世界提供了新的发展方向。

中药配方颗粒剂具有"高效、速效、长效"的优势，有相当多的研究显示单味中药配方颗粒剂保留了中药饮片的治疗效果；中药配方颗粒剂的制备采用了现代制药工艺，其生产可实现大规模自动化、机械化，可以通过设置工艺参数来量化制备工艺的每个环节，使中药质量的监管有证可查，使中药质量达到可控与标准化。

中药配方颗粒剂体积小、质量轻，包装上注明了剂量与规格，提高了调剂工作的效率与准确度，改善了药房工作人员的工作环境，降低了药物损耗。2016 年颁布了《中药配方颗粒管理办法（征求意见稿）》，标志着即将推进中药配方颗粒剂的全面发展。

（2）中药饮片（配方颗粒）的应用原则

①配伍："七情"（前人把单味药的应用同药与药之间的配伍关系总结为七个方面）单行就是指用单味药治病，一般病情比较单纯，选用一种针对性强的药物即能获得疗效。除单行之外，其余六个方面都是谈配伍关系，如下。

相须：即两种以上性能功效相类似的药物配合应用，可以增强其原有疗效。如石膏与知母配合，能明显地增强清热泻火的治疗效果；乳香与没药配伍，能明显增强活血止痛的功效。

相使：即在性能功效方面有某种共性的药物配合应用，而以一种药物为主，另一种药物为辅，能提高主药物的疗效。如补气利水的黄芪与利水健脾的茯苓配合时，茯苓能提高黄芪补气利水的治疗效果；清热泻火的黄芩与攻下泻热的大黄配合时，大黄能提高黄芩清热泻火的治疗效果。

相畏：即一种药物的毒性反应或副作用，能被另一种药物减轻或消除。如生半夏和生南星的毒性能被生姜减轻和消除，所以说生半夏和生南星畏生姜。

相杀：即一种药物能减轻或消除另一种药物的毒性或副作用。如生姜能减轻或消除生半夏和生南星的毒性或副作用，所以说生姜杀生半夏和生南星的毒。由此可知，相畏、相杀实际上是同一配伍关系的两种提法。正如李时珍所说"相畏者受彼此之制也""相杀者，制彼此之毒也"。

相恶：即两种药物合用，一种药物与另一药物相作用而致原有功效降低，甚至丧失药效。如人参恶莱菔子，因莱菔子能削弱人参的补气作用，干姜能降低黄芩清热作用，而黄芩也能降低干姜温中回阳之功效。

相反：即两种药物合用，能产生毒性反应或副作用。如"十八反""十九畏"中的若干药物。

上述六个方面的配伍关系可以概括为四项：

相须、相使的配伍关系能使药物产生协同作用而增进疗效，临床用药时要充分利用；

相畏、相杀配伍关系的药物相互作用，能减轻或消除原有的毒性或副作用，在应用毒性药或剧烈药时必须考虑选用；

相恶配伍关系的药物可能由于互相拮抗而抵消、削弱原有功效，用药时应加以注意；

相反的配伍关系因相互作用能使药物产生毒性反应或强烈的副作用，属于配伍禁忌，原则上应避免配用。

②用药禁忌

a. 配伍禁忌：指药物之间有相反的关系，不能相互配伍，否则就会降低药效或产生毒性反应。即上述的"相恶""相反"。金元时代概括为"十八反"和"十九畏"。

十八反：甘草反大戟、芫花、甘遂、海藻；乌头反贝母、瓜蒌、半夏、白蔹、白及；藜芦反人参、沙参、丹参、玄参、苦参、细辛、芍药。十八反歌："本草明言十八反，半蒌贝蔹芨攻乌，藻戟遂芫俱战草，诸参辛芍叛藜芦。"

十九畏：硫黄畏朴硝，水银畏砒霜，狼毒畏密陀僧，巴豆畏牵牛子，丁香畏郁金，川乌、草乌畏犀角，牙硝畏三棱，官桂畏赤石脂，人参畏五灵脂。十九畏歌："硫黄原是火中精，朴硝一见便相争，水银莫与砒霜见，狼毒最怕密陀僧，巴豆性烈最为上，偏与牵牛不顺情，丁香莫与郁金见，牙硝难合京三棱，川乌草乌不顺犀，人参最怕五灵脂，官桂善能调冷气，若逢石脂便相欺，大凡修合看顺逆，炮槛炙膊莫相依。"

b. 妊娠用药禁忌：由于某些药物有损于胎元以致坠胎的副作用，所以应该作为妊娠禁忌药物。根据对胎元损害程度的不同，一般可分为禁用和慎用。

禁用的大多是毒性较强或药性猛烈的药物，如巴豆、牵牛子、甘遂、芫花、斑蝥、麝香、水蛭、虻虫、三棱、莪术等。

慎用的包括通经祛瘀、行气破滞以及辛热等药物（热后胎动，损伤胎元），如桃仁、红花、大黄、枳实、附子、干姜、肉桂等。

c. 服药时的饮食禁忌：饮食禁忌简称食忌，俗称忌口。古文献有记录：常山忌葱，地黄、何首乌忌葱、蒜、萝卜，薄荷忌鳖肉，茯苓忌醋，鳖甲忌苋菜，蜜反生葱。

2. 中药饮片（配方颗粒）用药交代要点

（1）煎药法　煎药工具：以砂锅为佳，禁用铁锅（某些药物用铁锅易发生沉淀，降低溶解度，甚至发生化学变化，产生副作用）。

煎药用水：以清净而无杂质的井水、自来水及蒸馏水为宜。

煎药火候：先武后文。

煎药方法：先水浸，泡透后再煎煮（有效成分易煎出）；不宜频繁打开盖子，尽量防止气味走失，降低药效。如为味厚的滋补药品，如熟地黄、首乌等，煎煮时间宜稍长，使有效成分更多地被煎出；清热、解表、芳香类药物煎时宜稍短，以免有效成分损失或药性改变。

另外，一些药物因性味质地不同，尚有特殊煎法，如下。

先煎：贝壳类、矿石类药物，因质坚而难煎出味，应打碎先煎，煮沸 10~20 分钟后，再下其他药。如龟板、鳖甲、代赭石、石决明、生牡蛎、生龙骨、生石膏等；芦根、茅根、夏枯草、竹茹等，宜先煎取汁，用其汁代水煎其他药。

后下：气味芳香的药，借其挥发油取效的，宜在一般药物即将煎好时下，煎四五分钟即可，以防其有效成分走散。如薄荷、砂仁等。

包煎：为防止煎后药混浊或减少对消化道、咽喉的不良刺激，要用薄布将药包好，再放入内煎煮。如赤石脂、滑石、旋覆花等。

另炖或另煎：某些贵重药，以保存其有效成分，可另炖或另煎。如人参（隔水炖 3 小时）；羚羊角、犀角切成薄片另煎 2 小时取汁服，或水磨汁或研成细末调服。

溶化（烊化）：胶质、黏性大的药物，如阿胶、鹿角胶、蜂蜜、饴糖等，应先单独加温溶化，再加入去渣之药液中微煮或趁热拌搅，使之溶化，以免同煎时粘锅煮焦，影响药效。

冲服：散剂、丹剂、小丸、自然药汁、芳香或贵重药物，以冲服为宜。如牛黄、麝香、沉香末、肉桂末、田三七、紫雪丹、六神丸等。

（2）服药方法　汤剂一般都温服；发散风寒药最好热服；丸、散等固体药剂，除特别规定外，一般温开水送服。服药时间：根据病情和药性而定，一般滋补药宜在饭前服；驱虫药和泻下药，大多空腹时服；健胃药和对肠胃刺激性较大的药物，宜于饭后服；治疟药宜在发作前 1~2 小时服；安眠药宜在睡前服；其他一般在饭后服。无论饭前还是饭后，应略有间隔，如饭前 1 小时左右，以免影响疗效。服药次数：汤剂，一般每日一剂，煎两次取汁，分 2~3 次服。病情重或老年、儿童酌情增减。

配方颗粒只需将所有药物放在一起，用适量开水冲服即可。

3. 案例分析

某院为一 39 岁女子开具了不孕不育的处方：北柴胡 9g、炒白术 15g、川芎 9g、炒白芍 15g、黄芪 15g、党参 15g、续断 15、杜仲 15g、阳春砂（后下）6g、熟地黄 15g、青蒿（后下）12g、甘草 3g、丹参 30g、鸡血藤 30g、陈皮 6g、升麻 6g、菟丝子 30g、槲寄生 15g、阿胶（烊化冲入）9g。

此处方交代要点如下：

①每日一剂煎两次，水煎煮至适量，一日两次餐后温服；

②阳春砂、青蒿煎药时需后下；

③阿胶烊化后冲入煎液一起服用；

④服药期间忌食辛辣、生冷食品。

参考文献

［1］杨慧霞，段涛主译. 妊娠期和哺乳期用药［M］. 7 版. 北京：人民卫生出版社，2007.

［2］谢辛，孔北华，段涛. 妇产科学［M］. 9 版. 北京：人民卫生出版社，2018.

［3］顾美皎，戴钟英. 临床妇产科学［M］. 2 版. 北京：人民卫生出版社，2013.

［4］罗晓星，姜远英. 围生期安全用药指南［M］. 北京：人民卫生出版社，2005.

［5］徐丛剑，华克勤. 实用妇产科学［M］. 4 版. 北京：人民卫生出版社，2018.

［6］围受孕期增补叶酸预防神经管缺陷指南工作组．围受孕期增补叶酸预防神经管缺陷指南（2017）［J］.中国生育健康杂志，2017，28（5）：401-410.

［7］史泽宁，张君嗣．哺乳期母亲用药对婴儿安全性影响的研究进展［J］.发育医学电子杂志，2015，3（2）：121-124.

［8］孙振晓．哺乳期精神药物的应用［J］.国外医学精神病学分册，2002，29（4）：211-214.

［9］辛华雯，杨勇主译．药物与母乳喂养［M］.17版．北京：兴界图书出版公司，2017.

［10］山丹主译．孕期与哺乳期用药指南［M］.2版．北京：科学出版社，2010.

［11］王丽，陈燕惠．儿科临床药理学［M］.北京：人民卫生出版社，2015.

［12］李家泰．临床药理学［M］.3版．北京：人民卫生出版社，2007.

［13］阙敏，李智平．儿科药房窗口的用药指导［C］.第九届全国儿科药学学术会议，2003：344-346.

［14］江周虹．儿科药师指导家长安全用药的重要性分析［C］.第五届临床药学实践案例分析与合理用药学术研讨会，2009：224-226.